Guia Prático de Otorrinolaringologia e Cirurgia de Cabeça e Pescoço

Laringologia e Voz – Volume I

Thieme Revinter

Guia Prático de Otorrinolaringologia e Cirurgia de Cabeça e Pescoço

Laringologia e Voz – Volume I

Editores da Série
Luiz Paulo Kowalski
Ricardo Ferreira Bento
Richard Louis Voegels
Vergilius J. F. de Araujo Filho

Editor do Volume
Rogério A. Dedivitis
Domingos Hiroshi Tsuji
Luiz Ubirajara Sennes
Daniel Marin Ramos

Thieme
Rio de Janeiro • Stuttgart • New York • Delhi

Dados Internacionais de Catalogação na Publicação (CIP)
(eDOC BRASIL, Belo Horizonte/MG)

L323
Laringologia e voz/Editores do volume Rogério A. Dedivitis... [et al.]. – Rio de Janeiro, RJ: Thieme Revinter, 2022.

514 p.: il.; 21 x 28 cm – (Guia Prático de Otorrinolaringologia e Cirurgia de Cabeça e Pescoço; v. 1)
Inclui bibliografia.
ISBN 978-65-5572-165-2
eISBN 978-65-5572-166-9

1. Otorrinolaringologia. I. Dedivitis, Rogério A. II. Tsuji, Domingos Hiroshi. III. Sennes, Luiz Ubirajara. IV. Ramos, Daniel Marin. V. Série.

CDD: 617.51

Elaborado por Maurício Amormino Júnior – CRB6/2422

Contato com os autores:
biblioteca@forl.org.br

Nota: O conhecimento médico está em constante evolução. À medida que a pesquisa e a experiência clínica ampliam o nosso saber, pode ser necessário alterar os métodos de tratamento e medicação. Os autores e editores deste material consultaram fontes tidas como confiáveis, a fim de fornecer informações completas e de acordo com os padrões aceitos no momento da publicação. No entanto, em vista da possibilidade de erro humano por parte dos autores, dos editores ou da casa editorial que traz à luz este trabalho, ou ainda de alterações no conhecimento médico, nem os autores, nem os editores, nem a casa editorial, nem qualquer outra parte que se tenha envolvido na elaboração deste material garantem que as informações aqui contidas sejam totalmente precisas ou completas; tampouco se responsabilizam por quaisquer erros ou omissões ou pelos resultados obtidos em consequência do uso de tais informações. É aconselhável que os leitores confirmem em outras fontes as informações aqui contidas. Sugere-se, por exemplo, que verifiquem a bula de cada medicamento que pretendam administrar, a fim de certificar-se de que as informações contidas nesta publicação são precisas e de que não houve mudanças na dose recomendada ou nas contraindicações. Esta recomendação é especialmente importante no caso de medicamentos novos ou pouco utilizados. Alguns dos nomes de produtos, patentes e design a que nos referimos neste livro são, na verdade, marcas registradas ou nomes protegidos pela legislação referente à propriedade intelectual, ainda que nem sempre o texto faça menção específica a esse fato. Portanto, a ocorrência de um nome sem a designação de sua propriedade não deve ser interpretada como uma indicação, por parte da editora, de que ele se encontra em domínio público.

Thieme Revinter Publicações Ltda.
Rua do Matoso, 170
Rio de Janeiro, RJ
CEP 20270-135, Brasil
http://www.ThiemeRevinter.com.br

Thieme USA
http://www.thieme.com

Design de Capa: © Thieme

Assistência Editorial: Adilson Montefusco

Impresso no Brasil por Forma Certa Gráfica Digital Ltda.
5 4 3 2 1
ISBN 978-65-5572-165-2

Também disponível como eBook:
eISBN 978-65-5572-166-9

APRESENTAÇÃO

Este livro foi elaborado para reunir, de forma abrangente, informações sobre anatomia e fisiologia da laringe normal, e fisiopatologia, diagnóstico e terapêutica das doenças benignas e malignas deste órgão.

Esperamos que esse texto traga grande contribuição para prática clínica de médicos otorrinolaringologistas, cirurgiões de cabeça e pescoço, radiologistas, oncologistas, radio-oncologistas, patologistas, assim como fonoaudiólogos, enfermeiros, fisioterapeutas e outros profissionais que atuam nos distúrbios laríngeos.

O livro divide-se em cinco partes: Anatomia e fisiologia da laringe; Aspectos diagnósticos; Doenças da laringe; Tumores da laringe; e Técnicas cirúrgicas e terapêuticas. No total, são 61 capítulos que cobrem de forma ampla a laringe normal e patológica.

Os assuntos aqui abordados estão em constante evolução com a incorporação de inovações diagnósticas e terapêuticas. Deste modo, foram convidados *experts* para escrever cada um dos capítulos dessa obra, com o desafio de entregar o que há de mais atualizado no assunto.

Os colaboradores, em sua maioria, são médicos e docentes ligados aos Departamentos de Otorrinolaringologia e de Cirurgia de Cabeça e Pescoço da Faculdade de Medicina da USP, retratando as práticas adotadas no serviço. Entretanto, a lista de autores também inclui renomados profissionais de outras instituições nacionais e internacionais, que trouxeram importante contribuição.

Enfim, acreditamos que este livro será uma referência para o atendimento multidisciplinar das doenças que envolvem esse complexo e fascinante órgão que é a laringe.

Rogério A. Dedivitis
Domingos Hiroshi Tsuji
Luiz Ubirajara Sennes
Daniel Marin Ramos
Editores do Volume

APRESENTAÇÃO DA SÉRIE

A série *Guia Prático de Otorrinolaringologia e Cirurgia de Cabeça e Pescoço* é um projeto conjunto das Disciplinas de Otorrinolaringologia e Cirurgia de Cabeça e Pescoço da Faculdade de Medicina da Universidade de São Paulo, em parceria com a Thieme Revinter, uma das mais conceituadas editoras de livros médicos do mundo.

As duas especialidades irmãs, que tanto se complementam, têm no Hospital das Clínicas da Faculdade de Medicina da Universidade de São Paulo parceria cada vez mais significativa, o que muito tem beneficiado nossos pacientes institucionais e a formação acadêmica desde o nível de graduação até a pós-graduação.

Dentro dos pilares de missão da Universidade de São Paulo e do seu Hospital das Clínicas, que são assistência, pesquisa, ensino e inovação, os dois Serviços se destacam nacionalmente como modelos. Nossos residentes terminam sua formação com amplo conhecimento técnico e plenamente capazes de exercer a Medicina nessas áreas de atuação de forma eficaz e humanizada, conscientes da realidade brasileira. Por essa razão, rapidamente se destacam nos mais variados ambientes universitários nacionais e internacionais. Temos a felicidade de pertencer a dois dos melhores programas de residência médica do País, construídos há décadas por nossos antecessores.

Mas o trabalho é constante, inclusive pela formidável evolução tecnológica da assistência médica, com enorme impacto positivo na qualidade do serviço prestado aos pacientes e ao mesmo tempo com o exponencial aumento dos custos, fenômeno mundial que requer grande atenção na gestão de recursos.

Com essa colaboração crescente das duas Disciplinas surgiu a ideia dessa obra.

O objetivo é apresentar um trabalho que aborde os principais temas das duas especialidades, divididos em volumes independentes, pela impossibilidade de contemplar todo o tema em um único livro. O enfoque dos diversos assuntos é o mais prático e objetivo possível, colocando ao alcance do leitor uma valiosa fonte de referência, com base na vasta experiência dos mais destacados especialistas na área. Um texto atualizado e completo, embasado nas evidências atuais ao estilo "como fazemos".

O público-alvo são os especialistas, residentes e pós-graduandos. Mesmo os alunos podem se beneficiar, aprofundando os conhecimentos adquiridos nos cursos de graduação.

Os Editores convidados de cada volume da coleção são renomados especialistas com amplo conhecimento e indiscutível experiência no tema.

Os colaboradores principais são os professores e médicos assistentes das duas Disciplinas, escolhidos pela destacada experiência no tema de cada capítulo. Há também a participação de importantes especialistas da nossa e de outras instituições, nacionais e estrangeiras, nas duas áreas e de outras especialidades para que o texto seja útil, atual e completo.

Nós, os editores da série, agradecemos muito a pronta e competente colaboração de todos que participaram, tornando esse projeto possível.

Esperamos que esse esforço possa ajudar significativamente na difusão de conhecimentos aos especialistas e médicos em formação nas duas áreas, sempre com o objetivo final de beneficiar nossos pacientes.

Luiz Paulo Kowalski
Ricardo Ferreira Bento
Richard Louis Voegels
Vergilius José Furtado de Araujo Filho
Editores da Série

PREFACE

This is the first volume of the series on Otolaryngology Head and Neck Surgery edited by Department of Otolaryngology and Department of Head and Neck Surgery of Sao Paulo University Medical School. The book features laryngology and voice, one of the most specialized areas in Otolaryngology, written by several world-known expertise in Brazil and abroad.

This area includes basic and clinical aspects on voice, swallow, and airway, and has been rapidly developing during this half of the century. All functions are essential and important for the human being to spend the life. Understanding the mechanism of normal function of voice and swallow is essential to treat dysphonia and dysphagia the pathophysiology of which widely varies. The book fully provides the fundamental aspects of anatomy and physiology, mechanism and assessment of every disease that affects the function, and treatment.

Given the sophisticated function of the larynx on voice, swallow, and airway, the function preservation is always required in the treatment for any benign lesions and even for malignant diseases. Phonosurgery has been developed since more than 50 years ago to maximally preserve or improve the laryngeal function. Phonomicrosurgery under microscope or endoscope, framework surgery, and vocal fold injection are based on the innovative technology and related research, and needs well-trained surgeons for the improvement of voice. The treatment of laryngeal cancer also includes radical and conservative treatments using multi-modalities. We always need to catch up the most updated information in this area.

Brazil and Japan have had a close relationship in terms of the academic aspect and personal bonds. I am really honored to write this foreword for this great book. I am 100% sure that this book will definitely work for the education of students, residents, and practicing doctors for a long time.

Shigeru Hirano, MD, PhD
Professor and chair, Department of Otolaryngology Head and Neck Surgery, Kyoto Prefectural University of Medicine

PREFÁCIO

Este é o primeiro volume da série Otorrinolaringologia e Cirurgia de Cabeça e Pescoço editada pelo Departamento de Otorrinolaringologia e o Departamento de Cirurgia de Cabeça e Pescoço da Universidade de Medicina de São Paulo. O livro aborda laringologia e voz, uma das áreas mais especializadas em Otorrinolaringologia, escrito por diversos especialistas mundialmente conhecidos, tanto no Brasil quanto no exterior.

Esta área inclui aspectos básicos e clínicos sobre voz, deglutição e vias aéreas, e tem se desenvolvido rapidamente durante esta metade do século. Todas as funções são essenciais e importantes para a vida do ser humano. A compreensão dos mecanismos da função normal da voz e da deglutição é essencial para tratar disfonia e disfagia, cuja patologia varia amplamente. O livro apresenta integralmente os aspectos fundamentais da anatomia e fisiologia, os mecanismos e a avaliação de cada doença que afeta a função, bem como seu tratamento.

Considerando-se a função sofisticada da laringe na voz, na deglutição e nas vias aéreas, a preservação da função é sempre necessária no tratamento de qualquer lesão benigna e até mesmo para doenças malignas. A fonocirurgia foi desenvolvida há mais de 50 anos para preservar ao máximo ou melhorar a função laríngea. A fonomicrocirurgia sob visão do microscópio ou endoscópio, a cirurgia de estrutura e injeção da prega vocal estão baseadas na tecnologia inovadora e pesquisa relacionada, e requer cirurgiões bem treinados para obtenção da melhoria da voz. O tratamento de câncer de laringe também inclui tratamentos radicais e conservadores usando multimodalidades, sendo necessário estarmos sempre a par das mais atualizadas informações nesta área.

O Brasil e o Japão têm se aproximado muito quanto ao aspecto acadêmico e em termos dos vínculos pessoais. Sinto-me muito honrado em escrever o prefácio deste excelente livro. Estou 100% seguro de que este livro servirá de forma eficiente 'para a educação de alunos, residentes e médicos praticantes por um longo tempo.

Shigeru Hirano, MD, PhD
Professor e Diretor, Departamento de
Otorrinolaringologia e Cirurgia de Cabeça e Pescoço
Universidade de Medicina da Prefeitura de Quioto

EDITORES DA SÉRIE

LUIZ PAULO KOWALSKI
Professor Titular da Disciplina de Cirurgia de Cabeça e Pescoço da Faculdade de Medicina da Universidade de São Paulo (FMUSP)

RICARDO FERREIRA BENTO
Professor Titular da Disciplina de Otorrinolaringologia da Faculdade de Medicina da Universidade de São Paulo (FMUSP)
Presidente do Comitê de Otologia e Otoneurologia da IFOS *(International Federation of Otorhinolaryngological Societies)*

RICHARD LOUIS VOEGELS
Professor Associado e Livre-Docente da Faculdade de Medicina da Universidade de São Paulo (FMUSP)
Diretor de Rinologia do Hospital das Clínicas da FMUSP
Presidente da Fundação Otorrinolaringologia

VERGILIUS JOSÉ FURTADO DE ARAUJO FILHO
Professor Associado da Disciplina de Cirurgia de Cabeça e Pescoço do Departamento de Cirurgia da Faculdade de Medicina da Universidade de São Paulo (FMUSP)

EDITORES DO VOLUME

ROGÉRIO A. DEDIVITIS
Professor Livre Docente do Departamento de Cirurgia da Faculdade de Medicina da Universidade de São Paulo (FMUSP)
Assistente do Serviço de Cirurgia de Cabeça e Pescoço do Hospital das Clínicas da FMUSP

DOMINGOS HIROSHI TSUJI
Professor Livre-Docente e Associado da Disciplina de Otorrinolaringologia da Faculdade de Medicina da Universidade de São Paulo (FMUSP)
Responsável pelo Grupo de Voz da Divisão de Clínica Otorrinolaringológica do Hospital das Clínicas da FMUSP

LUIZ UBIRAJARA SENNES
Professor Livre-Docente e Associado nível III da Disciplina de Otorrinolaringologia da Faculdade de Medicina da Universidade de São Paulo (FMUSP)

DANIEL MARIN RAMOS
Cirurgião assistente do Serviço de Cirurgia de Cabeça e Pescoço do Instituto do Câncer do Estado de São Paulo (ICESP) e Cirurgião assistente do Serviço de Cirurgia de Cabeça e Pescoço do São Camilo Oncologia

COLABORADORES

ADRIANA HACHIYA
Doutora em Ciências pelo programa de Otorrinolaringologia da Faculdade de Medicina da Universidade de São Paulo (FMUSP)
Médica assistente do Hospital das Clínicas da FMUSP

ALEXANDRE BEZERRA DOS SANTOS
Doutor em Ciências pela Faculdade de Medicina da Universidade de São Paulo (FMUSP)
Assistente do Serviço de Cirurgia de Cabeça e Pescoço do Instituto do Câncer do Estado de São Paulo (ICESP)

ALEXANDRE MINORU ENOKI
Doutorado pela Faculdade de Medicina da Universidade de São Paulo (FMUSP)
Fellow em Laringologia pelo Hospital das Clínicas da FMUSP
Médico Assistente do Hospital Paulista

ALLEX ITAR OGAWA
Estágio de Complementação Especializada em Bucofaringologia pela Divisão de Clínica Otorrinolaringológica do Hospital das Clínicas da Faculdade de Medicina da Universidade de São Paulo (HCFMUSP)
Professor Assistente do Curso de Medicina da Pontifícia Universidade Católica do Paraná (PUC-PR) – *Campus* Londrina

ANDRÉ ALCANTARA CSORDAS
Assistente da Clínica de Otorrinolaringológica do Hospital das Clínicas da Faculdade de Medicina da Universidade de São Paulo (HCFMUSP)
Fellowship em Bucofaringologia pelo HC-FMUSP
Graduação em Medicina e Residência Médica em Otorrinolaringologia pelo HCFMUSP

ANDRÉ VICENTE GUIMARÃES
Professor Livre Docente do Departamento de Cirurgia da Faculdade de Medicina da Universidade de São Paulo (FMUSP)
Assistente do Serviço de Cirurgia de Cabeça e Pescoço do Hospital das Clínicas da Faculdade de Medicina da USP
Coordenador Departamento de Laringe da Sociedade Brasileira de Cirurgia de Cabeça e Pescoço
Professor da residência em Cirurgia de Cabeça e Pescoço do Hospital Ana Costa e Santa Casa de Misericórdia de Santos

BEATRIZ VILLANO KRENTZ
Médica Assistente da Equipe de Otorrinolaringologia do Hospital Estadual Mário Covas (FMABC)
Fellowship de Bucofaringolaringologia do Hospital das Clínicas da Faculdade de Medicina da Universidade de São Paulo (HCFMUSP)

CAMILLUS MAGALHÃES CARNEIRO DOS SANTOS
Fellowship em Faringolaringologia pela Faculdade de Medicina da Universidade de São Paulo (FMUSP)
Pós-Graduando da Disciplina de Otorrinolaringologia do Hospital das Clínicas da FMUSP
Otorrinolaringologista pela Sociedade Brasileira de Otorrinolaringologia

CLAYSON ALAN DOS SANTOS
Assistente da Clínica de Otorrinolaringológica do Hospital das Clínicas da Faculdade de Medicina da Universidade de São Paulo (HCFMUSP)
Fellowship em Bucofaringologia pelo HCFMUSP

DANIEL VASCONCELOS D'AVILA
Fellowship em Faringolaringologia na Disciplina de Otorrinolaringologia da Faculdade de Medicina da Universidade de São Paulo (FMUSP)
Coordenador do Serviço de Laringologia e Voz da Otocenter do Hospital São José – Aracaju, SE

DÉBORA DOS SANTOS QUEIJA
Coordenadora do Curso de Graduação em Fonoaudiologia da Fundação Lusíadas (UNILUS), SP
Doutora em Ciências pela Faculdade de Medicina da Universidade de São Paulo (FMUSP)
Mestre em Ciências pelo Curso de Pós-Graduação do Hospital Heliópolis, SP
Especialista em Voz pelo CFFa
Fonoaudióloga Clínica

EDUARDO RODRIGUES DOS SANTOS SADECK
Médico Assistente da Equipe de Otorrinolaringologia do Instituto do Câncer do Estado de São Paulo (ICESP – HCFMUSP)

ELISABETE CARRARA-DE ANGELIS
Coordenadora do Serviço de Fonoaudiologia do A. C. Camargo Cancer Center
Mestre em Distúrbios da Comunicação Humana e Doutora em Neurociências pela Escola Paulista de Medicina da Universidade Federal de São Paulo (EPM-Unifesp)
Full Member do Dysphagia Research Society

ELOISA MARIA SANTIAGO GEBRIM
Doutora pela Faculdade de Medicina da Universidade de São Paulo (FMUSP)
Coordenadora do grupo de Cabeça e Pescoço do Departamento de Radiologia da FMUSP
Diretora do Serviço de Tomografia Computadorizada do Instituto de Radiologia da FMUSP
Coordenadora do grupo de Diagnóstico por Imagem em Cabeça e Pescoço do Hospital Sírio-Libanês

ELZA MARIA LEMOS
Doutorado pela Faculdade de Medicina da Universidade de São Paulo (FMUSP)

ERICA CAMPOS
Fellowship em Laringologia e Otorrinopediatria Avançada pela Universidade Estadual de Campinas (Unicamp)
Médica assistente no Serviço de Laringologia do Hospital Universitário Prof Edgard Santos (UFBA) e Hospital Otorrinos
Estágio em Mount Sinai Hospital e Massachusetts General Hospital & Harvard Medical School, Estados Unidos

ERICH CHRISTIANO MADRUGA DE MELO
Doutor em Otorrinolaringologia pela Faculdade de Medicina da Universidade de São Paulo (FMUSP)
Professor Associado da Disciplina de Otorrinolaringologia da Faculdade de Ciências Médicas da Paraíba (FCM/PB)
Professor Associado da Disciplina de Otorrinolaringologia da Universidade Federal da Paraíba (UFPB)

ERIKA CROSETTI
PhD, ENT Unit - Oncology Department, University of Turin; Ospedale San Luigi Gonzaga, Orbassano, Torino, Itália

GABRIEL MANFRO
Cirurgião de Cabeça e Pescoço do Serviço de Oncologia do Hospital Universitário Santa Terezinha – Joaçaba, SC
Professor da Escola Europeia de Microcirurgia Reconstrutiva, Barcelona Espanha
Doutor em Ciências pela Faculdade de Medicina da Universidade de São Paulo (FMUSP)

GEISA RUFINO
Assistente do Serviço de Otorrinolaringologia do Hospital Universitário Alcides Carneiro
Fellowship em Faringolaringologia pela Faculdade de Medicina da Universidade de São Paulo (FMUSP)
Otorrinolaringologista pela Sociedade Brasileira de Otorrinolaringologia

GILBERTO DE CASTRO JUNIOR
Professor Doutor da Disciplina de Oncologia da Faculdade de Medicina Universidade de São Paulo (FMUSP)
Médico do Serviço de Oncologia Clínica do Instituto do Câncer do Estado de São Paulo (ICESP)
Médico do Centro de Oncologia do Hospital Sírio-Libanês, SP

GIOVANNI SUCCO
ENT Unit – Ospedale San Giovanni Bosco, Torino, Itália

GUSTAVO BORGES MANTA
Assistente do Serviço de Cirurgia de Cabeça e Pescoço do Instituto do Câncer do Estado de São Paulo (ICESP)

GUSTAVO NADER MARTA
Doutorado e Pós-Doutorado em Oncologia pela Faculdade de Medicina da Universidade de São Paulo (FMUSP)
Médico Titular do Departamento de Radioterapia do Hospital Sírio-Libanês
Professor do Programa de Pós-Graduação do Instituto de Ensino e Pesquisa do Hospital Sírio-Libanês

JATIN P. SHAH
Cirurgião de Cabeça e Pescoço. Elliot W. Strong Chair in Head and Neck Oncology
Head and Neck Service – Department of Surgery, Memorial Sloan Kettering Cancer Center

JEFERSON D'AVILLA
Professor do Núcleo de Pós-Graduação em Ciências da Saúde da Universidade Federal de Sergipe (UFS)

JOSÉ GUILHERME VARTANIAN
Doutor em Oncologia pela Fundação Antonio Prudente do A.C. Camargo Cancer Center
Diretor, Departamento de Cirurgia de Cabeça e Pescoço e Otorrinolaringologia do A.C. Camargo Cancer Center

JUVENAL DE MOURA
Fonoaudiólogo
Músico, Professor de Canto, Preparador Vocal, Pianista, Cantor e Regente
Bacharel em Piano Erudito pela Faculdade Santa Marcelina (FASM)
Extensão universitária em canto pela Universidade Federal do Paraná (UFPR)
Fonoaudiólogo pela Faculdade Metropolitanas Unidas (FMU)
Especialização em Voz no Centro de Estudos da Voz (CEV)
Professor do curso de Especialização em Voz do CEV e do Curso de Aprimoramento – Formação Integrada em Voz (FIV)

KATIA NEMR
Professora Livre Docente do Departamento de Fisioterapia, Fonoaudiologia e Terapia Ocupacional da Faculdade de Medicina da Universidade de São Paulo (FMUSP)
Professora Permanente do Programa de Pós-Graduação em Ciências da Reabilitação da FMUSP
Coordenadora do Laboratório de Investigação Fonoaudiológica em Voz-LIFVoz da FMUSP

LEANDRO CASTRO VELASCO
Doutorado em Otorrinolaringologia pela Faculdade de Medicina da Universidade de São Paulo (FMUSP)
Fellowship em Bucofaringolaringoscopia pela Faculdade de Medicina da Universidade de São Paulo (FMUSP)
Otorrinolaringologista pelo Hospital Servidor Público Municipal de São Paulo

LEANDRO LUONGO DE MATOS
Professor Livre Docente do Departamento de Cirurgia, Disciplina de Cirurgia de Cabeça e Pescoço da Faculdade de Medicina da Universidade de São Paulo (FMUSP)
Pesquisador e Professor Colaborador do Laboratório de Investigação Médica 28 (LIM28) da Faculdade de Medicina da Universidade de São Paulo
Cirurgião Assistente no Serviço de Cirurgia de Cabeça e Pescoço do Instituto do Câncer do Estado de São Paulo
Professor Associado, Disciplina de Clínica Cirúrgica da Faculdade Israelita de Ciências da Saúde Albert Einstein
Diretor Científico, Sociedade Brasileira de Cirurgia de Cabeça e Pescoço

LEONARDO W. LOPES
Professor Titular Docente do Departamento de Fonoaudiologia da Universidade Federal da Paraíba (UFPB)
Professor Permanente do Programa Associado de Pós-Graduação em Fonoaudiologia UFPB/UFRN/UNCISAL e do programa de Pós-Graduação em Modelos de Decisão e Saúde da UFPB
Líder do Laboratório Integrado de Estudos da Voz (LIEV)

LICA ARAKAWA-SUGUENO
Docente Colaboradora da Faculdade de Ciências Médicas da Santa Casa de São Paulo
Doutora em Ciências pela Faculdade de Medicina da Universidade de São Paulo (FMUSP)
Mestre em Ciências pela FMUSP
Especialista em Voz pelo CFFa
Fonoaudióloga Clínica

LUCIANA FERNANDES COSTA
Médica Otorrinolaringologista com residência médica pelo Hospital do Servidor Público Estadual de São Paulo (HSPE – IAMSPE)
Fellowship no Programa de Complementação Especializada em Bucofaringolaringologia e Voz da Disciplina de Otorrinolaringologia do Hospital das Clínicas da Faculdade de Medicina da Universidade de São Paulo (FMUSP)

LUCIANA MIWA NITA WATANABE
Doutora em Medicina pela Faculdade de Medicina da Universidade de São Paulo (FMUSP)
Otorrinolaringologista do Hospital Universitário de Brasília. (HUB)
Fellowship em Laringologia e Voz no Tokyo Voice Center (Japão)

MARA BEHLAU
Docente Permanente do Programa de Pós-Graduação em Distúrbios da Comunicação Humana da Universidade Federal de São Paulo (Unifesp)
Professora Associada ao Insper, SP
Professora do Centro de Estudos da Voz (CEV)

MARCIA SIMÕES-ZENARI
Mestre e Doutora pela Faculdade de Saúde Pública da USP, com Pós-Doutorado pela Faculdade de Medicina da Universidade de São Paulo (FMUSP)
Fonoaudióloga Assistente do Departamento de Fisioterapia, Fonoaudiologia e Terapia Ocupacional da FMUSP

MARCO AURELIO VAMONDES KULCSAR
Professor Livre Docente do Departamento de Cirurgia da Faculdade de Medicina da Universidade de São Paulo (FMUSP)
Médico-chefe de Cirurgia de Cabeça e Pescoço do Instituto do Câncer do Estado de São Paulo (ICESP)

MARIA THEREZA MANSUR STARLING
Médico Assistente do Departamento de Radioterapia do Hospital Sírio-Libanês
Médica Assistente do Serviço de Radioterapia do Instituto do Câncer do Estado de São Paulo (ICESP)

MARINA NAHAS DAFICO BERNARDES
Médica pelo Centro Universitário de Anápolis (UniEvangélica)

MARINA PADOVANI
Fonoaudióloga clínica; Especialista em Voz pelo CFFa
Vice-Diretora do Curso de Graduação em Fonoaudiologia da Faculdade de Ciências Médicas da Santa Casa de São Paulo (FCMSCSP)
Docente do Mestrado Profissional em Saúde da Comunicação Humana da FCMSCSP
Docente do Centro de Estudos da Voz- CEV. Mestre e Doutora em Ciências pela Universidade Federal de São Paulo (Unifesp)

MÁRIO AUGUSTO FERRARI DE CASTRO
Doutor em Ciências pelo Curso de Fisiopatologia Experimental da Faculdade de Medicina da Universidade de São Paulo (FMUSP)
Docente da Disciplina de Otorrinolaringologia e Cirurgia de Cabeça e Pescoço da Faculdade de Ciências da Saúde da Universidade Metropolitana de Santos

MARYSTELLA TOMOE TAKAHASHI RAMOS
Doutora em Ciências pelo programa de Otorrinolaringologia da Faculdade de Medicina da Universidade de São Paulo (FMUSP)
Médica Otorrinolaringologista pela FMUSP
Médica Assistente do Hospital da Polícia Militar do Espírito Santo

NATÁLIA MARTINS MAGACHO DE ANDRADE
Doutora em Ciências pela Faculdade de Medicina da Universidade de São Paulo (FMUSP)
Assistente do Serviço de Cirurgia de Cabeça e Pescoço do Hospital das Clínicas da FMUSP
Chefe da Disciplina de Cirurgia de Cabeça e Pescoço da Universidade Santo Amaro (UNISA)

NATALY CAROLINE DE ALMEIDA ALBORNOZ
Médica formada pela Faculdade de Medicina da Universidade de São Paulo (FMUSP)
Residência em Otorrinolaringologia no HCFMUSP
Médica Colaboradora do Ambulatório de Disfagia do HCFMUSP

NATASHA ANDRADE BRAGA
Professora Associada de Otorrinolaringologia da Faculdade de Medicina da Universidade Federal da Bahia
Doutora em Ciências Médicas pela Faculdade de Medicina da Universidade de São Paulo (FMUSP)
Fellowship em Laringologia e Disfagia no Hospital Johns Hopkins, Estados Unidos
Estágio em Disfagia na Universidade de Pittsburgh, Estados Unidos

PATRÍCIA PAULA SANTORO
Doutora em Ciências pela Faculdade de Medicina da Universidade de São Paulo (FMUSP)
Médica Assistente da Divisão de Clínica Otorrinolaringológica do HCFMUSP
Responsável pelo Ambulatório de Disfagia do HCFMUSP
Fellow em Laringologia e Disfagia: Depto. ORL-HNS Mass Eye and Ear Infirmary

PAULO LINS PERAZZO
Mestre pela Santa Casa de São Paulo
Doutorado pela Universidade Federal de São Paulo (Unifesp)
Professor adjunto da Universidade do Estado da Bahia

RAYZA GASPAR DOS SANTOS
Médica Otorrinolaringologista pelo Hospital Federal de Bonsucesso
Fellowship em Otorrinopediatria pelo Sabará Hospital Infantil, SP

REGINA LÚCIA ELIA GOMES
Doutorado pela Faculdade de Medicina da Universidade de São Paulo (FMUSP)
Médica Supervisora do Programa de Residência Médica do Departamento de Radiologia da FMUSP
Médica Supervisora do Grupo de Diagnóstico por Imagem em Cabeça e Pescoço do Departamento de Radiologia da FMUSP
Médica Assistente do Grupo de Cabeça e Pescoço do Departamento de Imagem do Hospital Israelita Albert Einstein

RENATA SANTOS BITTENCOURT SILVA
Mestrado em Otorrinolaringologia pela Faculdade de Ciências Médicas da Santa Casa de São Paulo
Assistente do Departamento de Otorrinolaringologia da Santa Casa de Misericórdia de São Paulo
Docente da Disciplina de Otorrinolaringologia na Universidade de Santo Amaro

RICARDO PENÓN GONÇALVES
Médico assistente do Serviço de Cirurgia de Cabeça e Pescoço do Instituto do Câncer do Estado de São Paulo – ICESP – HCFMUSP

ROBERTA ISMAEL DIAS GARCIA
Doutorado pela Faculdade de Medicina da Universidade de São Paulo (FMUSP)
Professora Auxiliar da Faculdade de Medicina do ABC

ROSIANE YAMASAKI
Professora Adjunta do Departamento de Fonoaudiologia da Universidade Federal de São Paulo (Unifesp)
Professora convidada do Centro de Estudos da Voz (CEV)
Coordenadora do Comitê de Voz Clínica do Departamento de Voz da Sociedade Brasileira de Fonoaudiologia

RUI IMAMURA
Doutor em Medicina e professor Livre Docente pela Faculdade de Medicina da Universidade de São Paulo (FMUSP)
Professor da Pós-graduação da Disciplina de Otorrinolaringologia da FMUSP
Diretor do Serviço de Bucofaringologia da Divisão de Clínica Otorrinolaringológica do Hospital das Clínicas da FMUSP

SARAMIRA BOHADANA
Médica Otorrinolaringologista
Doutora em Medicina pela Faculdade de Medicina da Universidade de São Paulo (FMUSP)
Coordenadora do Programa Aerodigestivo do Sabará Hospital Infantil, SP

SÍLVIA MIGUEIS PICADO PETRAROLHA
Mestre em Ciências pelo Curso de Fisiopatologia Experimental da Faculdade de Medicina da Universidade de São Paulo (FMUSP)
Docente da Disciplina de Cirurgia de Cabeça e Pescoço da Faculdade de Ciências Médicas de Santos – Centro Universitário Lusíada, Santos

SÍLVIO VASCONCELOS
Médico Otorrinolaringologista
Doutor em ciências pela Faculdade de Medicina da Universidade de São Paulo (FMUSP)
Professor Adjunto de Otorrinolaringologia da Universidade Federal de Pernambuco (UFPE)

THAÍS GONÇALVES PINHEIRO
Doutorado em Otorrinolaringologia pela Faculdade de Medicina da Universidade de São Paulo (FMUSP)
Fellowship em Laringologia pelo Hospital das Clínicas da FMUSP

THIAGO MARIN RAMOS
Cirurgião assistente do Serviço de Cirurgia de Cabeça e Pescoço do Hospital das Clínicas de São Bernardo da Faculdade de Medicina do ABC
Cirurgião assistente do Serviço de Cirurgia de Cabeça e Pescoço do São Camilo Oncologia

VALERIA SILVA MEREA
Laringologista
Médica Assistente
Diretor do Speech and Hearing Center
Head and Neck Service – Department of Surgery, Memorial Sloan Kettering Cancer Center

VANESSA MIKA KINCHOKU
Doutora em Otorrinolaringologia pela Faculdade de Medicina da Universidade de São Paulo (FMUSP)

SUMÁRIO

PARTE IV
TUMORES DA LARINGE

PARTE V
TÉCNICAS CIRÚRGICAS E TERAPÊUTICAS

Guia Prático de Otorrinolaringologia e Cirurgia de Cabeça e Pescoço

Laringologia e Voz – Volume I

Thieme Revinter

PARTE I ANATOMIA E FISIOLOGIA DA LARINGE

CAPÍTULO 1

ANATOMIA FUNCIONAL DA LARINGE

Erich Christiano Madruga de Melo ▪ Luciana Miwa Nita Watanabe
Domingos Hiroshi Tsuji

INTRODUÇÃO

A laringe é um órgão extremamente complexo, responsável por diversas e importantes atividades fisiológicas, como a respiração, a proteção das vias aéreas inferiores e a fonação.

O conhecimento da anatomia funcional da laringe é fundamental para todos os profissionais envolvidos no tratamento de pacientes com distúrbios da respiração, da deglutição e da voz, pois permite uma melhor avaliação do comprometimento funcional deste órgão em situações patológicas e auxilia na definição de estratégias de abordagem terapêutica, sejam elas medicamentosas, terapias fonoaudiológicas ou cirúrgicas.

ANATOMIA MACROSCÓPICA

A laringe é um órgão situado na linha média e na região anterior do pescoço, dando continuidade a via área através da traqueia. No adulto, está relacionada topograficamente com as vértebras cervicais C3 a C6. Na mulher e na criança, sua relação geralmente alcança a vértebra C5 (Fig. 1-1). É constituída por um esqueleto ósseo e cartilaginoso, estruturas músculo-ligamentares e recoberta internamente por mucosa do tipo respiratória.

O osso hioide faz parte da laringe, assim como as seguintes cartilagens: epiglote, tireóidea, cricóidea (únicas), aritenóideas, corniculadas, cuneiformes e tritíceas (pares) (Fig. 1-2).

As estruturas osteocartilaginosas da laringe conectam-se entre si por meio de membranas, ligamentos e articulações (Fig. 1-3):

- *Ligamentos tíreo-hióideos medial e posterior* e *membrana tíreo-hióidea:* que se encontram entre o osso hióideo e a borda superior da cartilagem tireóidea. A membrana tíreo-hióidea possui pequena abertura em sua porção lateral de cada lado para passagem das artérias, veias e nervos laríngeos superiores e vasos linfáticos.
- *Ligamento hioepiglótico:* que se localiza entre a linha média da superfície da epiglote e a borda superior do osso hioide.
- *Ligamento e membrana cricotireóideos:* que se encontram entre a cartilagem cricóidea e a tireóidea.
- *Cone elástico* ou *membrana triangular:* é uma membrana que se estende superiormente do arco anterior da cartilagem cricóidea e une-se à cartilagem tireóidea anteriormente e ao processo vocal da cartilagem aritenóidea posteriormente. A margem livre superior do cone elástico é o ligamento vocal.

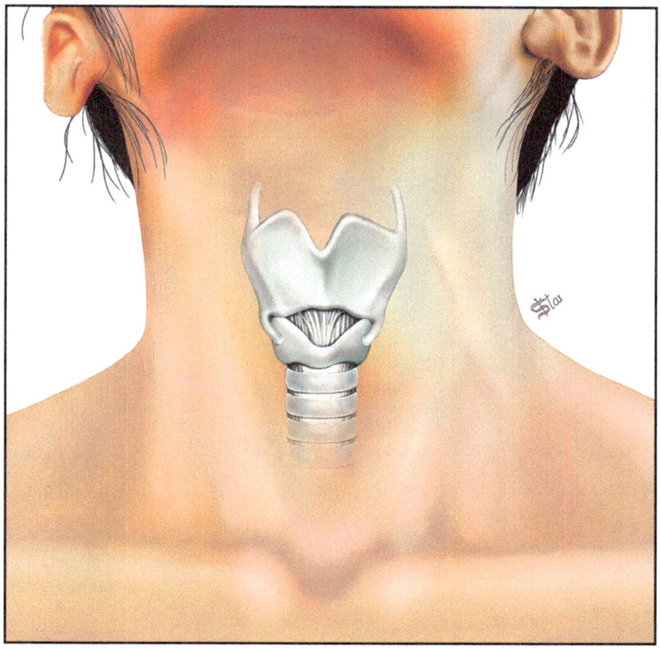

Fig. 1-1. Posição da laringe no pescoço. (Fonte do autor.)

- *Membrana quadrangular*: estende-se entre a face lateral da epiglote e a superfície anterolateral da cartilagem aritenóidea de cada lado (ligamento ariepiglótico). Sua margem livre inferior corresponde ao ligamento vestibular.
- *Ligamento tireoepiglótico:* que conecta a face posterior da cartilagem tireóidea ao pecíolo da cartilagem epiglótica.
- *Articulação cricotireóidea*: está localizada na parte lateral de ambos os lados da lâmina da cricoide e permite o movimento de aproximação entre as cartilagens cricóidea e tireóidea.
- *Articulação cricoaritenóidea*: fica posicionada na parte superior de ambos os lados da lâmina da cartilagem cricóidea, possibilitando a movimentação das cartilagens aritenóideas responsáveis pelos movimentos de adução e abdução das pregas vocais.

Internamente, as diversas membranas e ligamentos revestidos por tecido mucoso, formam, em cada um dos lados, a prega vocal e a vestibular, delimitando entre si o ventrículo

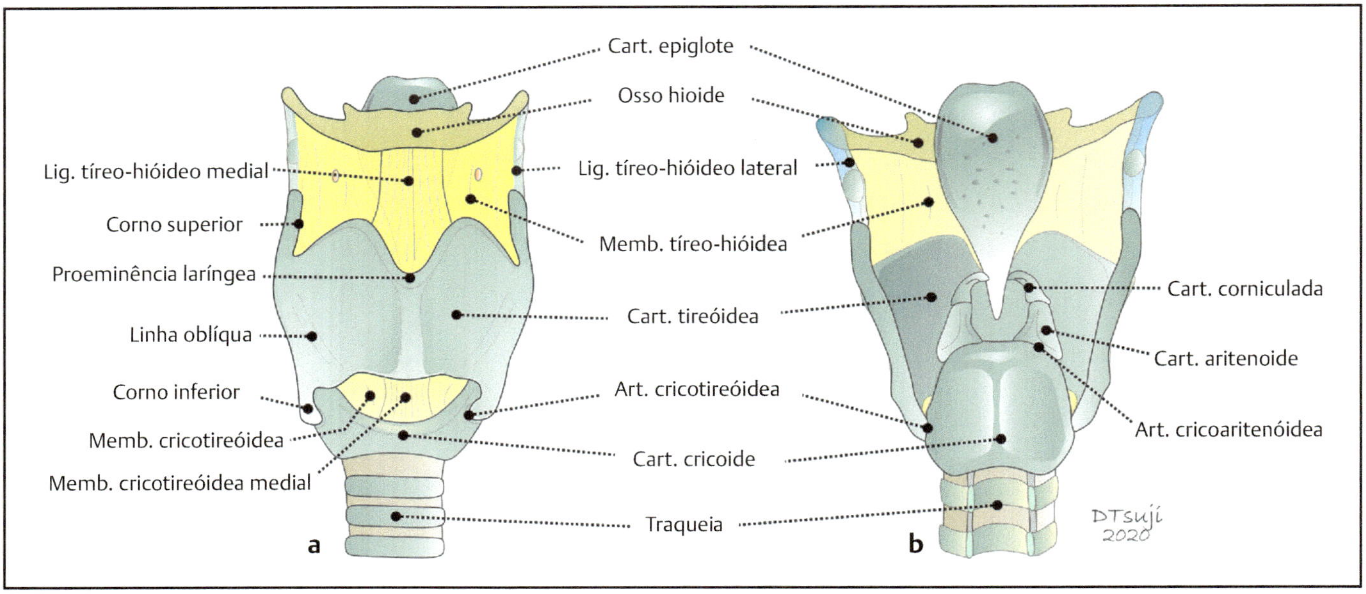

Fig. 1-2. Cartilagens laríngeas. (**a**) Visão anterior: cartilagem tireóidea ligada superiormente ao osso hioide pela membrana tíreo-hióidea e inferiormente à cartilagem cricóidea pela membrana cricotireóidea; (**b**) visão posterior: cartilagens epiglote, tireóidea, cricóidea; apoiado sobre a cartilagem cricóidea encontra-se o par de cartilagens aritenóideas e, sobre estas, as corniculadas. (Fonte do autor.)

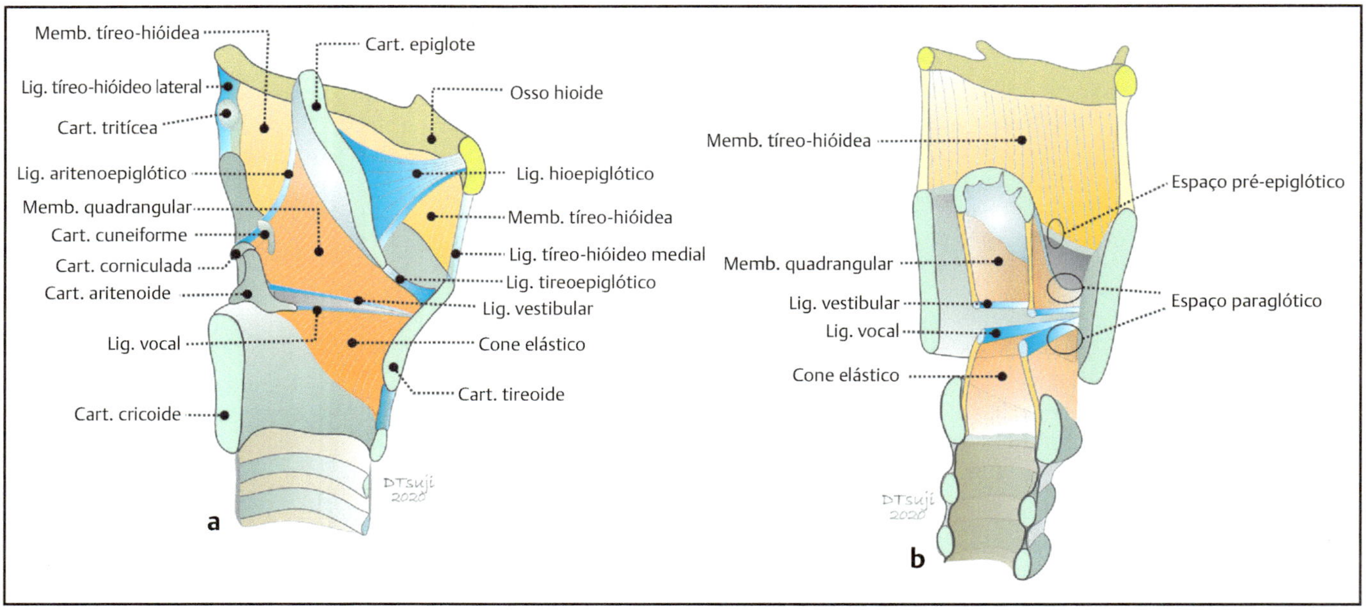

Fig. 1-3. (**a**) Visão em corte sagital da laringe mostrando os ligamentos hioepiglótico, tireoepiglótico, vestibular, aritenoepiglótico e vocal e as membranas tíreo-hióidea, quadrangular e triangular (cone elástico). (**b**) Vista posterior em corte transversal, em que se podem ver os espaços paraglótico e pré-epiglótico. (Fonte do autor.)

laríngeo ou ventrículo de Morgani. Além dessas estruturas, identificam-se a epiglote, prega ariepiglótica de cada lado, região aritenóidea, prega interaritenóidea, comissura anterior e parede posterior da glote (Fig. 1-4).

Tendo como referência a posição das pregas vocais, a cavidade laríngea é dividida em três regiões ou níveis: 1. A **glote**, que corresponde ao espaço delimitado pelas pregas vocais, comissuras anterior e posterior; 2. a **supraglote**, que corresponde à região situada acima do nível das pregas vocais e estende-se desde os ventrículos laríngeos até a borda superior da epiglote; e 3. a **subglote** ou **infraglote**, situada abaixo das pregas vocais, estendendo-se até a borda inferior da cartilagem cricóidea (Fig. 1-5).

Os músculos intrínsecos da laringe são facilmente identificados com seus nomes remetendo à sua origem e à sua inserção: músculos cricotireóideos, tireoaritenóideos, cricoaritenóideos laterais, cricoaritenóideos posteriores e interaritenóideos (também nomeados como aritenóideos).

A inervação tanto sensitiva quanto motora é proveniente dos ramos terminais dos nervos laríngeos inferiores e

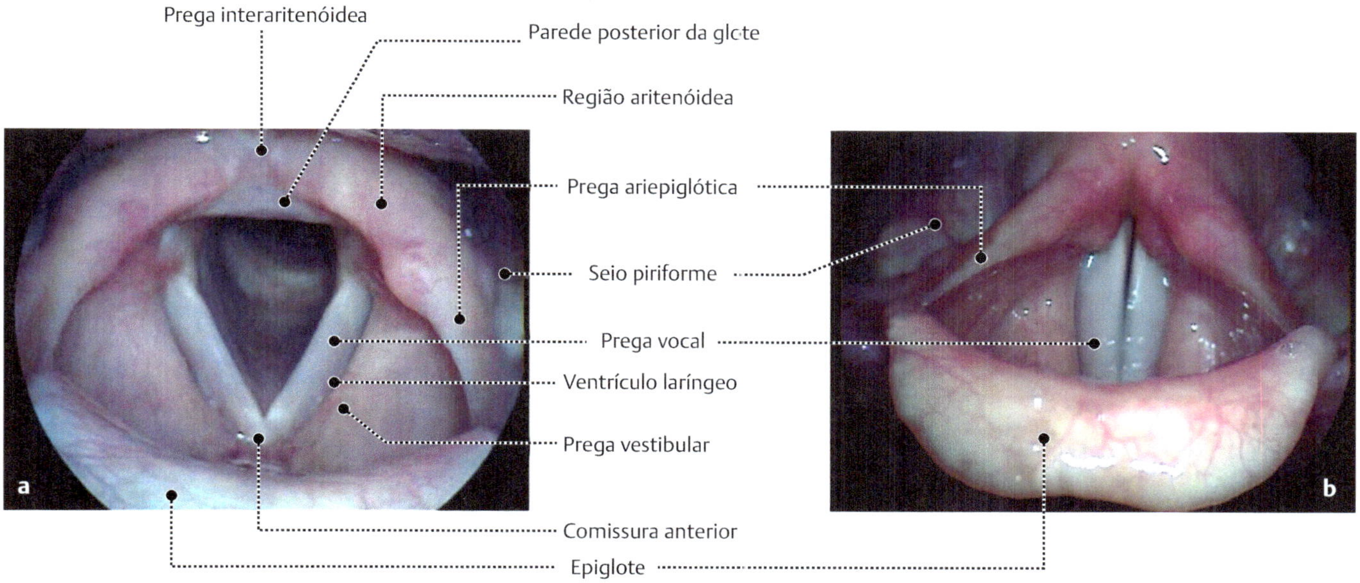

Fig. 1-4. Estruturas internas da laringe observadas durante telescopia. (**a**) Pregas vocais abduzidas em posição respiratória; (**b**) pregas vocais aduzidas em posição fonatória. (Fonte do autor.)

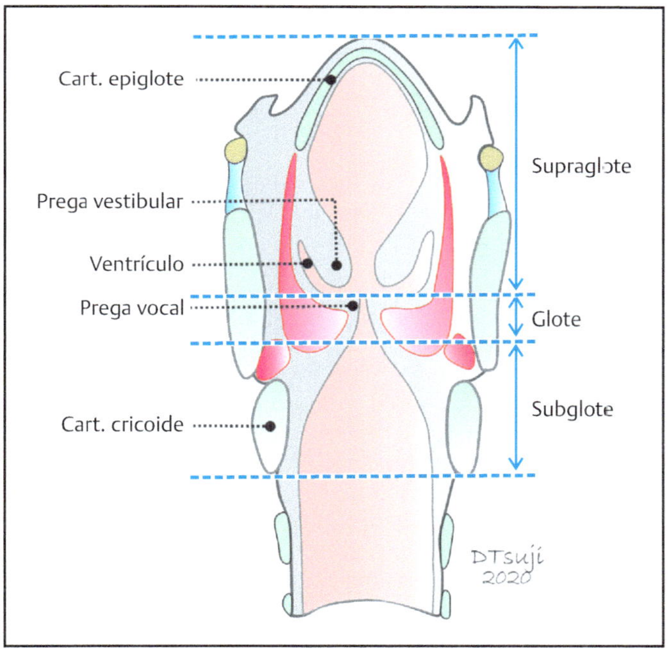

Fig. 1-5. Níveis da laringe: glote, supraglote e infraglote. (Fonte do autor.)

laríngeos superiores, ramos do nervo vago. Os nervos laríngeos superiores emergem na região dos gânglios inferiores do vago bem próximo ao corno do osso hioide, dividem-se em dois ramos: o interno (NLSI) e o externo (NLSE). O NLSI penetra na laringe em uma abertura lateral da membrana tireóidea, junto com os vasos. O NLSE é responsável pela inervação motora do músculo cricotireóideo. Os nervos laríngeos inferiores seguem em direção ao tórax até se curvarem em estruturas diferentes para cada lado e retornarem em sentido cranial, por isso também são nomeados de nervos laríngeos recorrentes (NLR). O NLR direito faz alça na artéria subclávia direita, e o NLR esquerdo faz alça no arco da aorta. Ambos os nervos continuam seu trajeto agora em ascensão, dirigindo-se para a face posteromedial da glândula tireóidea e seguem no sulco traqueoesofágico em direção aos músculos intrínsecos da laringe. Os NLR são responsáveis pela inervação dos demais músculos intrínsecos da laringe (Fig. 1-6).

A laringe é vascularizada pelas artérias laríngeas superiores (ramos das artérias tireóideas superiores que, por sua vez, são ramos do sistema carotídeo, com variação entre carótidas externa, comum ou bifurcação carotídea), artérias laríngeas inferiores (ramos das artérias tireóideas inferiores que, por

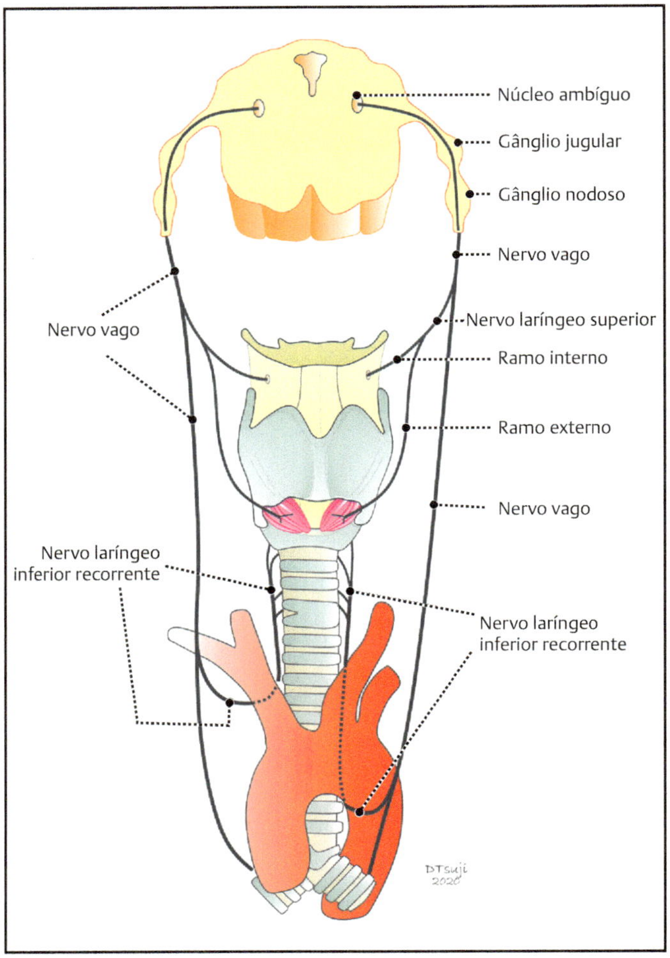

Fig. 1-6. Inervação da laringe: trajeto dos nervos vago, laríngeos superiores e inferiores recorrentes. (Fonte do autor.)

sua vez, são ramos do tronco tireocervical, provenientes da artéria subclávia) e artérias cricotireóideas (ramos das artérias tireóideas superiores) (Fig. 1-7). A estrutura vascular das pregas vocais é especializada, principalmente em sua porção vibratória. Somente vasos capilares estão presentes no espaço de Reinke, dispostos paralelamente à borda livre, e as estruturas celulares da rede vascular possuem características que permitem a vibração, minimizando a hipóxia do tecido. A drenagem venosa acompanha o trajeto das artérias.

O conhecimento da drenagem linfática é fundamental no tratamento de doenças malignas, no caso da laringe, o carcinoma espinocelular, principal tipo histológico de neoplasia maligna que acomete o órgão. A drenagem linfática da região supraglótica é densa, tem um componente que se estende superiormente e termina em linfonodos do nível II ipsilaterais e um segundo componente que se estende lateralmente e drena para linfonodos localizados na junção de níveis II e III. Ocasionalmente há um terceiro componente que drena para linfonodos localizados no nível III. Os tumores que acometem a supraglote apresentam risco de drenagem contralateral, embora o mecanismo não seja claro. A drenagem linfática da glote é praticamente inexistente, e a da infraglote é menos densa e drena para linfonodos cervicais profundos mais baixos e para linfonodos pré e paratraqueais e pré-laríngeos.

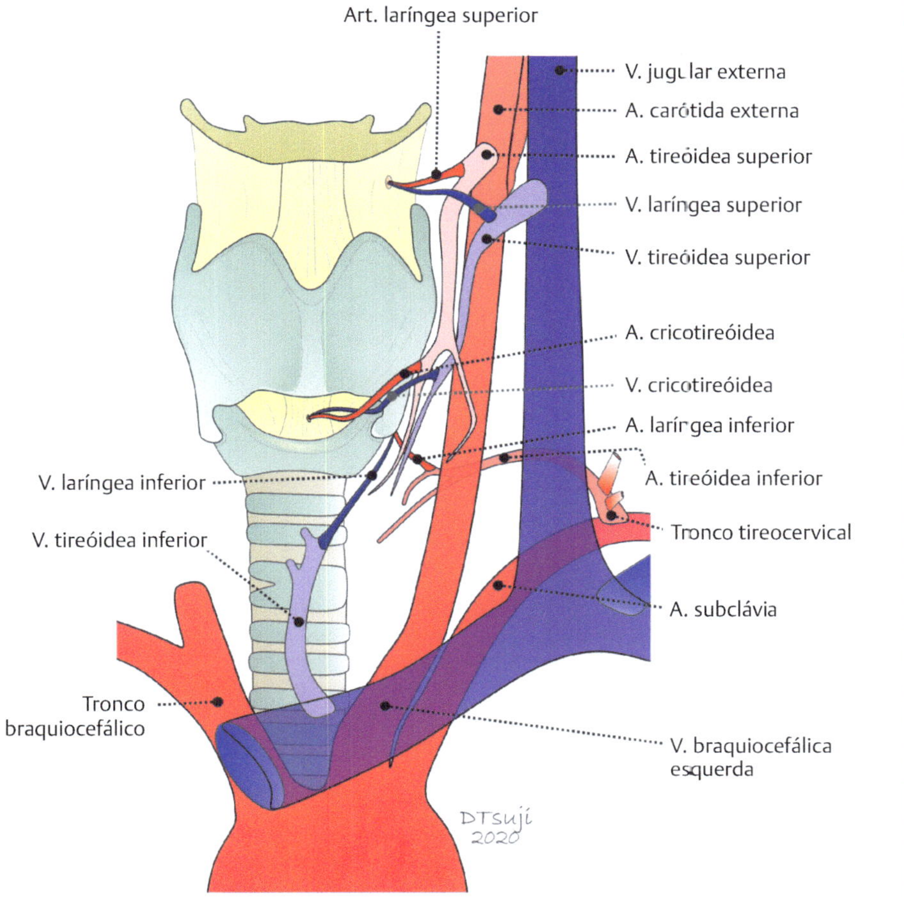

Fig. 1-7. Vascularização da laringe: os trajetos das artérias e veias laríngeas superior, inferior e cricotireóidea estão apresentados com coloração em destaque. (Fonte do autor.)

ULTRAESTRUTURA DA PREGA VOCAL

Hirano, em 1974, foi um dos pioneiros a descrever a estrutura histológica da prega vocal humana e correlacioná-la com a fisiologia da produção vocal. A partir da descrição da estrutura em camadas constituídas por mucosa (epitélio e lâmina própria) e músculo vocal, desenvolveu a teoria de corpo-cobertura para a vibração das pregas vocais segundo a qual a cobertura móvel, constituída pela parte mais superficial da membrana mucosa, pode vibrar sobre o corpo estacionário, constituído pelo músculo vocal e pela estrutura suprajacente, constituída pelo ligamento vocal.

O epitélio da mucosa laríngea é do tipo respiratório, pseudoestratificado colunar ciliado. Somente na porção vibratória das pregas vocais o epitélio é do tipo escamoso estratificado não queratinizado. A membrana basal é a região constituída pela associação da lâmina basal e fibras do tecido conjuntivo subjacente.

A lâmina própria corresponde ao tecido conjuntivo localizado entre o epitélio de revestimento e o músculo vocal. Este conjuntivo não é homogêneo, mas apresenta distintas regiões caracterizadas pela distribuição diferencial dos elementos constituintes da matriz extracelular. Esta compartimentalização relaciona-se diretamente com propriedades biomecânicas, desempenhando um papel importante no comportamento vibratório da prega vocal. Os principais componentes da matriz extracelular são classificados de acordo com seu arranjo, formando ou não estruturas fibrilares. As proteínas fibrilares são representadas pelas fibras que constituem os sistemas colagênico (fibras colágenas e fibras reticulares) e elástico (fibras oxitalânicas, elaunínicas e elásticas propriamente ditas – aqui enumeradas em gradiente crescente de elasticidade). Já o componente não fibrilar da matriz extracelular corresponde à substância fundamental amorfa, constituída principalmente pelos proteoglicanos, glicoproteínas e água de solvatação. Deste modo, a viscosidade tecidual, a elasticidade e a capacidade de suportar forças compressivas (como a absorção de choque do impacto entre as pregas vocais durante a vibração) devem-se aos componentes da substância fundamental amorfa e à elastina presente nas fibras do sistema elástico. Por sua vez, o componente colágeno é responsável pela resistência às forças tênseis.

Na lâmina própria das pregas vocais adultas foram descritas bandas de fibras colágenas grossas (colágeno tipo I): uma logo abaixo do epitélio (distribuídas em todas as direções do espaço) e outra na região profunda da lâmina própria (densamente agregadas); entre estas bandas localiza-se uma delicada rede de fibras colagênicas finas (colágeno tipo III ou fibras reticulares), formando feixes que correm paralelos à borda livre das pregas vocais. Além das fibras colágenas, na lâmina própria das pregas vocais estão representados os três tipos de fibras do sistema elástico (elásticas propriamente

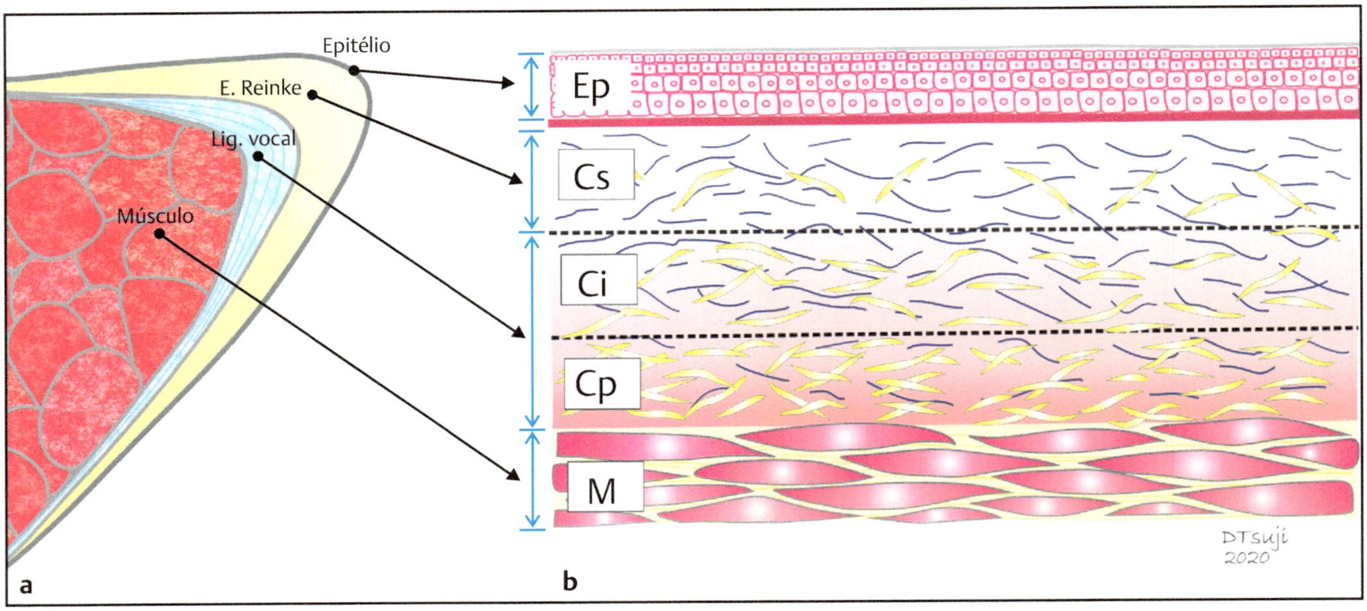

Fig. 1-8. (a, b) Estrutura em camadas da prega vocal. A cobertura mucosa é formada pelo epitélio (Ep) e camada superficial da lâmina própria (Cs) ou espaço de Reinke. O corpo é formado pelo ligamento vocal constituído pelas camadas intermediária e profunda da lâmina própria (Ci e Cp) e pelo músculo tireoaritenóideo (M). Cada uma das camadas da lâmina própria apresenta concentrações distintas de fibras colágenas e elásticas. (b) Adaptada de Gray SD, Titze IR, Alipour F, Hammond TH. Biomechanical and histologic observations of vocal fold fibrous proteins. Ann Otol Rhinol Laryngol. 2000;109:77-85.

ditas, elaunínicas e oxitalânicas), sendo que na região superficial predominam as fibras elaunínicas e oxitalânicas, enquanto que, na zona intermediária, predominam fibras elásticas propriamente ditas. A estrutura denominada ligamento vocal corresponde à associação entre as camadas intermediária (rica em fibras elásticas) e profunda (rica em fibras colágenas) (Fig. 1-8).

As extremidades anterior e posterior da porção membranosa da prega vocal humana são denominadas, respectivamente, mácula flava anterior e mácula flava posterior, entre as quais está disposto o ligamento vocal. A mácula flava anterior insere-se no pericôndrio da cartilagem aritenóidea através do tendão da comissura anterior; a mácula flava posterior conecta-se ao processo vocal da cartilagem aritenóidea. Nos adultos, ambas as máculas são compostas por grande quantidade de fibras elásticas e de colágeno que se continua com as do ligamento vocal.

INERVAÇÃO LARÍNGEA

As funções básicas da laringe são o resultado de diversos reflexos polissinápticos inter-relacionados que ocorrem no nível do tronco cerebral. As conexões centrais envolvidas com a modulação de tais reflexos ainda são pouco conhecidas. Algumas atividades, como aquelas relacionadas com a função de proteção, são estritamente reflexas e involuntárias. Outras, como as ligadas à respiração, podem ser iniciadas voluntariamente, apesar de ainda serem involuntariamente reguladas. Já a fonação constitui, em muitas ocasiões, uma atividade eminentemente voluntária, porém, pode ser regulada involuntariamente ou ocorrer por mecanismos reflexos.

Diversas aferências nervosas podem conduzir estímulos que desencadeiem reflexos laríngeos. Entretanto, as principais vias aferentes destes reflexos envolvem a participação do nervo laríngeo superior (NLS) e nervo laríngeo recorrente (NLR). O ramo interno do NLS inerva ipsilateralmente a mucosa da supraglote até o nível das pregas vocais. Abaixo das pregas vocais, a sensação da mucosa é conduzida pelo NLR ipsilateral. Os componentes sensitivos do NLS e NLR incluem representações de receptores de mucosa responsáveis pela captação de estímulos químicos, térmicos, táteis, de pressão e proprioceptivos de articulações e músculos. A densidade de inervação sensorial parece ser mais rica na epiglote e no vestíbulo laríngeo, enfatizando o papel dessa região como zona de proteção das porções mais distais das vias aéreas.

A eferência com finalidade de controle motor da laringe também envolve o nervo vago por meio de seus ramos, nervo laríngeo superior, ramo externo, que inerva o músculo cricotireóideo e o nervo laríngeo recorrente, que inerva os demais músculos intrínsecos da laringe, como classicamente descrito. No entanto, a inervação da laringe humana é mais complexa do que considerada. Estudos anatômicos mostram que existe grande variação anatômica com relação a anastomoses entre os nervos laríngeos, a componentes sensitivos e motores e a funções de ramos externos e internos. Por causa dessa grande variação, é necessária a avaliação cuidadosa durante cirurgias da região, principalmente cirurgias da glândula tireóidea, para prevenir lesão iatrogênica e complicações pós-operatórias em longo prazo.

MÚSCULOS INTRÍNSECOS DA LARINGE

No Quadro 1-1 estão citados os músculos intrínsecos da laringe, com sua respectiva inervação, função e ilustração na figura correspondente. As funções destes músculos serão apresentadas em maior detalhe em outro capítulo.

Quadro 1-1. Músculos Intrínsecos da Laringe, com sua Respectiva Inervação, Função e Ilustração na Figura Correspondente

Músculo	Inervação	Função	Figura
Cricotireóideo (CT)	Ramo externo do nervo laríngeo superior	Alonga e tensiona as pregas vocais	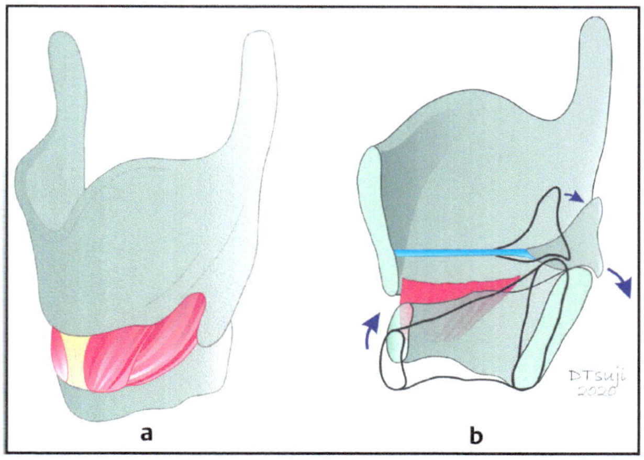 (**a**) Músculo cricotireóideo em vista frontolateral esquerda. (**b**) A sua contração promove a elevação da porção anterior da cartilagem cricóidea, rebaixando a sua porção posterior onde está apoiada a cartilagem aritenóidea, com consequente alongamento e tensionamento da prega vocal. Adaptada de Tucker HM. The Larynx. 2nd ed. New York: Thieme; 1993.
Tireoaritenóideo (TA)	Nervo recorrente	Adução da porção membranosa das pregas vocais e promove seu encurtamento e relaxamento	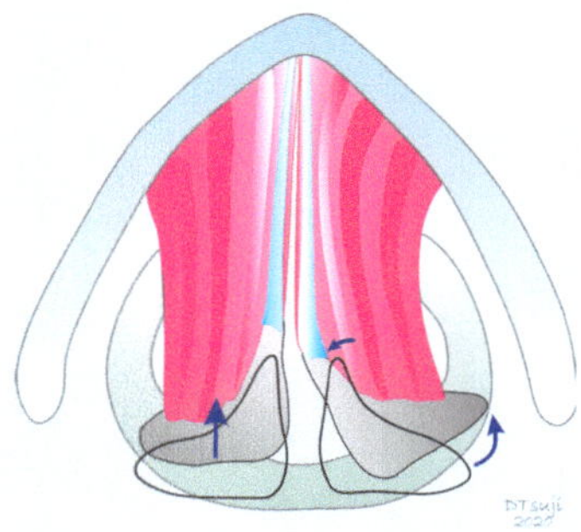 A contração do músculo tireoaritenóideo promove a adução da porção membranosa da prega vocal e encurtamento da mesma, pela tração exercida sobre a cartilagem aritenóidea em direção à comissura anterior. Adaptada de Tucker HM. The Larynx. 2nd ed. New York: Thieme; 1993.
Cricoaritenóideo lateral (CAL)	Nervo recorrente	Adução das pregas vocais e rebaixamento dos processos vocais	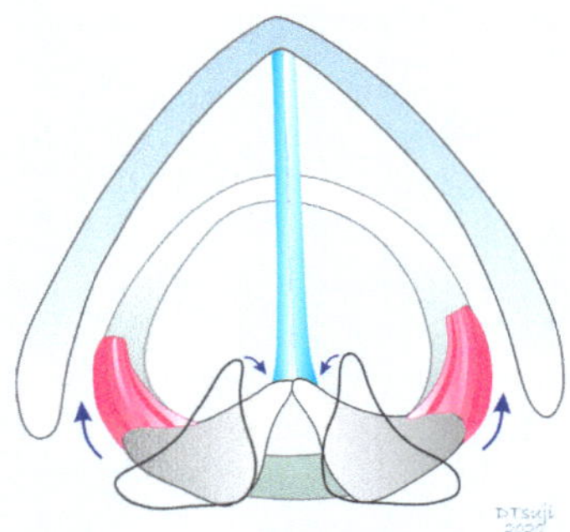 A contração do músculo cricoaritenóideo lateral promove o tracionamento do processo muscular da cartilagem aritenóidea no sentido anteroinferior. Esse movimento propicia a rotação da cartilagem aritenóidea sobre a cartilagem cricóidea, resultando em medialização e rebaixamento do processo vocal e da prega vocal. Adaptada de Tucker HM. The Larynx. 2nd ed. New York: Thieme; 1993.

(Continua)

Quadro 1-1. *(Cont.)* Músculos Intrínsecos da Laringe, com sua Respectiva Inervação, Função e Ilustração na Figura Correspondente

Músculo	Inervação	Função	Figura
Interaritenóideo (IA)	Nervo recorrente	Adução das pregas vocais – fecha a glote posterior	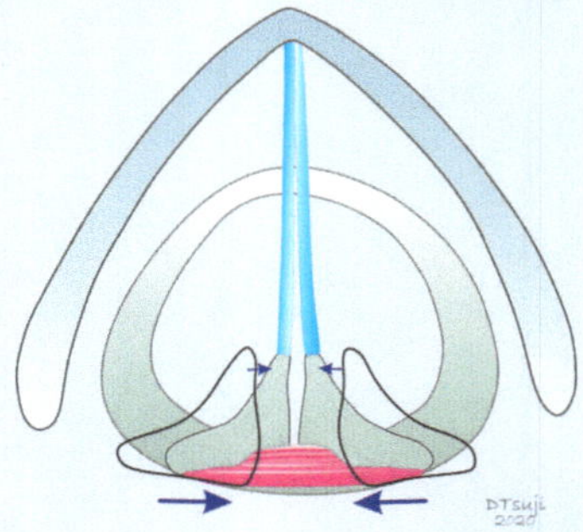 Contração do músculo interaritenóideo ou aritenóideo promove a adução da região interaritenóidea, fechando a glote cartilaginosa. Adaptada de Tucker HM. The Larynx. 2nd ed. New York: Thieme; 1993.
Cricoaritenóideo posterior (CAP)	Nervo recorrente	Abdução das pregas vocais	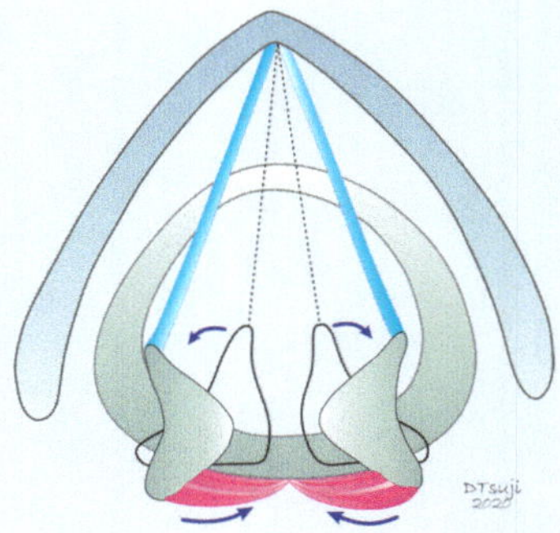 A contração do músculo cricoaritenóideo posterior proporciona tracionamento do processo muscular posteroinferiormente, com lateralização e elevação do processo vocal da aritenoide. Consequentemente, as pregas vocais são lateralizadas (abduzidas) e elevadas. Adaptada de Tucker HM. The Larynx. 2nd ed. New York: Thieme; 1993.

FUNÇÕES DA LARINGE

As funções básicas da laringe compreendem a proteção das vias aéreas, a respiração e a fonação. Veremos agora cada uma dessas funções especificamente.

Função Respiratória

Do ponto de vista respiratório, a laringe atua como um resistor, cuja resistência é variável, regulando os fluxos aéreos inspiratório e expiratório. Esse controle ocorre principalmente no nível glótico, apesar de mecanismos extrínsecos poderem alterar a resistência laríngea. A contração do CAP abduz as pregas e diminui a resistência, enquanto a contração do músculo tireoaritenóideo (TA) e outros músculos adutores estreita a glote e aumenta a resistência. O músculo cricotireóideo (CT) tem uma atividade complexa. Apesar de a contração isolada deste músculo tender a estreitar a glote, a contração concomitante do CT e do CAP torna a fenda glótica um pouco maior que a contração isolada do CAP. Nessa situação, a área glótica é aumentada tanto no sentido anteroposterior, por causa da contração do CT, como no sentido médio-lateral, em razão da contração do CAP.

Como já citado anteriormente, a estrutura da prega vocal humana, que lhe confere uma propriedade valvular, age passivamente no sentido de dificultar a entrada de qualquer material, incluindo o ar, para os pulmões. Esse efeito pode ser observado em pacientes com paralisia bilateral em adução das pregas vocais. Nesses casos, a fenda glótica é estreita e não ocorre abertura ativa da glote durante a inspiração. Em decorrência do mecanismo valvular das pregas e do efeito de Bernoulli (ver item na função fonatória) observa-se que durante a inspiração as pregas tendem a se aproximar da linha média, aumentando ainda mais a obstrução e a resistência ao fluxo inspiratório.

A abertura ativa da laringe durante a inspiração é, portanto, fundamental para garantir uma ventilação pulmonar adequada. Se a laringe humana não fosse dotada de um mecanismo de abertura ativa como ocorre na laringe primitiva dos peixes pulmonados, a resistência ao fluxo inspiratório seria elevada e exigiria, sobretudo em situações de alta demanda, um maior esforço da musculatura respiratória. Contudo, graças à contração do CAP durante a inspiração, as pregas vocais estão normalmente bastante abduzidas, de modo que a resistência laríngea é baixa e tem pouca influência no fluxo inspiratório. Estudos neurofisiológicos comprovam uma contração fásica do CAP, síncrona com a inspiração e que ocorre sistematicamente antes que a do diafragma, em cada movimento inspiratório. O ritmo dessa atividade é acentuado pela hipercapnia e pela obstrução ventilatória, sendo deprimido pela hiperventilação e consequente hipocapnia.

Durante a expiração, a laringe pode regular o tempo expiratório e a pressão intrapulmonar pela alteração da configuração glótica e consequente restrição que impõe ao fluxo expiratório. Na maioria das situações respiratórias, existe um casamento perfeito entre a duração do fluxo expiratório e o tempo antes da próxima inspiração, de modo a não existir uma pausa no final da expiração. Como o tempo necessário para o esvaziamento do volume corrente é pequeno, existe um retardo variável do fluxo expiratório, com o objetivo de prolongar o tempo expiratório. Apesar de haver outros mecanismos envolvidos, a laringe participa deste processo ao aumentar a resistência ao fluxo expiratório pelo estreitamento da glote, um efeito que pode ser referido como "retardo laríngeo". O estreitamento da glote pode ocorrer pela contração da musculatura adutora, como o TA e/ou de forma passiva, uma vez que forças elásticas de recolhimento tendem a aduzir as pregas vocais, assim que o CAP deixa de contrair-se.

O tempo expiratório é um importante fator no controle da frequência respiratória, uma vez que o tempo inspiratório não varie muito na maioria das condições respiratórias. Assim, a laringe atua de modo importante no controle da respiração. Ao prolongar a duração da expiração pelo efeito do retardo laríngeo, por exemplo, a laringe pode diminuir a frequência respiratória. O retardo laríngeo do fluxo expiratório é mais proeminente na respiração tranquila, sendo reduzida em situações de fluxo aumentado, como exercícios, hipercapnia e hiperventilação voluntária. Isso ocorre pois, com demandas respiratórias muito elevadas, o CAP mantém sua contração durante a expiração, após o relaxamento do diafragma, reduzindo o efeito do retardo laríngeo. Isso resulta em saída mais rápida do ar, o que reduz a duração da expiração e aumenta a frequência respiratória. Em contraste, a estimulação de quimiorreceptores carotídeos por hipóxia, que também aumenta a ventilação, leva, em determinadas condições, a um estreitamento da glote durante a expiração. O papel fisiológico dessa atividade é discutível. O aumento de resistência ao fluxo expiratório, contudo, faz com que uma maior quantidade de ar mantenha-se nos alvéolos no final da expiração, o que pode facilitar a ocorrência das trocas gasosas.

Função de Proteção das Vias Aéreas Inferiores

A participação da laringe na proteção das vias aéreas ocorre por mecanismos reflexos em diversas situações. A mais comum e importante é a deglutição. Para entender essa participação, é necessário posicionar a atuação da laringe no panorama de eventos que ocorrem durante a fase faríngea da deglutição. Quando o reflexo de deglutição é deflagrado, por estimulação de receptores profundos localizados próximos às fauces e base da língua, o centro da deglutição no tronco cerebral programa quatro atividades neuromusculares reflexas para ocorrer de modo sequencial (na verdade, essas atividades podem sobrepor-se temporalmente): 1. Fechamento velofaríngeo para evitar refluxo de alimentos para o nariz; 2. peristalse faríngea para impulsionar o bolo alimentar através da faringe; 3. proteção da via aérea; e 4. abertura do esfíncter superior do esôfago para permitir a passagem do alimento para o esôfago. Estes reflexos envolvem a atuação de músculos situados na faringe, laringe e esôfago, têm uma regulação complexa e são influenciados por determinadas características do bolo alimentar, como seu volume e consistência.

A proteção da via aérea durante a deglutição envolve dois mecanismos principais: a elevação e o fechamento da laringe. Com a contração da musculatura supra-hióidea (gênio-hióideo, milo-hióideo, estilo-hióideo e digástrico), a laringe é tracionada anterior e superiormente, posicionando-se sob a base da língua, que se posterioriza no final da fase oral da deglutição. Com esse deslocamento, a epiglote é empurrada posteriormente, assumindo uma posição horizontalizada sobre o vestíbulo laríngeo. Nessas condições, a laringe fica de certa forma protegida do trajeto do bolo alimentar, que passa sobre a base da língua. O fechamento das pregas vocais é a ação inicial, e anatomicamente a porção mais caudal das camadas e a duração do fechamento glótico têm sido reportados de 1,7 segundo aproximadamente.

Os três importantes mecanismos de fechamento glótico consistem em: 1. Fechamento de pregas vocais ou reflexo adutor laríngeo (RAL); 2. reflexo de fechamento esofagoglotal; e 3. reflexo de fechamento faringoglotal.

O fechamento esfinctérico da laringe, produzido sob comando do centro da deglutição ou pela estimulação bilateral dos nervos laríngeos superiores, ocorre em três níveis: as pregas ariepiglóticas, as pregas vestibulares e as pregas vocais. Dessa forma, o termo "fechamento glótico" é uma simplificação do processo. A musculatura envolvida no fechamento das pregas ariepiglóticas e das pregas vestibulares não é bem definida, mas provavelmente compreende a parte mais cranial do TA e os músculos ariepiglótico e tireoepiglótico. O fechamento do vestíbulo laríngeo é crítico para evitar a entrada de alimentos na laringe. Caso isso aconteça, é necessário que o alimento seja contido e eliminado ainda durante a fase reflexa da deglutição para que não ocorra aspiração. Deve-se notar que o fechamento da laringe é acompanhado por um período de apneia e dura pela fração de segundo que o bolo alimentar leva para passar pela via aérea, sendo que a laringe abre-se para a respiração, assim que o bolo entra no esôfago. Se nesse momento, um resíduo alimentar permanece no vestíbulo laríngeo, ele é aspirado pelo movimento inspiratório que se segue à deglutição. Apesar da importância do fechamento do vestíbulo laríngeo, acredita-se que o fechamento mais efetivo da laringe ocorra no nível glótico. A explicação para este fato tem bases musculares e estruturais. Além do forte fechamento muscular reflexo promovido pela musculatura adutora, as pregas vocais têm um formato triangular, quando vistas no plano frontal, com bordas livres com direção levemente cranial. Dessa forma, constituem um mecanismo valvular passivo que dificulta a entrada de qualquer material na traqueia. Estes dois fatores tornam a glote a barreira mais eficaz contra a aspiração durante a deglutição. Uma correlação, porém, com raciocínio inverso, pode ser feita em relação à prega vestibular. Aqui, seu formato valvular, com a borda livre direcionada inferiormente, impõe maior resistência ao fluxo expiratório. Tal disposição favorece o fechamento laríngeo em situações em que é necessário o aumento das pressões infraglótica e traqueal, como durante a tosse e, por exemplo, a manobra de Valsalva.

O reflexo de fechamento esofagoglotal tem sido identificado em humanos e modelos felinos. A distensão abrupta do esôfago envolvendo o esôfago todo ou várias regiões do esôfago estimula o reflexo de fechamento esofagoglotal, desse modo causando adução das pregas vocais e prevenindo acesso à traqueia. O sinal sensorial para o reflexo de fechamento esofagoglotal consiste no estiramento de receptores localizados no corpo do esôfago, principalmente na região proximal do esôfago. Uma explicação seria o fato de o esôfago proximal receber inervações tanto de nervo vago cervical, quanto de nervos laríngeos recorrentes para aumentar o reflexo de fechamento esofagoglotal.

Função Fonatória

A função fonatória será apresentada em outro capítulo.

BIBLIOGRAFIA

Gray SD, Titze IR, Alipour F, Hammond TH. Biomechanical and histologic observations of vocal fold fibrous proteins. Ann Otol Rhinol Laryngol. 2000;109:77-85.

Gray SD. Cellular physiology of the vocal folds. Otolaryngol Clin North Am. 2000;33:679-98.

Gray SD. Voice Disorders and Phonosurgery I - Cellular physiology of the vocal folds. Otolaryngol Clin North Am. 2000;33:679-97.

Guida HL, Zorzetto NL. Morphometric and histochemical study of the human vocal muscle. Ann Otol Rhinol Laryngol. 2000;109:67-71.

Hirano M. Neurolaryngology - Recent Advances. San Diego: Singular; 1991.

Hirano M. Phonosurgery. Basic and Clinical investigations. Otologia (Fukuoka). 1975;21:239-440.

Hirano M. Structure of vocal fold in normal and disease states. Anatomical and physical studies. ASHA Report. 1981;11:11-30.

Imamura R, Yoshida Y, Fukunaga H, Nakashima T, Hirano M. Thyroarytenoid muscle: Functional subunits based on morphology and muscle fiber typing in cats. Ann Otol Rhinol Laryngol. 2001;110:158-67.

Melo ECM, Lemos M, Aragão Ximenes Filho J, Sennes LU, Nascimento Saldiva PH, Tsuji DH. Distribution of collagen in the lamina propria of the human vocal fold. Laryngoscope. 2003;113:2187-91.

Noordzij JP, Ossoff RH. Anatomy and physiology of the larynx. Otolaryngol Clin North Am. 2006;39:1-10.

Plant RL. Aerodynamics of the human larynx during vocal fold vibration. Laryngoscope. 2005;115: 2087-100.

Sataloff RT, Heman-Ackah YD, Hawkshaw MJ. Clinical anatomy and physiology of the voice. Otolaryngol Clin North Am. 2007;40:909-29.

Tellis CM, Rosen C, Thekdi A, Sciote JJ. Anatomy and fiber type composition of human interarytenoid muscle. Ann Otol Rhinol Laryngol. 2004;113:97-107.

Tucker HM. The Larynx. 2nd ed. New York: Thieme. 1993.

CAPÍTULO 2

FISIOLOGIA DA VOCALIZAÇÃO

Luciana Miwa Nita Watanabe ■ Rui Imamura

INTRODUÇÃO

A laringe é um órgão extremamente complexo, responsável por diversas e importantes atividades fisiológicas. O conhecimento da fisiologia laríngea é fundamental para quem se proponha a tratar pacientes com doenças desse órgão, pois constitui o princípio sobre o qual deve-se raciocinar para conduzir esses pacientes. Achados laringoestroboscópicos, por exemplo, devem ser sempre analisados sob a luz dos conhecimentos da fisiologia da vocalização e dos fatores que podem interferir na vibração das pregas vocais. Descrições errôneas de laringoestroboscopias podem ser feitas pelo simples fato de não se considerarem alterações no padrão de vibração cordal que ocorrem em determinadas condições fisiológicas. Para uma correta indicação terapêutica, deve-se sempre que possível definir quais as alterações funcionais ocasionadas pela doença e qual o impacto de determinada terapia em corrigir estas alterações. Muitas vezes, insiste-se em terapias cujo efeito sobre a recuperação funcional do órgão é limitado, onerando-se pacientes e instituições, sem um resultado satisfatório. A abordagem direta sobre os fatores nosológicos que estão comprometendo a fisiologia da laringe traz, geralmente, resultados mais expressivos e imediatos. O sucesso da aplicação de toxina botulínica em casos de disfonia espasmódica, por exemplo, decorre da correção da excessiva compressão medial das pregas vocais, que dificulta a fonação nestes pacientes. Do ponto de vista cirúrgico, as técnicas operatórias evoluíram com o tempo, à medida que novas descobertas no campo da organização estrutural e da fisiologia da laringe foram sendo feitas. As diversas técnicas de tireoplastia propostas por Isshiki, por exemplo, são fundamentadas em profundos conhecimentos anatomofisiológicos.

Assim, conhecer como a laringe atua na vocalização permite uma melhor avaliação do comprometimento funcional em situações patológicas e auxilia na definição de estratégias de abordagem terapêutica.

MÚSCULOS INTRÍNSECOS DA LARINGE

A atividade reflexa ou voluntária da musculatura intrínseca é fundamental no desempenho das diversas funções da laringe. Os efeitos promovidos pela contração de cada músculo intrínseco no posicionamento, nível vertical, comprimento, tensão e forma da borda livre da prega vocal foram estudados em modelos animais.[1] Recapitularemos agora as principais ações de cada um desses músculos.

O *músculo cricotireóideo* (CT) é o principal tensor das pregas vocais. Sua contração leva à rotação das cartilagens tireoide e cricoide ao longo do eixo da articulação cricotireóidea. Esse movimento faz com que a borda superior da lâmina da cartilagem cricoide, em que estão assentadas as aritenoides, seja afastada da comissura anterior. Consequentemente, as pregas vocais são alongadas e estiradas (Fig. 2-1a). Com o estiramento, o contorno da prega vocal, quando visto no plano frontal, é adelgaçado, de modo a tornar a borda livre afilada. Ao mesmo tempo, o movimento de afastamento da lâmina da cartilagem cricóidea posiciona a prega vocal em um nível vertical inferior ao que se encontrava. Além desses efeitos, a contração isolada do CT tende a levar as pregas para uma posição paramediana. Assim, se as pregas estiverem aduzidas na linha média, o CT age como abdutor, tendendo a afastar as pregas vocais. Quando as pregas encontram-se abduzidas, ele age como adutor, aproximando-as para a posição paramediana.

O *músculo tireoaritenóideo* (TA) é dividido em porção medial, também conhecido como músculo vocal (VOC) e porção lateral ou externa. A individualização anatômica dessas subunidades não é possível macroscopicamente, mas pôde ser evidenciada por métodos imuno-histoquímicos em gatos.[2] Apesar de papéis fisiológicos diferentes serem atribuídos a estas porções, a função do TA será discutida neste capítulo de modo genérico, sem distinguir as subunidades e, muitas vezes, utilizaremos o termo VOC e TA indistintamente. A contração do TA promove a adução da prega vocal, sobretudo de sua porção membranosa. Sem uma devida participação do TA, a porção membranosa da prega vocal não se fecha adequadamente, apesar da contração de outros músculos adutores. Além disso, o TA tende a encurtar das pregas vocais, pela tração exercida sobre a cartilagem aritenóidea em direção à comissura anterior (Fig. 2-1b). Com a contração do TA, a tensão do corpo da prega vocal é aumentada, deixando a borda livre arredondada, e o nível vertical da prega fica rebaixado.

O músculo cricoaritenóideo lateral (CAL) é um adutor da prega vocal. Sua contração traciona o processo muscular da cartilagem aritenóidea no sentido anteroinferior. Esse movimento promove a rotação da cartilagem aritenóidea sobre a cartilagem cricóidea, resultando em medialização e rebaixamento do processo vocal. Com isso, a prega vocal é também medializada (aduzida) e rebaixada (Fig. 2-2). Há um pequeno alongamento e estiramento da prega vocal e sua borda livre é afilada.

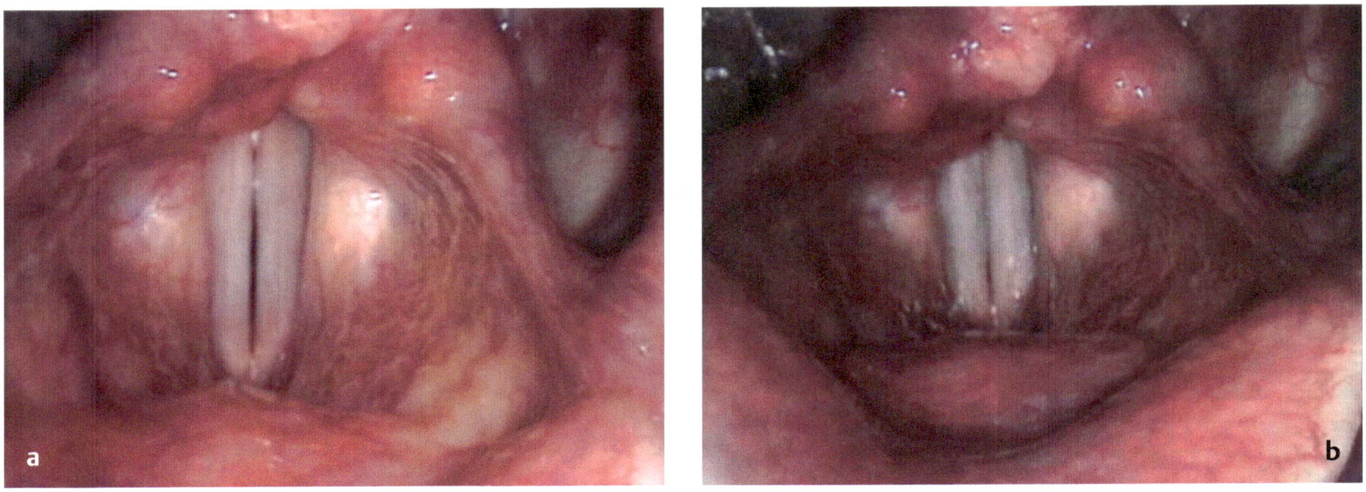

Fig. 2-1. Visão superior da região glótica em exame de videolaringoscopia durante fonação: (**a**) Fonação em *pitch* agudo. Observam-se alongamento, estiramento e afilamento das pregas vocais, configuração obtida pela contração do músculo cricotireóideo (CT). (**b**) Fonação em *pitch* grave, com ação predominante de TA, em que a prega vocal é aduzida e encurtada. (Fonte do autor.)

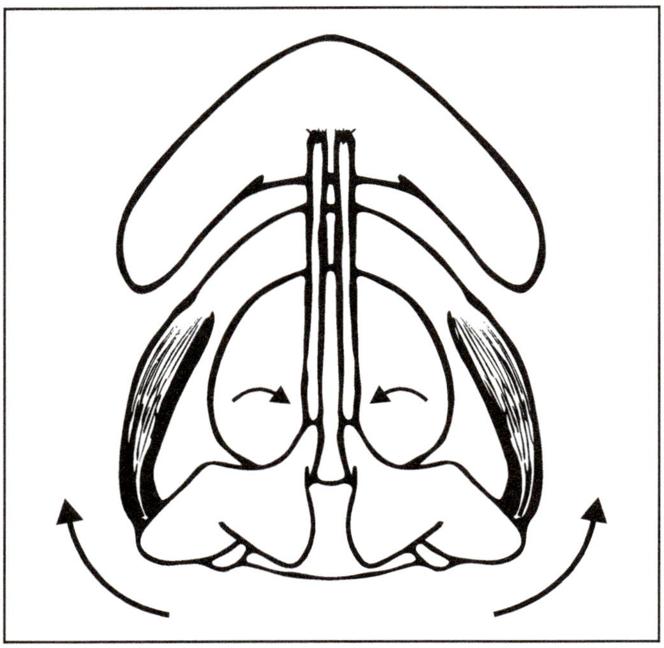

Fig. 2-2. Esquema de ação do músculo cricoaritenóideo lateral (CAL). Com a contração do CAL, a aritenoide faz um movimento de rotação sobre a cricoide, medializando o processo vocal. Consequentemente, a prega vocal é aduzida. (Fonte do autor.)

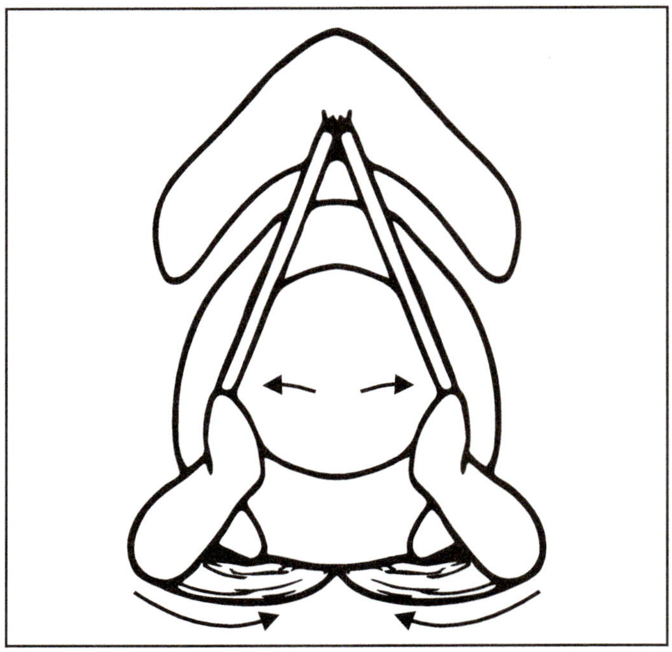

Fig. 2-3. Esquema de ação do músculo cricoaritenóideo posterior (CAP). Com a contração do CAP, a aritenoide faz um movimento de rotação sobre a cricoide, lateralizando e elevando os processos vocais. Dessa forma, as pregas vocais são abduzidas e elevadas. (Fonte do autor.)

O músculo interaritenóideo (IA) participa na adução da região interaritenóidea, fechando a glote cartilaginosa, efeito não atingido pela contração isolada do TA e CAL. Com esse movimento, a glote membranosa é aduzida em certo grau. Os efeitos da contração do IA na tensão, comprimento, forma da borda livre e nível vertical da prega vocal são menores que aqueles provocados por outros músculos.

Finalmente, o músculo cricoaritenóideo posterior (CAP) é o abdutor das pregas vocais. Sua contração traciona o processo muscular posteroinferiormente, promovendo uma ação contrária àquela do CAL. Em razão do vetor de tração e da dinâmica da articulação cricoaritenóidea, ocorrem a lateralização e a elevação do processo vocal da aritenoide. Com isso, as pregas vocais são também lateralizadas (abduzidas) e elevadas (Fig. 2-3). Além disso, a prega vocal é alongada e tensionada, e a borda livre fica abaulada. O fato de a prega abduzida poder encontrar-se em um nível vertical mais elevado é de extrema relevância. A diferença de nível vertical entre as pregas vocais é difícil de estabelecer-se pelos métodos atualmente utilizados para examinar a laringe, podendo ser facilmente subestimada. Uma prega vocal paralisada em posição lateralizada pode encontrar-se em um nível vertical mais elevado que a prega sadia. Nesses casos, procedimentos que visem, única e exclusivamente, medializar a prega para melhorar a competência glótica podem apresentar resultados limitados, pois, apesar de haver uma aparente coaptação das bordas livres na visão cranial, estas não chegam a encostar-se, por causa da diferença de nível vertical. Nesses casos, procedimentos que simulem a ação do CAL, com medialização e rebaixamento do processo vocal são mais indicados.

FUNÇÃO FONATÓRIA

A produção da fala envolve basicamente três processos: a produção do som glótico pela vibração das pregas vocais, seguida da ressonância e articulação deste som, que ocorrem no trato vocal supraglótico. Dessa forma, não só a laringe, mas todo o sistema respiratório e também o trato vocal são importantes na produção da fala. Nesse capítulo, limitaremos a discussão à participação da laringe nesse processo, ou seja, à fonação.

Durante a fonação, as pregas vocais convertem a energia aerodinâmica gerada pelo fluxo expiratório em energia acústica. A vibração das pregas vocais compreende o princípio básico desse fenômeno. Para que qualquer fenômeno vibratório ocorra, é necessário que forças antagônicas atuem sobre uma determinada estrutura, promovendo sua oscilação de formas ordenada e sequencial. Essas forças, no caso da produção vocal, determinam a abertura e fechamento sucessivo das pregas vocais durante o ciclo vibratório.

A teoria atualmente aceita para explicar o fenômeno vibratório é a teoria mioelástica-aerodinâmica, defendida por Van den Berg, em 1958.[3] Segundo esta teoria, a vibração das pregas vocais depende de um componente mioelástico e outro aerodinâmico para ocorrer. Sob controle neuromuscular, as pregas vocais são aduzidas na linha média, assumindo uma postura fonatória. A atividade neuromuscular participa ainda no controle da massa, tensão e elasticidade das pregas, que constituem o componente mioelástico. Estes fatores são importantes para a manutenção e modulação da vibração. A partir daí o fenômeno vibratório ocorre basicamente por forças aerodinâmicas relacionadas com o fluxo aéreo expiratório.

Uma vez que as pregas vocais sejam colocadas em posição fonatória, o fluxo expiratório encontra uma resistência no nível glótico (resistência glótica), gerando uma pressão infraglótica crescente. Em um determinado momento, essa pressão é suficientemente alta para vencer a resistência glótica e deslocar as pregas lateralmente, promovendo sua abertura. A força de abertura das pregas vocais é, portanto, representada pela pressão infraglótica, que depende do fluxo expiratório e da resistência glótica.

A adução e o aumento da rigidez das pregas vocais, sobretudo pela contração do TA, resultam em aumento da resistência glótica. Nessa situação, exige-se uma pressão infraglótica maior para promover a abertura da glote. A atividade da musculatura respiratória pode influenciar o fluxo expiratório e, com isso, regular a pressão infraglótica, desde que a resistência glótica mantenha-se constante. Em indivíduos normais, o fluxo expiratório para uma fonação mantida é controlado por forças passivas de recolhimento da caixa torácica e pela atividade da musculatura, tanto inspiratória, como expiratória. Uma vez que as forças de recolhimento da caixa torácica tendem a diminuir durante a expiração, a musculatura respiratória deve agir para manter o fluxo expiratório e a pressão infraglótica constantes. Assim, os músculos inspiratórios contraem durante o início da expiração para compensar a força de recolhimento torácico elevada, enquanto os músculos expiratórios são ativados posteriormente, para suplementar a diminuição da força de recolhimento no final da expiração.[4] Caso a musculatura inspiratória deixe de atuar ou a musculatura expiratória apresente uma atividade precoce durante a expiração, observamos um aumento do fluxo expiratório e, consequentemente, da pressão infraglótica.

O controle da pressão infraglótica que é necessária para iniciar e manter a vibração das pregas vocais (pressão de limiar fonatório) é um dos principais fatores que contribuem para uma fonação adequada. A magnitude da resistência glótica não é o único fator que define a pressão de limiar fonatório. Mudanças da configuração glótica e das propriedades viscoelásticas das pregas vocais associadas a condições, como, por exemplo, presença de pólipos vocais e desidratação,[5,6] podem afetar a pressão de limiar fonatório. Um nível de pressão alto implica que a vibração das pregas vocais exigirá um maior esforço respiratório para ocorrer. Por outro lado, durante a fonação, o tamanho e o formato da via aérea superior e da própria laringe mudam constantemente, e essas mudanças podem influenciar dinamicamente a pressão infraglótica. Para permitir a manutenção de uma pressão infraglótica adequada durante a fonação, existem mecanismos complexos de *feedback* controlados por diversos sistemas sensoriais. Pouco se sabe a respeito desses sistemas. Acredita-se que sensores de pressão, propriocepção e sensores auditivos participem deste controle.[7]

Uma vez que a glote seja aberta pela passagem do ar, duas forças interagem imediatamente para promover o fechamento glótico: a elasticidade das pregas vocais e o efeito de Bernoulli (Fig. 2-4). Alguns autores consideram ainda a diminuição da pressão infraglótica decorrente do escape de ar pela abertura da glote, como uma força de fechamento. A elasticidade é regulada pela atividade da musculatura intrínseca da laringe que controla o grau de tensão, massa e estiramento das pregas vocais, conforme mencionado anteriormente. Por causa desta elasticidade, as pregas tendem a retornar à posição que ocupavam antes de ceder à força de abertura. A elasticidade da prega vocal pode ser afetada em casos de paralisia do nervo laríngeo recorrente, principalmente quando ocorre atrofia do TA. Dessa forma, o fechamento completo da glote pode ser comprometido, mesmo que a prega vocal afetada não esteja lateralizada, e que as demais forças de fechamento estejam preservadas. O efeito de Bernoulli estipula que a alta velocidade do fluxo aéreo em uma região de estreitamento cria uma queda de pressão perpendicular à direção do fluxo que, no caso da glote, faz com que as pregas vocais sejam aspiradas em direção à luz da laringe. Esta sucção auxilia na aproximação das pregas vocais. Trata-se de um efeito semelhante ao que ocorre quando uma corrente de ar é passada por entre duas folhas de papel justapostas. Em vez de de haver separação entre as folhas, elas se mantêm aproximadas pela força de sucção

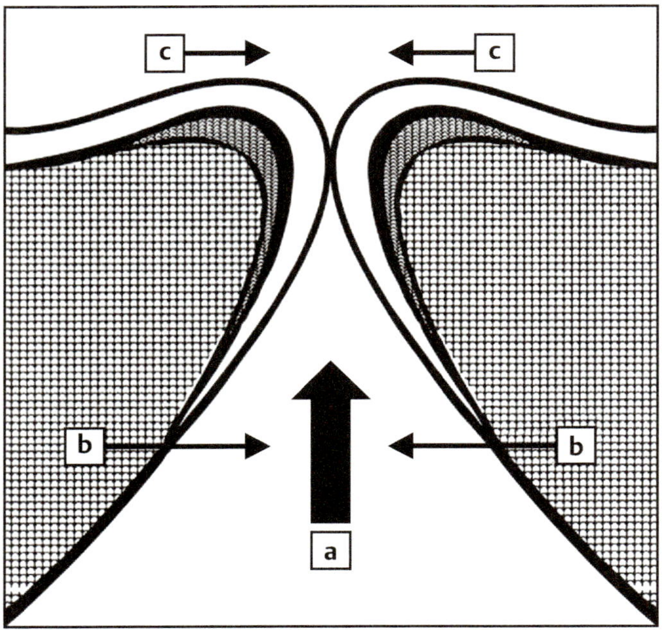

Fig. 2-4. Representação das principais forças que determinam a vibração das pregas vocais. A força de abertura é representada pela pressão infraglótica (*a*), enquanto as forças de fechamento são representadas pela elasticidade da prega vocal (*b*) e pelo efeito de Bernoulli (*c*). (Fonte do autor.)

gerada pelo efeito de Bernoulli. Finalmente, com o escape de ar pela glote, a pressão infraglótica cai, reduzindo a força que mantém as pregas vocais separadas. Pelo efeito conjunto desses três fatores, as pregas vocais são aproximadas.

Assim que a glote se fecha, a pressão infraglótica volta a aumentar até reiniciar o processo. Esse ciclo de vibração é chamado de ciclo glótico e ocorre, em média, 110 vezes por segundo em homens e 200 vezes por segundo em mulheres. Como resultado deste processo, o fluxo aéreo expiratório é "cortado" repetidamente, criando ondas regulares e bem definidas de compressão e rarefação do ar, que se traduzem em ondas sonoras. Quando o fechamento glótico não é completo e existe escape de ar pela glote, as ondas de compressão e rarefação formadas não são bem definidas, e uma perturbação da qualidade vocal pode ser notada.

Observações da vibração da prega vocal feitas com a utilização da estroboscopia e de filmes de alta velocidade têm evidenciado a importância do efeito de Bernoulli no fechamento da glote. Estes estudos determinaram que o ciclo vibratório consista em três fases: a fase de abertura, a fase de fechamento e a fase fechada. Na maioria das condições fonatórias, a borda livre da prega vocal apresenta uma extensão vertical quando observada no plano frontal. Assim, o contato entre as bordas livres durante a fase fechada não se dá em um único ponto, mas faz-se por uma superfície dentro dessa extensão vertical. Durante a fonação, a borda livre da prega vocal inicia sua abertura em sua porção inferior (lábio inferior) e, à medida que a frente de pressão infraglótica caminha em direção cranial, abre-se a porção superior (lábio superior), eliminando um *puff* de ar. Antes que o lábio superior atinja sua máxima abertura, o lábio inferior, que já a atingiu, começa a fechar-se. Este movimento é seguido pelo lábio superior com uma pequena defasagem de fase.[8,9] A diferença temporal entre a abertura das porções inferiores e superiores da borda livre da prega vocal é chamada de diferença de fase vertical. Esta defasagem entre os lábios superior e inferior estende-se sobre a superfície superior da prega vocal durante o ciclo vibratório, produzindo ondas que se propagam sobre mucosa, quando vistas à estroboscopia.[9] O efeito ondulatório sobre a mucosa requer que a força de fechamento "caminhe" pela extensão vertical da borda livre e seria inexplicável apenas pela elasticidade da prega vocal. Tal fenômeno pode ser explicado com base no fato de que, à medida que a frente de pressão infraglótica progride cranialmente afastando as pregas vocais, o efeito de Bernoulli age sobre a mucosa da prega vocal afastada, aspirando-a em direção à luz da laringe. O quanto o fenômeno de Bernoulli contribui para o fechamento da glote depende, portanto, da mobilidade da mucosa da prega vocal. Quanto mais móvel a mucosa, maior o papel do efeito de Bernoulli no fechamento das pregas vocais durante o ciclo vibratório. Situações fisiológicas ou patológicas em que a mobilidade da mucosa da prega vocal encontra-se reduzida, como em casos de estiramento ou de cicatriz, impedem que o efeito de Bernoulli atue adequadamente para auxiliar no fechamento glótico.

Por outro lado, graças ao efeito de Bernoulli e à presença de uma mucosa frouxa e maleável, é possível obter uma vibração normal das pregas, com fechamento glótico completo, mesmo partindo de uma condição em que as pregas vocais se encontrassem discretamente abduzidas no início da vibração. O conceito de área glótica inicial (Ag0) considera a área da glote no momento imediatamente anterior ao início da fonação.[8] Mesmo com um Ag0 maior que zero, quando as pregas são postas a vibrar, o efeito de Bernoulli pode aspirar a mucosa da prega para uma posição mais medial que sua posição inicial, permitindo, dessa forma, o fechamento glótico completo. Essa observação é outro indício de que o fechamento glótico não se faz apenas pela força de elasticidade da prega vocal. Obviamente, existe um limite de afastamento das pregas ou de Ag0, que pode ser "compensado" pelo efeito de Bernoulli. Esse limite depende do grau de mobilidade da mucosa. A partir de certo limite ou Ag0 crítico, a glote não se fecha completamente em momento algum. Sempre que a vibração das pregas vocais ocorre sem que haja um fechamento completo da glote, perde-se a eficiência no "corte" do fluxo expiratório em pulsos de ar que, dessa forma, tornam-se menos definidos. Como consequência, reduz-se o nível de componentes harmônicos do som glótico. Se o fluxo de ar for suficientemente forte, cria-se um fluxo turbulento que interfere na vibração das pregas vocais, perdendo-se um pouco de periodicidade. Além disso, um ruído turbulento de alta frequência é produzido. Em decorrência desses três fatores, a voz torna-se rouca. A fonação em falsete, contudo, é uma exceção a esta regra. Apesar de nem sempre haver uma fase fechada durante o ciclo vibratório, não se pode falar em rouquidão nestes casos. Experimentos em laringes humanas excisadas demonstraram que o Ag0 crítico oscila entre 0,01 e 0,05 cm^2. Assim, em condições experimentais, quando o Ag0 excedeu 0,05 cm^2, a voz produzida foi sempre rouca, independendo da tensão das pregas vocais ou da pressão infraglótica. Por outro lado, um Ag0 menor que 0,01 cm^2 normalmente não produz voz rouca, a menos que outros fatores, como a viscoelasticidade da prega vocal, estejam extremamente alterados. Por exemplo, se as pregas vocais estiverem bastante rígidas, é possível que haja um fechamento incompleto da glote durante a fonação, mesmo que elas tenham partido de uma posição de adução completa (Ag0=0). Isso ocorre porque com a rigidez da mucosa, o efeito de Bernoulli não pode atuar de modo adequado, e as pregas estarão mais suscetíveis a serem continuamente afastadas uma da outra pela força da pressão infraglótica.[8]

Pelo que foi exposto, compreendemos que tanto o fechamento completo da glote, como a propagação da onda mucosa dependem da presença de uma estrutura vibrátil adequada, representada por uma mucosa frouxa e flexível. Em seus detalhados trabalhos histológicos, Hirano demonstrou que a estrutura das pregas vocais é organizada em camadas e que cada camada tem propriedades mecânicas diferentes.[1,10] A análise da organização estrutural das pregas vocais mostra que há uma variação gradativa na rigidez de cada camada, sendo mais maleáveis na superfície e tornando-se cada vez mais rígidas em direção ao músculo vocal. Com base nesta organização estrutural, este autor desenvolveu a "teoria de cobertura e corpo" de produção vocal, em que o epitélio e a camada superficial da lâmina própria corresponderiam à cobertura e o músculo vocal, ao corpo. O ligamento vocal, constituído pelas camadas média e profunda da lâmina própria, representaria uma zona de transição que funcionaria como um acoplador entre a mucosa superficial e o músculo vocal (Fig. 2-5). Um elemento importante e pouco lembrado

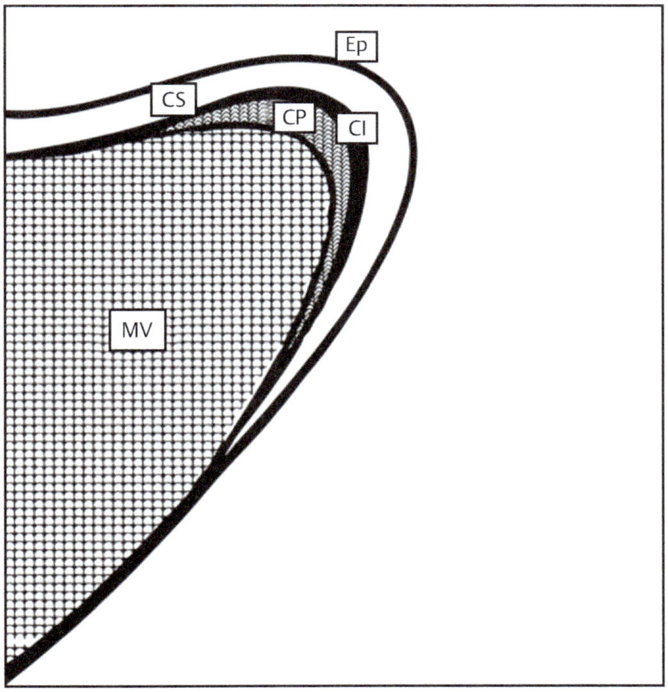

Fig. 2-5. Organização estrutural da prega vocal, visto em corte coronal. A porção maleável, constituída por epitélio (Ep) e camada superficial (CS) da lâmina própria, que corresponde ao espaço de Reinke, vibra sobre a estrutura rígida composta pelas camadas intermediária (CI) e profunda (CP), que constituem o ligamento vocal associado ao músculo vocal (MV). Teoria de cobertura e corpo.[1]

da organização estrutural da prega vocal é a camada de muco que recobre a mucosa. A presença de um filme mucoso de composição e viscosidade adequadas e que é continuamente deslocado sobre o epitélio mantém as pregas vocais úmidas e lubrificadas. Sem essa camada, a superfície da prega ficaria seca, impossibilitando a vibração.[11,12] Durante a fonação em condições adequadas, a cobertura, mais maleável, oscila sobre o corpo, mais rígido, levando à formação de movimentos muco-ondulatórios, vistos à laringoestroboscopia. Quando a estrutura da prega vocal é violada, essa organização estrutural é substituída por fibrose, e as propriedades vibratórias, ao menos na região lesionada, são perdidas. Como consequência, a progressão das ondas mucosas fica prejudicada, e a qualidade vocal deteriora.

Por outro lado, a formação de ondas mucosas não é obrigatória para uma fonação normal. Quando a prega vocal encontra-se muito estirada por ação da musculatura intrínseca da laringe, como na fonação em falsete, por exemplo, ocorre aumento da rigidez não só do corpo, com também da cobertura, que perde sua mobilidade. Nessa situação, as ondas mucosas são diminuídas ou mesmo ausentes, sem implicar necessariamente comprometimento da qualidade vocal.

O controle neuromuscular da fonação, particularmente desenvolvido em cantores, pode alterar as propriedades viscoelásticas de cada camada da prega vocal. Com isso, influencia aspectos como frequência fundamental, modo de fonação, intensidade e também a eficácia e resistência do sistema fonatório em manter determinadas características da voz. Veremos a seguir como ocorre o controle de alguns destes aspectos vocais.

Controle da Frequência Fundamental

A frequência fundamental (f0) corresponde ao número de ciclos de vibração das pregas vocais por segundo, sendo referida como *pitch* do ponto de vista perceptual. No homem adulto, o espectro de *pitch* varia de 65 a 260 Hz, com moda em 130 Hz enquanto, na mulher, costuma ser uma oitava acima variando de 130 a 520 Hz, com moda em 260 Hz.[13]

O *pitch* pode ser controlado de três maneiras: por alteração das propriedades viscoelásticas da prega vocal decorrente da ação da musculatura laríngea (p. ex., o tensionamento da prega), pela variação da pressão infraglótica e pela atuação da musculatura extrínseca da laringe. Das três, a primeira é a mais importante.

Assumindo uma analogia com as cordas de um violão, temos que a frequência de vibração é menor em cordas mais longas e mais grossas. Apesar de o comprimento e a massa relativa (massa por unidade de área) de uma prega vocal poderem ser modificados, eles geralmente representam características físicas peculiares a cada prega. Assim, uma laringe masculina, que geralmente apresenta uma prega vocal mais longa e mais grossa, tende a produzir uma frequência fundamental mais baixa que uma laringe feminina. Por outro lado, o tensionamento de qualquer prega promove uma elevação de sua frequência de vibração. Quando consideramos uma mesma prega vocal, observamos que, ao tensioná-la no sentido longitudinal, levamos a um aumento de seu comprimento e redução de sua massa relativa, deixando a prega mais fina. Essas alterações geram uma aparente contradição. Enquanto o aumento da tensão e a diminuição da massa relativa tendem a aumentar o *pitch*, o aumento do comprimento tende a levar a um efeito oposto. Contudo, não é possível tensionar uma prega no sentido longitudinal sem aumentar seu comprimento. Nesses casos, o efeito causado pelo aumento da tensão e a diminuição da massa relativa predominam sobre aquele decorrente do aumento do comprimento, e ocorre aumento da frequência fundamental. O oposto, isto é, uma diminuição da frequência fundamental, ocorre quando a prega é relaxada.

O músculo cricotireóideo é o tensor das pregas vocais, constituindo o principal responsável pelo aumento do *pitch*. Sua contração isolada promove o alongamento, estiramento e diminuição da massa relativa das pregas vocais. Conforme exposto anteriormente, essas alterações levam ao aumento do *pitch* vocal.

Ao contrário, a contração isolada do TA aproxima a cartilagem aritenóidea da comissura anterior, encurtando as pregas vocais. Consequentemente, há um aumento da concentração de massa da prega vocal. Apesar de haver um aumento de tensão do corpo, ocorre, em razão do encurtamento da prega vocal, a diminuição da tensão no nível da cobertura, que se encontra espessada, frouxa e solta. Nesse caso, os efeitos decorrentes do relaxamento da mucosa e aumento de massa relativa predominam sobre o encurtamento da prega vocal, havendo uma queda do *pitch*.

A atividade da musculatura intrínseca da laringe durante a fala e o canto, contudo, não se limita à contração isolada deste ou daquele músculo. O que ocorre é uma contração simultânea e harmônica de diversos músculos intrínsecos e extrínsecos. Conforme mencionado anteriormente, a contração de cada músculo intrínseco da laringe promove alterações não só no posicionamento, mas também no perfil da borda livre, na rigidez ou flacidez de cada camada, no comprimento e no nível vertical da prega vocal. O efeito combinado dessas alterações determinará não só a frequência fundamental, como também diversas características da vibração.

Os efeitos viscoelásticos causados pelo aumento do comprimento e da tensão das pregas vocais decorrente da contração do CT, por exemplo, podem ser modulados pela contração simultânea do TA. Nessa situação, o TA pode levar a uma contração isométrica da prega vocal, com aumento de tensão do corpo, auxiliando no aumento da frequência fundamental. O balanço entre a contração do CT e do TA também é importante no controle do registro vocal, como será discutido mais adiante. Estudos de eletromiografia laríngea demonstram que o controle da frequência fundamental depende do tipo de registro vocal e que, no registro modal, a atividade não só do CT, mas também do músculo VOC e CAL aumentam com o aumento da frequência fundamental.[1] Esses estudos comprovam que a contração do TA e também do CAL, em determinadas circunstâncias, pode auxiliar no aumento do *pitch*. Segundo alguns autores, o aumento da resistência glótica promovido pela contração da musculatura adutora e, consequentemente, da pressão infraglótica, pode participar do aumento do *pitch* nessas circunstâncias.[13]

É interessante notar que, no falsete, a atividade do CT não aumenta consistentemente de acordo com o aumento do *pitch*, sugerindo que, nesse caso, outros mecanismos devem participar do controle da frequência fundamental.[1] Apesar de controverso, alguns autores consideram que, no falsete, à medida que o *pitch* aumenta, a vibração da prega limita-se às suas porções mais anteriores, e que a regulação do comprimento da porção vibrátil influi no controle do *pitch*.[13]

O aumento da pressão infraglótica também pode afetar a frequência fundamental, conforme demonstrado em modelos experimentais.[14] Uma elevação da pressão subglótica em 6 a 7 cm de água (diretamente pelo esforço expiratório ou indiretamente pelo aumento da resistência glótica) eleva o *pitch* em cerca de meia oitava. Por esse motivo, o *pitch* geralmente cai no final de uma sentença, uma vez que o fluxo expiratório e a pressão infraglótica diminuem nessa circunstância.[13] Essa correlação, contudo, não é simples e linear e depende do registro vocal.[15]

Finalmente, a tensão vertical exercida sobre a laringe pela musculatura extrínseca pode alterar a frequência fundamental. Destes, o principal músculo para abaixar o *pitch* é o esterno-hióideo, enquanto o genioglosso parece auxiliar na elevação do *pitch*.[16] Acredita-se que quando a laringe é elevada, o cone elástico é tensionado, levando a um enrijecimento das pregas vocais. O cantor destreinado geralmente abaixa a laringe para atingir as notas baixas e eleva-a para atingir as mais altas.[13]

Controle do Modo de Fonação (Registro Vocal)

Os três principais modos de fonação têm sido comumente classificados como registros de pulso (*vocal fry*), modal e falsete. O registro modal pode ser subdividido em registros de peito, médio e cabeça.[17,18]

O modo de fonação refere-se a diferentes características perceptuais da fonação que são associadas ao tipo de padrão vibratório. O padrão vibratório é definido por diversos fatores, como o grau de adução, o formato da borda livre e as propriedades viscoelásticas de cada camada da prega vocal. Uma fonação em falsete soa perceptualmente diferente de uma fonação modal ou em *vocal fry*. Esses três registros geralmente correspondem a três faixas de frequência: baixa, média e alta para os registros de *vocal fry*, modal e falsete, respectivamente. Entretanto, dentro de certos limites, é possível emitir a mesma frequência fundamental em diferentes registros vocais, ao modificarem-se as propriedades viscoelásticas e o formato da borda livre da prega vocal. Cantores treinados, por exemplo, podem emitir a mesma frequência fundamental em registro de peito, cabeça e falsete.[1]

O modo de fonação tem sido correlacionado com a duração relativa do fechamento glótico. A duração da fase fechada diminui progressivamente em registros mais leves. No registro *vocal fry*, existe uma fase fechada prolongada, enquanto, no falsete, a fase fechada é pequena ou mesmo ausente.

Estudos de eletromiografia laríngea demonstram que a atividade da musculatura intrínseca da laringe, sobretudo do VOC e do CT, participa ativamente no controle do registro vocal. No *vocal fry*, tais estudos mostram que a atividade do VOC é mínima.[17] A atividade do CT, presumidamente, também é mínima, pois as pregas vocais são encurtadas. Assim, todas as camadas da prega encontram-se supostamente soltas e frouxas. A presença de uma estrutura vibrátil frouxa e espessa (com massa elevada) é essencial para a produção de registros "pesados", em que as pregas vocais vibram lentamente (30-80 Hz). No registro modal, a atividade do VOC é dominante sobre a do CT. Assim, o corpo mantém-se mais rígido que a cobertura, que se encontra razoavelmente solta e flexível. Dessa forma, a vibração é associada à formação de ondas mucosas. A voz modal pode ser subdividida em voz de peito, média e de cabeça, representando geralmente um aumento do *pitch*, nessa ordem. Esses diferentes registros são dependentes do balanço de atividade entre o VOC e o CT. À medida que a atividade relativa do CT aumenta em relação à atividade do VOC, o registro vocal muda de peito para médio e de médio para de cabeça.[17] No falsete, o VOC contrai levemente ou relaxa-se por completo. A atividade do CT é significativamente elevada. Assim, todas as camadas da prega vocal são esticadas e, como o CT pode abduzir levemente as pregas vocais que se encontram em posição mediana, a glote é levemente aberta. Nessas condições, as pregas vocais são bastante longas, finas e tensas. As bordas livres ficam afinadas, perdendo sua dimensão vertical quando vistas no plano frontal. Dessa forma, a vibração geralmente não apresenta fase fechada ou a formação de onda mucosa.

Controle de Intensidade

A intensidade de fonação pode ser regulada em níveis infraglótico, glótico e supraglótico.

No nível infraglótico, um aumento da potência aerodinâmica, que é produzido por um aumento do esforço exalatório, resulta em um aumento da pressão infraglótica e, consequentemente, da intensidade acústica. Quando a pressão infraglótica é dobrada, pode haver um aumento de 8 a 9 dB na intensidade acústica.[19]

No nível glótico, diversos fatores podem influenciar no controle da intensidade vocal. O aumento da resistência glótica, gerada pela atividade da musculatura adutora da laringe, promove de modo geral um alongamento da fase fechada do ciclo vibratório. Como a pressão infraglótica aumenta até conseguir vencer a resistência glótica, haverá uma pressão infraglótica maior em cada abertura das pregas vocais no ciclo vibratório, o que, por sua vez, aumentará a intensidade vocal. Esse aumento de intensidade ocorre principalmente nas emissões em frequências baixa e média. Em frequências elevadas, as pregas já estão suficientemente tensas, e o aumento de intensidade vocal é gerado basicamente pelo aumento do fluxo expiratório pelos pulmões.[13]

Estudos de eletromiografia laríngea em cantores têm corroborado estas considerações. No registro modal, o aumento de intensidade vocal é acompanhado por um aumento da atividade do VOC. O CAL e o IA também mostram aumento de atividade, porém, de modo menos consistente. Assim, o VOC, pelo controle da resistência glótica, parece participar ativamente do controle da intensidade vocal, ao menos na emissão modal. Nas emissões em falsete, contudo, nenhum músculo mostrou relação com esse controle, mostrando que, neste caso, o fluxo expiratório parece ser mais importante no controle da intensidade vocal.[1]

A configuração glótica pré-fonatória (Ag0) determina a perda de energia no nível da glote durante a conversão de energia aerodinâmica em energia sonora. Assim sendo, existe uma configuração glótica ideal, em que a energia acústica gerada pela vibração das pregas vocais é perceptivelmente maior. Estudos experimentais têm demonstrado que isso ocorre quando os processos vocais estão apenas se tocando ou encontram-se levemente separados.[19]

No nível supraglótico, a ressonância do trato vocal superior tem efeitos importantes na distribuição espectral de energia acústica. O trato vocal supraglótico age como um filtro que modula significativamente o som glótico. Por causa das características de filtragem do trato supraglótico, frequências mais elevadas são mais suscetíveis de serem atenuadas. Assim, para uma dada pressão infraglótica e fluxo aéreo, a intensidade do sinal acústico no nível dos lábios tende a ser menor para frequências elevadas do que para frequências baixas.[7] Contudo, o trato supraglótico pode ser alterado voluntariamente para modular suas características de atenuação e amplificação do som glótico. Cantores são treinados a modificar o formato e rigidez do trato supraglótico para sintonizar formantes da voz cantada, permitindo, com isso, aumentar a intensidade vocal com menores esforços respiratório e vocal.

REFERÊNCIAS BIBLIOGRÁFICAS

1. Hirano M. Phonosurgery. Basic and clinical investigations. Otologia (Fukuoka) 1975;21:239-440.
2. Imamura R, Yoshida Y, Fukunaga H, Nakashima T, Hirano M. Thyroarytenoid muscle: functional subunits based on morphology and muscle fiber typing in cats. Ann Otol Rhinol Laryngol. 2001;110:158-67.
3. Van Den Berg J, Tan TS. Results of experiments with human larynxes. Pract Otorhinolaryngol (Basel). 1959;21:425-50.
4. Draper MH, Ladefoged P, Whitteridge D. Respiratory muscles in speech. J Speech Hear Res. 1959;2:16-27.
5. Jiang J, O'Mara T, Conley D, Hanson D. Phonation threshold pressure measurements during phonation by airflow interruption. Laryngoscope. 1999;109:425-32.
6. Verdolini K, Titze IR, Fennell A. Dependence of phonatory effort on hydration level. J Speech Hear Res. 1994;37:1001-7.
7. Jiang J, Lin E, Hanson DG. Voice disorders and phonosurgery I - Vocal fold physiology. Otolaryngol Clin North Am. 2000;33:699-718.
8. Isshiki N. In: Isshiki N, Tsuji DH, Sennes LU (Eds.). Tireoplastias. São Paulo: Bios. 1999. p. 31-7.
9. Matsushita H. The vibratory mode of the vocal folds in the excised larynx. Folia Phoniatr (Basel). 1975;27:7-18.
10. Hirano M. Structure of vocal fold in normal and disease states. Anatomical and physical studies. ASHA Rep. 1981;11:11-30.
11. Gray SD. Cellular physiology of the vocal folds. Otolaryngol Clin North Am. 2000;33:679-98.
12. Hiroto I. The mechanism of phonation, its pathophysiologic aspects. Rhino Laryngol Clinic Kyoto. 1966;59.
13. Painter C. In: Cummings CW, Fredrickson JM, Harker LA, Krause CJ, Schuller DE (Eds.). Otolaryngology – Head and Neck Surgery. 2nd ed. St. Louis: Mosby. 1993. p. 1712-7.
14. Shipp T, Doherty ET, Morrissey P. Predicting vocal frequency from selected physiologic measures. J Acoust Soc Am. 1979;66:678-84.
15. Murry T. Subglottal pressure and airflow measures during vocal fry phonation. J Speech Hear Res. 1971;14:544-51.
16. Painter C. Pitch control and pharynx width in Twi: An electromyographic study. Phonetica. 1976;33:334-52.
17. Hirano M. In: Hirano M (Ed.). Neurolaryngology – Recent Advances. San Diego: Singular.1991. p. 209-30.
18. Hollien H. On vocal register. J Phonetics. 1974;2:125-43.
19. Fujimura O, Voice Foundation. Vocal physiology: Voice production, mechanisms, and functions. New York: Raven Press; 1988.

CAPÍTULO 3

FISIOLOGIA DA DEGLUTIÇÃO

Leandro Castro Velasco ▪ Patrícia Paula Santoro ▪ Marina Nahas Dafico Bernardes

INTRODUÇÃO

A deglutição é uma função essencial para a vida. O ato de deglutir ocorre de forma coordenada e sequencial, permitindo que alimentos e líquidos sejam transportados da boca até o esôfago com segurança e eficiência. Além de ser essencial para a sobrevivência, o ato de comer e beber desempenha papel importante na socialização e, consequentemente, na percepção do indivíduo sobre sua qualidade de vida.[1] Qualquer distúrbio nesse processo pode acarretar sérias consequências fisiológicas e psicossociais ao indivíduo.[2]

A deglutição e seus distúrbios são de interesse comum a diversas especialidades médicas (otorrinolaringologistas, gastroenterologistas, geriatras entre outros) e não médicas (fonoaudiólogos, nutricionistas, enfermeiros e fisioterapeutas). O conhecimento da fisiologia da deglutição é fundamental para o reconhecimento, tratamento e reabilitação dos distúrbios da deglutição. Além disso, a interação interdisciplinar é de suma importância para avaliação e acompanhamento destes pacientes.

O processo fisiológico da deglutição é um processo sensório-motor complexo que envolve a coordenação meticulosa de mais de 30 músculos localizados na cavidade oral, faringe, laringe e esôfago, e esses músculos são controlados por vários nervos cranianos e pelo tronco encefálico (centro da deglutição).[3]

O desenvolvimento da sucção e da deglutição surge ainda no período fetal, em torno da 12ª semana de gestação. Entre eles, destacam-se os movimentos orais, linguais, faríngeos e laríngeos, que se aperfeiçoarão ao longo da gestação. Por volta da 9ª semana de vida, o feto apresenta movimentos simples de abertura e fechamento da mandíbula que posteriormente evoluem para movimentos repetitivos. A deglutição faríngea é observada no feto humano por volta da 11ª semana.[4] Os primeiros sinais de sucção podem ser observados com 15 semanas de gestação. A coordenação da respiração e da deglutição passa por uma maturação de desenvolvimento significativa entre a 34ª a 38ª semana de gestação. A deglutição do líquido amniótico é importante para a regulação do seu volume e de sua composição, nutrição fetal e maturação do trato gastrointestinal fetal.[5]

A maturação das vias cerebrais e do tronco cerebral evolvida na função sensório-motora oral e na deglutição continua após o nascimento. O crescimento adequado na primeira infância depende de uma alimentação oral bem-sucedida e segura, requerendo um sequenciamento bem coordenado de sucção, deglutição e respiração.[5]

Entretanto, a anatomia da faringe e laringe altera-se com o crescimento e desenvolvimento do ser humano. A laringe desce progressivamente, até atingir o nível entre C5-C6 no adulto. O pescoço torna-se mais comprido e, assim, a faringe mais alongada, de forma que é perdido o contato do palato mole com a epiglote. Essas alterações anatômicas contribuirão para o desenvolvimento da fala, no entanto, a faringe tornar-se-á parte tanto da via alimentar, quanto da via aérea, tornando-nos mais propensos e vulneráveis à aspiração.[6]

Com o processo de envelhecimento, ocorrem mudanças fisiológicas na deglutição. Esse processo, conhecido como presbifagia, inicia-se geralmente após os 45 anos e pode estar associado a múltiplos fatores, como: perda de massa e função muscular, diminuição da elasticidade dos tecidos, alterações da coluna cervical, diminuição da produção de saliva e redução da capacidade compensatória do cérebro.[7]

Para um abrangente entendimento do processo da deglutição e surgimento da disfagia, devemos relembrar toda a anatomia do trato aerodigestivo superior e a fisiologia da deglutição normal e saudável.

ANATOMIA

Anatomicamente se divide o trato aerodigestivo superior em quatro partes:

- *Cavidade oral:* estende-se anteriormente dos lábios (limite anterior) até o pilar tonsiliano anterior (limite posterior).
- *Orofaringe:* tem como limite anterior o pilar tonsiliano anterior (músculo palatoglosso); limite posterior, a parede posterior da faringe; limite superior, uma linha virtual que tangencia o palato duro; e limite inferior, a borda livre da epiglote.
- *Hipofaringe:* limite anterior, porção cartilaginosa da laringe; limite posterior, a parede posterior da faringe; limite superior, osso hioideo; e inferior, uma linha virtual que tangencia a borda inferior da cricoide, na chamada região de transição faringoesofágica, em que encontramos o esfíncter esofagiano superior (formado pelo músculo cricofaríngeo).
- *Esôfago:* inicia-se na transição faringoesofágica, entra pelo mediastino superior e percorre todo tórax até chegar na região da cárdia em que temos o esfíncter esofágico inferior.

FISIOLOGIA GERAL DA DEGLUTIÇÃO

A deglutição é um processo dinâmico e que envolve atividades voluntárias e reflexas. Tradicionalmente, o processo de deglutição é dividido em quatro fases de acordo com a localização do bolo alimentar: preparatória, propulsão oral, faríngea e esofágica.

Fase Preparatória Oral

Nessa fase, o alimento é preparado na cavidade oral para formar um bolo alimentar de consistência e tamanho adequado, permitindo o transporte para faringe de forma eficiente.[6] A presença do alimento na cavidade oral estimula receptores gustativos e sensitivos térmicos e pressóricos (distribuídos pela língua, palatos duro e mole), que vão ativar a salivação pelas glândulas submandibulares e sublinguais (via VII par) e parótidas (via IX par).[8]

A saliva tem propriedades fisiológicas que auxiliam o processo de mastigação. Ela umedece, amolece o alimento, além de suas ações antibacterianas e proteolíticas pelas enzimas (amilase, ptialina), basificando também o meio.

A ação mastigatória dá início ao processo de digestão ao incisar, triturar e pulverizar o alimento pela cavidade oral. Um adulto saudável tem 32 dentes permanentes, sendo que os dentes incisivos têm a função de cortar e morder, e os molares de moer alimentos sólidos.[3] A ação coordenada e sinérgica entre os dentes e músculos da mastigação (masseter, temporal e pterigóideos) permite o processamento e a mistura do alimento com a saliva para formar um bolo adequado que possa ser facilmente engolido. Outro músculo essencial na fase preparatória é a língua, que apresenta movimentos cíclicos coordenados com o movimento da mandíbula, contribuindo para o processamento do bolo alimentar e transporte para faringe.[6]

É importante destacar que o sucesso da fase preparatória também está diretamente relacionado com a capacidade de manter do bolo dentro da cavidade oral. Os músculos da face (orbicular da boca e bucinadores) selam os lábios e fecham os sulcos laterais, evitando escape anterior. Posteriormente, a cavidade oral é selada pelo contato do palato mole e da língua para evitar que o líquido escape para a orofaringe antes da deglutição, o que é fundamental para a proteção das vias aéreas.[3,6] A duração do tempo de preparo oral é variável, dado que vários fatores podem influenciar, como: diferenças culturais, preferências pessoais, condições dentárias, idade, consistência entre outras.[9]

Em relação ao controle neurossensorial temos:[3]

- *Ramo mandibular do trigêmeo (V3):* controla os movimentos dos músculos da mastigação.
- *Nervo facial (VII par):* controle da musculatura da face, com o objetivo de retenção do alimento na cavidade oral.
- *Nervo hipoglosso (XII par):* responsável pelo controle dos movimentos da língua.
- *Nervo corda do tímpano (ramo do n. facial):* gustação nos dois terços anteriores da língua.
- *Nervo lingual (ramo do n. glossofaríngeo):* gustação em 1/3 posterior da língua.

Fase de Propulsão Oral

A partir da transferência voluntária do bolo alimentar da boca para a orofaringe, inicia-se a fase de propulsão oral. Os músculos da face (orbicular da boca e bucinadores) permanecem contraídos para conter o bolo alimentar na cavidade oral. A partir do condicionamento da língua, há propulsão para posterior. A ponta da língua sobe, apoiando contra as bordas do alvéolo ou sobre os incisivos superiores, enquanto a língua posterior desce para abrir a parte posterior da cavidade oral. A superfície da língua move-se para cima, expandindo gradualmente a área de contato língua-palato de anterior para posterior, comprimindo o bolo ao longo do palato até atingir orofaringe. À medida que o bolo é impulsado para orofaringe, ocorre a contração do elevador do véu palatino e do músculo da úvula, de forma que o palato mole é elevado e sela a cavidade nasal da orofaringe, evitando o refluxo de alimentos ou líquidos para a cavidade nasal.[3]

A fase preparatória termina quando o reflexo da deglutição é desencadeado.

Fase Faríngea

A fase faríngea é a mais complexa de todas as fases e requer a coordenação precisa e rápida entre a deglutição e a respiração.

A fase faríngea é iniciada quando o bolo alimentar é movido da cavidade oral para faringe, que ativa o reflexo da deglutição faríngea. Esse reflexo é desencadeado, inconscientemente, pela estimulação de regiões receptivas da orofaringe, como palato mole e úvula. Um atraso no disparo desse reflexo (falha em iniciar rapidamente uma resposta faríngea de deglutição, quando o bolo atinge os pilares tonsilianos) é frequentemente citado como sinal claro de disfagia.[10] Verifica-se, contudo, que parte do bolo alimentar (consistência sólida) pode entrar na faringe durante a fase preparatória, sem desencadear o reflexo faríngeo. Assim, o bolo pode atingir regiões mais baixas (valécula e seios piriformes), não sendo considerado um atraso de disparo faríngeo.[11,12]

O reflexo da deglutição faríngea é modulado por uma entrada do córtex cerebral e do centro respiratório e mediado pela formação reticular localizada no tronco encefálico.[4] Este evento reflexivo requer coordenação da orofaringe e ocorre para proteger as vias aéreas durante a deglutição.

Após a ativação do reflexo, inicia-se a deglutição faríngea com quatro eventos importantes que acontecem de forma rápida (duração de 1 segundo), coordenada e simultânea.[3,8,9,13]

1. O palato mole eleva-se e toca as paredes lateral e posterior da faringe, fechando a nasofaringe aproximadamente ao mesmo tempo em que do bolo alimentar entra na faringe. Quando isso ocorre, a válvula velofaríngea fecha-se e previne a regurgitação do bolo para cavidade nasal.
2. A base da língua é retraída em direção à parede posterior da faringe (via contração do hipoglosso e estiloglosso), empurrando o bolo contra as paredes da faringe.
3. A musculatura faríngea (palatofaríngeo, estilofaríngeo e salpingofaríngeo) contrai-se no sentido craniocaudal e impulsiona o bolo alimentar em direção ao esfíncter esofagiano superior (EES). A contração constritora faríngea (peristalse faríngea) ocorre em um movimento ondulatório que desce inferiormente do nível da nasofaringe ao nível do EES.

4. A elevação do complexo hiolaríngeo e o fechamento da laringe atuam para proteger a via aérea inferior, evitando, assim, a aspiração. Os músculos supra-hióideos contraem-se, direcionando o osso hioide superior e anteriormente. Esses movimentos são importantes, pois direcionam a laringe sob a base da língua e invertendo a epiglote, conduzem o bolo alimentar para longe da entrada laríngea. Ademais, o fechamento da laringe inicia com a aproximação e anteriorização das aritenoides e posteriormente fechamento glótico, obtido pela adução das pregas vocais e vestíbulo laríngeo. A duração da apneia durante esse transporte varia de 0,75 a 1,25 segundos e inicia somente quando o bolo alimentar estiver no nível da valécula com o "reflexo da deglutição". A elevação laríngea traciona o músculo cricofaríngeo, forçando a abertura do EES e permitindo a passagem do bolo alimentar para o esôfago. A resposta motora é coordenada via nervos glossofaríngeo e vago. Fisiologicamente a deglutição ocorre após um evento inspiratório e logo haverá a expiração. Entretanto, a maior parte dos indivíduos jovens deglute no meio da fase expiratória, o que favorece o mecanismo de proteção das vias aéreas.

Fase Esofagiana

A laringe retorna para a sua posição original após a passagem do bolo alimentar pelo EES, e o tônus muscular deste aumenta, evitando o refluxo de alimento e a aerofagia. Iniciam-se, então, as ondas peristálticas esofagianas, em que ondas primárias são seguidas de ondas secundárias, por meio da contração da musculatura longitudinal do esôfago. A pressão esofágica vai diminuindo à medida que se aproxima do esfíncter esofágico inferior (EEI), e o transporte do bolo alimentar finaliza com a abertura desse esfíncter e a passagem do bolo para o estômago. Em indivíduos normais a fase esofagiana tem duração de 8 a 20 segundos. O controle neural é feito por meio do nervo vago.

CONTROLE NEURAL DA DEGLUTIÇÃO

A deglutição e a respiração são controladas por rede neuronal capaz de iniciar a atividade muscular rítmica repetitiva independente do *feedback* sensorial. Todo esse processo de deglutição ocorre por meio de um mecanismo complexo de neurorregulação que envolve ativação de diversos pares cranianos (aferentes pelos nervos VII, IX e X e eferentes pelos nervos IX, X, XI e XII), centros do sistema nervoso central (cerebelo, subcórtex, córtex límbico e neocórtex) e respostas reflexas medulares ativas por receptores na cavidade oral, faringe e laringe.[8]

A deglutição é iniciada a partir dos estímulos tanto preparatórios orais, quanto do contato com o alimento na cavidade oral e faringe. Os receptores sensoriais presentes nessas regiões enviam informações sensoriais sobre o bolo alimentar aos centros da deglutição no sistema nervoso central. Eles se dividem em receptores táteis, pressóricos, térmicos, de movimento, álgicos e gustativos, com diferentes distribuições, sendo a cavidade oral mais rica para os receptores gustativos e a mucosa supraglótica da laringe (principalmente a superfície da epiglote e aritenoides) nos outros tipos. Os receptores enviarão as informações necessárias para deflagrarem o processo da deglutição.[9]

O sistema nervoso central realiza a ativação e a coordenação dos músculos envolvidos na deglutição, em todas as suas fases preparatória, oral, faríngea e esofágica. A localização destes centros neurais da deglutição não é totalmente esclarecida. Entre as mais conhecidas destacam-se regiões específicas do córtex e dois locais primários do tronco encefálico inferior (região dorsal o núcleo do trato solitário e na ventral o núcleo ambíguo), assim como neurônios marginais na formação reticular.[14] Os núcleos do trato solitário e ambíguo têm representação bilateral no tronco encefálico, na região inferior da ponte e no bulbo e são interconectados por interneurônios.[14,15]

Os impulsos são transmitidos dos núcleos da deglutição para a musculatura através dos nervos cranianos: trigêmeo, glossofaríngeo, vago e hipoglosso e, em parte, pelos nervos cervicais superiores.[14] Algumas regiões corticais (anterolaterais) e subcorticais (subtalâmicas) irão ativar e controlar as fases da deglutição coordenadas pelos centros da deglutição do tronco encefálico. Existe uma comunicação sináptica entre a via central da deglutição e os interneurônios do tronco encefálico que são responsáveis também pelo controle e ritmicidade entre deglutição e respiração.

Em relação à fase esofágica, há uma inervação parassimpática (via nervo vago) e simpática que irão controlar a abertura e o fechamento dos esfíncteres esofagianos superior e inferior, assim como as ondas peristálticas para impulsionar o bolo alimentar até o estômago. Há também no esôfago um controle intrínseco por um sistema de neurônios colinérgicos que formam redes entre as camadas musculares, o plexo mioentérico ou de Auerbach, e outro submucoso, o plexo submucoso ou de Meissner. O plexo submucoso contém principalmente as fibras nervosas, e o mioentérico fornece os controles motor e secretório do esôfago.

É importante ressaltar os mecanismos de proteção da via aérea durante a deglutição, que são diversos e atuam de modo interdependente, com um somatório de funções no sentido de aumentar a resistência das vias aéreas em relação a da via digestiva. Entre os mecanismos anatômicos funcionais de proteção da via aérea inferior, podemos destacar: a ação de retenção do alimento pela valécula; elevação e anteriorização do complexo hiolaríngeo e direcionamento pela epiglote; aproximação das aritenoides e fechamento da rima glótica. A falha do mecanismo protetivo das vias aéreas pode ter consequências gravíssimas, como a aspiração e o desenvolvimento de pneumonias de repetição. Entre os sinais de déficit destes mecanismos, temos a presença de resíduos alimentares em estruturas laríngeas, a penetração e a aspiração do bolo alimentar.

Verifica-se, portanto, a importância da compreensão dos parâmetros fisiológicos normais da deglutição para uma melhor avaliação, tratamento e reabilitação dos pacientes.

REFERÊNCIAS BIBLIOGRÁFICAS

1. Baijens LWJ, Clavé P, Cras P, Ekberg O, Forster A, Kolb GF, et al. European society for swallowing disorders - European union geriatric medicine society white paper: Oropharyngeal dysphagia as a geriatric syndrome. Clin Interv Aging. 2016;11:1403-28.

2. Ekberg O, Hamdy S, Woisard V, Wuttge-Hannig A, Ortega P. Social and psychological burden of dysphagia: Its impact on diagnosis and treatment. Dysphagia. 2002;17:139-46.
3. Shaw SM, Martino R. The normal swallow: muscular and neurophysiological control. Otolaryngol Clin North Am. 2013;46:937-56.
4. Levy D. Desenvolvimento motor oral do feto e sua função de deglutição na vida fetal. In: Jotz GP, Carrara-De Angelis E. Disfagia. Abordagem clínica e cirúrgica - Criança, adulto e idoso. Rio de Janeiro: Elsevier. 2017. p. 5-12.
5. Rogers B, Arvedson JC, Delaney AL, Arvedson JC. Development of swallowing and feeding: Prenatal through first year of life. Ment Retard Dev Disabil Res Rev. 2008;14:105-17.
6. Matsuo K, Palmer JB. Anatomy and physiology of feeding and swallowing: Normal and abnormal. Phys Med Rehabil Clin N Am. 2008;19:691-707.
7. Nawaz S, Tulunay-Ugur OE. Dysphagia in the Older Patient. Otolaryngol Clin North Am. 2018;51:769-77.
8. Jotz GP, Rozenfeld M, Angelis EC, Dornelles S, Gomes E, Leão HZ, et al. Deglutição Normal na Infância, no adulto e no Idoso. In: Jotz GP, Angelis EC. Disfagia: abordagem clínica e cirúrgica: criança, adulto e idoso. Rio de Janeiro: Elsevier. 2017. p. 13-22.
9. Langmore SE. Normal swallowing: The endoscopic perspective. In: Langmore SE. Endoscopic evaluation and treatment of swallowing disorders. New York: Thieme. 2001. p. 37-60.
10. Matsuo K, Palmer JB. Coordination of mastication, swallowing and breathing. Jpn Dent Sci Rev. 2009;45:31-40.
11. Palmer JB, Crompton AW. Coordination of mastication and swallowing. Dysphagia. 1992;200:187-200.
12. Saitoh E, Shibata S, Matsuo K, Baba M, Fujii W, Palmer JB. Chewing and food consistency: Effects on bolus transport and swallow initiation. Dysphagia. 2007;22:100-7.
13. Dua KS, Ren J, Bardan E, Xie P, Shaker R. Coordination of deglutitive glottal function and pharyngeal bolus transit during normal eating. Gastroenterology. 1997;112:73-83.
14. Estrela F, Schneider FL, Aquini MG, Marrone ACH, Steffani MA. Controle neurológico da deglutição. In: Jotz GP, Angelis EC, Barros APB (Eds.). Tratado da deglutição e disfagia - no adulto e na criança. São Paulo: Revinter. 2009. p. 20-34.
15. Nishino T. The swallowing reflex and its significance as an airway defensive reflex. Front Physiol. 2013;3:1-6.

PARTE II ASPECTOS DIAGNÓSTICOS

AVALIAÇÃO ENDOSCÓPICA FARINGOLARÍNGEA

CAPÍTULO 4

Vanessa Mika Kinchoku ▪ Adriana Hachiya ▪ Domingos Hiroshi Tsuji

INTRODUÇÃO

A avaliação endoscópica faringolaríngea tornou-se um exame complementar de grande importância na propedêutica otorrinolaringológica. A partir dele é possível a avaliação anatômica e funcional das estruturas dessa região, auxiliando e, muitas vezes, sendo fundamental no diagnóstico das doenças e na definição de condutas e terapias.[1]

O exame é de fácil execução, geralmente indolor, sem a necessidade de sedação, realizado em ambiente ambulatorial e sem restrição de idade. A avaliação na faixa etária pediátrica tem suas particularidades e pode ser mais difícil, em razão da falta de compreensão e colaboração voluntária do paciente.[2]

Nas últimas décadas, por causa do avanço tecnológico, os métodos de avaliação endoscópica tiveram grande desenvolvimento e difundiram-se. Atualmente, são facilmente encontrados nos consultórios médicos, tornando-se praticamente uma extensão do exame físico convencional.[3]

Há diversas formas de realizar essa avaliação. Dentre os principais métodos disponíveis, podemos citar a utilização de endoscópios flexíveis, a laringoscopia indireta com visualização da laringe por meio do espelho de Garcia ou de um telescópio rígido (com ou sem estroboscopia), e, por fim, a laringoscopia direta realizada em ambiente cirúrgico com paciente anestesiado.[1]

ESPELHO DE GARCIA

Em 1855, Manuel Garcia descreveu pela primeira vez a possibilidade de visualizar o funcionamento da laringe por meio de um espelho dentário, um espelho manual e a luz solar.[4] Czermak e Türck aperfeiçoaram a técnica ao desenvolver um espelho frontal e aplicar uma fonte de luz artificial.[1]

Atualmente se trata do método mais simples e barato de avaliação faringolaríngea. Consiste em um espelho laríngeo - denominado espelho de Garcia (Fig. 4-1), uma fonte de luz, gaze e fonte de calor. O paciente é posicionado sentado, com o tronco levemente inclinado para frente. O examinador traciona gentilmente a língua para fora com uma gaze, e o espelho é posicionado na orofaringe, próximo à úvula. É importante aquecer o espelho para que ele não embace durante o exame. Uma fonte de luz externa é utilizada para refletir no espelho e visualizar a laringe. Neste exame é possível avaliar as estruturas supraglóticas e glóticas durante a respiração (repouso) e fonação, por meio da emissão de vogais sustentadas.[5]

A desvantagem desse método é que pode ser impossível sua realização, decorrente do reflexo nauseoso ou anatomia do paciente. Ademais, é necessário treinamento para realizar um exame satisfatório e não permite gravação nem magnificação das imagens, sendo, portanto, o exame de menor acurácia para identificar pequenas lesões em pregas vocais.

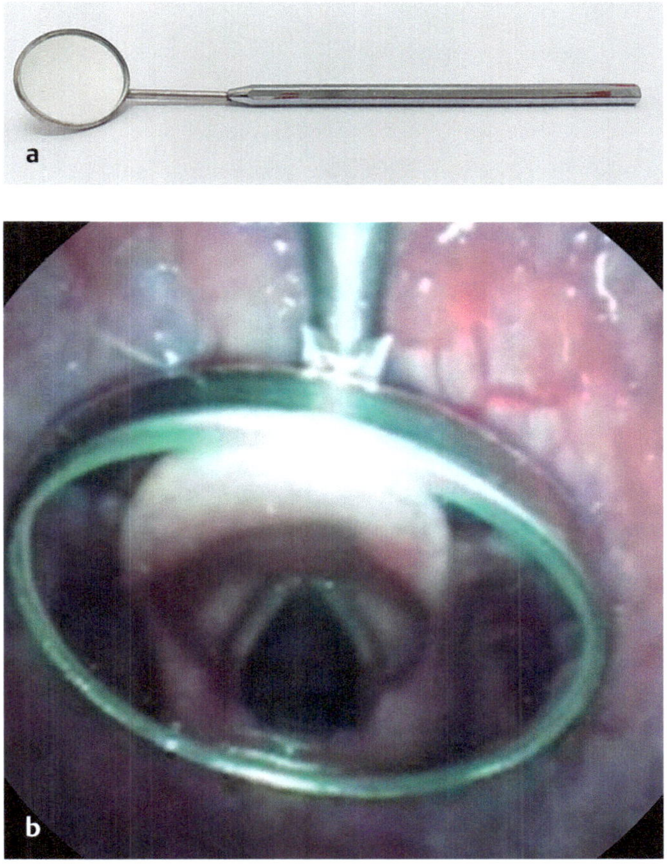

Fig. 4-1. Espelho de Garcia (a) e visão indireta da laringe refletida no espelho (b).

VIDEONASOFIBROLARINGOSCOPIA

Este exame permite uma avaliação completa de toda via aérea superior, por meio da introdução de um endoscópio flexível pelas fossas nasais, passando pela faringe até a laringe.

Os materiais necessários são um nasofibrolaringoscópio flexível (Fig. 4-2) e uma fonte de luz. Pode-se acoplar ao fibroscópio uma câmera de vídeo com equipamento de gra-

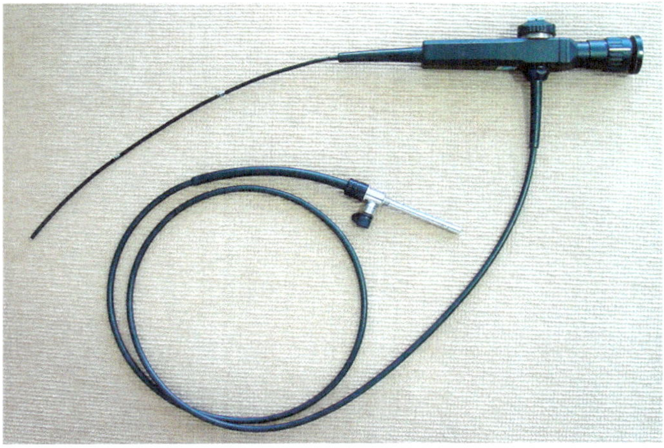

Fig. 4-2. Nasofibrolaringoscópio flexível.

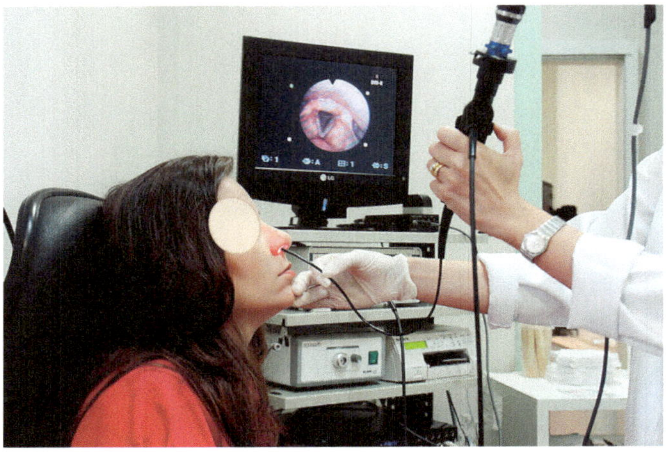

Fig. 4-3. Posição do examinador e do paciente no exame de videonasofibrolaringoscopia.

vação e um monitor. A utilização do equipamento de vídeo proporciona uma visão melhor e amplificada das estruturas e possibilita a captura das imagens.

O paciente é posicionado sentado confortavelmente, com o tronco ereto, de frente para o examinador (Fig. 4-3). Recomenda-se a utilização de equipamentos de proteção individual pelo profissional de saúde, como avental, touca, máscara e luvas.

Se não houver contraindicações, pode-se aplicar anestésico tópico de lidocaína a 2% nas fossas nasais, para aliviar o incômodo produzido por este exame.

Uma sistematização para avaliação das estruturas é importante, para que nenhum detalhe passe despercebido durante o procedimento. A seguir, segue-se uma rotina de avaliação (Fig. 4-4):[1,3]

- *Fossas nasais:* o fibroscópio é introduzido entre o septo nasal e corneto inferior, prosseguindo pelo meato inferior até a rinofaringe. Observam-se desvios septais e aspecto da concha inferior. Em seguida, recua-se a ponta do aparelho, e identifica-se o corneto médio. Progride-se pelo meato médio, avaliando-se septo nasal, concha média, permeabilidade do meato médio e recesso esfenoetmoidal. Esse procedimento é realizado bilateralmente, priorizando a narina com maior perviedade para avançar até a laringe.
- *Rinofaringe:* avaliam-se os óstios faríngeos da tuba auditiva, tórus tubários, perviedade da porção posterior das fossas nasais, palato mole e parede da rinofaringe. Observa-se a presença de tecido adenoideano e outras massas nesta região. Durante a avaliação dinâmica, pode-se analisar o funcionamento do esfíncter velofaríngeo por meio da deglutição ou sonorização de fonemas plosivos e fricativos. Embora tenha aplicabilidade controversa, quando solicitada a manobra de Müller (inspiração máxima possível, com narinas e boca ocluídas), analisa-se o estreitamento da região retropalatal.
- *Orofaringe:* avaliam-se base de língua, pilares tonsilianos, tonsilas palatinas e tonsilas linguais. Durante a manobra de Müller, a região retrolingual também é avaliada quanto a seu estreitamento.
- *Hipofaringe:* avaliam-se as paredes da hipofaringe, valécula, recessos piriformes e região retrocricóidea. Pode-se pedir ao paciente a protrusão da língua para melhorar a visualização da valécula. Os recessos piriformes ficam mais evidentes durante a fonação do /i/ ou /u/. Durante a avaliação dinâmica, observam-se a movimentação das estruturas da hipofaringe durante a fala e a deglutição e a presença ou ausência de estase salivar ou de alimentos.
- *Laringe:* avaliam-se epiglote, pregas vocais, pregas vestibulares, ventrículos laríngeos, cartilagens aritenóideas e região infraglótica. É possível analisar a movimentação das pregas vocais e demais estruturas durante a fonação tanto de vogais sustentadas, quanto de fala encadeada, canto e deglutição. Desta forma, torna-se factível o diagnóstico de paralisia de pregas vocais, disfonia espasmódica e suspeita de disfonia funcional entre outros.

Uma derivação deste método de avaliação é a videoendoscopia da deglutição, em que as fases oral e faríngea da deglutição são analisadas, sob a visão do nasofibroscópio. Alimentos de diferentes consistências são oferecidos durante o exame, permitindo diagnósticos de penetração ou aspiração e orientações quanto a manobras e terapias para tratamento.

Obtém-se uma visualização melhor e mais panorâmica da glote se o nasofibroscópio progride pelo meato médio, e, assim que passa pela epiglote, sua ponta é flexionada ligeiramente para anterior (Fig. 4-5).

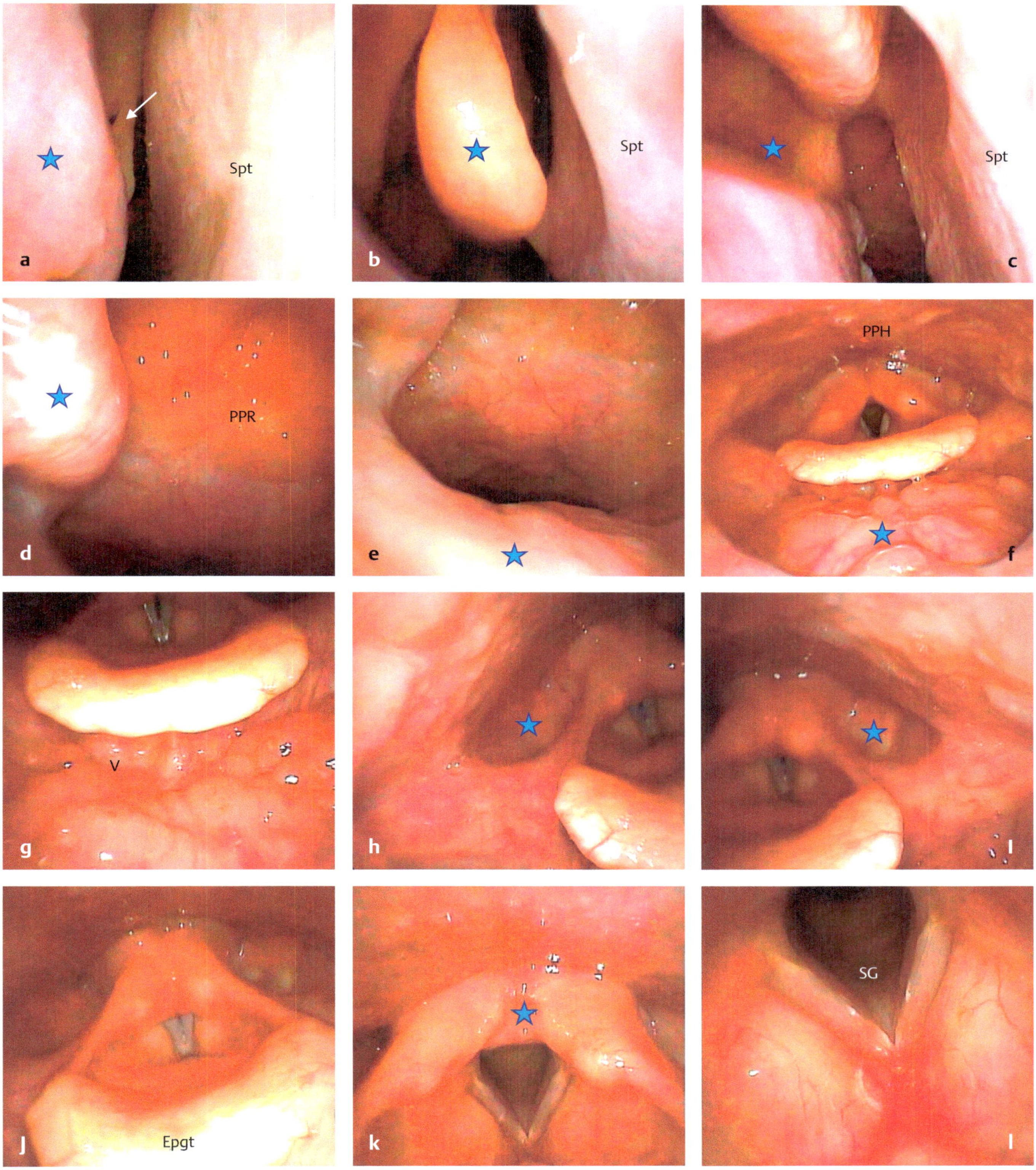

Fig. 4-4. Sistematização de um exame de videonasofibroscopia. (**a**) O aparelho é introduzido pela fossa nasal direita entre corneto inferior (em destaque) e o septo (Spt). Seta: corneto médio; (**b**) a ponta é ligeiramente angulada para cima, para identificar o corneto médio (em destaque); (**c**) progride-se o aparelho pelo meato médio (em destaque) à direita; (**d**) no final da fossa nasal, chega-se à rinofaringe e identifica-se o óstio faríngeo da tuba auditiva e tórus tubário (em destaque). PPR: parede posterior da rinofaringe; (**e**) durante a respiração nasal, o palato mole (em destaque) desce e abre espaço para progredir o aparelho para hipofaringe; (**f**) observaram-se a base de língua (em destaque) e a parede posterior de hipofaringe (PPH); (**g**) valécula (V); (**h**) durante a fonação do /i/, o recesso piriforme à direita (em destaque) abre e fica evidente; (**i**) recesso piriforme à esquerda; (**j**) epiglote (Epgt); (**k**) durante o repouso (respiração), é possível avaliar pregas vocais e região interaritenóidea (em destaque); (**l**) ao aproximar a ponta do fibroscópio durante a inspiração prolongada, é possível avaliar em detalhes mucosas cordais e infraglote (SG).

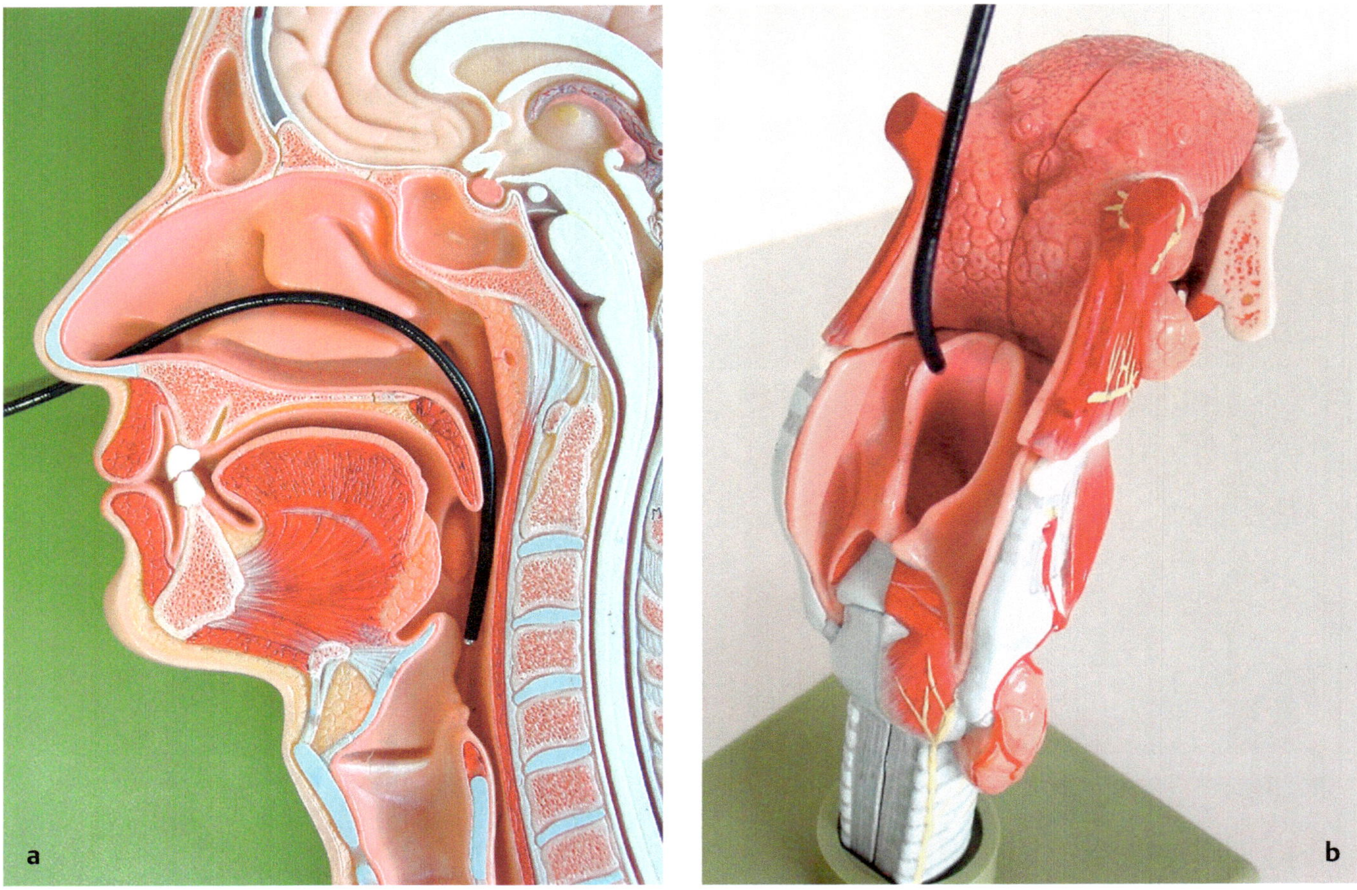

Fig. 4-5. (a) Nasofibroscópio progredindo pelo meato médio. (b) Ponta do fibroscópio flexionada para visualização da glote.

Quanto mais próximas as lentes do fibroscópio estão da estrutura de interesse, melhor a resolução e magnificação das imagens, facilitando o diagnóstico. Desta forma, a depender da sintomatologia, pode-se introduzir a ponta do aparelho bem próximo das pregas vocais e infraglote durante uma inspiração prolongada, tomando cuidado para não encostar em nenhuma estrutura que possa desencadear o reflexo nauseoso no paciente.[6]

Este método apresenta inúmeras facilidades e vantagens, descritas no Quadro 4-1.[2,5]

A desvantagem deste exame é a pior qualidade das imagens, pois ela é produzida por um agrupamento de várias fibras ópticas. A junção dessas imagens forma um aspecto de colmeia, reduzindo a sua nitidez.[3] Entretanto, atualmente temos à disposição o videonasoendoscópio (nasofibroscópio *chip in the tip*) (Fig. 4-6), no qual há uma microcâmera digital na ponta do aparelho. Essa inovação fez com que a definição e qualidade das imagens melhorassem consideravelmente, preservando as vantagens da versatilidade de um endoscópio flexível. Por ser uma tecnologia mais nova, a grande desvantagem desse último é o custo mais elevado.

Quadro 4-1. Vantagens da Videonasofibrolaringoscopia

- Equipamento de fácil manuseio
- Exame rápido
- Maior tolerabilidade dos pacientes
- Portabilidade
- Maleabilidade da ponta do aparelho, permitindo chegar bem próximo às estruturas de interesse
- Pode ser realizado em qualquer faixa etária
- Permite avaliação dinâmica durante a fala encadeada, choro, deglutição e canto
- Permite melhor visualização da infraglote e traqueia

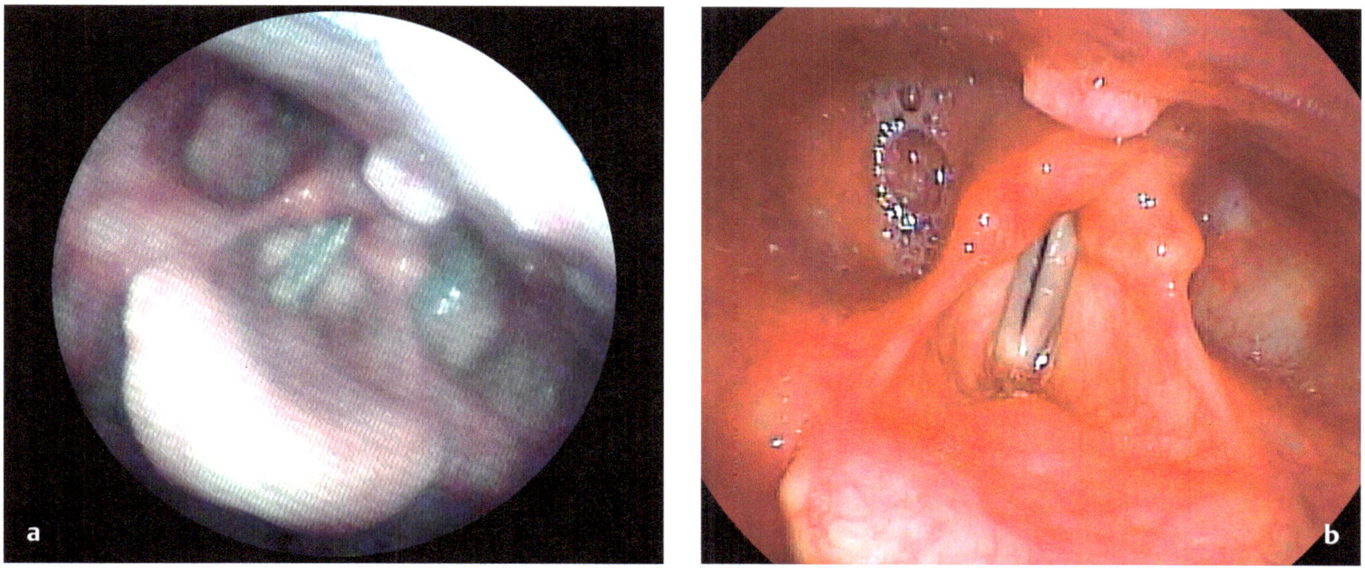

Fig. 4-6. Comparação entre (a) imagem obtida com o endoscópio flexível de fibra óptica acoplado a uma câmera e (b) mesma imagem obtida com videonasoendoscópio *chip on the tip*.

VIDEOTELELARINGOSCOPIA

Na videotelelaringoscopia, é utilizado o endoscópio rígido de laringe de 70 ou 90 graus. Os telescópios captam as imagens por sistemas de prismas e lentes e conseguem conduzir luz de alta intensidade por um canal de fibra óptica. Desta forma, a resolução da imagem do laringoscópio rígido é superior ao nasofibroscópio e à videonasoendoscopia, sendo, portanto, o exame de escolha para diagnósticos de lesões em pregas vocais.[7]

Os materiais necessários para este exame são telescópio rígido de laringe (Fig. 4-7), uma fonte de luz, cabo de fibra óptica, câmera de vídeo e um monitor.

A posição do paciente é semelhante à utilizada para a laringoscopia indireta com espelho de Garcia. O paciente é posicionado sentado com o tronco levemente inclinado para frente e cabeça ligeiramente estendida. O examinador envolve a língua do paciente com uma gaze e traciona-a para fora. Em seguida, solicita que o paciente respire pela boca e introduz o aparelho até a orofaringe (Fig. 4-8). Ajusta-se a angulação do aparelho até visualização completa da laringe. Assim como o espelho, é importante aquecer previamente a lente do telescópio para que ele não embace durante o exame.

Alguns pacientes apresentam reflexo nauseoso exarcebado ou ficam muito incomodados com o exame. Esse desconforto pode ser minimizado com a aplicação de anestésico tópico de lidocaína a 10% na orofaringe previamente ao exame.

Para uma imagem sem distorções, é importante posicionar a lente do telescópio paralelamente ao eixo horizontal da glote, de forma a produzir um ângulo de 90 graus entre a linha de visão do telescópio e o eixo das pregas vocais (Fig. 4-9). Outro

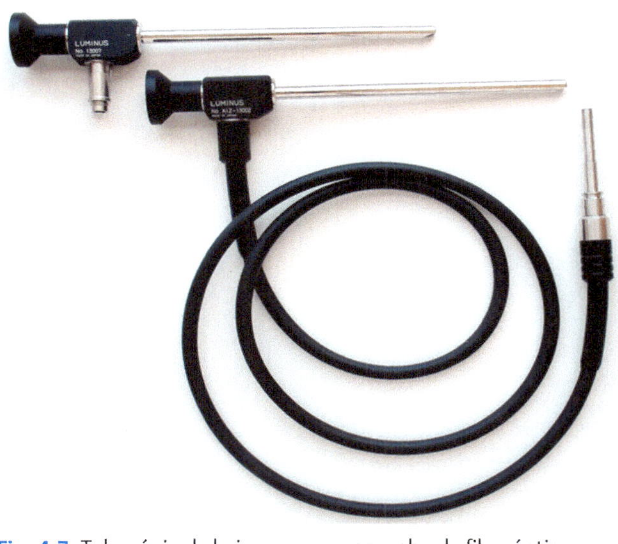

Fig. 4-7. Telescópio de laringe com e sem cabo de fibra óptica acoplado.

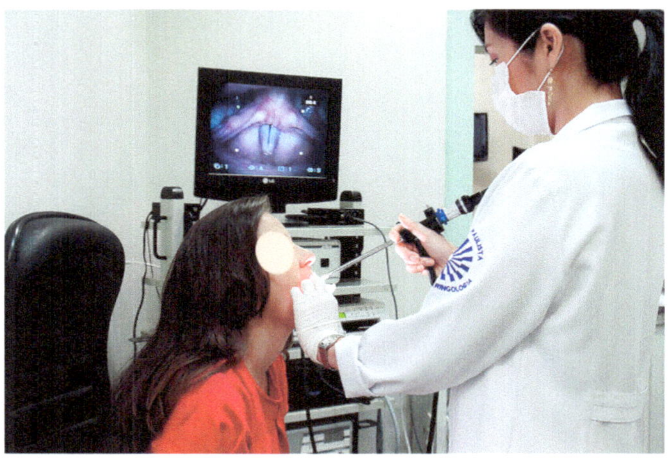

Fig. 4-8. Posição do paciente e do examinador durante a videotelelaringoscopia.

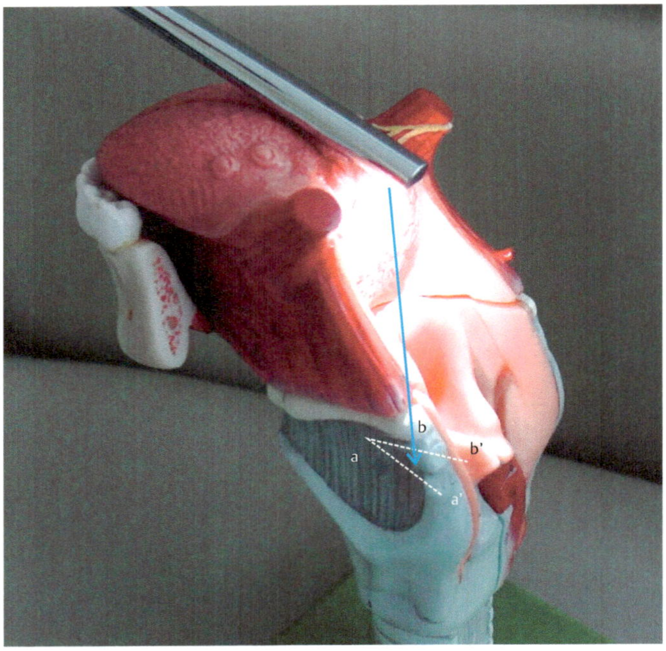

Fig. 4-9. Posição ideal do telescópio, formando um ângulo de 90 graus entre a linha de visão do telescópio e o eixo da glote.

cuidado que se deve ter é posicionar a imagem bem alinhada no centro da tela para permitir diagnósticos de assimetrias (Fig. 4-10).

Durante a avaliação dinâmica, pede-se ao paciente para emitir a vogal /e/ sustentada em frequência fundamental. A fonação de agudos permite visualizar melhor a região da comissura anterior.

A desvantagem deste exame é que, assim como qualquer outra laringoscopia indireta, o paciente pode não tolerar a sua realização, por causa do reflexo nauseoso, restrição de mobilidade cervical, impossibilidade ou restrição de abertura de boca ou alterações anatômicas.[7]

VIDEOTELELARINGOSCOPIA COM ESTROBOSCOPIA

A técnica utilizada é similar à descrita anteriormente na videotelelaringoscopia, sendo a única diferença a fonte de luz estroboscópica, que permite visualização do ciclo glótico em câmera lenta e análise da onda mucosa. Em decorrência desta particularidade, este é considerado o exame padrão ouro para avaliação de queixas vocais.

É possível utilizar a fonte de luz estroboscópica no exame de nasofibrolaringoscopia, porém, como já pontuado anteriormente, a qualidade de imagem e iluminação é inferior ao telescópio rígido, podendo comprometer o diagnóstico.

O capítulo 5 deste livro é dedicado somente para este tema.

LARINGOSCOPIA DIRETA

Este método de avaliação é realizado no centro cirúrgico, com o paciente anestesiado. É possível visualizar diretamente as pregas vocais e palpá-las, permitindo maior precisão diagnóstica, quando os métodos convencionais de avaliação indireta não são suficientes. Além disso, possibilita a intervenção, quando necessário.[1]

Introduz-se um laringoscópio de suspensão pela boca do paciente e, assim que se alcança uma exposição adequada do ádito da laringe, o laringoscópio é imobilizado.

Por muito tempo, o microscópio cirúrgico foi a única forma de ampliação da imagem. Em 1990, Kantor *et al.* descreveram, pela primeira vez, a utilização de um telescópio rígido acoplado a uma câmera de vídeo na fonomicrocirurgia.[8]

O telescópio utilizado pode ser de 0, 30 ou 70 graus, a depender da necessidade de campo visual do cirurgião. Ele é o método de escolha na laringoscopia direta nos casos em que a exposição do campo cirúrgico está prejudicada ou quando é importante uma magnificação da imagem (Fig. 4-11). O seu uso é bem estabelecido na aplicação de *laser* e para injeções de substâncias nas pregas vocais.

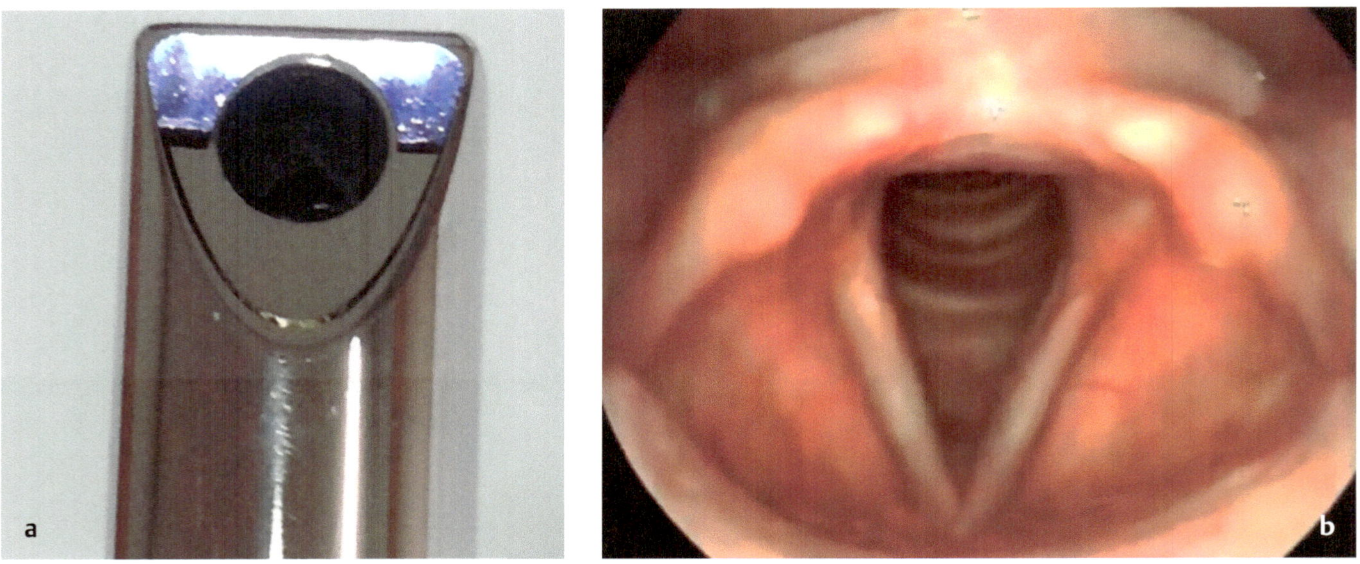

Fig. 4-10. Telescópio de 70 graus (a) e visão gerada da laringe, alinhada no centro da tela (b).

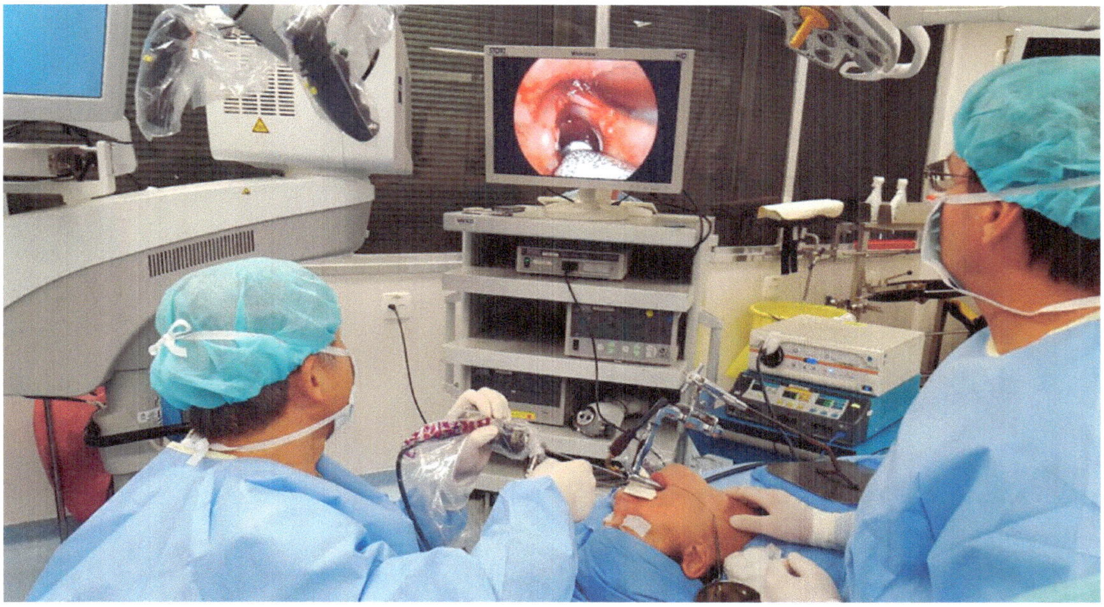

Fig. 4-11. Laringoscopia direta com uso de endoscópio.

As principais vantagens do uso da endoscopia na laringoscopia direta são: sistema de iluminação próprio, imagem em alta resolução ampliada sem a interposição de um microscópio entre cirurgião e paciente, permite melhor visualização do campo cirúrgico, acesso a estruturas de difícil exposição, como comissura anterior e infraglote, não é necessário ajuste de foco e permite documentações melhores, quando a finalidade é ensino. As desvantagens são visão bidimensional e restringir uma das mãos do cirurgião.[8,9]

Outros capítulos deste livro descrevem, com detalhes, a técnica da microlaringoscopia de suspensão.

CONSIDERAÇÕES FINAIS

A avaliação endoscópica faringolaríngea tornou-se essencial na propedêutica otorrinolaringológica nas últimas décadas. Em avaliações funcionais, em pacientes com reflexo nauseoso exacerbado e em crianças, sugere-se a realização de videonasofibrolaringoscopia flexível. A telescopia laríngea é preconizada em pacientes com queixas vocais e quando há a necessidade de uma visão mais amplificada e de melhor definição da laringe. Vale lembrar a importância do conhecimento das vantagens e desvantagens de cada método, do domínio da técnica de execução e da interpretação dos achados encontrados.[10]

REFERÊNCIAS BIBLIOGRÁFICAS

1. Neves LR, Melo ECM. Avaliação otorrinolaringológica da região faringolaríngea. In: Lopes L, Moreti F, Ribeiro LL, Pereira EC. Fundamentos e atualidades em voz clínica. 1. ed. Rio de Janeiro: Thieme Revinter. 2019. p. 61-70.
2. Tsuji DH, Braga NA, Sennes LU, Bodahana SC, Chung S. Comportamento da criança durante videonasofaringolaringoscopia: análise de 105 pacientes. Braz J Otorhinolaryngol. 2002;68:175-9.
3. Oliveira SL, Plantier D, Frizzarini R, Koishi HU. Exames endoscópicos em Otorrinolaringologia. In: Hachiya A, Tsuji DH. Videonasolaringoscopia. Rio de Janeiro: Thieme Revinter. 2017. p. 3-11.
4. Clerf LH. Manuel Garcia's contribution to laryngology. Bull N Y Acad Med. 1956;32:603-11.
5. Kiesewetter A, Costa ACDM, Bissoli MM. Princípios da propedêutica otorrinolaringológica. In: Bento RF, Voegels RL, Sennes LU, Pinna F, Jotz G. Otorrinolaringologia Baseada em Sinais e Sintomas. 1. ed. São Paulo: Fundação da Otorrinolaringologia. 2011. p. 17-24.
6. Fleischer S, Pflug C, Hess M. Dipping and rotating: Two maneuvers to achieve maximum magnification during indirect transnasal laryngoscopy. Eur Arch Otorhinolaryngol. 2020;277:1545-9.
7. Boles RW, Gao WZ, Johns MM, Daniero JJ, Grant NN, Rubin AD, et al. Flexible versus rigid laryngoscopy: A prospective, blinded comparison of image quality. J Voice. 2021;S0892-1997(21)00072-2.
8. Yanagisawa E, Yanagisawa K, Horowitz JB, Mambrino LJ. Comparison of new telescopic video microlaryngoscopic techniques. Ann Otol Rhinol Laryngol. 1992;101:51-60.
9. Ford CN. Advances and Refinements in Phonosurgery. Laryngoscope. 1999;109:1891-900.
10. Cohen SM, Pitman MJ, Noordzij JP, Courey M. Evaluation of dysphonic patients by general otolaryngologists. J Voice. 2012;26:772-8.

CAPÍTULO 5

AVALIAÇÃO ESTROBOSCÓPICA DA LARINGE

Domingos Hiroshi Tsuji ▪ Adriana Hachiya ▪ Luiz Ubirajara Sennes

INTRODUÇÃO

A técnica de estroboscopia para avaliar a laringe foi introduzida por Oertel, em 1895, e pode ser considerada atualmente como um exame laríngeo obrigatório para a avaliação de pacientes com queixas vocais.[1] O efeito estroboscópico permite visualizar, como se ocorressem em câmera lenta, os movimentos das estruturas laríngeas envolvidas na fonação e possibilita a análise minuciosa das características anatômicas e funcionais, especialmente das pregas vocais durante os seus ciclos vibratórios. A interpretação correta da dinâmica vibratória cordal é fundamental para estabelecer o diagnóstico diferencial em diversas condições vocais, além de permitir um planejamento terapêutico mais eficaz.

PRINCÍPIOS BÁSICOS DA ESTROBOSCOPIA

Um estroboscópio pode ser definido como uma fonte de luz pulsátil, utilizado para observar o movimento periódico muito rápido de um corpo, normalmente impossível de ser visto pelo olho humano.

Basicamente dois tipos de efeito estroboscópico podem ser obtidos quando um corpo em movimento periódico cíclico, muito rápido, é iluminado com este tipo de luz: efeito de "congelamento" (ou estático) da imagem do corpo em uma determinada fase do seu ciclo e o efeito de "câmera lenta" do movimento (Fig. 5-1). O efeito de "congelamento" é obtido, quando a frequência dos pulsos de fonte estroboscópica coincide com a frequência de ciclos do corpo em movimento. Já o efeito de "câmera lenta" é obtido quando existe uma pequena diferença entre a frequência dos disparos luminosos e a frequência de ciclos de movimento do corpo. Quando este efeito é utilizado para que se veja a vibração cordal, cada pulso luminoso incide sucessiva e sistematicamente em diferentes fases de cada ciclo, o que resulta em um efeito visual em câmara lenta (*slow motion*) da vibração.[2]

De acordo com a lei de Talbot, uma imagem persiste na retina por 0,2 segundo, ou seja, apenas cinco imagens por segundo podem ser percebidas pela visão humana.[3,4] A utilização de um estroboscópio permite avaliar as pregas vocais durante sua vibração, cujos fenômenos dinâmicos são extremamente rápidos, impossíveis de serem observados pelo olho humano.[5,6] A associação da estroboscopia à tecnologia de gravação das imagens em forma de vídeo originou a videoestroboscopia da laringe,[7] que pode ser considerada uma das responsáveis principais pelo enorme avanço da Laringologia observado nas últimas décadas.

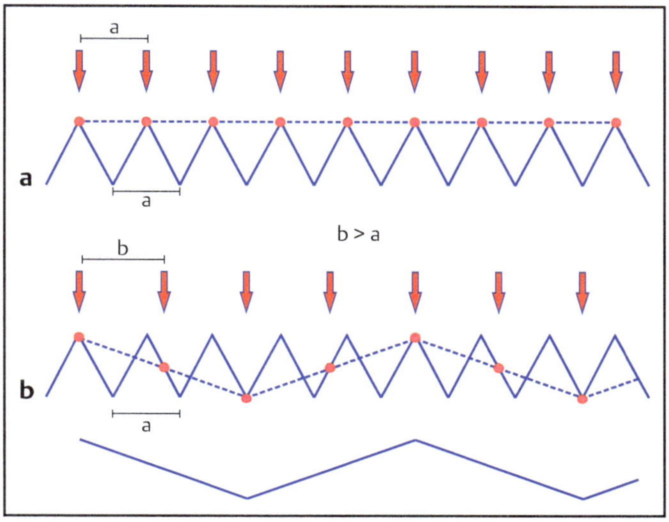

Fig. 5-1. (**a**) O corpo em movimento é visto como um corpo parado (efeito de congelamento da imagem) quando a frequência dos *flashes* luminosos é igual ao do corpo em movimento; (**b**) o efeito de câmera lenta é obtido quando a frequência dos *flashes* luminosos é um pouco menor do que a frequência do corpo em movimento.

EQUIPAMENTO BÁSICO

Um sistema básico necessário para realizar a videoestroboscopia de laringe é constituído por uma fonte de luz estroboscópica, um telescópio de laringe ou um nasofaringolaringoscópio flexível, uma câmera de vídeo com equipamento de gravação e monitor.

Atualmente, existem no mercado inúmeros fabricantes de estroboscópios para uso em Laringologia. Alguns quesitos básicos, porém, devem ser observados pelo médico no momento de adquirir o seu equipamento:

- Possibilidade de uso de luz contínua durante a avaliação não estroboscópica das estruturas nasais e faringolaríngeas.
- Luz estroboscópica de forte intensidade. Os melhores equipamentos são aqueles que utilizam lâmpada de Xenônio. Entretanto, existe uma tendência à migração desta tecnologia para as lâmpadas LED (*light emitting diode*), que têm evoluído rapidamente nos últimos anos.[8]
- Precisão e rapidez para sincronização da frequência estroboscópica com a frequência vocal capturada pelo microfone do aparelho.

- Precisão para sincronização adequada em todas as frequências vocais, desde as mais graves até as mais agudas, sem a necessidade de ajuste manual do aparelho.

TÉCNICA DE EXAME

A técnica básica utilizada para realização da videoestroboscopia da laringe é semelhante à utilizada durante a videolaringoscopia convencional com o telescópio de laringe ou nasofibroscópio. O paciente é examinado na posição sentada, com o tronco levemente inclinado para a frente e com a cabeça ligeiramente estendida. O microfone de contato do estroboscópio é adaptado ao pescoço sobre uma das lâminas da cartilagem tireóidea, gentilmente fixado por uma das mãos do próprio paciente ou preso por uma faixa de fixação cervical. É importante que o examinador certifique-se de que o microfone esteja inteiramente em contato com a pele do pescoço. Caso contrário, poderá causar falta de sincronização adequada entre os pulsos luminosos do estroboscópio e a frequência vibratória das pregas vocais.

Outro microfone para a documentação da voz, conjuntamente com as imagens de vídeo, pode ser colocado na lapela do paciente. Esta medida é de fundamental importância para posterior interpretação das imagens documentadas. Isto porque os parâmetros vibratórios variam muito conforme o tipo de som emitido pelo paciente durante o exame, e a avaliação do binômio som-imagem é de suma importância para a correta interpretação das imagens pelo examinador.

Durante o exame, é importante que o paciente sinta-se confortável para executar com naturalidade as diversas emissões vocais solicitadas pelo examinador. Por isso, desconfortos, como dor e náusea, devem ser minimizados, se necessário, com uso de anestésicos tópico nasal e orofaríngeo. Outro cuidado importante que o examinador deve ter é o de não aplicar força excessiva ao tracionar a língua durante o uso do telescópio. Esses cuidados trazem maior tranquilidade ao paciente e facilitam a realização do exame.

Detalhes técnicos, como centralizar a imagem das pregas vocais no monitor e ajustar as posições do telescópio e da câmera, para que o eixo da glote fique perpendicular à linha horizontal do monitor, são medidas que, apesar de não fundamentais, facilitam a interpretação visual da simetria ou assimetria de parâmetros vibratórios, como amplitude, onda mucosa e fases de vibração.

PARÂMETROS DA ESTROBOSCOPIA

Os parâmetros vibratórios principais, avaliados durante a estroboscopia são: frequência fundamental (f_0), periodicidade, amplitude de vibração, onda mucosa, simetria de vibração e coaptação (oclusão ou fechamento) glótica.[9]

1. *Frequência fundamental f_0:* corresponde à frequência básica da voz e refere-se à quantidade de ciclos vibratórios por segundo, desenvolvido pelas pregas vocais durante determinada emissão vocal. Sua unidade é o Hertz (Hz), ou seja, quantidade de ocorrências por segundo e, em geral, é apresentada no painel de controle do equipamento estroboscópico. Homens, via de regra, apresentam a voz mais grave, e sua frequência fundamental média é de 113 ciclos por segundo, ou seja, o f_0 é de 113 Hz. As mulheres, cuja voz é mais aguda, apresentam frequências médias de 205 Hz.[10] O microfone do estroboscópio, colocado em contato com a pele sobre a região da laringe, tem a função de captar a frequência fundamental da voz. Esta, por sua vez, é avaliada pela unidade de controle eletrônico interno do equipamento e serve de referência para que o circuito eletrônico do aparelho dispare os pulsos luminosos em frequência condizente com a frequência vocal, propiciando, assim, um efeito estroboscópico apropriado. Por essa razão, é de suma importância que o microfone esteja bem adaptado à região cervical para a captação correta da f_0 e para garantir uma sincronização adequada do equipamento.
2. *Periodicidade dos ciclos vibratórios:* refere-se à regularidade dos ciclos que se sucedem durante a vibração cordal. Vibração com ciclos vibratórios uniformes quanto ao tempo e amplitude é denominada *periódica* ou *regular* (Fig. 5-2). Quando não há esta uniformidade, é *aperiódica* ou *irregular*. Um padrão vibratório com *periodicidade inconsistente* é aquele em que momentos de vibração regular intercalam-se com momentos de vibração aperiódica. A presença de *aperiodicidade* durante a vibração causa irregularidade na frequência fundamental e resulta em instabilidade vocal acentuada,[11] que costuma ser facilmente percebida auditivamente pelo examinador como uma voz muito rouca e bitonal. Como o estroboscópio dispara os pulsos luminosos de acordo com a frequência fundamental, as vibrações irregulares resultam em pulsos luminosos também irregulares. O resultado é uma imagem estroboscópica caótica, em que as quatro fases do ciclo intercalam-se aleatoriamente, não permitindo ver, de modo apropriado, os fenômenos dinâmicos que se sucedem a cada ciclo (Fig. 5-3). Quando este tipo de fenômeno ocorre, a análise de parâmetros, como o movimento muco-ondulatório, amplitude e simetria de vibração, fica bastante comprometida. Em situações como essa, a alternativa é a documentação com câmera de alta

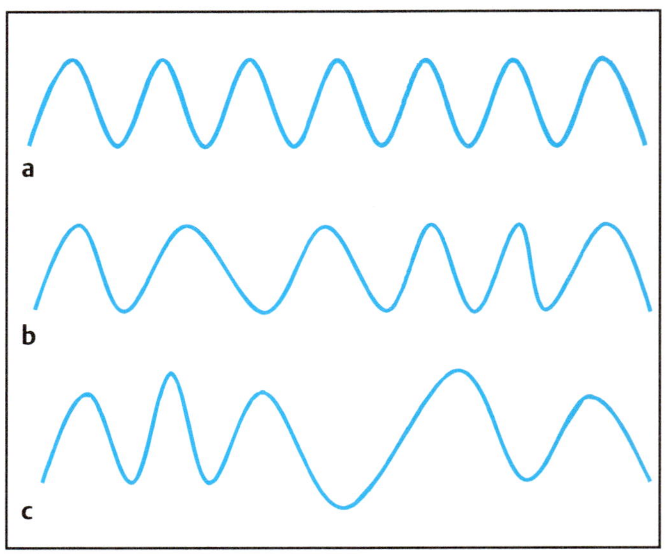

Fig. 5-2. Representação esquemática de vibração periódica (a) e vibração aperiódica (b, c).

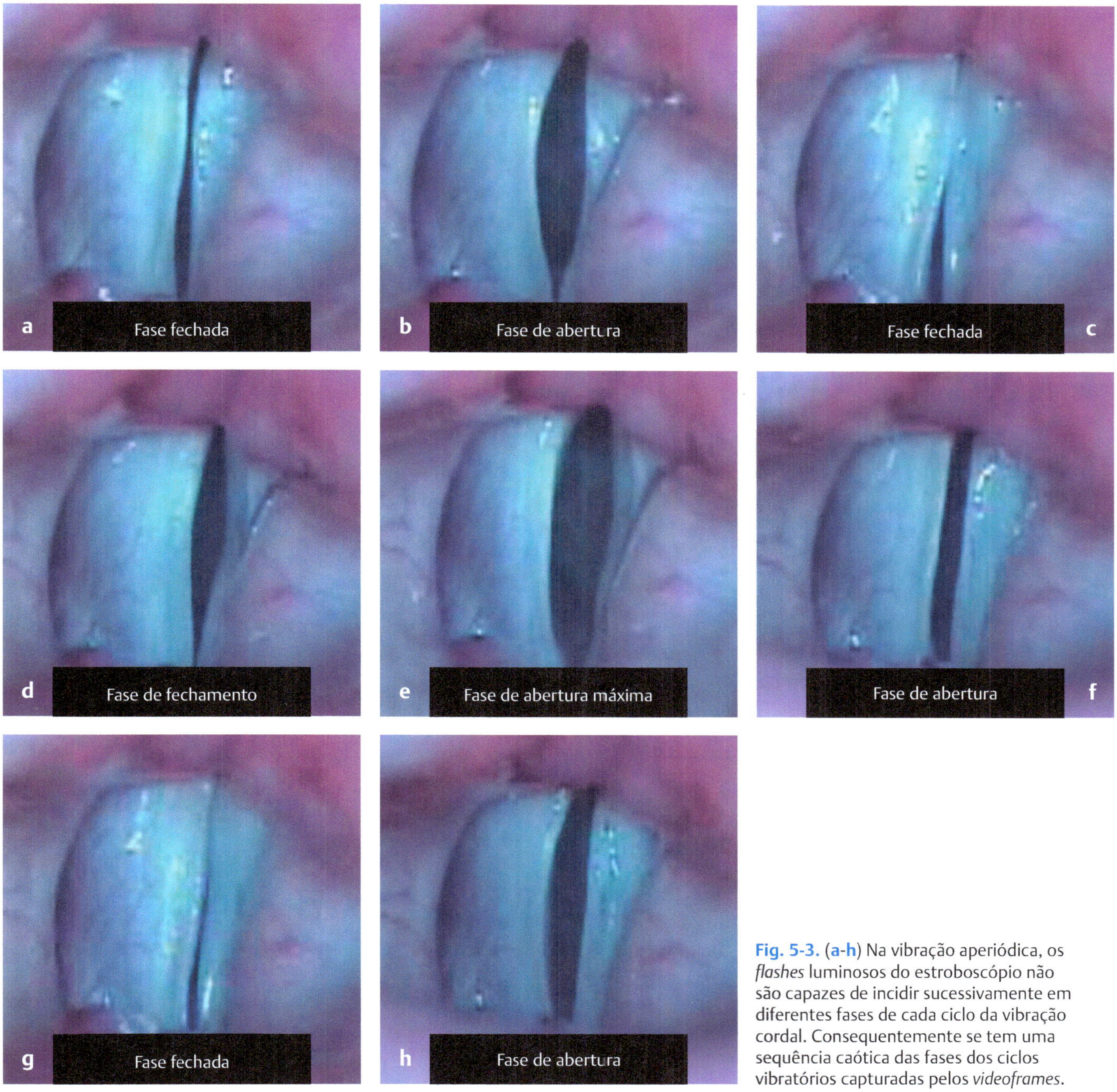

Fig. 5-3. (**a-h**) Na vibração aperiódica, os *flashes* luminosos do estroboscópio não são capazes de incidir sucessivamente em diferentes fases de cada ciclo da vibração cordal. Consequentemente se tem uma sequência caótica das fases dos ciclos vibratórios capturadas pelos *videoframes*.

velocidade que permite o registro de cada ciclo vibratório, mesmo que a oscilação seja aperiódica.[12]

A presença de aperiodicidade ocorre quando existe desequilíbrio considerável entre as pregas vocais quanto às suas propriedades mecânicas, como massa e tensão. A presença de fenda glótica, ou seja, um fechamento incompleto da glote durante o ciclo vibratório, potencializa o efeito do desequilíbrio das propriedades mecânicas sobre a estabilidade vibratória e aumenta a aperiodicidade vibratória.[13] “Falsa” aperiodicidade ou irregularidade vibratória pode ocorrer durante a estroboscopia quando o microfone não capta corretamente a f_0 da voz, por não estar bem adaptado à região cervical. O examinador deve estar sempre atento para esta possibilidade, ao constatar uma vibração aperiódica.

3. *Amplitude de vibração:* refere-se à extensão da excursão horizontal médio-lateral da borda livre das pregas vocais e é mensurada na *fase de abertura máxima* do ciclo vibratório. Embora a trajetória da borda livre durante a vibração ocorra nos planos horizontal e vertical, a visão que o examinador tem durante a estroboscopia é a do movimento no plano horizontal e, por esta razão, a amplitude é definida como a distância da borda livre visível em relação à linha mediana da glote.[14] Ao observar a

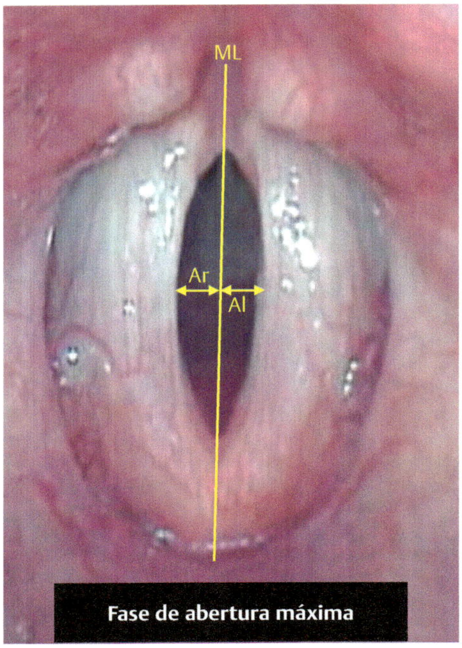

Fig. 5-4. Ao observar a amplitude de vibração, cada prega vocal deve ser analisada individualmente, a partir da linha média da glote, no momento da fase de abertura máxima do ciclo vibratório.

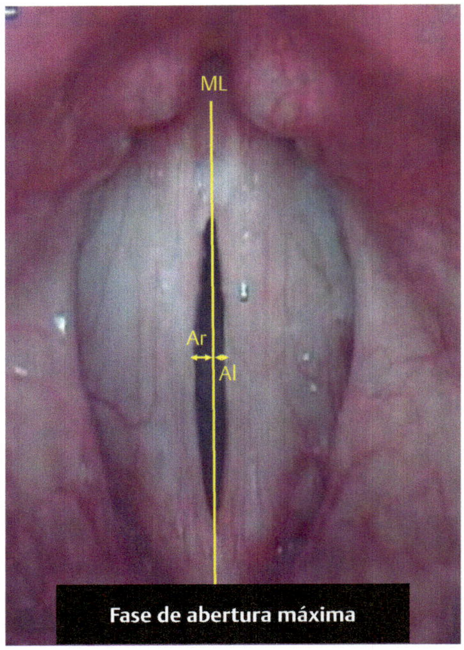

Fig. 5-5. Imagem obtida durante emissão de voz aguda. Observe a redução da amplitude quando comparada à amplitude da emissão vocal grave pelo mesmo sujeito (Fig. 5-8).

amplitude de vibração, cada prega vocal deve ser analisada individualmente, a partir da linha média da glote, no momento da fase de abertura máxima do ciclo vibratório (Fig. 5-4). Do ponto de vista prático, a avaliação da amplitude é com base em estimativa visual do avaliador que deverá mensurar subjetivamente a amplitude de cada prega vocal como *zero, pequena, normal* ou *grande*.[9] O conhecimento da fisiologia quanto à variabilidade das características vibratórias, de acordo com a intensidade e frequência fundamental da voz, é de suma importância para a correta interpretação e valorização deste parâmetro. Um aumento da intensidade vocal significa maior energia sonora, que é fruto de um incremento da pressão infraglótica, responsável pela vibração das pregas vocais.[15] As estruturas cordais, submetidas a uma força pressórica mais intensa, tendem a deslocar-se mais amplamente, o que resulta em amplitude de vibração maior. O inverso também é esperado: emissões em baixa intensidade geralmente resultam em amplitudes menores.
Mudanças de frequência fundamental também impõem variações na amplitude de vibração. Pregas vocais, quando estiradas durante emissão de frequências agudas, ficam com a mucosa mais tensa e com a espessura mais reduzida, limitando a amplitude de movimento (Fig. 5-5). De forma oposta, frequências vocais mais graves são acompanhadas de maior amplitude de movimento (Fig. 5-4).
Outra condição que causa redução de amplitude é o aumento de rigidez da mucosa, provocado por fatores patológicos, como fibrose, tumor, sulco vocal, cisto intracordal, displasias, edema e outros. Do ponto de vista prático, essas lesões costumam acometer apenas uma das pregas vocais, o que facilita a identificação da redução de amplitude quando esta é comparada à amplitude da outra prega, que é normal (Fig. 5-6).

4. *Onda mucosa ou movimento muco-ondulatório da prega vocal:* refere-se ao movimento em forma de onda que a mucosa cordal sofre a cada ciclo vibratório. Este movimento muco-ondulatório ocorre no plano vertical e

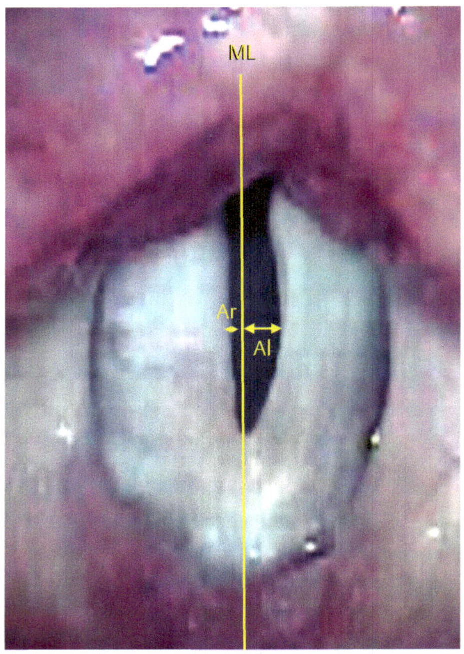

Fig. 5-6. Prega vocal direita com rigidez de mucosa decorrente de fibrose. A amplitude (Ar) está reduzida em relação à da prega vocal esquerda normal (Al).

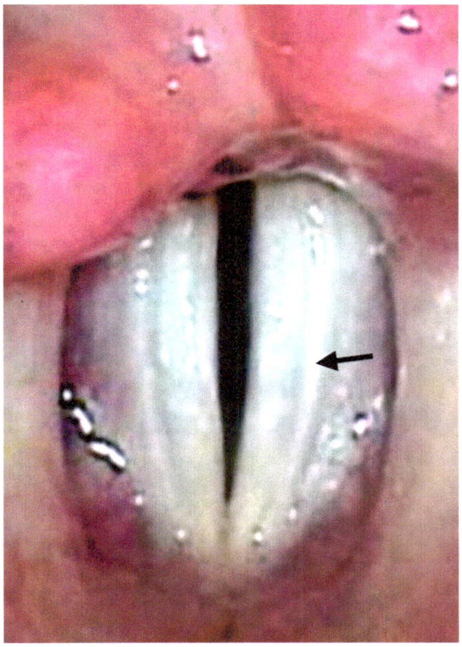

Fig. 5-7. A seta mostra a onda mucosa propagando-se no sentido médio-lateral.

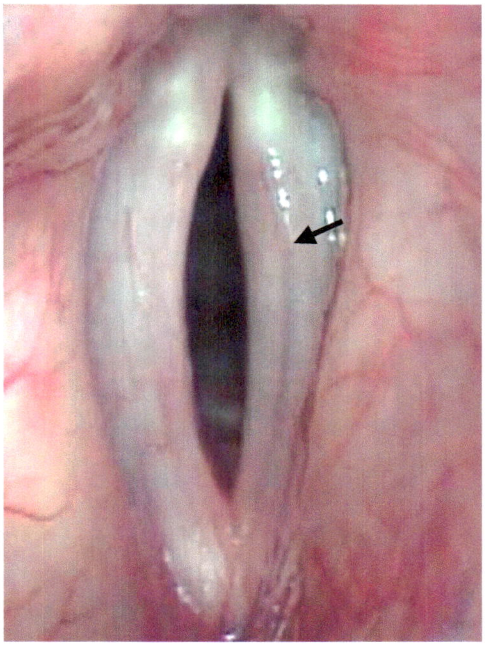

Fig. 5-8. A seta mostra a onda mucosa presente na prega vocal esquerda onde o músculo TA normal mantém o seu tônus. Em contraste, do lado direito, observa-se ausência de onda mucosa decorrente da redução do tônus do músculo TA (tireoaritenóideo) decorrente de paralisia do nervo recorrente daquele lado.

horizontal, propagando-se no sentido médio-lateral (Fig. 5-7). Subjetivamente, o examinador deve classificar o tamanho da onda de cada prega vocal em: *ausente*, *pequeno* (reduzido), *normal* ou *grande* (aumentado).[9] Do ponto de vista fisiológico, as características da onda mucosa mostram informações sobre as condições histológicas da mucosa cordal (cobertura) e do tônus do músculo tireoaritenóideo (corpo).

Lesões, como cicatriz, tumor invasivo, cisto intracordal, sulco vocal e edema agudo, afetam as características da mucosa (cobertura) e causam diminuição de sua maciez e flexibilidade, que resultam em redução ou ausência de movimento muco-ondulatório. A redução do tônus do músculo TA (tireoaritenóideo), como pode ocorrer na paralisia ou paresia de pregas vocais, diminui a diferença de rigidez entre o corpo de sustentação e a mucosa de cobertura (teoria de corpo e cobertura) e resulta em redução ou mesmo ausência de movimento muco-ondulatório na prega afetada (Fig. 5-8). Pregas vocais normais, sob diferentes condições fisiológicas, também mostram variações nas características muco-ondulatórias. Durante a fonação de sons agudos, a mucosa fica tensa e com a espessura reduzida e causa a diminuição do tamanho da onda mucosa. Ao contrário, emissões de sons graves relaxam a mucosa, deixando-a mais espessa e maleável, possibilitando um movimento ondulatório mais amplo.

Durante a emissão vocal em registro basal, as pregas vocais encontram-se mais encurtadas, mais espessas e a mucosa mais frouxa. Nessa condição, é possível observar que a borda da prega vocal inicia sua abertura na sua porção inferior (lábio inferior) e, antes da abertura total da porção superior (lábio superior), é iniciado o movimento de fechamento do lábio inferior. Com a imagem estroboscópica da vibração colocada em reprodução mais lenta no computador, fica fácil observar que o movimento de abertura do lábio superior progride lateralmente em forma de onda mucosa sobre a superfície cranial da prega vocal e, antes mesmo desta atingir o seu limite lateral, o lábio inferior movimenta-se vigorosamente em direção medial, indo ao encontro do lado oposto (Fig. 5-9). Esta diferença de fases entre o lábio inferior e o superior é conhecida como *diferença de fase vertical* da vibração cordal, e sua presença é mais um indicativo das boas condições de maleabilidade da mucosa de revestimento. Não é possível visualizar este fenômeno em emissões vocais muito agudas, pois a mucosa encontra-se muito tensa, e a borda livre bastante adelgaçada.

5. *Simetria de vibração:* ambas as pregas vocais de uma laringe costumam ser semelhantes, tanto do ponto de vista anatômico, quanto das suas propriedades mecânicas. Consequentemente, ambas vibram de forma idêntica ou quase idêntica, resultando em simetrias de amplitude de movimentos, de onda mucosa e de fases de vibração. As diferenças existentes entre as pregas vocais quanto às características mecânicas, como tensão, massa e rigidez das estruturas, causam comportamentos distintos nas duas pregas vocais durante a vibração, o que pode resultar em assimetrias de onda mucosa, de amplitude e de fases de vibração, como:[9]
   - Assimetria de amplitude: a diferença de amplitude entre as pregas vocais pode estar relacionada com a presença de diferenças de rigidez e/ou de tensão de mucosa ou de tônus muscular entre as pregas vocais (Fig. 5-6).
   - Assimetria de onda mucosa: igualmente, a assimetria de onda mucosa pode ocorrer na vigência de assimetrias

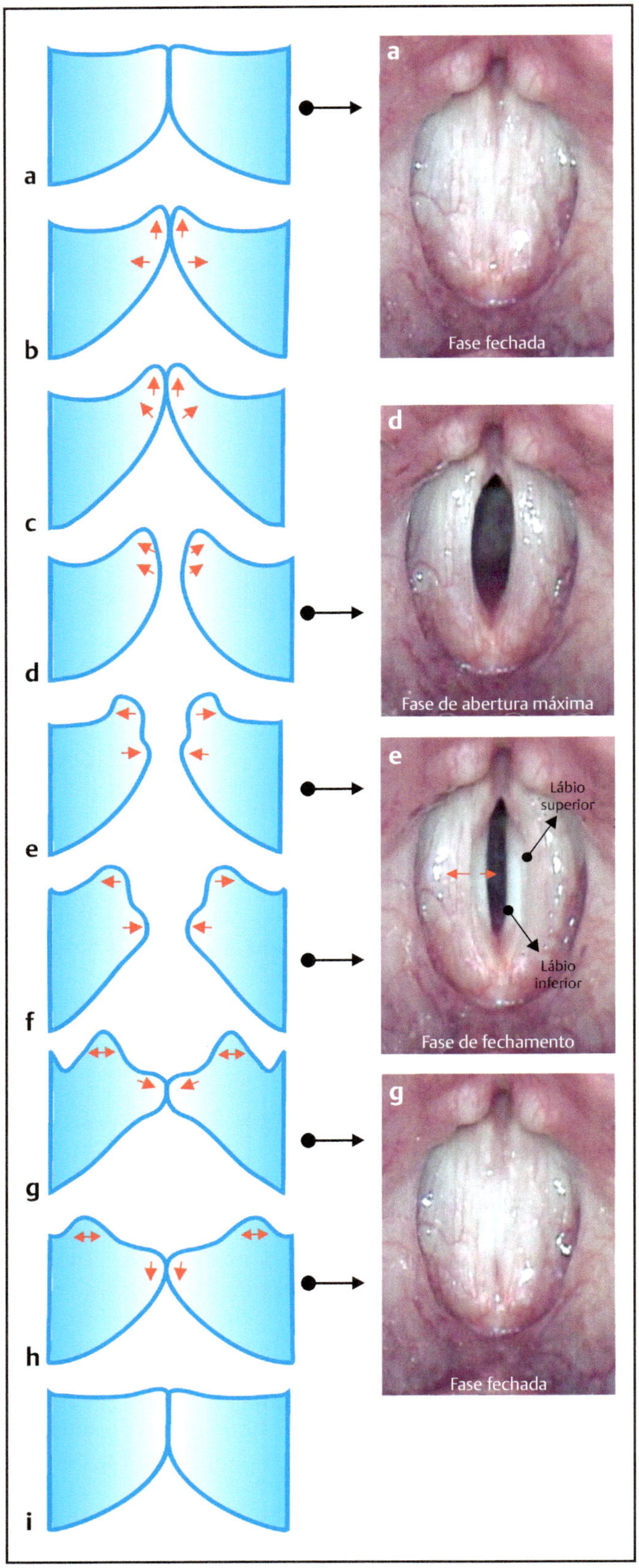

Fig. 5-9. Fases do ciclo vibratório. Em e, observe o movimento do lábio inferior (*lower lip*) em direção à linha média, contrária ao do lábio superior (*upper lip*).

de rigidez e/ou de tensão de mucosas, ou de tônus muscular (Fig. 5-8).

- Assimetria de fases: as quatro fases do ciclo vibratório (fases: fechada, de abertura, de abertura máxima e de fechamento) costumam ser simétricas entre as pregas vocais, como se os movimentos de uma das pregas fossem a imagem especular da outra. Entretanto, nem sempre essa similaridade ocorre e resulta em assimetria de fases. A presença desta assimetria é indicativa de diferença de tensão entre as pregas vocais. A presença de assimetria de fases pode ser notada comparando-se os movimentos de uma prega vocal aos da outra ou, em alguns casos, pode ser percebida ao longo de uma mesma prega vocal, quando há diferenças de tensão entre partes da mesma prega (Fig. 5-10).

Em uma emissão vocal, com intensidade e frequência confortáveis em um sujeito saudável, observam-se ciclos vibratórios em que as bordas livres chocam-se exatamente na linha média no momento da fase fechada do ciclo vibratório e logo iniciam, conjuntamente, o movimento de abertura da glote e atingem, simultaneamente, a fase de abertura máxima do ciclo. A partir de então, as pregas vocais iniciam a fase de fechamento do ciclo, tocando-se mais uma vez na linha média. Quando ocorre uma assimetria de fases, porém, é comum que o examinador tenha a impressão de que a linha de contato das duas bordas livres não fica estanque na linha média, mas que apresenta um movimento de deslocamento contínuo para um dos lados, até o início da fase de abertura, quando uma das pregas vocais começa o seu movimento antes da outra. Uma análise mais apurada mostrará que a falta de simultaneidade dos movimentos ocorre em todas as fases do ciclo. O uso do recurso de câmera lenta, ao reproduzir as imagens no computador, é muito conveniente para a identificação e análise da assimetria de fases e de outros parâmetros.

6. *Oclusão, coaptação ou fechamento glótico:* as pregas vocais devem tocar-se na linha média, ocluindo totalmente a glote durante a fase de fechamento dos ciclos vibratórios durante uma emissão vocal normal confortável. Algumas condições funcionais ou orgânicas (p. ex., nódulos, pólipos e paralisias), no entanto, podem resultar em uma oclusão não completa da glote durante a vibração. De acordo com as condições de oclusão, no momento de fechamento do ciclo vibratório, pode-se classificar o fechamento glótico em *completo*, *incompleto* e *inconsistente*. Um fechamento é completo quando as bordas tocam-se completamente em todos os ciclos vibratórios. É considerado incompleto quando as duas bordas das pregas nunca se tocam. Se isto ocorrer, é comum o examinador referir que foi encontrada uma *fenda glótica*. E o fechamento é considerado inconsistente quando há momentos de oclusão completa intercalados com oclusão incompleta.

Em algumas condições vocais em que o fechamento da glote é completo, o examinador deverá estimar o tempo de duração da fase fechada do ciclo vibratório, comparando-o ao tempo total do ciclo e classificá-lo como: *encurtado*, *normal* ou *aumentado*.[9] Fechamento glótico que ocorre em situação de pouca força de adução – como na disfonia hipotônica ou na vigência de déficit motor de

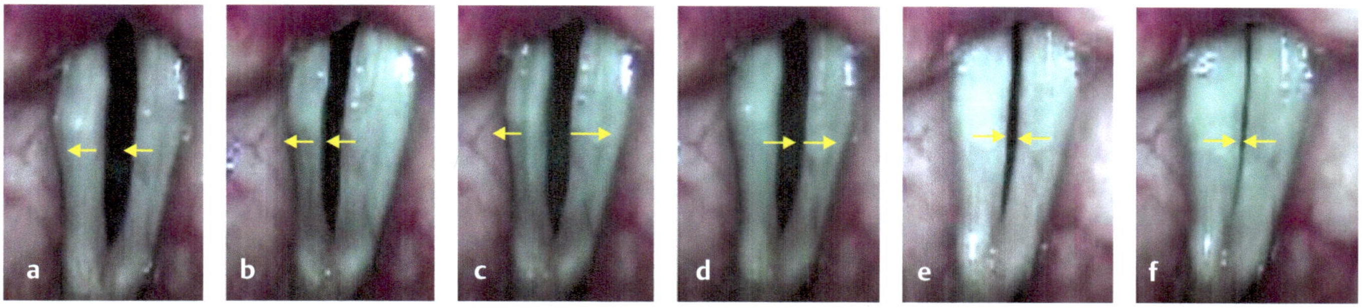

Fig. 5-10. (a-f) As setas mostram o sentido do movimento de cada uma das pregas vocais durante o ciclo de vibração. Observe a assimetria de fases em a, b e c.

uma das pregas vocais – tende a ter a fase fechada do ciclo vibratório, com relação ao tempo total do ciclo, mais curta do que em uma condição de normalidade. Paralelamente, em uma situação de hipertonia de fechamento, como na disfonia funcional hipertônica ou disfonia espasmódica de adução, em que a força de adução é muito maior, a fase fechada do ciclo vibratório poderá ser muito prolongada e pode ocupar, até mesmo, a maior parte do tempo do ciclo vibratório. A variação da fase fechada do ciclo vibratório também pode ocorrer de acordo com a intensidade, tipo de registro e frequência vocais. Ao utilizar uma câmera quimográfica, Koishi *et al.* mostraram que, em média, a fase fechada do ciclo vibratório em um sujeito saudável, durante emissão vocal normal, corresponde a 25% do ciclo vibratório e pode chegar a 57% durante a emissão em intensidade elevada.[16] Estimar o tempo de duração de cada uma das fases vibratórias de forma subjetiva, no entanto, é uma tarefa bastante difícil, mesmo para os profissionais mais experientes.

Emissões vocais com maior intensidade tendem a apresentar prolongamento da fase fechada, enquanto o inverso pode ser dito com relação às emissões vocais mais tênues. Emissões vocais em registros mais altos, assim como emissões em frequências mais elevadas, tendem a apresentar menor tempo de fase fechada. A emissão em registro de falsete, por exemplo, caracteriza-se pela presença de pequena fenda paralela ao longo da glote que não deve ser diagnosticada como patológica.[17] Da mesma forma, a presença de fenda triangular posterior em mulheres corresponde a aproximadamente 86% dos casos e não deve ser considerada anormal.[18] Ter o conhecimento da fisiologia das pregas vocais em diferentes emissões é de suma importância para não cometer erros de interpretação.

O fechamento glótico é incompleto ou inconsistente quando a fenda glótica detectada pode ser classificada segundo o seu aspecto morfológico em: fenda fusiforme em toda extensão da glote; fenda fusiforme anterior; fenda fusiforme média; fenda em ampulheta; fenda em duplo fuso; fenda irregular; fenda triangular posterior; fenda triangular médio-posterior e fenda triangular em toda extensão da glote (Fig. 5-11).[9]

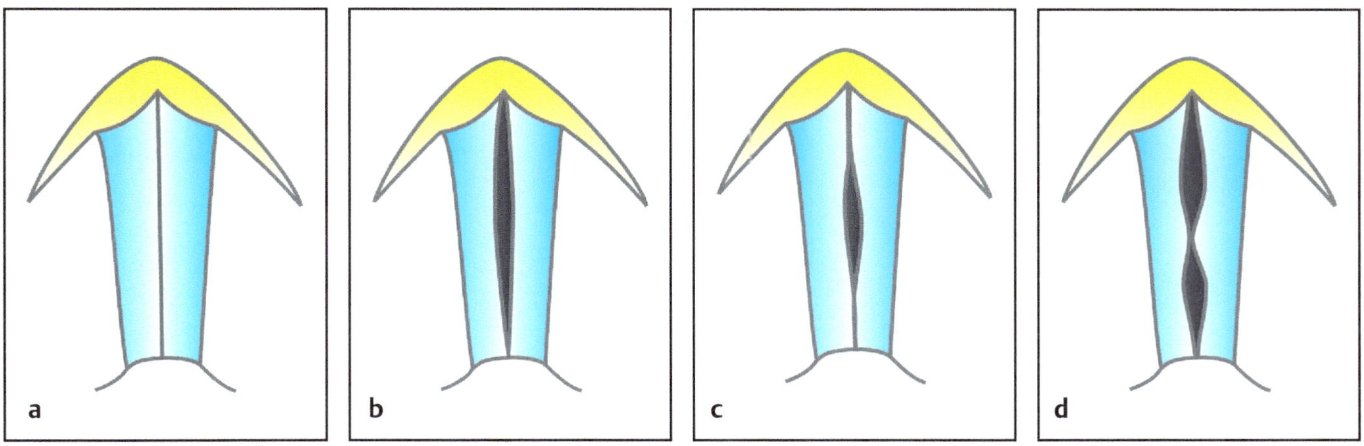

Fig. 5-11. Principais fendas glóticas: (a) fechamento completo; (b) fenda fusiforme e toda extensão glótica; (c) fenda fusiforme central; (d) fenda em ampulheta; *(Continua.)*

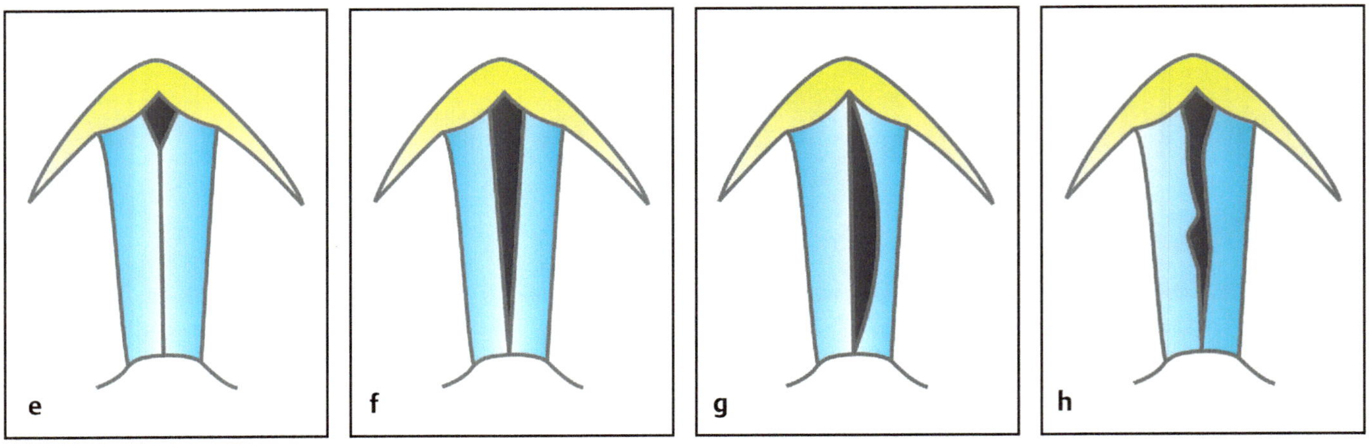

Fig. 5-11. *(Cont.)* (e) fenda triangular posterior; (f) fenda triangular em toda extensão glótica; (g) fenda em semilua; (h) fenda irregular.

CONSIDERAÇÕES FINAIS

A videolaringoestroboscopia é um recurso diagnóstico que utiliza o efeito estroboscópico para iluminar a laringe durante a emissão vocal, e possibilita ver em "câmera lenta" a vibração das pregas vocais. Os parâmetros da dinâmica vibratória cordal, observados durante o exame, podem ser essenciais para o diagnóstico, indicação terapêutica e prognóstico de pacientes com diversos tipos de queixas vocais.

REFERÊNCIAS BIBLIOGRÁFICAS

1. Oertel M. Das laryngo-stroboskop und die Laryngo-Stroboskopische Untersuchung. Arch Laryngol Rhinol. 1895;3:1-16.
2. Kallen LA. Laryngostroboscopy in the practice of otolaryngology. Arch Otolaryngol. 1932;16:791-807.
3. Harley B. Optical Toys. Princes Risborough, UK: Shire Publications; 1988.
4. Hirano M, Bless DM. Introduction and historical review. In: Hirano M, Bless DM (Eds.). Videostroboscopic examination of the Larynx. San Diego: Singular Publishing. 1993. p. 1-21.
5. Woo P. Stroboscopy and Talbot's Law. In: Woo P (Ed.). Stroboscopy. San Diego: Plural Publishing. 2010. p. 11-7.
6. Wendler J. Stroboscopy. J Voice. 1992;6:49-154.
7. Yoshida Y, Hirano M, Nakajima T. A video-tape recording system for laryngostroboscopy. Nihon Kikan Shokudoka Gakkai Kaiho. 1979;30:1-5.
8. Mehta DD, Hillman RE. Current role of stroboscopy in laryngeal imaging. Curr Opin Otolaryngol Head Neck Surg. 2012:20:429-36.
9. Hirano M, Bless DM. Judgment and Interpretation of Vibratory Pattern. In: Videostroboscopic examination of the larynx. San Diego: Singular Publishing. 1993. p. 109-18.
10. Behlau M, Pontes P. Higiene vocal: Cuidando da voz. 5. ed. Rio de Janeiro: Revinter. 2009.
11. Moore P, Thompson CL. Comments on physiology of hoarseness. Arch Otolaryngol. 1965;81:97-102.
12. Tsuji DH, Hachiya A, Dajer ME, Ishikawa CC, Takahashi MT, Montagnoli AN. Improvement of vocal pathologies diagnosis using high-speed videolaryngoscopy. Int Arch Otorhinolaryngol. 2014;18:294-302.
13. Isshiki N. Fisiopatologia da produção da voz. In: Tireoplastias. São Paulo: Fundação Otorrinolaringologia.1999. p. 31-7.
14. Timcke R, von Leden H, Moore P. Laryngeal vibrations: Measurements of the glottic wave. I. The normal vibratory cycle. AMA Arch Otolaryngol. 1958;68:1-19.
15. Isshiki N. Physiology of speech production. In: Phonosurgery: Theory and practice. Tokyo: Springer-Verlag. 1989. p. 5-21.
16. Koishi H, Tsuji D, Imamura R, Sennes L. Vocal intensity variation: A study of vocal folds vibration in humans with videokymography. Rev Bras Otorrinolaringol. 2003;69:464-70.
17. Hirano M, Bless DM. Vocal fold vibration. In: Videostroboscopic examination of the larynx. San Diego: Singular Publishing. 1993. p. 23-36.
18. Cielo CA, Schwarz K, Finger LS, Lima JM, Christmann MK. Glottal closure in women with on voice complaints or laryngeal disorders. Int Arch Otorhinolaryngol. 2019;23:e384-8.

CAPÍTULO 6

SEMIOLOGIA E AVALIAÇÃO ENDOSCÓPICA FARINGOLARÍNGEA DA DEGLUTIÇÃO

Nataly Caroline de Almeida Albornoz ■ Patrícia Paula Santoro

INTRODUÇÃO

A deglutição é um processo neuromuscular dinâmico, que pode ser dividido didaticamente em quatro fases: pré-oral; oral; faríngea e esofágica.

O objetivo da deglutição é o transporte seguro do alimento da boca ao estômago. Para que este processo aconteça de forma coordenada, são necessárias inúmeras estruturas neuromusculares orais, faríngeas, laríngeas e esofágicas, integradas por um complexo controle multissináptico.[1] Alterações biomecânicas ou fisiológicas destas estruturas provocam quebra na eficiência da deglutição, resultando em disfagia.[2]

Disfagia é um sintoma que denota um comprometimento na deglutição. Pode acometer uma das fases da deglutição ou todas conjuntamente. A disfagia orofaríngea pode ser mecânica, envolvendo alterações estruturais ou neurogênicas, manifestando-se com alterações neurofuncionais.[3]

A disfagia mecânica é decorrente de alterações estruturais, incluindo lesões neurais periféricas; ressecção de tumor de cabeça e pescoço, levando à falta de estrutura anatômica, intubação orotraqueal prolongada e radioterapia entre outras. Frequentemente é transitória e passível de adaptação com o uso de estruturas remanescentes ou próximas à área afetada. As principais manifestações da disfagia mecânica são: engasgos, tosse, necessidade de engolir várias vezes, voz alterada durante ou após a alimentação, xerostomia, dor para engolir em graus variados entre outros sinais e sintomas.

A disfagia orofaríngea caracteriza-se por um comprometimento na transferência do bolo alimentar da cavidade oral até o esôfago, sendo a sintomatologia frequentemente relacionada com a dificuldade em iniciar a deglutição, com os engasgos e com a sensação de alimento parado na garganta.[1] Frequentemente associa-se a: doenças sistêmicas, neurológicas, efeitos colaterais de medicamentos, doenças neurodegenerativas e quadros de presbifagia entre outros.

São manifestações clínicas relacionadas com as disfagias orofaríngeas: emagrecimento, desnutrição, desidratação e broncopneumonia por aspiração, com impacto na qualidade de vida da população. Neste contexto, a aspiração pulmonar se torna uma questão de saúde pública, uma vez que aumenta a morbidade e a mortalidade de indivíduos com qualquer condição clínica de base, afetando um número significativo de indivíduos.[1]

AVALIAÇÃO CLÍNICA DO PACIENTE DISFÁGICO

Anamnese

Em relação à anamnese do paciente disfágico, é importante atentar para a sintomatologia sugestiva de disfagia alta (orofaríngea) ou disfagia baixa (esofágica). Neste contexto, é mandatório questionar sobre os tipos de alimentos que conferem maior dificuldade para ser deglutido, o tempo de evolução do problema e seu curso. Deve-se questionar sobre a presença de odinofagia e disfonia, que podem denotar uma alteração estrutural na região faringolaríngea.

Também é de extrema importância o conhecimento da história médica pregressa no que tange às comorbidades e medicações em uso, que representam potenciais cofatores na gênese e manutenção da disfagia orofaríngea.

São sinais clínicos sugestivos de disfagia orofaríngea:[1,2]

- Dificuldade de manejar secreções.
- Engasgos/afogamentos.
- Tosse úmida/voz úmida e borbulhante.
- Inabilidade para iniciar a deglutição.
- Xerostomia.
- Odinofagia.
- Regurgitação nasal.
- Sensação de *globus faríngeo*.
- Incapacidade de progressão da saliva e/ou do bolo alimentar.

Exame Físico

Em relação ao exame físico do paciente disfágico,[6] é importante atentar para:

- Estado geral do indivíduo.
- Nível de consciência.
- Estado nutricional, via de alimentação, dados de emagrecimento (perda de peso e o tempo de evolução, IMC).
- Estado de hidratação.
- Condições respiratórias, sinais de infecção pulmonar, histórico de broncopneumonias de repetição.
- Presença de traqueostomia (tipo de cânula, presença de balonete, características da secreção).

Na realização específica do exame físico otorrinolaringológico, é importante avaliar:

- Cavidade oral, estado de conservação da arcada dentária, desvios, assimetrias e tônus do palato, musculatura mastigatória e língua.

Quadro 6-1. Pares Cranianos Envolvidos na Deglutição

Nervo	Inervação sensorial	Inervação motora
V - trigêmeo	Sensação térmica, tátil e dolorosa	Presente
VII - Facial	Paladar	Presente
IX - Glossofaríngeo	Sensibilidade, paladar, sensação tátil, dor e temperatura	Presente
X - Vago	Sensibilidade e paladar	Presente
XI - Acessório	Ausente	Presente
XII - Hipoglosso	Ausente	Presente

Adaptado de Dedivitis R, Santoro PP, Sugueno LA. Manual prático de disfagia. 1. ed. Rio de Janeiro: Revinter; 2017.

- Avaliação cervical, com ênfase para massas, linfonodopatias, presença de bócio entre outros.
- Avaliação das características da voz e fala, do choro no caso de pacientes pediátricos (choro fraco, borbulhante).
- Avaliação dos pares cranianos envolvidos com o processo de deglutição, a saber: V, VII, IX, X, XI e XII, lembrando que o centro da deglutição se encontra no tronco cerebral, mais especificamente no bulbo (Quadro 6-1).[1]

Exames Complementares na Avaliação da Disfagia

Avanços relacionados com o entendimento fisiopatológico da disfagia e com os métodos de avaliação existentes têm proporcionado seu diagnóstico precoce e a escolha de melhores opções terapêuticas clínicas e/ou cirúrgicas, com repercussão positiva na qualidade de vida dos pacientes e na redução de potenciais complicações.[2-4]

O otorrinolaringologista tem grande participação neste contexto, sendo o profissional que recebe inicialmente este paciente e tem condições de realizar uma avaliação clínica dirigida, complementada com exames de propedêutica armada, o que auxilia a elucidação diagnóstica do caso.

São descritas inúmeras técnicas de propedêutica armada para a avaliação da deglutição: videodeglutograma (VDG), ultrassonografia, manometria, manofluoroscopia, cintilografia, eletroglotografia, eletromiografia e videoendoscopia da deglutição (VED) entre outras. Faz-se necessário conhecer as indicações, limitações, grau de invasividade e riscos inerentes a cada procedimento, o que permite estabelecer critérios de escolha da opção mais adequada para cada caso.

VIDEOENDOSCOPIA DE DEGLUTIÇÃO

A videoendoscopia da deglutição, conhecida como FEES: Fiberoptic Endoscopic Evaluation of Swallowing, foi primeiramente descrita por Susan Langmore, em 1988, e,[2] desde então, seu uso como ferramenta diagnóstica cresceu exponencialmente, sendo que, em muitos serviços, é o exame de escolha inicial para pacientes com suspeita de disfagia orofaríngea.[3-6]

A FEES é frequentemente comparada à videofluoroscopia da deglutição,[4] uma vez que este exame já estava bem estabelecido na época em que a FEES foi descrita. Desde então, diversos estudos foram feitos comparando os dois exames para verificar se de fato há um exame padrão-ouro, sendo que a maioria desses estudos mostrou uma concordância entre ambos os exames referente à presença ou não de penetração, aspiração, atraso do disparo e resíduos (parâmetros que podem ser comparados).

Com relação à segurança, a videoendoscopia da deglutição é considerada um procedimento seguro, sendo as complicações relatadas: epistaxe, reflexo vasovagal e laringospasmo.

As principais vantagens da FEES são:[4,5]

- Exame portátil (podendo ser realizado em qualquer ambiente).
- Possibilidade de avaliar secreções e sensibilidade faringolaríngea.
- Baixo custo.
- Não requer uso de contraste.

Protocolo da Videoendoscopia da Deglutição

Para a realização do exame, é necessária a utilização de: Nasofibroscópio, equipamento de gravação de vídeo, alimentos a serem ofertados (líquido, líquido engrossado, pastoso e sólido), espessante alimentar e corante alimentício. Não é realizada anestesia tópica nasal a fim de se evitar alteração da sensibilidade faringolaríngea.[2,3,5]

Este exame é didaticamente dividido em três partes:

1. Avaliação estrutural: anatomia, sensibilidade, mobilidade.
2. Avaliação funcional: deglutição com alimentos e líquidos.
3. Intervenção por meio de manobras de deglutição.

Avaliação Estrutural

Na primeira parte do exame, avaliam-se:

1. Fechamento velofaríngeo.
2. Anatomia nasal, faringe, laringe.
3. Presença de secreções.
4. Deglutição espontânea (avaliar em um período de 1 minuto, na ausência de deglutição solicitar que paciente degluta).
5. Movimentos laríngeos:
   - Respiração (observar respiração no repouso.
   - Fechamento laríngeo/via aérea (na fonação, tosse forçada, pigarro ou solicitar apneia).
   - Fonação: mobilidade de pregas vocais e das aritenoides.
   - *Pitch Glide*: subir o tom para alcançar uma voz aguda.
6. Contração faríngea: manobra do aperto faríngeo (segurar o ar com esforço por alguns segundos).
7. Movimentação de base de língua/retração de base de língua.
8. Retroflexão da epiglote na deglutição.
9. Sensibilidade faringolaríngea.

Iniciando o exame com a introdução do aparelho pela fossa nasal, observa-se o aspecto da mucosa nasal, presença de secreções, conchas nasais, meatos e recessos nasais.

Ao atingir a rinofaringe, avalia-se o fechamento velofaríngeo durante a fonação e a deglutição, visando observar se há refluxo nasal. A presença de refluxo nasal pode ocorrer por causa de uma incompetência velofaríngea (incapacidade de realizar a contração necessária para um fechamento completo)

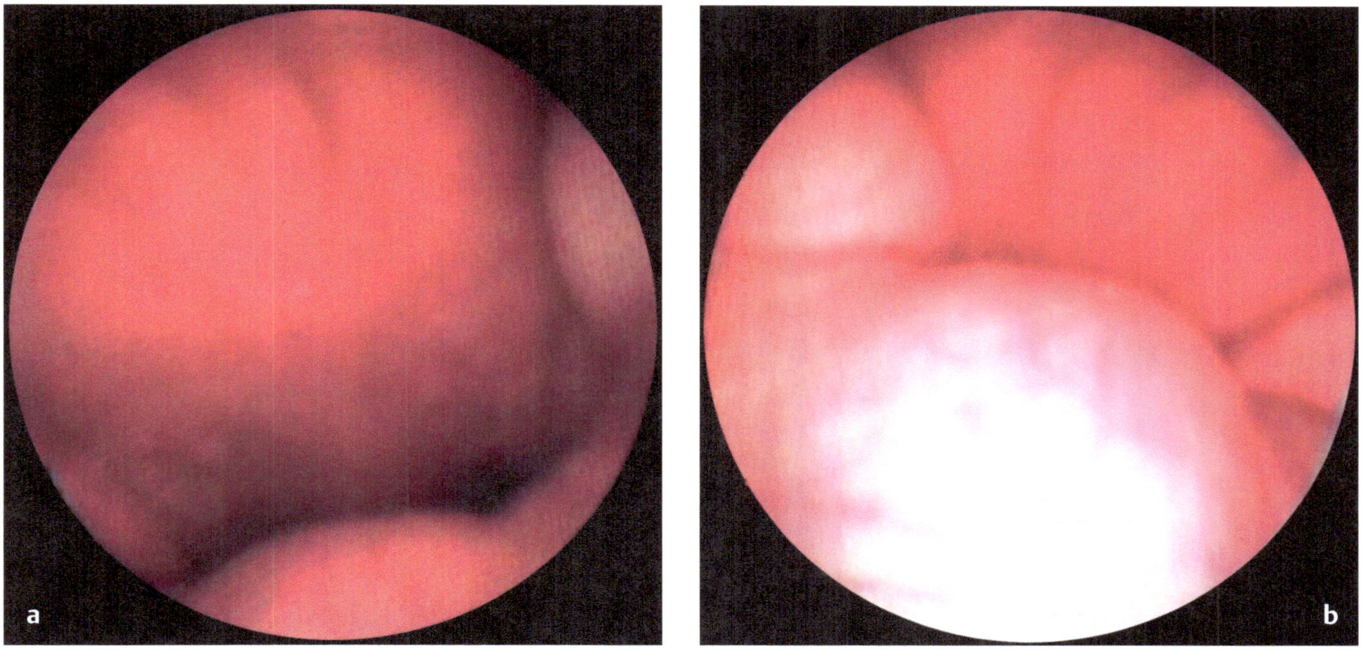

Fig. 6-1. Fechamento velofaríngeo: (a) paciente em repouso; (b) fechamento completo no momento da deglutição.

ou de uma insuficiência velofaríngea (quando falta estrutura anatômica para o completo fechamento faríngeo).

Dando continuidade ao exame, prossegue-se inferiormente com o aparelho para a região da hipofaringe e laringe, onde são avaliados: base da língua, valéculas, recessos piriformes, região retrocricóidea e pregas vocais. Nesta etapa, para uma melhor avaliação dos recessos piriformes, manobras específicas, como a Valsalva ou manobra do "trompete", podem ajudar a dilatar essas estruturas para uma melhor avaliação de possíveis lesões.

Durante a avaliação da movimentação das estruturas relacionadas com a deglutição, devemos saber solicitar alguns comandos ao paciente e estar atento a possíveis alterações:

- Fechamento velofaríngeo: avaliado durante deglutição (solicitado ao paciente para engolir a própria saliva) e durante fonação (solicitado que pronuncie as sequências: pa/ta/ka e fá/sá/chá. Por fim, são solicitados os fonemas fricativos (/ss/ e /sh/) (Fig. 6-1).
- Mobilidade de base de língua: atenta-se para a presença de tremores, mioclonia, fasciculação. Em paciente com doença de Parkinson, pode-se observar o *tongue pumping*, um movimento repetitivo anteroposterior da língua contra o palato mole, evidenciando uma disfagia oral nesses pacientes.
- Comandos para avaliação de proteção da via aérea:
  - Prender a respiração levemente e progressivamente segurar a respiração com força.
  - Segurar a respiração contando até 7 segundos.
  - Opcional: tosse, pigarro.
- Contração faríngea: solicita-se que o paciente fone a vocal /i/em um tom crescente e por um período longo e/ou que ele tussa. Permite também avaliar a elevação laríngea.
- Mobilidade das pregas vocais e avaliação do fechamento glótico: pede-se ao paciente que pronuncie a vocal /e/ por alguns segundos; se houver dúvida em relação à presença ou não de paresia ou paralisia de prega vocal, pede-se que o paciente fone a vocal /i/ e, em seguida, inspire pelo nariz, repetindo essa sequência pelo menos três vezes.
- Diadococinesia laríngea: fonação repetida da vocal /e/ ("e-e--e-e").
- Elevação laríngea: solicita-se um *Pitch Glide* ao paciente (vai aumentando o tom da voz e segura em nota alta por alguns segundos).
- Avaliação da sensibilidade faringolaríngea: realizado o toque da ponta do aparelho nas estruturas da hipofaringe e laringe, bilateralmente. São estimuladas as pregas ariepiglóticas e as aritenoides, visando obter uma resposta reflexa de adução glótica. Na ausência de resposta nesses locais, prossegue-se com a estimulação da face laríngea da epiglote, pregas vestibulares e pregas vocais. Esta etapa tende a ser bastante desconfortável para o paciente, sendo que, antes de realizá-la, sugere-se avisar ao paciente que ele provavelmente sentirá vontade de tossir.
- Presença de secreções: a fim de melhor descrevermos a intensidade da secreção podemos usar a Escala de Secreção de Murray (Quadro 6-2 e Figs. 6-2 a 6-4).[7]

Quadro 6-2. Escala de Secreção de Murray

0	Classificação mais normal. Ausência de secreções visíveis na hipofaringe ou apenas algumas bolhas transitórias visíveis nas valéculas e recessos piriformes
1	Secreções visíveis nas valéculas e recessos piriformes
2	Secreção atinge vestíbulo laríngeo de forma transitória
3	Secreção permanente em vestíbulo laríngeo

Fonte: Kuo C-W, Allen CT, Huang C-C, Lee C-J (2017). Murray secretion scale and fiberoptic endoscopic evaluation of swallowing in predicting aspiration in dysphagic patients (tradução livre).

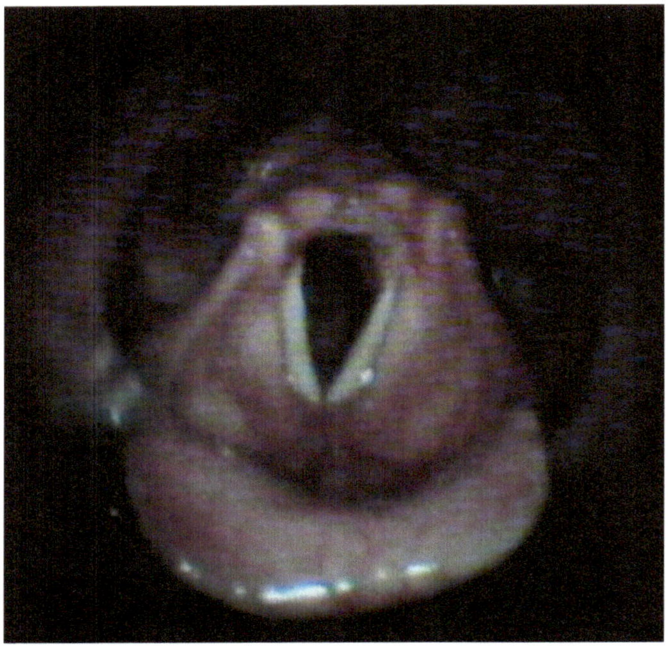

Fig. 6-2. Murray 0.

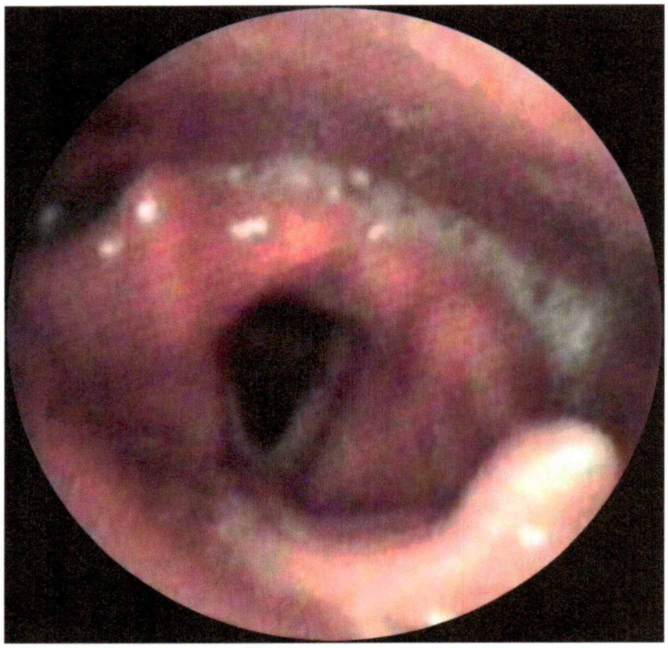

Fig. 6-3. Murray 1.

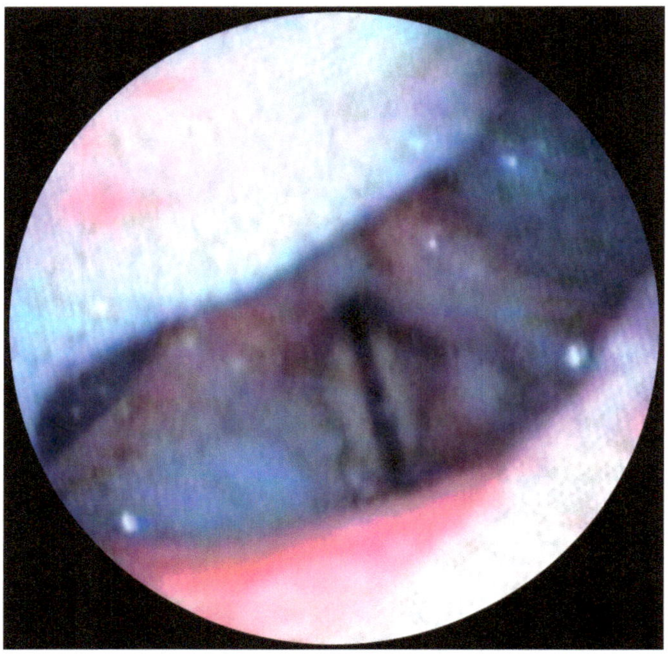

Fig. 6-4. Murray 3.

Avaliação Funcional

Na segunda etapa do exame, é avaliado objetivamente como o paciente maneja o bolo alimentar e se há alguma alteração como escape precoce, penetração/aspiração e resíduos alimentares. São ofertadas quantidades e consistências progressivas de alimentos corados com corante alimentar. São testadas as seguintes consistências: pastoso; líquido espessado; sólido e líquido fino.

O paciente deve ser posicionado confortavelmente, simulando ao máximo a postura utilizada durante a refeição. A sequência dos alimentos em relação à quantidade e à consistência que será ofertada irá variar de acordo com os dados obtidos na anamnese do paciente. A depender da gravidade ou da falta de colaboração do paciente, a oferta alimentar poderá ser contraindicada, a fim de evitar um risco desnecessário de aspiração.[5]

Durante a avaliação funcional, o nasofibroscópio é posicionado posterior e inferiormente à úvula, a fim de obter uma imagem panorâmica, sempre evitando tocar na parede posterior e na epiglote para não causar desconforto ao paciente (Fig. 6-5).

No instante exato da deglutição, a contração das paredes faríngeas bloqueia a passagem de luz pelo nasofibroscópio, impedindo a visualização direta dos eventos da deglutição, sendo este momento denominado *white out* ou fase de clarão (Fig. 6-6).

Durante a avaliação funcional, é possível observar alguns eventos tanto da fase oral, quanto da fase faríngea da deglutição.

Fase Oral

Uma das limitações da videoendoscopia da deglutição é a sua limitação em avaliar os aspectos da fase oral. Os eventos passíveis de serem observados incluem:

- Mobilidade de base de língua durante mastigação.
- Contenção do alimento na cavidade oral.
- Escape precoce.

Para avaliar a ocorrência do escape precoce, solicita-se que o paciente segure o conteúdo alimentar na cavidade oral e degluta somente quando for dado o comandado para tal. O escape do alimento da cavidade oral para a hipofaringe, antes que seja solicitado que o paciente degluta, é denominado escape precoce.

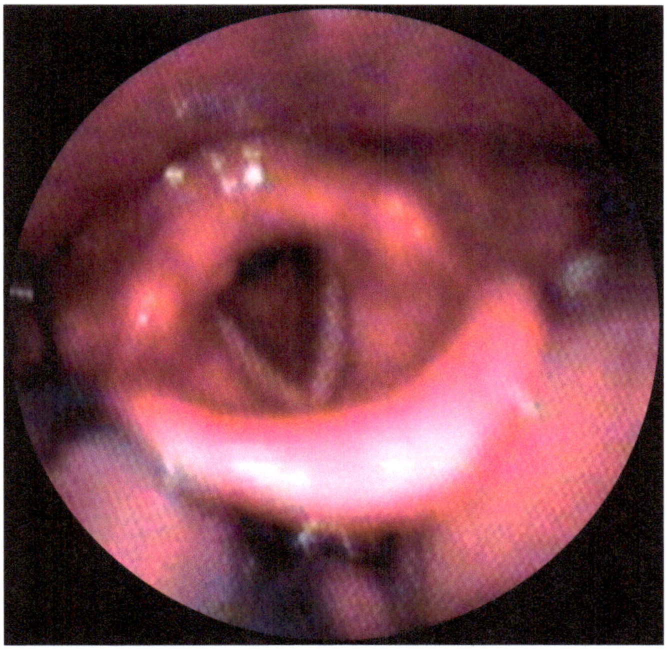

Fig. 6-5. Visão panorâmica.

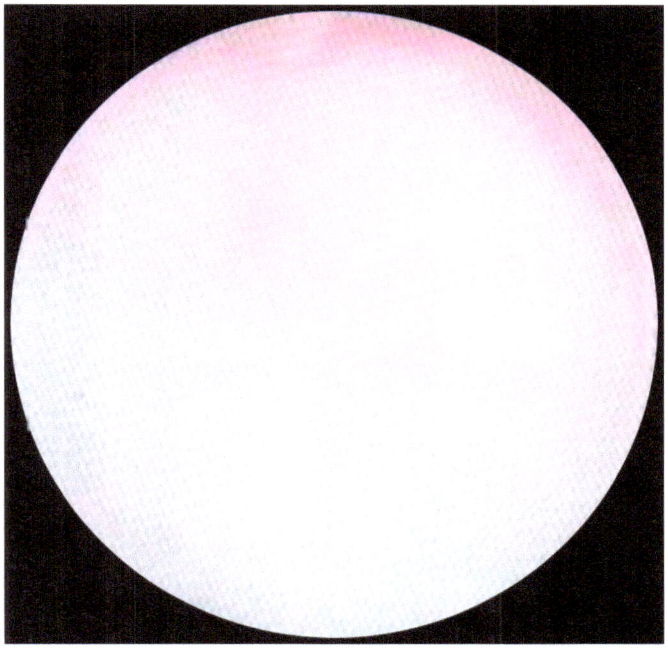

Fig. 6-6. *White out* ou fase de clarão.

Fase Faríngea

A fase faríngea da deglutição vista pela FEES permite avaliar:

- Refluxo nasal da oferta alimentar.
- Presença de resíduos após a deglutição (Fig. 6-7).
- Ocorrência de penetração ou aspiração antes, durante ou após a deglutição.
- Presença de reflexo de tosse ou pigarro.
- Número de deglutições necessárias para o clareamento completo ou parcial da oferta alimentar.

A presença de resíduos alimentares após três ou mais deglutições demonstra um comprometimento no clareamento do bolo alimentar, que pode ser consequência de uma constrição faríngea reduzida; comprometimento da propulsão oral em relação à retração da base de língua e/ou alteração na abertura da transição faringoesofágica.

O local de acúmulo do resíduo alimentar é um forte indicador da localização do problema. Resíduos em base de língua podem estar relacionados com a pressão reduzida da base da língua contra a parede faríngea ou obstrução faríngea causada por um osteófito entre outros. Já a presença de resíduos em recessos piriformes pode denotar uma contração faríngea fraca. Resíduos em região retrocricóidea podem estar associados a um comprometimento na abertura da transição faringoesofágica. Esta ocorrência pode estar relacionada com tumor ou outras lesões que causem comprometimento da patência da transição faringoesofágica.

Na literatura existem diversas escalas para classificação dos resíduos, sendo a escala Yale comumente utilizada para avaliação de resíduos em valéculas e recessos piriformes.[7] Essa escala consiste em cinco níveis de resíduos tanto em valéculas, como em recessos piriformes (Quadros 6-3 e 6-4).

Na vigência de penetração ou aspiração, uma das escalas mais utilizadas pela literatura é a escala de 8 pontos de Rosenbek *et al.*[8] A vantagem desta escala é que ela pode ser utilizada tanto na videoendoscopia da deglutição, quanto na videofluoroscopia, permitindo uma comparação entre as avaliações (Quadro 6-5).

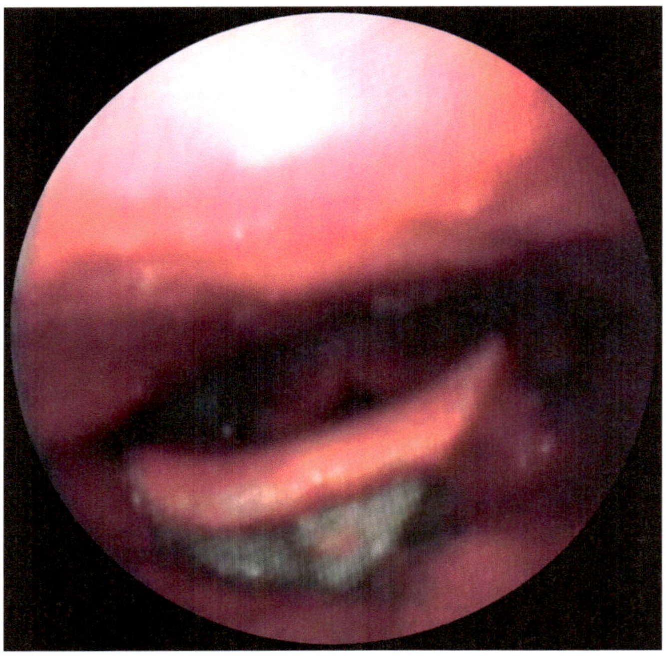

Fig. 6-7. Resíduo em valécula.

Quadro 6-3. Escala Yale para Classificação do Grau de Severidade do Resíduo em Valéculas

I	Nenhum	0%	Sem resíduo
II	Traços	1%-5%	Cobertura de mucosa
III	Leve	5%-25%	Ligamento epiglótico visível
IV	Moderado	25%-50%	Ligamento epiglótico coberto
V	Severo	> 50%	Cheio até a rima glótica

Fonte: Neubauer PD, Rademaker AW, Leder SB. The yale pharyngeal residue severity rating scale: an anatomically defined and image based tool. Dysphagia. (tradução livre).

Quadro 6-4. Escala Yale para Classificação do Grau de Severidade do Resíduo em Recessos Piriformes

I	Nenhum	0%	Sem resíduo
II	Traços	1%-5%	Cobertura de mucosa
III	Leve	5%-25%	Até um quarto
IV	Moderado	25%-50%	Até a metade
V	Severo	> 50%	Cheio até a prega ariepiglótica

Fonte: Neubauer PD, Rademaker AW, Leder SB. The yale pharyngeal residue severity rating scale: an anatomically defined and image based tool. Dysphagia. 2015;30:521-8.

Quadro 6-5. Escala de Penetração e Aspiração de Rosenbek[8]

Categoria	Pontuação	Descrição
	1	Material não entra na via aérea
Penetração	2	Material entra em via aérea, permanece acima das pregas vocais e é ejetado pelo ar
Penetração	3	Material entra em via aérea, permanece acima das pregas vocais com resíduo visível e não é ejetado pelo ar
Penetração	4	Material entra em via aérea, entra em contato com as pregas vocais e é ejetado pelo ar
Penetração	5	Material entra em via aérea, entra em contato com as pregas vocais e não é ejetado pelo ar
Aspiração	6	Material entra em via aérea, passa entre as pregas vocais e é ejetado para laringe ou para fora da via aérea
Aspiração	7	Material entra em via aérea, passa entre as pregas vocais e não é ejetado para laringe ou para fora da via aérea apesar do esforço
Aspiração	8	Material entra em via aérea, passa entre as pregas vocais e não há esforço para ejetar o material

Fonte: Rosenbek JC, Robbins JA, Roecker EB, Coyle JL, Wood JL. A penetration-aspiration scale. Dysphagia. 1996;11:93-8 (tradução livre).

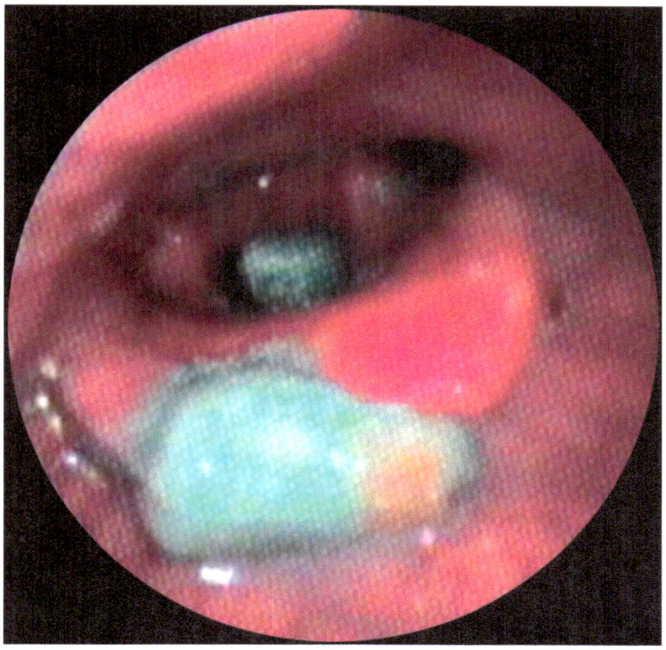

Fig. 6-8. Momento em que o alimento sólido está sendo aspirado.

É importante também avaliar o momento específico em que ocorreu a penetração e/ou aspiração, ou seja, se ocorreu antes, durante ou após a deglutição. Quando o evento ocorre antes da deglutição, pode-se pensar em um controle oral inadequado com ocorrência de escape precoce, que pode ou não estar associado a um atraso do disparo da deglutição. Quando a penetração ou aspiração ocorre durante a deglutição, pode estar relacionado com um fechamento laríngeo incompleto (como em casos de paralisia de prega vocal em abdução, ou falta de estrutura anatômica após uma cordectomia parcial entre outros). E quando ocorre após a deglutição, pode estar associado à presença de resíduos em recessos piriformes e valéculas ou em casos de regurgitação esofágica (Fig. 6-8).

Manobras de Deglutição

Uma das vantagens da videoendoscopia da deglutição é a possibilidade de testar manobras posturais facilitadoras e de proteção das vias aéreas durante a oferta de alimentos e instantaneamente verificar sua eficácia. Esta etapa do exame é essencial para definir de forma objetiva, como deverá ser elencado o processo de reabilitação do paciente disfágico, juntamente com a modificação das consistências dos alimentos (IDDSI- International Dysphagia Diet Standardisation Initiative) (Fig. 6-9).

Manobras que podem ser testadas, a depender do caso:

- Manobra da cabeça abaixada.
- Manobra da cabeça rodada para o lado comprometido.
- Manobra de cabeça inclinada para o lado saudável.
- Manobra de cabeça pendente (ou fletida).
- Manobra supraglótica (prender a respiração, deglutir e expirar após).
- Alternância de consistências alimentares (oferta de líquido para auxiliar a deglutição do sólido).

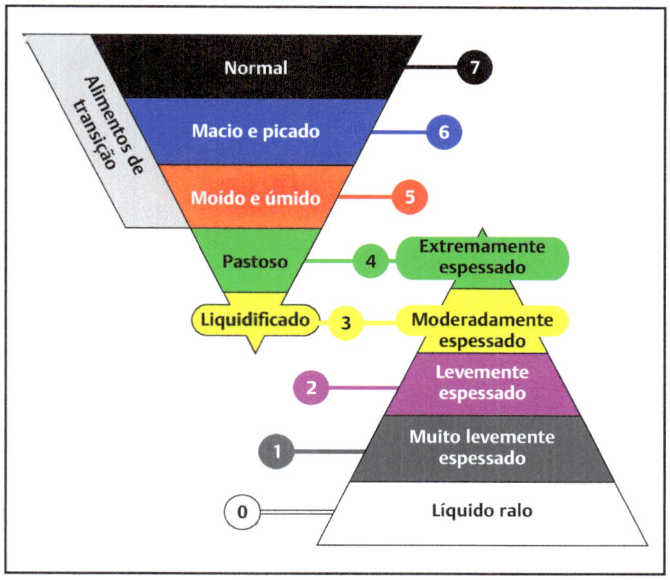

Fig. 6-9. Padronização de textura segundo IDDS. (Fonte: https://iddsi.org/IDDSI/media/images/Translations/Portuguese%20(Brazil)%20v2/Metodos-de-Teste-v-2-07-per-pair-review-Sep_09_2021.pdf)

CONCLUSÃO

A avaliação da disfagia é de suma importância para a qualidade de vida do paciente seja para evitar complicações, como broncopneumonia aspirativa, quanto pelo prazer que a alimentação promove ao ser humano.

A abordagem do paciente disfágico depende da atuação multidisciplinar, e cabe ao otorrinolaringologista a avaliação deste paciente utilizando-se da avaliação clínica, exame físico e avaliação endoscópica da deglutição para dar o melhor diagnóstico e tratamento.

REFERÊNCIAS BIBLIOGRÁFICAS

1. Dedivitis R, Santoro PP, Sugueno LA. Manual prático de disfagia. 1. ed. Rio de Janeiro: Revinter. 2017.
2. Langmore SE, Schatz K, Olsen N. Fiberoptic endoscopic examination of swallowing safety: a new procedure. Dysphagia. 1988;2:216-9.
3. Langmore S. Endoscopic evaluation and treatment of swallowing disorders. 1. ed. New York: Thieme. 2001. p. 263.
4. Langmore SE, Schatz K, Olson N. Endoscopic and videofluoroscopic evaluations of swallowing and aspiration. Ann Otol Rhinol Laryngol. 1991;100:678-81.
5. Langmore SE. History of fiberoptic endoscopic evaluation of swallowing for evaluation and management of pharyngeal dysphagia: Changes over the years. Dysphagia. 2017;32:27-38.
6. Neubauer PD, Rademaker AW, Leder SB. The yale pharyngeal residue severity rating scale: an anatomically defined and image based tool. Dysphagia. 2015;30:521-8.
7. Kuo C-W, Allen CT, Huang C-C, Lee C-J. Murray secretion scale and fiberoptic endoscopic evaluation of swallowing in predicting aspiration in dysphagic patients. Eur Arch Oto-Rhino-Laryngol. 2017;274:2513-9.
8. Rosenbek JC, Robbins JA, Roecker EB, Coyle JL, Wood JL. A penetration-aspiration scale. Dysphagia. 1996;11:93-8.

BIBLIOGRAFIA

Carpenter RC, McDonald TJ, Howard EM. The otolaryngologic presentation of myasthenia gravis. Laryngoscope. 1979;89:922-8.

Dziewas R, Warnecke T, Ritter M, Dittrich R, Schilling M, Schabitz WR, et al. Fatigable swallowing in myasthenia gravis-proposal of a standardized test and report of a case. J Clin Neuromusc Dis. 2006;8:12-5.

Im S, Suntrup-Krueger S, Colbow S, Sauer S, Claus I, Meuth SG, et al. Reliability and main findings of the flexible endoscopic evaluation of swallowing-Tensilon test in patients with myasthenia gravis and dysphagia. Eur J Neurology. 2018;25:1235-42.

Sataloff RT, Johns III MM, Kost KM. Otorrinolaringologia em Geriatria. Rio de Janeiro: Revinter. 2017. p. 165-70.

Warnecke T, Ritter MA, Kröger B, Oelenberg S, Teismann I, Heuschmann PU, et al. Fiberoptic endoscopic dysphagia severity scale predicts outcome after acute stroke. Cerebrovasc Dis. 2009;28:283-9.

Warnecke T, Suttrup I, Schröder JB, Osada N, Oelenberg S, Hamacher C, et al. Levodopa responsiveness of dysphagia in advanced Parkinson's disease and reliability testing of the FEES-Levodopa-test. Parkinsonism Rel Disord. 2016;28:100106.

Warnecke T, Teismann I, Zimmermann J, Oelenberg S, Ringelstein EB, Dziewas R. Fiberoptic endoscopic evaluation of swallowing with simultaneous tensilon application in diagnosis and therapy of myasthenia gravis. J Neurology. 2008;255:224-30.

Wirth R, Dziewas R. Neurogene dysphagie. Der Internist. 2017;58:132-40.

CAPÍTULO 7

AVALIAÇÃO FONOAUDIOLÓGICA DO PACIENTE DISFÁGICO ADULTO

Débora dos Santos Queija ▪ Lica Arakawa-Sugueno

INTRODUÇÃO

A disfagia é uma alteração na função da deglutição, que pode ocorrer em qualquer idade, desde o nascimento até a idade avançada, por diferentes causas. Cerca de 25% da população acima de 50 anos apresenta disfagia e, a partir de 65 anos, 40%, segundo dados apresentados pelas associações internacionais de disfagia, em 2021 (*Dysphagia Research Society, European Society for Swallowing Disorders, Japanese Society of Dysphagia Rehabilitation* e Sociedade Latino-Americana de Disfagia), no Dia Mundial da Deglutição, 12 de dezembro.

A avaliação da deglutição comporta diversos aspectos, de acordo com o âmbito em que está inserida: unidade de terapia intensiva (UTI), enfermaria, clínico/ambulatorial e domiciliar. A avaliação institucional pode envolver procedimentos operacionais de acordo com o cenário multidisciplinar e perfil de atendimento geral ou especializado. Quanto mais generalizada, maior a necessidade de fluxograma para identificação de risco para disfagia. Quanto mais especializado, mais protocolos específicos de avaliação da disfagia para a doença de base em questão.

A faixa etária do paciente e a condição da doença, quer seja aguda, crônica, pós-traumática, pós-cirúrgica ou degenerativa, são elementos a considerar. Seja qual for o contexto (clínico e/ou objetivo), a razão pela qual motivou o encaminhamento é o ponto de partida não só da avaliação, mas também do processo de reabilitação e/ou adaptação das funções deglutitórias. A percepção do sintoma por parte do paciente deve ser valorizada, assim como os resultados do impacto da disfunção da deglutição na qualidade de vida.

Neste capítulo, serão abordados alguns pontos que merecem atenção, tanto do ponto de vista clínico. quanto objetivo (ou instrumental), da avaliação em indivíduos adultos. Há inúmeros instrumentos de rastreamento do risco de disfagia, do risco de aspiração e de avaliação clínica da biomecânica da deglutição. Serão citados alguns, com ênfase nos que passaram por processos de validação. Não serão focos do capítulo a avaliação da qualidade de vida geral ou relacionada com a função da deglutição.

É importante lembrar que o contexto da avaliação é transversal e que, para definir gravidade da disfagia e para a tomada de decisão relacionada com o tratamento da disfagia, é necessário analisar a condição clínica e emocional do paciente, a história clínica da função da deglutição, a doença de base, o avanço da idade e os recursos humanos, físicos e econômicos disponíveis.

AVALIAÇÃO DA DEGLUTIÇÃO

Entrevista Inicial

A investigação da função da deglutição deve ser iniciada com a história do sintoma de disfagia, funcionalidade alimentar (tempo maior para refeição, mudança de consistência, postura, redução de volume de dieta etc.), levantamento de informações relacionadas com a condição clínica do indivíduo e a hipótese diagnóstica da doença de base, por meio de uma anamnese.

Diferentes condições ou doença podem ter como sintoma a disfagia, como lesões cerebrais adquiridas (acidente vascular encefálico – AVE, traumatismo cranioencefálico – TCE); esclerose lateral amiotrófica – ELA; doença de Parkinson ou Parkinsonismo; doença de Huntington; distrofia muscular; tumor intracraniano ou extracraniano, em região de cabeça e pescoço; quadros de demência avançada; doença do refluxo gastroesofágico e distúrbios metabólicos agudos ou respiratórios graves entre outros.

Nessa entrevista inicial, além da pesquisa etiológica, questiona-se sobre outras comorbidades, sinais clínicos sugestivos de aspiração laringotraqueal, como tosse, engasgo; história de complicação pulmonar e informações sobre o nível de assistência requerida. Todos esses dados devem ser registrados para determinar o risco de uma avaliação com alimentos e a tomada de decisão terapêutica. Cabem aqui as informações sobre a autonomia física e de decisões do paciente, incluindo a vulnerabilidade comunicativa, muitas vezes presente nos disfágicos; necessidade de equipamentos e profissionais para monitorização do estado clínico, assistência ventilatória e higiene de secreções de vias aéreas superior e inferior.

Triagem

Os protocolos de identificação de risco para disfagia são diferentes de protocolos de risco de aspiração. Ambos podem envolver instrumentos de rastreamento que podem ser utilizados por equipes multidisciplinares treinadas. Rastreamento é um procedimento de passa/falha para reconhecer os casos que necessitam de uma avaliação específica e favorecer uma conduta clínica mais eficaz, que possibilite melhora no estado de saúde. Utilizam-se comumente no Brasil, em largo espectro, instrumentos institucionais, muitos destes com base na literatura, porém, sem cumprir nenhum dos passos de validação.

Há mais instrumentos de rastreamento de disfagia propostos para pacientes após acidente vascular encefálico. Almeida *et al.* analisaram os instrumentos e concluíram que não há consenso sobre os parâmetros que devem compor o método de rastreamento da disfagia nessa população, além de faltar clareza sobre a diferença entre rastreamento e avaliação clínica.[1]

Embora utilizado para a avaliação clínica da deglutição, o protocolo *Northwestern Dysphagia Patient Check Sheet* (NDPCS) é, na verdade, um instrumento de rastreamento que envolve uma breve avaliação funcional e a oferta de alimentos em diferentes consistências e volumes, incluindo o sólido,[2] assim como o *Modified Swallowing Assessment* (MSA).[3] Ambos têm indicação de uso para essa finalidade na sua versão traduzida e adaptada para o português do Brasil.

O Toronto Bedside Swallowing Test (TOR-BSST©) é um instrumento de rastreamento para a equipe multiprofissional treinada para identificar pacientes com AVE com risco para disfagia tanto na fase aguda, como na fase de reabilitação e passou pelo processo de validação para a língua portuguesa do Brasil. É composto por quatro itens de avaliação: qualidade vocal do paciente antes da deglutição; movimento da língua; oferta de volume em colher e auto-oferta em copo; qualidade vocal após a deglutição. A equipe é treinada para a execução da triagem e deve ser capaz de pontuar o binário normal/anormal para cada item para identificar o risco para disfagia e solicitar uma avaliação completa.[4]

O *Modified Mann Assessment of Swallowing Ability* (MMASA), proposto por Antonios *et al.*, em 2010,[5] tem sua versão traduzida e adaptada ao português do Brasil e é indicado para rastreamento do risco de disfagia na população específica após acidente vascular encefálico.[6]

Avaliação Clínica da Deglutição

A avaliação clínica da deglutição, diferente do rastreamento, deve confirmar ou descartar um diagnóstico em um indivíduo, assim como definir a fisiopatologia subjacente que causa os sintomas no paciente.[7] Cabe ao fonoaudiólogo a avaliação funcional clínica da biomecânica da deglutição.

Ainda são poucos os instrumentos de avaliação clínica da deglutição que completaram os processos de validação no Brasil. Alguns são específicos para determinadas doenças e não contemplam aspectos que abrangem comprometimentos de outras etiologias.

O nível de ingesta oral pode ser classificado pela escala FOIS, *Functional Oral Intake Scale*. São sete níveis, desde 1 quando não é ofertado nada via oral até 7, quando a via oral é total, sem restrições.[8] Apesar de seu uso ser bastante difundido, confunde-se essa escala de funcionalidade como de grau de disfagia, o que é considerado inadequado. A gravidade da disfagia envolve outros parâmetros além do nível de ingesta.

O PARD é bastante divulgado e utilizado no Brasil como um Protocolo de Avaliação do Risco de Disfagia.[9] Apesar do nome, trata-se de uma proposta de avaliação clínica da biomecânica da deglutição, com análise dos sinais clínicos da funcionalidade no manejo salivar e de diferentes volumes e consistências. São utilizados materiais complementares, como o oxímetro de pulso, ausculta cervical e uso de corante de anilina azul em saliva e alimentos (nesse caso, exclusivamente em traqueostomizados). A referência mencionada é uma proposta teórica com base na análise de diferentes instrumentos de avaliação da disfagia, e seus resultados foram posteriormente comparados a exames instrumentais. Sua versão final de validação clínica foi finalizada e deverá ser divulgada em breve.

Na proposta de avaliação clínica da disfagia orofaríngea de Silva,[10] a classificação sugerida foi: Disfagia leve (DL), moderada (DM) ou grave (DG). DL é considerada quando há alteração do esfíncter labial, incoordenação de língua, atraso para iniciar a fase faríngea da deglutição, ausência de tosse, sem redução acentuada da elevação da laringe, sem alteração da qualidade vocal após a deglutição e ausculta cervical sem alteração. Na DM, pode haver alteração do esfíncter labial, incoordenação de língua, atraso ou ausência do reflexo de deglutição, ausência de tosse, presença de tosse antes, durante ou após a deglutição, redução na elevação da laringe, alteração da qualidade vocal após a deglutição e ausculta cervical alterada. A classificação de DG ocorre quando atraso ou ausência do reflexo de deglutição, redução na elevação da laringe, ausência de tosse, presença de tosse antes, durante ou após a deglutição, alteração da qualidade vocal após a deglutição, alteração respiratória evidente, deglutição incompleta e ausculta cervical alterada.

Seja qual for o protocolo empregado, é importante compreender que a *expertise* e a habilidade do avaliador são imprescindíveis para determinar quais elementos são pertinentes ao contexto apresentado em face à disfagia para compor a tomada de decisão clínica. Os dados levantados por meio da aplicação do protocolo, a compreensão dos mecanismos fisiopatológicos e as condições individuais do sujeito determinam diferentes condutas. A ferramenta, então, é apenas um meio de padronizar a avaliação e sua interpretação, ainda que, de certa forma, customizada.

Com base em alguns protocolos usados na literatura há aspectos que merecem destaque e serão comentados a seguir.

O contato e discussão do caso com o médico que encaminhou o paciente, assim como com a equipe multiprofissional, são elementos-chave tanto para o delineamento do caso, como para o prognóstico, planejamento e conduta fonoaudiológica.

Além dos dados gerais do paciente, a origem do encaminhamento e os detalhes da evolução da disfagia no contexto da doença, incluindo a vigência de comorbidades, estabilidade e/ou oscilação dos parâmetros clínicos, uso e frequência de medicamentos, autonomia nas atividades de vida diária são informações que podem auxiliar o fonoaudiólogo. O relato de história de infecções respiratórias pregressas e a conduta diante destes eventos trazem à tona a hipótese de ligação com a disfagia. Neste caso, o responsável, familiar e/ou cuidador podem ser elementos- chave no processo terapêutico.

As condições de alerta, a orientação espaço temporal, o tempo de resposta aos estímulos simples e as características da comunicação oral e seus subsistemas (respiração, fonação, articulação, prosódia e *feedback* auditivo) também apontam para alterações relacionadas diretamente com a integridade e função das estruturas envolvidas na deglutição.

Quando a integridade cognitiva e motora permite, o ideal é ouvir as colocações do próprio paciente e, se possível, observar sua relação com o alimento. Se houver preferências, aversões (sistematicidade ou contexto-específica), faz-se o uso de adaptações e qual sua efetividade.

A presença de traqueostomia, o tipo de cânula (metálica, plástica com ou sem *cuff*), bem como o suporte ventilatório e aspirações (frequência e aspecto) são fatores determinantes para a análise da real necessidade de avaliar a deglutição com alimento. Por vezes, a avaliação da deglutição de saliva e gerenciamento de secreções pode ser um primeiro passo. Porém, no caso de pacientes críticos, a estabilidade é um fator preponderante para a oferta alimentar.

A identificação da via alternativa de alimentação pode levantar alguns questionamentos como a permanência desta como fundamental para a hidratação e a nutrição do paciente ou para a viabilidade de desmame e ainda a dieta mista. Todas as possibilidades são diretamente dependentes de discussão e avaliação do médico, da nutricionista, bem como das condições de suporte e apoio dos responsáveis e/ou familiares. Várias questões devem ser consideradas entre a equipe sobre o paciente e suas expectativas a respeito de sua alimentação, as condições clínicas gerais e os fatores biopsicossociais.

A partir daí, a análise será aprofundada no sentido das habilidades do sistema estomatognático e o real impacto de eventuais desvios na dinâmica da deglutição. Em seguida, além da avaliação da deglutição de saliva e do gerenciamento de secreções, a deglutição de líquido e alimentos será analisada.

Seja qual for o instrumento utilizado para a avaliação clínica e o contexto, de forma geral, na análise biomecânica da deglutição, o profissional deve preconizar elementos-chave. Cada um destes componentes integra uma condição de relação entre a presença, ausência ou alteração e o impacto no processo sequencial da deglutição. Os dados coletados a respeito do padrão de intenção, da captura, do tempo de trânsito oral, da resposta faríngea, de elevação laríngea, do tempo de trânsito faríngeo, além do gerenciamento de resíduos (pigarro, tosse, escarro, deglutições múltiplas, alternância com líquidos) e o grau de eficiência deste manejo, associados ao delineamento do perfil do paciente, apontam em direção não só ao diagnóstico clínico fonoaudiológico, como para o planejamento e as condutas a serem adotadas.

Avaliação Instrumental

As recomendações do processo investigado incluem, além da anamnese e exame clínico, o uso de exames complementares de parâmetros da biomecânica de deglutição, como ressonância magnética dinâmica, ultrassonografia, manometria de alta resolução, endoscopia digestiva alta, eletromiografia de superfície, faringometria acústica, medidas de pressão de língua, termografia etc.; e de diagnóstico funcional por imagem, como videofluoroscopia e nasofibroscopia da deglutição. Apenas esses dois últimos exames apresentam alto nível de evidência para resultados do processo da deglutição.

Não há um exame que possa ser considerado "padrão ouro" para qualquer paciente. O melhor exame precisa ser selecionado a partir da avaliação clínica. São exames que permitem o diagnóstico por meio da avaliação da deglutição, fornecendo informações para uma alimentação segura. São considerados complementares entre si para a detecção de alterações na deglutição.

A indicação dos exames de imagem de deglutição tem como objetivos avaliar a função oral, faríngea, laríngea, esofágica superior e respiratória durante a deglutição; comparar resultados com parâmetros da normalidade e definir anormalidade; determinar, quando possível, a adequação e a eficácia de uma variedade de estratégias de tratamento; auxiliar na tomada de decisão relacionada com a adequação da função considerando a gravidade, doença de base e condição clínica do paciente; e definir segurança da via oral.

Analisam-se, sempre que possível, as estruturas do trato aerodigestivo superior e a fisiologia e fisiopatologia das estruturas envolvidas na deglutição. Há propostas de métodos de mensuração de simetria, sensibilidade, força, pressão, amplitude de movimento e coordenação ou tempo do movimento. Essas informações podem indicar a etiologia da disfagia em muitos casos.

Segundo a Divisão de Interesses Especiais em Deglutição e Disfagia da American Speech-Language-Hearing Association – SIG13, ASHA (2022), os exames funcionais de imagem devem ser indicados quando: há sinais e sintomas do paciente inconsistentes quando comparado às conclusões do exame clínico; há necessidade de confirmar suspeita de diagnóstico médico e/ou ajudar no diagnóstico diferencial médico ou de confirmar diagnóstico de disfagia; há comprometimento nutricional ou pulmonar e é importante saber se a disfagia orofaríngea contribui para esta complicação; há preocupação na segurança e a eficiência da deglutição; há necessidade de informações específicas sobre o manejo da deglutição e orientações de reabilitação. Outras indicações são possíveis, mas não são consideradas como forte recomendação.

As contraindicações citadas pela SIG13-ASHA são: paciente muito instável clinicamente para tolerar o procedimento; paciente incapaz de colaborar ou participar do exame; e quando, no julgamento do fonoaudiólogo, não há impacto do exame instrumental para o manejo clínico do paciente.

A videofluoroscopia da deglutição (VF) é um exame radiológico, portanto a equipe mínima é um médico radiologista e um fonoaudiólogo. O técnico em radiologia e o enfermeiro fazem parte da equipe ideal. Durante o exame, o paciente é orientado a ingerir contraste de sulfato de bário líquido e modificado em várias consistências e volumes, a depender da etiologia da disfagia, das condições clínicas do paciente e das razões pelas quais o exame foi indicado. O contraste ingerido pode ser misturado a alimentos, como bolacha e pão. O exame possibilita a visualização e avaliação completa da dinâmica da deglutição, permite a visão lateral e a observação da passagem do contraste para a via aérea.[11]

Recomenda-se a VF para verificar a integridade da proteção das vias aéreas antes, durante a após a deglutição, avaliar a efetividade das manobras, posturas e modificações do bolo, determinar estratégias para as alterações orofaríngeas.[11]

As situações mais indicadas para o exame são, principalmente, a necessidade de confrontar achados da avaliação clínica na dúvida em relação a determinadas condutas e estratégias, observar alterações no trânsito orofaríngeo do bolo e confirmação de alguma hipótese de diagnóstico médico.[11]

É contraindicado aos pacientes instáveis ou impossibilitados do transporte à sala e/ou de permanecer na posição adequada para o exame, quando o exame não poderá contribuir para o esclarecimento das dúvidas sobre o quadro da disfagia e finalmente na presença de alergia ao sulfato de bário.[11]

A videoendoscopia da deglutição (VED) é um exame que requer um laringoscópio flexível, que é passado via transnasal e posicionado para visualizar a base da língua, faringe, laringe antes, durante e após a deglutição e pode ser utilizado como uma avaliação primária ou adjunta à avaliação clínica da deglutição. Por tratar-se de um exame com laringoscópio, exige um médico otorrinolaringologista ou cirurgião de cabeça e pescoço para a avaliação estrutural e um fonoaudiólogo para a análise funcional.[12]

A VED permite observar e avaliar a sensibilidade e a função laríngea relacionada com a competência e proteção das vias aéreas, visualização da hipofaringe/laringe com tempo suficiente para educação com *biofeedback* e/ou para ensinar um exercício específico ou manobra. É possível também testar e monitorar a deglutição de alimentos em diversas consistências e, assim, acompanhar a evolução do caso e a necessidade de adaptação ou modificação na dieta incluindo adoção de mudança de posturas e manobras de proteção de vias aéreas durante e após a deglutição. O exame não oferece exposição à radiação e possibilita sua execução em locais diversos pela possibilidade de transporte do equipamento: pacientes fracos ou com feridas abertas, contraturas ou dor, tetraplégicos; obesos ou que apresentam dificuldades de posicionamento; em tratamento intensivo eu necessitam de monitorização ou ventiladores da unidade de cuidados intensivos e pacientes em unidades de isolamento.[12]

Dentre os indicadores clínicos para determinar o uso da VED, destacam-se os sintomas ou sinais observados de alteração da qualidade vocal, odinofagia (dor ao engolir), aumento da dificuldade na deglutição durante a refeição, hipernasalidade, suspeita de regurgitação nasal e dificuldade na deglutição de saliva/secreções orais. A recomendação do uso é sugerida quando há indicação de observar a estrutura de hipofaringe e laringe e função laríngea quanto à competência e proteção de vias aéreas, bem como testar manobras e alimentos da rotina do paciente em condições posturais habituais sem expor à radiação ou usar o bário para contraste. A vantagem de ser um equipamento portátil torna-o indicado em pacientes com dificuldades de transporte e posicionamento.[12]

As potenciais complicações ou precauções para o uso da VED incluem: agitação severa e possível incapacidade de cooperar com o exame, cardiopatia com risco agudo de episódio vasovagal e bradicardia, história de episódios vasovagais ou história de desmaio, distúrbios graves do movimento (discinesia) se incapaz de estabilizar a cabeça, distúrbios hemorrágicos graves e/ou epistaxe grave recente (sangramento nasal), obstrução bilateral das passagens nasais, história de trauma recente na cavidade nasal ou tecido circundante e estruturas secundárias à cirurgia ou lesão.[12]

A escala de penetração-aspiração (PAS) é uma escala multidimensional que julga mais de um evento e contém 8 pontos. É usada para caracterizar tanto a localização dos eventos de invasão das vias aéreas, quanto a resposta do paciente durante a VF. Foi projetada para capturar três construções: profundidade da invasão das vias aéreas, material remanescente após a deglutição e a resposta do paciente à penetração e aspiração. A pontuação de 1 reflete a ausência de entrada de material na via aérea, pontuações de 2 a 5 indicam a penetração do material além do ádito laríngeo no espaço supraglótico percorrendo até as pregas vocais, enquanto pontuações de 6 a 8 refletem a aspiração traqueal de material abaixo das pregas vocais.[13]

Cada vez mais, valorizam-se os métodos de análise do resíduo da saliva e do alimento após deglutição. O volume (quantidade), local, tempo de trânsito, controle e a resposta do indivíduo à presença do bolo ou do desvio para via aérea. As reações (tosses, pigarros, escarros etc.) ou manobras espontâneas (postura, esforço, deglutições múltiplas) são registradas, incluindo a efetividade dessa resposta, que pode ser parcial ou total (limpando o resíduo durante o exame ou protegendo a via aérea inferior).

As escalas *Pooling score* e DIGEST ilustram propostas de classificação para desfechos de segurança (risco pulmonar) e eficiência da deglutição.[14,15] O primeiro é indicado para análise nasofibroscópica, e o segundo, videofluoroscópica. Ambos levam em consideração sinais de penetração, aspiração, presença de resíduo e resposta do paciente para os eventos.

É importante reforçar que a avaliação da deglutição envolve todos os pontos abordados neste capítulo. Um não exclui o outro. Determinar o grau de comprometimento da disfagia engloba considerar a história da doença, sua evolução, as condições clínicas do indivíduo e como ele se coloca diante de sua dificuldade. Isso requer uma análise criteriosa que está além do protocolo. Cada fator deve ser pesado no quadro vigente para que a análise seja individualizada e sensata o suficiente para possibilitar uma integração entre os diferentes núcleos envolvidos no tratamento (família, cuidadores, médicos, nutricionistas, enfermagem, fonoaudiólogo, psicólogo, terapeuta ocupacional, fisioterapia, dentista e outros).

A perspectiva do paciente é outro aspecto que não pode ser negligenciado. A avaliação da qualidade de vida em suas diferentes instâncias é outro segmento extremamente importante que pode fornecer, a toda a equipe, dados relacionados com a qualidade dos cuidados e seu impacto. Este balanço é um dos indicadores dos caminhos das falhas a serem sanadas.

A busca de métodos mais eficazes de rastreamento, avaliação clínica e instrumental e de um consenso entre os pesquisadores e clínicos do mundo inteiro ainda é um grande desafio. A peculiaridade e a diversidade de características de cada doença tornam imprescindível buscar a classificação de acordo com a etiologia. Além disso, é importante considerar que esses achados variam de acordo com a população e o país de origem. Por isso, a exigência de tradução e adaptação transcultural e posterior validação da ferramenta. Para o uso e a interpretação desses recursos, é imperativo que o profissional clínico busque constantemente o aprofundamento e atualização no intuito de desenvolver a crítica para fazer as melhores escolhas e promover qualidade de vida e conforto ao paciente e seus familiares.

REFERÊNCIAS BIBLIOGRÁFICAS

1. Almeida TMD, Cola PC, Pernambuco LDA, Magalhães Junior HV, Silva RGD. Instrumentos de rastreio para disfagia orofaríngea no acidente vascular encefálico. Audiol Communic Res. 2015;20:361-70.
2. Magalhães Jr VH, Pernambuco LDA, Souza LBRD, Ferreira MAF, Lima KCD. Tradução e adaptação transcultural do Northwestern Dysphagia Patient Check Sheet para o português brasileiro. CoDAS. 2013;25:369-74.
3. Furkim AM, Ickenstein G, Radke M, Pernambuco LA, Montibeller CG, Luchesi KF. Tradução e adaptação transcultural do Modified Swallowing Assessment (MSA) para o português brasileiro. CoDAS 2021;33:e20200107.
4. Pacheco-Castilho AC, de Martini Vanin G, Reichardt B, Miranda RPC, Norberto AMQ, Braga MC, et al. Translation and Validation

of the TOR-BSST© into Brazilian Portuguese for Adults with Stroke. Dysphagia. 2021;36:533-40.
5. Antonios N, Carnaby-Mann G, Crary M, Miller L, Hubbard H, Hood K, et al. Analysis of a physician tool for evaluating dysphagia on an inpatient stroke unit: The Modified Mann Assessment of Swallowing Ability. J Stroke Cerebrovasc Dis. 2010;19:49-57.
6. Silva NR, Ribeiro JCS, Felipini LMG, Mituuti CT, Luccas GR, Souza JR, et al. Tradução e adaptação transcultural do "Modified Mann Assessment of Swallowing Ability (MMASA)" para a língua portuguesa do Brasil. Tradterm. 2021;39:52-79.
7. Suiter D. Dysphagia screening: Challenges and controversies. Perspectives of the ASHA Special Interest Groups. 2018;3:82-8.
8. Crary MA, Mann GD, Groher ME. Initial psychometric assessment of a functional oral intake scale for dysphagia in stroke patients. Arch Phys Med Rehabil. 2005;86:1516-20.
9. Padovani AR, Moraes DP, Mangili LD, Andrade CRF. Protocolo Fonoaudiológico de Avaliação do Risco para Disfagia (PARD). Rev Soc Bras Fonoaudiol. 2007;12:199-205.
10. Silva RG. Disfagia orofaríngea pós-acidente vascular encefálico. In: Ferreira LP, Belfi-Lopes DM, Limonge SCO (Orgs.) Tratado de Fonoaudiologia. São Paulo: Roca. 2004. p. 354-69.
11. Logemann JA. Evaluation and treatment of swallowing disorders. San Diego: College Hill; 1983.
12. Langmore SE, Scarborough DR, Kelchner LN, Swigert NB, Murray J, Reece S, et al. Tutorial on Clinical Practice for Use of the Fiberoptic Endoscopic Evaluation of Swallowing Procedure With Adult Populations: Part 1. Am J Speech Lang Pathol. 2022;31:163-87.
13. Rosenbek JC, Robbins JA, Roecker EB, Coyle JL, Wood JL. A penetration-aspiration scale. Dysphagia. 1996 Spring;11(2):93-8.
14. Farneti D, Fattori B, Nacci A, Mancini V, Simonelli M, Ruoppolo G, et al. The Pooling-score (P-score): inter- and intra-rater reliability in endoscopic assessment of the severity of dysphagia. Acta Otorhinolaryngol Ital. 2014;34:105-10.
15. Hutcheson KA, Barbon CEA, Alvarez CP, Warneke CL. Refining measurement of swallowing safety in the Dynamic Imaging Grade of Swallowing Toxicity (DIGEST) criteria: Validation of DIGEST version 2. Cancer. 2022;128:1458-66.

FONTE CONSULTADA

ASHA. Videofluoroscopic Swallow Study (VFSS) [on-line]. [citado em 18 abril 2022]. Disponível em: https://www.asha.org/practice-portal/clinical-topics/pediatric-feeding-and-swallowing/videofluoroscopic-swallow-study/

CAPÍTULO 8

AVALIAÇÃO DA LARINGE E HIPOFARINGE POR IMAGEM

Eloísa Maria Santiago Gebrim ▪ Regina Lúcia Elia Gomes

INTRODUÇÃO

A tomografia computadorizada (TC) e a ressonância magnética (RM) são os métodos de imagem que possibilitam a adequada avaliação da anatomia normal da laringe e hipofaringe, assim como das doenças que podem acometê-las, sendo fundamental no estadiamento das lesões tumorais, principalmente do carcinoma espinocelular (CEC). Os exames de imagem são importantes na avaliação da extensão profunda da lesão, das relações anatômicas com as estruturas adjacentes, detecção de linfonodomegalias, assim como de metástases à distância.[1] Tanto a TC como a RM podem ser utilizadas na avaliação dos tumores da laringe e hipofaringe, ambas apresentando algumas vantagens e desvantagens entre si.

A TC tem as vantagens de ser um método facilmente disponível em nosso meio e ser um exame muito rápido, sendo que a avaliação da laringe pode ser realizada em menos de 10 segundos, permitindo excelente resolução espacial.[2] É factível a avaliação adequada da laringe por TC mesmo em pacientes dispneicos ou taquipneicos. Além disso, é possível a aquisição de imagens durante a realização de manobras, como de Valsalva invertida e fonação, que podem fornecer informações adicionais sobre a abertura dos seios piriformes e motilidade das pregas vocais.[3] O estudo deve ser realizado após administração intravenosa do meio de contraste iodado, evidenciando melhor os limites da lesão, áreas de necrose e invasão das estruturas adjacentes.

A RM quando comparada à TC permite maior diferenciação dos tecidos moles e maior discriminação entre alterações inflamatórias peritumorais e infiltração tumoral.[4]

Outra vantagem é a possibilidade da realização das sequências chamadas de funcionais, como a sequência de difusão e permeabilidade ponderada em T1, que fornecem informações adicionais, tanto na avaliação inicial dos tumores, quanto nas recidivas tumorais. A sequência de difusão baseia-se na mobilidade das moléculas de água. O coeficiente de difusão aparente (ADC = apparent diffusion coefficient) é utilizado para quantificar essa restrição à difusão. A restrição à difusão é observada nos casos de CEC primário de laringe e hipofaringe e também nas recidivas tumorais; correlaciona-se com aumento da celularidade e do componente estromal, com valores médios de ADC que variam entre 0,9 a 1,3 x 10^{-3} mm^2/s.[5,6]

Uma desvantagem da RM em relação à TC é o maior tempo para aquisição das imagens, acarretando artefatos de movimentação que podem inviabilizar a adequada avaliação da laringe ou hipofaringe, particularmente em pacientes com dificuldades respiratórias ou de deglutição.[3]

ANATOMIA

O conhecimento da anatomia normal por TC e RM é fundamental na avaliação da faringe e laringe (Fig. 8-1). A laringe é caracterizada superiormente pela epiglote e prega glossoepiglótica, que delimitam as valéculas e pela face laríngea das pregas ariepiglóticas. São também visibilizados os espaços paraglóticos bilateralmente e o espaço pré-epiglótico, sendo ambos constituídos predominantemente por gordura, o que os torna facilmente caracterizados pela TC e, principalmente, pela RM. Tais espaços são adequadamente avaliados no plano axial, mas o plano sagital fornece informações adicionais do espaço pré-epiglótico e o plano coronal dos espaços paraglóticos.[2,6] As bandas ventriculares são reconhecidas mais inferiormente pela presença de gordura do espaço paraglótico; e, em continuidade com os processos vocais das cartilagens aritenóideas, são caracterizadas as pregas vocais. Neste plano é possível caracterizar as cartilagens tireoide, aritenoide e cricoide. A comissura anterior é a junção anterior, na linha média, das pregas vocais que, nas imagens axiais de TC e RM realizadas durante respiração tranquila, não devem exceder 1 a 2 mm de espessura. A região infraglótica estende-se do limite inferior glótico até a borda inferior da cartilagem cricoide. A mucosa da região infraglótica está acolada à cartilagem cricóidea, não devendo ser caracterizado nenhum tecido entre a luz da laringe infraglótica e o anel dessa cartilagem.

As cartilagens tireoide, aritenoide e cricoide são compostas por cartilagem hialina, enquanto que a epiglote e os processos vocais das cartilagens aritenóideas contêm fibrocartilagem elástica. O aspecto das cartilagens na TC depende de seu grau de ossificação, que aumenta com a idade do paciente. Na TC, a cartilagem ossificada apresenta córtex hiperatenuante e a medular hipoatenuante, enquanto que a cartilagem hialina apresenta atenuação de partes moles. Na RM, o aspecto das cartilagens também depende de seu grau de ossificação. Na cartilagem ossificada, a cortical apresenta baixo sinal em todas as sequências, e a medular apresenta sinal de gordura (hipersinal em T1 e T2). A cartilagem hialina não ossificada apresenta iso a hipossinal tanto nas sequências T1 como T2. Não se observa realce na cartilagem ossificada ou na hialina. Nas sequências de difusão e no mapa do ADC, as cartilagens normais exibem baixo sinal.[6]

A hipofaringe é subdividida nos seios piriformes, área retrocricóidea e parede posterior da hipofaringe. A hipofaringe está normalmente colapsada, estando as mucosas da área retrocricóidea e da parede posterior da hipofaringe em contato,

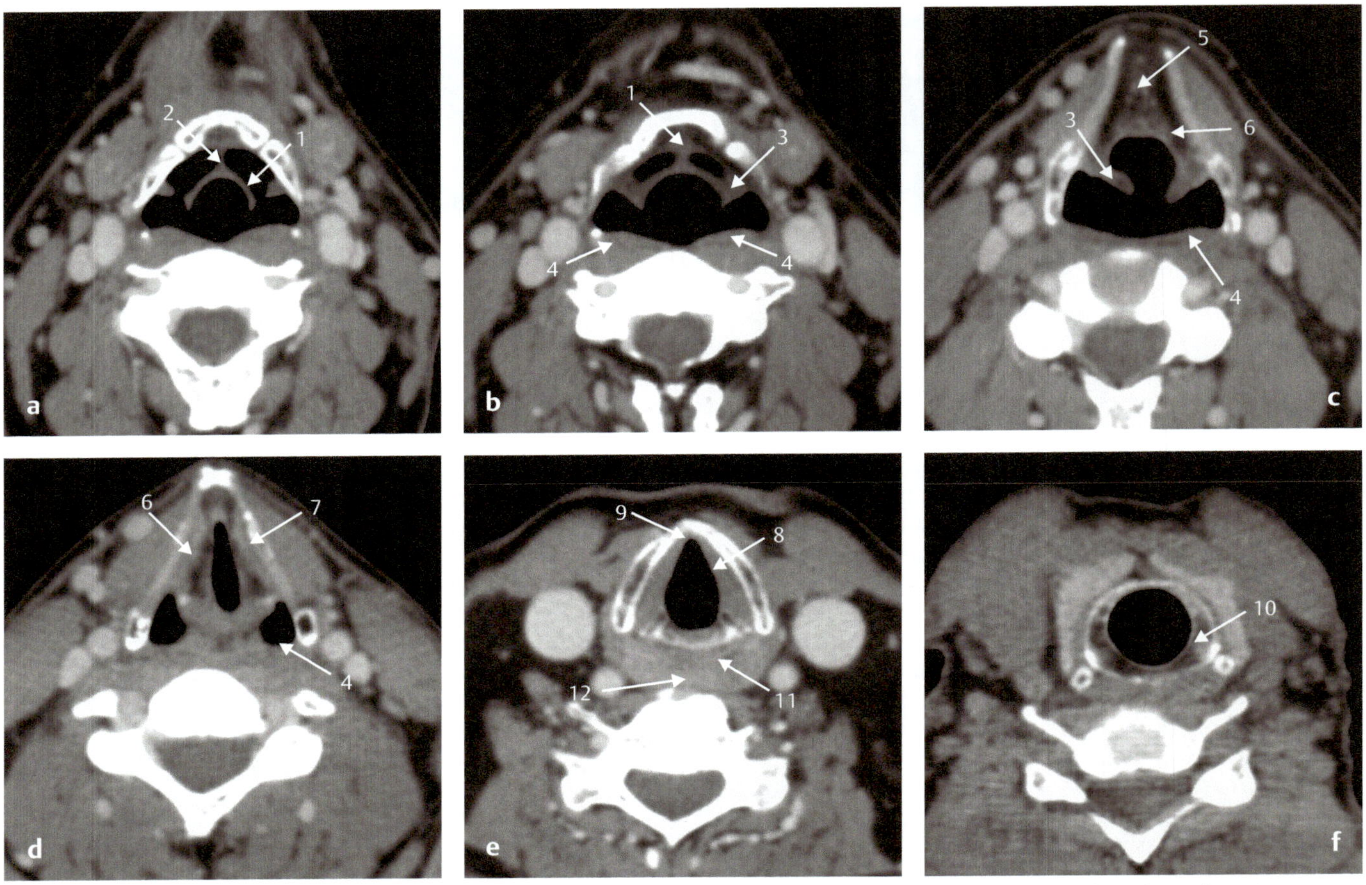

Fig. 8-1. TC no plano axial pós-contraste: (a-d) região supraglótica; (e) região glótica; (f) região infraglótica; *1.* porção livre da epiglote; *2.* prega glossepiglótica; *3.* prega ariepiglótica; *4.* recesso piriforme; *5.* espaço pré-epiglótico; *6.* espaço paraglótico; *7.* prega vestibular; *8.* prega vocal; *9.* comissura anterior; *10.* cartilagem cricoide; *11.* região retrocricóidea da hipofaringe; *12.* parede posterior da hipofaringe.

dificultando a análise dessa região. Devem-se observar planos gordurosos intramurais da hipofaringe, que circundam a superfície mucosa, pois a obliteração destes planos pode sugerir lesão infiltrativa.

ESTADIAMENTO DOS TUMORES CEC DA LARINGE

A TC e RM são fundamentais para o adequado estadiamento dos tumores da laringe segundo o sistema TNM da AJCC/UICC, identificando o subsítio da lesão e a extensão tumoral, avaliando os locais-chave da infiltração para esse estadiamento como os espaços pré-epiglótico, paraglóticos (Fig. 8-2), infiltração cartilaginosa, extensão para musculatura pré-laríngea, glândula tireóidea, hipofaringe e base da língua. Deve-se também avaliar o acometimento linfonodal.[2]

A avaliação do acometimento dos espaços pré-epiglótico e paraglótico pode ser realizada pela TC e RM. Entretanto, a avaliação de infiltração do espaço paraglótico posterior no nível glótico e do espaço tireocricoaritenóideo, que está associada à menor sobrevida dos pacientes e menor resposta à radioterapia, é mais bem caracterizada pela RM.[7]

A lesão primária da laringe ou hipofaringe apresenta-se com sinal intermediário nas sequências ponderadas em T1 e T2, moderado realce pós-contraste e restrição à difusão das moléculas de água (Fig. 8-3). Estão geralmente circundados por processo inflamatório peritumoral.

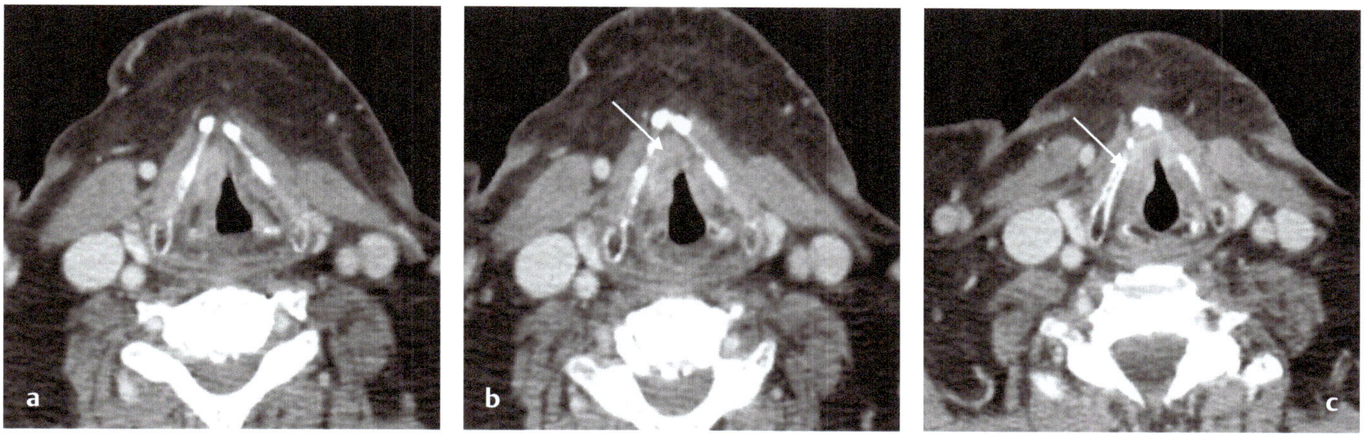

Fig. 8-2. (a-c) TC no plano axial pós-contraste – CEC de prega vocal direita. Lesão sólida (setas) estendendo-se até a comissura anterior. Superiormente a lesão estende-se até a banda ventricular direita (a), obliterando o espaço paraglótico direito. Não se observa acometimento cartilaginoso.

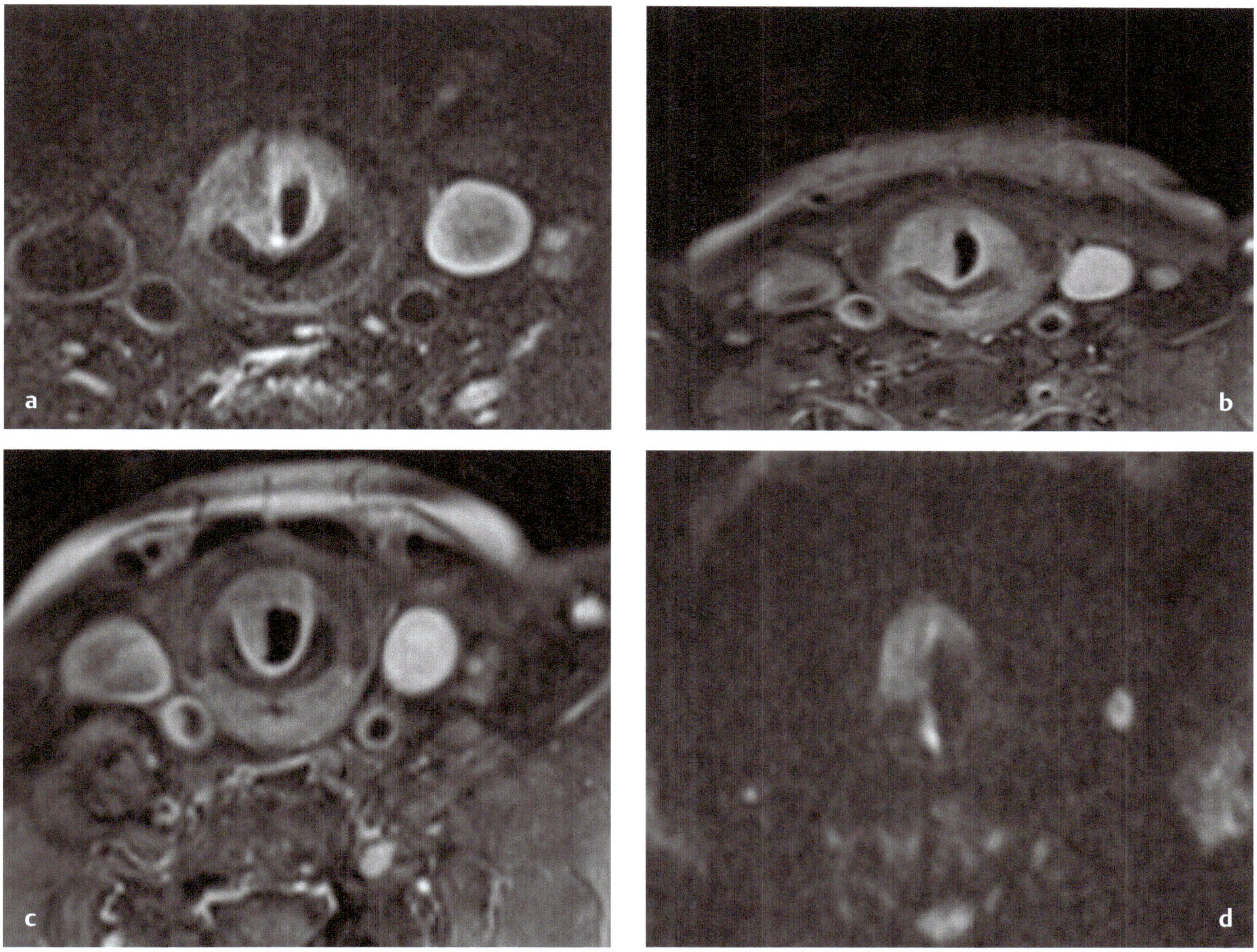

Fig. 8-3. RM no plano axial, sequências ponderadas em T2 (a), T1 pós-contraste (b, c) e difusão (d). CEC de prega vocal direita. Observa-se a lesão na prega vocal direita que apresenta hipersinal em T2 (a), realce pós-contraste (b c) e restrição à difusão (d).

No estadiamento do CEC de laringe e hipofaringe, a identificação da invasão da cartilagem, principalmente da tireóidea, é essencial para a escolha do tratamento mais adequado e também para o estadiamento da neoplasia, definindo se a lesão é T3 (caso haja erosão da cortical interna da cartilagem tireóidea) ou T4 (quando houver infiltração da cartilagem cricóidea ou até a cortical externa da cartilagem tireóidea).

A infiltração cartilaginosa é caracterizada na TC por esclerose, erosão, lise e extensão extralaríngea. A esclerose é um sinal sensível, porém, pouco específico, principalmente quando identificado na cartilagem tireóidea, podendo também ser decorrente do processo inflamatório peritumoral. A avaliação de invasão da cartilagem hialina não calcificada é dificultada no estudo de TC, pois tanto a cartilagem como o tumor terão atenuação semelhantes, dificultando o diagnóstico dessa infiltração.

A RM é superior em relação à TC na avaliação da infiltração cartilaginosa. O diagnóstico de invasão de cartilagem à RM baseia-se no critério proposto por Becker *et al.*, no qual a infiltração tumoral caracteriza-se pela presença na cartilagem de sinal similar ao do tumor nas sequências ponderadas em T2 e com igual realce pós-contraste. No processo inflamatório peritumoral, o sinal em T2 e o realce na cartilagem são maiores do que no tumor (Figs. 8-4 e 8-5). A presença de restrição na sequência de difusão na cartilagem sugere também infiltração tumoral.[6]

A TC de dupla energia pode ser utilizada no diagnóstico de invasão cartilaginosa no CEC de laringe ou hipofaringe, com estudo recente mostrando maior especificidade e sensibilidade aceitável em comparação à RM.[4] É importante, porém, comentar que essa tecnologia não está disponível na maioria dos centros de diagnóstico por imagem em nosso meio.

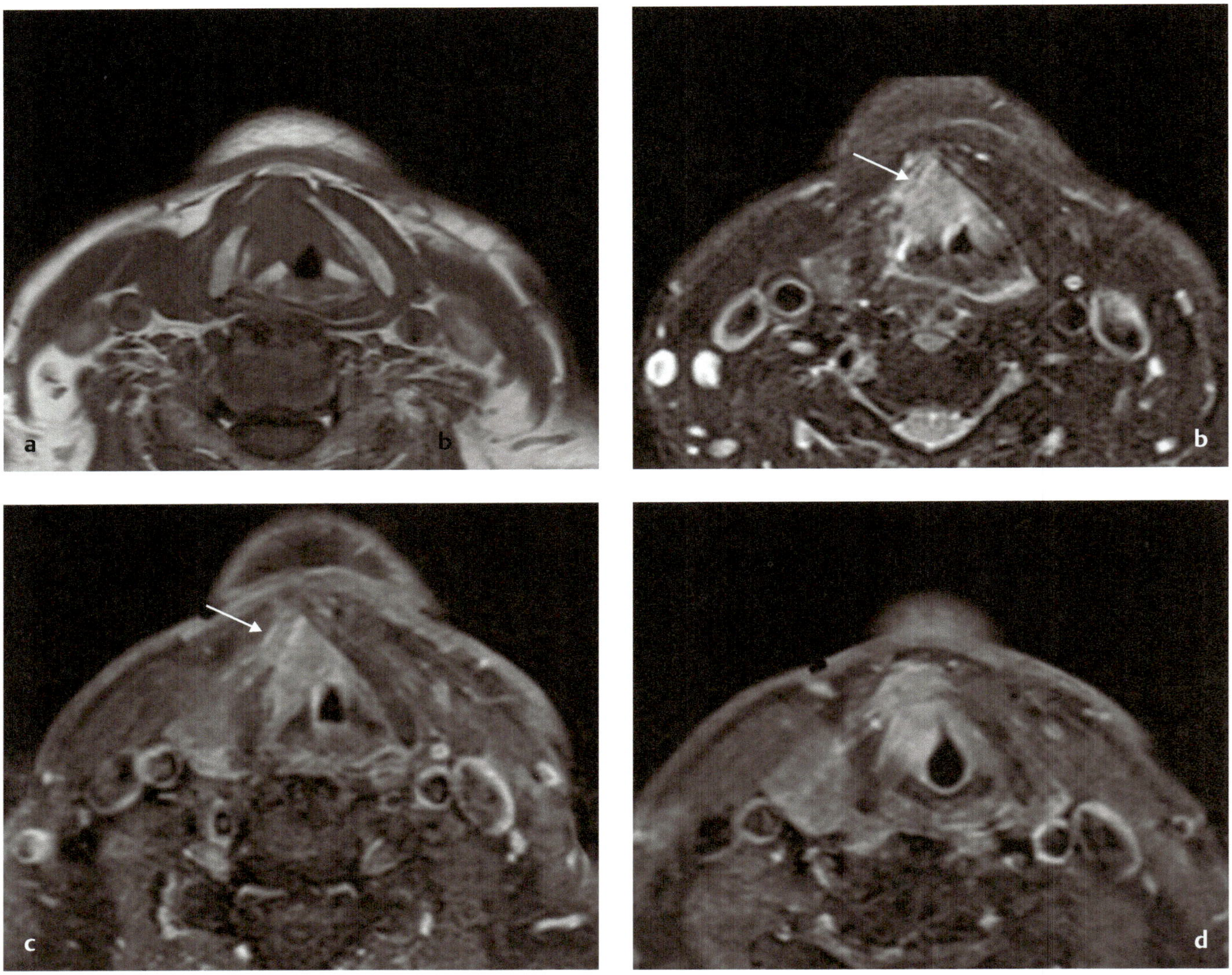

Fig. 8-4. RM no plano axial com sequências ponderada em T1 (a), em T2 (b) e T1 pós-contraste (c, d). CEC de prega vocal direita com invasão da asa direita da cartilagem tireóidea com extensão à musculatura pré-laríngea. Observa-se que o sinal na cartilagem tireóidea à direita é igual ao do tumor nas sequências ponderadas em T2 e pós-contraste (setas).

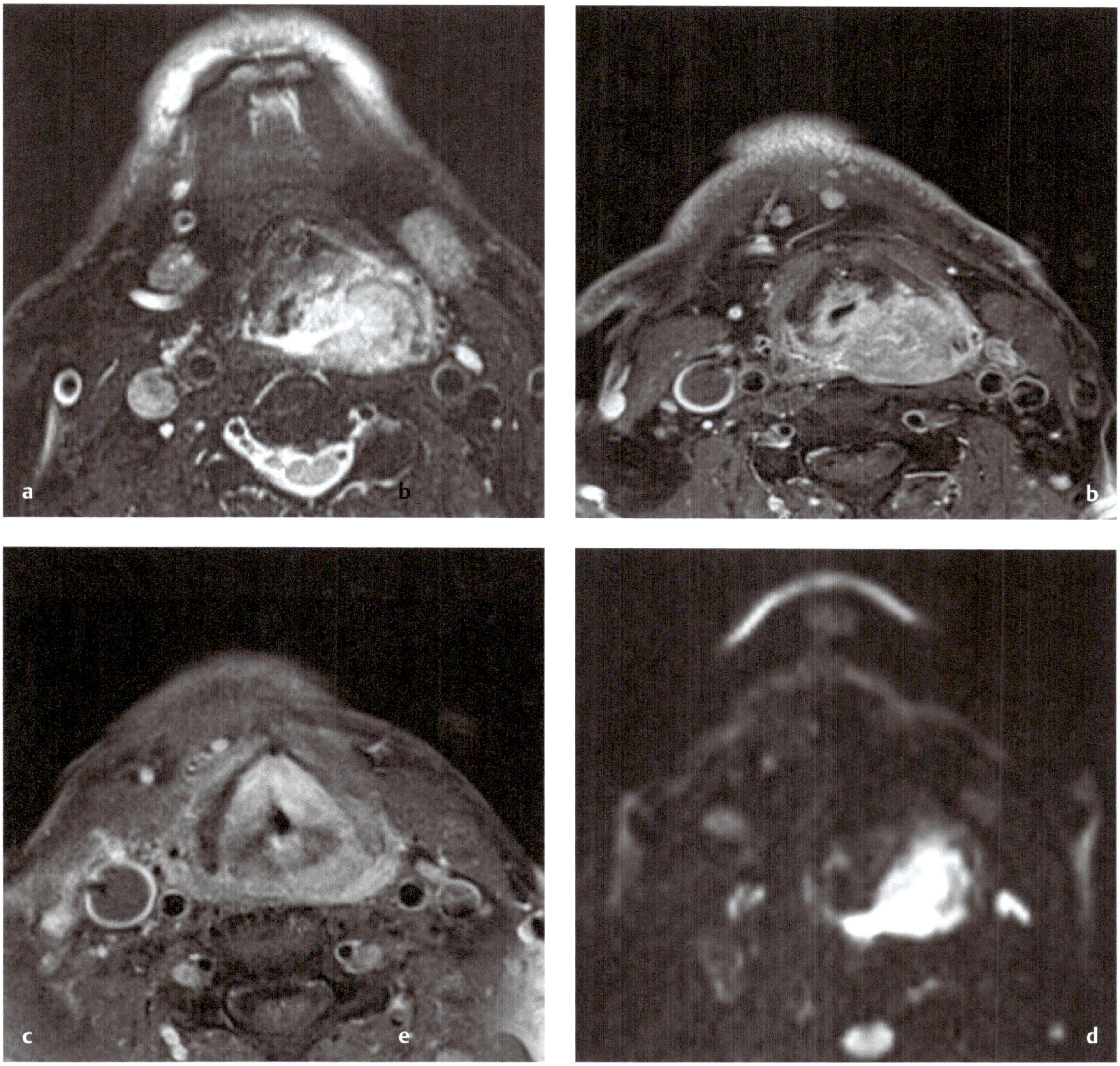

Fig. 8-5. RM plano axial com sequências ponderadas em T2 (**a**), T1 pós-contraste (**b**, **c**) e difusão (**d**). CEC do seio piriforme esquerdo com extensão para laringe e infiltração da cartilagem tireoide esquerda. A lesão apresenta hipersinal na sequência de difusão (**d**) evidenciando restrição à difusão.

OUTRAS LESÕES

Condrossarcoma

Na TC, apresenta-se como lesão sólida contendo matriz cartilaginosa em seu interior, originando-se na cartilagem cricoide ou tireoide. Na RM, a lesão apresenta hipersinal em T2, com realce heterogêneo pós-contraste e sem restrição à difusão das moléculas de água (Fig. 8-6).[8]

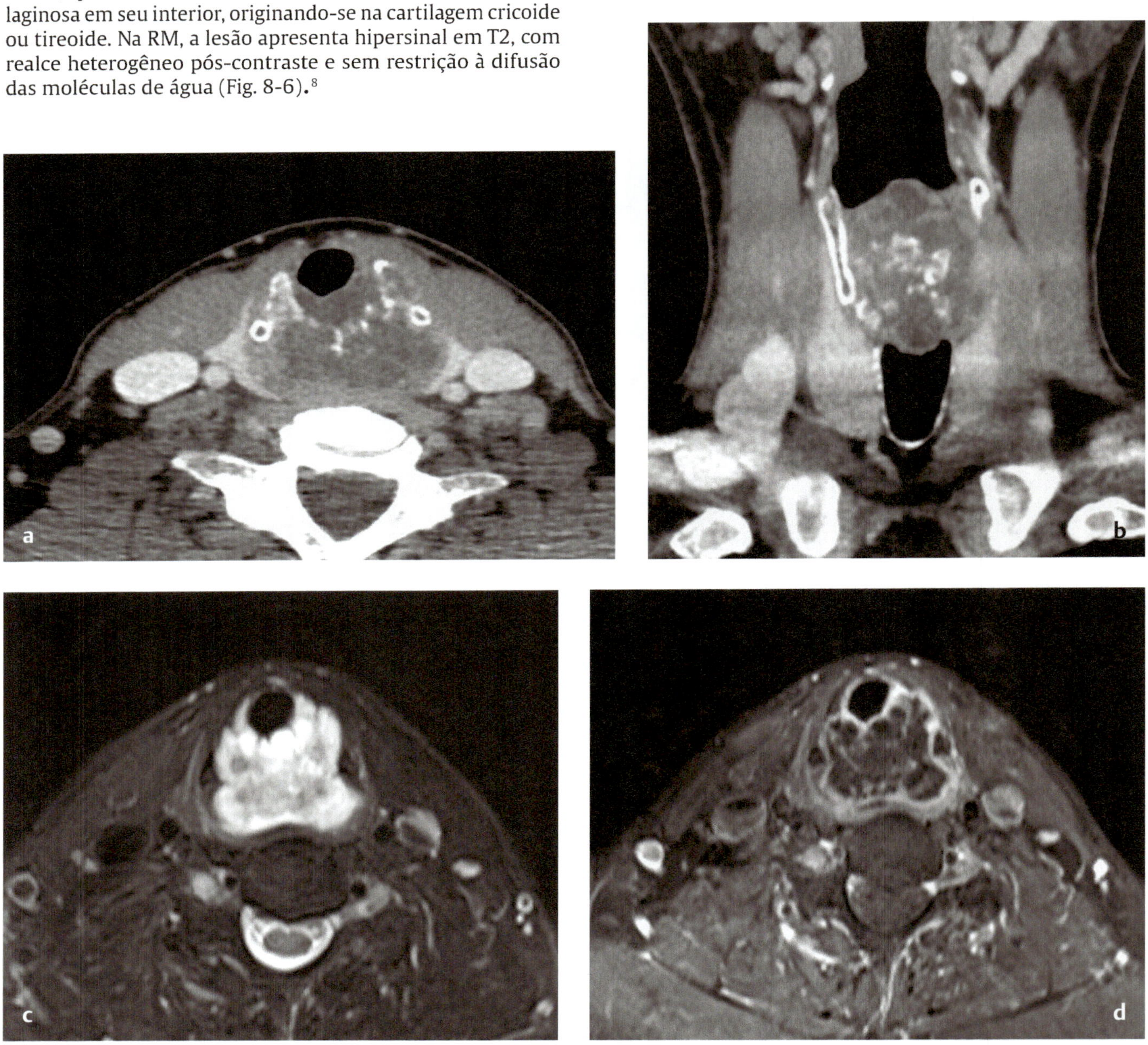

Fig. 8-6. TC pós-contraste nos planos axial (a) e coronal (b) e RM axial nas sequências ponderadas em T2 (c) e T1 pós-contraste (d). Condrossarcoma de cartilagem cricoide. Observa-se a lesão expansiva sólida que contém calcificações, mais bem caracterizadas em (b). A lesão tem hipersinal em T2 (c) e realce heterogêneo pós-contraste.

Laringoceles

A TC é o método de imagem de escolha para avaliação da laringocele, avaliando sua extensão e seu conteúdo, que pode ter atenuação de ar ou líquido e margens bem definidas, obliterando parcialmente a gordura paraglótica. Podem ser interna ou mista, quando se estende externamente a membrana tíreo-hióidea.[9] A presença de paredes espessas e realce sugere infecção associada (laringopiocele) (Fig. 8-7). As imagens no plano coronal evidenciam melhor a extensão da lesão. Deve-se também excluir a presença de lesão infiltrativa associada no estudo de imagem.

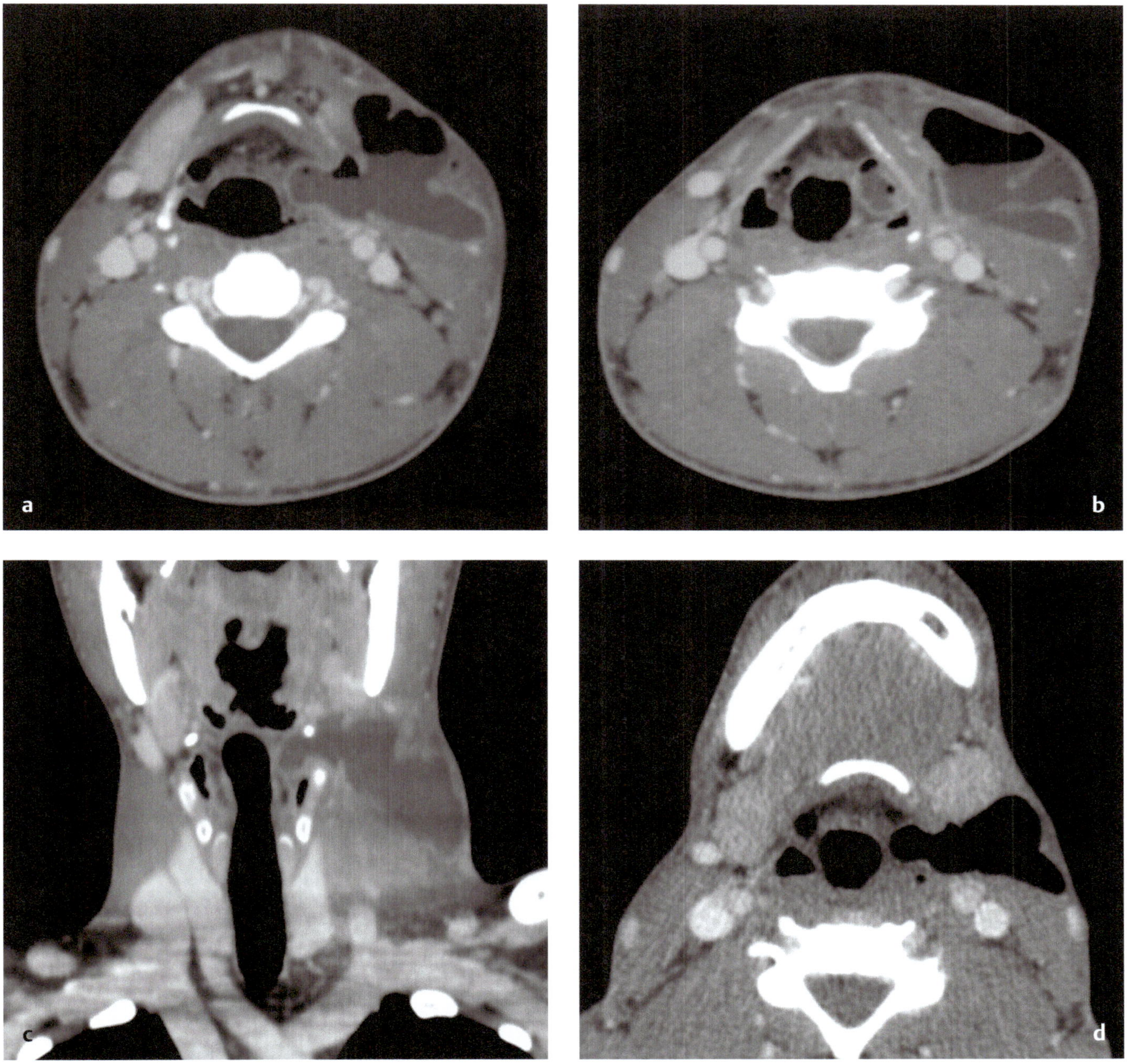

Fig. 8-7. TC no plano axial pós-contraste (**a**, **b**, **d**) e coronal pós-contraste (**c**). Piolaringocele externa com realce periférico. Observar o realce periférico da laringocele sugerindo infecção em **a-c**. O exame realizado após 4 meses não mais evidencia o realce das paredes da laringocele (**d**).

Estenose Adquirida Infraglótica

A principal causa intrínseca de estenose infraglótica é iatrogênica decorrente da intubação endotraqueal. Observa-se material de partes moles revestindo concentricamente a laringe com redução da luz. Podem ser caracterizadas irregularidades e/ou fragmentação da cartilagem. A TC é o método de imagem de escolha para essa avaliação, devendo-se avaliar o grau e a extensão da estenose, assim como o acometimento da cartilagem, sendo as reconstruções tridimensionais úteis para a definição desse acometimento.

Durante a pandemia do COVID-19 houve um aumento significativo de pacientes intubados com consequente aumento de casos de estenose infraglótica. Outra complicação mais rara que pode ser observada nos pacientes pós-intubação é a necrose da cartilagem cricóidea (Fig. 8-8).[10]

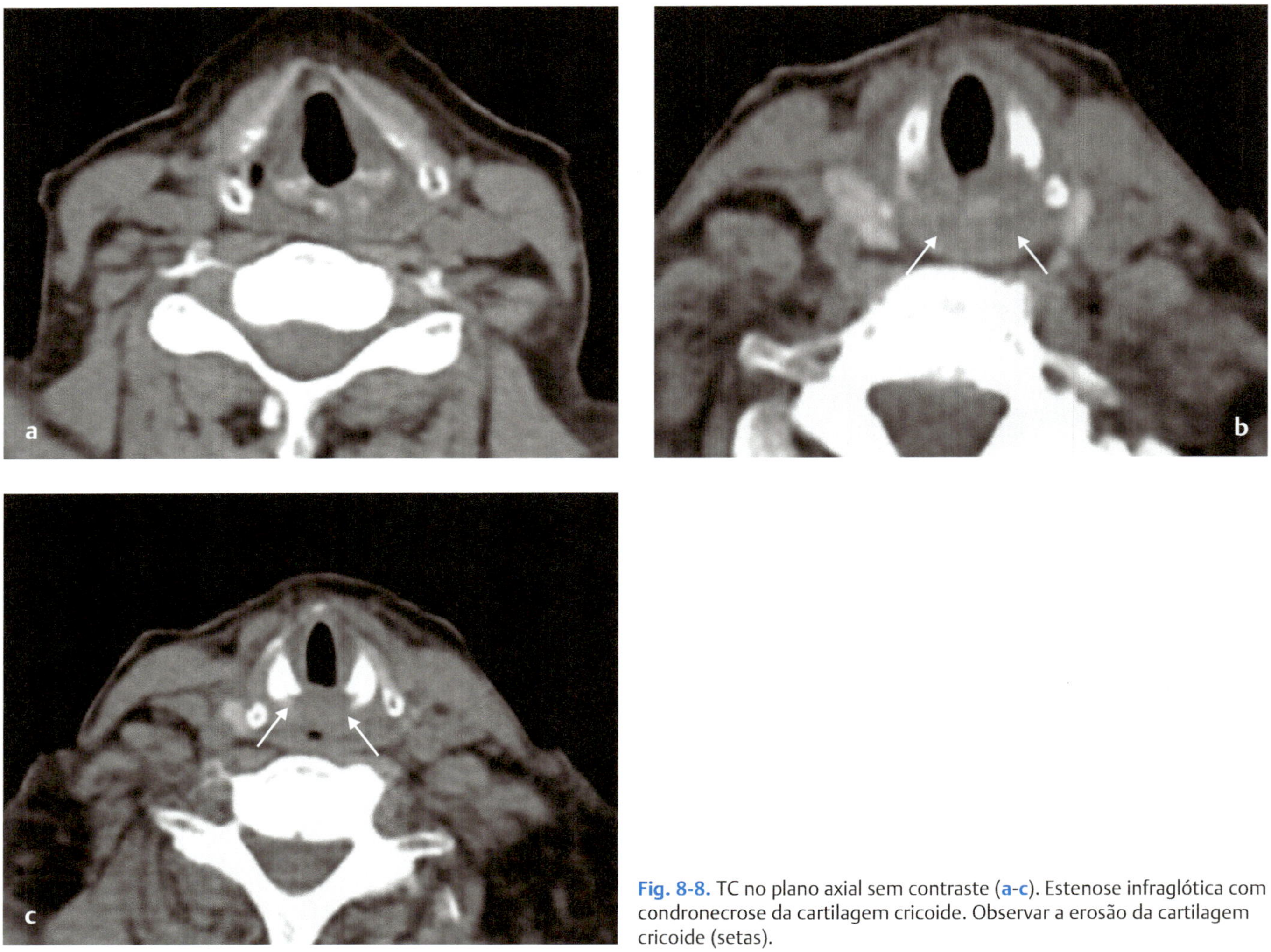

Fig. 8-8. TC no plano axial sem contraste (**a-c**). Estenose infraglótica com condronecrose da cartilagem cricoide. Observar a erosão da cartilagem cricoide (setas).

REFERÊNCIAS BIBLIOGRÁFICAS

1. Agnello F, Cupido F, Sparacia G, Midiri F, Miroddi M, Grassedonio E, et al. Computerised tomography and magnetic resonance imaging of laryngeal squamous cell carcinoma: A practical approach. Neuroradiol J. 2017;30:197-204.
2. Juliano A, Moonis G. computed tomography versus magnetic resonance in head and neck cancer: When to use what and image optimization strategies. Magn Reson Imaging Clin N Am. 2018;26:63-84.
3. Kuno H, Onaya H, Fujii S, Ojiri H, Otani K, Satake M. Primary staging of laryngeal and hypopharyngeal cancer: CT, MR imaging and dual-energy CT. Eur J Radiol. 2014;83:e23-35.
4. Kuno H, Sakamaki K, Fujii S, Sekiya K, Otani K, Hayashi R, et al. Comparison of MR imaging and dual-energy CT for the evaluation of cartilage invasion by laryngeal and hypopharyngeal squamous cell carcinoma. AJNR Am J Neuroradiol. 2018;39:524-31.
5. Driessen JP, Caldas-Magalhães J, Janssen LM, Pameijer FA, Kooij N, Terhaard CH, et al. Diffusion-weighted MR imaging in laryngeal and hypopharyngeal carcinoma: Association between apparent diffusion coefficient and histologic findings. Radiology. 2014;272:456-63.
6. Becker M, Monnier Y, de Vito C. MR Imaging of laryngeal and hypopharyngeal cancer. Magn Reson Imaging Clin N Am. 2022;30:53-72.
7. Ravanelli M, Paderno A, Del Bon F, Montalto N, Pessina C, Battocchio S, et al. Prediction of posterior paraglottic space and cricoarytenoid unit involvement in endoscopically T3 glottic cancer with arytenoid fixation by magnetic resonance with surface coils. Cancers (Basel). 2019;11:67.
8. Becker M, Burkhardt K, Dulguerov P, Allal A. Imaging of the larynx and hypopharynx. Eur J Radiol. 2008;66:460-79.
9. Kamalian S, Avery L, Lev MH, Schaefer PW, Curtin HD. Nontraumatic head and neck emergencies. Radiographics. 2019;39:1808-23.
10. Voisin N, Tringali S, Fieux M. Laryngeal dyspnoea and COVID-19. Eur Ann Otorhinolaryngol Head Neck Dis. 2021;138:415-6.

CAPÍTULO 9

AVALIAÇÃO PERCEPTIVO-AUDITIVA E ACÚSTICA DA VOZ

Katia Nemr ▪ Leonardo W. Lopes ▪ Marcia Simões-Zenari

INTRODUÇÃO

Segundo a teoria mioelástica-aerodinâmica, as estruturas infraglóticas, glóticas e supraglóticas são responsáveis pela energia acústica da fala, em que a efetividade de conversão de energia aerodinâmica em acústica resultará na eficiência vocal.[1] Assim, a voz humana é o produto de ações cerebrais complexas e que resultam na ativação de mecanismos coordenados dos sistemas respiratório, fonatório e articulatório.

Tal complexidade reflete-se na multidimensionalidade que compõe a avaliação da voz que, por sua vez, deve considerar julgamento perceptivo-auditivo da qualidade vocal e a análise acústica do sinal vocal, associados à anamnese, exame físico, exame visual da laringe, avaliação aerodinâmica, qualidade de vida e autoavaliação do problema de voz.[2]

Se, por um lado, a análise perceptivo-auditiva é a percepção psicoacústica da voz emitida pelo falante, a acústica é o "retrato" dessa voz por meio da mensuração dos componentes que integram o sinal sonoro e de sua representação gráfica.

Avaliação perceptivo-auditiva e análise acústica estão intimamente relacionadas, pois auxiliam na inferência sobre a fisiologia, no diagnóstico, na execução de técnicas vocais, nos resultados terapêuticos, na evolução fonoterápica, nos critérios de alta fonoaudiológica e/ou limite terapêutico. Ambas devem estar em consonância entre si e com os demais aspectos que compõem a avaliação.

A integração entre os sinais perceptivo-auditivos e acústicos, especialmente em vozes alteradas, é uma das bases da clínica vocal. Quando há correlatos entre ambas e delas com a fisiologia do trato vocal, a confiabilidade diagnóstica aumenta, e condutas mais assertivas podem ser definidas.

A proposta deste capítulo é abordar a avaliação perceptivo-auditiva e acústica da voz de forma prática, especialmente visando à aplicabilidade na clínica a partir do que há de mais atual e relevante na literatura. Clínica e pesquisa caminham juntas para que a prática seja alicerçada na melhor evidência, no oferecimento de instrumentos que auxiliem o profissional nas escolhas mais adequadas ao contexto, às necessidades do paciente/cliente e à sua realidade.

Destacamos que os demais aspectos igualmente relevantes para o aprofundamento da avaliação da voz e comunicação não estarão presentes neste capítulo, como aerodinâmica, articulação, psicodinâmica vocal, expressividade entre outros.

AVALIAÇÃO VOCAL PERCEPTIVO-AUDITIVA

As características que predominam na voz dependem de fatores orgânicos que dizem respeito à integridade das estruturas envolvidas e de funcionalidade das mesmas; além disso, a voz sofre a influência de características individuais que definem a forma como esse mecanismo é realizado, ou seja, hábitos de comunicação, ajustes às demandas comunicativas, emissão com mais ou menos esforço entre outros, que igualmente impactam no produto final que será recebido pelo ouvinte por meio da percepção auditiva.

Essa percepção ocorre com a atribuição do significado que esta voz gera no ouvinte. Diz respeito à experiência sensorial intimamente relacionada com a plasticidade do córtex auditivo.[3] Apesar da complexidade envolvida na avaliação perceptivo-auditiva, trata-se de um procedimento altamente valorizado em todo o mundo, fazendo com que seja, ainda hoje, considerado como padrão-ouro na clínica vocal.[4]

Neste processo sensorial auditivo tão complexo, três aspectos centrais devem ser considerados: os parâmetros que compõem esta análise, o treino e experiência do avaliador e a captação das amostras para análise.

Em relação aos parâmetros que compõem esta análise, podemos questionar: há uma proposta que seja suficiente para avaliar a voz em qualquer contexto?

Propostas sistematizadas com parâmetros predeterminados têm sido adotadas para análise perceptivo-auditiva visando reduzir o potencial de variabilidade e inconsistências nesta análise.[5]

Dos instrumentos descritos na literatura, destacaremos as duas escalas mais utilizadas mundialmente, tanto por clínicos, quanto por pesquisadores: a escala GRBAS, proposta pelo Japanese Phoniatrics Committee for Phonatory Function Tests da Japan Society of Logopedics and Phoniatrics e o Consensus Auditory Perceptual-Voice (CAPE-V) proposto pela American Speech-Language-Hearing Association.[6,7] Outras propostas estão descritas na literatura, podendo ser aprofundadas mediante o interesse do leitor.[8-13]

Há similaridades em relação às características perceptuais avaliadas, sendo o CAPE-V mais abrangente em relação aos parâmetros propostos na GRBAS.

A escala GRBAS propõe: *Grade* (Grau de alteração vocal, como a impressão global da voz, impacto da voz no ouvinte, percepção global do envelope do espectro, da fonte e dos filtros; identifica o grau da alteração vocal como um todo); *Roughness* (irregularidade nas vibrações das pregas vocais, indicando a sensação de rugosidade na emissão; este termo foi traduzido no Brasil de diversas formas, mas ficou consagrado como rugosidade, semelhantemente a outras línguas, englobando os conceitos de rouquidão, crepitação, bitonalidade e aspereza; *Breathiness* (soprosidade, turbulência audível, como um chiado, escape de ar na glote, sensação de ar na voz); *Asteny* (astenia, fraqueza vocal, perda de potência, energia vocal reduzida, harmônicos pouco definidos) e *Strain* (tensão, impressão de estado hiperfuncional, frequência aguda, ruído nas frequências altas do espectro e harmônicos agudos marcados).[14] O avaliador pontua cada parâmetro a partir de uma escala de gradação dividida em intervalos regulares com quatro pontos, em que zero representa a ausência de desvio; 1, desvio leve; 2, desvio moderado; e 3, desvio intenso. É uma escala mundialmente utilizada, apesar das limitações reconhecidas, como o fato de ser centrada no nível laríngeo, os questionamentos acerca da consistência dos parâmetros de astenia e tensão, excludentes entre si, a ausência de material de fala padronizado e o número reduzido de possibilidades de pontuação diante de uma vasta gama de possibilidades de desvio vocal. Em contrapartida, destacam-se a facilidade e rapidez na classificação, aspectos que reforçam sua utilidade em triagens e avaliações breves, já que oferece ao clínico a descrição sucinta do distúrbio de voz.[5,14,15] A inclusão do parâmetro *Instability* (instabilidade, flutuação na frequência fundamental e/ou na qualidade vocal) foi proposta como adicional (GRBASI ou GIRBAS).[16]

O CAPE-V é uma proposta mais recente, em que são avaliados os parâmetros de grau geral de desvio vocal, rugosidade, soprosidade, tensão, *pitch*, *loudness*, com a possibilidade de dois parâmetros adicionais a serem definidos pelo avaliador de acordo com a significância clínica das características adicionais da voz no momento da avaliação. Adota uma escala analógica visual (EAV) de 100 milímetros para cada parâmetro, em que as extremidades esquerda e direita representam respectivamente ausência de desvio e desvio intenso. O avaliador marca o ponto que representa a sua percepção naquele momento e que será mensurada por régua milimétrica como o escore daquele parâmetro. A cada item o avaliador define ainda se aquela ocorrência é consistente ou intermitente (C ou I). A proposta sugere regiões da EAV em que estariam os desvios vocais discreto, moderado ou intenso, sem delimitação numérica e sem simetria entre elas. Em sua recente validação brasileira, os autores demonstraram ser este um importante instrumento de diagnóstico que contribui para a padronização da avaliação da qualidade vocal em várias línguas, incluindo o português brasileiro; destacam que sua utilidade não está relacionada com uma única língua nem a um único conjunto de avaliadores.[15] As tarefas de fala são predeterminadas e compostas pela emissão sustentada de vogais, seis sentenças com características fonéticas específicas e fala espontânea a partir de uma pergunta dirigida: "Fale-me sobre o seu problema de voz" ou "Diga-me como está a sua voz".

Nemr *et al.* demonstraram alta confiabilidade e consenso entre GRBAS e CAPE-V quando aplicadas em diferentes momentos.[5] Embora os autores afirmem que ambas as escalas são adequadas ao que se propõem e que o clínico poderá selecionar a que mais se adeque ao contexto, destacam que o CAPE-V inclui parâmetros adicionais, sendo assim, adequado para avaliações mais completas e, consequentemente, para uma compreensão mais ampla dos padrões vocais. A presença de procedimentos predefinidos facilita a sua implementação e documentação de amostras, permitindo maior intercâmbio de informação entre especialistas. Por outro lado, afirmam que a GRBAS proporciona mais prontidão e objetividade, com foco no nível glótico, independentemente do tipo de amostra.

Vários estudos analisaram as correspondências numéricas à escala analógica visual com pontos de corte para ausência e presença de disfonia e para a severidade do desvio vocal; tais propostas têm sido muito úteis, especialmente para diferenciar grupos sem disfonia (aqui contemplada a variabilidade natural da voz) e presença de disfonia com diferentes graus de severidade.[17-21]

Qualquer que seja a proposta utilizada com a respectiva classificação do(s) parâmetro(s), manter a mesma padronização ao longo do tratamento auxilia na compreensão da evolução. Para a documentação na clínica o CAPE-V parece ser uma ótima opção, e para as ações de saúde coletiva a escala GRBAS pode ser uma melhor alternativa. O uso de ambos é frequente nas disciplinas práticas de graduação em fonoaudiologia, em equipes de pesquisa, já que uma documentação mais completa permite comparações, discussões de casos entre especialistas e o desenvolvimento de pesquisas a partir de um banco de dados mais amplo.

Associada à escolha da proposta que mais atende às necessidades do avaliador, sua experiência e treinamento serão fundamentais para que se sinta confortável e seguro em avaliar a voz. Mas, temos que perguntar: quanto tempo de experiência é necessário para uma avaliação confiável? É necessário treinamento específico ou apenas a prática é suficiente? Treino constante e prática compartilhada oferecem maior consistência ao procedimento? As respostas não são simples.

Para que a subjetividade inerente ao processo de avaliação perceptivo-auditiva seja minimizada e possibilite resultados que possam ser compartilhados entre especialistas com confiabilidade, os pesquisadores têm-se debruçado sobre o tema há décadas. Os estudos sobre treinamento auditivo para avaliação da qualidade vocal corroboram que o mesmo potencializa as habilidades iniciais dos avaliadores, sejam eles graduandos, pós-graduandos ou profissionais.[4,22,23]

Além da constante exposição a vozes alteradas em graus variados e não alteradas, o profissional deve ter confiabilidade interna, ou seja, demonstrar as mesmas percepções para as mesmas vozes sem que tenha conhecimento de sua repetição ou em momentos diferentes, dependendo do contexto da avaliação. Adicionalmente, a semelhança e a congruência entre diferentes avaliadores na percepção de uma mesma voz, ou de um conjunto de vozes, refletirão na confiabilidade interavaliadores. Dessa forma, alta confiabilidade intra e interavaliadores é requisito fundamental para que a percepção seja mais fidedigna.

Além desses aspectos, vale destacar que especialistas poderão ter práticas diferentes, de acordo com a área da voz em que tenham maior experiência e convívio no dia a dia profissional. Um fonoaudiólogo que atua apenas com aprimoramento vocal junto a profissionais de elite vocal, por exemplo, para os quais uma alteração vocal de grau discreto pode trazer sérias consequências para a carreira, poderá desenvolver maior habilidade para perceber pequenas oscilações na voz, pois precisa de um refinamento para otimizar o potencial vocal daquele artista. Por outro lado, a prática diária com vozes muito alteradas, como na Fononcologia, permite a percepção de pequenas melhoras, que não necessariamente serão suficientes, por exemplo, para modificar um grau na escala GRBAS.

Outro aspecto que pode ser considerado é a avaliação realizada com ou sem o conhecimento do contexto clínico de determinadas escutas, demonstrando que este tem impacto direto na percepção de uma disfonia, mesmo em fonoaudiólogos experientes.[24]

Treinamentos auditivos têm sido, cada vez mais, uma prática constante nas disciplinas de voz dos cursos de Fonoaudiologia e/ou aprofundados nos cursos de pós-graduação *lato* ou *stricto sensu*. Na pesquisa, calibrações dos avaliadores, por meio de estímulos âncoras, têm sido descritas a fim de balizá-los em relação aos parâmetros e gradações consideradas para aquele grupo. Essa prática, *a priori*, minimiza possíveis vieses entre os avaliadores. Já na clínica, esta calibração em grupo se torna mais limitada. Uma recente proposta disponibilizou, em acesso aberto no site da The Voice Foundation, centenas de vozes para treinamento que pode ser feito individualmente ou em grupo (https://voicefoundation.org/health-science/research-tools).[25]

Recente revisão de literatura reitera a complexidade do tema.[26] Com 36 artigos incluídos, publicados ao longo de mais de três décadas, os autores procuraram responder algumas das questões referentes ao tema, como os métodos de treinamento, estímulos utilizados, qualidades vocais treinadas e formação dos participantes. Identificaram grande variabilidade de métodos empregados, como exposição a múltiplas classificações definidas previamente por especialistas, com estímulos âncoras, comparações pareadas ou escutas passiva e repetitiva; utilização de referências externas (âncoras auditivas) por meio de práticas ou consenso grupal; adição de *input* perceptual por meio do uso de espectrogramas. Os estudos propuseram um ou mais procedimentos, com ou sem *feedback*. Dos estudos que descreveram a duração do treinamento, os autores referiram variação entre menos de uma hora até o máximo de 20 horas. Os parâmetros mais utilizados foram respectivamente soprosidade, rugosidade e grau geral de desvio vocal; e os avaliadores treinados foram, em sua maioria, graduandos em Fonoaudiologia ou pós-graduandos, seguidos pelo treino de profissionais (fonoaudiólogos ou não), experientes, inexperientes e de leigos. Ainda que tal análise tenha sido descritiva, observam-se a heterogeneidade dos estudos e as dificuldades de análise conjunta, impedindo possíveis recomendações sobre a eficácia de determinadas abordagens de treinamento.

Diante de diferentes metodologias empregadas, tanto para treinamento clínico, como para pesquisas com avaliação perceptivo-auditiva, não há conhecimento de uma proposta de treinamento sistematizada e consagrada na literatura. Como consequência, há, ainda hoje, esta lacuna que representa campo fértil para novas e desejáveis pesquisas.

A captação das amostras para análise perceptivo-auditiva igualmente tem estimulado pesquisadores a responder à questão central: qual tipo de amostra representa mais fidedignamente a qualidade da voz?

Amostras compostas por vogal sustentada e fala encadeada são as tarefas mais descritas na literatura para a definição do que predomina na voz, ainda que ambas tenham pontos positivos e negativos que possam interferir na análise; por um lado, a vogal sustentada retira a interferência dos articuladores na análise; por outro, a fala encadeada representa a comunicação real dos indivíduos no dia a dia. Da mesma forma, pesquisadores têm buscado correspondência entre a avaliação perceptivo-auditiva, acústica e aerodinâmica nas amostras de fala selecionadas.[27]

Walden e Khayumov observaram predomínio no uso de estímulos de fala natural (vogal e/ou fala encadeada) e presença menos frequente de fala sintetizada (vogal e/ou fala encadeada).[26] Amostras sintetizadas têm sido estudadas e representam campo promissor na avaliação da voz.[28]

Adicionalmente, destacamos o processamento auditivo central como mais um fator interferente e aliado para aumentar a confiabilidade na avaliação perceptivo-auditiva da voz.[29] Especificamente as habilidades auditivas de resolução temporal e interação binaural são preditoras da confiabilidade intrassujeitos no julgamento perceptivo-auditivo do grau geral de desvio vocal e explicam cerca de 42,7% da variabilidade na confiabilidade dos avaliadores.[30]

Destacamos, por fim, que a gravação das vozes para posterior análise ou a análise em tempo real durante as sessões de terapia de voz presenciais sempre foram práticas comuns, com diferentes instrumentos tecnológicos para a captação das amostras de fala. Para além desta realidade, mesmo antes da pandemia por COVID-19, Manfredi *et al.* mostraram resultados positivos com o uso da tecnologia dos *smartphones* como novas oportunidades para a gravação de amostras de voz padronizadas dos pacientes/clientes e envio dos dados por e-mail para o laboratório de voz.[31] Em tempos de pandemia, em que o teleatendimento em voz tornou-se uma realidade e que pode manter-se após o fim deste contexto, buscar alternativas para as gravações das amostras de fala para a avaliação perceptivo-auditiva passou a ter grande relevância na clínica, no ensino e na pesquisa, incluindo as plataformas de teleatendimento. Dahl *et al.* observaram que a realização das avaliações perceptivo-auditivas da voz por clínicos experientes em plataformas de teleprática não reduziu substancialmente sua confiabilidade.[32] Novas investigações com diferentes *smartphones*, plataformas digitais e programas de gravação nortearão de forma mais assertiva esses recentes procedimentos.

Na avaliação vocal perceptivo-auditiva, apesar de muitas questões ainda permanecerem sem resposta e sem evidência científica, é consenso entre os especialistas de todo o mundo sua relevância e soberania na avaliação da voz. Ao caminharem juntas, pesquisa e clínica impulsionam esta área do conhecimento sobre a voz humana, uma vez que as evidências apresentadas na pesquisa aprimoram a clínica, e questões suscitadas pela clínica são respondidas na pesquisa.

ANÁLISE VOCAL ACÚSTICA CLÍNICA

O principal papel da análise acústica do sinal vocal no contexto clínico é possibilitar uma inferência sobre os aspectos aerodinâmicos e biomecânicos subjacentes ao processo de produção vocal saudável ou desviada.[33] Além disso, é uma modalidade de avaliação não invasiva, quantitativa e com alta reprodutibilidade que ajuda o clínico a tomar decisões relacionadas com a confirmação diagnóstica do distúrbio de voz, com a classificação da severidade da disfonia e como medida de resultado do tratamento oferecido ao paciente.

A análise acústica não substitui a experiência do clínico e as informações provenientes do julgamento perceptivo-auditivo da qualidade vocal. Pelo contrário, a experiência do clínico é determinante na escolha das medidas acústicas que podem ser utilizadas em cada caso e a sua respectiva interpretação clínica. Nesse sentido, a análise acústica traz para o cenário clínico uma informação não redundante e complementar aos outros procedimentos de avaliação. Por isso, não se pode perder de vista que a interpretação das medidas acústicas baseia-se nas inferências que podem ser feitas acerca dos mecanismos biomecânicos e aerodinâmicos subjacentes às vozes disfônicas. Diversos estudos têm demonstrado que a análise acústica é confiável para estimar parâmetros relacionados com o exame laríngeo e parâmetros relacionados com o grau geral de desvio vocal, por exemplo, graus de rugosidade, soprosidade e tensão.

Há cinco questões básicas que devem ser consideradas para determinar a utilidade de uma medida acústica no cenário clínico:[34] as medidas estão relacionadas com a presença e intensidade do desvio da qualidade vocal percebido auditivamente? As medidas estão relacionadas com a fisiologia e a fisiopatologia da produção da voz? As medidas estão relacionadas com os desfechos do tratamento terapêutico ou cirúrgico para os distúrbios de voz? As medidas mostram boa reprodutibilidade e confiabilidade? As medidas são independentes de outras medidas em sua interpretação individual ou precisam ser avaliadas sempre em associação a outras mensurações? Sendo assim, a escolha de uma medida para utilização na rotina clínica precisa levar em consideração os questionamentos apontados. As melhores medidas devem ser capazes de responder adequadamente a essas questões e aos objetivos da nossa avaliação clínica.

Vários fatores podem influenciar os valores e a confiabilidade das medidas de análise acústica, entre eles: o tipo de tarefa utilizada; a tipologia do sinal vocal; sexo do falante; intensidade vocal (nível de pressão sonora – NPS) durante a coleta; condições de gravação; algoritmos de extração das medidas; e a experiência do avaliador no registro e análise dos sinais de voz. Dessa forma, o primeiro passo para a utilização adequada das medidas acústicas na avaliação clínica é considerar e/ou controlar (minimamente) os fatores de confundimento citados. Mais informações sobre esses fatores podem ser encontradas em Patel *et al.*[35]

Um dos principais aspectos a ser considerado para escolha do procedimento de análise acústica a ser realizado com o paciente é compreender a tipologia do sinal vocal. Titze utilizou como base o modelo de dinâmica não linear de produção vocal e categorizou os sinais em Tipos I, II e III, considerando como principal critério a presença de bifurcação (sub-harmônicos) no domínio do tempo e de ruído no domínio das frequências, ambos advindos da mudança no padrão vibratório das pregas vocais.[36] Sprecher, Olzewski e Jiang propuseram a adição do sinal tipo IV à classificação original feita por Titze.[37] Dessa forma, os sinais podem ser caracterizados da seguinte forma (Fig. 9-1):

- *Sinal tipo I:* quase periódico, sem modulações ou sub-harmônicos, série rica de harmônicos definidos até 4 KHz, regularidade no traçado, ausência ou presença de ruído de baixa amplitude em relação à estrutura harmônica.
- *Sinal tipo II:* oscilam entre quase periódicos e aperiódicos, com presença de modulações e bifurcações, presença de sub-harmônicos claramente definidos, intermitentes (com duração ≤ 1s) e com intensidade próxima à intensidade da frequência fundamental (f0).
- *Sinal tipo III:* aperiódicos, caóticos e com dimensão finita, presença de energia de ruído entre os harmônicos em baixas frequências, maior definição nos primeiros harmônicos de baixa frequência em detrimento da substituição dos harmônicos de alta frequência por ruído difuso, concentração de energia abaixo de 1,5 KHz.
- *Sinal tipo IV:* aperiódicos e caóticos, com dimensão infinita e predomínio de ruído em relação à estrutura harmônica em toda a faixa de frequência.

A tipologia do sinal é útil para determinar a modalidade de análise acústica mais confiável a ser realizada com o sinal vocal, como extração de medidas ou inspeção acústica do tra-

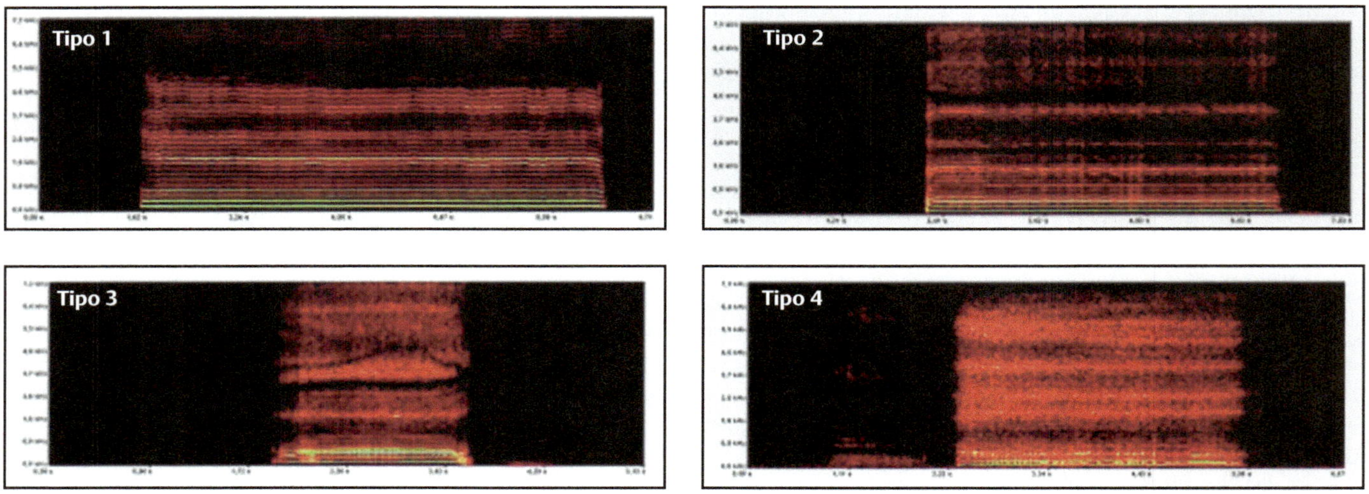

Fig. 9-1. Espectrogramas produzidos no *software* FonoView (CTS Informática), extraído a partir da vogal sustentada "é" por falantes do sexo feminino.

çado espectrográfico; ou as medidas possíveis de serem extraídas a partir do sinal. Por exemplo, as medidas tradicionais de perturbação, que se baseiam na estimativa da frequência fundamental podem não ser confiáveis em sinais de tipos 3 e 4, justificando a utilização de inspeção acústica do espectrograma, a obtenção de medidas com base no *cepstrum* ou a extração de medidas com base em modelos não lineares para a análise desses sinais.

A análise acústica tem várias aplicações, desde a descrição da produção de fala em diferentes línguas, tarefas de comparação de locutor, descrição de padrões prosódicos da fala entre outros. O objetivo do presente capítulo é trazer informações essenciais para avaliação perceptivo-auditiva e acústica em um contexto específico: a avaliação clínica de indivíduos que buscam atendimento fonoaudiológico. De maneira geral, as principais informações que interessam ao clínico durante a avaliação de um paciente com distúrbio de voz são relacionadas com a investigação da intensidade vocal, da f0 e a descrição do componente harmônico e de ruído/irregularidade no sinal.[35]

Dessa forma, para finalidades clínicas, há duas principais modalidades de análise acústica que são utilizadas rotineiramente: a análise acústica qualitativa, por meio da inspeção do traçado espectrográfico; e a análise acústica quantitativa, que se baseia na extração de medidas e índices multiparamétricos a partir do sinal vocal.[38]

Análise Vocal Acústica Qualitativa

A principal ferramenta de análise acústica qualitativa é a inspeção do espectrograma de faixa estreita. O espectrograma é um gráfico tridimensional passível de análise qualitativa, independentemente do grau de aperiodicidade do sinal avaliado.[38,39] Ele apresenta, no eixo vertical, a mensuração de frequência; no eixo horizontal, o tempo de emissão; e a amplitude dos componentes da onda sonora é avaliada pelo contraste de cores no traçado.

A inspeção acústica do espectrograma precisa ser associada à descrição dos aspectos observados e sua respectiva interpretação. Nesse sentido, foi proposto e validado um protocolo de análise espectrográfica (PAE) com base na descrição do espectrograma de faixa estreita obtido a partir da vogal sustentada "é".[38,39] O PAE possui três domínios e 15 itens (Quadro 9-1).

Os itens do PAE estão organizados na sequência correspondente à sua carga fatorial, ou seja, da maior à menor carga em cada um dos três domínios. A indicação atual para utilização do PAE envolve a inspeção visual do traçado espectrográfico de banda estreita correspondente à emissão da vogal /ɛ/ sustentada, seguida pela marcação dos itens presentes no traçado. Os itens marcados pelo avaliador devem ser associados à avaliação perceptivo-auditiva da qualidade vocal, interpretados no contexto da queixa do paciente e correlacionados com a fisiologia subjacente a cada item. Tal interpretação é detalhada na publicação inicial do PAE.[39] A indicação é que os itens do PAE façam parte do relatório de avaliação vocal inicial do paciente e que este seja utilizado para monitorização ao longo da terapia vocal.

Quadro 9-1. Protocolo de Análise Espectrográfica (PAE)

1) Distribuição de energia no traçado		
a)	( )	Presença de harmônicos acima de 4.000 Hz
b)	( )	Diminuição de energia e do número de harmônicos acima de 4.000 Hz
c)	( )	Presença de ruído adicional difuso acima de 4.000 Hz
d)	( )	Incremento de energia entre 1.000-3.000 Hz
e)	( )	Presença predominante de harmônicos de baixa amplitude
f)	( )	Presença de harmônicos com pouco brilho
g)	( )	Diminuição de energia ou reduzido número de harmônicos até 4.000 Hz
h)	( )	Presença de interrupções abruptas no traçado
2) Descrição da irregularidade do sinal (aspectos temporais)		
i)	( )	Presença de harmônicos indefinidos ou esboço de harmônicos
j)	( )	Presença de ruído entre os harmônicos abaixo de 4.000 Hz
k)	( )	Presença de harmônicos com trajetória e morfologia irregular (não retilíneo)
l)	( )	Perda gradativa da definição/energia do traçado
3) Aspectos temporais e distribuição de energia no traçado		
m)	( )	Presença de estrias horizontais irregulares entre os harmônicos
n)	( )	Presença de ruído ou irregularidade no início da emissão
o)	( )	Nível de energia aumentado em toda a faixa de frequência ao longo do traçado

Versão do Protocolo de Análise Espectrográfica após processo de validação com base na consistência interna. Fonte: Lopes LW, Alves GAS, Melo ML. Evidência de conteúdo de um protocolo de análise espectrográfica. Rev CEFAC. 2017;19:510-28.

Análise Vocal Acústica Quantitativa

Em 2000, o professor Eugene Buder, da Universidade de Memphis, fez um levantamento acerca dos algoritmos para análise acústica da qualidade vocal entre os anos de 1902 e 1990.[40] Ele agrupou os algoritmos em 15 modelos de análise e centenas de medidas que podem ser extraídas em cada um desses modelos. Nesse sentido, um dos grandes desafios para o clínico é escolher, entre uma gama de medidas, aquelas que são relevantes e úteis do ponto de vista clínico para avaliação de vozes de indivíduos com queixa vocal.[41]

Revisão sistemática com metanálise buscou responder à pergunta: quais são as medidas acústicas com maior potencial para predizer o grau geral de desvio vocal a partir da vogal sustentada e da fala encadeada?[42] Foram avaliadas 87 medidas acústicas, e o resultado demonstrou que as medidas de pico de autocorrelação, amplitude do *pitch*, declínio espectral do sinal residual e o Cepstral Peak Prominence Smoothed (CPPS) foram as melhores medidas para avaliação do grau geral de desvio vocal em uma vogal sustentada; enquanto a relação sinal-ruído, o Cepstral Peak Prominence (CPP) e o CPPS foram as melhores medidas para análise do grau geral do desvio vocal na fala encadeada.

Alguns anos mais tarde, a American Speech-Language-Hearing Association (ASHA) publica uma recomendação acerca de um protocolo básico de avaliação instrumental da função vocal.[35] No Quadro 9-2, pode ser observado o conjunto básico de tarefas vocais e extração de parâmetros acústicos recomendado pela ASHA.

Pode-se observar que tanto a revisão sistemática citada, quanto a recomendação da ASHA convergem para a indicação das medidas cepstrais como essenciais na avaliação dos desvios vocais.[35,42] No Quadro 9-3, reunimos as principais medidas acústicas utilizadas no contexto da avaliação clínica da voz e incluímos justificativas para a recomendação atual das medidas cepstrais na análise de vozes disfônicas.

Embora haja uma tradição no uso de medidas acústicas no contexto da avaliação clínica da voz, deve-se considerar que o desvio de qualidade vocal inclui múltiplos componentes de rugosidade, soprosidade, tensão e instabilidade sobrepostos em uma mesma emissão vocal. Dessa forma, a utilização de medidas isoladas pode não refletir da melhor maneira possível o desvio global da qualidade vocal ou a confirmação de um diagnóstico de disfonia.[15,33-35,42-59]

Nas últimas décadas, houve um esforço para o desenvolvimento de índices multiparamétricos que incluíssem diferentes tarefas de fala e diferentes medidas acústicas para avaliação de vozes disfônicas.[42,60] Na atualidade, existem cinco índices referidos na literatura:

- Dysphonia Severity Index (DSI) – inclui quatro medidas acústicas (*Jitter* ppq, f0 máxima, mínima intensidade em NPS e tempo máximo de fonação) obtidas a partir da vogal "a" sustentada em frequência e intensidade habitual por 3 segundos, vogal "a" em tempo máximo de fonação, vogal "a" em mínima intensidade e vogal "a" no tom mais agudo.[60,61]
- Acoustic Voice Quality Index (AVQI) – inclui seis medidas acústicas (CPPS, HNR, *Shimmer* local, *Shimmer* dB, declínio espectral e *long term average spectrum*) obtidos a partir da vogal "a" sustentada e da fala encadeada (contagem de 1 a 10).[59,62]
- Cepstral/Spectral Index of Dysphonia (CSID) – inclui quatro medidas acústicas (CPP, desvio-padrão do CPP, *ratio of flow-to-high spectral energy* e seu desvio-padrão) obtidas a partir da vogal sustentada "a" e da frase do CAPE-V "we were away a year ago" (frase com todos os segmentos vozeados, "olha lá o avião azul" na versão traduzida para o português).[63]
- Acoustic Breathiness Index (ABI) – composto por nove medidas (CPPS, *jitter* local, GNE, *high frequency noise* em 6 KHz, HNR, F1-F2, *shimmer* local em dB, *shimmer* local percentual e o *period standard deviation*) obtidos a partir da vogal "a" sustentada e da fala encadeada (contagem de 1 a 10).[62,64]
- Dyshonia Acoustic Index (DAI) – composto por duas medidas acústicas (declínio espectral e CPP) obtidas da frase "olha lá o avião azul" e do CPPS obtido da vogal sustentada "é".[65]

O DSI, o AVQI e o CSID foram desenvolvidos e são indicados para avaliação da intensidade do desvio da qualidade vocal. O ABI é um índice específico para avaliação do componente de soprosidade na emissão vocal. O DAI foi desenvolvido para ser um índice global de disfonia e avaliar a probabilidade de um indivíduo ser considerado saudável ou disfônico a partir da sua voz.

Quadro 9-2. Tarefas de Fala e Medidas Acústicas Recomendadas no Protocolo da ASHA

Tarefa de fala	Medida acústica extraída
Vogal /a/ sustentada por 3-5 segundos de duração Repetir essas tarefas três vezes	▪ CPP_{vogal} ▪ Média de f0 ▪ Desvio-padrão de f0 ▪ NPS (dB) habitual
Leitura de texto padronizado	▪ CPP_{fala} ▪ Média de f0 ▪ Desvio-padrão de f0 ▪ NPS (dB) habitual
Variação de intensidade ▪ Vogal /a/ sustentada por pelo menos 2 segundos o mais fraco possível (sem sussurrar) ▪ Vogal /a/ sustentada por pelo menos 2 segundos o mais forte possível (sem gritar) Repetir essas tarefas três vezes	▪ NPS (dB) máximo ▪ NPS mínimo
Variação de frequência ▪ Sustentar a vogal /a/ o mais agudo possível (incluindo falsete) por pelo menos 2 segundos ▪ Sustentar a vogal /a/ o mais grave possível (em registro modal, evitando o registro basal) por pelo menos 2 segundos Repetir essas tarefas três vezes Podem-se utilizar escalas ou glissandos para obter a emissão mais grave e mais aguda	▪ f0 máxima ▪ f0 mínima

Quadro 9-3. Principais Tarefas de Fala, Medidas Acústicas e suas Respectivas Interpretações Clínicas

Medida acústica	Descrição e interpretação clínica	Tarefa de fala	Observações
Média da f0	▪ Reflete o número de ciclos glóticos por segundo, obtido pelo método de correlação cruzada.[43] De maneira geral, valores mais elevados de f0 são compatíveis com vozes de pitch mais agudo, enquanto valores mais baixos estão associados a vozes com *pitch* mais grave ▪ Em termos de aplicação clínica, a média de f0 pode ser utilizada como medida de resultado na comparação intraindivíduo, quando o alvo terapêutico está relacionado com a modificação do *pitch*, redução de tensão fonatória ou reabsorção de lesão de massa nas pregas vocais[44]	▪ Vogal sustentada* ou fala encadeada em frequência e intensidade autorreferida como habitual	▪ Sugere-se, sempre que possível, obter a média de f0 em uma vogal sustentada e na fala encadeada ▪ Nesse sentido, pode-se utilizar a leitura de um texto padronizado ou um trecho de fala espontânea para obtenção da média de f0 em todo o trecho
Desvio-padrão da f0	▪ É uma medida de dispersão da f0 ao longo da emissão vocal sustentada.[45] Essa medida reflete a condição neuromuscular e/ou a regularidade de vibração da mucosa das pregas vocais. Em termos acústicos e perceptuais, tem uma relação direta com a periodicidade do sinal sonoro. Valores maiores que 2 Hz na vogal sustentada podem refletir a presença de alteração no controle neuromuscular da produção vocal ou irregularidade vibratória das pregas vocais ▪ O desvio-padrão de f0 apresenta correlação moderada positiva com o grau geral do desvio vocal e fraca correlação positiva com o grau de rugosidade e grau de instabilidade. Vozes com desvios mais intensos e com maior grau de rugosidade e instabilidade apresentaram maior valor do desvio-padrão de f0 ▪ Ela pode ser uma medida interessante para avaliação e monitorização de vozes de pacientes disfônicos de etiologia neurológica[33]	▪ Vogal sustentada	▪ O desvio-padrão de f0 também pode ser obtido para a fala encadeada. No entanto, não existem valores normativos ou faixas de normalidade. ▪ A comparação deve ser feita intraindivíduo pré e pós-intervenção, utilizando-se sempre o mesmo trecho de fala padronizado, que contenha, no mínimo, 5 segundos de gravação.[35] A sugestão dos autores deste capítulo é a utilização das seis frases do CAPE-V adaptadas para o português brasileiro[15]
Variabilidade da f0	▪ A variação de f0, dada em semitons, durante a emissão de uma vogal sustentada é uma medida sensível à instabilidade vocal, principalmente nos quadros, cujo fator etiológico é neurogênico.[46] Valores superiores a 1,5 semitom em uma vogal sustentada podem indicar a presença de alteração neurológica relacionada com a produção vocal[47]	▪ Vogal sustentada em frequência e intensidade autorreferida como habitual	▪ A variabilidade de f0 também pode ser utilizada como uma medida relacionada com a expressividade e curva melódica (variações de *pitch*) durante a fala encadeada ▪ Considerando os propósitos deste capítulo, não aprofundamos essa utilização específica
Variação de frequência ▪ Habitual ▪ Mínima f0 ▪ Máxima f0	▪ Medidas relacionadas com a média de f0 em um sinal acústico autorreferido como habitual, assim como nas emissões mais graves e mais agudas do indivíduo ▪ As variações da frequência fazem parte da produção vocal de um indivíduo vocalmente saudável, considerando-se a sua expressividade. A investigação da faixa de frequência produzida pelo paciente pode ajudar na compreensão da limitação do paciente em sua comunicação cotidiana e ser utilizada como uma medida de resultado após o tratamento	▪ Vogal sustentada por, no mínimo, 2 segundos, no *pitch* autorreferido como habitual ▪ Vogal sustentada por, no mínimo, 2 segundos, no *pitch* mais agudo possível (incluindo o falsete) ▪ Vogal sustentada por, no mínimo, 2 segundos, no *pitch* mais grave possível (excluindo som basal)	▪ Sugere-se a repetição de cada tarefa por três vezes.[48] Recomenda-se utilizar o valor mais baixo e o valor mais alto obtido entre as três repetições ▪ Pode-se utilizar escala ou glissando para a obtenção das emissões mais graves e mais agudas, mantendo-se a sustentação mínima de 2 segundos ao alcançar a nota mais aguda[48]

(Continua)

Quadro 9-3. *(Cont.)* Principais Tarefas de Fala, Medidas Acústicas e suas Respectivas Interpretações Clínicas

Medida acústica	Descrição e interpretação clínica	Tarefa de fala	Observações
Variação de intensidade ▪ Habitual ▪ Mínima ▪ Máxima	▪ Nível de pressão sonora de um sinal acústico; valores calibrados foram obtidos usando o método de comparação[43,49] ▪ As variações da intensidade fazem parte da produção vocal de um indivíduo vocalmente saudável. A investigação da faixa de intensidade produzida pelo paciente pode ajudar na compreensão da limitação em sua comunicação cotidiana ▪ Por outro lado, a intensidade vocal influencia os valores de todas as outras medidas acústicas obtidas. Dessa forma, duas observações são importantes para o contexto clínico: 1. o profissional precisa ter um mínimo controle sobre a intensidade para fazer a interpretação correta das medidas acústicas de perturbação e ruído obtidas; 2. a comparação das medidas acústicas de perturbação e ruído em diferentes intensidades pode trazer informações clínicas relevantes para entender a funcionalidade vocal do paciente e para o diagnóstico diferencial[50]	▪ Vogal sustentada por, no mínimo, 2 segundos, no nível de pressão sonora entre 70-80 dB NPS ▪ Vogal sustentada por, no mínimo, 2 segundos, no nível de pressão acima de 80 dB NPS ▪ Vogal sustentada por, no mínimo, 2 segundos, no nível de pressão sonora abaixo de 70 dB NPS	▪ Os valores de referência para os níveis de pressão sonora fraco, habitual e forte foram recomendados por Orlikoff e Kahane (1991)[43] ▪ Sugere-se a repetição de cada tarefa por três vezes.[42] Recomenda-se utilizar o valor mais fraco e o valor mais forte obtido entre as três repetições
Jitter	▪ Perturbações na variação de frequência em curto termo, obtidas pela comparação ciclo a ciclo[34] ▪ O *jitter* reflete a intensidade global do desvio vocal, sendo sensível à presença de desvio da qualidade vocal, o que justifica o fato de que seus valores sejam mais elevados em vozes mais alteradas.[50] Em termos de produção vocal, o *jitter* está relacionado com as perturbações de período nos ciclos vibratórios das pregas vocais	▪ Vogal sustentada em frequência e intensidade autorreferida como habitual	▪ Existem vários algoritmos para obtenção do *jitter*, de modo que os valores de corte devem ser considerados em função do algoritmo utilizado. Dessa forma, devem-se consultar os valores de referência do *software*/algoritmo utilizado ▪ O melhor uso da medida de *jitter* está relacionado com a comparação intraindivíduo, como medida de efeito da técnica ou tratamento oferecido ao paciente. A interpretação dessas medidas pode ser limitada em sinais tipos III e IV
Shimmer	▪ Perturbação na variação da amplitude obtida na comparação entre ciclos vizinhos[34] ▪ O *shimmer* é considerado uma medida sensível à redução de resistência glótica e à presença de irregularidade de vibração das pregas vocais. Geralmente está correlacionado com a presença de rugosidade na voz[44]	▪ Vogal sustentada em frequência e intensidade autorreferida como habitual	▪ As mesmas considerações relacionadas com o *jitter* podem ser associadas ao *shimmer*
HNR (harmonic-to-noise ratio)	▪ Razão entre a intensidade do componente harmônico e o componente de ruído presente em um sinal vocal[51] ▪ O HNR é uma medida relacionada com a presença de ruído aditivo e multiplicativo na emissão vocal e pode ser associado aos componentes de rugosidade e soprosidade na voz	▪ Vogal sustentada em frequência e intensidade autorreferida como habitual	

(Continua)

Quadro 9-3. *(Cont.)* Principais Tarefas de Fala, Medidas Acústicas e suas Respectivas Interpretações Clínicas

Medida acústica	Descrição e interpretação clínica	Tarefa de fala	Observações
GNE *(glottal-to-noise excitation)*	■ O GNE mede o ruído adicional no sinal sonoro, independentemente do ruído modulado pelo mecanismo glótico. Indica a origem do sinal vocal, se ele é proveniente da vibração das pregas vocais ou da corrente de ar turbulenta gerada no trato vocal. Ele é capaz de mostrar valores diferentes em ajustes fonatórios distintos, em diferentes alterações vocais[52] ■ O GNE reflete a presença do componente de soprosidade na produção vocal e a ineficiência no fechamento glótico[33,44,53,54] O GNE também é considerado uma das medidas mais importantes para predizer a presença de desvio de qualidade vocal ou alteração laríngea[33,54]	■ Vogal sustentada em frequência e intensidade autorreferida como habitual	■ O GNE pode ser considerado uma medida mais robusta porque, diferentemente do *jitter* e *shimmer*, seu cálculo não requer uma estimativa anterior da frequência fundamental, o que é uma tarefa difícil na presença de grandes alterações laríngeas e vocais
CPP *(cepstral peak prominence)* e CPPS *(cepstral peak prominence smoothed)*	■ O CPP e o CPPS são obtidos a partir do cepstro. De maneira geral, o cepstro exibe em que medida os harmônicos advindos da f0 são individualizados e se destacam em relação ao nível de ruído presente no sinal ■ Sinais com maior regularidade e menor quantidade de ruído apresentam maior definição e amplitude do pico cepstral dominante[55] ■ De maneira geral, o CPP e o CPPS têm uma correlação de moderada à forte negativa com o grau geral de desvio vocal e os graus de rugosidade e soprosidade.[56] Os valores de corte para o CPP e CPPS para o português brasileiro foram definidos, em 2021, por Silvestre, Morais e Lopes.[57] Valores do CPP ≥ 24,86 dB (vogal "a"), 25,92 dB (vogal "é") e 18,84 dB (frase "olha lá o avião azul") são compatíveis com indivíduos vocalmente saudáveis; enquanto valores abaixo desses citados podem estar relacionados com vozes disfônicas. Para o CPPS, valores ≥ 14,01 dB (vogal "a"), 13,60 dB (vogal "é") e 11,98 dB (frase "olha lá o avião azul") são compatíveis com indivíduos vocalmente saudáveis; enquanto valores abaixo desses citados podem estar relacionados com vozes disfônicas	■ Vogal sustentada* ou fala encadeada em frequência e intensidade autorreferida como habitual	■ As medidas cepstrais são consideradas mais robustas do que as medidas tradicionais de perturbação para avaliação de vozes disfônicas ■ Elas não necessitam da estimativa da f0 obtida no domínio do tempo, o que possibilita análise confiável de vozes com ampla faixa de desvio, o que inclui os sinais tipos III e IV

* Optamos por não fazer a indicação de uma vogal específica, considerando que no Brasil a vogal "a" e a vogal "é" são comumente utilizadas na avaliação clínica.[58] A decisão pela utilização de uma dessas vogais pode ser estabelecida em cada serviço ou protocolo de pesquisa e devidamente justificada. O mais importante é a manutenção da mesma vogal para efeitos de comparação intra e interindivíduos em um mesmo serviço.

CONSIDERAÇÕES FINAIS

Na multidimensionalidade da manifestação de um distúrbio de voz, a avaliação perceptivo-auditiva e a acústica têm papel de destaque, e ambas são imprescindíveis para a clínica de voz.

Os pesquisadores têm-se debruçado há décadas investigando diferentes procedimentos relacionados com a avaliação clínica da voz, para que sejam mais assertivas e contribuam com as demais dimensões da avaliação.

A autoavaliação do problema de voz, o exame físico, o exame visual da laringe e a avaliação aerodinâmica associam-se ao julgamento perceptivo-auditivo da qualidade vocal e à análise acústica do sinal vocal. O conjunto de informações obtidas dessas diferentes modalidades de avaliação possibilita ao clínico uma visão global e realística do distúrbio de voz do paciente.

REFERÊNCIAS BIBLIOGRÁFICAS

1. Van Den Berg J. Myoelastic-aerodynamic theory of voice production. J Speech Hear Res. 1958;1:227-44.
2. Lopes LW, Silva HF, Evangelista DS, Silva JD, Simões LB, Costa e Silva PO, et al. Relationship between vocal symptoms, severity of voice disorders, and laryngeal diagnosis in patients with voice disorders. CoDAS. 2016;28:439-445.
3. Dahmen JC, King AJ. Learning to hear: plasticity of auditory cortical processing. Curr Opin Neurobiol. 2007;17:456-64.

4. Englert M, Madazio G, Gielow I, Lucero J, Behlau M. Influência do fator de aprendizagem na análise perceptivo-auditiva. CoDAS. 2018;30:e20170107.
5. Nemr K, Simões-Zenari M, Cordeiro GF, Tsuji DH, Ogawa AI, Ubrig M, et al. GRBAS and CAPE-V scales: high reliability and consensus when applied at different times. J Voice. 2012;26:812.e17-22.
6. Hirano M. Clinical examination of voice. New York: Springer-Verlag. 1981.
7. ASHA. American Speech-Language-Hearing Association. Consensus Auditory-Perceptual Evaluation of Voice (CAPE-V) ASHA Special Interest Group 3, Voice and Voice Disorders. 2009 [citado em 04 de novembro de 2021]. Disponível em: https://www.asha.org/siteassets/uploadedFiles/ASHA/SIG/03/CAPE-V-Procedures-and-Form.pdf
8. Wilson D. Voice Problems of Children. Williams and Wilkins. 1987.
9. Laver J, Wirs S, Mackenzie J, Hiller SM. A perceptual protocol for the analysis of vocal profiles Edinburgh: Edinburg University. Department of Linguistics. 1981.
10. Nawka T, Anders L, Wendler J. Die auditive beurteilung heiserer stimmen nach dem RBH-system. Sprache Stimme Gehör. 1994;18:130-3.
11. Pützer M, Barry WJ. Methodische aspekte der auditiven bewertung von stimmqualität. Sprache Stimme Gehör. 2004;28:1-10.
12. Laver J, Mackenzie-Beck J. Vocal Profile Analysis Scheme – VPAS. Edinburgh; Queen Margareth University College-QMUC, Speech Science Research Centre. 2007.
13. Iwarsson J, Petersen NR. Effects of consensus training on the reliability of auditory perceptual ratings of voice quality. J Voice. 2012;26:304-12.
14. Behlau M, Madazio G, Feijó D, Pontes P. Avaliação de voz. *In:* Behlau M. Voz: o livro do especialista, vol.1. Rio de Janeiro: Revinter. 2001. p. 85-180.
15. Behlau M, Rocha B, Englert M, Madazio G. Validation of the Brazilian Portuguese CAPE-V Instrument—Br CAPE-V for Auditory-Perceptual Analysis. J Voice. 2020 Aug 15:S0892-1997(20)30257-5.
16. Dejonckere PH, Remacle M, Fresnel-Elbaz E, Woisard V, Crevier-Buchman L, Millet B. Differentiated perceptual evaluation of pathological voice quality: Reliability and correlations with acoustic measurements. Rev Laryngol Otol Rhinol (Bord). 1996;117:219-24.
17. Solomon NP, Helou LB, Stojadinovic A. Clinical *Versus* Laboratory Ratings of Voice Using the CAPE-V. J Voice. 2011;25:e7-14.
18. Martins PC, Couto TE, Gama ACC. Avaliação perceptivo-auditiva do grau de desvio vocal: correlação entre escala visual analógica e escala. CoDAS. 2015;27:279-84.
19. Yamasaki R, Madazio G, Leão SHS, Padovani M, Azevedo R, Behlau M. Auditory-perceptual evaluation of normal and dysphonic voices using the voice deviation scale. J Voice. 2017;31:67-71.
20. Ertan-Schluter E, Demirhan E, Unsal EM, Tadıhan-Ozkan E. The Turkish Version of the Consensus Auditory-Perceptual Evaluation of Voice (CAPE-V): A Reliability and Validity Study Journal of Voice. 2020;34:965.e13-22.
21. Dehqan A, Ballard KJ. An evaluation of short-term treatment outcomes of Cricothyroid Visor Maneuver: A proof-of-concept Pilot Study. J Voice. 2021;35:330.e1-7.
22. Silva RSA, Simões-Zenari M, Nemr K. Impacto de treinamento auditivo na avaliação perceptivo-auditiva da voz realizada por estudantes de Fonoaudiologia. J Soc Bras Fonoaudiol. 2012;24:19-25.
23. Walden PR. Perceptual Voice Qualities Database (PVQD): Database Characteristics. J Voice. 2020 Oct 19:S0892-1997(20)30375-1.
24. Costa FP, Yamasaki R, Behlau M. Influência da escuta contextualizada na percepção da intensidade do desvio vocal. Audiol Commun Res. 2014;19:69-74.
25. TVF-The Voice Foundation. Perceptual Voice Qualities Database (citado em 04 de novembro de 2021). Disponível em: https://voicefoundation.org/health-science/research-tools.
26. Walden PR, Khayumov J. The use of auditory-perceptual training as a research method: a summary review. J Voice. 2020 Aug 1:S0892-1997(20)30249-6.
27. Brinca L, Batista AP, Tavares AI, Pinto PN, Araujo L. The effect of anchors and training on the reliability of voice quality ratings for different types of speech stimuli. J Voice. 2015;29:776.e7-14.
28. Englert M, Madazio G, Gielow I, Lucero J, Behlau B. Perceptual. Error Analysis of Human and Synthesized Voices. J Voice. 2017;31:516.e5-18.
29. Takishima M, Gielow I, Madazio G, Behlau M. O impacto da afinação vocal na análise perceptivo-auditiva de vozes normais e alteradas. CoDAS. 2020;32:e20190135.
30. Paiva MAA, Rosa MRD, Gielow I, Silva IM, Sousa ESS, Silva ACF, et al. Auditory Skills as a Predictor of Rater Reliability in the Evaluation of Vocal Quality. J Voice. 2021;35:559-69.
31. Manfredi C, Lebacq J, Cantarella G, Schoentgen J, Orlandi S, Bandini A, et al. Smartphones offer new opportunities in clinical voice research. J Voice. 2017;31:111.e1-7.
32. Dahl KL, Weerathunge HR, Buckley DP, Dolling AS, Díaz-Cádiz M, Tracy LF, et al. Reliability and accuracy of expert auditory-perceptual evaluation of voice via telepractice platforms. Am J Speech Lang Pathol. 2021;30:2446-55.
33. Lopes LW, Simões LB, Silva JD, Evangelista DS, Nóbrega e Ugulino AC, Silva POC, Vieira VFD. Accuracy of acoustic analysis measurements in the evaluation of patients with different laryngeal diagnoses. J Voice. 2017;31:382.e15-26.
34. Brockmann M, Drinnan MJ, Storck C, Carding PN. Reliable jitter and shimmer measurements in voice clinics: the relevance of vowel, gender, vocal intensity, and fundamental frequency effects in a typical clinical task. J Voice. 2011;25:44-53.
35. Patel RR, Awan SN, Barkmeier-Kraemer J, Courey M, Delisky D, Eadie T, et al. Recommended protocols for instrumental assessment of voice: American Speech Language-Hearing Association expert panel to develop a protocol for instrumental assessment of vocal function. Am J Speech Lang Pathol. 2018;27:887-905.
36. Titze IR. Workshop on Acoustic Voice Analysis: Summary Statement. Technical report, National Center for Voice and Speech. Iowa. 1995.
37. Sprecher A, Olszewski A, Jiang JJ. Updating signal typing in voice: Addition of type 4 signals. J Acoust Soc Am. 2010;127:3710-6.
38. Lopes LW, da Silva ACF, da Silva IM, de Paiva MAA, Silva SIDN, Almeida LNA, et al. Evidence of Internal Consistency in the Spectrographic Analysis Protocol. J Voice. 2020 Aug 8;S0892-1997(20)30264-2.
39. Lopes LW, Alves GAS, Melo ML. Evidência de conteúdo de um protocolo de análise espectrográfica. Rev CEFAC. 2017;19:510-28.
40. Buder EH. Acoustic analysis of voice quality: A tabulation of algorithms 1902–1990. In: Kent RD and Ball MJ (Eds.). Voice quality measurement. San Diego: Singular; 2000. p. 119-244.
41. Lopes L, Vieira V, Behlau M. *Performance* of different acoustic measures to discriminate individuals with and without voice disorders. J Voice. 2020 Aug 11:S0892-1997(20)30258-7.
42. Maryn Y, Corthals P, De Bodt M, Van Cauwenberge P, Deliyski D. Perturbation measures of voice: A comparative study between

Multi-Dimensional Voice Program and PRAAT. Folia Phoniatr Logop. 2009;61:217-26.
43. Orlikoff RF, Kahane JC. Influence of mean sound pressure level on jitter and shimmer measures. J Voice. 1991;5:113-9.
44. Lopes LW, Cavalcante DP, Costa PO. Intensidade do desvio vocal: integração de dados perceptivo-auditivos e acústicos em pacientes disfônicos. CoDAS. 2014;26:382-8.
45. Jotz GP, Cervantes O, Settani FAP, Angelis EC. Acoustic measures for the detection of hoarseness in children. Int Arch Otorhinolaryngol. 2006;10:14-20.
46. Kent R, Vorperian H, Duffy J. Reliability of the Multi-Dimensional Voice Program for the analysis of voice samples of subjects with dysarthria. Am J Speech-Lang Pathol. 1999;8:129-36.
47. Padovani M, Moraes M, Madazio G, Lorenzon P, Korn G, de Biase N. Variability of fundamental frequency in the differentiation of neurological dysphonia. Final Programme & Abstracts 28th World Congress of the International Association of Logopedics and Phoniatrics, Athens, Greece, August 2010. Disponível em: http://www.ialpathens2010.gr/prog.pdf. p. 33.
48. Zraick RI, Nelson JL, Montague JC, Monoson PK. The effect of task on determination of maximum phonational frequency range. J Voice. 2000;14:154-60.
49. Winholtz SW, Titze I. Conversion of a head-mounted microphone signal into calibrated SPL units. J Voice. 1997;11:417-21.
50. Florencio VO, Almeida AA, Balata P, Nascimento S, Brockmann-Bauser M, Lopes LW. Differences and Reliability of Linear and Nonlinear Acoustic Measures as a Function of Vocal Intensity in Individuals with Voice Disorders. J Voice. 2021 Jun 8:S0892-1997(21)00144-2.
51. Oguz H, Demirci M, Safak MA, Arslan N, Islam A, Kargin S. Effects of unilateral vocal cord paralysis on objective voice measures obtained by Praat. Eur Arch Otorhinolaryngol. 2007;264:257-61.
52. Godino-Llorente JI, Osma-Ruiz V, Sáenz-Lechón N, Vilda-Gómez P, Blanco-Velasco M, Cruz-Roldán F. The effectiveness of the glottal to noise excitation ratio for the screening of voice disorders. J Voice. 2010;24:47-56.
53. Lopes LW, Lima ILB, Almeida LNA, Cavalcante DP, de Almeida AAF. Severity of voice disorders in children: Correlations between perceptual and acoustic data. J Voice. 2012;26:819.e7-12.
54. Lopes LW, Alves JDN, Evangelista DDS, França FP, Vieira VJD, Lima-Silva MFB, et al. Accuracy of traditional and formant acoustic measurements in the evaluation of vocal quality. CoDAS. 2018;30:e20170282.
55. Dejonckere PH. Ceptral voice analysis: Link with perception and stroboscopy. Rev Laryngol Otol Rhinol (Bord). 1998;119:245-6.
56. Lopes LW, Sousa ESDS, Silva ACFD, Silva IMD, Paiva MAA, Vieira VJD, et al. Cepstral measures in the assessment of severity of voice disorders. CoDAS. 2019;31:e20180175.
57. Silvestre E, Moraes RM, Lopes LW. Valores de corte das medidas cepstrais para falantes do português brasileiro. CoDAS. 2021; in press.
58. Gonçalves MIR, Pontes PAL, Vieira VP, Pontes AA L, Curcio D, De Biase NG. Transfer function of Brazilian Portuguese oral vowels: a comparative acoustic analysis. Braz J Otorhinolaryngol. 2009;75:680-4.
59. Maryn Y, De Bodt M, Roy N. The Acoustic voice quality index: Toward improved treatment outcomes assessment in voice disorders. J Commun Disord. 2010;43:161-74.
60. Wuyts FL, De Bodt MS, Molenberghs G, Remacle M, Heylen L, Millet B, et al. The Dysphonia Severity Index: an objective measure of vocal quality based on a multiparameter approach. J Speech Lang Hear Res. 2000;43:796-809.
61. Nemr K, Simões-Zenari M, Souza GS, Hachiya A, Tsuji DH. Correlation of the Dysphonia Severity Index (DSI), Consensus Auditory-Perceptual Evaluation of Voice (CAPE-V), and Gender in Brazilians with and Without Voice Disorders. J Voice. 2016;30:765-11.
62. Englert M, Barsties V Latoszek B, Maryn Y, Behlau M. Validation of the Acoustic Voice Quality Index, Version 03.01, to the Brazilian Portuguese Language. J Voice. 2021;35:160.e15-21.
63. Awan SN, Roy N, Jetté ME, Meltzner GS, Hillman RE. Quantifying dysphonia severity using a Spectral/Cepstral-Based Acoustic Index: comparisons with auditory-perceptual judgements from the CAPE-V. Clin Linguist Phon. 2010;24:742-58.
64. Latoszek BBV, Maryn Y, Gerrits E, De Bodt M. The Acoustic Breathiness Index (ABI): a multivariate acoustic model for breathiness. J Voice. 2017;31:511.e11-27.
65. Lopes LW, Silvestre E, Moraes RM. Validation of the Dysphonia Acoustic Index (DAI) to evaluate voice disorders in brazilian Portuguese speakers. J Voice. 2021; in press.

CAPÍTULO 10

ELETROMIOGRAFIA DE LARINGE

Luciana Fernandes Costa ▪ Rui Imamura ▪ Rogério A. Dedivitis

INTRODUÇÃO

A eletromiografia de laringe (EML) constitui método diagnóstico de grande valor ao laringologista. Trata-se de método simples, bem tolerado e com baixos riscos ao paciente. Mostra-se útil na avaliação de diversas doenças laríngeas, permitindo a diferenciação entre doenças do neurônio motor superior, inferior, junção neuromuscular, miopatias e distúrbios mecânicos. É útil também para definição do prognóstico das paralisias laríngeas e para guiar as injeções laríngeas de toxina botulínica. A decisão relacionada com, quando utilizar, a seleção da musculatura avaliada e a técnica dependerá de anamnese e exame físico detalhados.

A EML avalia a integridade do sistema motor laríngeo por meio da análise dos potenciais de ação gerados pelas unidades motoras da musculatura intrínseca da laringe. A unidade motora é constituída pelo neurônio motor inferior, seu axônio e as fibras musculares por ele inervadas. A EML mede, extracelularmente, o potencial da unidade motora, que é a somação espacial e temporal de todos os potenciais de ação musculares pertencentes à unidade motora.[1] Um eletrodo de agulha padrão grava potenciais de ação de 2-20 fibras musculares dentro do raio de um milímetro da ponta da agulha.[2] A área de captação dos eletrodos monopolares é maior que os concêntricos que, por sua vez, são maiores que os bipolares.

Quando os impulsos nervosos chegam às fibras musculares para iniciar um movimento voluntário, eles provocam a despolarização das membranas, gerando um potencial de ação. A típica aparência trifásica positiva-negativa-positiva do potencial de ação deriva do impulso elétrico que se aproxima, atinge e depois se afasta do eletrodo. A amplitude do potencial da unidade motora é proporcional ao número de fibras motoras ativadas sincronicamente. A duração do potencial da unidade motora é proporcional ao território da unidade motora e à sincronia de ativação das fibras musculares.

Geralmente, durante o repouso em exame normal do músculo, não há registro de atividade elétrica. Contudo, em relação aos músculos da laringe, uma condição de repouso muscular total é bastante incomum. Quando se inicia uma contração muscular em condições de normalidade, observam-se o disparo e a repetição de potenciais de ação das unidades motoras recrutadas.

Na contração voluntária de maior intensidade, ocorre o recrutamento de mais unidades motoras normais. Como resultado, a produção de maior número de potenciais de ação é gerada. Na contração voluntária máxima, a ativação simultânea de vários potenciais de ação com sobreposição dos registros no traçado forma o chamado padrão interferencial ou recrutamento completo.

INDICAÇÕES

A EML deve ser interpretada no contexto clínico do paciente. Pacientes com suspeita de distúrbio neuromuscular devem ser cuidadosamente examinados, e o músculo a ser testado pela eletrofisiologia deve ser selecionado previamente, sempre que possível. Geralmente, os músculos tireoaritenóideo e cricotireóideo são testados por representarem a inervação motora da laringe, proveniente dos nervos laríngeo recorrente e ramo externo do nervo laríngeo superior. Contudo, em casos selecionados, podem ser testados os demais músculos intrínsecos da laringe.

O método avalia transtornos do neurônio motor inferior, dos nervos periféricos, da junção neuromuscular e dos músculos.

Uma das aplicações mais comuns da EML é a avaliação da integridade do nervo laríngeo na imobilidade das pregas vocais, permitindo o diagnóstico diferencial das imobilidades causadas por alterações neurológicas, como as paralisias e paresias e as causadas por distúrbios mecânicos, caso das anquiloses, luxações da articulação cricoaritenóidea, traumas laríngeos e sinéquias da comissura posterior. Se forem detectadas anormalidades na EML, o diagnóstico de uma lesão neural é confirmado. Por outro lado, uma EML normal sugere que o problema de movimentação da prega não é de origem neurológica, mas mecânico da articulação cricoaritenóidea. A EML é ainda capaz de sugerir o território específico de acometimento do nervo e, em alguns casos, o local da lesão neural.[1,3-6]

A EML é frequentemente utilizada para aconselhar o paciente sobre o prognóstico de recuperação da função laríngea.[7] Quando um nervo está completamente seccionado, a ativação voluntária do músculo é abolida. Após 3 semanas, potenciais de fibrilação e ondas agudas positivas podem aparecer, indicando denervação. Em pacientes com evidências de denervação e sem recrutamento das unidades motoras, a recuperação é extremamente improvável, e uma intervenção cirúrgica precoce é prudente. Contudo, a maioria dos pacientes com paralisia do nervo laríngeo recorrente não tem silêncio elétrico durante a demanda muscular ou porque a lesão não foi completa ou porque algum grau de reinervação ocorreu. Potenciais de ação polifásicos, que também podem ser detectados no exame, são sinais nervosos descoordenados que indicam reinervação. E embora haja potencial de recuperação em um paciente com potenciais de ação polifásicos, a taxa de recuperação nestes casos não é clara. Da mesma forma que o nervo facial, o nervo laríngeo recorrente comporta axônios para músculos específicos, com funções distintas, possibilitando um mecanismo de sincinesia após lesão neural. Infelizmente, músculos denervados nem sempre são reinervados pelos respectivos axônios que os inervavam antes da lesão. Por exemplo, um axônio, que antes inervava um músculo X, pode passar a inervar um músculo Y, de atividade fisiológica distinta. Se o nervo se regenerar sincineticamente, ou seja, de modo aberrante, onde os músculos podem executar ações diferentes da sua fisiologia original, a prega vocal pode permanecer imóvel apesar da recuperação de um padrão eletromiográfico de interferência vigoroso. A identificação de sincinesia na EML - por exemplo, ativação significativa do músculo tireoaritenóideo (adutor) com movimento inspiratório (movimento abdutor) - é uma evidência eletromiográfica de sincinesia e considerada um indicador de mau prognóstico.[8]

A EML também pode ser utilizada no diagnóstico da paresia de prega vocal; no entanto, a quantificação do comprometimento ou integridade neuronal com base no exame é controversa, já que a amplitude e o padrão de atividade podem variar muito com diversos fatores, incluindo a impedância do eletrodo, a posição no músculo e a atividade voluntária. Assim, muitos laringologistas não a utilizam para o diagnóstico de paresia laríngea. A técnica quantitativa do exame é relativamente nova, mas pode oferecer informações mais objetivas sobre o estado neurológico da prega vocal.[9]

A EML também pode ser útil no diagnóstico de outras doenças neurológicas. Um sinal repetitivo regular de 4 a 8 Hz é consistente com tremor essencial. O exame pode contribuir para identificação mais precisa dos músculos participantes da produção do tremor, podendo auxiliar a direcionar o tratamento, quando este envolve aplicação de toxina botulínica nos músculos envolvidos. A EML pode auxiliar no diagnóstico das disfonias espasmódicas de adução, sugerida quando se observa um evidente aumento da latência entre a contração muscular (sinal elétrico) e início da vocalização (sinal acústico).[10] A técnica permite ainda a localização dos músculos distônicos, visando à injeção de toxina botulínica.[11] É de particular importância nos quadros mais discretos que podem dificultar a interpretação clínica. Os eletrodos permitem a localização precisa do músculo-alvo e, logo após, a injeção de toxina botulínica com grande precisão. Casos mais raros de mioclonia da musculatura pré-tireóidea também podem favorecer-se da eletromiografia para guiar o correto posicionamento para a injeção (Fig. 10-1).

Além disso, o exame pode ajudar a distinguir doenças do neurônio motor superior das doenças do neurônio motor inferior e permite ainda o diagnóstico de doenças da junção neuromotora, incluindo a miastenia *gravis*, miopatias e diferenciação entre doenças funcionais e orgânicas.

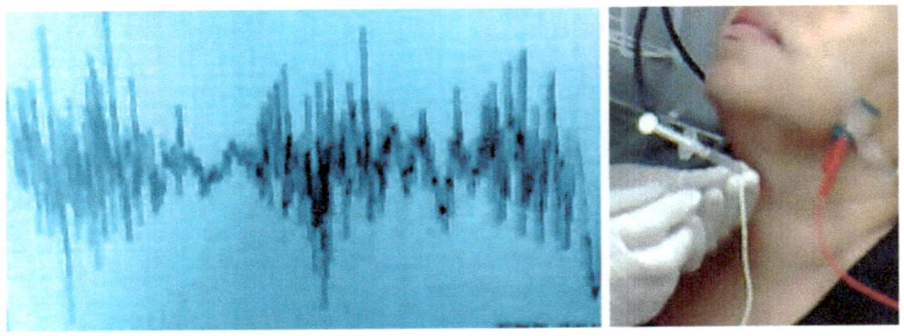

Fig. 10-1. Uso da eletromiografia para guiar aplicação de toxina botulínica em paciente com mioclonia da musculatura pré-tireóidea. O correto posicionamento da agulha-eletrodo é confirmado pelo traçado eletromiográfico.

EQUIPAMENTO

Recomenda-se o eletromiógrafo com dois canais, sendo um para a coleta dos potenciais de ação, e outro para a gravação da voz.[1,4] Um sistema de áudio deve ser incorporado por permitir ouvir os disparos elétricos dos músculos testados.[3] Um ouvido bem treinado consegue reconhecer alterações sutis nas características acústicas do disparo eletromiográfico, até mesmo antes de serem percebidas visualmente na tela do aparelho. Os sinais coletados podem ser armazenados em computador.

Os tipos mais comuns de eletrodos são os concêntricos e os monopolares, seguidos pelos eletrodos de gancho. Os eletrodos de agulha monopolar são agulhas afiadas totalmente encapadas, exceto pela ponta; necessitam de outro eletrodo externo para referência.[1] Os concêntricos são muito usados na prática clínica por terem uma agulha externa que serve de referência e uma parte interna encapada. Os eletrodos de gancho são menos usados na prática clínica por poderem causar maior traumatismo no músculo e não poderem ser facilmente mobilizados após sua inserção.[2] Por outro lado, alguns o consideram o eletrodo de escolha para testar o músculo cricoaritenóideo posterior (CAP), de difícil acesso e que necessita de um eletrodo que não se solte após a inserção. Ainda, desde que haja canais de captação suficientes, os eletrodos em gancho permitem captar a atividade elétrica de diversos músculos simultaneamente durante uma determinada atividade fisiológica. Finalmente, o eletrodo de superfície, colocado sobre a pele ou mucosa, apesar da vantagem de ser não invasivo, é pouco utilizado para a EML, pois se move com facilidade durante a fonação e deglutição e não é específico para um determinado músculo de interesse. Isso faz com que não se tenha precisão da localização adequada do músculo a ser testado.[8]

TÉCNICA DO EXAME

O paciente é colocado em decúbito dorsal horizontal, com o pescoço levemente estendido. O examinador localiza os parâmetros anatômicos a serem utilizados para guiar a inserção da agulha do eletrodo. Os parâmetros são borda inferior da cartilagem tireóidea, cartilagem cricóidea, membrana cricotireóidea e corno inferior da cartilagem tireóidea.

Após a antissepsia da pele, a agulha é inserida pela pele do pescoço até atingir o corpo do músculo a ser testado (Fig. 10-2). Geralmente não é necessário aplicar anestesia tópica, pois, a dor da introdução do eletrodo seria a mesma da dor causada pela anestesia. Além disso, se injetada mais profunda-

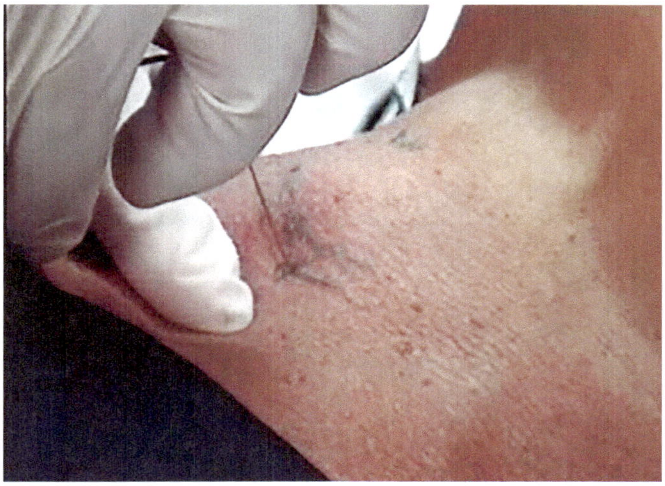

Fig. 10-2. Inserção do eletrodo de eletromiografia na região da membrana cricotireóidea.

mente, pode teoricamente atingir os nervos a serem testados, alterando o resultado do exame.

O exame eletromiográfico consta da avaliação do músculo em repouso e em atividade. Como não há repouso muscular absoluto na laringe, silêncio elétrico não é obtido na avaliação. Os músculos laríngeos participam o tempo todo na respiração, deglutição e fonação. Nesse sentido, estão em atividade constante, em diferentes intensidades, seja em adução, seja em abdução. A avaliação bilateral permite a comparação entre os lados.

O teste do músculo cricotireóideo permite avaliar o território do nervo laríngeo superior, pois é inervado por seu ramo externo. Já o nervo laríngeo inferior é avaliado pelo teste no músculo tireoaritenóideo. Essa rotina fornece informações suficientes sobre a inervação laríngea. Para ambos os músculos, o ponto anatômico de referência é a membrana cricotireóidea. Sua identificação pode ser difícil em pacientes obesos, traqueostomizados ou que sofreram cirurgias ou traumas laríngeos. Havendo suspeita de lesão unilateral, o primeiro lado a ser testado é o não acometido. Isso possibilita comparar a atividade elétrica do lado preservado, que funcionará como controle, à do lado acometido.[4,12]

Músculo Cricotireóideo (CT)

A agulha é inserida cerca de 0,5 cm acima da linha média no espaço cricotireóideo, com angulação lateral de 30° a 45°. O CT é superficial, encontrado a cerca de 1 cm de profundidade, em contiguidade e profundamente aos músculos pré-tireóideos. Para checar se o eletrodo está devidamente posicionado, o paciente emite /i/ sustentado em frequência grave, mudando para a frequência aguda. A atividade elétrica aumentará de forma significativa e rápida com a emissão aguda, se o eletrodo estiver inserido corretamente, e o músculo estiver com sua inervação preservada. Para testar se o eletrodo está incorretamente posicionado na musculatura pré-tireóidea pede-se ao paciente para tracionar a cabeça anteriormente. Se houver aumento da atividade muscular, o eletrodo está nesta musculatura e deve ser introduzido mais profundamente para atingir o músculo cricotireóideo.

Músculo Tireoaritenóideo (TA)

Insere-se a agulha a cerca de 0,5 cm da linha média no espaço cricotireóideo, rente à borda inferior da cartilagem tireóidea. A agulha deve ser angulada para cima cerca de 45°, e para o lado a ser testado cerca de 30° a 45°. O músculo fica a cerca de 1 a 2 cm de profundidade. Em caso de perfuração da mucosa pela agulha e contato com a luz da endolaringe, pode surgir reflexo de tosse. A verificação de posicionamento do eletrodo consiste na emissão da vogal /e/ em tom grave: um aumento súbito e sustentado dos disparos elétricos da EML é esperado. Se a agulha estiver inserida erroneamente no músculo cricoaritenóideo lateral, mais lateral e caudal, o aumento de disparos na EMG será seguido de queda brusca da atividade elétrica, ou seja, à fonação sustentada, o CAL dispara e, em seguida, silencia. Em nosso serviço, costumamos confirmar o correto posicionamento do eletrodo dentro do músculo tireoaritenóideo através da monitorização visual por nasofibroscopia simultânea (Fig. 10-3).

Músculo Cricoaritenóideo Posterior (CAP)

Seu estudo é menos realizado, por ser tecnicamente mais difícil e incômodo ao paciente. A maneira mais simples consiste em rodar a laringe manualmente e introduzir o eletrodo em direção à parte posterior da cartilagem cricóidea, medialmente ao músculo esternoclidomastóideo, seguindo a linha ao longo da borda superior da cartilagem cricóidea e direcionado ao corno inferior da cartilagem tireóidea. O paciente é solicitado a inspirar o ar pelo nariz de forma audível (*sniff* - farejar) para ativar o CAP e permitir o ajuste da posição da agulha.[6] Outra técnica possível utiliza a inserção da agulha através da membrana cricotireóidea, atingindo a lâmina da cartilagem cricóidea por via endolaríngea. É desconfortável e requer nasofibroscopia simultânea para guiar o direcionamento correto do eletrodo. Assim, requer anestesia tópica do nariz e da laringe, e apresenta sucesso apenas em laringes não ossificadas, como as de mulheres jovens, já que exige perfurar a lâmina da cricoide para atingir o músculo cricoaritenóideo posterior. A mesma manobra de inspirar o ar pelo nariz de forma audível (*sniff* - farejar) é utilizada para conferir o correto posicionamento do eletrodo. Nos casos em que, após identificação do músculo, se buscam injetar substâncias, por exemplo, toxina botulínica para pacientes com disfonia espasmódica em

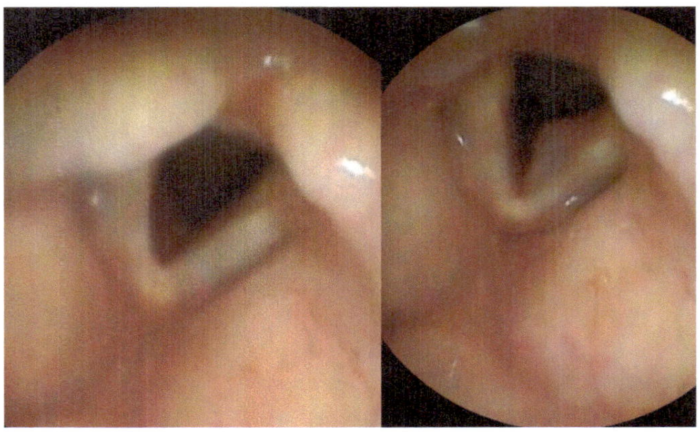

Fig. 10-3. Confirmação nasofibroscópica do correto posicionamento do eletrodo de eletromiografia no músculo tireoaritenóideo.

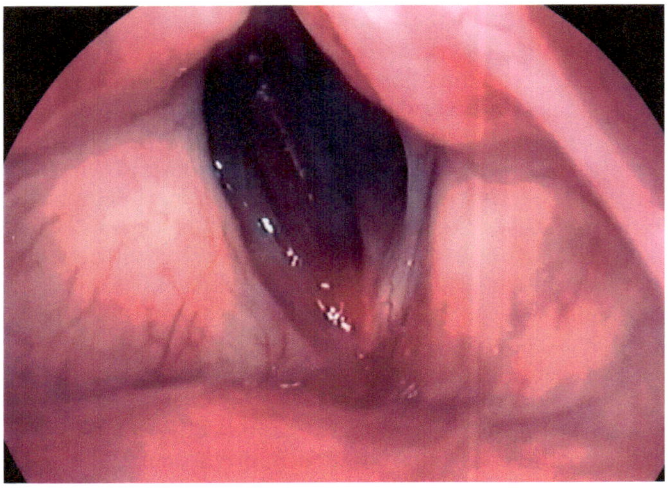

Fig. 10-4. Hematoma intracordal como complicação após eletromiografia no músculo tireoaritenóideo esquerdo.

abdução, eventuais fragmentos de cartilagem podem obstruir a agulha eletrodo, impedindo a injeção.

Complicações são raras se a técnica empregada for adequada. Entretanto, hematoma, geralmente autolimitado, espasmo laríngeo e tosse incoercível, quando a agulha penetra a luz laríngea, podem surgir (Fig. 10-4). Infecções locais podem ocorrer, principalmente quando os cuidados de antissepsia não são adequados. A EML costuma ser bem tolerada, causando mínimo desconforto durante a inserção da agulha, que cessa após sua retirada. Assim, pode ser realizada inclusive em crianças colaborativas.

Distúrbios da coagulação por discrasias sanguíneas ou uso de anticoagulantes são geralmente considerados contraindicações à realização do método.

INTERPRETAÇÃO DO REGISTRO

Um eletrofisiologista experiente é essencial para a interpretação dos traçados eletromiográficos da laringe. De fato, como os músculos intrínsecos da laringe são pequenos, seus potenciais de unidades motoras também são reduzidos, o que dificulta a identificação de alterações leves nos traçados.

São componentes básicos do exame eletromiográfico:

1. *Atividade de inserção do eletrodo:* os potenciais captados no momento da introdução do eletrodo no músculo normal são ouvidos como uma breve descarga sonora (300 ms), resultante da despolarização da membrana celular pela introdução da própria agulha. A atividade de inserção pode estar aumentada, quando a membrana muscular está instável, por exemplo, em lesões recentes de nervo e músculo; pode estar diminuída em lesões crônicas, quando há substituição do músculo normal por fibrose e gordura.
2. *Atividade espontânea:* trata-se da presença de atividade elétrica no músculo em repouso. Em situações normais, não deve haver atividade espontânea durante o repouso. Impulsos neurais sinalizam a contração muscular. Contudo, em casos de denervação, com a perda do controle neuronal sobre a atividade das fibras musculares, suas membranas entram num estado de hiperexcitabilidade. Assim, a inserção de um eletrodo, que antes era insuficiente para provocar despolarização celular além do potencial de inserção, passa a provocar o desencadeamento de atividade elétrica "espontânea" na fibra muscular. Caracteriza-se por fibrilações, ondas positivas e disparos repetitivos complexos.[1,11] Atividade espontânea mostra degeneração ativa ou recente – semanas a poucos meses e pode ocorrer em doenças progressivas, em atividade. Esse tipo de atividade elétrica geralmente é encontrado após trauma ao nervo laríngeo e sugere prognóstico reservado. Sua associação a recrutamento diminuído e/ou à ausência de potenciais de unidades motoras indica prognóstico neural desfavorável. A atividade espontânea, indicativa de denervação, demora duas a três semanas para aparecer após a lesão neural (Fig. 10-5a). Somente exames seriados permitirão diferenciar neuropraxia, axonotmese e neurotmese.
3. *Morfologia da onda:* refere-se ao formato, amplitude e duração do potencial da unidade motora, cujo sinal é capturado. Os potenciais laríngeos são menores que os de outros músculos. A morfologia da onda dos potenciais de unidades motoras tem importância no prognóstico das doenças neuromusculares.[1] O formato reflete alterações na atividade elétrica da membrana muscular, tendo o potencial de unidade motora normal da laringe, de duas a quatro fases, com amplitude de 100 a 300 μV e duração de 3 a 6 ms. A amplitude reflete o número e a densidade das fibras musculares inervadas por um nervo. Quanto à duração, nervos intactos e funcionantes transmitem impulsos elétricos mais rapidamente. Em casos de reinervação, axônios regenerados têm velocidade de transmissão neural menor que axônios íntegros, e sua atividade é captada como potenciais elétricos "atrasados" no potencial de unidade motora, formando os potenciais polifásicos (Fig. 10-5b). Conforme os axônios regenerados se consolidam, sua velocidade de transmissão aumenta passando a disparar sincronicamente aos axônios não lesionados, e os potenciais polifásicos podem-se tornar mais estreitos. Como no processo de reinervação, um mesmo motoneurônio acaba por inervar mais fibras musculares, o tamanho e densidade da unidade motora aumentam, gerando potenciais de alta amplitude. Assim, unidades motoras polifásicas de longa duração, pequenas e com baixa amplitude são típicas de regeneração recente. Já as ondas gigantes polifásicas, de grande amplitude, traduzem processo de longa duração, quando um número reduzido de motoneurônios regenerados irá inervar um grande número de fibras musculares. Em pacientes com paralisia da prega vocal, potenciais polifásicos gigantes indicam processo irreversível, pois já se completou o tempo para regeneração neural.
4. *Recrutamento:* é a ativação ordenada sequencial e progressiva de unidades motoras, de forma crescente, durante a contração muscular voluntária.[11] Descreve o número relativo de potenciais de unidades motoras que funcionam durante a ativação das pregas vocais. Vários potenciais de unidades motoras disparam durante ativação muscular máxima normal, formando o padrão interferencial de recrutamento (recrutamento completo) – (Fig. 10-5c).

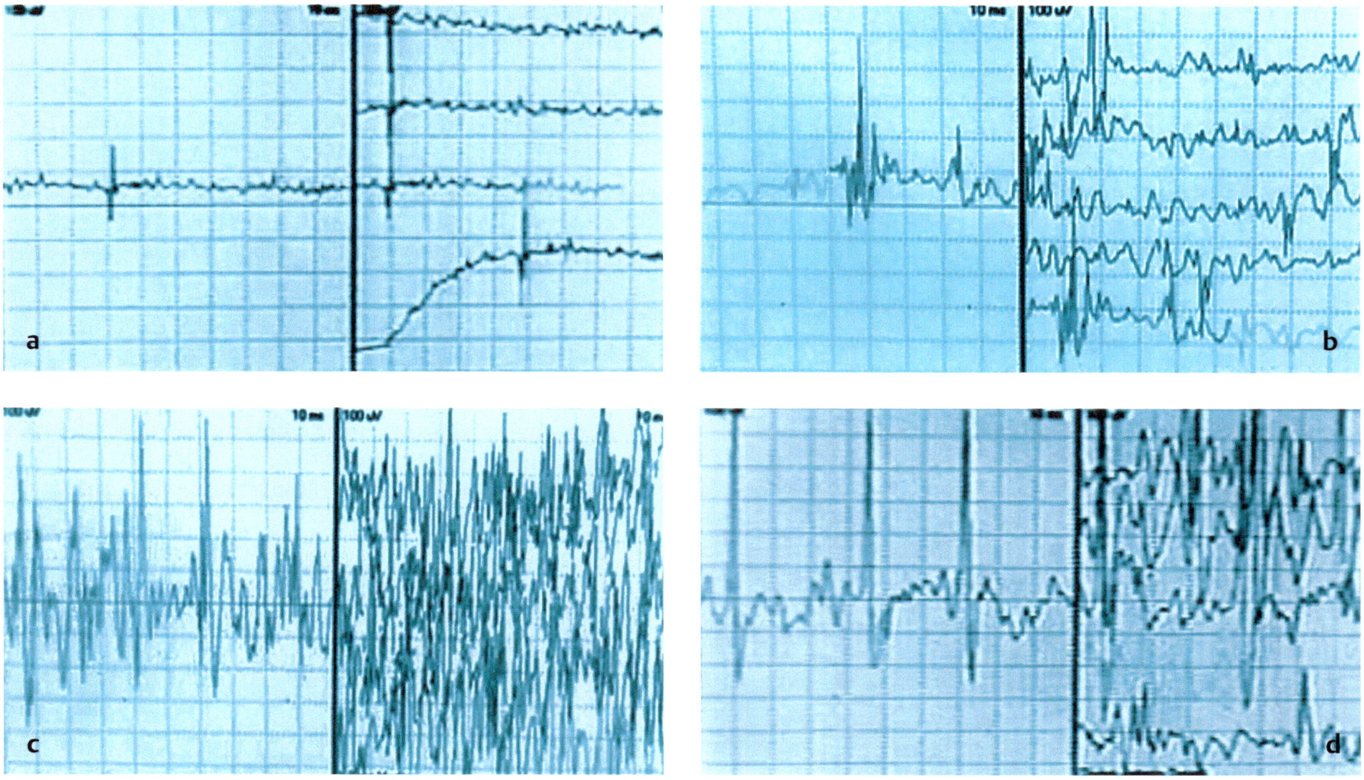

Fig. 10-5. Traçados eletromiográficos (pacientes distintos). (**a**) Atividade espontânea no repouso (fibrilação) sugere denervação ativa ou recente; (**b**) potencial de unidade motora polifásico, com duração aumentada e aumento do número de fases (mais de quatro) sugere processo de reinervação; (**c**) recrutamento completo (padrão interferencial) sugere atividade normal de um músculo sadio com ativação simultânea de múltiplas unidades motoras frente ao aumento da demanda funcional; (**d**) potencial gigante associado a recrutamento incompleto sugere processo antigo com reinervação concluída. O recrutamento incompleto sugere mau prognóstico (Classe III).

Esse número diminui quando há perda de fibras nervosas, caracterizando denervação do músculo (graus variados de recrutamento incompleto, até a ausência de atividade elétrica perante solicitação muscular). Assim, o recrutamento reflete o grau de inervação, que mostra o número de fibras nervosas ativas de certo músculo.

Tipos de Traçados Eletromiográficos

Os parâmetros anteriores permitem estabelecer cinco classes distintas de traçados eletromiográficos:[1]

- *Classe I:* recrutamento e morfologia da onda normais, sem atividade espontânea – exame normal. Em caso de imobilidade das pregas vocais, afasta paralisia. As características dos potenciais de ação normais são: 2 a 4 fases, uma amplitude entre 100 e 300 μV; e uma duração de 3 a 6 ms. O registro dos músculos laríngeos apresenta uma atividade de repouso quase nula; no momento da contração voluntária, a atividade elétrica é rica, contínua, sem variação e de amplitude inferior a 300 μV.
- *Classe II:* recrutamento diminuído com potenciais de unidades motoras pequenos, polifásicos (ondas nascentes) e sem atividade espontânea. É sugestivo de lesão subaguda, com indícios de reinervação. Sugere bom prognóstico, mas não garante recuperação completa, devendo-se aguardar alguns meses e repetir o exame.
- *Classe III:* recrutamento diminuído com potenciais de unidades motoras gigantes polifásicos e sem atividade espontânea. Indica lesão crônica, antiga e que terminou o processo de regeneração – sem prognóstico de melhora (Fig. 10-5d).
- *Classe IV:* recrutamento diminuído com potenciais de unidades motoras gigantes polifásicos e com atividade espontânea. É ambíguo, podendo indicar denervação ou recuperação parcial, sendo necessário aguardar alguns meses para a evolução ou estabilização do quadro neurológico.
- *Classe V:* sem recrutamento, com presença de atividade espontânea e sem potenciais de unidades motoras, típico de denervação e mau prognóstico, podendo resultar em sincinesias.

Achados Anormais Comuns

Para a avaliação eletrofisiológica durante o repouso muscular, devem-se observar:[13]

- *Onda aguda positiva:* potenciais bifásicos com início de deflexão positiva, que podem ocorrer durante repouso muscular. Representa despolarização espontânea da fibra muscular por ausência de controle neurológico, que gera instabilidade e hiperexcitabilidade de membranas.
- *Fibrilação:* representa a hiperexcitabilidade das membranas das fibras musculares denervadas, podendo ocorrer espontaneamente, principalmente em casos de denervação e perda axonal, de duas a três semanas após a lesão.

- *Descarga repetitiva complexa:* potenciais de ação complexos e idênticos, repetitivos e de alta frequência, representando a despolarização sequencial de grupo de fibras musculares da mesma unidade motora. Ocorrem em doenças que reproduzem degenerações musculares.
- *Potenciais miotônicos:* descargas repetitivas que ocorrem espontaneamente, com inserção da agulha, percussão do músculo ou contração voluntária, indicativos de instabilidade de membrana.

6. CONSIDERAÇÕES FINAIS

A EML é um exame complementar capaz de fornecer importantes dados sobre a inervação dos músculos laríngeos e o prognóstico de doenças que afetam estes nervos, devendo ser interpretada com base em uma história e exame físico minuciosos. É um instrumento que auxilia no diagnóstico e tratamento, e embora seja reconhecido como uma valiosa ferramenta por mais de 60 anos, muitos laringologistas não utilizam de forma rotineira. Isto pode-se relacionar com a ausência de acordo sobre a metodologia, interpretação, validade e aplicação clínica da técnica. Alguns grupos publicaram consensos relativos à EML, com recomendações para reduzir a variabilidade nos resultados.[14,15] Falsos positivos e falsos negativos podem ocorrer, sobretudo por colocação do eletrodo em grupo muscular incorreto. Assim, os achados eletromiográficos devem ser interpretados com critério.

REFERÊNCIAS BIBLIOGRÁFICAS

1. Blair RL, Berry H, Brian TDR. Laryngeal electromyography: Techniques and applications. Otolaryngol Clin North Am. 1978;11:325-46.
2. Jaffe DM, Solomon NP, Robinson RA, Hoffman HT, Luschei ES. Comparison of concentric needle versus hooked-wire electrodes in the canine larynx. Otolaryngol Head Neck Surg. 1998;118:655-62.
3. Koufman JA, Postma GN, Whang CS, Rees CJ, Amin MR, Belafsky PC, et al. Diagnostic laryngeal electromyography: The Wake Forest experience 1995-1999. Otolaryngol Head Neck Surg. 2001;124:603-6.
4. Yin SS, Qiu WW, Stucker FJ, Batchelor BM. Critical evaluation of neurolaryngological disorders. Ann Otol Rhinol Laryngol. 2000;109:832-8.
5. Koufman JA, Postma GN, Cummins MM, Blalock PD. Vocal fold paresis. Otolaryngol Head Neck Surg. 2000;122:537-41.
6. Munin MC, Murry T, Rosen CA. Laryngeal electromyography: Diagnostic and prognostic applications. Otolaryngol Clin North Am. 2000;33:759-70.
7. Rickert SM, Childs LF, Carey BT, Murry T, Sulica L. Laryngeal electromyography for prognosis of vocal fold paralysis: a meta-analysis. Laryngoscope. 2012;122:158-61.
8. Statham MM, Rosen CA, Smith LJ, Munin MC. Electromyographic laryngeal synkinesis alters prognosis in vocal fold paralysis. Laryngoscope. 2010;120:285-90.
9. Statham MM, Rosen CA, Nandedkar SD, Munin MC. Quantitative laryngeal electromyography: turns and amplitude analysis. Laryngoscope. 2010;120:2036-41.
10. Blitzer A, Lovelace RE, Brin MF, Fahn S, Fink ME. Electromyographic findings in focal laryngeal dystonia (Spasmodic dysphonia). Ann Otol Rhinol Laryngol. 1985;94:591-4.
11. Hillel AD. The study of laryngeal muscle activity in normal human subjects and in patients with laryngeal dystonia using multiple fine-wire electromyography. Laryngoscope. 2001;111(Suppl.97):1-47.
12. Horn D, Rotzscher VM. Intraoperative electromyogram monitoring of the recurrent laryngeal nerve: experience with an intralaryngeal surface electrode. A method to reduce the risk of recurrent laryngeal nerve injury during thyroid surgery. Langesbecks Arch Surg. 1999;384:392-5.
13. Wohl DL, Kilpatrick JK, Leshner RT, Shaia WT. Intraoperative pediatric laryngeal electromyography: experience with caveats with monopolar electrodes. Ann Otol Rhinol Laryngol. 2001;110:524-31.
14. Blitzer A, Crumley RL, Dailey SH, Ford CN, Floeter MK, Hillel AD, et al. Recommendations of the neurolaryngology study group on laryngeal electromyography. Otolaryngol Head Neck Surg. 2009;140:782-93.
15. Volk GF, Hagen R, Pototschnig C, Friedrich G, Nawka T, Arens C, et al. Laryngeal electromyography: a proposal for guidelines of the European Laryngological Society. Eur Arch Otorhinolaryngol. 2012;269:2227-45.

PARTE III DOENÇAS DA LARINGE

CAPÍTULO 11

LARINGITES INFLAMATÓRIAS E INFECCIOSAS

Rui Imamura ■ Alexandre Minoru Enoki

INTRODUÇÃO

As laringites consistem em qualquer processo inflamatório que ocorre na laringe, podendo ser caracterizadas por dilatação capilar e infiltração de leucócitos. Disfonia é o principal sintoma das laringites, mas, conforme a região acometida na laringe, a idade do paciente e a etiologia do processo inflamatório, também, pode haver manifestações, como tosse, odinofagia, odinofonia, dispneia, disfagia e estridor.[1]

O diagnóstico das laringites é fundamentado, principalmente, na história clínica e no exame físico com visualização da laringe por laringoscopia. Em alguns casos, pode ser necessária a investigação complementar com biópsia, sorologias, testes de culturas, exames laboratoriais e de imagem.

Dependendo da evolução, as laringites podem ser classificadas em agudas ou crônicas. Além da classificação com base no tempo de evolução da doença, também podem ser classificadas em sistêmicas ou localizadas, conforme a ocorrência de acometimento de outros órgãos ou ainda em infecciosas ou não infecciosas, de acordo com sua etiologia.

Como há uma ampla gama de doenças que levam às laringites inflamatórias e infecciosas, procuramos descrever, neste capítulo, as doenças que consideramos de maior relevância clínica, excluindo temas que serão abordados em outros capítulos, como refluxo laringofaríngeo e doenças fonotraumáticas.

LARINGITES AGUDAS

Geralmente, as laringites agudas possuem evolução autolimitada, persistindo por períodos inferiores há duas semanas, e seus principais fatores etiológicos são as causas infecciosas, fonotrauma, refluxo laringofaríngeo, processos alérgicos, inalação de fatores irritantes (amônia, cloro, mercúrio), traumas cervicais externos e intubação orotraqueal.

Laringites Virais

Os agentes etiológicos mais comuns das laringites virais são: rinovírus, adenovírus, picornavírus, parainfluenza 1 e 2 e influenza A.[2] Normalmente, as laringites são autolimitadas, com duração de três a sete dias e, frequentemente, estão associadas a infecções das vias aéreas superiores, como gripes, resfriados e rinossinusites agudas (Fig. 11-1).

A queixa mais comum é a disfonia, mas outras manifestações clínicas, como tosse seca, coriza, odinofagia, febre, mialgia e dispneia, também podem estar presentes. O tratamento baseia-se em terapia de suporte, com hidratação, umidificação das vias aéreas com inalação, repouso vocal e expectorantes.

Laringotraqueíte Viral (Crupe Viral)

Causada, principalmente, pelos vírus parainfluenza 1 e 2 ou influenza A, a laringotraqueíte viral pode ser definida como uma infecção subaguda das vias aéreas superiores que acomete, principalmente, crianças de 3 meses a 3 anos de idade, com predomínio de ocorrências nos períodos de outono e inverno.

Na maioria dos casos, a doença é autolimitada, tendo uma evolução benigna, com resolução gradual, sendo comum a criança iniciar o quadro com sintomas gripais, como dor de garganta, obstrução nasal, rinorreia e, após alguns dias, evoluir com disfonia e tosse seca ("latido de cachorro") com piora noturna. Em crianças abaixo de três anos de idade, em razão do menor calibre das vias aéreas, há maior risco de evoluir para estridor inspiratório e dispneia, em virtude de estreitamentos, principalmente, na altura do anel da cricoide com edema infraglótico causado pelo processo inflamatório.[3]

O diagnóstico da laringotraqueíte viral é clínico. A investigação complementar com radiografia simples cervical lateral pode evidenciar o achado clássico do sinal da "torre de igreja" ou "da ponta do lápis", que pode aparecer pela presença do estreitamento infraglótico, mas que possui baixa especificidade pelo fato de algumas crianças saudáveis apresentarem um estreitamento anatômico nesta região, e algumas crianças com crupe viral não mostrarem alterações radiológicas. Além do tratamento de suporte com hidratação e umidificação para facilitar a expectoração da secreção, nos casos de maior gravidade, com dispneia importante, adrenalina inalatória ou corticoide parenteral podem ser necessários para tratamento do edema.[4]

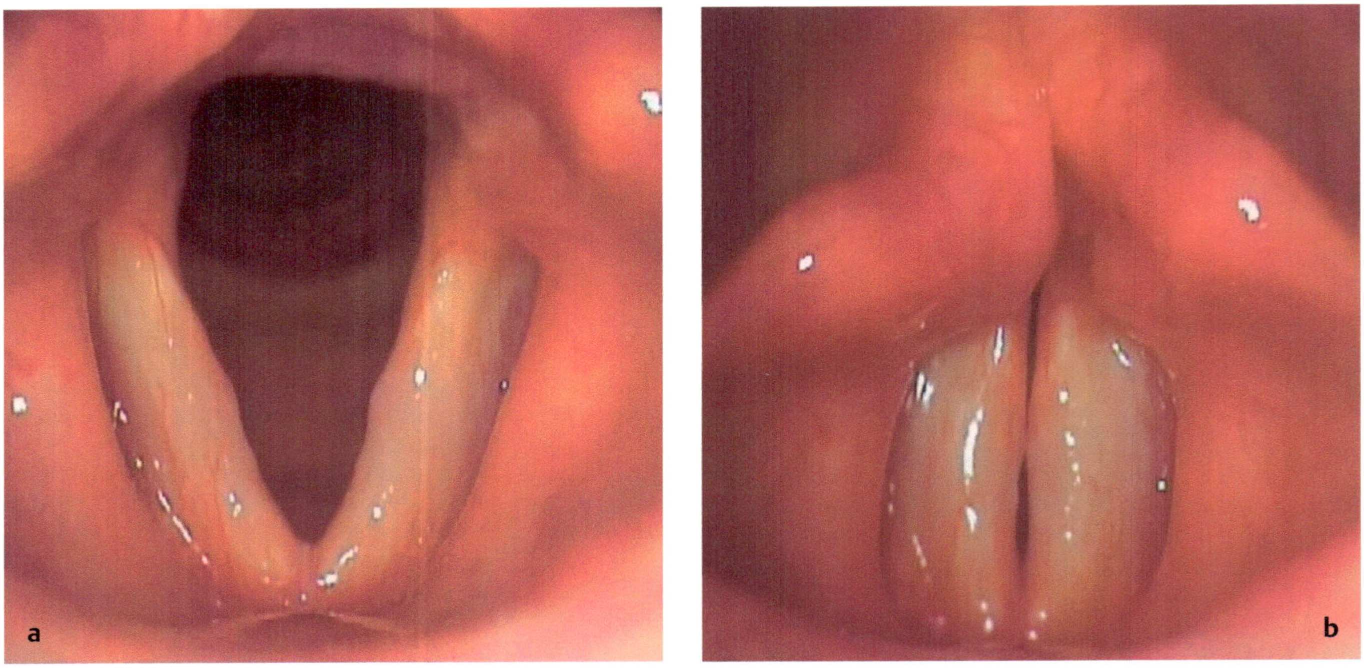

Fig. 11-1. Laringite aguda viral. Durante a respiração (a) é possível observar o edema das pregas vocais e discreta irregularidade da borda livre, que compromete o fechamento glótico durante a fonação (b).

Laringites Bacterianas Agudas

Os principais agentes etiológicos que causam as laringites bacterianas agudas são: *Streptococcus* beta-hemolítico do grupo A, *Staphylococcus aureus* e *Streptococcus pneumoniae*, sendo que disfonia, tosse produtiva e febre são os sintomas mais presentes.[1]

A supraglotite bacteriana ou epiglotite atingia, principalmente, crianças, sendo causada pelo *Haemophilus influenzae* tipo B. Contudo, a incidência desta doença tem diminuído significativamente com a vacinação contra este agente.[5]

LARINGITES CRÔNICAS

O quadro clínico das laringites crônicas é caracterizado por disfonia, dor, tosse, dispneia e eventual perda de peso. Frequentemente, os pacientes com laringites crônicas têm histórico de tabagismo e etilismo. Como estas características são semelhantes ao câncer de laringe, torna-se importante a exclusão deste diagnóstico diferencial na abordagem do paciente.

Edema difuso e hiperemia da laringe podem ser os únicos sinais observados nas laringites crônicas. Em outros casos, lesões de aspecto granulomatoso ou infiltrativo podem ocorrer. Desta forma, a realização de biópsia torna-se, comumente, necessária para que seja feito um diagnóstico correto. Além da biópsia, outros exames complementares, como pesquisa e cultura de fungos e de bacilos álcool ácido-resistentes (BAAR), também podem ser necessários.

Várias doenças podem manifestar-se com laringite crônica, incluindo doenças infecciosas (tuberculose, hanseníase, sífilis, paracoccidioidomicose, histoplasmose, leishmaniose) e doenças sistêmicas (sarcoidose, granulomatose com poliangeíte, amiloidose, artrite reumatoide, lúpus eritematoso sistêmico e policondrite recidivante).

Laringites Bacterianas Crônicas

Tuberculose

A tuberculose é uma doença infecciosa crônica e uma das principais causas de doença granulomatosa na laringe, cujos agentes etiológicos são bactérias do complexo *Mycobacterium tuberculosis*.[6]

Comumente, a tuberculose apresenta manifestações sistêmicas (febre, tosse, sudorese noturna, anorexia, fadiga, perda de peso) e pulmonares (dispneia, dores torácicas e, em alguns casos, hemoptise e derrame pleural). Os sintomas otorrinolaringológicos que chamam atenção para o diagnóstico de tuberculose laríngea são disfonia, tosse, odinofagia e dispneia. A forma laríngea, geralmente, é desenvolvida por contaminação direta da tuberculose pulmonar.

Uma maior incidência da tuberculose é observada nas populações de baixo nível socioeconômico, sujeitas à alimentação deficiente e trabalhos intensivos. A via de transmissão principal é a inalatória, por meio das gotículas projetadas pela tosse ou espirro (gotícula de Pflügge) e menos frequente, por contato direto com lesões fistulizadas.[7]

A região mais acometida na laringe é a glote, seguida pela epiglote, bandas ventriculares, aritenoides e infraglote. O aspecto das lesões observadas na laringoscopia não é específico de tuberculose, podendo ser desde um edema com hiperemia no terço posterior da laringe, monocordite, lesões leucoplásicas, ulceradas e até áreas elevadas infiltradas (Fig. 11-2).

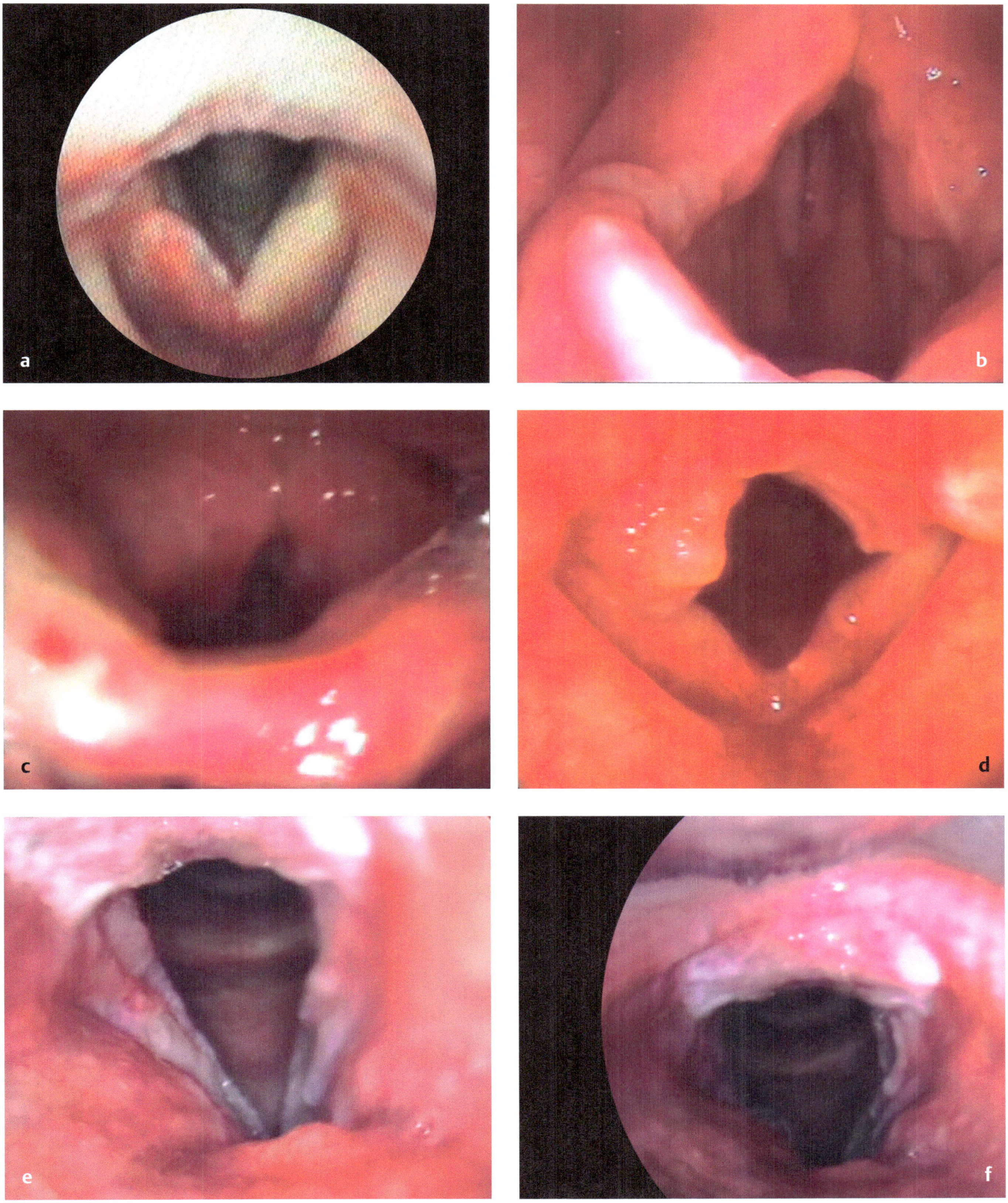

Fig. 11-2. Manifestações da tuberculose laríngea: (a) monocordite; (b, c) comprometimento supraglótico; (d) comprometimento da região interaritenóidea; (e, f) comprometimento glótico e supraglótico no mesmo paciente.

Os exames complementares que auxiliam no diagnóstico da tuberculose são: radiografia simples de tórax, cultura de escarro, Teste de Mantoux (intradermorreação com Purified Protein Derivate - PPD), pesquisa de bacilo no Escarro (três amostras) ou lavado traqueobrônquico, exame histológico com pesquisa de bacilo álcool ácido-resistente (PBAAR) e cultura (meio Lowenstein-Jensen).[8] As biópsias devem ser encaminhadas para avaliação bacteriológica e histológica, sendo que os achados do exame histológico mostram folículos tuberculosos com necrose caseosa central, cercada por células epitelioides e linfócitos, especialmente células gigantes de Langhans.

O tratamento do paciente com tuberculose tem duração mínima de seis meses e consiste no uso dos seguintes medicamentos: rifampicina, isoniazida, pirazinamida e etambutol.

Laringites Fúngicas Crônicas

Paracoccidioidomicose

A paracoccidioidomicose, também conhecida como blastomicose sul-americana, é uma infecção fúngica que tem como principal agente etiológico, o *Paracoccidioides brasiliensis*, cujo *habitat* é o solo das regiões endêmicas. Sua transmissão ocorre pela inalação de esporos, sendo os pulmões os órgãos mais frequentemente envolvidos na doença. Desta forma, profissões ou atividades relacionadas com o manejo do solo contaminado com o fungo, como atividades agrícolas, incluindo terraplenagem, preparo do solo, práticas de jardinagem ou transporte de produtos vegetais, são fatores de risco para aquisição da infecção.

Assim, na população adulta, esta doença é mais prevalente no sexo masculino (10 a 15 homens para uma mulher). Fatores imunológicos, hormonais, genéticos e nutricionais influenciam o desenvolvimento da infecção e suas manifestações clínicas.

A formação do complexo pulmonar primário é a resposta inicial na maioria dos hospedeiros, com regressão espontânea e manutenção de fungos viáveis em seu interior, que permanece latente, podendo evoluir para doença ativa em casos de imunossupressão, como HIV ou diabetes melito.

A paracoccidioidomicose pode ser classificada em duas formas clínicas:

- *Forma aguda/subaguda (tipo juvenil):* corresponde de 3% a 5% dos casos, comprometendo o sistema fagocítico-mononuclear e levando à disfunção da medula óssea. Na cavidade oral, evidencia-se uma estomatite, com pontilhado hemorrágico fino, conhecida como "estomatite moriforme de Águiar-Pupo".
- *Forma crônica (tipo adulto):* forma que condiz com mais de 90% dos pacientes. Há uma progressão lenta e silenciosa que pode demorar anos até que seja diagnosticada. Manifestações pulmonares estão presentes em 90% dos pacientes. Na maioria dos pacientes, esta forma manifesta-se com o envolvimento de mais de um órgão simultaneamente (apresentação multifocal), havendo acometimento pulmonar, lesões ulceradas de pele, mucosas (oral, nasal, gastrointestinal) e linfoadenopatia.

As lesões na laringe podem ter muitas apresentações, variando de enantema difuso com áreas de ulcerações a lesões vegetantes que podem comprometer toda a laringe. Normalmente, o comprometimento laríngeo ocorre simultâneo ao pulmonar, manifestando-se com tosse produtiva, dispneia e febre (Fig. 11-3).

O padrão-ouro para o diagnóstico é a identificação de elementos fúngicos sugestivos de agente etiológico em exame a fresco de escarro ou outro espécime clínico (raspado de lesão, aspirado de linfonodos) e/ou fragmento de biópsia de órgãos supostamente acometidos.[9] Alguns pacientes podem não apresentar o agente na amostra tecidual, em que é observado apenas um padrão granulomatoso; para estes casos, utilizam-se outros métodos de exames complementares, como sorologias. Além disso, exames de imagem pulmonar devem ser realizados sempre que houver suspeita de acometimento.

Os principais medicamentos usados no tratamento da paracoccidioidomicose são o itraconazol, o cotrimoxazol (associação sulfametoxazol/trimetoprim) e, nos casos mais graves, a anfotericina B.

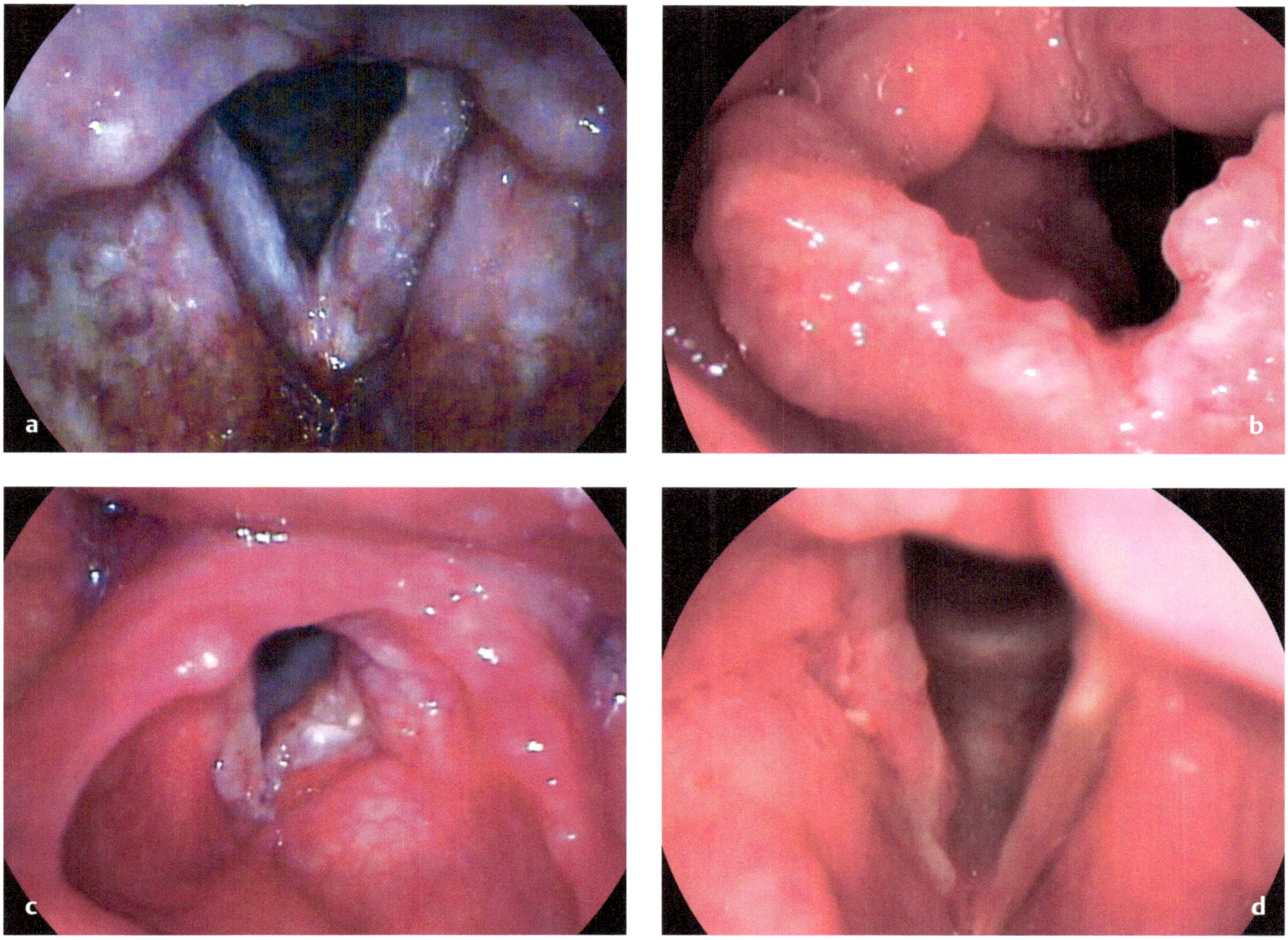

Fig. 11-3. (a-d) Manifestações da paracoccidioidomicose laríngea: (a) aspecto infiltrativo de prega vocal esquerda; (c) comprometimento glótico e supraglótico; (b, d) comprometimento supraglótico e glótico no mesmo paciente.

Laringites Parasitárias

Leishmaniose

A leishmaniose é uma doença infecciosa, não contagiosa, causada por diferentes espécies de protozoários do gênero Leishmania, e cuja transmissão dá-se pela picada de algumas espécies de flebotomíneos (mosquito "palha"), principalmente do gênero *Lutzomyia*.

A doença pode ser classificada em quatro formas, conforme as manifestações clínicas: cutânea, cutâneo mucosa (espundia), cutânea difusa e visceral (calazar).

Na forma cutâneo mucosa, em que ocorre comprometimento da laringe, a maioria dos pacientes desenvolve lesões nas fossas nasais e, posteriormente, na mucosa da cavidade oral, orofaringe e laringe. As lesões laríngeas costumam ser granulomatosas e ulceradas, mais comumente supraglóticas, mas podendo acometer também glote e infraglote e levar à obstrução das vias aéreas. Os principais sintomas incluem disfonia, tosse, disfagia e dispneia, e pode apresentar porta de entrada cutânea em atividade ou cicatrizada (úlcera de Bauru) (Fig. 11-4).[10]

O diagnóstico é feito por meio da demonstração do parasita por exame direto ou cultivo de material obtido dos tecidos infectados, por aspiração, biópsia ou raspado das lesões. Contudo, nas formas mucosas, por causa da paucidade de parasitas, o resultado é raramente positivo. O teste intradérmico de Montenegro e a sorologia (imunofluorescência indireta ou ELISA) também auxiliam na investigação da leishmaniose. Além destes exames, em alguns centros de referência, é possível realizar a PCR (reação em cadeia da polimerase) detectando o DNA da leishmania com uma maior sensibilidade.

Antimonial pentavalente (Glucantine) é o tratamento de primeira escolha, e a Anfotericina B é reservada para os casos recidivantes ou resistentes.

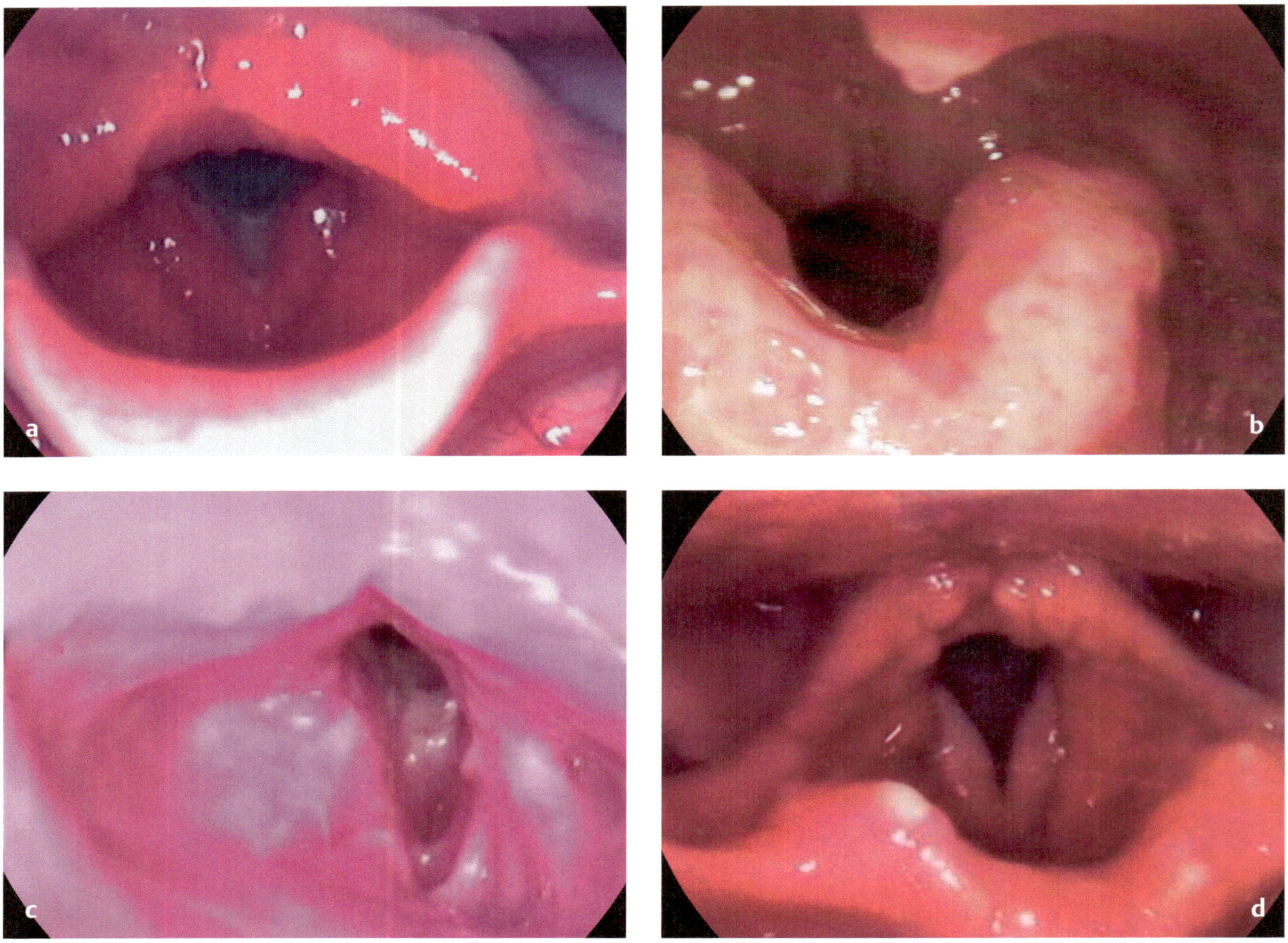

Fig. 11-4. (a-d) Manifestações da leishmaniose laríngea: (a) aspecto infiltrativo de glote e subglote; (c) comprometimento supraglótico, glótico e subglótico; (b, d) comprometimento prodominantemente supraglótico em pacientes distintos.

DOENÇAS SISTÊMICAS COM MANIFESTAÇÕES LARÍNGEAS

Granulomatose com Poliangeíte (Wegener)

Também conhecida como granulomatose com poliangeíte, a granulomatose de Wegener é uma doença inflamatória sistêmica idiopática, caracterizada por vasculite de vasos de pequeno e médio calibres, com formação de granulomas necrotizantes. Apesar de comprometer uma ampla faixa etária, a doença manifesta-se mais comumente em pacientes da raça caucasiana, com idade média de diagnóstico de 55 anos. Os locais mais frequentemente acometidos são as vias aéreas superiores, os pulmões e os rins, e o quadro típico é de pneumonite bilateral com tosse e hemoptise, sinusite crônica, ulceração da mucosa nasal e da nasofaringe e doença renal com aumento de creatinina. Quando a doença manifesta-se sem o comprometimento renal, denomina-se Wegener "limitado" ou "localizado", sendo mais comum nos quadros iniciais.

As alterações na região da cabeça e pescoço compreendem os sintomas iniciais mais frequentes da doença, fazendo com que o especialista ocupe uma posição importante para o seu diagnóstico. Na laringe, a doença pode levar à formação de úlceras granulomatosas e à estenose infraglótica, que deve ser suspeitada em pacientes com Wegener que apresentam queixas de rouquidão, tosse e dispneia (Fig. 11-5a). Essa evolução para estenose infraglótica ocorre em cerca de 1/5 dos pacientes, mas é especialmente prevalente em crianças, podendo levar a um comprometimento importante das vias aéreas e não apresentar boa resposta ao tratamento clínico.

Geralmente, o diagnóstico é feito pela combinação da história e exame físico, exames laboratoriais e anatomia patológica. O American College of Rheumatology apresenta os seguintes critérios diagnósticos (1990): inflamação nasal ou oral (úlcera oral, rinorreia sanguinolenta), radiografia de tórax anormal (nódulos, infiltrados, cavidades), sedimento urinário anormal (micro-hematúria ou cilindros hemáticos) e histologia com evidência de inflamação granulomatosa em paredes arterial, perivascular, ou extravascular de artérias e arteríolas). Destes quatro critérios, devem estar presentes pelo menos dois para o diagnóstico (sensibilidade de 88,2% e especificidade de 92%).[11]

O padrão-ouro para o diagnóstico é a descoberta de vasculite granulomatosa necrotizante no exame anatomopatoló-

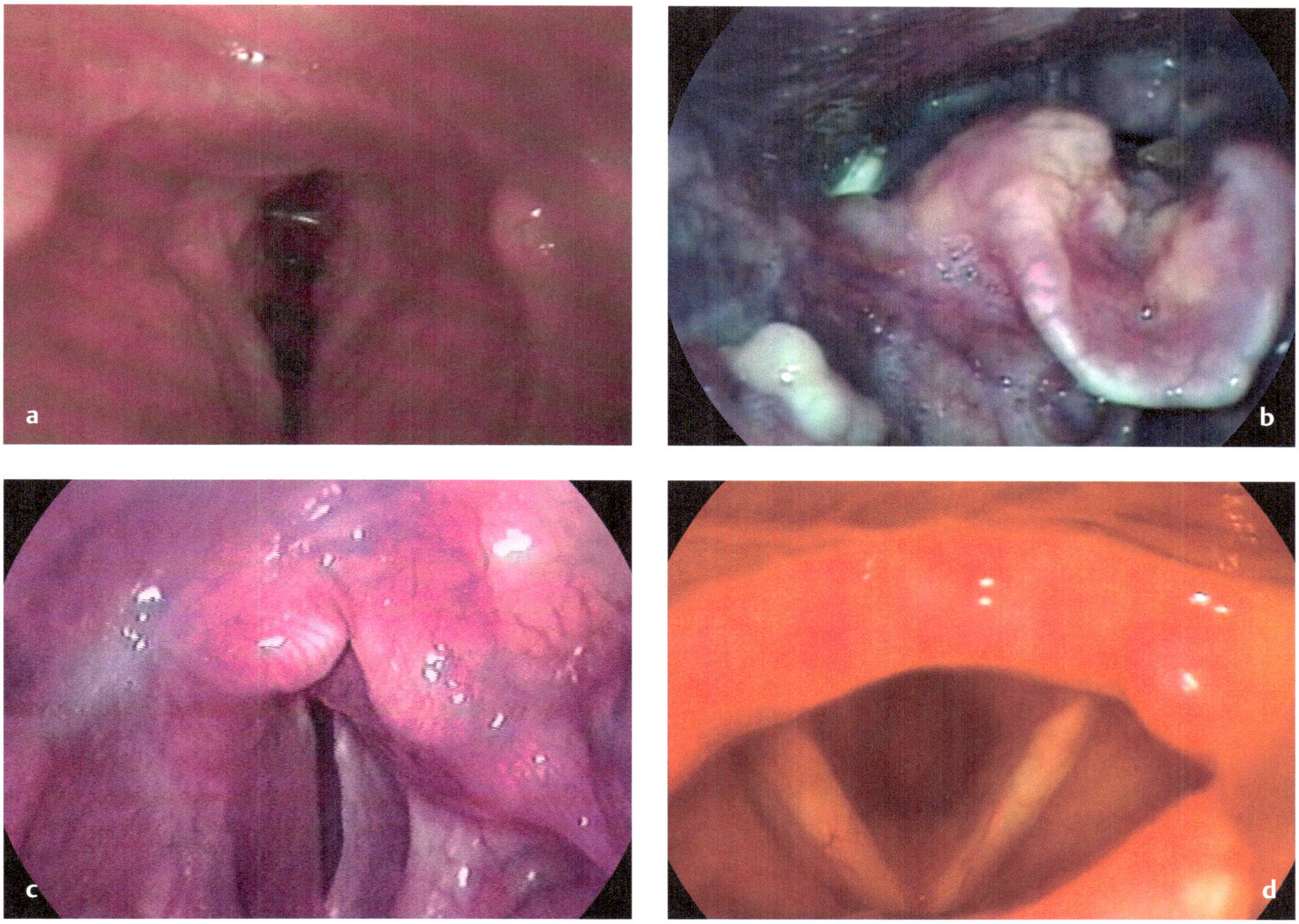

Fig. 11-5. Manifestações laríngeas de diversas doenças sistêmicas: (a) granulomatose com poliangeíte (Wegener); (b) amiloidose (note depósitos amiloides em supraglote e base de língua à direita); (c) nódulo reumatoide em aritenoide esquerda em paciente com artrite reumatoide; (d) policondrite recidivante evoluindo com estenose subglótica.

gico do tecido doente biopsiado. O local da biópsia tem relação com a sensibilidade do exame, sendo que a mucosa dos seios paranasais constitui o tecido mais favorável ao diagnóstico. Biópsias da infraglote devem ser feitas com cautela para não promover aumento do processo estenótico.[12]

A avaliação complementar pode ser realizada com os seguintes exames:

- Anca-C: métodos diagnóstico e prognóstico, com sensibilidade de 65% a 90% e especificidade de 99%. Podem ocorrer resultados falso-negativos, principalmente nos casos localizados e iniciais.
- Urina I, ureia e creatinina.
- Radiografia simples de tórax.
- Nasofibrolaringoscopia e broncoscopia para avaliar as vias aéreas.
- Tomografia computadorizada de seios paranasais (pode mostrar espessamento mucoso, com esclerose e espessamento ósseo e, em alguns casos, erosões ósseas).
- Tomografia computadorizada do pescoço para avaliar casos de estenose laríngea.

O tratamento clínico consiste em combinações de corticoterapia e imunossupressores (Ciclofosfamida ou Metotrexato). Novas drogas imunossupressoras (Leflunomida e Deoxispergualina) têm sido testadas para o tratamento desta afecção.

Traqueostomia pode ser necessária, dependendo do comprometimento de via aérea. O tratamento da estenose laríngea pode ser realizado com injeção de corticoide intralesional, dilatações, ressecções endoscópicas com *laser* de CO_2 e reconstruções laringotraqueais.

Amiloidose

A amiloidose é uma doença de etiologia desconhecida, que corresponde a menos de 1% dos tumores benignos da laringe e é caracterizada pela deposição de proteína fibrilar insolúvel no meio extracelular, que pode manifestar-se em uma ou mais regiões do corpo. O acometimento é maior no sexo masculino, em uma proporção de três homens para cada mulher e incide, principalmente, entre 40 e 60 anos de idade.

A doença pode ser classificada conforme sua localização, em localizada ou sistêmica; e pelos seus principais precursores proteicos fibrilares. Um acúmulo progressivo de proteína pode afetar diversos órgãos e sistemas, levando à falência renal, miocardiopatia, má absorção gastrointestinal, demência entre outras alterações.

As manifestações na doença na cabeça e pescoço podem ocorrer no nariz, seio paranasal, nasofaringe, cavidade oral, orofaringe, laringe e árvore traqueobrônquica. Nas vias aéreas superiores, o local mais acometido pela amiloidose é a laringe. Na maioria dos casos de amiloidose laríngea, a doença apresenta-se como um fenômeno localizado, sendo muito rara a associação à doença sistêmica.

As regiões da laringe mais afetadas são: pregas vestibulares (55%), ventrículo (36%), espaço infraglótico (36%), pregas vocais (27%), pregas ariepiglóticas (23%) e comissura anterior (14%). Lesão com aspecto de massa submucosa nodular ou amorfa difusa, amarelada, translucente e com epitélio sem ulceração pode ser encontrada na laringoscopia (Fig. 11-5b).[13]

Disfonia progressiva é a manifestação clínica mais comum, mas outros sintomas, como sensação de corpo estranho, disfagia, dispneia e hemoptise, também podem estar presentes, dependendo da extensão e localização da lesão. Como a amiloidose é uma doença de progressão lenta, os sintomas, normalmente, são crônicos.[14]

O diagnóstico baseia-se no exame histopatológico, que evidencia depósitos amiloides amorfos extracelulares homogêneos e eosinofílicos. A amiloidose pode ser diferenciada de outros infiltrados eosinofílicos com a aplicação da coloração de vermelho Congo, sob microscopia de luz polarizante, para verificar a típica birrefringência esverdeada.[14] A confirmação diagnóstica pode ser feita com teste da proteólise por permanganato de potássio negativo.

Avaliação complementar dos casos de amiloidose inclui exame de imagem para avaliar extensão da lesão (tomografia computadorizada ou ressonância magnética), além de hemograma, ureia, creatinina, testes de função hepática, VHS, fator antinúcleo, eletroforese de proteína sérica e urinária e radiografia simples de tórax, para verificar a possibilidade de doença sistêmica ou secundária.

Nos casos de amiloidose localizada sem repercussão importante, uma conduta conservadora, com observação e acompanhamento, pode ser indicada, pela lenta evolução desta doença. Tratamentos medicamentosos (corticoterapia local ou sistêmica, quimioterapia) ou radioterapia não costumam apresentar boa eficácia. Nos casos sintomáticos de doença localizada, há excelente prognóstico para os casos tratados com remoção cirúrgica completa da lesão, preferencialmente, por via endoscópica com *laser* de CO_2.[14]

Nos casos em que ocorre extenso comprometimento da via aérea, pode ser necessária a realização de traqueostomia e, por apresentar um caráter de recorrência tardia, é importante o acompanhamento do paciente por período prolongado, com o objetivo de diagnóstico e tratamento precoce das possíveis recidivas.

Artrite Reumatoide

A artrite reumatoide é uma doença inflamatória crônica que afeta as membranas sinoviais. Manifestações extra-articulares podem ocorrer em vários órgãos e acredita-se que o acometimento laríngeo ocorra principalmente em formas mais graves ou avançadas da doença.[15]

Na laringe, as manifestações podem ser agudas ou crônicas, e os sintomas variam desde disfonia, sensação de ***globus***, dispneia e estridor. Nos episódios de agudização da doença, podem manifestar-se também odinofagia e odinofonia.

Os achados da laringoscopia podem ser inespecíficos, mostrar alterações inflamatórias ou de mobilidade das pregas vocais. Lesões mais específicas, como "nódulos em bambu", também podem estar presentes no exame laringoscópico. Estes nódulos são lesões brancas ou amareladas dispostas transversalmente na face supraglótica do terço médio das pregas vocais, conferindo o aspecto parecido com bambu, mas não são alterações patognomônicas de artrite reumatoide, pois podem estar presentes no lúpus eritematoso sistêmico, síndrome de Sjögren, esclerodermia e outras doenças reumatológicas. Histologicamente, são depósitos de complexos de anticorpos e, geralmente, são vistos em episódios de exacerbação aguda da doença.

No episódio agudo, a laringe pode ter aspecto edemaciado e avermelhado, com possível evolução para artrite da articulação cricoaritenóidea. Nesta fase, pode haver limitação de amplitude ou velocidade de movimentação das pregas vocais e, na fase crônica, há anquilose da articulação cricoaritenóidea. Com a progressão da lesão artrítica, as pregas vocais tendem a fixar em posição aduzida, não sendo raro estes pacientes serem diagnosticados como portadores de paralisia bilateral de pregas vocais.

Os nódulos reumatoides são achados extra-articulares que ocorrem em cerca de 20% dos pacientes, manifestando-se principalmente em áreas de pressão (cotovelos e superfície extensora do antebraço), apesar de também haver a possibilidade de serem observados nas pregas vocais e em outras regiões da laringe.[15] São lesões submucosas que, histologicamente, correspondem a granulomas, com área de necrose fibrinoide central circundada por histiócitos, monócitos e fibroblastos (Fig. 11-5c).

O diagnóstico baseia-se nos sintomas, em exames laboratorias, que podem revelar aumento de proteína C reativa (PCR), velocidade de hemossedimentação (VHS) e fator reumatoide (FR) e autoanticorpos contra peptídeo citrulinado cíclico (anti-CCP) e também em exames de imagem. Em pacientes com manifestações laríngeas, a tomografia computadorizada com algoritmo para ossos pode demonstrar erosões na cartilagem aritenoide, luxação da cartilagem e posicionamento anormal das pregas vocais.

Quanto ao tratamento, a artrite da articulação cricoaritenóidea pode responder à corticoterapia, mas casos crônicos frequentemente requerem intervenção cirúrgica. Não há consenso quanto ao tratamento dos nódulos de bambu, e resultados inconsistentes têm sido relatados com fonoterapia, tratamento clínico com corticoides e excisão cirúrgica. Os nódulos reumatoides em pregas vocais podem surgir e desaparecer espontaneamente, mas também podem persistir indefinidamente e, caso sejam sintomáticos, devem ser excisados por microcirurgia.

Policondrite Recidivante

A policondrite recidivante é uma doença inflamatória episódica progressiva de caráter recorrente, que afeta cartilagens de vários órgãos, como orelha, nariz, laringe, traqueia, brônquios e articulações, com capacidade de destruir as estruturas acometidas e evoluir para um desfecho fatal. Além de órgãos cartilaginosos, pode também comprometer olhos, coração, vasos sanguíneos e orelha interna.[16] A doença é rara, com incidência anual estimada em 3,5 casos por milhão de pessoas e manifesta-se, principalmente na raça caucasiana, entre 44 e 51 anos, com a proporção de até três mulheres para cada homem.[16]

Apesar de ser uma doença idiopática, cogita-se possível etiologia autoimune, podendo ocorrer em associação a outras enfermidades, como artrite reumatoide, vasculites sistêmicas ou doenças hematológicas.[16] Estudos genéticos mostram associação entre o antígeno HLA-DR4 e a policondrite recidivante.

Geralmente, o quadro clínico inicia com otalgia súbita e intensa decorrente da inflamação aguda bilateral da cartilagem do pavilhão auricular. Além da otalgia, também pode haver condrite da cartilagem nasal, artralgia e condrite do sistema respiratório, ocasionando dor nasal, disfonia, odinofonia e sintomas respiratórios. Sintomas gerais, como febre, letargia e perda de peso, também podem acompanhar o quadro de policondrite.

O comprometimento laringotraqueal ocorre entre 15% a 50% dos casos, podendo levar à disfonia, odinofonia, dor na região da laringe e traqueia, tosse, estridor, dispneia. Nos casos de maior gravidade, a recorrência das crises pode levar à fibrose e estenose subglótica. Além disso, a destruição dos anéis traqueais pode levar a um colapso das vias aéreas (Fig. 11-5d). O diagnóstico baseia-se em achados clínicos e, apesar de haver controvérsia, são utilizados como critérios diagnósticos: condrite auricular bilateral, condrite nasal ou de trato respiratório, artrite inflamatória não erosiva soronegativa, inflamação ocular e alteração vestibulococlear.[16] Segundo alguns autores, o diagnóstico pode ser feito com a manifestação de três dos seis critérios.

Não há um achado histopatológico patognomônico nem teste diagnóstico conclusivo. Tecidos de granulação não específicos são os achados mais frequentes, quando realizada a biópsia. Desta forma, a biópsia pode contribuir para a exclusão de diagnósticos diferenciais, como granulomatose de Wegener. Quando o quadro clínico é típico, a realização de biópsia é desnecessária, podendo prejudicar o paciente por promover aumento da lesão cartilaginosa.

O arsenal terapêutico inclui anti-inflamatórios esteroides e não esteroides, imunossupresores, colchicina e dapsona. Os corticoides (em doses diárias de 0,75 a 1 mg/kg de prednisona) costumam ser eficazes no controle dos episódios agudos, mas por causa dos efeitos colaterais, seu uso crônico é limitado. Em casos graves, com estenose laringotraqueal, pode ser necessária a realização de traqueostomia ou ainda colocação de *stents* para garantir a permeabilidade da árvore traqueobrônquica.[16]

REFERÊNCIAS BIBLIOGRÁFICAS

1. Gupta SK PG, Koufmann JA. Laryngitis. In: Bailey BJ JJ, Newlands SD (Ed.). Head & Neck Surgery – Otolaryngology. 4th ed. Lippincott Williams & Wilkins. 2006.
2. Cummings CW TJ. Otolaryngology Head & Neck Surgery. 4th ed: Elsevier Science Health Science; 2005.
3. DeSoto H. Epiglottitis and croup in airway obstruction in children. Anesthesiol Clin North Am. 1998;16:853-68.
4. Johnson DW, Jacobson S, Edney PC, Hadfield P, Mundy ME, Schuh S. A comparison of nebulized budesonide, intramuscular dexamethasone, and placebo for moderately severe croup. N Engl J Med. 1998;339:498-503.
5. Midwinter KI, Hodgson D, Yardley M. Paediatric epiglottitis: The influence of the Haemophilus influenzae b vaccine, a ten-year review in the Sheffield region. Clin Otolaryngol Allied Sci. 1999;24:447-8.
6. Thaller SR, Gross JR, Pilch BZ, Goodman ML. Laryngeal tuberculosis as manifested in the decades 1963-1983. Laryngoscope. 1987;97(7 Pt 1):848-50.
7. Bailey CM, Windle-Taylor PC. Tuberculous laryngitis: A series of 37 patients. Laryngoscope. 1981;91:93-100.
8. Ramadan HH, Tarazi AE, Baroudy FM. Laryngeal tuberculosis: presentation of 16 cases and review of the literature. J Otolaryngol. 1993;22:39-41.
9. Ramos ESM, Saraiva Ldo E. Paracoccidioidomycosis. Dermatol Clin. 2008;26:257-69.
10. Cánovas DL, Carbonell J, Torres J, Altés J, Buades J. Laryngeal leishmaniasis as initial opportunistic disease in HIV infection. J Laryngol Otol. 1994;108:1089-92.
11. Leavitt RY, Fauci AS, Bloch DA, Michel BA, Hunder GG, Arend WP, et al. The American College of Rheumatology 1990 criteria for the classification of Wegener's granulomatosis. Arthritis Rheum. 1990;33:1101-7.
12. Erickson VR, Hwang PH. Wegener's granulomatosis: Current trends in diagnosis and management. Curr Opin Otolaryngol Head Neck Surg. 2007;15:170-6.
13. Mitrani M, Biller HF. Laryngeal amyloidosis. Laryngoscope. 1985;95:1346-7.
14. Friedman AD, Bhayani R, Memeo L, Kuriloff DB. Localized laryngeal amyloidosis. Otolaryngol Head Neck Surg. 2002;127:487-9.
15. Voulgari PV, Papazisi D, Bai M, Zagorianakou P, Assimakopoulos D, Drosos AA. Laryngeal involvement in rheumatoid arthritis. Rheumatol Int. 2005;25:321-5.
16. Childs LF, Rickert S, Wengerman OC, Lebovics R, Blitzer A. Laryngeal manifestations of relapsing polychondritis and a novel treatment option. J Voice. 2012;26:587-9.

CAPÍTULO 12

DISFONIAS FUNCIONAIS – COMPORTAMENTAIS

Mara Behlau ■ Rosiane Yamasaki

INTRODUÇÃO

A área da voz clínica passou por um desenvolvimento significativo nas últimas três décadas, tanto com o advento e a disseminação do uso dos endoscópios na avaliação clínica médica, como com o desenvolvimento de programas de acústica com finalidade clínica, que permitem ao fonoaudiólogo registrar vozes, compreender aspectos da funcionalidade vocal, mensurar parâmetros e acompanhar resultados de tratamento em sua rotina de atendimento, com um custo acessível. Contudo, o diagnóstico e as opções de tratamento de pacientes com problemas de voz continuam a desafiar os profissionais que atuam nessa área.

Com certeza, a área de disfonias comportamentais, relacionadas com o uso da voz, reúne alguns de nossos pacientes mais complexos, não somente para a identificação dos fatores disparadores e de manutenção do quadro vocal, mas também porque seu tratamento envolve abordagens cognitivo-comportamentais, com necessidade de mudança de hábitos profundamente enraizados e que, muitas vezes, fazem parte da assinatura vocal do indivíduo. Além disso, disfonias comportamentais são muito comuns em profissionais da voz, seja da modalidade artística ou não, o que acrescenta mais um nível de análise quando da avaliação desse indivíduo. De que maneira pode-se propor um tratamento e contribuir para seu resultado, sem que se retire o paciente de suas atividades profissionais?

No presente capítulo, abordamos as questões essenciais da função fonatória da laringe, destacando a hierarquia dos subsistemas neurais envolvidos na produção vocal e explorando o conceito de comportamento vocal como a forma de reagir e responder aos estímulos do mundo, na interação. Consideração particular é dada à classificação das disfonias, preferindo-se o termo comportamental, para se contrapor aos problemas de causa orgânica, em vez do nebuloso termo funcional. Aspectos importantes da avaliação e do tratamento dos quadros comportamentais são apresentados para que se tenha uma visão panorâmica da contribuição fonoaudiológica no tratamento desses quadros e favoreça uma melhor interação na parceria médico otorrinolaringologista e fonoaudiólogo especialista em voz, com benefícios para o paciente.

FUNÇÃO FONATÓRIA DA LARINGE

A laringe tem três principais funções: proteção das vias áreas inferiores, respiração e fonação. A função fonatória refere-se aos movimentos habituais das cartilagens e músculos da laringe para ativar a produção do som básico da fonação, que é o *buzz* laríngeo (onda sonora fundamental). Por meio da função fonatória, a energia aerodinâmica é convertida em energia acústica. Essa matéria prima será trabalhada, filtrada e amplificada nos ressonadores que constituem o trato vocal (área tubular das pregas vocais até os lábios ou nariz) e irá constituir-se no produto que chamamos de voz humana, formada pela interação complexa da fonação (*buzz* laríngeo) com a ressonância (amplificação do *buzz* nas cavidades ressonantais).

Os movimentos das pregas vocais são controlados por músculos intrínsecos e extrínsecos da laringe. Os músculos intrínsecos aproximam as pregas vocais e promovem seu alongamento e encurtamento para produzir sons de diversas intensidades e frequências. Já os músculos extrínsecos da laringe modificam a posição vertical desse órgão no pescoço e contribuem na modificação do trato vocal, com impacto nos aspectos ressonantais da voz.

Uma atividade neuromuscular equilibrada é a base para uma voz saudável. Por outro lado, distúrbios da função fonatória causam perturbações funcionais que podem manifestar-se em uma voz alterada ou em produção laboriosa, constituindo-se em uma disfonia. A interação entre a fonte sonora (laringe) e o filtro (trato vocal) ocorre nos dois sentidos, ou seja, tanto um determinado arranjo muscular vai impactar a amplificação do som no trato vocal, como o tipo de ressonância utilizado vai influenciar as características da fonte de som. Os subsistemas da produção vocal (a respiração, a fonação e a ressonância) trabalham em solidariedade. Dessa forma, qualquer modificação em algum deles implicará mudanças nos outros dois, um aspecto essencial no trabalho de reabilitação vocal.

Embora os seres humanos nasçam com habilidade de produzir sons laríngeos, a voz propriamente dita vai-se formando ao longo da vida e depende, não somente de características anatômicas das estruturas envolvidas, mas também de ajustes das estruturas e regiões envolvidas na produção da fala, influenciados por características de personalidade, modelo vocal e língua/cultura em que o indivíduo está imerso. A importância da voz é tamanha em nossa vida, que seu processo de produção é garantido por um controle altamente complexo, com duas vias paralelas, a do controle vocal límbico, responsável pelas vocalizações dos subsistemas I e II, e a via laríngea motora cortical, responsável pelas produções do subsistema III. O subsistema I é o responsável pela coordenação da atividade muscular laríngea, articulatória e respiratória das vocalizações não verbais e emocionais inatas, que são controladas pelos núcleos sensório-motores do tronco cerebral mais baixo e pela medula espinal. O subsistema II, nível superior da via límbica, responde pelo início e controle das vocalizações emocionais voluntárias e tem como principais estruturas a substância cinzenta periaquedutal, o córtex cingulado anterior, o hipotálamo, os núcleos talâmicos da linha média, amígdalas cerebrais, núcleo rubro, região pré-óptica e septo. Finalmente, o subsistema III, nível mais elevado de produção vocal, responde pelo controle motor vocal voluntário da fala e do canto e envolve o córtex motor laríngeo/orofacial com as suas regiões de aferência e eferência; essa via responde também pela produção voluntária de vocalizações inatas.[1] Essa representação em três níveis tem particular importância nos distúrbios da voz.

CONCEITO DE COMPORTAMENTO VOCAL

Comportamento vocal é o conjunto de reações e respostas vocais em resposta aos relacionamentos interpessoais, no meio em que o indivíduo vive.[2] Tais respostas, características das diferentes fases da vida, preenchem necessidades individuais, são disparadas por estímulos sociais, refletem traços de personalidade, transformam-se em hábitos vocais e contribuem para a imagem comunicativa de um indivíduo. O comportamento vocal também pode ser um integrante da composição de uma assinatura vocal artística, como a tensão vocal presente no estilo musical sertanejo ou ainda uma resposta às condições acústicas e à função de comunicação, como a voz no ensino e a voz em vendas.

O comportamento vocal aparece nas seleções de ajustes laríngeos e de todo o trato vocal e aparece no uso da frequência, intensidade, modulação, coordenação respiratória, velocidade de fala, pausas e no silêncio. Um estudo interessante,[3] com imagens de ressonância magnética estrutural, comparando a configuração laríngea e de diversos segmentos do trato vocal de mulheres vocalmente saudáveis e com nódulos vocais, mostrou diferenças importantes na constrição das estruturas, aumento constante da tensão dos músculos laríngeos e, bastante revelador, a manutenção dessa tensão mesmo em momentos sem fonação, nas participantes disfônicas. Uma característica morfológica das pacientes com nódulos vocais parece ser a redução da dimensão anterior-posterior da laringe, o que pode indicar uma combinação de fatores anatômicos e fisiológicos nesses casos. Tais diferenças, em fonação e na ausência de fonação, foram confirmadas em um estudo posterior, que também mostrou a possibilidade de promover alterações nessas configurações com exercícios vocais, no caso, utilizando-se tubo de ressonância flexível imerso em água.[4]

A manifestação vocal dos desvios comportamentais é muito variada e pode ocorrer: voz soprosa por isometria laríngea (hiperfunção dos músculos adutores e do abdutor), voz rugosa e grave por irregularidade dos ciclos glóticos (podendo ser associada a lesões de massa benignas) e/ou voz tensa e geralmente mais aguda (com constrição da musculatura laríngea e/ou do trato vocal). Uma combinação dessas três qualidades vocais é frequentemente vista e, em casos com desvio intenso, pode haver voz sussurrada, com ausência de sonorização glótica nas produções volitivas (subsistema III), mantendo-se as vocalizações automáticas e emocionais (subsistemas I e II). Quebras de frequência e de sonoridade, associadas a sintomas de fadiga vocal, estão presentes em muitos casos e são queixas que reduzem enormemente a qualidade de vida. O correlato laríngeo de tais manifestações é, portanto, muito variável e pode haver laringe normal (sem anormalidades estruturais ou de movimentação identificadas ao exame), presença de fendas triangulares ou duplas, lesões de massa benignas, constrição glótica e/ou supraglótica, que podem aparecer em grau extremo, prejudicando-se a visualização das estruturas.

Em resumo, o comportamento no uso da voz na comunicação é o resultado de um processo multifatorial ao longo da vida e pode ser um aspecto central na etiologia de um problema vocal. Sua manifestação ocorre por meio de desvios de diversos parâmetros laríngeos e vocais, com uma tendência de redução da área do trato vocal e voz com perda na funcionalidade vocal.

ETIOLOGIA COMPORTAMENTAL ("FUNCIONAL") *VERSUS* ORGÂNICA DOS PROBLEMAS DE VOZ

Usamos o termo disfonia para indicar problemas de voz devidamente diagnosticados, porém, o panorama dos distúrbios vocais é muito amplo e com causas variadas, que podem envolver desde uma simples inflamação laríngea até casos de carcinoma ou de doenças sistêmicas, como o Parkinson. Diversas categorias etiológicas podem ser utilizadas para classificar os problemas de voz, seja pelo tempo dos sintomas, pelos sistemas envolvidos, pela manifestação vocal entre outras propostas. O mais completo texto moderno sobre esse tema propõe um sistema de categorização extremamente detalhado, em nove grandes grupos, a saber:[5] doenças estruturais da laringe, inflamações laríngeas, trauma ou lesão da laringe, condições sistêmicas que afetam a voz, distúrbios aerodigestivos não laríngeos que afetam a voz, transtornos psiquiátricos e psicológicos que afetam a voz, distúrbios neurológicos que afetam a voz, distúrbios vocais não diagnosticados ou de causa não especificada de outra forma.

O CMVD-I (Classification Manual for Voice Disorders – I) é uma fonte excelente para identificação de problemas vocais,[5] com dados de prevalência e de curso da condição vocal, porém, é muito detalhado. Propomos considerar as disfonias em duas grandes categorias, de acordo com a influência do comportamento vocal na etiologia e manutenção do problema.[2] Desta forma, disfonias que derivam de uma voz inadequada, seja por modelo vocal deficiente, falta de técnica vocal ou fatores emocionais que comprometem o bom uso da voz nas relações interpessoais são consideradas disfonias comportamentais. De modo simplificado, o que separa essas duas grandes categorias é o papel do comportamento vocal como a origem do problema. Assim, quando há lesões musculares ou nos nervos que controlam a fonação, doenças sistêmicas ou lesões não decorrentes do uso da voz, a disfonia resultante é chamada de orgânica.

Preferimos usar o termo comportamental em vez de funcional, pois esse verbete causa muita confusão, sendo, por vezes, utilizado como sinônimo de disfonias por questões emocionais, o que prejudica a comunicação entre os membros do time de atendimento ao paciente. O termo funcional não tem qualquer implicação etiológica e é vago, levando a uma série de más interpretações. Problemas com o uso desse termo são apontados na literatura há mais de um século e o Comitê de Voz (CV) da Union of European Phoniatricians – UEP revisou o uso desse termo e sugeriu sua substituição por disfonia desreguladora, já que a indicação da presença de falha de regulação tem uma conotação etiológica.[6] O posicionamento da UEP avança no conhecimento sobre o tema e traz importantes reflexões, contudo, parece-nos que o uso do termo comportamental seja mais simples e refira-se diretamente à origem do problema como sendo relacionado com a interação interpessoal, ou seja, com o uso da voz na comunicação e não com algum elemento de descontrole. A proposta de uso clínico do termo disfonia comportamental leva os profissionais envolvidos a considerar as perdas na funcionalidade vocal, sejam elas percebidas pelo paciente ou identificadas na avaliação clínica, além de favorecer uma proposta de tratamento que envolva mudanças de hábitos e habilidades sociais e também da técnica vocal. Não se discute o fato de que a voz dependa das estruturas envolvidas na fonação e dos mecanismos reguladores neurais, mas o uso do termo comportamental favorece a compreensão de que essa disfonia é um problema mais abrangente de comunicação, devendo-se evitar um foco laringocêntrico.

As disfonias comportamentais são mais frequentes em profissionais da voz e podem estar relacionadas com a utilização da fala nas atividades ocupacionais ou não ocupacionais.

AVALIAÇÃO DE VOZ NOS CASOS COMPORTAMENTAIS

A avaliação vocal visa identificar o impacto do comportamento vocal na origem e/ou na manutenção do distúrbio vocal, o tipo e a magnitude dos desvios vocais, a funcionalidade vocal e os ajustes utilizados pelo paciente em curto e em longo prazos. Além disso, busca verificar o impacto da disfonia em diversos aspectos da qualidade de vida do paciente. As etapas da avaliação vocal envolvem a história clínica, o julgamento perceptivo-auditivo da voz, a análise acústica, as medidas aerodinâmicas, o exame físico e a aplicação dos protocolos de autoavaliação do impacto da alteração vocal.

Na história clínica, são obtidas informações sobre a queixa vocal, que pode estar relacionada com alterações da qualidade vocal, desconforto fonatório, cansaço e perda de resistência ao uso continuado da voz. Deve-se também explorar se a alteração foi súbita ou progressiva, se houve episódios semelhantes e transitórios, se houve aumento da demanda vocal que possa ser listado como um dos fatores causais, se houve desvio vocal prévio ou história familiar de disfonia. Do momento em que disfonia pode ser um sintoma de uma doença ou o próprio distúrbio, a saúde geral do paciente deve ser investigada. Problemas endócrinos, neurológicos e auditivos devem ser excluídos quando se pensa em um quadro comportamental. Infecções das vias aéreas superiores podem levar ao desenvolvimento de mecanismos compensatórios negativos, podendo persistir mesmo após a infecção ter sido tratada.

O julgamento perceptivo-auditivo é o padrão-ouro da avaliação vocal. A análise pode ser realizada com uso de escalas e de protocolos, como a escala japonesa GRBAS e o Protocolo CAPE-V, validado para o Português Brasileiro.[7] Ambos contêm desvios vocais de alta confiabilidade, como o grau geral do desvio, a rugosidade (irregularidade de vibração das pregas vocais) e a soprosidade (escape de ar transglótico não sonorizado); e um parâmetro de menor confiabilidade, a tensão (esforço). A GRBAS é uma escala minimalista, de rápida execução e que utiliza uma avaliação em 4 pontos, sendo 0, ausência de desvio, e 3, desvio intenso. Por ser uma escala centrada na laringe, uma tarefa fonatória importante é a vogal sustentada. O Protocolo CAPE-V contém tarefas específicas, sendo elas a emissão de vogal sustentada, frases com motivação fonética e conversa espontânea. A marcação é feita em uma extensão de 100 pontos, que correspondem a 100 mm em uma linha em que a extremidade esquerda indica ausência de desvio, e direita, desvio máximo. A magnitude dos desvios nas disfonias funcionais varia e pode ser de leve a intenso.

Nos casos de disfonias funcionais, deve-se identificar o componente da produção vocal mais alterado, podendo ser de fonte, filtro ou ambos. As alterações de fonte podem estar relacionadas com a configuração glótica, como tensão das pregas vocais e fendas fonatórias e com os mecanismos laríngeos, que podem estar desregulados, com predomínio da ação do músculo tireoaritenóideo (TA) ou do cricotireóideo (CT). As alterações de filtro estão relacionadas com os ajustes musculares dos articuladores do trato vocal. Vale ressaltar que tensão pode ser produzida na fonte e/ou no filtro, enquanto a rugosidade e soprosidade são aspectos de fonte. A identificação das alterações de fonte e/ou filtro pode ser realizada pelo julgamento perceptivo-auditivo, com auxílio de diferentes tarefas fonatórias, como as do campo dinâmico vocal – CDV.

O CDV é uma avaliação vocal acústica simples e eficiente que oferece informações sobre a funcionalidade e flexibilidade das musculaturas laríngea e paralaríngea. As tarefas fonatórias envolvem emissões com variação de frequência (habitual, agudo, grave e glissando) e de intensidade (fraco e forte). Pode ser realizado com vogal sustentada ou fala encadeada. Sugere-se o uso da espectrografia acústica da voz, com traçado de faixa estreita para destacarem-se os componentes harmônicos do som nas emissões propostas, que permitem avaliar as principais tarefas laríngeas fonatórias, a saber: encurtamento e alongamento das pregas vocais, por meio da variação de grave a agudo e da adução glótica, analisada no controle da emissão de fraca a forte. A observação do paciente permite também a análise da participação da musculatura extrínseca, pela movimentação vertical da laringe no pescoço, durante as tarefas de variação de frequência ou da ativação excessiva muscular, principalmente do esternoclidomastóideo, na variação de intensidade. Pacientes com disfonia funcional por tensão muscular podem demonstrar piora da qualidade vocal e aumento do esforço no agudo, por desequilíbrio muscular e melhora do padrão vocal no grave, principalmente pelo abaixamento de laringe, que reduz a tensão. Veias túrgidas, pescoço alargado e ombros erguidos são também, muitas vezes, observados.

A extração de medidas acústicas por meio de programas computadorizados é hoje uma realidade na clínica fonoaudiológica padrão. Deve-se lembrar de que índices isolados raramente espelham a complexidade do produto vocal, e que medidas multiparamétricas ou medidas do *cepstrum*, que não dependem da extração da frequência fundamental (que é menos confiável em vozes desviadas) são a tendência moderna e encontradas em programas gratuitos, como o PRAAT (University of Amsterdam, Países Baixos) ou de baixo custo, como o VOXMETRIA 5.0 (CTS Informática, Brasil). A análise acústica, nesses casos, tem papel importante para o fonoaudiólogo, pois reflete diversos aspectos relacionados com a produção vocal e contribui para o raciocínio clínico das abordagens terapêuticas a serem utilizadas.

Das medidas aerodinâmicas, o tempo máximo de fonação (TMF) é a estratégia mais simples e rápida na análise da inter-relação entre as forças aerodinâmicas e musculares na fonação. Pode-se obter o TMF de vogais sustentadas, da contagem de números e de sons fricativos surdos, como do /s/ e sonoros, do /z/. O TMF promove informações sobre o controle neuromuscular e aerodinâmico da produção vocal, sendo um teste da eficiência glótica. O TMF de homens é de 20 segundos, de mulheres 14 segundos, e o de crianças a partir de três anos mostra-se compatível com a idade. Dessa forma, crianças de quatro anos terão TMF próximo a quatro segundos. A instrução e modelagem do paciente, induzindo-o a realmente usar o máximo tempo na tarefa depois de uma inspiração profunda, são essenciais para que o valor obtido seja realmente representativo.

O exame físico do paciente com disfonia funcional envolve a observação do alinhamento corporal, por interferir na sustentação respiratória e das regiões de tensão muscular próximas à laringe, com foco especial no pescoço, ombros e face. A palpação da laringe para avaliação da posição vertical no pescoço e da tensão também são importantes. Pacientes com disfonia funcional tendem a apresentar laringe tensa em posição alta no pescoço, com aumento de esforço nas tarefas de maior intensidade vocal.

Os protocolos de autoavaliação do impacto vocal são importantes de ser aplicados por mostrar a percepção do distúrbio vocal sob a perspectiva do paciente. Para os pacientes com disfonia funcional, sugere-se a aplicação de um ou mais dos seguintes protocolos: Escala de Sintomas Vocais – ESV para percepção do problema, Escala de Desconforto do Trato Vocal – EDTV para autoavaliação de presença de desconforto, Índice de Desvantagem Vocal - IDV para identificar prejuízo vocal, e o de Qualidade de Vida em Voz – QVV para percepção do impacto do problema de voz em diversos aspectos que comprometem qualidade de vida.[2] Além desses, questionários que avaliam aspectos cognitivos, como a Escala URICA - VOZ,[8] que mostra o estágio de prontidão para submeter-se a um programa de tratamento, e o QRAR,[9] que revela escores de estabelecimento de objetivos e controle de impulsos, são essenciais para o desenvolvimento de uma reabilitação com base cognitivo-comportamental.

Finalmente, os dados do exame otorrinolaringológico são fundamentais para definição da conduta, e um indivíduo com queixa vocal não deve ser submetido a nenhum programa de reabilitação antes de um diagnóstico médico. A avaliação vocal, realizada de forma multidimensional e associada às informações da avaliação otorrinolaringológica, oferece o mapeamento da condição vocal do paciente e informações sobre o impacto do distúrbio vocal na qualidade de vida e sobre a provável aderência do indivíduo ao processo de reabilitação.

REABILITAÇÃO VOCAL EM CASOS DE DISFONIA COMPORTAMENTAL

O processo de reabilitação envolve o uso de abordagens indiretas e diretas. As abordagens indiretas visam conscientizar os pacientes sobre fatores e hábitos que interferem na produção vocal. Tradicionalmente chamada de higiene vocal, consta de uma série de procedimentos que ajudam a conquistar um bem-estar vocal por meio de cuidados com a voz, que incluem recomendações de bom senso e orientações com base em pesquisas, como hidratação. Embora as abordagens indiretas mostrem evidências menos fortes de efeito de tratamento, são essenciais nos casos de disfonia comportamental para que se possam identificar hábitos disfuncionais e buscar alternativas para substituição por novos hábitos.

Vários modelos contribuem para a compreensão da formação de um hábito, sendo que todos têm o seguinte denominador comum: uma deixa dispara a rotina de um hábito, que preenche uma necessidade individual e promove uma recompensa que acaba por reforçar o próprio hábito. Por exemplo, uma professora, ao entrar na sala de aula (deixa) dispara o hábito de falar alto (rotina), que preenche a necessidade de querer ser compreendida pelos alunos (recompensa), o que reforça o hábito de falar com volume elevado. Assim, ao identificar-se a necessidade de ser compreendida, podem-se explorar alternativas além do comportamento de falar alto, como usar frases mais curtas, ser mais assertiva, articular melhor as palavras e confirmar o aprendizado em interações mais constantes com os alunos. Diversas estratégias podem ser usadas para facilitar mudanças de hábitos na terapia de voz:[10] 1. Alteração da deixa disparadora da rotina; 2. Exercícios de atenção; 3. Repetição; 4. Ativação cognitiva; 5. Prática negativa; 6. Inibição por interrupção do comportamento; 7. Decomposição do comportamento completo; 8. Princípio "Cada vez – Todas as vezes"; e 9. Intenção de implementação.

Outro trabalho de abordagem indireta é a reflexão sobre a psicodinâmica vocal, que visa explorar com o paciente qual o impacto que sua voz causa no ouvinte. Uma voz tensa pode passar a impressão de uma pessoa nervosa, sem paciência e a ponto de explodir; já uma voz soprosa e fraca pode passar a impressão de uma pessoa cansada e doente; finalmente, uma voz rugosa, em uma professora, pode passar a impressão de uma pessoa brava e dificultar o aprendizado do aluno. Deve-se lembrar de que o comportamento social motiva as pessoas a mudarem e, portanto, explorar com o paciente o impacto negativo de sua voz sobre o outro pode contribuir para a adesão ao tratamento.

As abordagens diretas consistem na realização do treinamento vocal com uso de técnicas vocais para proporcionar melhor ajuste fonatório, maior interação fonte-filtro, menor esforço à fonação, qualidade vocal mais agradável e um modo de produção vocal mais eficiente. A terapia de voz direta visa estabelecer padrões motores novos ou reestabelecer padrões de movimentos vocalmente saudáveis.[11] A aquisição e a manutenção de novos ajustes musculares envolvem o aprendizado motor, que está relacionado com os processos de aquisição, retenção e transferência do novo ajuste motor ao longo do tempo.

O treinamento vocal é essencial para que ocorra o aprendizado motor com a realização de técnicas vocais selecionadas e ordenadas de acordo com as necessidades do paciente. Embora não haja regras definidas para a dose de exercícios, o que pode variar amplamente, uma quantidade de prática definida a partir da condição vocal do paciente e o impacto do exercício na qualidade e esforço à produção da voz é fundamental. Somente com exercícios continuados podem-se obter mudanças neuronais duradouras, que refletem o aprendizado motor.[12] Para tanto, são necessárias muitas repetições e modelagem na qualidade da execução para a aquisição, retenção e transferências dos novos ajustes musculares para a comunicação oral. O treinamento vocal exige participação ativa do paciente no processo de reabilitação e não é uma simples repetição de exercícios. Compreender os componentes de um tratamento vocal, o alvo a ser atingido, o mecanismo de ação dos exercícios e os ingredientes ativos da reabilitação são considerações recentes e que fazem parte de uma proposta de taxonomia da terapia vocal.[13] O alvo está relacionado com uma ou mais das cinco categorias de intervenção direta, classificadas de acordo com o subsistema que está primariamente envolvido na abordagem, a saber:

função vocal, auditiva, musculoesquelética, somatossensorial ou respiratória. Os mecanismos de ação envolvem uma sequência de eventos causais que resultam na função modificada. Finalmente, os ingredientes são as estratégias usadas para a modificação do alvo, como as técnicas vocais; esses são os instrumentos de terapia. Nesse capítulo, apresentamos o caso clínico de uma paciente com disfonia por tensão muscular primária com a descrição dos dados da avaliação vocal e otorrinolaringológica, dos componentes de tratamento definidos e da evolução do quadro (Fig. 12-1).

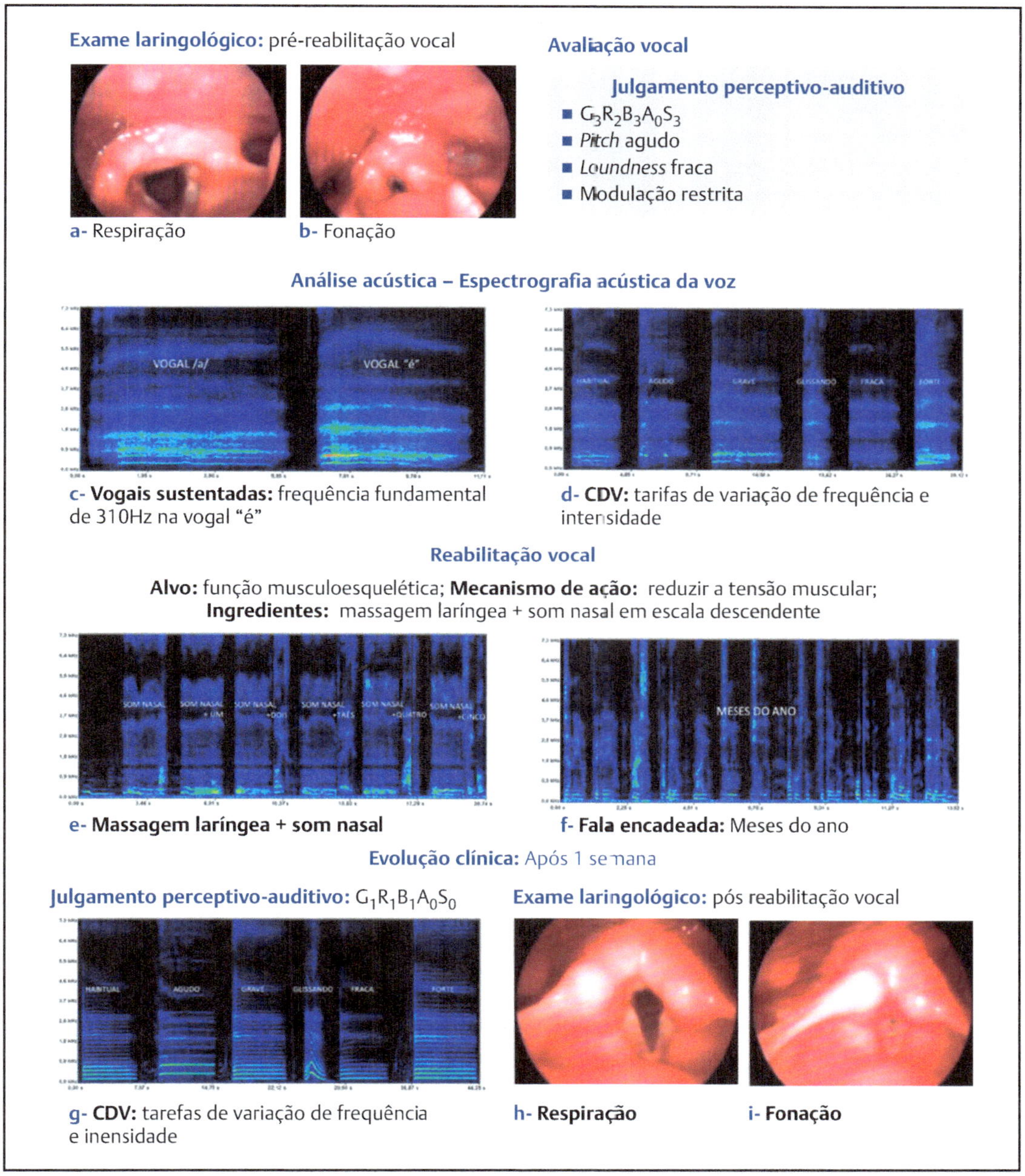

Fig. 12-1. Caso clínico: operadora de teleatendimento, 39 anos, afastada do trabalho pela alteração vocal. Queixa relacionada com alteração da qualidade vocal, esforço para falar e sensação de desconforto na região da laringe. Início da disfonia há 6 meses, sem momentos de melhora. Diagnóstico: disfonia por tensão muscular primária. Conduta: terapia de voz. (**a**, **b**) Imagens laríngeas pré-reabilitação vocal: ausência de alteração estrutural, constrição supraglótica global à fonação; (**c**) espectrografia – vogais /a/ e "é": ruíco ao longo de todo o traçado, número de harmônicos muito reduzidos, substituição de harmônicos por ruído, marcação de tensão principalmente no início da vogal "é"; (**d**) campo dinâmico vocal – CDV: emissão alterada em todas as tarefas com predomínio de ruído e poucos componentes harmônicos; (**e**) espectrografia – emissão durante a massagem laríngea associada à técnica de som nasal em escala descendente; (**f**) espectrografia – sequência de emissão de meses do ano logo após a massagem laríngea associada ao som nasal – nota-se melhor definição do padrão harmônico do som; (**g**) CDV – harmônicos bem definidos em todas as tarefas, estabilidade fonatória, traçado regular e frequência adequada para todas as emissões; (**h**, **i**) imagens laríngeas pós-reabilitação: exame normal.

Quadros complexos podem exigir atenção a um quarto elemento na terapia de voz, chamado metaterapia, que se constitui, em um sentido amplo, nos diálogos, padrões e tarefas reflexivas que os clínicos empregam durante a terapia de voz para moldar o processo terapêutico e a resposta do paciente a esse processo.[14] Fazer o paciente compreender o que "nós estamos fazendo na terapia" é um bom início de diálogo para facilitar a progressão do tratamento. Finalmente, quando as ações terapêuticas tradicionais falham, uma mudança de paradigma com o uso de estratégias de *coaching*, focadas na melhoria da qualidade do pensamento do paciente sobre seu problema vocal, pode ser necessária. Recursos de escuta ativa, intenção de implementação e perguntas poderosas podem ser de enorme valor para colocar o paciente em uma condição de reflexão sobre sua voz, com exploração de objetivos de terapia, como mensurá-los e quais ações devem ser implementadas para se conquistar as metas propostas.[15]

EVOLUÇÃO ESPERADA

A evolução de pacientes com disfonia comportamental varia de acordo com a base do quadro, de natureza predominantemente muscular, emocional ou de imagem vocal. O resultado da reabilitação vocal costuma ser ideal nos casos de disfonia por tensão muscular, com remissão completa da alteração vocal e dos sintomas associados em uma ou poucas sessões de atendimento. Nesses quadros, geralmente são utilizadas técnicas de redirecionamento da fonação para funções vegetativas, disparo de sonoridade por meio de expressões automáticas emocionais, técnicas de massagem laríngea ou modificação do *feedback* auditivo com inclusão de mascaramento ou monitorização atrasada. Os casos que necessitam de mudança de comportamento vocal levam mais tempo, exigem abordagem cognitiva e participação ativa do paciente na monitorização da sua dinâmica vocal, podendo-se ter que utilizar diversas estratégias de metaterapia para sua adequada resolução. Conhecer em que estágio de prontidão o paciente encontra-se (com o uso da escala URICA-VOZ) e suas habilidades de autorregulação,[8] estabelecimento de objetivos e controle de impulsos (com o uso do QRAR)[9] pode ser útil para tomada de decisão e para compreender-se como programar a abordagem terapêutica. Pacientes que se encontram no estágio de ação apresentam maior aderência ao tratamento e resultados mais rápidos do que os que se encontram no estágio de contemplação ou pré-contemplação. Em tais casos, exercícios que promovem efeito vocal positivo imediato, como os de trato vocal semiocluído com uso de tubo de ressonância flexível na água e técnicas de vibração de língua e lábios, são estratégias de eleição para contribuir na adesão ao tratamento. Alternativas para comportamento fonotraumáticos devem ser propostas e validadas pelo paciente.

Finalmente, na presença de lesões laríngeas decorrentes do comportamento vocal, como os nódulos vocais, o tratamento pode ser mais longo, sendo importante verificar a compatibilidade entre o diagnóstico laringológico e a avaliação fonoaudiológica, com o objetivo de explorar-se uma possível condição diferencial, como cisto vocal. Identificar se o desvio vocal ocorre por alteração predominante de fonte, filtro ou de ambos contribui para o planejamento e eficiência do tratamento. Verificar a plasticidade da voz, por meio da análise do efeito de manipulação da fonte e/ou dos filtros, contribui para a indicação da reabilitação vocal. Nos casos de hiperfunção vocal, mesmo na presença de lesões, reduzir o esforço fonatório e a tensão muscular excessiva torna-se prioridade para que, em um segundo momento, a lesão de base seja o alvo do tratamento. Pode-se obter um resultado satisfatório mesmo sem a reabsorção completa da lesão laríngea.

Quando os quadros comportamentais envolvem questões de higiene vocal, com comportamentos fonotraumáticos, desvios em ajustes musculares e uma imagem vocal associada à voz produzida com desvio, seja por estilo vocal ou gênero musical, podem-se implementar estratégias de *coaching* para contribuir com as mudanças necessárias em direção a um alvo bem definido.

CONSIDERAÇÕES FINAIS

Disfonias funcionais, no presente capítulo tratadas como comportamentais, representam casos clínicos complexos e desafiadores, que podem ser conduzidos clinicamente por meio de terapia cognitivo-comportamental. A partir de uma avaliação fonoaudiológica formal e estruturada e com a posse do diagnóstico médico, o uso do raciocínio clínico explícito facilita compreender as alternativas de manejo, definir o tratamento de escolha e selecionar como serão mensurados os resultados da intervenção.

Como a comunicação faz-se na interação, deve-se compreender o que o paciente pensa, como usa a voz, qual sua perda de funcionalidade e como sua imagem comunicativa impacta os interlocutores e o entorno. Muitas vezes, estilos vocais profissionais, com a produção de efeitos vocais (impropriamente chamados de vozes "distorcidas") são a assinatura de um profissional da voz, e tais situações representam o desafio de manter-se o efeito vocal, mas modificando-se os ajustes lesivos que comprometem a saúde vocal.

A reabilitação nos quadros comportamentais envolve não somente o tripé tradicional de orientação, psicodinâmica e treinamento vocal, mas também um quarto elemento, chamado metaterapia, que envolve diálogos clínicos, reflexões e tarefas diversas que favorecem mudança de pensamento e comportamento. Hábitos vocais são comportamentos enraizados e fazem parte do automatismo cerebral. Estratégias de *coaching*, que direcionam o pensamento do indivíduo do presente para o futuro, podem ser empregadas em casos difíceis, pois facilitam mudanças em direção a um objetivo, podendo contribuir para deslocar a situação vocal atual do paciente para onde ele quer chegar.

REFERÊNCIAS BIBLIOGRÁFICAS

1. Simonyan K, Horwitz B. Laryngeal motor cortex and control of speech in humans. Neuroscientist. 2011;17:197-208.
2. Behlau M. The 2016 G. Paul Moore Lecture: Lessons in voice rehabilitation: Journal of voice and clinical practice. J Voice. 2019;33:669-81.
3. Yamasaki R, Behlau M, do Brasil Ode O, Yamashita H. MRI anatomical and morphological differences in the vocal tract between dysphonic and normal adult women. J Voice. 2011;25:743-50.
4. Yamasaki R, Murano EZ, Gebrim E, Hachiya A, Montagnoli A, Behlau M, et al. Vocal tract adjustments of dysphonic and non-dysphonic women pre- and post-flexible resonance tube in water exercise: a quantitative MRI study. J Voice. 2017;31:442-54.

5. Verdolini K, Rosen CA, Branski RC (Eds.). Classification manual for voice disorders-I. Special interest division 3, Voice and voice disorders. Rockville: ASHA; 2006.
6. Hacki T, Moerman M, Rubin JS. 'Malregulative' rather than 'functional' dysphonia: a new etiological terminology framework for phonation disorders-a position paper by the Union of European Phoniatricians (UEP). J Voice. 2022 Jan;36(1):50-53.
7. Behlau M, Rocha B, Englert M, Madazio G. Validation of the Brazilian Portuguese CAPE-V Instrument-Br CAPE-V for Auditory-Perceptual Analysis. J Voice. 2022 July;36(4):586.e15-586.e20.
8. Teixeira LC, Rodrigues AL, Silva AF, Azevedo R, Gama AC, Behlau M. The use of the URICA-VOICE questionnaire to identify the stages of adherence to voice treatment. Codas. 2013;25:8-15.
9. Almeida AA, Behlau M. Cultural adaptation of the short Self-Regulation Questionnaire: suggestions for the speech area. Codas. 2017;29:e20160199.
10. Iwarsson J. Reflections on clinical expertise and silent know-how in voice therapy. Logoped Phoniatr Vocol. 2015;40:66-71.
11. Look C, McCabe P, Heard R, Madill CJ. Show and Tell: Video Modeling and instruction without feedback improves performance but is not sufficient for retention of a complex voice motor skill. J Voice. 2019;33:239-49.
12. Duffy JR. Managing motor speech disorders. In: Motor speech disorders e-book (Kindle Locations 18723-18724). Elsevier Health Sciences. Kindle Edition. 2020.
13. Van Stan JH, Roy N, Awan S, Stemple J, Hillman RE. A taxonomy of voice therapy. Am J Speech Lang Pathol. 2015;24:101-25.
14. Helou LB, Gartner-Schmidt JL, Hapner ER, Schneider SL, Van Stan JH. Mapping meta-therapy in voice interventions into the rehabilitation treatment specification system. Semin Speech Lang. 2021;42:5-18.
15. Behlau M, Madazio G, Pacheco C, Vaiano T, Badaró F, Barbara M. Coaching strategies for behavioral voice therapy and training. J Voice. 2021:S0892-1997(21)00015-1.

LESÕES INFLAMATÓRIAS BENIGNAS FONOTRAUMÁTICAS

CAPÍTULO 13

Alexandre Minoru Enoki ■ Adriana Hachiya

INTRODUÇÃO

As lesões fonotraumáticas são um grupo de doenças benignas da laringe relacionadas com o uso incorreto da voz. São geralmente causadas pelo trauma mecânico das pregas vocais durante a vibração cordal, seguido de remodelação tecidual. O impacto de colisão entre as superfícies das bordas livres das pregas vocais direita e esquerda leva a um trauma mecânico, lesão epitelial, edema, congestão e/ou rompimento capilar. O processo de reparação tecidual leva ao remodelamento da camada superficial da lâmina própria e do epitélio da prega vocal, podendo resultar na formação das lesões inflamatórias, sendo as mais comuns o nódulo vocal, o pólipo e o cisto intracordal.[1]

Entre as causas de uso incorreto da voz podemos listar o uso abusivo da voz (p. ex., falar por muito tempo), o abuso (p. ex., gritar, falar alto) ou o mau uso (p. ex., nos casos de hiperfunção levando a aumento da tensão muscular extrínseca).[2]

ANAMNESE E DIAGNÓSTICO

A história clínica é de extrema importância para diagnóstico e manejo dos pacientes com lesões benignas fonotraumáticas. Pacientes profissionais da voz apresentam maior demanda vocal e risco aumentado de desenvolver lesões fonotraumáticas e maior recorrência das lesões após tratamento.[3]

A anamnese direcionada à voz pode ser dividida em três partes (Quadro 13-1). Na primeira parte, relacionada com a instalacão da queixa clínica, devem ser questionados o início dos sintomas, fatores de melhora e piora e sintomas associados e demanda vocal (social e profissional). A segunda parte é direcionada à investigação dos fatores individuais do paciente que podem estar relacionados com a queixa vocal: antecedentes pessoais, doenças de base e hábitos. A terceira parte refere-se ao ambiente de trabalho, presença de som competidor, demanda vocal profissional e qual a atividade laboral exercida.

O exame físico engloba a análise perceptivo-auditiva da qualidade vocal apresentada pelo paciente, inspeção e palpação cervical, avaliação otorrinolaringológica completa (ouvido, nariz e boca) e visualização das pregas vocais através da videolaringoscopia, videolaringoestroboscopia e/ou videonasofibrolaringoscopia.

A videolaringoestroboscopia, que fornece informações sobre a vibração cordal durante as provas fonatórias, diferentes intensidades e frequências, é o exame de escolha para diagnóstico diferencial das lesões fonotraumáticas.

A seguir, destacamos o diagnóstico e tratamento das principais lesões fonotraumáticas encontradas na prática clínica.

Quadro 13-1. Anamnese Dirigida para Pacientes com Queixa Vocal

Queixa clínica	Início dos sintomas (p. ex., agudo ou de instalação progressiva), história de trauma vocal ou abuso vocal, história prévia de infecção de via aérea superior
	Fatores de melhora (p. ex., repouso vocal, redução da intensidade)
	Fatores de piora (p. ex., abuso vocal, ansiedade, estresse, algum alimento)
	Outras queixas associadas (p. ex., hipoacusia, sensação de corpo estranho, febre, hemoptise, obstrução nasal, pigarro, tosse)
Fatores individuais	Antecedentes pessoais Doenças de base (HAS, diabetes, hipotireoidismo, doenças reumatológicas, rinite, intubação endotraqueal prévia, doença do refluxo gastroesofágico, alergias)
	Uso de medicamentos (p. ex., anti-inflamatório, terapia hormonal, inibidores da enzima de conversão da angiotensina, corticoide)
	Hábitos: tabagismo, etilismo
Fatores ambientais e/ou externos	Profissão: questionar sobre o uso profissional da voz, demanda vocal social e profissional
	Local de trabalho: presença de fumaça, poeira, barulho externo, inalantes
	Ambiente domiciliar: poeira, animais de estimação

NÓDULOS VOCAIS

Os nódulos vocais são lesões bilaterais, caracterizadas por um espessamento do epitélio com variável grau de reação inflamatória na camada superficial da lâmina própria subjacente.[4] É uma condição que pode acometer crianças e adultos, sendo que, na infância, há um predomínio no sexo masculino, entre sete e nove anos de idade, ao passo que, na fase adulta, o acometimento é quase exclusivo no sexo feminino.

As alterações que ocorrem na lâmina própria são classificadas em cinco estágios de maturação: edematoso (menos maduro), edematoso-angiomatoso, angiomatoso, angiomatoso-hialino e hialino (mais maduro).[5]

O uso indevido da voz, como gritos, uso em excesso quantitativo ou hiperfunção vocal com tensão muscular excessiva, leva a traumas na prega vocal, favorecendo o surgimento dos nódulos, principalmente na região central de sua porção membranosa, que corresponde ao ponto de maior impacto entre as pregas vocais durante a fonação.[6]

Fatores anatômicos, como a proporção glótica, que corresponde à relação entre o tamanho da porção fonatória (anterior) e da porção respiratória (posterior) das pregas vocais, parecem contribuir para a formação dos nódulos vocais. Essa proporção é de aproximadamente 1 nas mulheres, enquanto nos homens, o valor é em torno de 1,3, e nas crianças, cerca de 0,8, sendo que índices de proporção glótica menores ou iguais a 1, frequentemente, levam à formação de fenda triangular médio-posterior, com fechamento glótico incompleto e maior predisposição ao surgimento de nódulos.

O mecanismo pelo qual os nódulos vocais são desenvolvidos não é completamente esclarecido, mas acredita-se que a lesão tenha origem com vasodilatação e congestão vascular induzidos por trauma mecânico e consequente transudação na camada superficial da lâmina própria que, por apresentar uma drenagem linfática deficiente, dificulta a absorção do edema. Este processo de formação evolui com hialinização, proliferação de fibroblastos, organização e fibrose do tecido conjuntivo.

Os fibroblastos produzem um tipo de glicoproteína, chamada fibronectina, que é uma precursora na origem da cicatriz. Dessa forma, quanto maior a concentração de fibronectina, maior a predisposição para desenvolver nódulos vocais, como uma resposta ao processo inflamatório induzido pelo trauma. Além da fibronectina, a formação dos nódulos também é influenciada pelo ácido hialurônico, uma proteína de proteção ao desenvolvimento dos nódulos vocais, que, em virtude de seu alto poder osmótico, atrai água para o espaço de Reinke, criando um "coxim" capaz de absorver o impacto do fonotrauma nas pregas vocais.[7]

Além do fonotrauma, outros fatores, como infecções de vias aéreas inferiores, crises alérgicas repetidas, refluxo gastroesofágico e distúrbios da tireoide, também têm sido associados à formação dos nódulos.

Quadro Clínico

Disfonia relacionada com uso indevido da voz é o sintoma mais frequente, podendo ser contínua ou intermitente, caracterizada por voz rouca, soprosa, rouco-soprosa, rouco-áspera, com *pitch* grave e que costuma melhorar com repouso vocal.

Dependendo do uso da voz, tempo de história e características individuais, os nódulos podem apresentar diferentes aspectos, variando em relação ao tamanho, à simetria (simétrico na maioria dos casos), cor e ainda em relação ao formato (volumoso, pontiagudo, edematoso, em forma de espessamento nodular). A coloração costuma alterar conforme o tempo de evolução da doença, sendo que as lesões mais antigas possuem aspecto esbranquiçado por apresentarem maior fibrose. Nas crianças, são, proporcionalmente, mais volumosos, edematosos e com coloração semelhante ao restante da prega vocal.[8] A Figura 13-1 mostra a videolaringoscopia de uma paciente com nódulos vocais de pequenas dimensões.

A manobra de fonação inspiratória mostra integridade da camada superficial da lâmina própria da mucosa vocal, sem sinais de aderências fibrosas desta com o ligamento vocal, e a estroboscopia, normalmente, apresenta a onda mucosa simétrica e com amplitude preservada. Estas características dos nódulos ajudam na diferenciação com diagnósticos diferenciais, como cisto de prega vocal com reação contralateral.

Nos pacientes com nódulos também é importante pesquisar pela presença de microdiafragma, pela possibilidade da associação dessas alterações, principalmente nos casos de nódulos com indicação cirúrgica.[9]

Os nódulos vocais de pequenas dimensões também podem ser encontrados como achado de exame em cantores e crianças sem queixas vocais, sendo que, em cantores, estas pequenas alterações podem ser interpretadas como uma adaptação das pregas vocais frente às necessidades impostas pelo canto.

Tratamento

A fonoterapia é o tratamento inicial de escolha para pacientes com nódulos vocais, com o intuito de ajustar padrões

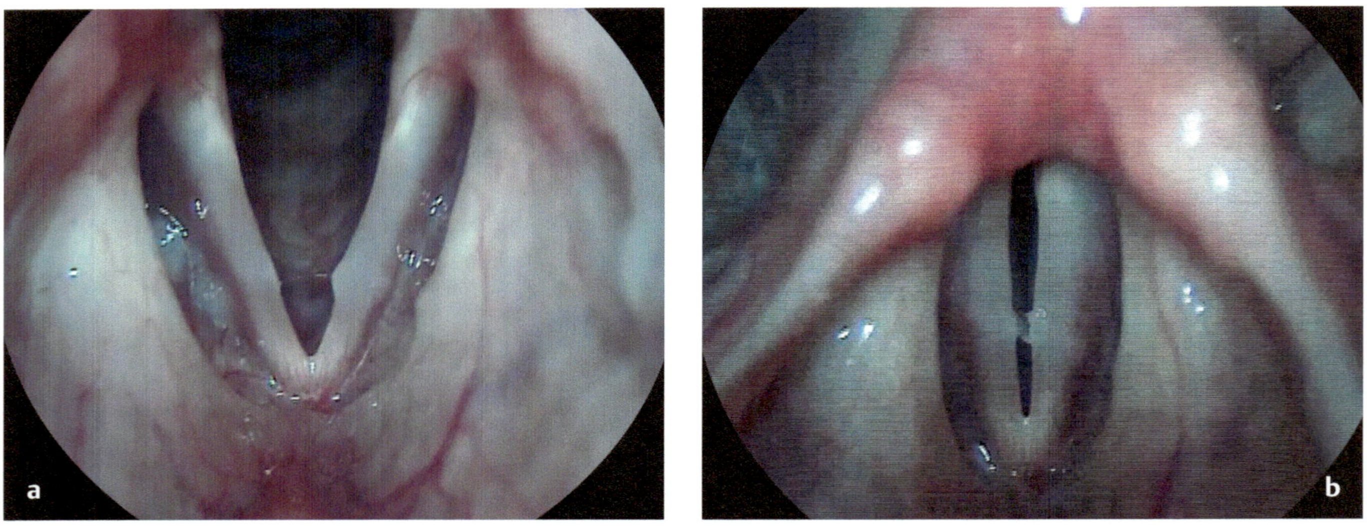

Fig. 13-1. Nódulos vocais: (a) laringe durante a respiração; (b) laringe durante a fonação.

necessários para um melhor fechamento glótico, minimizando o trauma que ocorre com a vibração das pregas vocais durante e emissão da voz falada ou cantada. Ainda que a lesão não desapareça completamente, a maioria dos pacientes percebe melhora na qualidade vocal e apresenta diminuição no tamanho dos nódulos.[10]

Além da fonoterapia, é importante que outros fatores que podem contribuir para o surgimento dos nódulos, como refluxo gastroesofágico, má hidratação, alergias, infecções de vias aéreas superiores recorrentes, sejam devidamente tratados.

Nos casos em que a fonoterapia não apresenta resultado satisfatório, a opção de tratamento cirúrgico pode ser considerada, com o objetivo de remover os nódulos vocais, preservando a mucosa sadia e mantendo as bordas das pregas vocais da forma mais alinhada possível. Nas crianças, principalmente do sexo masculino, em virtude do crescimento das pregas vocais, existe a possibilidade de os nódulos vocais involuírem espontaneamente após a puberdade.

Há controvérsias sobre qual a técnica cirúrgica mais indicada para ressecção dos nódulos, principalmente sobre as opções de realizá-la a *laser* ou "a frio", ressecando a lesão com microtesoura ou bisturi no plano de clivagem ou a *laser*. As vantagens da cirurgia a *laser* são referentes à hemostasia e à precisão, porém, apresentam as desvantagens de possíveis lesões de tecido normal com o calor e de não permitir o envio da lesão para exame anatomopatológico. Alguns autores afirmam que a habilidade técnica e a experiência do cirurgião são os fatores mais importantes para o resultado da cirurgia de nódulos vocais.[11] Após a cirurgia, repouso vocal absoluto é recomendado por um período que pode variar de 4 a 14 dias, além de tratamento complementar com fonoterapia, para que uma reeducação vocal diminua o risco de recidiva da lesão. Em estudo sobre a cicatrização das pregas vocais após microcirurgia de laringe, realizado em cães, um tempo maior de cicatrização da membrana basal das pregas vocais foi observado nos cães em que a fonação era permitida no pós-operatório, comparado aos cães submetidos a repouso vocal iatrogênico (ressecção do nervo laríngeo recorrente).[12]

PÓLIPO VOCAL

O pólipo vocal é uma lesão que acomete predominantemente o sexo masculino, em uma proporção de três homens para cada mulher, principalmente, na faixa etária entre 30 e 50 anos de idade.[13] Pode apresentar diferentes aspectos, quanto à coloração (esbranquiçados ou hiperemiados), formato (alongado ou globoso), tamanho (discretos ou proeminentes), tipo de implantação (pediculado ou séssil). Apesar de existirem pólipos múltiplos ou bilaterais, na maioria dos pacientes, é observado como uma lesão unilateral e única (Fig. 13-2).

A formação do pólipo vocal não é completamente clara, mas estudos sugerem que o fonotrauma desencadeie lesões vasculares no espaço de Reinke, que evolui para hemorragias intratissulares, degeneração hialina, trombose e infiltração celular. Histologicamente, no pólipo vocal, o estroma manifesta intensa vascularização, depósito de fibrina e pequena reposição de colágeno; além disso, diferente dos nódulos vocais, não há associação de alta concentração de fibronectina e espessamento da membrana basal. Além do trauma vocal, há outros fatores que podem estar relacionados com a etiologia da lesão, como tabagismo, alergias, doenças da tireoide e refluxo laringofaríngeo.

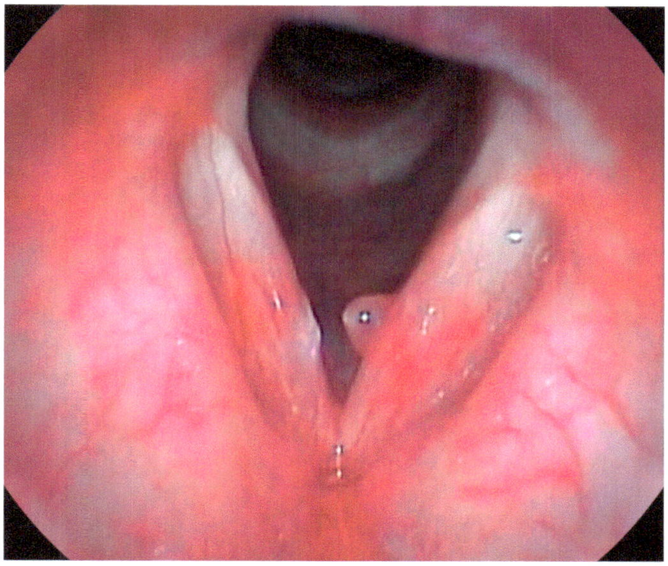

Fig. 13-2. Pólipo vocal à esquerda.

Os pólipos podem ser classificados em mucosos ou angiomatosos.[12] Os mucosos apresentam aspecto gelatinoso, com aparência lisa, translúcida, preenchidos de material liquefeito e com paredes finas, pelas quais pequenos vasos sanguíneos podem ser vistos, e os pólipos angiomatosos tendem a ser mais escuros, com intensa vascularização e, comumente, com coloração avermelhada, em virtude de hemorragia no espaço de Reinke que aparecem por provável fonotrauma recente.

Quadro Clínico

O sintoma mais frequente nos pacientes com pólipo vocal é de disfonia permanente, com piora após uso abusivo da voz, sendo que a voz pode apresentar-se como rouca, soprosa ou com variação de frequência. As características da disfonia podem variar conforme a localização, tamanho e mobilidade da lesão, haja vista que alguns pólipos pediculados e móveis, mesmo de grandes dimensões, podem causar discreta alteração na qualidade vocal por deslocarem-se em direção à supraglote sem interferir no fechamento glótico durante a fonação.

Além da disfonia, pacientes com pólipo também podem apresentar queixa de corpo estranho ou incômodo na garganta.

A laringoscopia evidencia lesões polipoides de diferentes aspectos, e o fechamento glótico pode ser irregular ou completo, sem presença de fenda. À estroboscopia, normalmente, a vibração da onda mucosa encontra-se presente na maioria dos pacientes. A manobra de fonação inspiratória evidencia a lesão na mucosa, sem sinais de aderência com o ligamento vocal.

Os pólipos também podem ser encontrados em associação a outras lesões benignas, podendo aparecer em virtude de alterações na vibração da prega vocal causada por lesão ipsilateral ou como consequência de trauma repetitivo por lesão na prega vocal contralateral.[14]

Tratamento

Características histológicas dos pólipos dificultam a regressão da lesão com fonoterapia, fazendo com que a remoção cirúrgica para ressecção seja o tratamento inicial de escolha e com bom prognóstico para reestabelecer o aspecto e função vibratória da prega vocal. A microcirurgia para exérese do pólipo tem como objetivo remover a lesão até sua implantação na lâmina própria, preservando o máximo possível da mucosa na tentativa de manter as bordas das pregas vocais alinhadas.[13]

Além da tradicional microcirurgia para exérese "a frio", com microbisturi ou microtesoura, outras técnicas cirúrgicas foram descritas, como esvaziamento do pólipo após levantamento de *microflap* e vaporização da lesão com *laser* de CO_2.

No pós-operatório, repouso vocal absoluto é indicado durante uma semana e início de fonoterapia após a segunda semana. A fonoterapia também pode contribuir no pré-operatório, orientando os pacientes quanto aos mecanismos compensatórios que podem ser prejudiciais após a cirurgia.

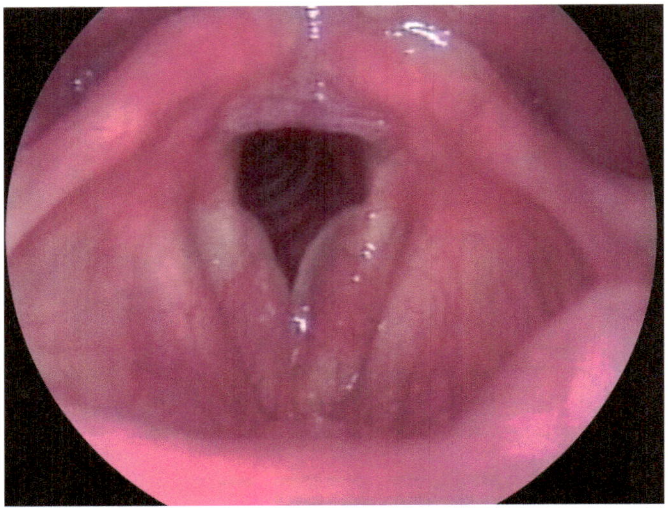

Fig. 13-3. Edema de Reinke de grau moderado.

EDEMA DE REINKE

O edema de Reinke é uma degeneração polipoide crônica que ocorre em uma ou ambas as pregas vocais, caracterizada por acúmulo de material gelatinoso no espaço de Reinke e que, apesar de sua fisiopatologia permanecer incerta,[15] tem forte associação a tabagismo, além de também ser correlacionado com abuso vocal, refluxo laringofaríngeo, etilismo e hipotireoidismo (com mixedema).

As alterações vocais costumam iniciar por volta de 40 e 50 anos de idade, sendo raras na infância. Estima-se que não haja maior acometimento em um dos sexos, mas a procura por avaliação médica é maior por mulheres, pelo fato de a doença desenvolver uma voz mais grave, com características masculinas.

Comprometimento difuso pode ocorrer em toda extensão da prega vocal membranosa, ocorrendo acúmulo de líquidos na camada superficial da lâmina própria pela drenagem linfática pobre desta região, além de estase venosa e congestão vascular. Histologicamente, além de membrana basal espessada, é possível encontrar lagos edematosos, sinais de sangramento recente, espessura aumentada da parede vascular e fibrina. Além disso, quantidades variadas de mucopolissacarídeos podem ser encontradas nas áreas de edema. Porém, quando comparado os pólipos vocais, observam-se menos lesões de células endoteliais.[16,17]

Quadro Clínico

O quadro clínico é caracterizado por disfonia constante e lentamente progressiva, principalmente em pacientes com histórico de tabagismo de longa data, sendo que a voz é descrita como rouca e grave, podendo levar a uma voz masculinizada no sexo feminino.

Nos casos de edema de Reinke acentuado, os pacientes podem ser incapazes de realizar a fonação com as pregas vocais e desenvolverem disfonia das pregas ventriculares. Além disso, alguns casos podem também apresentar dispneia pela obstrução glótica.

No exame laringoscópico, o edema de Reinke pode ser visto como um edema séssil, translúcido e móvel durante a fonação, acometendo, na maioria dos casos, ambas as pregas vocais de forma, relativamente, simétrica, apesar da possibilidade de ser assimétrico ou unilateral. À estroboscopia, quanto maior o edema, maior a amplitude da onda mucosa observada (Fig. 13-3).

Tratamento

Tratamento conservador, interrompendo os fatores irritativos, em especial o tabagismo, além de fonoterapia, pode ser indicado para casos de edema de Reinke grau leve. Por outro lado, nos casos de edema moderado ou acentuado, tratamento cirúrgico é a terapia de escolha, em que uma incisão é realizada na face vestibular da prega vocal, pela qual o edema é removido por aspiração, ordenha ou com pinça. Após a remoção do edema, a mucosa deve ser reposicionada sobre a prega vocal e seu excesso removido. Com objetivo de evitar a aderência do epitélio com o ligamento vocal, resultando em rigidez por fibrose, é importante que a mucosa seja preservada, e o espaço de Reinke não seja completamente removido.[13]

Repouso vocal absoluto na primeira semana e relativo na segunda semana, além de fonoterapia a partir da terceira semana, são recomendados no pós-operatório de edema de Reinke.

CISTO DE RETENÇÃO INTRACORDAL

Cisto na prega vocal pode ser de retenção ou epidermoide (um tipo de alteração estrutural mínima). O cisto de retenção ocorre por obstrução do ducto de glândulas mucosas, como consequência de fonotrauma, ocasionando um acúmulo de secreção no interior da glândula e uma reação inflamatória na prega vocal.

Na prega vocal, os cistos aparecem com maior frequência na infraglote, em que há de maior concentração de glândulas (Fig. 13-4).

Histologicamente, os cistos de retenção apresentam uma fina parede de revestimento constituído de tecido epitelial cuboidal ou cilíndrico e possuem acúmulo de material PAS-positivo em seu interior, o que comprova sua origem mucoide.[16]

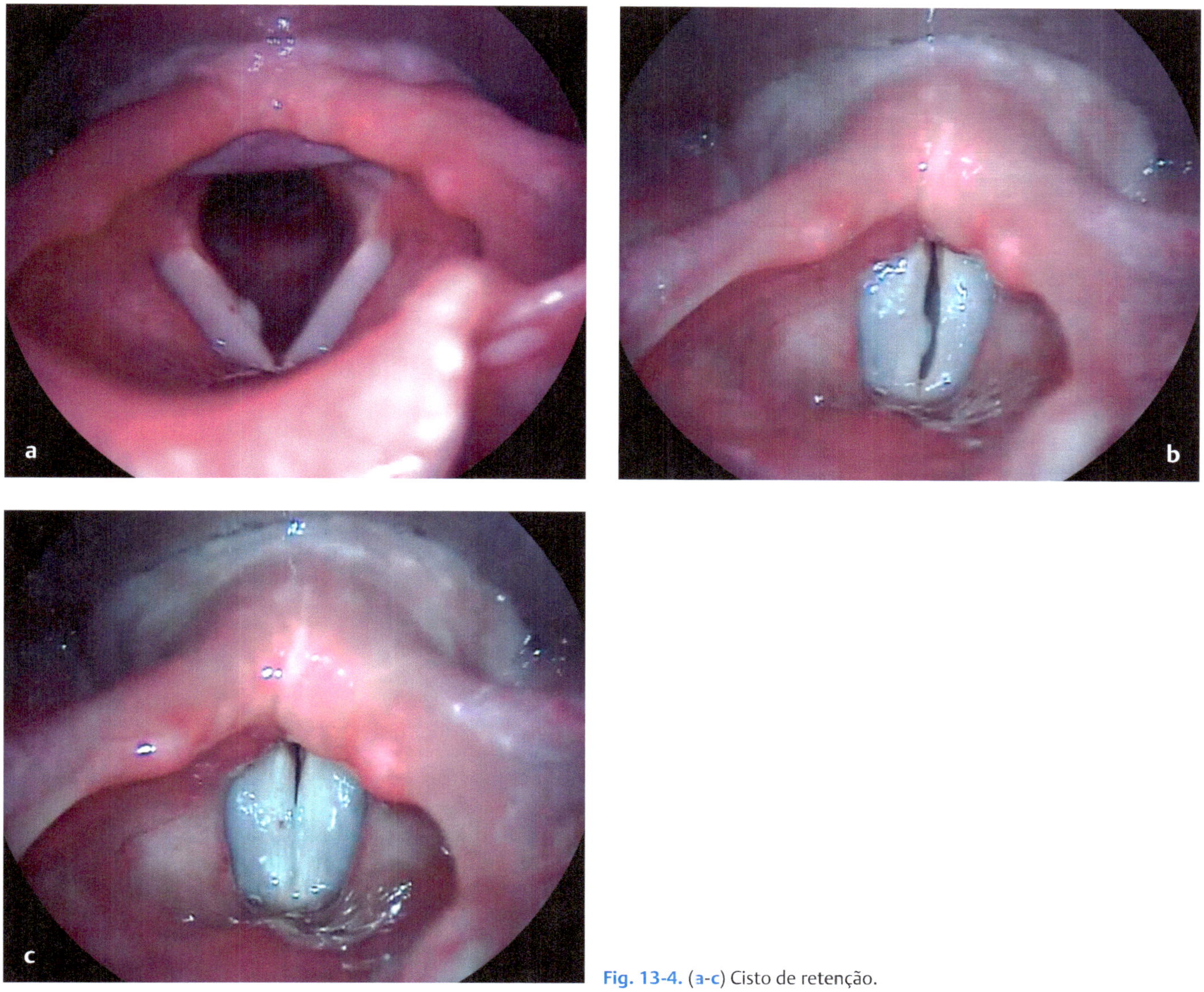

Fig. 13-4. (a-c) Cisto de retenção.

Quadro Clínico

O sintoma predominante é a disfonia progressiva, associada à piora com abuso vocal, sendo que a voz adquire característica rouca, áspera e diplofônica.

Nas pregas vocais, na maioria dos casos, são lesões unilaterais e únicas e, constantemente, desencadeiam reação por atrito na prega vocal contralateral.

À avaliação estroboscópica, observa-se diminuição de amplitude de vibração da onda mucosa na região do cisto, e o fechamento glótico pode apresentar fendas nos casos de lesões volumosas ou estar normal quando as lesões não ocasionam protrusão das pregas vocais.

Tratamento

Como a fonoterapia não leva a uma regressão importante dos cistos e pelo fato de o tratamento definitivo ser cirúrgico, a conduta fonoterápica pode ser indicada para casos de cistos pequenos com histórico de abuso vocal, como uma tentativa de diminuir o processo inflamatório ao redor do cisto e melhorar a qualidade da voz. Assim sendo, é importante que sejam levados em consideração o grau da disfonia, tamanho do cisto, além da demanda vocal e expectativa do paciente para a indicação da cirurgia.

A técnica cirúrgica consiste na enucleação da lesão, preservando o máximo da mucosa.[18] Repouso vocal e fonoterapia também são recomendados no pós-operatório.

GRANULOMAS

Os granulomas de pregas vocais são lesões benignas que comprometem, principalmente, o processo vocal da aritenoide com frequente recorrência. Os principais fatores etiológicos são: antecedentes de intubação orotraqueal prolongada, refluxo laringofaríngeo, abuso vocal e tosse crônica,[19] que levam a uma lesão abrasiva ou necrose no processo vocal, com possível evolução para ulceração, pericondrite ou formação de granuloma.

A doença predomina no sexo masculino, exceto nos casos relacionados com a intubação orotraqueal, em que há maior

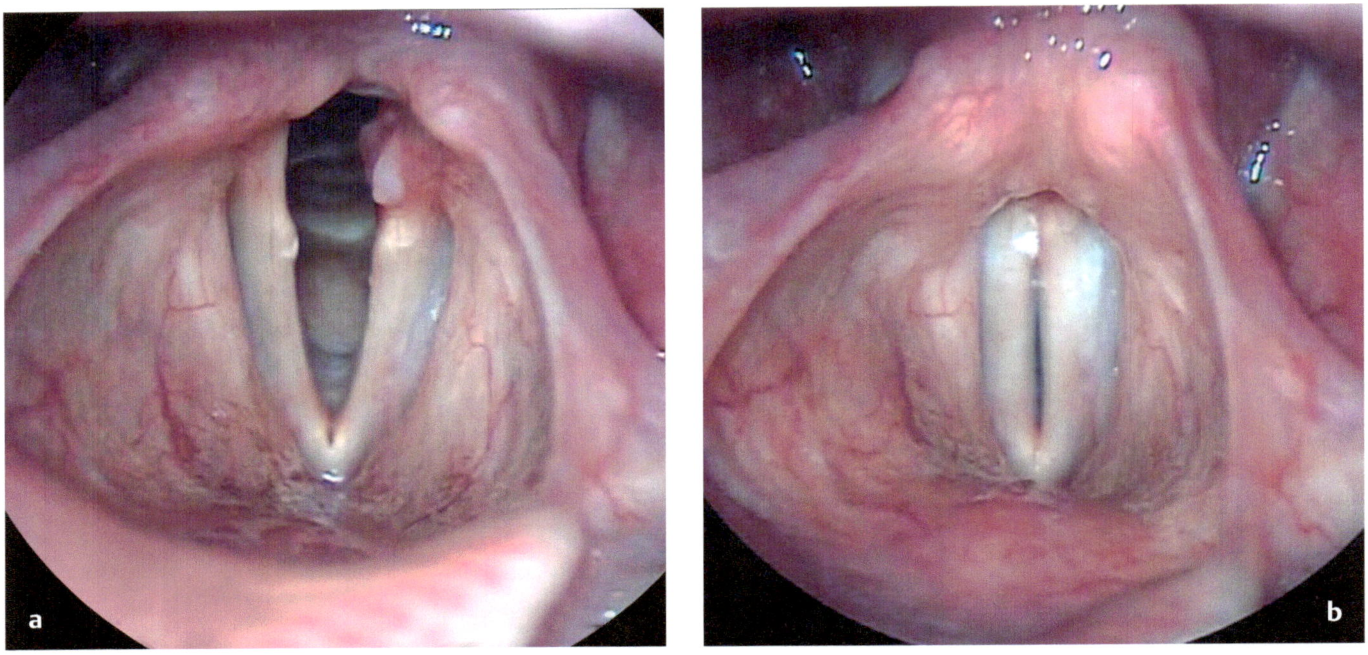

Fig. 13-5. Granuloma vocal: (a) laringe durante a respiração; (b) laringe durante a fonação.

ocorrência no sexo feminino, em virtude de menores dimensões da laringe.

Tecido de granulação hipertrófico com infiltrado de células inflamatórias são achados histológicos nos casos de granuloma.

Quadro Clínico

Pela localização nos processos vocais, sem comprometimento da porção membranosa das pregas vocais, a maioria dos pacientes com granuloma não costuma apresentar disfonia. Queixas, como dor ou sensação de corpo estranho na garganta, tosse, fadiga vocal, pigarro e hemoptise, podem estar presentes.[19]

À laringoscopia, o granuloma pode apresentar-se como lesões arredondadas, bilobuladas, ou ainda pediculadas, com várias colorações (esbranquiçada, rosada ou vinhosa) e com superfície lisa ou irregular, sendo, desta forma, uma condição cujos diagnósticos diferenciais incluem carcinoma e doenças granulomatosas da laringe (Fig. 13-5).

Tratamento

O granuloma pode ser tratado de forma conservadora com medicamentos empíricos para refluxo laringofaríngeo, corticoide inalatório e fonoterapia.[20] Nos casos não responsivos ao tratamento clínico, é indicada a remoção cirúrgica, evitando a menor área cruenta possível para diminuir a chance de a lesão recidivar. Para reduzir este risco de recidiva, injeção de toxina botulínica no músculo tireoaritenóideo também pode ser indicada como auxiliar ao tratamento cirúrgico. Sob efeito da toxina botulínica, ocorre uma diminuição do contato entre os processos vocais, contribuindo para uma cicatrização adequada com desaparecimento da lesão.

PSEUDOCISTO

O pseudocisto é uma lesão cujo principal fator etiológico é o fonotrauma, formada por um espaço ou cavidade sacular, preenchidos por líquidos que extravasaram de vasos. Diferenciam-se dos cistos verdadeiros (cisto de retenção e epidermoide) por não haver a presença de um revestimento de epitélio.

Quadro Clínico

A principal manifestação clínica dos pacientes com pseudocisto é a disfonia e, à laringoscopia, observa-se lesão de aspecto translúcido, geralmente unilateral.

Tratamento

Inicialmente, o tratamento é conservador com fonoterapia, mas nos casos de insucesso, é indicado tratamento cirúrgico para exérese da lesão.[21]

CORDITE INESPECÍFICA

A cordite inespecífica é uma lesão inflamatória da laringe que tem como principais fatores etiológicos o fonotrauma, refluxo laringofaríngeo, tabagismo, alergias e etilismo.

Quadro Clínico

O sintoma mais comum das cordites inespecíficas é a disfonia persistente ou intermitente. Achados laringoscópicos incluem hiperemia e edema das pregas vocais (Fig. 13-6).

Tratamento

Controle dos fatores etiológicos, quando presentes, além de fonoterapia, são os principais tratamentos da cordite inespecífica.

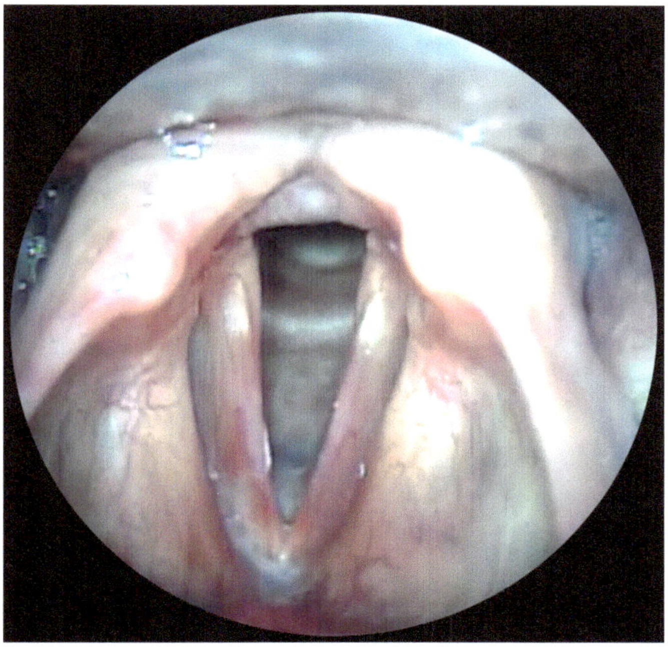

Fig. 13-6. Cordite moderada após abuso vocal.

CONCLUSÃO

A abordagem do paciente com lesões fonotraumáticas envolve inicialmente terapia fonoaudiológica para minimizar o trauma vocal durante a vibração cordal e corrigir os comportamentos do uso incorreto da voz, seja através da suavização da emissão vocal, redução dos ataques vocais, mudança do comportamento de hiperfunção e tensão fonatória. Adicionalmente, o médico otorrinolaringologista deve investigar a presença de doenças concomitantes que contribuem com a queixa vocal e identificadas durante a anamnese e exame físico.

Tratamento medicamentoso com inibidores de bomba de prótons, curso curto de corticoide inalatório ou sistêmico faz parte do arsenal terapêutico no manejo desses pacientes e deve ter sua indicação individualizada, assim como a indicação cirúrgica.[22]

REFERÊNCIAS BIBLIOGRÁFICAS

1. Johns MM. Update on the etiology, diagnosis, and treatment of vocal fold nodules, polyps, and cysts. Curr Opin Otolaryngol Head Neck Surg. 2003;11:456-61.
2. Sulica L, Behrman A. Management of benign vocal fold lesions: a survey of current opinion and practice. Ann Otol Rhinol Laryngol. 2003;112:827-33.
3. Lee M, Sulica L. Recurrence of benign phonotraumatic vocal fold lesions after microlaryngoscopy. Laryngoscope. 2020;130:1989-95.
4. Birchall MA, Carding P. Vocal nodules management. Clin Otolaryngol. 2019;44:497-501.
5. Marcotullio D, Magliulo G, Pietrunti S, Suriano M. Exudative laryngeal diseases of Reinke's space: a clinicohistopathological framing. J Otolaryngol. 2002;31:376-80.
6. Titze IR. Mechanical stress in phonation. J Voice. 1994;8:99-105.
7. Hammond TH, Zhou R, Hammond EH, Pawlak A, Gray SD. The intermediate layer: a morphologyc study of the elastin and hyaluronic acid constituents of normal human vocal folds. J Voice. 1997;11:59-66.
8. Crespo NA, Maunsell R. Lesões Fonotraumáticas das Pregas Vocais. In: Campos CAH, Costa HO. Tratado de Otorrinolaringologia. 3. ed. São Paulo: Roca. 2002. v. 4. p. 421-9.
9. Bouchayer M, Cornut G. Microsurgical treatment of benign vocal fold lesions: indications, technique, results. Folia Phoniatr. 1992;44:155-84.
10. Holmberg EB, Hillman RE, Hammarberg B, Södersten M, Doyle P. Efficacy of a behaviorally based voice therapy protocol for vocal nodules. J Voice. 2000;15:395-412.
11. Benninger MS. Microdissection on microspot CO_2 laser for limited vocal fold benign lesions: a prospective randomized trial. Laryngoscope. 2000;110:1-37.
12. Cho SH, Kim HT, Lee IJ, Kim MS, Park HJ. Influence of phonation on basement membrane zone recovery after phonomicrosurgery: a canine model. Ann Otol Rhinol Laryngol. 2000;109:658-66.
13. Tsuji DH, Sennes LU, Imamura R, Frizzarini R, Bento RF, Miniti A. Lesões Inflamatórias Fonotraumáticas. In: Condutas práticas em Laringologia. São Paulo: Fundação Otorrinolaringologia. 2005. p. 39-44.
14. Sakae FA, Sasaki F, Sennes LU, Imamura R, Tsuji DH. Cysts, Sulcus vocalis, and Mucosal Bridges of the Vocal Fold and Their Association with Polyps. Otolaryngol Head Neck Surg. 2004 131(2):271.
15. Sato K, Nakashima T, Hirano M. Electron microscopic and immunohistochemical investigation of Reinke's edema. Ann Otol Rhinol Laryngol. 1999;108:1068-72.
16. Dikkers FG, Nikkels PG. Benign lesions of the vocal folds: histopathology and phonotrauma. Ann Otol Rhinol Laryngol. 1995;104:698-703.
17. Loire R, Bouchayer M, Cornut G, Bastian RW. Pathology of benign vocal fold lesions. Ear Nose Throat J. 1988;67:357-62.
18. Hirano M. Surgical anatomy and physiology of the vocal folds. In: Gould WJ, Sataloff RT, Spiegel JR. Voice Surgery. St Louis: Mosby–Year Book. 1993. p. 135-58.
19. Orloff LA, Stephen N, Goldman MA. Vocal fold granuloma: Successful treatment with botulinum toxin. Otolaryngol Head Neck Surg. 1999;121:410-3.
20. Nasri S, Sercarz JA, McAlpin T, Berke GS. Treatment of vocal fold granuloma using botulinum toxin type A. Laryngoscope. 1999; 105(6): 585-88.
21. Ginsburg MA, Eller RL, Sataloff RT. True Vocal Fold Pseudocyst. Ear Nose Throat J. 2008;87:68.
22. Souza AM, Duprat Ade C, Costa RC, Pimenta J de O, Andrade FF, Silva FF. Use of inhaled versus oral steroids for acute dysphonia. Braz J Otorhinolaryngol. 2013;79:196-202.

CAPÍTULO 14

LESÕES ESTRUTURAIS MÍNIMAS

Allex Itar Ogawa ▪ Thais Gonçalves Pinheiro ▪ Leandro Castro Velasco

DESAFIOS

São muitos os desafios nas alterações estruturais mínimas da laringe (AEM). Em um cenário ideal, realizaríamos a laringoestroboscopia com sucesso em todos os pacientes e, certos do diagnóstico, o tratamento fonoterápico ou o tratamento cirúrgico não apresentaria falhas. Mas essa não é a realidade em grande parte dos casos.

O início dos sintomas, o impacto vocal variável, a presença de lesões associadas, as dificuldades técnicas na realização de uma estroboscopia e os resultados limitados no tratamento são apenas alguns dos desafios das alterações estruturais mínimas da laringe (Quadro 14-1).

O INÍCIO

Ao longo do século XX, as alterações morfológicas nas pregas vocais foram identificadas sem uma clara descrição consensual entre os pesquisadores sobre a etiologia e a classificação. Em 1938, Reker foi um dos primeiros a correlacionar essas alterações com disfonias persistentes, definindo-as como **anomalias** laríngeas menores. Com base em suas observações, Arnold cunhou o termo **malformações** laríngeas menores para caracterizar pequenas irregularidades no desenvolvimento da laringe, como assimetrias ou sulcos.[1]

Seguindo o mesmo raciocínio de malformação, mais especificamente no desenvolvimento do quarto e sexto arcos branquiais, Bouchayer agrupou seis observações clínicas que reforçam a origem **congênita** do sulco vocal, do cisto epidermoide e da ponte mucosa: 1. a disfonia inicia-se na infância em 55% dos casos; 2. o sulco vocal e o cisto epidermoide foram encontrados em 15% das crianças no seu estudo; 3. essas lesões podem ser encontradas em pacientes que não apresentam abuso vocal ou história de laringite; 4. a associação entre cisto epidermoide e sulco vocal pode ocorrer em 15% dos casos; 5. as lesões, uma vez removidas completamente, não retornam; 6. existem casos descritos de sulcos e cistos em membros de uma mesma família.[2]

Quadro 14-1. Alterações Estruturais Mínimas da Laringe

- Sulco vocal
- Cisto epidermoide
- Ponte mucosa
- Microdiafragma laríngeo
- Vasculodisgenesia

Pontes *et al.* definiram as pequenas alterações estruturais na cobertura das pregas vocais como um grupo de alterações morfológicas da laringe, representadas por distúrbios na mucosa que podem ser entendidos como **variações anatômicas** em vez de malformações ou anormalidades. Esse conceito é justificado por sua provável alta frequência de ser uma malformação e a possibilidade de ausência de comprometimento funcional.[1]

As causas secundárias de sulco vocal seriam fruto de agressões à prega vocal por infecções, trauma ou radioterapia. E apoia-se no fato de o diagnóstico da AEM aumentar ao longo dos anos.[3]

A rouquidão, a fadiga vocal e a voz fraca deveriam ser "notadas" logo nos primeiros anos de vida, contudo a expressão clínica da AEM costuma ocorrer apenas na faixa etária de maior produtividade, entre 25 e 50 anos, quando há aumento da demanda vocal.[4] Por isso, nos casos de dúvida diagnóstica nas mais diversas lesões das pregas vocais, devem-se questionar os sintomas vocais na infância, provavelmente "ignorados" na época.

SULCO VOCAL

O sulco vocal é uma alteração que pode ocorrer sob a forma de estria ou de bolsa. O sulco vocal do tipo estria apresenta-se como uma depressão ao longo do eixo longitudinal da prega vocal com uma borda ou lábio superior e outro inferior. É geralmente bilateral e assimétrico, de extensão e profundidade variadas. Os lábios podem estar em contato ou não, o que permite classificar a estria em menor e maior, respectivamente. Assim, o *sulco de estria menor* é considerado se os lábios tocam-se, formando uma cavidade virtual e, embora a profundidade da estria seja variável, geralmente não atinge o ligamento vocal. No **sulco de estria maior**, os lábios encontram-se separados; esse sulco geralmente apresenta a borda inferior mais espessa, formando um cordão firme por fibras conjuntivo-elásticas do ligamento vocal, e a borda superior mais flexível. O sulco apresenta a camada superficial de lâmina própria mais fina e com maior número de fibras colágenas densas ao seu redor, ao mesmo tempo que as fibras elásticas encontram-se diminuídas, e algumas, fragmentadas. Pelo exposto, a cobertura, composta pela camada superficial da lâmina própria e o epitélio, encontra-se alterada em sua estrutura e dimensão transversal. Essa alteração dificulta a formação da onda mucosa pelo prejuízo do deslizamento da cobertura em relação ao ligamento vocal e ao corpo da prega vocal. No sulco-estria maior, o desvio é mais pronunciado. A camada superficial da lâmina própria pode ser tão delgada que o epitélio encontra-se praticamente unido ao ligamento vocal. O *sulco bolsa* é uma depressão profunda na prega vocal com abertura para o exterior em que os lábios superior e inferior mantêm contato, deixando uma cavidade no interior da prega vocal. Essa cavidade tem profundidade variável e é revestida de mucosa, com o fundo aderido em maior ou menor grau ao ligamento vocal.[3]

À laringoscopia, o sulco vocal pode ser evidenciado com arqueamento do perfil das pregas vocais, fenda fusiforme e presença de depressão longitudinal da borda livre, e à estroboscopia (Fig. 14-1), nota-se a redução da onda mucosa à fonação, podendo chegar à sua ausência, com grande impacto na qualidade vocal, principalmente na estria maior. A presença de lesões associadas, como outra AEM ou um pólipo de prega vocal, é relativamente frequente, o que exige a realização de um exame minucioso (Quadro 14-2), para o melhor planejamento no tratamento dessas lesões (prognóstico, definição da abordagem terapêutica e da abordagem cirúrgica de ambas as lesões no mesmo tempo cirúrgico). Nesse sentido, a estroboscopia laríngea proporciona informações que alteram o diagnóstico ou o tratamento em mais de um terço dos pacientes em que o procedimento é indicado e é, ao menos, útil na confirmação diagnóstica das impressões clínicas iniciais. O padrão-ouro no diagnóstico dos sulcos vocais é a palpação intraoperatória das pregas vocais sob microscopia laríngea.[3,5]

O tratamento visa à estabilidade e ao conforto fonatórios, parâmetros desejáveis e, na maior parte das vezes, suficientes como fim terapêutico. Quando a fenda não é muito grande, geralmente se inicia o tratamento pela fonoterapia. Nos casos moderados de estria maior ou nas estrias menores, quando indicada a cirurgia, são muitas as técnicas cirúrgicas descritas: a liberação da cobertura, técnica do franjeamento, inclusão intracordal dos mais variados materiais, tireoplastia tipo I etc.[3] As técnicas cirúrgicas são descritas em outro capítulo.

É aconselhada fonoterapia pós-operatória para estabilizar a liberação. No entanto, os resultados são inconstantes, especialmente nos casos em que existe forte componente fibrótico ou cicatricial, visto que é difícil construir a arquitetura histológica ideal, essencial para a qualidade vocal.[3]

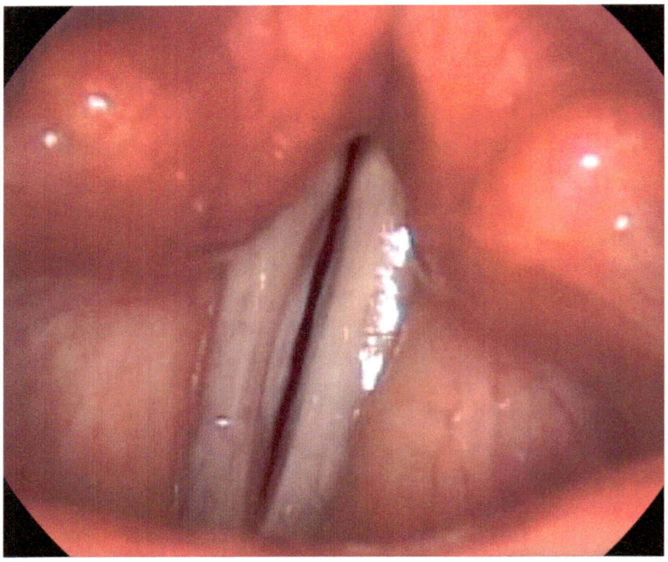

Fig. 14-1. Videolaringoscopia evidenciando sulco vocal.

Quadro 14-2. Diagnóstico do Sulco Vocal

- Depressão na borda livre
- Fenda fusiforme
- Rigidez mucosa (estroboscopia)
- Presença de lesão associada
- Manobra de fonação inspiratória

CISTO EPIDERMOIDE

O cisto epidermoide é uma lesão benigna subepitelial da prega vocal. Representa 6% a 13% das lesões benignas da laringe e predomina no sexo feminino.[6]

O cisto epidermoide apresenta-se como uma formação esférica branco-amarelada no interior da prega vocal, podendo ou não fazer saliência na luz laríngea (Fig. 14-2). É geralmente unilateral, embora possa causar reação contralateral e, nesse caso, assemelha-se ao nódulo vocal. É um verdadeiro cisto com epitélio estratificado em várias camadas de células e cavidade contendo queratina e cristais de colesterol. Geralmente está situado na lâmina própria, não apresenta sinais de inflamação à laringoscopia, embora em 40% ocorra acúmulo de linfócitos e plasmócitos, indicativos de processo inflamatório crônico. Na realidade, a presença clínica do cisto pode ser considerada como uma lesão secundária de uma AEM que se caracteriza pela invaginação ou presença de epitélio no interior da prega vocal que pode se manter inativa por longo período sem evidência clínica. Somente quando ocorre sua descamação com retenção torna-se visível. Supomos que o trauma vocal ou processos inflamatórios possam ser os fatores desencadeantes dessa descamação e, por isso, sua presença clínica é considerada uma lesão secundária.[3,5,6]

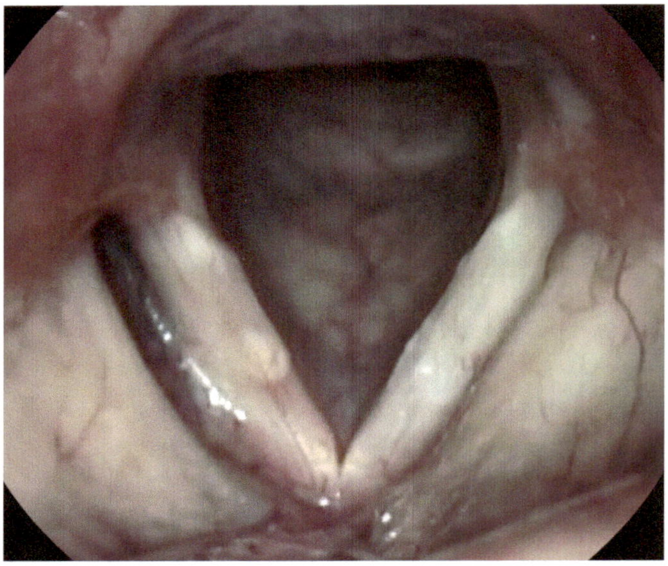

Fig. 14-2. Videolaringoscopia evidenciando cisto epidermoide em prega vocal direita.

Quadro 14-3. Diagnóstico do Cisto Epidermoide

- Lesão submucosa esférica branco-amarelada
- Unilateral com reação contralateral
- Acompanha hiperemia e ectasia vascular
- Diminuição ou ausência de onda mucosa

Clinicamente pode ficar assintomático ou causar disfonia intensa com voz rouca/áspera e bitonal, dependendo do seu volume e de sua relação com a cobertura. Kirk *et al.* mostraram que os cistos aparentemente permanecem sem alteração nas suas dimensões em 70% dos casos. Como consequência, uma vez notada a disfonia, dificilmente apresentará melhora (15%) ou piora (15%) do quadro.[3,6]

A estroboscopia revela diminuição da onda de mucosa ou sua ausência. Quando há fenda, geralmente é fusiforme ou em ampulheta, com tendência ao fechamento posterior, o que o distingue do nódulo vocal (Quadro 14-3).[3]

Quando a demanda vocal não é grande, a fonoterapia pode buscar o controle do abuso vocal e melhorar a vibração da mucosa, possibilitando maior estabilidade da voz, principalmente nos cistos distantes da borda livre.[3] Mas, de uma forma geral, o *tratamento dos cistos é cirúrgico*. Bouchayer *et al.* descreveram a técnica do *microflap* para a ressecção do cisto que é até hoje a técnica cirúrgica padrão-ouro.

PONTE MUCOSA

A ponte mucosa é a mais rara das AEM e a mais difícil de diagnosticar clinicamente. Na maioria das vezes, é um achado cirúrgico. Trata-se de uma fita de mucosa que se dispõe à semelhança de uma alça de bolsa, paralelamente à borda livre da prega vocal. É constituída de um eixo central de tecido conjuntivo recoberto de epitélio estratificado em sua volta, ou seja, uma alça totalmente epitelizada. A ponte de mucosa apresenta espessura e comprimento variáveis, e seu longo eixo acompanha a direção da prega vocal. Pode ocorrer na face vestibular ou na borda livre, variando o impacto na voz em decorrência principalmente da sua localização e da rigidez dos tecidos que a formam. Se localizada próxima à borda livre, pode ser excepcionalmente evidenciada durante a fonação inspiratória (Figs. 14-3 e 14-4; Quadro 14-4).[3,5,7]

A fadiga vocal pode ser o único sintoma. Entretanto, pode provocar o aparecimento de lesões secundárias decorrentes do trauma fonatório na própria prega vocal ou na contralateral e, nesse caso, acarretar maior comprometimento vocal. Pode ainda ocorrer mais de uma ponte de mucosa na mesma laringe e, também na mesma prega vocal.[3,7]

Seu encontro na cirurgia demanda ponderação precisa da conveniência de sua exérese. Em geral, procede-se à sua remoção quando causa danos nas pregas vocais e não é localizada na borda livre, pois, nesse caso, sua retirada pode deixar na prega vocal uma depressão recoberta por túnica mucosa atrófica sem condições de vibração. Se for muito larga e com grande mobilidade, faz-se a cirurgia para que fique aderida à prega vocal mediante desepitelização de sua face voltada para a prega vocal que também será desepitelizada (remoção em anel). Quando na face vestibular, geralmente não há impacto na voz. A fonoterapia geralmente está indicada no pós-operatório para melhora da coaptação glótica e da vibração da mucosa.[3,7]

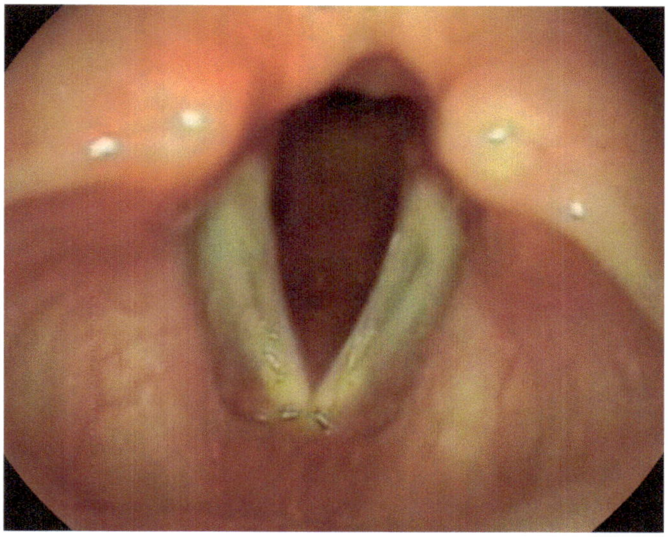

Fig. 14-3. Prega vocal esquerda com ponte mucosa de difícil visualização.

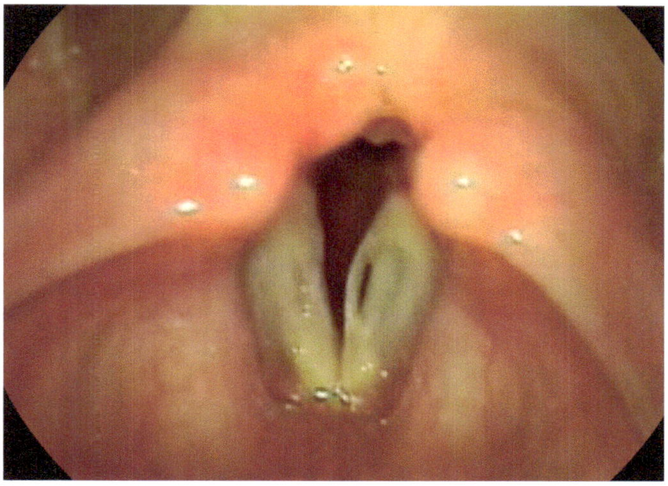

Fig. 14-4. Mesma laringe da Figura 14-3, com evidência de ponte mucosa durante a fonação inspiratória.

Quadro 14-4. Diagnóstico da Ponte Mucosa

- AEM rara
- Achado de cirurgia
- Fonação inspiratória
- Rigidez variável
- Difícil diferenciação com o sulco vocal

MICRODIAFRAGMA LARÍNGEO

O microdiafragma laríngeo corresponde a menos de 5% das anomalias congênitas da laringe e resulta de um defeito parcial na recanalização da lâmina epitelial da luz laríngea durante o processo de embriogênese, por volta da 10ª semana de vida intrauterina.[8]

Trata-se de uma pequena e fina membrana transparente de 1 a 2 mm que une as duas porções anteriores das pregas vocais, com inserção glótica ou infraglótica na comissura anterior (Fig. 14-5). O impacto vocal depende da sua espessura,

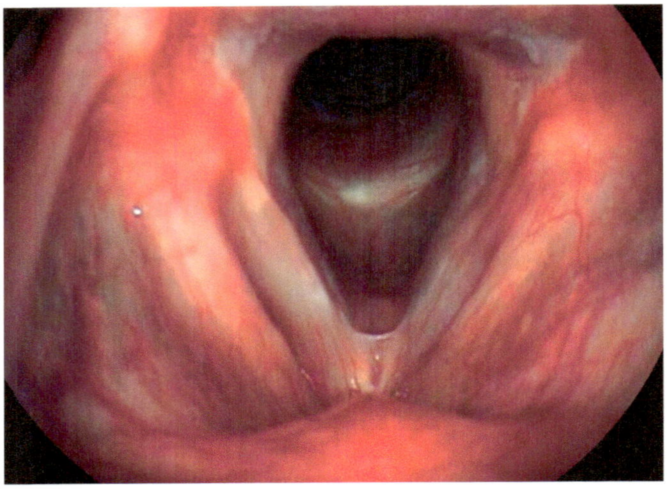

Fig. 14-5. Videolaringoscopia evidenciando microdiafragma laríngeo.

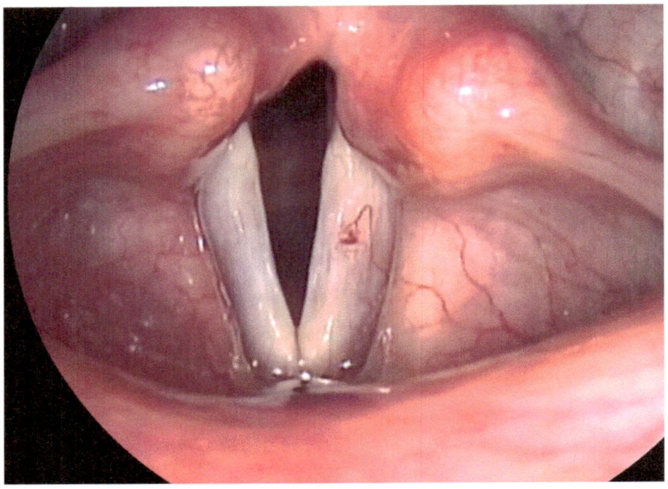

Fig. 14-6. Videolaringoscopia evidenciando vasculodisgenesia em prega vocal esquerda.

Quadro 14-5. Diagnóstico do Microdiafragma Laríngeo

- Inserção glótica ou infraglótica na comissura anterior
- Associação a nódulos vocais
- Motivo da falha no tratamento fonoterápico para os nódulos vocais
- Interferência na muda vocal fisiológica
- Voz tensa

rigidez e local de inserção. A modificação da proporção glótica causada pelo microdiafragma foi associada aos nódulos vocais e à manutenção dos nódulos após a adolescência mesmo com tratamento fonoterápico, a interferência no processo da muda vocal fisiológica e a uma voz tensa por maior ação dos músculos tireoaritenóideos e cricoaritenóideos (Quadro 14-5). Ruiz *et al.* (2006) mostraram que a proporção glótica é menor nos pacientes com microdiafragma laríngeo, mas que não houve alteração no local do nódulo vocal na presença ou na ausência do microdiafragma.[3,8,9]

O tratamento é conservador, e a fonoterapia geralmente é direcionada a reduzir o fator traumático. A cirurgia só é realizada juntamente com a remoção do nódulo, quando for necessária. Nesses casos, a dissolução é simples, sendo suficiente fazer uma incisão mediana e deixar que os retalhos se retraiam. A indicação cirúrgica para o microdiafragma laríngeo sem nódulos vocais é restrita aos casos mais severos com obstrução da via aérea.[3,8]

VASCULODISGENESIA

O termo vasculodisgenesia foi introduzido por Pontes e Behlau (1993) e representa uma alteração na rede vascular da laringe com arranjo capilar distinto do longitudinal, com vasos transversais na borda livre, aberrantes, tortuosos, com alterações segmentares e interrupções bruscas, modificações nos diâmetros capilares, enovelamento difuso e formação de aracnoides (Fig. 14-6 e Quadro 14-6).[3,5]

Segundo os autores, as vasculodisgenesias, diferentemente das ectasias vasculares e das varizes, estão associadas a outras alterações histoestruturais da mucosa, como sulco vocal ou cisto. O advento do NBI (narrow band imaging) para a laringe e a sua vantagem para melhor visualização da microvasculatura da mucosa e da submucosa trará mais esclarecimentos para o manejo das alterações vasculares da laringe.[3,5]

Quadro 14-6. Diagnóstico da Vasculodisgenesia

- Vasos transversais na borda livre
- Vasos aberrantes e tortuosos
- Vasos com alterações segmentares e interrupções bruscas
- Modificações nos diâmetros capilares
- Enovelamento difuso
- Formações aracnóideas

No tratamento, quando muito volumosa, pode ser cauterizada para se evitar o risco de hematomas e uma consequente cicatriz. A abordagem das alterações menos volumosas costuma ser conservadora.[3]

REFERÊNCIAS BIBLIOGRÁFICAS

1. Moraes BT, De Biase NG. Prevalence of minor larynx structural alterations: Influence on the concept of a normal vocal fold. Otolaryngol Head Neck Surg. 2019;160:295-301.
2. Sakae FA, Sasaki F, Sennes LU, Tsuji DH, Imamura R. Vocal fold polyps and cover minimum structural alterations: associated injuries? Rev Bras Otorrinolaringol. 2004;70:739-41.
3. Lima AA, Pontes PAL. Alterações Estruturais Mínimas da Laringe. In: Pignatari SSN, Anselmo-Lima WT. Tratado de Otorrinolaringologia. Rio de Janeiro: Elsevier. 2018. Cap. 118.
4. Silva TE, Rabuske PA, Bernz MCN, Haas LJ, Nemetz MA. Alterações estruturais mínimas múltiplas e sincrônicas de laringe em paciente profissional de voz falada: Relato de caso. Rev Bras Otorrinolaringol. 1998;64(6,pt.1):636-8.
5. Dedivitis RA, Tsuji DH. Manual Prático de Laringologia. Rio de Janeiro: DiLivros. 2011.
6. Kirke DN, Sulica L. The natural history of vocal fold cysts. Laryngoscope. 2020;130:2202-7.
7. Martins RH, Tavares EL, Fabro AT, Martins MG, Dias NH. Mucosal bridge of the vocal fold: difficulties in the diagnosis and treatment. J Voice. 2012;26:127-31.
8. Martins RHG, Gramuglia ACJ. Laryngeal web as a possible cause for nonabsorption of vocal nodules in boys after puberty. J Voice. 2019;33:561-63.
9. Ruiz DM, Pontes P, Behlau M, Richieri-Costa A. Laryngeal microweb and vocal nodules. Clinical study in a Brazilian population. Folia Phoniatr Logop. 2006;58:392-9.

CAPÍTULO 15

PARALISIAS LARÍNGEAS

Marystella Tomoe Takahashi Ramos ▪ Adriana Hachiya ▪ Rui Imamura

INTRODUÇÃO

As paralisias laríngeas constituem a afecção neurológica mais comum da prática do laringologista. Conceitualmente, o termo paralisia é utilizado quando há completa denervação da prega vocal, com ausência de atividade motora, que pode ser demonstrada por eletromiografia, enquanto que paresia pressupõe a existência de função residual do nervo, o que corresponde à maioria dos casos. Já imobilidade de prega vocal é um termo mais abrangente, que engloba alteração de mobilidade de prega vocal tanto de origem neurogênica quanto mecânica, como luxação de aritenoide, fixação da articulação cricoaritenóidea ou sinéquia da glote posterior.[1]

A prevalência absoluta de paralisia de pregas vocais é difícil de ser estimada, uma vez que pacientes oligossintomáticos ou que apresentam recuperação funcional espontânea não procuram atenção médica, levando ao seu subdiagnóstico.

NEUROANATOMIA DA LARINGE

A atividade motora da laringe tem início no córtex cerebral. Fibras corticobulbares passam pela cápsula interna e fazem sinapse com neurônios motores no núcleo ambíguo, que tem representação cortical bilateral e está localizado no tronco cerebral, de onde partem fibras que irão compor o nervo vago. O nervo vago deixa a base do crânio através do forame jugular, desce pela bainha carotídea e dá origem a três ramos principais: ramo faríngeo, nervo laríngeo superior e nervo laríngeo inferior ou recorrente.[2]

O ramo faríngeo tem origem no gânglio inferior ou nodoso do nervo vago e contém tanto fibras motoras quanto sensitivas. Essas fibras formam o plexo faríngeo e distribuem-se inervando os músculos da faringe e palato mole (exceto o tensor do véu palatino, que é inervado pelo nervo trigêmeo).[3]

O nervo laríngeo superior também se origina no gânglio inferior ou nodoso e tem um ramo interno com fibras aferentes sensitivas da supraglote e glote, enquanto que seu ramo externo fornece fibras motoras ao músculo cricotireóideo (CT).[4]

O nervo laríngeo inferior ou recorrente surge do nervo vago na parte superior do tórax e dá a volta sob o arco aórtico à esquerda ou artéria subclávia à direita, ascendendo de volta ao pescoço pelo sulco traqueoesofágico e adentra na laringe posteriormente, adjacente à articulação cricotireóidea. O nervo laríngeo recorrente inerva os músculos cricoaritenóideo posterior (CAP), cricoaritenóideo lateral (CAL), tireoaritenóideo (TA) e interaritenóideo (IA) e é responsável pela inervação sensitiva da região abaixo das pregas vocais. Em razão de seu maior trajeto à esquerda, torna-se mais suscetível a lesões.[2]

ETIOLOGIA

Paralisia Laríngea Unilateral

As paralisias laríngeas unilaterais estão associadas à disfunção do núcleo ambíguo no tronco encefálico, nervo vago ou nervo laríngeo recorrente ipsilateral ao lado da laringe acometido.[2]

São inúmeras as possíveis causas e incluem lesão iatrogênica, traumática, neoplasias malignas não laríngeas, afecções neurológicas, torácicas, medicações, doenças sistêmicas e idiopáticas.

As lesões iatrogênicas estão normalmente relacionadas com a retração e/ou dissecção ao longo do percurso do nervo laríngeo recorrente ou mesmo do nervo vago. Procedimentos associados ao risco de paralisia da prega vocal pós-operatória incluem a tireoidectomia (risco 0,8%-2,3% de paralisia vocal unilateral permanente),[5-7] cirurgia da coluna cervical com acesso anterior (risco < 1% de paralisia vocal unilateral permanente),[8-11] esofagectomia (risco ~11%),[11] cirurgia cardíaca/aórtica (risco ~ 2%),[12] mediastinoscopia (risco 0,2%-6%) e endarterectomia carotídea (risco ~ 4%).[13-16]

As causas traumáticas associadas à paralisia unilateral de prega vocal incluem lesões altas do nervo vago decorrentes de trauma direto, embora as lesões desse nervo resultem mais frequentemente de cirurgias de exérese de massas envolvendo o nervo vago propriamente dito.[17] Lesões contundentes ou penetrantes no pescoço também devem ser lembradas. Intubação orotraqueal e presença prolongada de sonda nasogástrica são causas ocasionais, devendo-se ter o cuidado de excluir a possibilidade de luxação ou subluxação da aritenoide como a verdadeira causa da imobilidade da prega vocal.[18]

Neoplasias malignas não laríngeas são outra causa frequente de paralisia unilateral de prega vocal, sendo o mais comum o carcinoma pulmonar bronquiogênico com disseminação para o mediastino. Outros tumores malignos incluem tumores da tireoide, esôfago e base de crânio (paraganglioma).[2] Em razão da frequente associação de neoplasias malignas não laríngeas à paralisia unilateral de prega vocal, é imprescindível a investigação do trajeto cervicotorácico do nervo vago e laríngeo recorrente por meio de exames de imagem nos casos em que a etiologia não esteja evidente.[19]

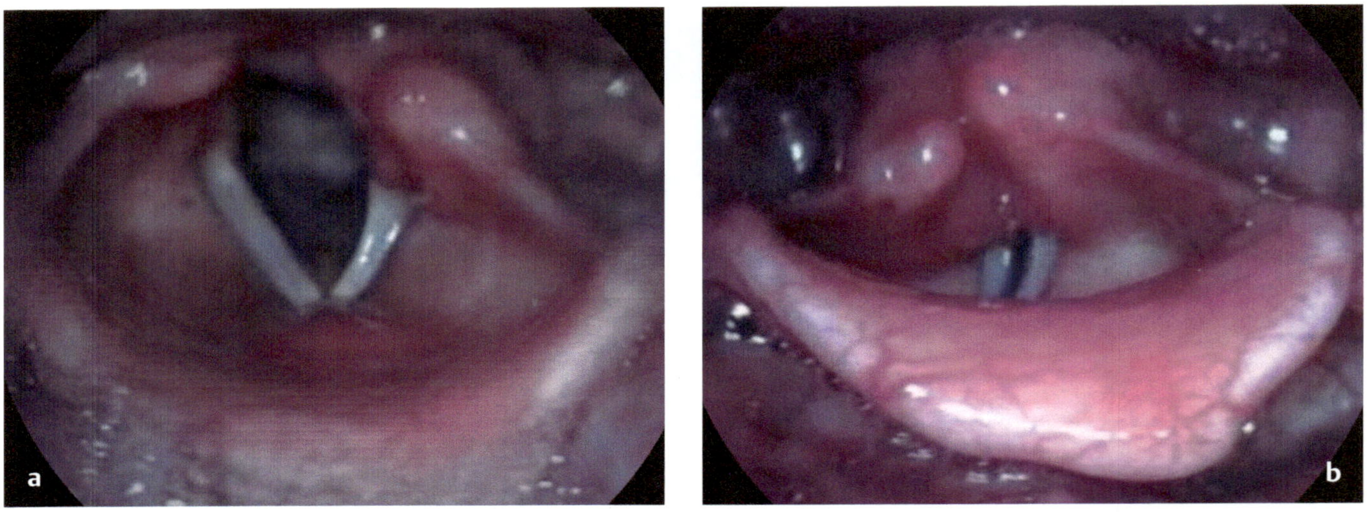

Fig. 15-1. Laringoscopia de paciente com paralisia unilateral de prega vocal esquerda durante a respiração (a) e fonação (b).

O evento neurológico mais comumente associado à paralisia unilateral é o acidente vascular encefálico, geralmente do tronco encefálico. Esses pacientes, via de regra, apresentam outros sintomas neurológicos, como paraplegia ou acometimento de outro nervo craniano.[19]

Medicamentos, como os alcaloides de vinca (vincristina e vimblastina) e cisplatina, são conhecidos por causar neurotoxicidade do nervo laríngeo recorrente (unilateral ou bilateral).[20,21]

Doenças sistêmicas também podem eventualmente causar imobilidade da prega vocal, seja por paralisia ou fixação articular. Tais doenças incluem gota, sarcoidose, tuberculose, artrite reumatoide e hipotireoidismo (apenas em casos de mixedema).[22] No entanto, essas doenças sistêmicas manifestam-se com inúmeros sintomas além da imobilidade unilateral da prega vocal e, portanto, não devem ser suspeitadas em casos de paralisia de prega vocal isolada. Infecções causadas por vírus, como, *herpes simplex*, *varicella zoster*, Epstein-Barr, influenza, citomegalovírus e HIV, além de tuberculose e sífilis, entre outros agentes infecciosos, podem ocasionar paralisia de prega vocal, muito embora essa relação direta seja de difícil comprovação.

Até um terço dos casos de paralisia de pregas vocais é diagnosticado como idiopático.[1,23] É importante ressaltar que esse é um diagnóstico de exclusão.

É mais frequente à esquerda, correspondendo a cerca de 60% dos casos, possivelmente por causa do maior trajeto do nervo laríngeo recorrente deste lado, encontrando-se deste modo mais vulnerável a lesões (Fig. 15-1).[24,25]

Paralisia Laríngea Bilateral

Na maioria dos casos, a paralisia bilateral de pregas vocais é causada por lesão cirúrgica iatrogênica, predominantemente em cirurgias revisionais de tireoide (82,8%). Neoplasias malignas (esôfago ou broncogênicas) e causas neurológicas respondem pelo restante dos casos.[2]

QUADRO CLÍNICO

Os sintomas da paralisia de prega vocal dependem do nível da lesão neural, grau de atrofia, posição da prega paralisada e, sobretudo, se o acometimento, for unilateral ou bilateral (Quadro 15-1).[24,26]

Em relação ao nível de acometimento neural, quanto mais alta for a lesão, maiores são os sintomas referidos pelo paciente. Isso se deve à adição de déficits neuronais decorrente do acometimento do maior número de ramos do nervo vago ou de outros pares cranianos.[25]

A lesão acima da emergência do plexo faríngeo ocasiona comprometimento ipsilateral do fechamento velofaríngeo e da contração faríngea e, consequentemente, estase salivar e

Quadro 15-1. Características Clínicas da Paralisia Laríngea Unilateral e Bilateral

	Paralisia unilateral	Paralisia bilateral
Posição da prega paralisada	Mediana, paramediana ou lateralizada	Geralmente paramediana (Fig. 15-2)
Comprometimento funcional	Função esfinctérica: fonação, tosse, proteção das vias aéreas inferiores	Função respiratória
Sintomas	Disfonia, tosse fraca, aspiração (sintomas mais evidentes quanto mais lateralizada estiver a prega paralisada)	Dispneia aos esforços (disfonia, tosse fraca ou aspiração podem ser pouco evidentes ou ausentes)
Observação	Grau de atrofia da prega pode piorar sintomas	Se mucosa flácida/redundante: fenda glótica pode diminuir durante inspiração

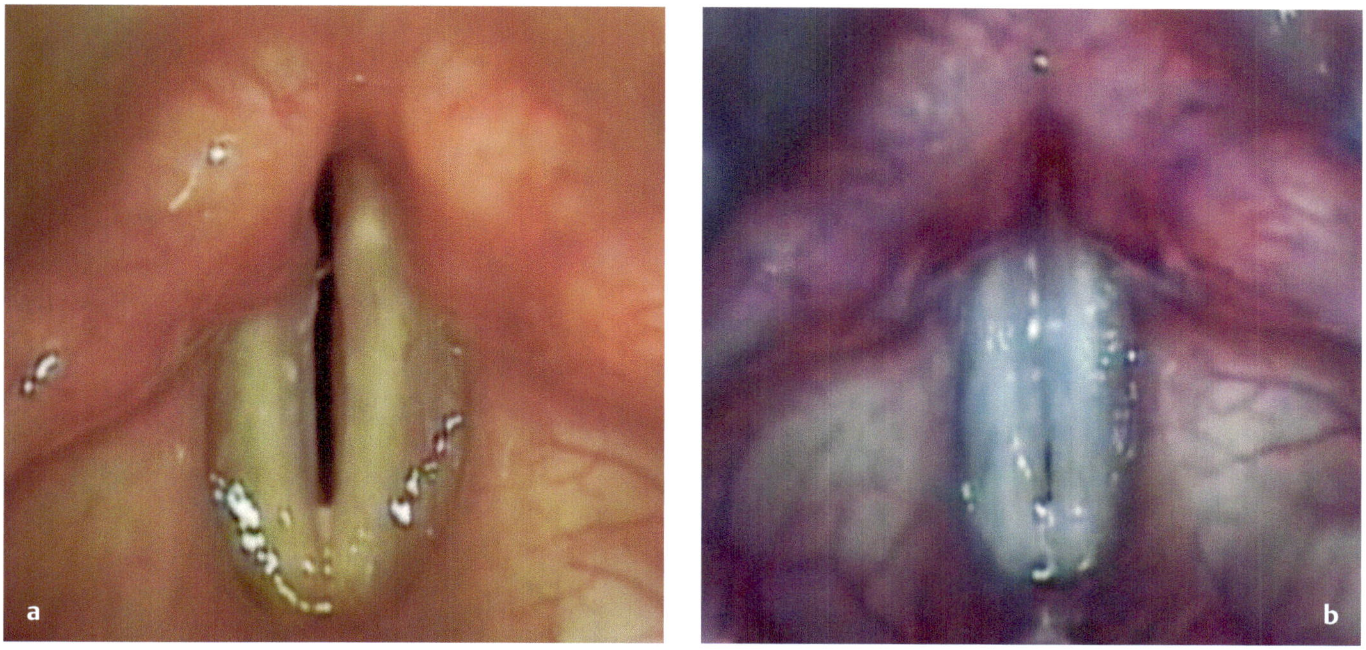

Fig. 15-2. Laringoscopia de paciente com paralisia bilateral em posição paramediana em respiração (a) e fonação (b). Note a restrição do movimento de abdução das pregas vocais durante a respiração, reduzindo a fenda glótica.

de resíduos alimentares, principalmente do lado paralisado (paralisia faringolaríngea), podendo ser observado o sinal da cortina (deslocamento da parede posterior da faringe para o lado normal durante emissão de vogal ou por ocasião do reflexo nauseoso). Já o acometimento no nível da base de crânio envolve outros pares cranianos, em destaque o VII, VIII, IX, XI e/ou XII (Fig. 15-3).[25]

A lesão neural no nível do laríngeo recorrente provoca paralisia de todos os músculos intrínsecos da laringe, exceto o CT. A posição da prega vocal paralisada pode variar de mediana, paramediana e lateral e influencia em parte a coaptação das pregas vocais durante a fonação. Nos casos de paralisia recorrencial unilateral, quanto mais próxima da posição mediana, menor o número de sintomas observados; ao passo que, quanto maior a fenda, mais intensos são os sintomas. Na maioria dos casos, o principal sintoma é a disfonia, com predomínio da soprosidade, fadiga vocal e diminuição do *loudness*. Já na paralisia recorrencial bilateral, a posição das pregas vocais é em adução na quase totalidade dos casos e, geralmente, na posição paramediana, o que não causa repercussão na voz, mas na função respiratória com dispneia que se instala habitualmente logo após a paralisia.[3]

O acometimento do ramo interno do nervo laríngeo superior ocasiona alteração da sensibilidade faringolaríngea, predispondo à aspiração, enquanto que o acometimento de seu ramo externo resulta em denervação do CT e, consequentemente, alteração na modulação de agudos.

O acometimento terminal da inervação laríngea leva ao comprometimento seletivo dos músculos intrínsecos CT, TA e CAP, ocasionando alterações na modulação vocal. Pacientes que apresentam esse tipo de lesão possuem pregas vocais móveis e a disfonia pode ser pouco evidente.

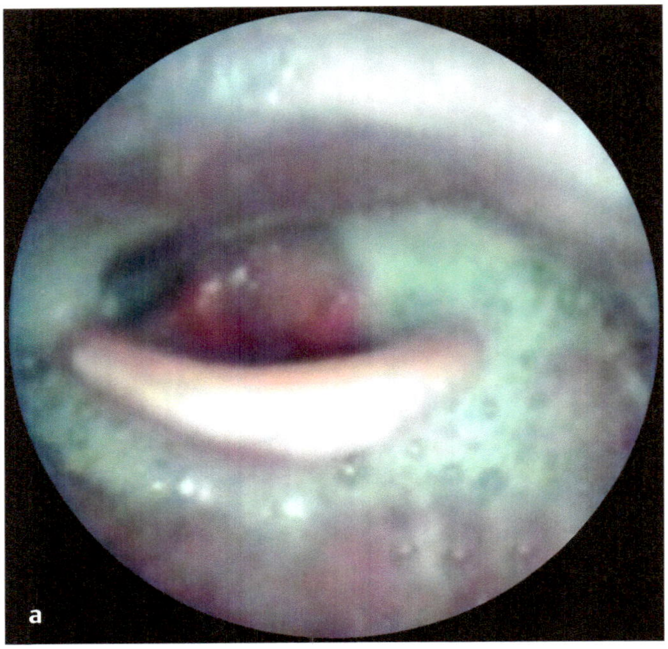

Fig. 15-3. Laringoscopia de paciente com lesão alta do vago à esquerda. Nesses casos, há uma paralisia de toda a hemilaringe. (a) Imagem obtida por nasofibroscopia flexível mostrando estase salivar em hipofaringe indicando comprometimento da musculatura faríngea ipsilateral (paralisia faringolaríngea). Laringoscopia do mesmo paciente durante a respiração (b) e durante a fonação (c) mostrando fechamento glótico incompleto.

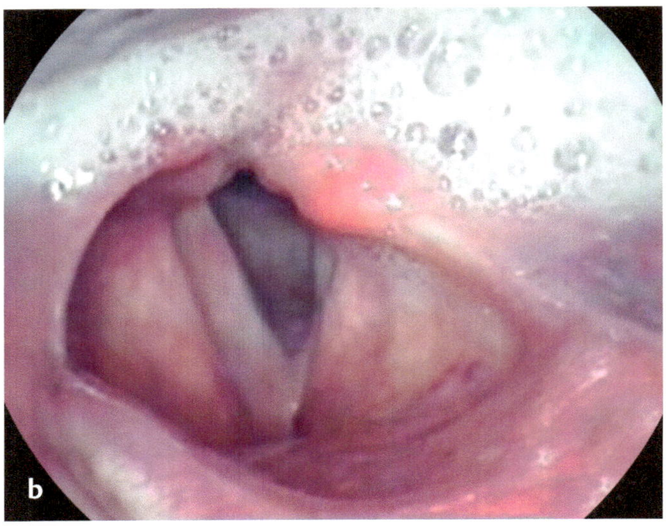

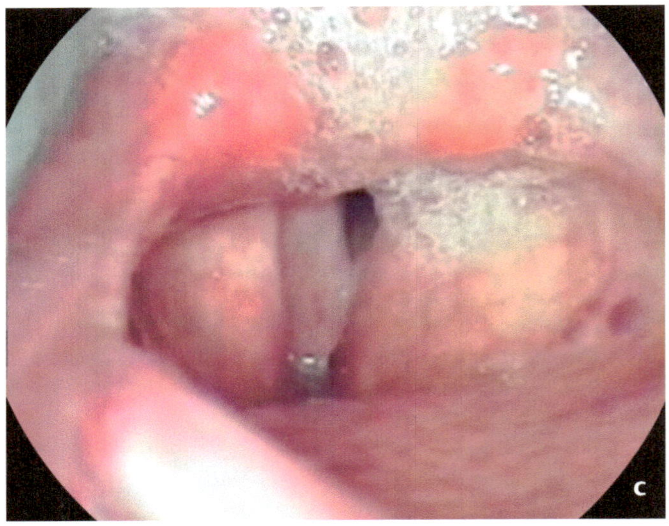

DIAGNÓSTICO

A avaliação inicia-se com o reconhecimento de imobilidade da prega vocal ao exame de laringoscopia indireta, que pode ser realizado com espelho de Garcia, laringoscópio rígido de 70° ou 90° ou nasofibrolaringoscópio flexível, sendo este último de especial valor por ser o único que permite examinar as pregas vocais em seu estado mais fisiológico. A realização da manobra /i/-*sniff* (alternar a emissão vocal do /i/ e inspiração vigorosa) durante o exame faz com que as pregas vocais alternadamente aduzam e abduzam ao máximo, sendo uma excelente forma de identificar o grau de paresia/paralisia da prega vocal.[18]

Para definir se a imobilidade observada deve-se à paralisia ou à fixação mecânica, diagnóstico diferencial possível, outros exames são necessários (Quadro 15-2).[27] A fixação mecânica é observada quando existe comprometimento da articulação cricoaritenóidea ou fibrose na região da glote posterior.[24,28] Estabelecer o diagnóstico correto frente a estas possibilidades traz diversos benefícios, entre eles descartar a investigação etiológica da paralisia em se tratando de fixação mecânica e antecipar uma intervenção cirúrgica definitiva. Contudo, tanto na literatura correlata, como na prática clínica, tal distinção raramente é realizada.

Diagnóstico Etiológico

Quando a causa da paralisia é evidente, como nos casos em que a afecção se instalou imediatamente após procedimento cirúrgico ou trauma, não é necessário prosseguir com a investigação etiológica. Contudo, principalmente quando a causa da paralisia for desconhecida, uma avaliação cuidadosa investigando o trajeto dos nervos laríngeos deve ser realizada com objetivo principal de descartar etiologia tumoral. Os

Quadro 15-2. Arsenal Diagnóstico para Avaliação de Pacientes com Imobilidade de Prega Vocal

Exames para diferenciação entre paralisia e fixação mecânica	
Laringoscopia direta com palpação da aritenoide (Fig. 15-4)	Avalia a liberdade de movimentação das aritenoides
Eletromiografia laríngea	Indica se há comprometimento da inervação laríngea
Tomografia computadorizada helicoidal com reconstrução multiplanar	Pode auxiliar no diagnóstico de luxação de aritenoide

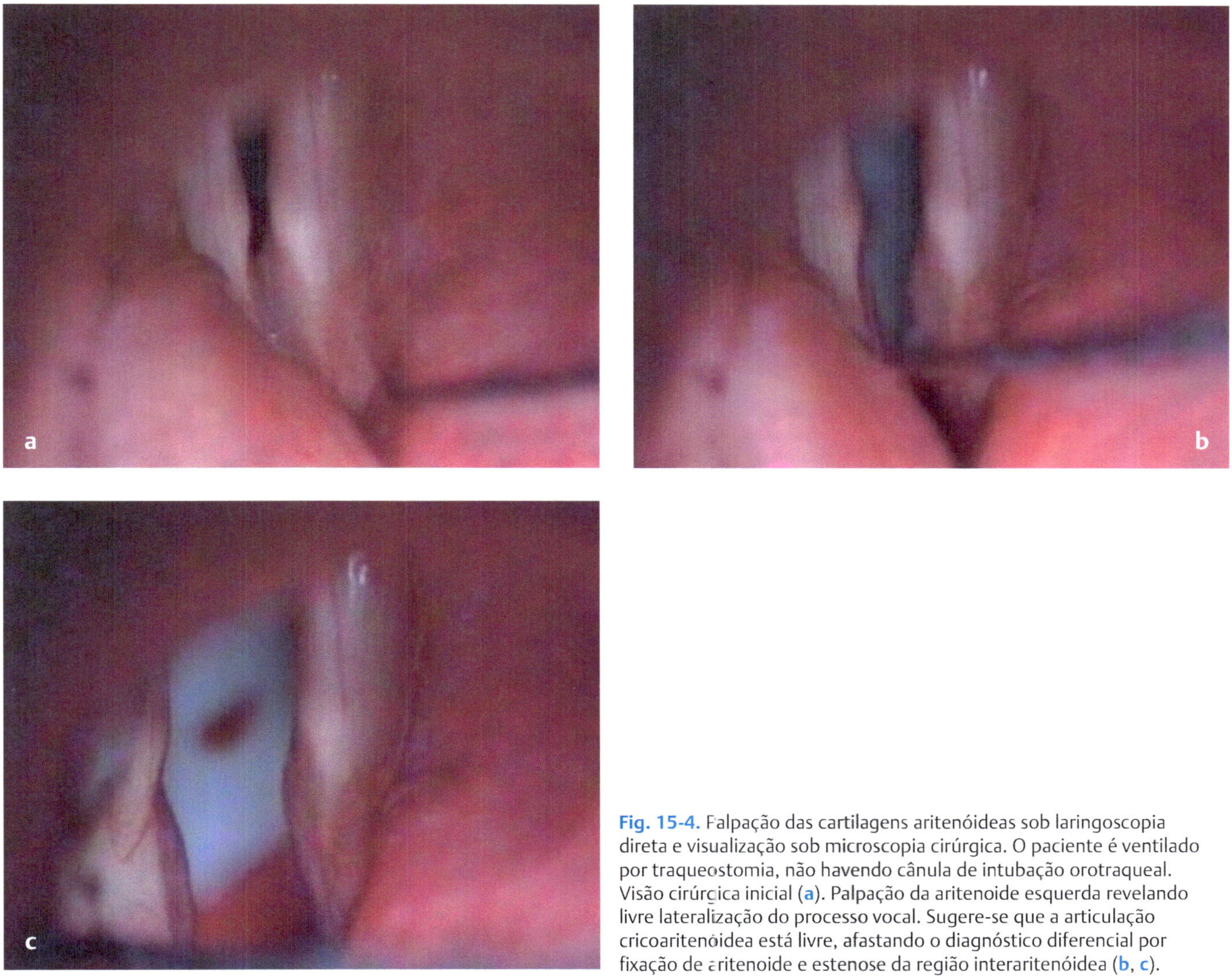

Fig. 15-4. Palpação das cartilagens aritenóideas sob laringoscopia direta e visualização sob microscopia cirúrgica. O paciente é ventilado por traqueostomia, não havendo cânula de intubação orotraqueal. Visão cirúrgica inicial (**a**). Palpação da aritenoide esquerda revelando livre lateralização do processo vocal. Sugere-se que a articulação cricoaritenóidea está livre, afastando o diagnóstico diferencial por fixação de aritenoide e estenose da região interaritenóidea (**b**, **c**).

principais sítios a serem investigados são pulmão, mediastino, esôfago e a glândula tireóidea.[27] Em nosso serviço, essa investigação etiológica inicia-se com a realização de exame físico detalhado da região cervical, incluindo avaliação de pares cranianos, principalmente IX, XI e XII. A propedêutica armada é realizada pela tomografia computadorizada cervical com extensão que varia de acordo com o lado acometido: base do crânio até ápice pulmonar para o lado direito e base do crânio até crossa da aorta para o lado esquerdo associada à radiografia simples ou tomografia computadorizada de tórax. Outros exames, como broncoscopia e endoscopia digestiva alta, podem ser solicitados quando a investigação inicial é inconclusiva ou quando a anamnese levanta alguma suspeita diagnóstica.[29]

Em casos de paralisia bilateral, a etiologia é geralmente traumática, o que facilita a conclusão do diagnóstico etiológico. Quando não há causa evidente da paralisia ou frente à alteração de outros pares cranianos ao exame físico, realizamos avaliação do crânio por tomografia computadorizada ou ressonância magnética. Apesar de a etiologia tumoral ser mais rara nas paralisias bilaterais, esta deve ser considerada, sobretudo frente a dados positivos de história ou exame físico. Para afastar como causa neoplasias cervicais, principalmente esôfago, tireoide e torácicas ou mediastinais, pode ser conveniente realizar uma tomografia computadorizada cervical e radiografia ou tomografia computadorizada de tórax.[27-29]

Avaliação das Funções Laríngeas

A laringoscopia simples sem estroboscopia é suficiente para diagnosticar o quadro de paralisia ou imobilidade laríngea. Contudo, para avaliar o comprometimento funcional em relação às funções fonatórias e de proteção, outros exames podem ser necessários (Quadro 15-3).[27,30]

A caracterização do padrão vibratório das pregas vocais por videoestroboscopia representa uma ferramenta útil no diagnóstico das alterações de movimento da prega vocal, sendo possível avaliar o grau do fechamento da glote. Na maioria dos casos, a prega vocal paralisada apresenta aumento da amplitude de vibração, decorrente da atrofia e perda do tônus do músculo vocal denervado. Além disso, é possível avaliar a presença de desnivelamento entre as pregas vocais e o *status* do contato do processo vocal da aritenoide durante a fonação, parâmetros estes que determinam a necessidade de rotação de aritenoide concomitante à tireoplastia.[18] Medições objetivas da vibração da prega vocal obtidas na estroboscopia podem levar a uma mudança no diagnóstico e tratamento em 10%-30% dos casos, revelando uma mobilidade residual ou fixação da prega vocal não visível de outra forma.[31]

Quadro 15-3. Exames Utilizados para Avaliação Funcional da Laringe em Casos Selecionados de Paralisia Laríngea

Exame	Indicação	Limitações
Laringoestroboscopia	Avaliar grau de fechamento glótico, tempo de fase fechada, simetria de vibração e presença de onda mucosa	Se fenda glótica ampla e vibração irregular, não há sincronização adequada do estroboscópio
Análise acústica	Quantificar parâmetros vocais	Variabilidade dos resultados
Voice Handicap Index (VHI)	Quantificar o impacto da disfonia na vida diária	Dificuldades inerentes à aplicação do questionário
Videoendoscopia da deglutição ou videodeglutograma	Avaliar o impacto da paralisia na deglutição e proteção das vias aéreas inferiores. Podem detectar aspirações silenciosas (Fig. 15-5)	Risco de aspiração durante o exame, minimizado quando profissional experiente

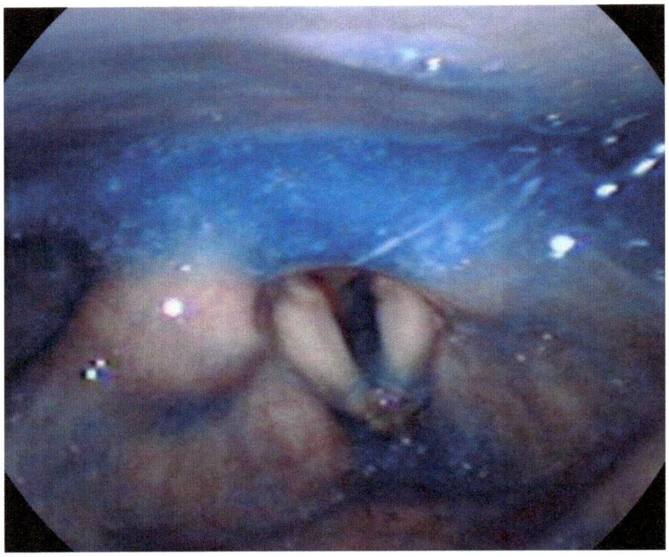

Fig. 15-5. Paciente com paralisia bilateral de pregas vocais e aspiração silenciosa.

PROGNÓSTICO DE RECUPERAÇÃO FUNCIONAL

Os fatores determinantes da duração da paralisia de prega vocal não estão totalmente definidos, mas provavelmente gravidade e nível da lesão exercem papel importante nesse processo. A classificação de Seddon divide as lesões neurais periféricas em três grupos: neuropraxia, axoniotmese e neurotmese. Neuropraxia, a forma mais leve, refere-se à alteração na condução nervosa sem a ruptura do axônio ou perineuro. Axoniotmese refere-se à perda da continuidade do nervo, mas sem ruptura de seu tecido conjuntivo (endoneuro, perineuro ou epineuro). A forma mais grave corresponde à neurotmese, quando há transecção completa do nervo e seu tecido conjuntivo.[32] A gravidade da lesão está correlacionada com a taxa de recuperação: neuropraxia pode resolver em dias a semanas, enquanto neurotmese pode levar meses a anos ou não haver qualquer recuperação.

Há pouca informação na literatura sobre a diferença no padrão de recuperação de acordo com as diferentes causas de paralisia. Acredita-se que os padrões de recuperação são diferentes dependendo da distância entre o músculo inervado e o local de lesão, com base na degeneração walleriana ou regeneração axonal envolvida no processo de recuperação. Alguns estudos relatam recuperação de movimento da prega vocal paralisada em pacientes com paralisia unilateral após uma média de 4 a 5 meses ou uma mediana de 5 meses.[33-35] Uma revisão sistemática de 20 artigos sobre a evolução de paralisia unilateral de prega vocal idiopática aponta que a maioria dos 717 casos analisados apresentou recuperação dentro de 1 ano.[23]

É importante ressaltar que a recuperação funcional pode ocorrer sem o retorno da mobilidade da prega vocal (13%-32% segundo estimativa de alguns estudos).[33,36-38] Mesmo quando não ocorre recuperação da mobilidade, a prega vocal paralisada pode apresentar alterações na posição e no grau de atrofia/tônus durante a evolução natural da doença.[24] Diversos fatores influenciam a posição da prega paralisada e, consequentemente, a configuração glótica. Acredita-se que um dos principais fatores seja a reinervação da musculatura denervada que, apesar de aleatória, confere tônus a esta musculatura. O aumento do tônus muscular pode diminuir o grau de atrofia da prega vocal e interferir no jogo de forças que atuam sobre a cartilagem aritenóidea, alterando em última instância a posição da prega vocal paralisada.[26]

Assim, muitos casos apresentam recuperação funcional, garantida pela prega vocal sadia, com melhora da disfonia e da aspiração, mesmo sem recuperação da movimentação da prega acometida. O intervalo de tempo necessário para que essas adaptações aconteçam varia de acordo com o grau e nível de lesão neural. De modo geral, espera-se que em 6 meses as adaptações mais significativas já tenham ocorrido.[24,26]

O uso da eletromiografia laríngea é citado por vários autores como ferramenta útil na avaliação do prognóstico, com valor preditivo positivo que varia de 88,2% a 97,9% na predição de lesão permanente do nervo laríngeo recorrente quando os músculos TA e CAP são avaliados conjuntamente.[35,39]

Dados que sugerem bom e mau prognóstico de recuperação funcional estão citados no Quadro 15-4 e devem ser considerados para o planejamento terapêutico.

Quadro 15-4. Fatores de Bom e Mau Prognóstico nas Paralisias Laríngeas

	Fatores de bom prognóstico	Fatores de mau prognóstico
Tempo de paralisia	< 2 meses	> 6 meses
Etiologia	Pós-intubação, idiopática (sugere neuropraxia)	Pós-cirúrgica, pós-traumática com neurotmese
Posição da prega paralisada	Mediana ou paramediana	Lateralizada
Estroboscopia	Presença de onda mucosa na prega paralisada, simetria de fase, fase fechada longa (sugerem recuperação do tônus)	Ausência de onda mucosa (vibração como bandeira ao vento), assimetria de fase, fechamento incompleto
Eletromiografia de laringe (Fig. 15-6)	Presença de potenciais de ação voluntários (sugere presença de fibras nervosas intactas), potenciais polifásicos (indicam reinervação)	Potenciais sugestivos de denervação (fibrilação e ondas positivas), ausência de potenciais de ação/recrutamento bastante reduzido, ausência de potenciais polifásicos

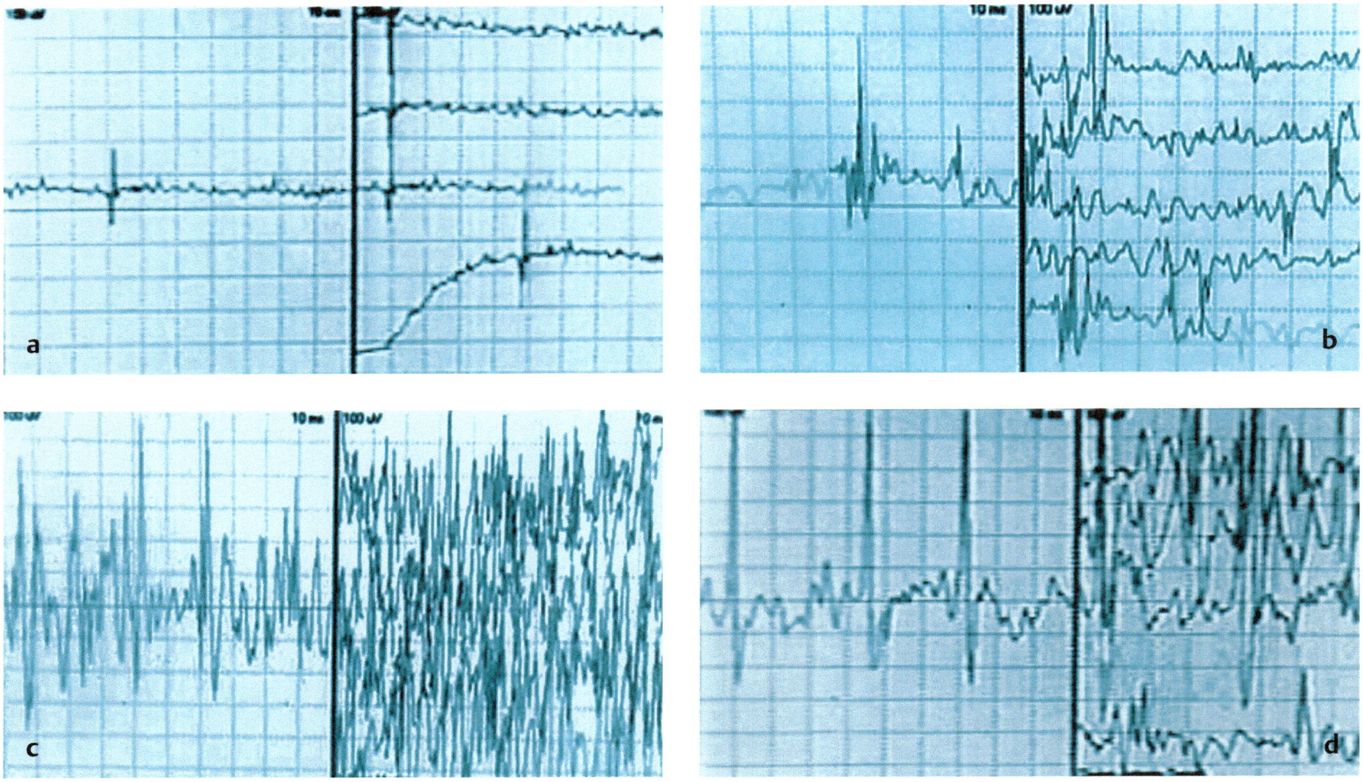

Fig. 15-6. Eletromiografia de laringe. Traçados eletromiográficos (pacientes distintos). (a) Atividade espontânea no repouso (fibrilação) sugere denervação ativa ou recente; (b) potencial de unidade motora polifásico, com duração aumentada e aumento do número de fases (mais de quatro), sugere processo de reinervação; (c) recrutamento completo (padrão interferencial) sugere atividade normal de um músculo sadio com ativação simultânea de múltiplas unidades motoras frente ao aumento da demanda funcional; (d) potencial gigante associado a recrutamento incompleto sugere processo antigo com reinervação concluída.

TRATAMENTO

Nos casos de paralisia bilateral de pregas vocais, a presença de dispneia indica a necessidade de intervenção imediata para garantir a permeabilidade da via aérea, e isto é habitualmente realizado por meio de traqueostomia. Apesar de ser a opção terapêutica que confere a melhor condição vocal e respiratória, raramente é aceita pelo paciente como procedimento definitivo por causa do estigma envolvido com a presença do traqueostoma.[25,28,29] Todas as demais opções cirúrgicas visam à ampliação da glote, de modo a manter a via aérea pérvia. Para atingir-se este objetivo, contudo, sacrifica-se, em algum grau, a qualidade vocal. O racional da intervenção é atuar sobre a glote cartilaginosa (ou glote respiratória) e evitar manipular a glote membranosa (ou fonatória).[25,28] Existem diversas opções cirúrgicas, externas e endoscópicas, descritas para este fim (Quadro 15-5). Em nosso serviço, utilizamos principalmente a cordotomia transversa posterior associada à aritenoidectomia parcial com *laser* de CO_2 (Fig. 15-7).[28] Procuramos evitar aritenoidectomias totais, em razão do risco aumentado de aspiração com esta técnica.[28,29]

Pacientes com paralisia unilateral de prega vocal que apresentam aspiração franca e comprometimento pulmonar prévio podem cursar com elevada morbidade e mortalidade secundárias a pneumonias aspirativas.[40] Quando medidas clínicas e fonoaudiológicas falham no controle da aspiração, devem-se antecipar procedimentos para restaurar a competência glótica. Nesses casos, o cirurgião deve considerar a possibilidade de recuperação funcional da prega paralisada e dar preferência a técnicas de medialização reversíveis ou de baixo impacto para a movimentação da prega vocal. Como alternativas para este fim, podemos utilizar a injeção de gelatinas absorvíveis (Gelfoam®, Spongostan®) ou mesmo a tireoplastia tipo I.[25,40,41] Além da medialização da prega vocal, em alguns casos, pode ser necessário realizar procedimento para permeabilizar a transição faringoesofágica para controle da disfagia e da aspiração (injeção de toxina botulínica ou miotomia do músculo cricofaríngeo).[25,40] Assim, uma avaliação global das funções de fonação e de deglutição deve ser feita, sempre que possível, nesses pacientes.

Nos demais casos de paralisia unilateral em que a sintomatologia limita-se às queixas vocais, o tratamento ci-

Quadro 15-5. Alternativas Cirúrgicas para a Ampliação da Glote em Casos de Paralisia Bilateral em Adução

Técnicas endoscópicas	Técnicas abertas
Cordotomia transversa posterior	Aritenoidectomia externa (cirurgia de Woodman)
Aritenoidectomia endoscópica (*laser*)	Tireoplastia tipo II
Tenotomia dos adutores	Métodos de reinervação

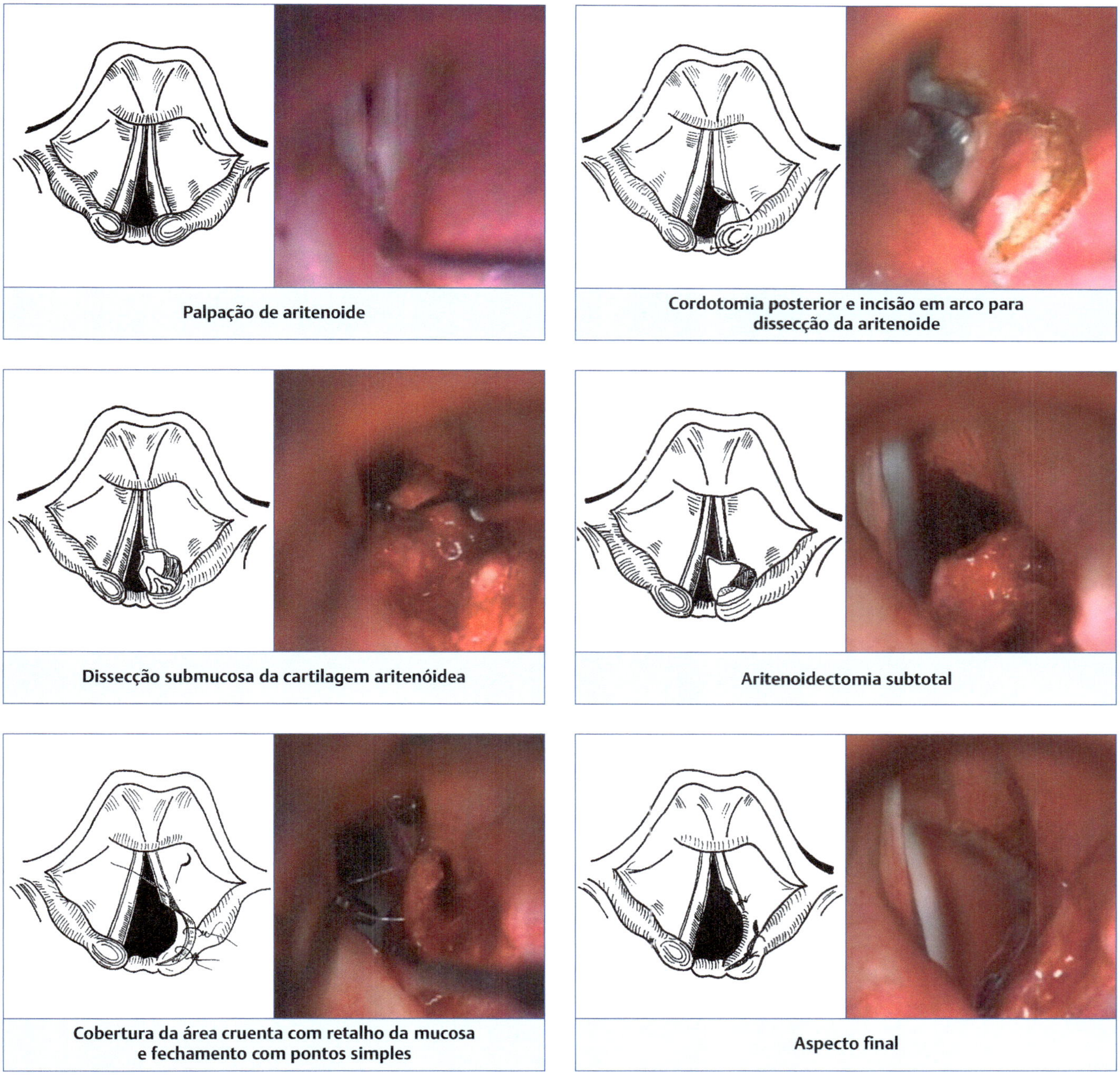

Fig. 15-7. Etapas cirúrgicas da aritenoidectomia parcial endoscópica com *laser*.[28]

rúrgico definitivo é geralmente postergado para aguardar a evolução natural da doença.[26] O conceito prevalente é que seis a 12 meses devam transcorrer para permitir uma possível recuperação espontânea da prega vocal antes de prosseguir-se com uma intervenção mais definitiva.[42] Enquanto se espera por esta evolução, muitos autores recomendam que se encaminhe o paciente a acompanhamento fonoaudiológico. A fonoterapia pode ser empregada com o intuito de restringir a ocorrência de mecanismos compensatórios desfavoráveis e otimizar a funcionalidade laríngea quanto à fonação e deglutição.

Paralisias unilaterais não compensadas são tratadas com procedimentos de medialização de prega vocal para restaurar a competência glótica:[29,40,41,43]

- Injeções intracordais. Técnica de aplicação simples, podem ser realizadas em centro cirúrgico sob laringoscopia direta ou ambulatorialmente sob anestesia local. A injeção pode ser realizada via endoscópica ou percutânea (através da cartilagem tireóidea ou das membranas cricotireóidea ou tíreo-hióidea). Diversos materiais têm sido pesquisados para este fim, como hidroxiapatita de cálcio, metilcelulose,

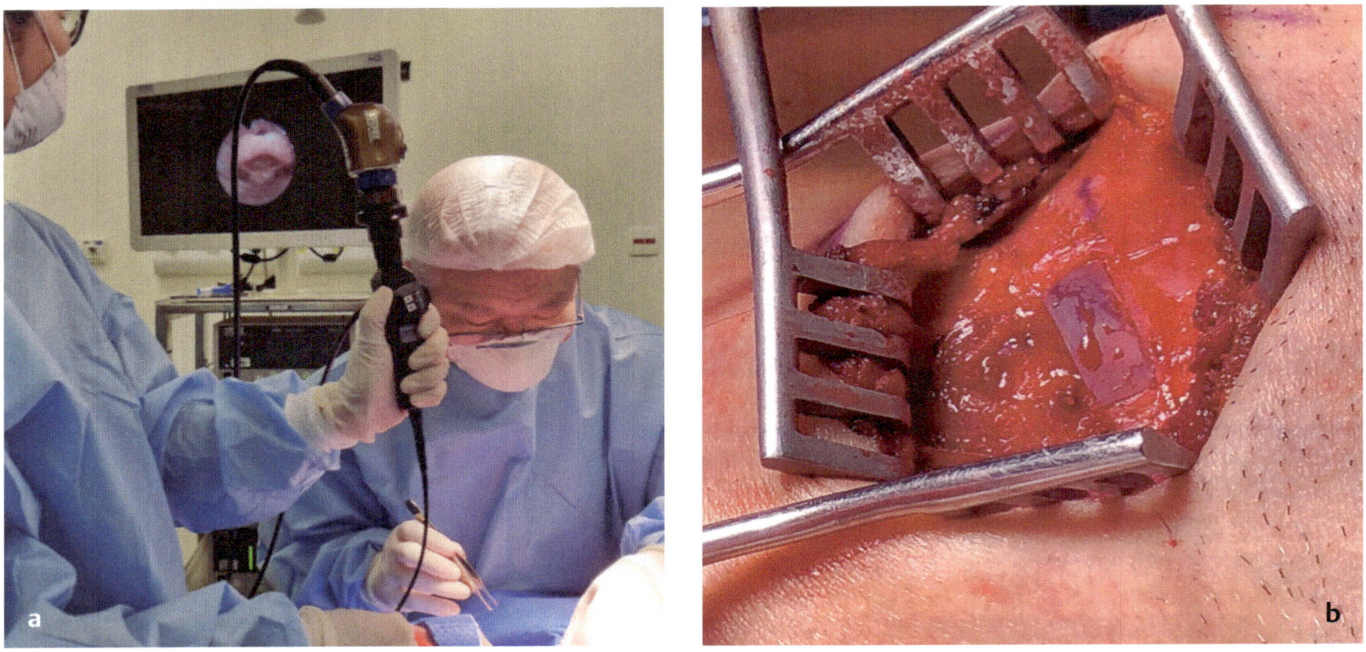

Fig. 15-8. Monitorização intraoperatória com nasofibroscópio flexível para confirmação do posicionamento da janela e ajuste do bloco de silicone (a). Confecção da janela da tireoplastia tipo I e colocação do bloco de silicone (b).

colágeno, gordura e ácido hialurônico entre outros. No entanto, não existe consenso quanto ao melhor material a ser utilizado. Apesar de permitir melhora da voz na maioria dos pacientes, o ajuste refinado da qualidade vocal nem sempre é possível por esta técnica. A possibilidade de apresentar reações inflamatórias, imunomediadas e o grau de reabsorção variável são fatores que continuam a limitar o seu uso rotineiro.

- Tireoplastia tipo I. Procedimento realizado por cervicotomia sob anestesia local e sedação, em que é confeccionada uma janela na cartilagem tireóidea na posição correspondente à glote, por onde se introduz um implante aloplástico permanente (p. ex., silicone, goretex) com o objetivo de medializar a prega vocal paralisada. O paciente é solicitado a fonar durante a cirurgia para permitir o ajuste do implante. O tamanho do implante pode ser moldado com precisão, de maneira a obter a melhor qualidade vocal sem comprometimento da função respiratória (Fig. 15-8).
- Rotação ou adução da cartilagem aritenóidea. Também realizada por cervicotomia, pode ser associada à tireoplastia tipo I ipsilateral. Geralmente é indicada quando existe paralisia em posição lateralizada, com fenda posterior ampla e supradesnivelamento da prega paralisada. A técnica envolve a identificação e sutura do processo muscular da aritenoide e sua tração anteroinferior, simulando a contração do músculo cricoaritenóideo lateral. Assim, o processo vocal da prega paralisada é medianizado e rebaixado, permitindo sua aposição mais adequada com a prega normal e melhora do fechamento glótico.

Na literatura, vários estudos sugerem que a laringoplastia por injeção melhora os sintomas quando comparada à fonoterapia e observação durante o período de espera de 6-12 meses. Além disso, foi documentado que, em caso de medialização precoce por injeção, era menos provável que os pacientes tivessem que ser submetidos à cirurgia definitiva em comparação aos pacientes que foram tratados apenas com tratamento conservador ou que tiveram tratamento postergado após seis meses de evolução.[44-46] Uma metanálise recente mostra que pacientes que não receberam laringoplastia de injeção precoce (< 6 meses) foram quatro vezes mais prováveis de serem submetidos a uma tiroplastia.[46] O mecanismo pelo qual a medialização precoce de prega vocal por injeção melhora a recuperação sintomática ainda é uma questão de debate. Uma hipótese é que a medialização temporária durante a reinervação sincinética pode promover uma posição mais favorável da prega vocal.[47] No entanto, uma revisão sistemática e uma metanálise recentes não encontraram evidências de superioridade de uma técnica em relação a outra considerando resultados perceptuais, acústicos, de qualidade de vida e laringoscópicos, mostrando dados comparáveis entre tireoplastia, rotação de aritenoide, cirurgia de reinervação e laringoplastia por injeção.[48,49]

REFERÊNCIAS BIBLIOGRÁFICAS

1. Blitzer A, Alexander RE, Grant NN. Neurologic disorders of the larynx. In: Flint PW, Haughey BH, Lind VJ, Niparko JK, Richardson MA, Robbins KT, Thomas JR (Eds.). Cummings Otolaryngology Head and Neck Surgery. 5. ed. Philadelphia: Mosby Elsevier. 2010. p. 837-43.
2. Simpson CB. Treatment of vocal fold paralysis. In: Bailey BJ, Johnson JT, Newlands SD (editors). Head & Neck Surgery – Otolaryngology. 4. ed. Lippincott Williams & Wilkins. 2006. p. 847-65.
3. Pinna BR, De Biase NG. Paralisias laríngeas. In: Pignatari SSN (Org.). Anselmo-Lima WT (Org.). Tratado de Otorrinolaringologia. 3. ed. Rio de Janeiro: Elsevier. 2018. ebook, cap. 113.

4. Woodson GE. Laryngeal and pharyngeal function. In: Flint PW, Haughey BH, Lind VJ, Niparko JK, Richardson MA, Robbins KT, Thomas JR (Eds.). Cummings Otolaryngology Head and Neck Surgery. 5th ed. Philadelphia: Mosby Elsevier. 2010. p. 805-12.
5. Bhattacharyya N, Fried MP. Assessment of the morbidity and complications of total thyroidectomy. Arch Otolaryngol Head Neck Surg. 2002;128:389-92.
6. Jeannon JP, Orabi AA, Bruch GA, Abdalsalam HA, Simo R. Diagnosis of recurrent laryngeal nerve palsy after thyroidectomy: a systematic review. Int J Clin Pract. 2009;63:624-9.
7. Lee KE, Koo do H, Kim SJ, Lee J, Park KS, Oh SK, et al. Outcomes of 109 patients with papillary thyroid carcinoma who underwent robotic total thyroidectomy with central node dissection via the bilateral axillo-breast approach. Surgery. 2010;148:1207-13.
8. Netterville JL, Koriwchak MJ, Winkle M, Courey MS, Ossoff RH. Vocal fold paralysis following the anterior approach to the cervical spine. Ann Otol Rhinol Laryngol. 1996;105:85-91.
9. Heeneman H. Vocal cord paralysis following approaches to the anterior cervical spine. Laryngoscope. 1973;83:17-21.
10. Merati AL, Shemirani N, Smith TL, Toohill RJ. Changing trends in the nature of vocal fold motion impairment. Am J Otolaryngol. 2006;27:106-8.
11. Kriskovich MD, Apfelbaum RI, Haller JR. Vocal fold paralysis after anterior cervical spine surgery: incidence, mechanism, and prevention of injury. Laryngoscope. 2000;110:1467-73.
12. Itagaki T, Kikura M, Sato S. Incidence and risk factors of postoperative vocal cord paralysis in 987 patients after cardiovascular surgery. Ann Thorac Surg. 2007;83:2147-52.
13. Widstrom A. Palsy of the recurrent nerve following mediastinoscopy. Chest. 1975;67:365-6.
14. Roberts JR, Wadsworth J. Recurrent laryngeal nerve monitoring during mediastinoscopy: predictors of injury. Ann Thorac Surg. 2007;83:388-91; discussion 391-2.
15. Bando H, Nishio T, Bamba H, Uno T, Hisa Y. Vocal fold paralysis as a sign of chest diseases: A 15-year retrospective study. World J Surg. 2006;30:293-8.
16. Hardy JD, Webb WR, Timmis H, Watson DG, Blake TM. Patent ductus arteriosus: Operative treatment of 100 consecutive patients with isolated lesions without mortality. Ann Surg. 1966;164:877-82.
17. Fang TJ, Tam YY, Courey MS, Li HY, Chiang HC. Unilateral high vagal paralysis: Relationship of the severity of swallowing disturbance and types of injuries. Laryngoscope. 2011;121:245-9.
18. Rosen CA, Simpson CB. Glottic insuficiency: Vocal fold paralysis, paresis, and atrophy. *In:* Operative techniques in Laryngology. Berlin: Springer; 2008. p. 29-35.
19. Benninger MS, Crumley RL, Ford CN, Gould WJ, Hanson DG, Ossoff RH, at al. Evaluation and treatment of the unilateral paralyzed vocal fold. Otolaryngol Head Neck Surg. 1994;111:497-508.
20. Annino DJ, McArthur CJ, Friedman EM. Vincristine-induced recurrent laryngeal nerve paralysis. Laryngoscope. 1992;102:1260-2.
21. Taha H, Irfan S, Krishnamurthy M. Cisplatin induced reversible bilateral vocal cord paralysis: an undescribed complication of cisplatin. Head Neck. 1999;21:78-9.
22. Maisel RH, Ogura J. Evaluation and treatment of vocal cord paralysis. Laryngoscope. 1974;84:302-16.
23. Sulica L. The natural history of idiopathic unilateral vocal fold paralysis: evidence and problems. Laryngoscope. 2008;118:13037.
24. Benninger MS, Gillen JB, Altman JS. Changing etiology of vocal fold immobility. Laryngoscope. 1998;108:1346-50.
25. Sinacori JT. Unilateral and bilateral vocal fold paralysis: Techniques and controversies in management. Curr Op Otolaryngol Head Neck Surg. 2002;10:472-7.
26. Woodson GE. Configuration of the glottis in laryngeal paralysis. I: Clinical study. Laryngoscope. 1993;103(11 Pt 1):1227-34.
27. Heman-Ackah YD. Diagnostic tools in laryngology. Curr Opin Otolaryngol Head Neck Surg. 2004;12:549-52.
28. Hachiya A, Nita LM, Chrispim FS, Imamura R, Tsuji DH, Sennes LU, et al. Cordotomy and parcial aritenoidectomy for the treatment of bilateral vocal cord paralysis in adduction. Int Arch Otorhinolaryngol. 2007;11:311-6.
29. Tsuji DH. Condutas práticas em Laringologia. In: Sennes LU, ed. São Paulo: H Máximo; 2005.
30. Sulica L, Blitzer A. Electromyography and the immobile vocal fold. Otolaryngol Clin North Am. 2004;37:59-74.
31. Woo P, Colton R, Casper J, Brewer D. Diagnostic value of stroboscopic examination in hoarse patients. J Voice. 1991;5:231-8.
32. Kaya Y, Sarikcioglu L. Sir Herbert Seddon (1903–977) and his classification scheme for peripheral nerve injury. Childs Nerv Syst. 2015;31:177-80.
33. Young VN, Smith LJ, Rosen C. Voice outcome following acute unilateral vocal fold paralysis. Ann Otol Rhinol Laryngol. 2013;122:197-204.
34. Smith LJ, Rosen CA, Munin MC. Vocal fold motion outcome based on excellent prognosis with laryngeal electromyography. Laryngoscope. 2016;126:2310-4.
35. Pardo-Maza A, Garcia-Lopez I, Santiago-Perez S, Gavilan J. Laryngeal electromyography for prognosis of vocal fold paralysis. J Voice. 2017;31:90-3.
36. Wang CC, Chang MH, Wang CP, Liu SA. Prognostic indicators of unilateral vocal fold paralysis. Arch Otolaryngol Head Neck Surg. 2008;134:380-8.
37. Ramadan HH, Wax MK, Avery S. Outcome and changing cause of unilateral vocal cord paralysis. Otolaryngol Head Neck Surg. 1998;118:199-202.
38. Willatt DJ, Stell PM. The prognosis and management of idiopathic vocal cord paralysis. Clin Otolaryngol Allied Sci. 1989;14:247-50.
39. Foerster G, Mueller AH. Laryngeal EMG: Preferential damage of the posterior cricoarytenoid muscle branches especially in iatrogenic recurrent laryngeal nerve lesions. Laryngoscope. 2018;128:1152-6.
40. Tsuji DH. Tratamento cirúrgico da paralisia unilateral de laringe. *In:* Sennes LU, ed. Tratado de Otorrinolaringologia. São Paulo: Roca. 2002. p. 408-21.
41. Isshiki N, Okamura H, Ishikawa T. Thyroplasty type I (lateral compression) for dysphonia due to vocal cord paralysis or atrophy. Acta Otolaryngol. 1975;80:465-73.
42. Mor N, Wu G, Aylward A, Christos PJ, Sulica L. Predictors for permanente medialization laryngoplasty in unilateral vocal fold paralysis. Otolaryngol Head Neck Surg. 2016;155:443-5.
43. Tsuji DH, Imamura R. Tratamento cirúrgico da paralisia unilateral da laringe. In: Tratado de otorrinolaringologia. 1ª ed. São Paulo: Roca; 2002.
44. Yung KC, Likhterov I, Courey MS. Effect of temporary vocal fold injection medialization on the rate of permanent medialization laryngoplasty in unilateral vocal fold paralysis patients. Laryngoscope. 2011;121:2191-4.
45. Prendes BL, Yung KC, Likhterov I, Schneider SL, Al-Jurf SA, Courey MS. Long-term effects of injection laryngoplasty with a temporary agent on voice quality and vocal fold position. Laryngoscope. 2012;122:2227-33.

46. Vila PM, Bhatt NK, Paniello RC. Early-injection laryngoplasty may lower risk of thyroplasty: A systematic review and meta-analysis. Laryngoscope. 2018;128:935-40.
47. Volk GF, Hagen R, Pototschnig C, Friedrich G, Nawka T, Arens C, et al. Laryngeal electromyography: a proposal for guidelines of the European Laryngological Society. Eur Arch Otorhinolaryngol. 2012;269:2227-45.
48. Siu J, Tam S, Fung K. A comparison of outcomes in interventions for unilateral vocal fold paralysis: A systematic review. Laryngoscope. 2016;126:1616-24.
49. Granato F, Martelli F, Comini LV, Luparello P, Coscarelli S, Le Seac O, et al. The surgical treatment of unilateral vocal cord paralysis (UVCP): Qualitative review analysis and meta-analysis study. Eur Arch Otorhinolaryngol. 2019;276:2649-59.

ESTENOSE LARINGOTRAQUEAL

CAPÍTULO 16

Luiz Ubirajara Sennes ▪ Rui Imamura ▪ Domingos Hiroshi Tsuji

INTRODUÇÃO

A estenose laríngea é um estreitamento cicatricial parcial ou completo da endolaringe, podendo ser congênito ou adquirido. Pode ou não estar associada a comprometimento traqueal, sendo denominada de estenose laringotraqueal. É uma condição complexa e apresenta múltiplos problemas, envolvendo a cartilagem e os tecidos moles desses órgãos.

Podem ser congênitas (atresia congênita, membranas laríngeas e estenose infraglótica congênita) ou adquiridas,[1] sendo a principal causa a intubação prolongada.[2,3]

O mecanismo de trauma da mucosa na intubação prolongada é o atrito e a compressão (prejudica a perfusão capilar), levando à inflamação, ulceração e/ou granulação do tecido dessa região. Após a extubação, mesmo removido o fator agressor, existe um processo de fibrose e cicatrização, resultando em um tecido rígido e pouco elástico. Na região glótica, podem ocorrer trauma e ulceração na região do processo vocal da aritenoide, podendo formar um granuloma de intubação ou na região interaritenóidea, onde o processo cicatricial pode causar fibrose e fixação das pregas vocais na forma de uma estenose glótica posterior. Também pode ocorrer fixação da articulação cricoaritenóidea por anquilose.

Nas regiões infraglótica e traqueal, o atrito e a pressão do balão da sonda de intubação causam trauma da mucosa com cicatrização e fibrose circunferencial e estenose. A infraglote é mais suscetível à pressão por ter um anel cartilaginoso completo (cartilagem cricóidea), sem permitir qualquer tipo de dilatação. Apesar do uso sondas de intubação mais maleáveis e do controle da pressão do balão abaixo da pressão de perfusão capilar (menor que 30 mmH_2O), existe um limite de tolerância em torno de 7 a 10 dias de intubação.[4]

No trauma externo pode ocorrer fratura das cartilagens laríngeas (a cricoide é a mais vulnerável por ser um anel completo), além de sangramento e hematoma. O processo cicatricial pode levar à estenose e diminuição da mobilidade da laringe.[5]

Outras causas menos frequentes de estenose incluem condrites por doença autoimune ou pós-radioterapia, refluxo gastroesofágico prolongado,[6,7] ingestão de cáusticos,[8] infecções granulomatosas, doenças inflamatórias ou de depósito, além de tumores.[3]

DIAGNÓSTICO

A laringoscopia rígida ou flexível sem sedação é o primeiro exame que deve ser realizado para avaliar a suspeita de estenose laríngea, embora tenha visão limitada da infraglote e traqueia. Quando o paciente é portador de traqueostomia, pode-se realizar um exame reverso pelo traqueostoma, avaliando-se traqueia e infraglote. A laringoscopia possibilita avaliar a mobilidade das pregas vocais durante respiração e fonação, e seus achados podem sugerir a etiologia da estenose. Porém, para a avaliação final da extensão da estenose, o melhor método é a laringoscopia rígida sob anestesia geral,[9] que permite boa visualização e palpação de todo segmento laringotraqueal, observando-se a rigidez da estenose e a mobilidade da articulação cricoaritenóidea. Antes de indicarmos a cirurgia, é importante conhecer exatamente as condições das vias aéreas, pois a intubação laringotraqueal pode não ser possível. Caso essas condições não sejam adequadas, está indicada traqueostomia prévia, sob anestesia local.[3]

Métodos de imagem (tomografia computadorizada e ressonância magnética) também são muito úteis porque permitem avaliar o arcabouço cartilaginoso da laringe e da traqueia. Ainda, é possível a reconstrução das imagens através de *software* para criação de uma endoscopia virtual,[10,11] que mostra boa correlação com os achados intraoperatórios, permitindo avaliar estenoses distais que não podem ser visualizadas com a laringoscopia ambulatorial ou quando não é possível vencê-la com o endoscópio rígido no intraoperatório (por exemplo, estenose completa).

TRATAMENTO

A despeito de todo o avanço tecnológico, o tratamento das estenoses continua sendo um dos maiores desafios na Laringologia. Seu tratamento frequentemente falha, necessitando de múltiplas intervenções, especialmente quando existe cicatrização hipertrófica.[12]

Uma das maiores limitações na cirurgia da estenose laríngea é a dificuldade de recobrir áreas operadas com uma mucosa viável para evitar cicatrização por segunda intenção. Nesse processo, ocorre migração de células inflamatórias por quimiotaxia e uma sequência de eventos que leva à deposição de matriz extracelular e fibras colágenas, com retração cicatricial. A aplicação tópica do quimioterápico mitomicina-C (agente alquilante que age inibindo a síntese proteica e de DNA) inibe a proliferação de fibroblastos e pode reduzir a resposta inflamatória e fibrose, diminuindo tendência de estenose.[13-15] Infelizmente sua disponibilidade no mercado está muito restrita. Na cirurgia devemos tentar eliminar os tecidos pouco vascularizados, pois prolongam o processo cicatricial (maturação das fibras colágenas com degradação da matriz provisória), levando à maior contração da ferida.[3,16]

A principal função da laringe é proteger as vias aéreas inferiores.[17] A ampliação da estenose para ter respiração adequada em laringes muito comprometidas pode levar ao prejuízo da função esfincteriana, favorecendo a aspiração de alimentos e secreções, com pneumonias de repetição. Dessa forma, o objetivo da correção da estenose laríngea é a de atingir um ponto adequado entre a melhor função respiratória, garantindo a proteção das vias aéreas inferiores e a melhor voz possível. O paciente tem que estar consciente dessa situação, podendo inclusive optar em permanecer com a traqueostomia para manter uma melhor qualidade vocal.

De qualquer modo, o traqueostoma continua a ser um grande estigma, e os pacientes priorizam seu fechamento. Entretanto, em um percentual significativo das vezes, esse equilíbrio não é possível, mesmo após inúmeras intervenções, sendo o paciente obrigado a permanecer com uma traqueostomia para respirar adequadamente.

Princípios da Cirurgia

A cirurgia da estenose laríngea deve sempre seguir o princípio básico de não deixar áreas cruentas circunferenciais. Isso porque toda vez que existir uma área desepitelizada, existirá um processo cicatricial por segunda intenção que sofrerá retração para aproximação das bordas da ferida. Sempre que a lesão for circunferencial, a retração criará uma cicatriz concêntrica, via de regra, estenótica. Assim, devem-se utilizar retalhos e enxertos de mucosa ou pele para reduzir e descontinuar as áreas desepitelizadas da ferida.[18]

Além do revestimento da ferida cirúrgica, devemos também atentar para a estrutura de sustentação da laringe que, durante a inspiração, fica submetida a um regime de pressão negativa, especialmente quando existe estreitamento da via aérea e maior esforço inspiratório. Quando o arcabouço cartilaginoso está muito comprometido, preferimos acessos externos para sua reconstrução. Os procedimentos endoscópicos normalmente não atuam no reforço das paredes da laringe e traqueia, a não ser quando são utilizados moldes ou expansores intraluminares permanentes.[19]

CIRURGIAS ENDOSCÓPICAS

Nas cirurgias endoscópicas podemos utilizar instrumental convencional ou o *laser*, especialmente o de CO_2 que é absorvido pela água, tendo mínima penetração e lesão térmica adjacente. Outros tipos de *lasers*, como nd-YAG, Argônio, KTP e diodo, assim como a dissecção com eletrocautério, causam maior lesão tecidual e geram mais fibrose. As técnicas endoscópicas são preferencialmente indicadas em lesões com até 10 mm de extensão.[20] Em casos mais extensos e recidivantes, podem ser utilizados moldes endolaríngeos ou cirurgias seriadas.[21-25]

As estenoses podem acometer as diferentes regiões da via aérea (supraglote, glote, subglote e traqueia) ou combinação delas, com diferente repercussão e exigindo diferentes estratégias de tratamento.

Estenose Supraglótica

É a região da laringe mais ampla e fácil de ser exposta. Suas estruturas projetam-se cranialmente para hipofaringe, formando septações entre cavidades que podem ser utilizadas para a correção da estenose. As estruturas supraglóticas estão especialmente relacionadas com o direcionamento do bolo alimentar e das secreções para a via digestiva e proteção das vias aéreas inferiores. A ressecção exagerada dessas estruturas, expondo passivamente a glote na hipofaringe, pode trazer um problema mais sério para o paciente, com aspiração crônica e pneumonias de repetição.

O tratamento cirúrgico endoscópico da estenose supraglótica normalmente é realizado por meio de 3 a 5 incisões radiadas,[18,20] seccionando a fibrose cicatricial (Fig. 16-1) e preservando ilhas de tecido normal (epitelizado). Dessa forma, embora a ampliação da via aérea seja menor do que de uma ressecção circunferencial, a retração cicatricial atuará favoravelmente, ampliando a via aérea.

Essas incisões podem transfixar as paredes da estenose, comunicando o vestíbulo laríngeo com a hipofaringe. As ilhas de tecido epitelizado evitam a estenose circunferencial e podem ser utilizadas como retalhos para cobrir áreas que fiquem cruentas após a ressecção de áreas fibróticas, fixados com cola de fibrina ou sutura.

Preferimos ser econômicos no primeiro tratamento da estenose supraglótica para evitar aspiração. A reintrodução da dieta deve ser assistida pelo médico ou fonoaudiólogo e com alimentos pastosos ou líquido espessado. Se necessário, reoperamos o paciente para ampliação adicional da via aérea em segundo tempo.

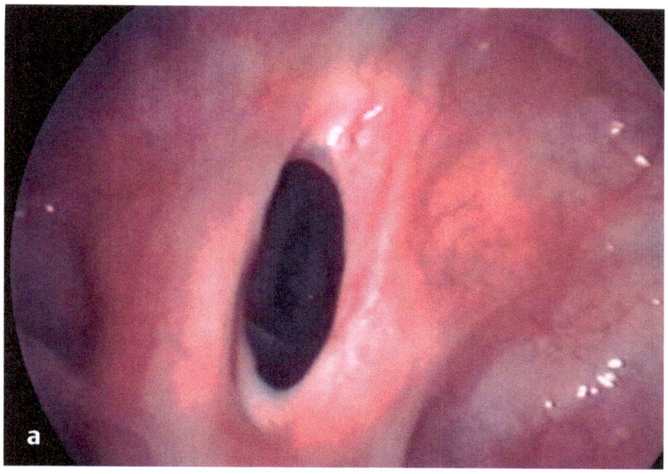

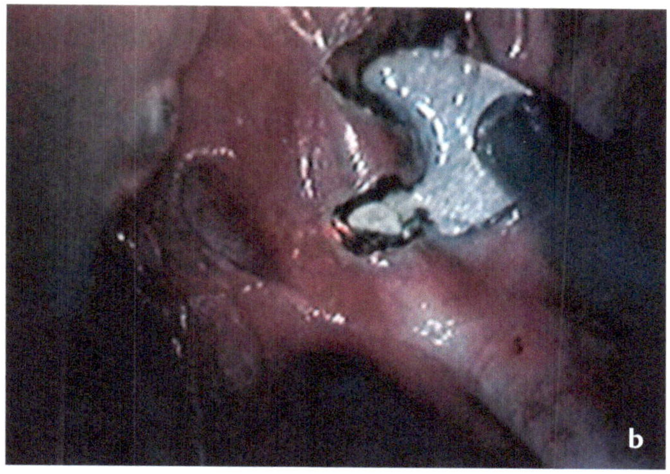

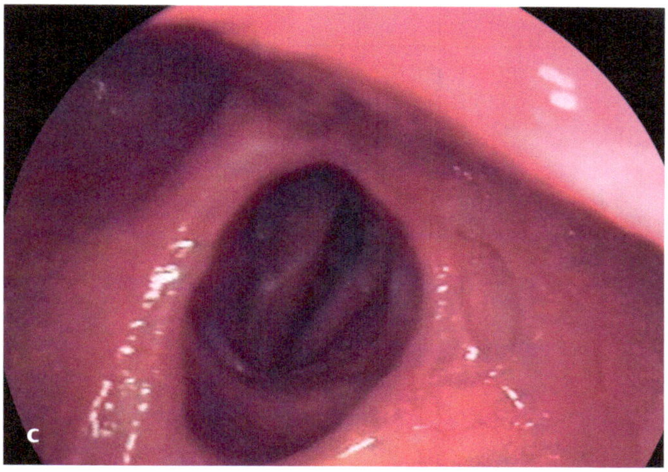

Fig. 16-1. Paciente portador de estenose fusiforme supraglótica por ingestão de cáustico (**a**). Incisões radiadas permitem a abertura da estenose, preservando-se ilhas de tecido epitelizado entre as incisões realizadas com *laser* de CO_2 (**b**); aspecto final (**c**).

Estenose Glótica Anterior

Na estenose glótica existe fixação ou fibrose, envolvendo as pregas vocais. Seu acometimento deve ser dividido em anterior e posterior.

As estenoses anteriores são basicamente as sinéquias entre as pregas vocais, podendo ser congênitas (membrana laríngea) ou adquiridas. O mais importante nesse caso é a espessura craniocaudal da mesma, podendo ser laminar e delgada - ou espessa, com ampla inserção na região infraglótica.

Nas estenoses laminares, embora seja mais fácil seccionar ou ressecar a sinéquia, existe uma tendência à reestenose pela superfície cruenta em ferradura, devendo ser aplicado mitomicina-C[13] (se disponível) e colocado pelo menos um *stent* de silicone fixado na comissura anterior para evitar a recidiva. Outra opção é a técnica descrita por McGuirt *et al.*,[26] quando se realiza a secção da membrana próxima ou sobre uma das pregas vocais, deixando-se uma exuberância de mucosa no lado contralateral. Esse retalho de mucosa deve então ser deslocado superior ou inferiormente e suturado na prega vocal a que está pediculado (Fig. 16-2), reduzindo a tendência de recidiva.[20]

Nas estenoses mais espessas com extensão para a infraglote, pode não ser possível criar um retalho mucoso pediculado para recobrir uma das pregas vocais adequadamente. Nesses casos, preferimos colocar um molde endolaríngeo por 2 a 3 semanas, para estabilizar o retalho e tentar evitar a reestenose. Preferimos um molde laminar, fixado por uma de suas extremidades junto à comissura anterior ou com uma lâmina dobrada e fixada na linha mediana (Fig. 16-3).[18,20,27-29]

Na cirurgia para a retirada do molde, reavaliamos a laringe e removemos, de forma conservadora, pequenos granulomas ou sinéquias que possam ter-se formado. A manipulação do epitélio recém-formado deve ser a menor possível. Corticosteroides podem ser injetados, e mitomicina-C pode ser aplicada na região da comissura anterior.

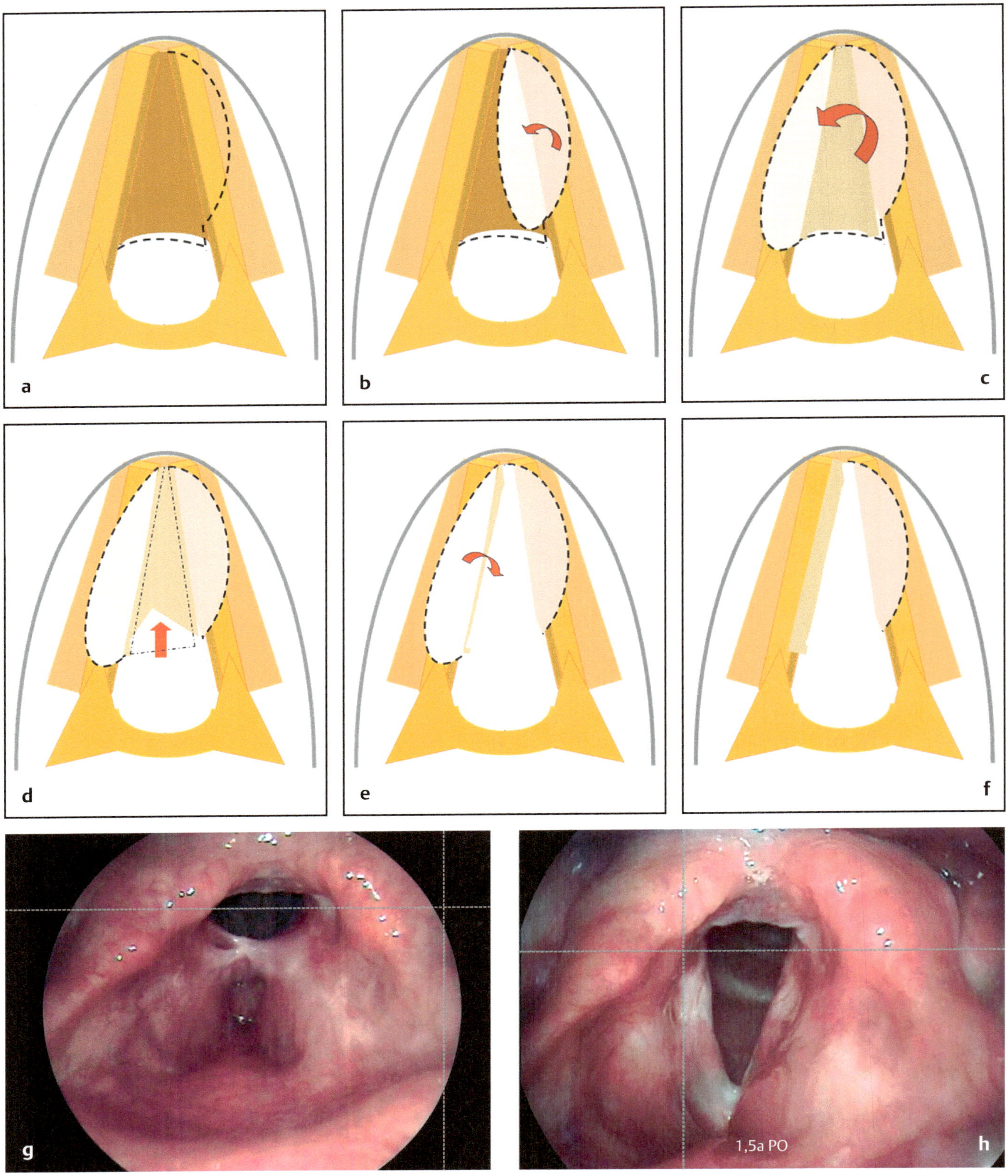

Fig. 16-2. Técnica de McGuirt *et al.* para o tratamento da estenose glótica anterior. A linha tracejada representa o local de incisão da mucosa (**a**). Inicia-se o descolamento do retalho de mucosa sobre uma das pregas vocais, pediculado na outra prega (**b**), expondo o tecido cicatricial (**c**). Vaporiza-se a estenose (**d**), preservando-se o retalho que será reposicionado inferiormente (**e**), recobrindo uma das pregas vocais (**f**). Estenose glótica anterior pós-ressecção de papiloma laríngeo (**g**). Aspecto 18 meses após cirurgia por esta técnica (**h**). Adaptado de Sennes LU, Tsuji DH. Imamura R – Uso do *laser* no tratamento da estenose laringea. In: Pinto JA, D'Avila JS. Laser em Otorrinolaringologia e Cirurgia de Cabeça e Pescoço. Aracaju. 2006. p. 215-38.

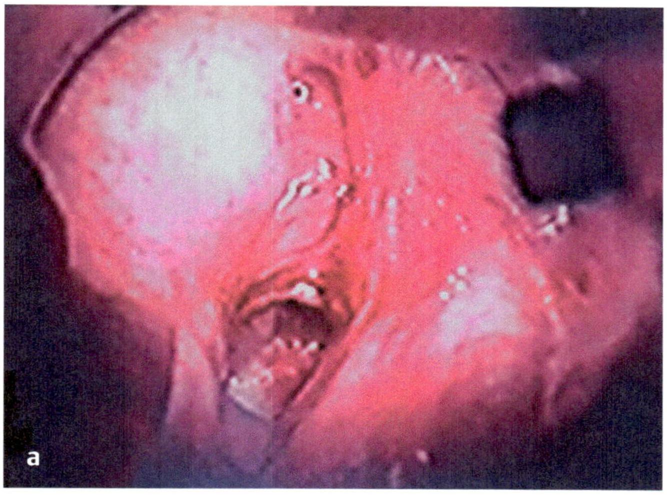

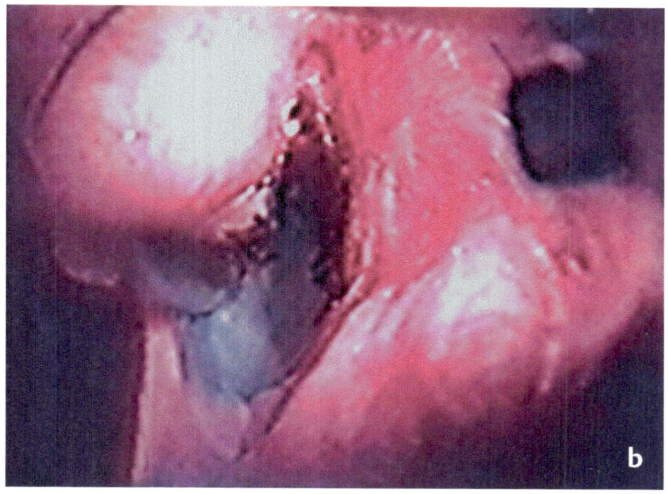

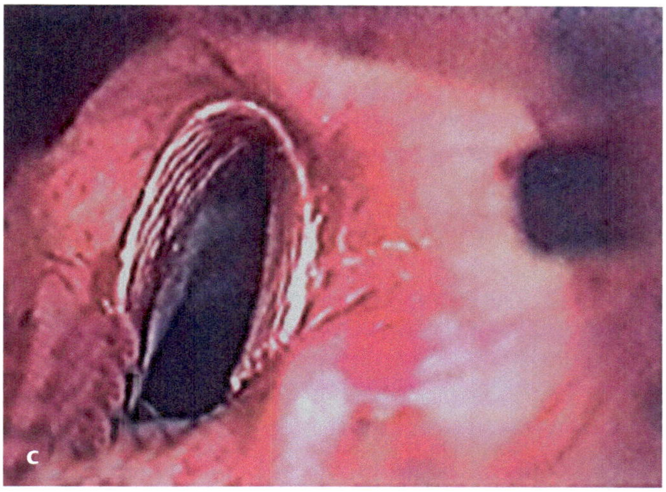

Fig. 16-3. (a) Estenose glótica anterior pós-ressecção de carcinoma de pregas vocais. (b) Remoção da estenose com individualização das pregas vocais. (c) Colocação de molde laminar dobrado em "U", fixado anteriormente por fio que penetra pela membrana cricotireóidea e exterioriza-se pela membrana tíreo-hióidea. Sennes LU, Imamura R, Tsuji DH. Tratamento endoscópico das estenoses laríngeas. In: Campos CAH, Costa HOO. Tratado de Otorrinolaringologia. São Paulo: Roca. 2003. p. 445-56.

Estenose Glótica Posterior

Várias situações podem simular uma estenose posterior da glote, como paralisia bilateral de pregas vocais, anquilose das aritenoides e estenose cicatricial posterior. A diferenciação deve ser realizada na palpação durante a cirurgia. Se não houver mobilidade ao afastar-se o processo vocal da aritenoide, deve existir anquilose. Se movimentar livremente, deve existir somente paralisia. Se movimentar, mas tracionar a aritenoide contralateral, provavelmente existe estenose cicatricial posterior.

Quando existe paralisia e/ou anquilose, preferimos realizar a cordectomia posterior associada à aritenoidectomia parcial. Quando existe estenose posterior, associamos a remoção da estenose sempre tentando recobrir a região com retalho mucoso.

Cordotomia Transversa Posterior

Consiste na secção transversa da prega vocal, imediatamente anterior ao processo vocal.[30,31] Pode ser realizada com material convencional ou *laser* de CO_2. Seccionam-se a mucosa, o ligamento vocal, o músculo tireoaritenóideo e o cone elástico desde a borda livre até o mais próximo possível da cartilagem cricóidea. Nesse momento já se pode observar a retração anterior da prega vocal com abertura em forma triangular da glote posterior (Fig. 16-4). Esse procedimento amplia a glote, com pouco prejuízo da voz, mas geralmente é insuficiente. A abertura pode ser ampliada com a remoção submucosa de parte do músculo vocal em direção anterior à incisão da cordotomia, mas, via de regra, associamos à ressecção parcial da aritenoide.[20]

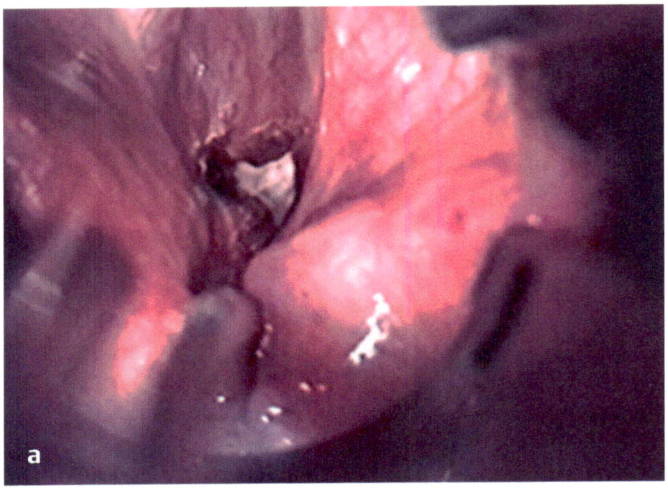

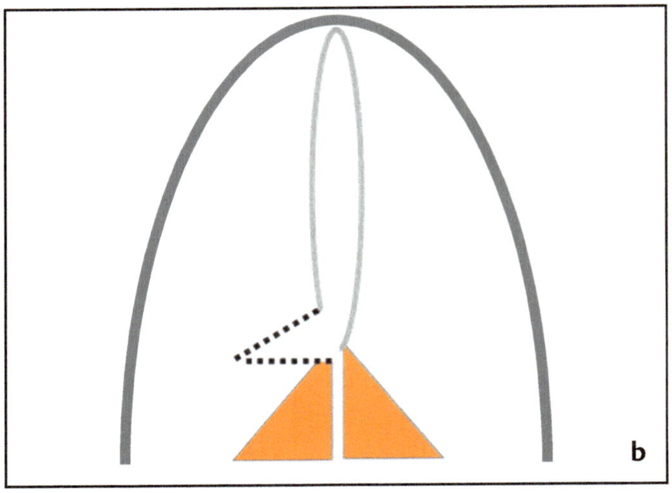

Fig. 16-4. (a, b) Cordotomia transversa posterior – secção transversa da prega vocal anterior ao processo vocal da aritenoide, ampliando a região respiratória da glote. Adaptada de Sennes LU, Tsuji DH, Imaura R. Uso do laser no tratamento da estenose laringea. In: Pinto JA, D'Avila JS. Laser em Otorrinolaringologia e Cirurgia de Cabeça e Pescoço. Aracaju. 2006. p. 215-38.

Cordotomia Posterior com Aritenoidectomia Parcial

Após a cordotomia transversa posterior, estendemos a incisão lateral e posteriormente em direção à região superior da aritenoide para confeccionar um retalho mucoso com exposição da porções anterior (processo vocal) e medial da aritenoide (Fig. 16-5).[32,33]

A aritenoidectomia parcial visa ampliar o terço posterior da glote (porção respiratória), preservando a prega vocal para ter uma voz mais satisfatória. O tecido cartilaginoso pode ser removido com o *laser* (desde que não esteja calcificado) ou com saca-bocado e tesoura. Concluída a ressecção, o retalho de mucosa é reposicionado e fixado com sutura e/ou cola de fibrina.

A remoção da região posterior da aritenoide (aritenoidectomia total) não amplia significativamente a abertura glótica (exceto quando existe luxação anterior da aritenoide) e aumenta muito o risco de aspiração por comprometer a prega ariepiglótica e a altura da parede posterior da laringe.[18,19,25] Nos casos em que existe dúvida com relação à integridade da deglutição, o paciente deve ser submetido à avaliação funcional (videoendoscopia da deglutição ou videodeglutograma), e a cirurgia deve ser muito conservadora. Se for insuficiente, novas cirurgias podem ser realizadas.

Ressecção Submucosa da Estenose (Retalho Local)

Quando existe fibrose na glote posterior unindo as aritenoides, muitas vezes somente as técnicas descritas não são efetivas. Nesses casos, indicamos a ressecção submucosa da fibrose, uma adaptação do chamado *microtrapdoor flap*, descrito por Dedo & Sooy para corrigi-la.[34] Consiste na ressecção do tecido estenótico por baixo de um retalho de mucosa (Fig. 16-6). Para casos de estenose de pequena extensão, podemos fazer a técnica tradicional, iniciando-se pela incisão transversa da mucosa entre as aritenoides e acima da estenose. Descola-se um retalho de mucosa até o limite inferior da estenose. O tecido cicatricial é então removido com material convencional ou *laser*, e a área cruenta resultante dessa ressecção é recoberta pelo retalho produzido. Via de regra é necessária a realização de incisões de alívio de um ou ambos os lados do retalho para que este se acomode sobre o leito cruento, pois a mucosa geralmente é espessa e rígida, resultante de uma cicatrização por segunda intenção.[20] Nesses casos, a nutrição do retalho é somente inferior e muitas vezes insuficiente.

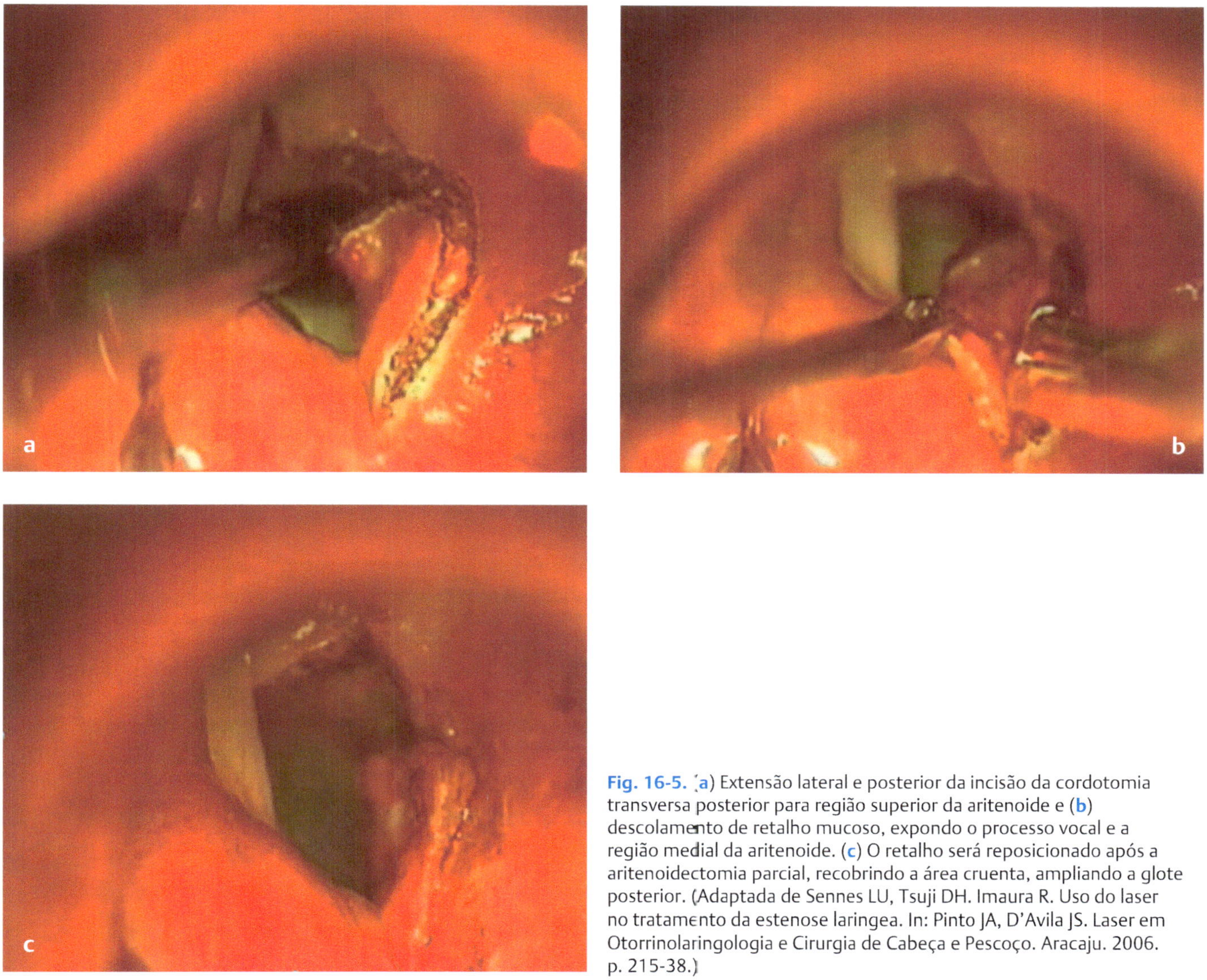

Fig. 16-5. (a) Extensão lateral e posterior da incisão da cordotomia transversa posterior para região superior da aritenoide e (b) descolamento de retalho mucoso, expondo o processo vocal e a região medial da aritenoide. (c) O retalho será reposicionado após a aritenoidectomia parcial, recobrindo a área cruenta, ampliando a glote posterior. (Adaptada de Sennes LU, Tsuji DH. Imaura R. Uso do laser no tratamento da estenose laringea. In: Pinto JA, D'Avila JS. Laser em Otorrinolaringologia e Cirurgia de Cabeça e Pescoço. Aracaju. 2006. p. 215-38.)

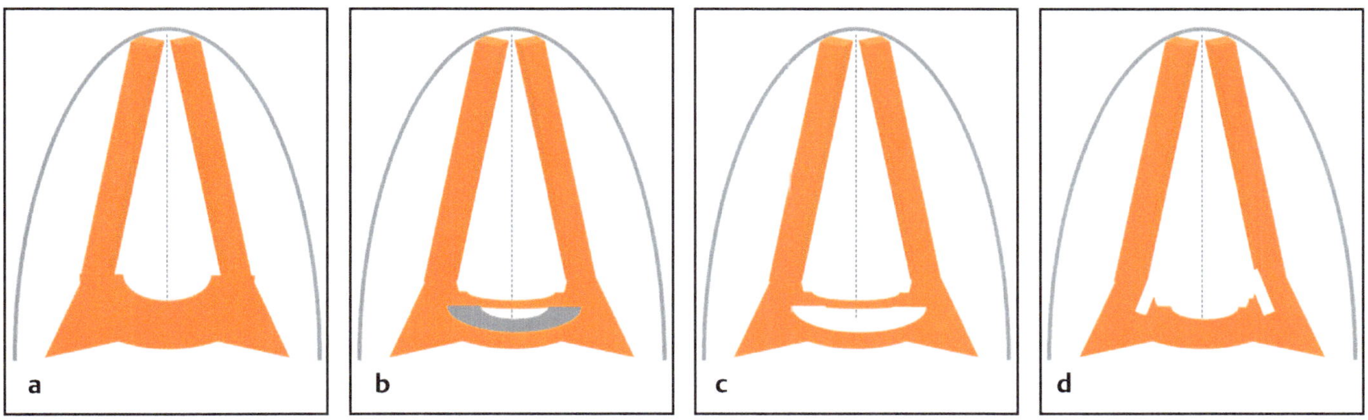

Fig. 16-6. Ressecção submucosa da estenose. (a) Estenose glótica posterior; (b) confecção e descolamento do retalho mucoso da fibrose posterior (cinza); (c) após a vaporização do tecido fibrótico o retalho mucoso pode ser reposicionado, (d) podendo ser realizadas incisões de alívio uni ou bilateral para melhor acomodação. (Adaptada de Sennes LU, Tsuji DH. Imaura R. Uso do laser no tratamento da estenose laringea. In: Pinto JA, D'Avila JS. Laser em Otorrinolaringologia e Cirurgia de Cabeça e Pescoço. Aracaju. 2006. p. 215-38.)

Ressecção da Estenose e Uso de Retalhos Regionais

Se, na avaliação inicial, observa-se que a estenose é mais extensa e que a qualidade da mucosa para o retalho é ruim, devemos preparar um retalho de mucosa melhor e maior.

Podem ser utilizados retalhos da mucosa da aritenoide, pregas vestibulares ou pregas ariepiglóticas, mas normalmente são pequenos, e a retração cicatricial pode comprometer a mobilidade laríngea. Nesses casos, preferimos os retalhos da região retrocricóidea, onde a mucosa é exuberante e flácida.[20] Pode ser confeccionado com pedículo posteroinferior, sendo deslocado e fixado anteriormente, recobrindo a região interaritenóidea ou com pedículo lateral, que pode oferecer maior mobilidade para recobrir o leito sem tensão (Fig. 16-7). A remoção parcial ou total de uma aritenoide, assim como a cordotomia posterior, pode favorecer a ampliação da fenda glótica e o posicionamento do retalho. Deve ser fixado com cola e sutura, evitando-se deixar áreas cruentas circunferenciais. O molde endolaríngeo pode auxiliar na sua sustentação.

Estenose Infraglótica

A região infraglótica é formada basicamente por um anel cartilaginoso completo recoberto por uma camada fina de mucosa, e as suas estenoses são de difícil abordagem e resolução. As estenoses com mais de 10 mm de extensão craniocaudal apresentam resultado muito pobre com as cirurgias endoscópicas. Por outro lado, a abordagem endoscópica é muito útil no reparo de pequenas alterações, como granulomas que ocorrem após a correção das estenoses, tanto por via endoscópica, como por via externa.[35]

Quando existe comprometimento da estrutura de sustentação da laringe (cartilagens), as cirurgias endoscópicas são ainda mais limitadas. O uso de expansores luminais (anel expansível) auxilia na sustentação da via aérea,[36] mas causam um processo inflamatório que pode causar mais fibrose e estenose. Sua retirada é difícil após incorporação na mucosa. As estenoses infraglóticas que se aproximam das pregas vocais trazem mais dificuldade de resolução.

Dilatações

As dilatações são utilizadas há muito tempo, mas apresentam resultado restrito. As incisões radiadas associadas à dilatação ou molde endolaríngeo apresentam um resultado mais favorável,[37] mas também com altas taxas de recidiva.

Incisões Radiadas

Essa técnica consiste na realização de três a cinco incisões, iniciando-se na luz e prosseguindo lateralmente em direção à cricoide (Fig. 16-8). Pela dimensão da infraglote, via de regra essas incisões têm pequena extensão. O importante é manterem-se ilhas de mucosa preservada entre as incisões, para que a retração cicatricial não ocorra de forma estenótica.[20] As dilatações durante o processo de cicatrização favorecem os resultados finais. Se houver disponibilidade, pode ser realizada a aplicação de Mitomicina-C para tentar reduzir a atividade dos fibroblastos e a fibrose. Em casos selecionados, pode ser deixado um molde para tentar manter a dilatação, mas sempre existindo o risco do próprio molde causar lesão das ilhas de mucosa, podendo levar à nova estenose.

Ressecção Submucosa da Fibrose

Essas ressecções assemelham-se às descritas para estenose glótica. Entretanto, a infraglote é de difícil acesso e menores dimensões, dificultando significativamente a operação. Werkhaven *et al.* descreveram a utilização seriada do que denominaram *microtrapdoor flap*, para estenoses infraglóticas com mais de 1cm de extensão.[38] Em cada procedimento é abordada uma região distinta da estenose, ampliando em alguns milímetros a luz.

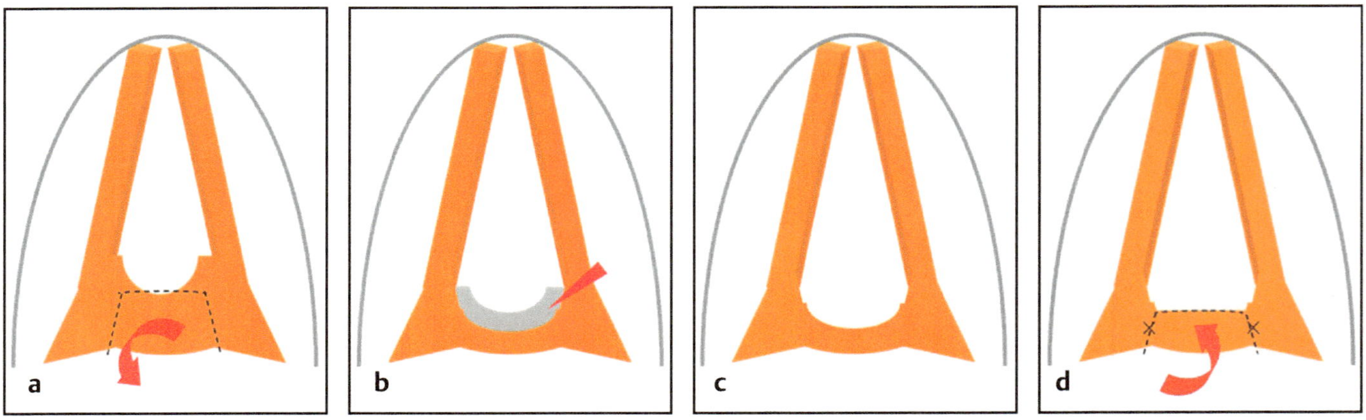

Fig. 16-7. Uso de retalho regional: (**a**) estenose glótica posterior com incisão para confecção de retalho retrocricóideo; (**b**) exposição da fibrose após elevação do retalho; (**c**) aspecto após ressecção do tecido estenótico; (**d**) reposicionamento e fixação com sutura do retalho.

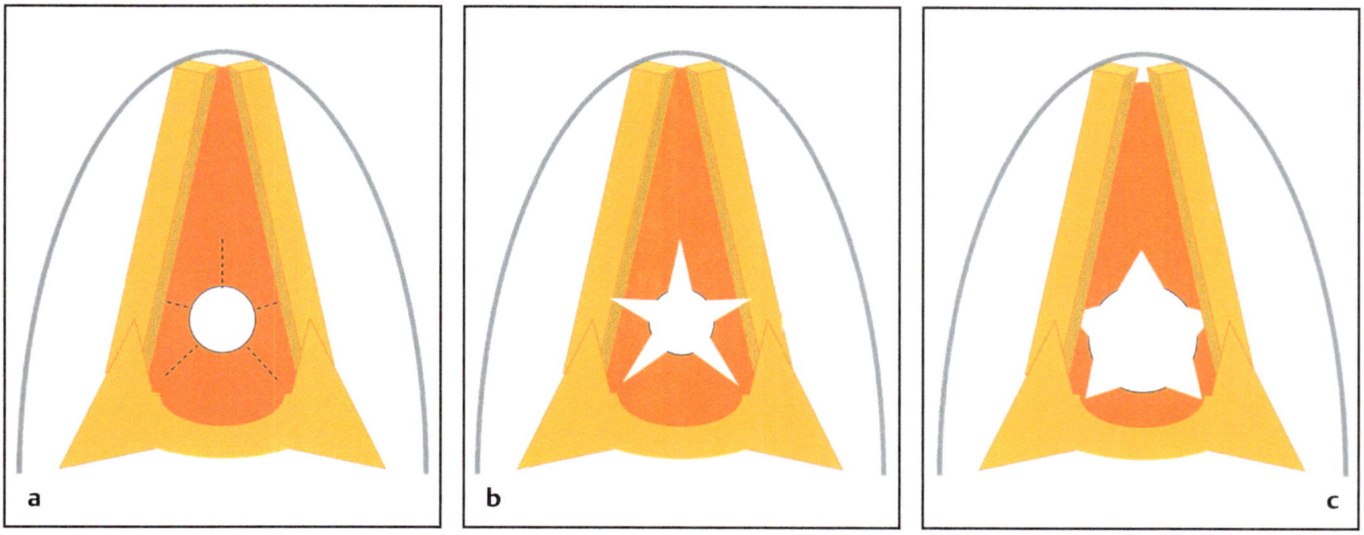

Fig. 16-8. (a) Estenose infraglótica; (b) realização de incisões radiadas; (c) aspecto após dilatação, com ilhas de mucosa normal.

CIRURGIAS EXTERNAS

Quando o acometimento do arcabouço cartilaginoso da laringe (especialmente a cartilagem cricóidea) e traqueia está comprometido, muitas vezes é necessária a sua correção por abordagem externa. Dois princípios técnicos podem ser utilizados: a expansão do arcabouço com interposição de enxertos ou a ressecção da área comprometida com reanastomose.

Expansão do Arcabouço Laringotraqueal

A técnica mais utilizada é a cirurgia de expansão da cricoide e traqueia proximal com enxerto de cartilagem costal.[39,40] Consiste na realização de uma laringofissura (incisão anterior das cartilagens tireóidea e cricóidea) que pode estender-se para os anéis traqueais proximais, dependendo da extensão da estenose. Para manter o afastamento lateral das cartilagens, é interposição de um fragmento de cartilagem (geralmente costal). Deve-se evitar a expansão da região glótica (exceto se houver estenose) para preservar a proteção das vias aéreas e qualidade vocal.

Além da interposição anterior do enxerto cartilaginoso, dependendo da extensão e gravidade da estenose, pode ser realizada uma secção posterior da cartilagem cricóidea e também colocado um enxerto posterior.

A estabilização do enxerto é obtida com sua fixação com fios de sutura ou por fio de aço e também pode ser obtida pelo formato do enxerto que foi interposto (Fig. 16-9), com uma aba externa maior que a parte de interposta, evitando que ele se desloque para a luz da via aérea.

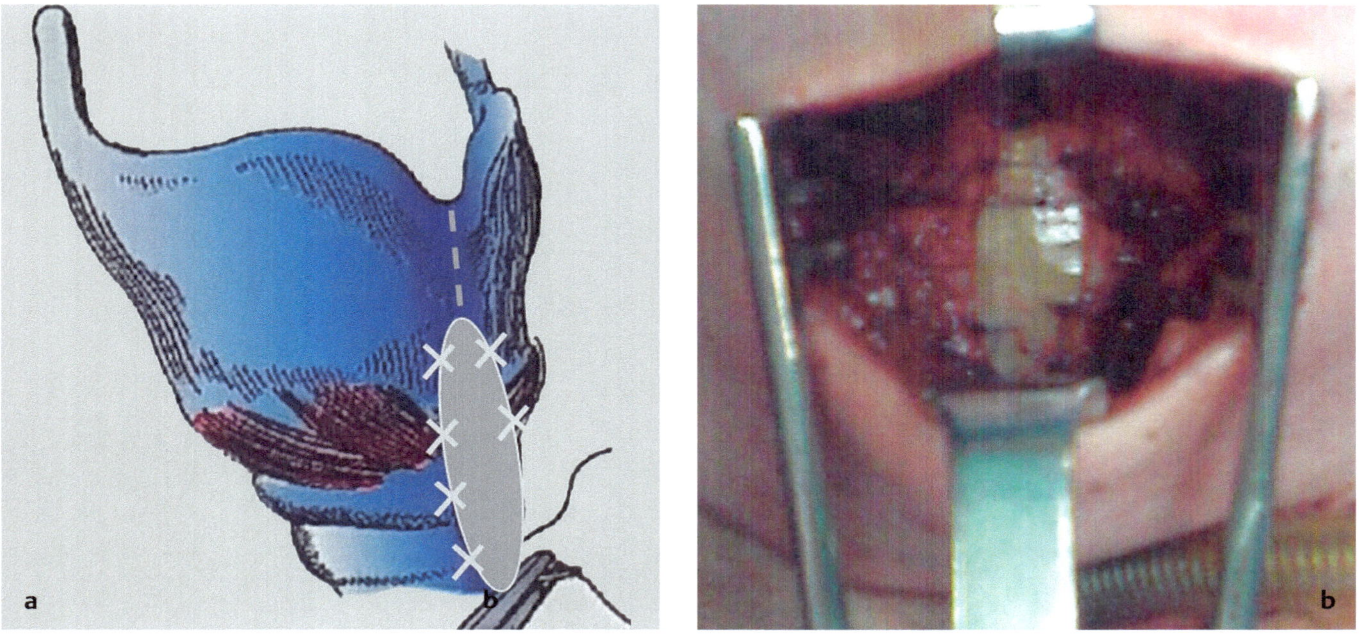

Fig. 16-9. (a, b) Estenose laringotraqueal – enxerto de cartilagem costal posicionado anteriormente para expandir a cartilagem cricóidea e os dois primeiros arcos traqueais.

O principal inconveniente dessa técnica é a falta de cobertura de mucosa da cartilagem interposta, sendo que essa área vai ser recoberta por cicatrização por segunda intenção, frequentemente com formação de granulomas que demoram para regredir e podem criar uma estenose cicatricial. Para minimizar esse efeito deve-se preservar o pericôndrio da cartilagem costal para que seja o revestimento interno do enxerto cartilaginoso na luz da via aérea.

Se a estabilidade do enxerto cartilaginoso não estiver adequada ou se a mucosa de revestimento da região de estenose estiver muito prejudicada, pode-se optar por deixar um molde para auxiliar na sustentação e na orientação da reconstituição da mucosa de revestimento. Entretanto, o próprio molde é um fator de agressão da mucosa e pode causar processo cicatricial adicional e reestenose.

Após a cirurgia de reconstrução, com ou sem molde, é interessante a realização de cirurgias endoscópicas seriadas para remoção de granuloma, desfazer sinéquias, realizar dilatações e para aplicação de mitomicina-C (se disponível) para tentar obter a melhor cicatrização possível da mucosa.

Ressecção Cricotraqueal

Essa técnica consiste na ressecção do segmento estenótico e anastomose laringotraqueal.[41,42] Após o descolamento do pericôndrio da cartilagem cricóidea, é realizada uma incisão na borda inferior da membrana cricotireóidea, prolongando-se pela porção lateral da cartilagem cricóidea com um ângulo de 45 graus. Somente deve ser ressecada a porção anterolateral da cartilagem cricóidea e dos primeiros anéis traqueais comprometidos pela estenose. A preservação da região posterior e parte das paredes laterais evita a lesão dos nervos laríngeos recorrentes. Se a cartilagem cricóidea remanescente (posterior) estiver muito espessada, pode ser desgastada com motor e broca. Para aliviar a tensão da anastomose, devem ser passados fios de sutura entre a borda inferior da cartilagem tireóidea, e o primeiro anel traqueal preservado. Se for necessário, a traqueia deve ser parcialmente dissecada para que possa ser elevada até a cartilagem tireoide sem tensão. A aproximação dessas estruturas ocorre ao atar as suturas de suspensão. A sutura entre a mucosa traqueal e o pericôndrio da cartilagem cricóidea completa a anastomose (Fig. 16-10). A colocação de tubo em T, manter traqueostomia ou somente manter o paciente intubado por alguns dias é controversa e deve ser selecionada individualmente de acordo com a extensão da estenose e ressecção, condições do paciente e estrutura hospitalar de suporte.

PÓS-OPERATÓRIO

No pós-operatório, o paciente deve ser orientado para permanecer com a cabeceira elevada, evitar esforço físico e alimentos quentes, pois são condições que favorecem hemorragias. A nebulização com ar úmido também está indicada, principalmente nos pacientes traqueostomizados. Para tentar reduzir ao máximo o processo inflamatório e fibrose acentuada, devem ser afastados todos os fatores de agressão sobre a mucosa laríngea, como o tabagismo e etilismo. A irritação laríngea pelo refluxo do conteúdo gástrico também deve ser prevenida, introduzindo-se medicações inibidoras da secreção ácida gástrica. O uso de corticosteroides, seja injetado na região de estenose, seja inalatório ou sistêmico, também pode ser utilizado para tentar reduzir o processo inflamatório. Por fim, deve ser administrado antibiótico no pós-operatório, principalmente quando se utiliza molde, na tentativa de evitar infecções secundárias que também podem exacerbar o processo cicatricial.

Além desses princípios, devemos sempre esclarecer o paciente com relação aos resultados da operação, que nem sempre são previsíveis, devem ser avaliados em médio e longo prazos e que muitas vezes requerem mais de uma intervenção.

Como perspectivas futuras no tratamento das estenoses laríngeas temos o uso tópico de Mitomicina C, um antibiótico antineoplásico que inibe a atividade e proliferação de fibroblastos e que em estudos animais tem mostrado resultados encorajadores. Sua ação parece diminuir o grau de fibrose e reestenose no sítio de aplicação.[12]

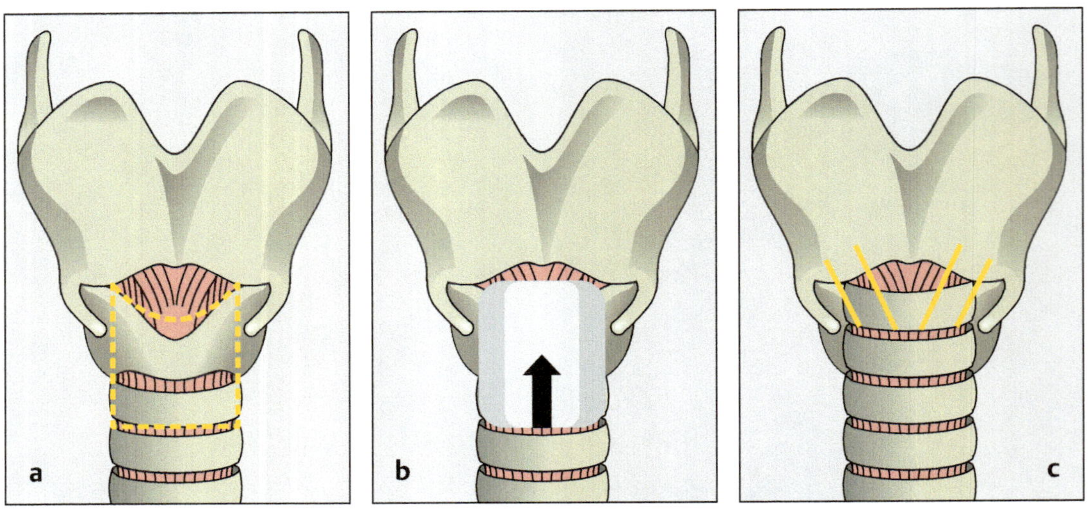

Fig. 16-10. Ressecção cricotraqueal. (a) Ressecção da porção anterior da cartilagem cricóidea e anel traqueal removendo área estenótica. (b) Elevação da traqueia remanescente (seta) e (c) anastomose entre cartilagem tireóidea e traqueia. Adaptado de Tsuji DH, et al. Anatomia aplicada a la función laríngea. In: Kume M, Sulica L. Patología laríngea y fonocirurgía. Cidad de México: Springer; 2021. p. 1-22.

REFERÊNCIAS BIBLIOGRÁFICAS

1. Zalzal GH, Cotton RT. Glottic and subglottic stenosis. In: Cummings CW (ed.) Otolaryngology Head and Neck Surgery. 2nd ed. 1993. V. III. Mosby Year Book.
2. McIlwain JC. A historical overview of the aetiology and treatment of laryngeal stenosis. Arch Otorhinolaryngol. 1989;246:336.
3. Sennes LU, Ximenes Filho JA, Tsuji DH. Estenose Laringotraqueal. In: Campos CAH, Costa HOO. Tratado de Otorrinolaringologia. São Paulo: Roca. 2003. p. 524-34.
4. Whited RE. A Prospective study of laryngotracheal sequelae in long-term intubation. Laryngoscope. 1984;94:367.
5. Stell PM, Maran AG, Stanley RE, Murray JA. Chronic laryngeal stenosis. Ann Otol Rhinol Laryngol. 1985;94:108.
6. Halstead LA. Gastroesophageal reflux: A critical factor in pediatric subglottic stenosis. Otolaryngol Head Neck Surg. 1999;120:683.
7. Toohill RJ, Ulualp SO, Shaker R. Evaluation of gastroesophageal reflux in patients with laryngotracheal stenosis. Ann Otol Rhinol Laryngol .1998;7:1010.
8. Cudmore RE, Vivori E. Inhalation injury to the respiratory tract of children. Prog Pediatr Surg. 1981;14:173.
9. Andrea M, Dias O, Santos A. Contact endoscopy during microlaryngeal surgery: A new technique for endoscopic examination of the larynx. Ann Otol Rhinol Laryngol. 1995;104:333-9.
10. Rodel R, Rodenwaldt J, Hommerich CP. Inner surface imagign of laryngeal and tracheal stenosis by spiral-CT: role of a new diagnostic procedure. Laryngorhinootologie. 2000;79:584.
11. Gluecker T, Lang F, Bessler S, Monnier P, Meuli R, Schnyder P, Duvoisin B. 2D and 3D CT imaging correlated to rigid endoscopy in complex laryngo-tracheal stenoses. Eur Radiol. 2001;11:50.
12. Raman R, Arumainathan U, Subramaniam S, Chan L, Jalaludin MA. Hypertrophic scars, keloids, and laryngotracheal stenosis. Plast Reconst Surg. 1999;103:1539.
13. Eliashar R, Eliachar I, Esclamado R, Gramlich T, Strome M. Can topical mitomycin prevent laryngotracheal stenosis? Laryngoscope. 1999;109:1594.
14. Rahbar R, Valdez TA, Shapshay SM. Preliminary results of intraoperative mitomycin-C in the treatment and prevention of glottic and subglottic stenosis. J Voice. 2000;14:282.
15. Rahbar R, Shapshay SM, Healy GB. Mitomycin: effects on laryngeal and tracheal stenosis, benefits, and complications. Ann Otol Rhinol Laryngol. 2001;110:1.
16. Hunt TK. The physiology of wound healing. Ann Emerg Med. 1988;17(12):1265-73.
17. Tsuji DH, et al. Anatomia aplicada a la función laríngea. In: Kume M, Sulica L. Patología Laríngea y Fonocirurgía. Cidad de México: Springer. 2021. p. 1-22.
18. Sennes LU, Tsuji DH. Imamura R. Uso do laser no tratamento da estenose laringea. In: Pinto JA, D'Avila JS. Laser em otorrinolaringologia e cirurgia de cabeça e pescoço. Aracaju. 2006. p. 215-38.
19. Dasgupta A, Mehta AC. Use of wallstents in central airway obstruction. Op Techn Otolaryngol Head Neck Surg. 1999;10:264-70.
20. Sennes LU, Imamura R, Tsuji DH. Tratamento endoscópico das estenoses laríngeas. In: Campos CAH, Costa HOO. Tratado de Otorrinolaringologia. São Paulo: Roca. 2003. p. 445-56.
21. Carrau RL. Acquired laryngeal stenosis. In: Myers E (Ed.). Atlas of Head and Neck Surgery. 1999. p. 355-79.
22. Eliachar I, Nguyen D. Laryngotracheal stent for internal support and control of aspiration without loss of phonation. Otolaryngol Head Neck Surg. 1990;103:837-40.
23. Montgomery WW. T-tube tracheal stent. Arch Otolaryngol. 1965;82:320-1.
24. Simpson GT, Strong MS, Healy GB, Shapshay SM, Vaughan CW. Predictive factors of success or failure in the endoscopic management of laryngeal and tracheal stenosis. Ann Otol Rhinol Laryngol. 1982;91:384.
25. Eckel HE, Thumfart M, Wassermann K, Vössing M, Thumfart WF. Cordectomy versus arytenoidectomy in the management of bilateral vocal cord paralysis. Ann Otol Rhinol Laryngol. 1994;103:852-7.
26. McGuirt WF. Normal speech for patients with laryngeal webs: An achievable goal. Laryngoscope. 1985;95:905-7.
27. Dedo HH. Endoscopic teflon keel for anterior glottic web. Ann Otolaryngol. 1979;88:467-73.
28. Koltai PJ, Mouzakes J. The surgical management of anterior glottic webs. Operative Techniques in Otolaryngology Head Neck Surg. 1999;10:325-30.
29. Mouney DF, Lyons GD. Fixation of laryngeal stents. Laryngoscope. 1985;95:905-7.
30. Dennis DP, Kashima H. Carbon dioxide laser posterior cordectomy for treatment of bilateral vocal cord paralysis. Ann Otol Rhinol Laryngol. 1980;98:930-4.
31. Kashima HK. Bilateral vocal fold motion impairment: Pathophysiology and management by transverse cordotomy. Ann Otol Rhinol Laryngol. 1991;100:717.
32. Benninger MS. Surgical management of bilateral vocal fold paralysis. Operative Techniques in Otolaryngology Head Neck Surg. 1998;9:224-9.
33. Crumley RL. Endoscopic laser medial arytenoidectomy for airway management in bilateral laryngeal paralysis. Ann Otol Rhinol Laryngol. 1993;102:81-4.
34. Dedo HH, Sooy CD. Endoscopic laser repair of posterior glottic, subglottic and tracheal stenosys by division or micro-trapdoor flap. Laryngoscope. 1984;94:445-50.
35. Bhattacharyya N, Fried MP. The role of the laser in laryngotracheal reconstruction. Op Techn Otolaryngol Head Neck Surg. 1999;10:290-3.
36. Rémacle M, Lawson G, Minet M, Mayné A, Watelet JB, Jamart J. Endoscopic treatment of tracheal stenosis using the carbon dioxide laser and the Gianturco stent: Indications and results. Laryngoscope. 1996;106:306-12.
37. Courey MS, Ossoff RH. Laser applications in adult laryngeal surgery. Otolaryngol Clin North Am. 1996;29:973-86.
38. Werkhaven JA, Weed DT, Ossoff RH. Carbon dioxid laser serial micro-trapdoor flap excision of subglottic stenosis. Arch Otolaryngol Head Neck Surg. 1993;119:676-79.
39. Meter R. New concepts in laryngotracheal reconstruction. Trans Am Acad Ophthalmol Otol. 1972;76:758-66.
40. Cotton R. Management of subglottic stenosis in infancyand childhood. Ann Otol Rhinol Laryngol. 1978;87:649-57.
41. Sandu K, Monnier P. Cricotracheal resection. Otolaryngol Clin N Am. 2008;41:981-8.
42. Simpson CB, Hoffman MR. Estenosis laríngea. In: Kume M, Sulica L. Patología Laringea y Fonocirurgía. Springer. Cidad de México. 2021. p. 371-94.

CAPÍTULO 17

TRAUMA DE LARINGE

Rogério A. Dedivitis ▪ Sílvia Migueis Picado Petrarolha

INTRODUÇÃO

O trauma laríngeo é uma entidade rara, correspondendo a menos de 1% de todos os casos de trauma nas emergências, tipicamente resultando de lesão contusa ou penetrante no pescoço.[1,2] No entanto, pode ameaçar tanto a qualidade, quanto a manutenção da vida, sendo a segunda maior causa de morte em pacientes com trauma na região de cabeça e pescoço, atrás apenas de lesão intracraniana.[1,3-5]

A baixa incidência do trauma laríngeo ocorre em razão de sua posição protegida pela mandíbula superiormente; esterno, inferiormente; e coluna, posteriormente. Lesões laríngeas são frequentemente não diagnosticadas por causa de sua baixa frequência e, com isso, baixa suspeita clínica no atendimento emergencial.[1,2,5-7]

As lesões traumáticas da laringe são menos frequentes nas crianças pela posição mais alta e maior elasticidade da laringe.[4] Acometem mais homens jovens por estarem mais envolvidos em acidentes de tráfego e terem maior participação em esportes violentos como luta.[4]

Lesões laríngeas podem, muitas vezes, estar associadas a lesões de outros órgãos.[4] O reconhecimento precoce das lesões traumáticas da laringe em conjunto com sua avaliação e tratamento apropriados é essencial para a preservação do órgão. O retardo na detecção e intervenção pode ser fatal na presença de obstrução de via aérea alta.[3,8] Lesões em vias aéreas apresentam taxa de mortalidade de 82% na cena do ocorrido.[9]

MECANISMO DO TRAUMA

As lesões laríngeas podem ser classificadas como contusas ou penetrantes. As lesões contusas envolvem ruptura tecidual, enquanto que a perda tecidual ocorre nas penetrantes.[4]

As causas mais comuns de trauma contuso são: acidentes automobilísticos (59%, sendo esta a mais frequente), esportivos (hockey, basquete e caratê), agressões por estrangulamento ou enforcamento. As lesões podem apresentar-se com níveis variados de gravidade, desde laceração no pescoço e leve edema, até ruptura laringotraqueal, levando à morte.[1,5,6,8,10,11] A traqueostomia pode ser necessária para garantir via aérea distalmente ao sítio da lesão.[8] O trauma cervical fechado é a condição mais comum de fratura laríngea. Sua taxa de mortalidade chega a ser maior que 40%, sendo 20% quando consequência de trauma penetrante.[5,6]

Já nos casos de trauma penetrante laríngeo, ferimentos por armas de fogo são a principal causa, seguidos por ferimentos por arma branca.[1,9]

A fratura laríngea não traumática é uma condição extremamente rara, ocorrendo principalmente como fratura espontânea da cartilagem tireóidea. Uma revisão sistemática descreveu 15 casos na literatura, desde 1950. Acredita-se que a fisiopatologia responsável pela fratura seja explicada pela biomecânica do ato de tossir e espirrar pelo aumento da pressão intraluminal durante esses reflexos. Defeitos na ossificação e mineralização da cartilagem tireóidea também podem contribuir para sua ocorrência.[12]

A fratura do osso hioide corresponde a 0,002% de todas as fraturas e pode ocorrer após trauma direto como resultado de suicídio ou indireto por estrangulamento, além de hiperextensão da coluna espinhal e até mesmo iatrogênica, por exemplo, por hiperextensão durante a ressecção de um cisto branquial medial.[13]

QUADRO CLÍNICO

Os sintomas mais frequentemente vistos no contexto de lesões laríngeas e fraturas incluem dispneia, edema no pescoço, dor, disfonia e disfagia. Pode haver também estridor, enfisema subcutâneo, perda de consciência e participação de musculatura acessória para respiração, dependendo da gravidade do trauma. Lesões internas laríngeas podem causar tosse e hemoptise. Casos graves de fratura laríngea necessitam de imediata intervenção cirúrgica com traqueostomia ou intubação endotraqueal.[1,9,10,14,15]

Deve-se avaliar a qualidade vocal, e o paciente deve ser questionado em relação a mudanças na voz. O pescoço e a parte superior do tórax devem ser palpados para procurar enfisema subcutâneo, bem como a laringe e a traqueia para avaliar crepitação e maciez.[14]

Na fratura do osso hioide, a apresentação clínica pode variar desde pacientes assintomáticos até disfagia, disfonia ou dispneia e pode ocorrer imediatamente ou ter um período de latência de semanas a meses até que o diagnóstico seja realizado. A tomografia computadorizada promove informações em relação à extensão da lesão. A análise de necropsia mostra que o tipo de fratura mais comum acomete o corno superior da cartilagem tireóidea, seguida de fratura do corno maior do osso hioide.[13]

As seguintes lesões irão necessitar de reparo cirúrgico: ruptura da comissura anterior, grandes lacerações endotraqueais, laceração envolvendo a prega vocal, imobilidade de prega vocal, exposição de cartilagem, deslocamento de fraturas de cartilagem, subluxação ou deslocamento de aritenoide.[14]

DIAGNÓSTICO

O exame cuidadoso da laringe é importante em pacientes admitidos com trauma contuso laríngeo, sendo necessário investigar achados, como edema e equimose no pescoço e também crepitação e assimetria ao exame laríngeo.[10]

CLASSIFICAÇÃO

A gravidade da lesão laríngea pode ser categorizada de acordo com a classificação de Schaefer (Quadro 17-1).[11,15]

MANEJO

A detecção e o tratamento precoce da obstrução da via aérea são essenciais para o manejo efetivo. O trajeto de um projétil ou faca, a localização da ferida no pescoço e a energia desprendida pelo projétil determinam o potencial comprometimento de via aérea no trauma aberto. Entretanto, no trauma fechado, a extensão da ferida pode ser algo menos óbvio e progressivo por horas, apresentando-se até mesmo assintomático na chegada à emergência e evoluindo, com o passar do tempo com edema, hematoma ou instabilidade de fratura laríngea.[11]

É necessário assegurar a via aérea em primeiro lugar, seguindo o protocolo do suporte avançado de vida, geralmente por meio de traqueostomia aberta, considerada a opção mais segura, visto que a inserção do tubo endotraqueal ou a cricotireostomia? podem romper mais ainda a laringe, aumentando a instabilidade.[4-6,15]

Pelo algoritmo de Schaefer para trauma contuso, intubação ou traqueostomia deve ser realizada se houver obstrução de via aérea.[10]

A laringoscopia direta flexível à beira do leito deve ser realizada para avaliar a patência da via aérea, mobilidade de pregas vocais e integridades faríngea e endolaríngea, em todo o paciente com via aérea estabilizada e hemodinamicamente estável. Os achados mais comuns incluem congestão e edema em pregas vocais (Fig. 17-1).[4,11]

Após assegurar a via aérea, deve ser realizada laringoscopia flexível. Caso haja fratura laríngea, deve-se indicar cirurgia. O acompanhamento é recomendado se houver achados de lesões mucosas reversíveis.[10]

O manejo inicial deve incluir uma pesquisa geral de lesão em outros órgãos e exclusão de lesões cervicais, vasculares e neurológicas associadas.[4,11]

A radiografia de tórax é um importante exame inicial para excluir pneumotórax, pneumomediastino, enfisema subcutâneo e desvio traqueal.[1]

A tomografia computadorizada é o exame com maior valor diagnóstico na avaliação de lesões laríngeas e faríngeas subjacentes, analisando integridade da cartilagem e, especialmente, da via aérea (Figs. 17-2 e 17-3). O manejo depende do tipo e gravidade da lesão (Figs. 17-4 e 17-5). Mínimas lacerações endolaríngeas e abrasões podem ter tratamento conservador, enquanto maiores perdas teciduais endolaríngeas necessitam de tireotomia ou tratamento endoscópico. São sinais de alerta: evidência de exposição de cartilagem, deslocamento de aritenoide, deslocamento de cartilagem fraturada, paralisia ou laceração de prega vocal e hematoma endolaríngeo importante com comprometimento de via aérea. Estes casos devem ir para exploração cirúrgica cervical.[4,10] Pode ser necessária a realização de angiotomografia para excluir lesões vasculares.[15]

A tomografia computadorizada não está indicada em casos de feridas abertas, com óbvia fratura laríngea e que claramente necessitem de intervenção.[4]

A laringoscopia flexível em combinação com a tomografia computadorizada é ferramenta confiável na avaliação da lesão laríngea que gere dúvida sobre a necessidade de abordagem cirúrgica, evitando, assim, cirurgias desnecessárias.[4]

A ultrassonografia pode ter um papel auxiliar para o rápido acesso à lesão laríngea, principalmente em: centros sem acesso à tomografia computadorizada; para completar a triagem na emergência; em centros com tomografia computadorizada para acelerar o planejamento do manejo da via aérea em situações de instabilidade; situações em zonas com recursos limitados, áreas remotas e em missões humanitárias de regiões com desastres ecológicos ou em conflito de guerra. No entanto, enfisema subcutâneo, lesão laríngea posterior,

Quadro 17-1. Classificação de Schaefer para Trauma Laríngeo[11]

Grupo	Descrição da lesão	Avaliação	Manejo
I	Mínimo hematoma laríngeo ou laceração sem fratura detectável	Laringoscopia flexível	Geralmente clínico: corticosteroides, antibióticos, medicação antirrefluxo, umidificação, repouso vocal
II	Edema mais severo, hematoma, mínima ruptura mucosa sem exposição de cartilagem ou fraturas sem deslocamento	Laringoscopia direta e esofagoscopia	■ Exames seriados para detectar piora da lesão ■ Ocasionalmente traqueostomia ■ Terapia clínica pode ajudar
III	Edema massivo, grande laceração mucosa, exposição de cartilagem, fraturas com deslocamento ou paralisia de prega vocal	Laringoscopia direta e esofagoscopia	■ Traqueostomia geralmente necessária ■ Exploração e reparo cirúrgico geralmente necessários
IV	O mesmo do grupo III, porém mais severo, com deslocamento da laringe anterior, fraturas instáveis, duas ou mais linhas de fratura ou lesões mucosas severas	Laringoscopia direta e esofagoscopia	■ Traqueostomia sempre necessária ■ Reparo cirúrgico, necessitando de colocação de prótese para manutenção da integridade laríngea
V	Separação laringotraqueal completa	Avaliação urgente da via aérea	■ Traqueostomia necessária para assegurar via aérea ■ Reparo laringotraqueal complexo por meio de incisão cervical baixa após assegurar via aérea

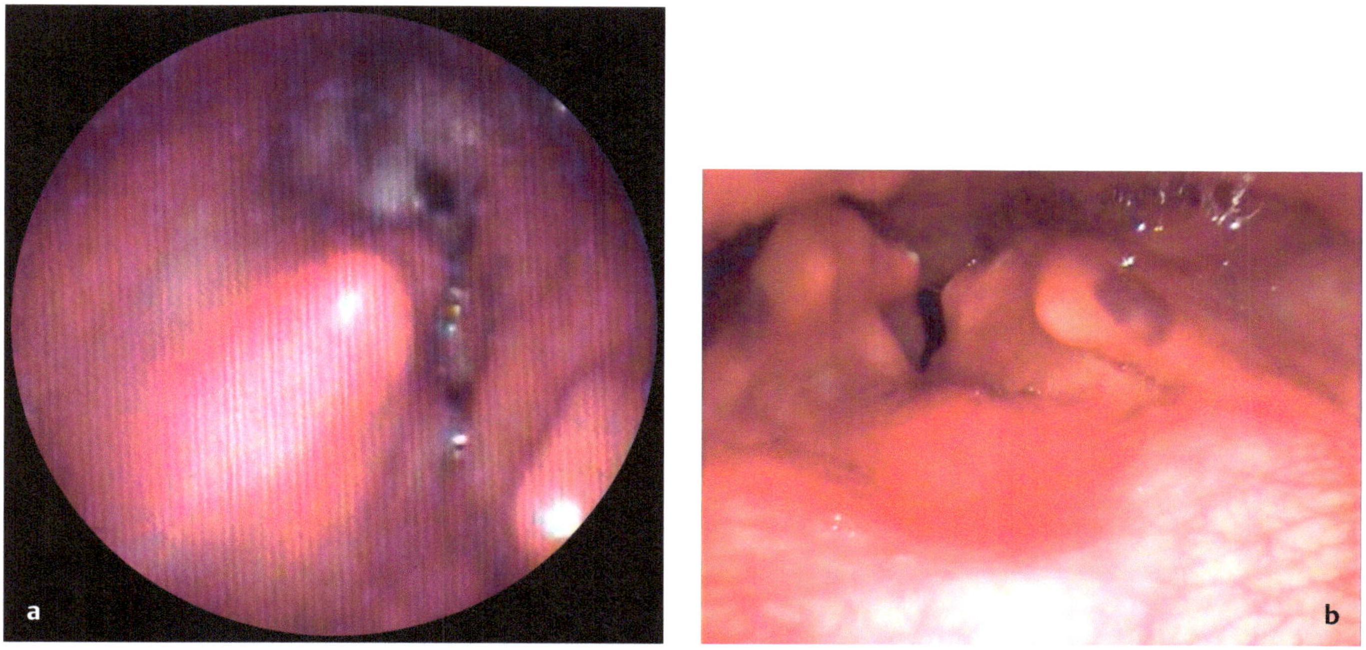

Fig. 17-1. Laringoscopias: (a) nasofibroscopia e (b) telelaringoscopia de dois casos de trauma cervical fechado, com fratura de cartilagem tireóidea e distorção da anatomia da endolaringe.

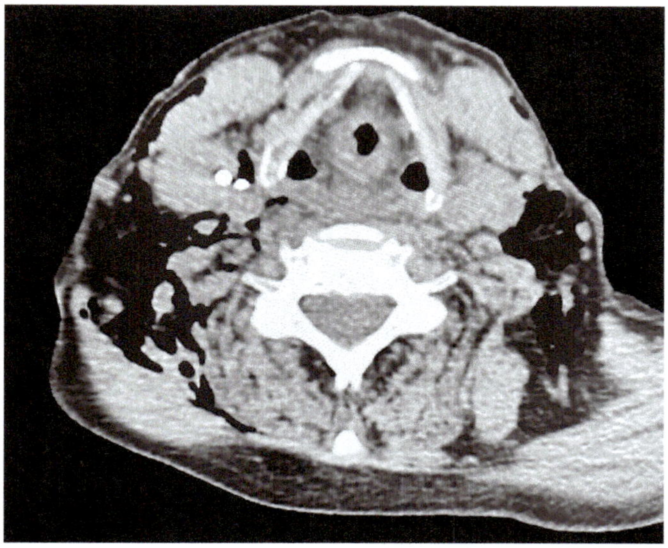

Fig. 17-2. Enfisema subcutâneo na gordura superficial e profunda da região cervical, com extensão até a região torácica.

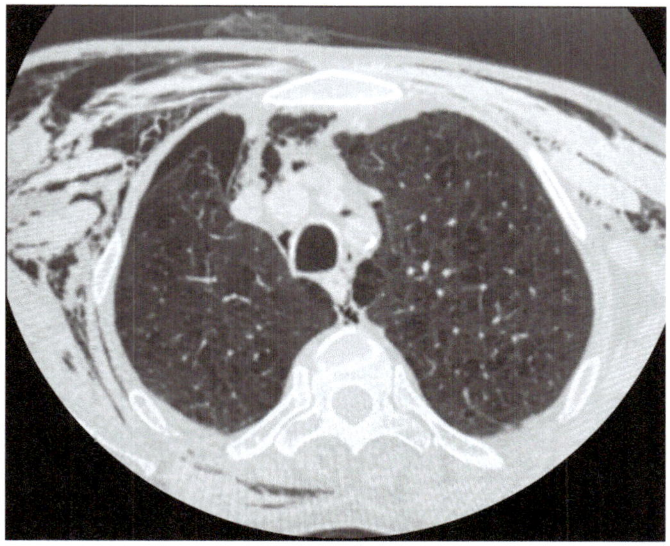

Fig. 17-3. Enfisema de subcutâneo e de partes moles torácicas, mais evidente à direita; pneumomediastino moderado e pequeno pneumotórax bilateral.

calcificação da cartilagem e corpo estranho podem resultar em artefatos e interferir na imagem e interpretação, além de ser um exame operador dependente.[8]

O objetivo do tratamento é reestabelecer a respiração, deglutição e fala.[15] A restauração da função fonatória e esfincteriana laríngea depende do alinhamento apropriado das estruturas da cartilagem, músculos, ligamentos, assim como da integridade mucosa.[3,4] É necessário o tratamento cirúrgico em fraturas de cartilagem com desalinhamento associadas a lesões de partes moles. Essas lesões necessitam idealmente de reparo em até 24 horas e não mais de 48 horas após o trauma, para evitar sequelas em longo prazo.[9,15]

Estudos prévios mostraram que a maioria das fraturas laríngeas classifica-se como lesões de Schaefer grupos II e III. Lesões pequenas, sem deslocamento das fraturas são tipicamente tratadas clinicamente.[2] Em pacientes sem obstrução de via aérea é recomendado tratamento clínico com corticosteroides endovenosos (8-10 mg de dexametasona a cada 8 horas por 24 horas) para redução do edema; antibiótico profilaxia e inibidores da bomba de prótons, contra a possível cicatriz que

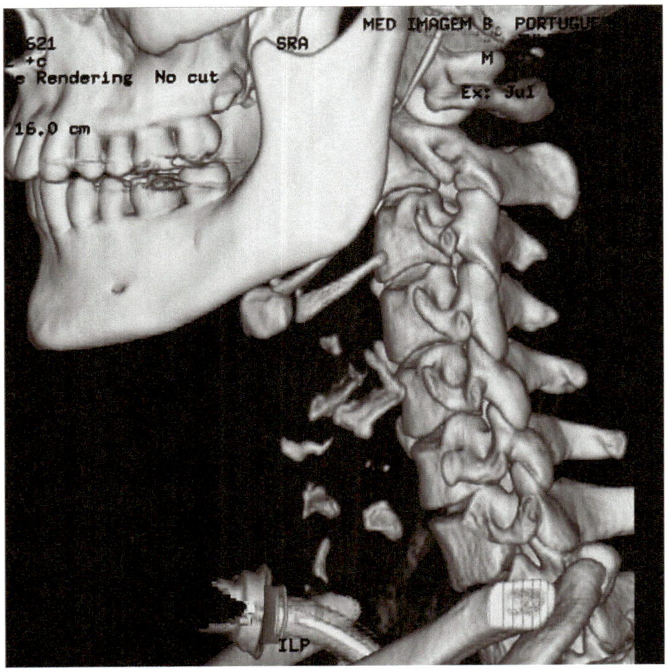

Fig. 17-4. Presença de traqueostomia com cânula metálica; fragmentos residuais craniais e distais da cartilagem tireóidea.

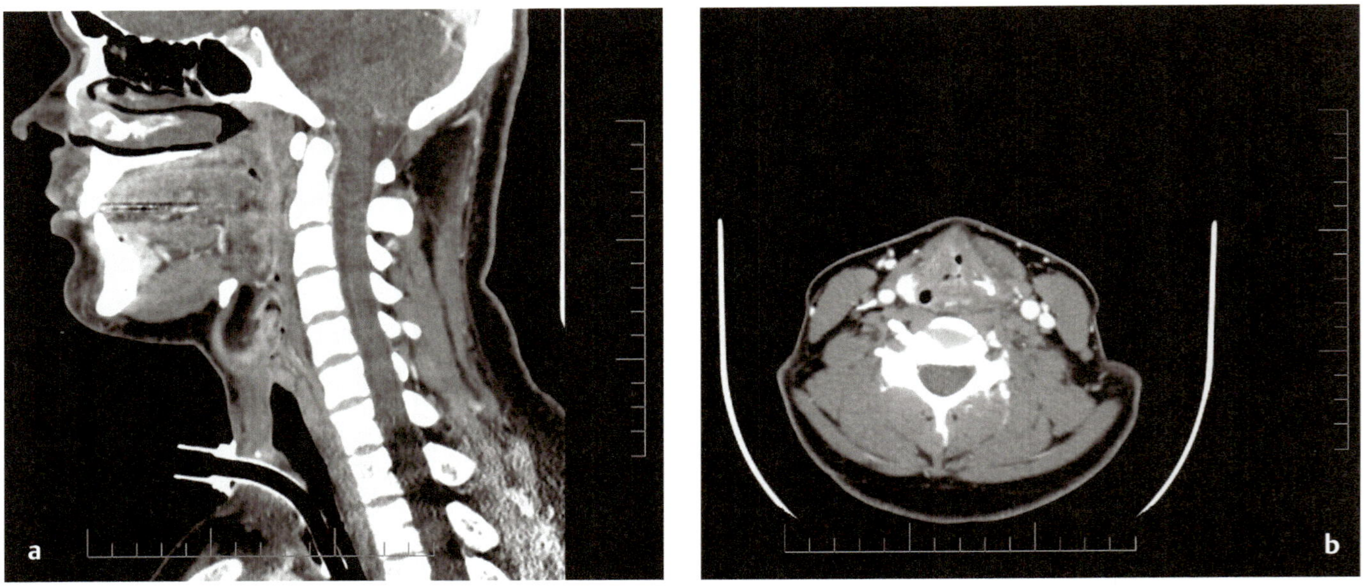

Fig. 17-5. (a, b) Presença de edema de partes moles com desestruturação da integridade laríngea com consequente obliteração luminal.

possa ser causada pelo refluxo silencioso. Além disso, devem ser realizados inalação com ar gelado e umidificado, elevação de cabeceira e repouso vocal.[10,16] Em casos com fraturas com deslocamento (grupos III, IV e V), geralmente é necessário o tratamento cirúrgico, como redução interna com fixação aberta junto ao fechamento com sutura de potencial avulsão de prega vocal e dano mucoso.[2] Nos pacientes em que o tratamento cirúrgico é indicado, a realização de esofagoscopia rígida é recomendada, apesar da raridade da presença de lesões concomitantes.[11]

A tireotomia mediana é a via de acesso indicada para o reparo de lacerações endolaríngeas em vez de abordagem transoral ou passagem de prótese. A tireotomia paramediana por meio de uma fratura vertical adjacente à linha média, com incisão da membrana mucosa na comissura anterior também pode ser utilizada para expor a endolaringe. As duas abordagens propiciam exposição direta da lesão, realinhamento da membrana lesionada e aproximação primária da laceração com sutura absorvível 5-0 ou 6-0.[11]

O reparo do deslocamento ou lesão de aritenoides varia com o grau de acometimento. Lesões isoladas podem ser tratadas com reaproximação da membrana mucosa. Recomenda-se sutura bilateral da margem mais anterior da prega vocal verdadeira e o ligamento vocal com o pericôndrio externo da cartilagem tireóidea, pois isso permite reposicionamento e manutenção da tensão da prega vocal verdadeira, evita uso de próteses e leva à melhor preservação da qualidade vocal.[1,11]

Para fraturas do esqueleto laríngeo, dois pontos de fixação em cada lado da fratura permitem um melhor alinhamento e estabilidade, com redução na necessidade do uso de próteses.[11]

O uso de próteses pode ser necessário nos casos de avulsão da comissura anterior da cartilagem tireóidea, lesões mucosas até a região anterior da prega vocal, levando a aderências que alterem a forma da comissura, obliteração do lúmen da laringe por sinéquias secundárias a múltiplas ou extensas lacerações e fraturas gravemente cominutivas ou instáveis.[1,11]

Em relação ao trauma penetrante, quando não houver importante perda tecidual e as bordas traqueais mantiverem continuidade, o tratamento pode ser não cirúrgico, com intubação temporária por 48 horas, com o *cuff* abaixo da ferida para prevenir vazamento de ar no subcutâneo e mediastino. Já pacientes com qualquer instabilidade hemodinâmica e trauma penetrante devem ser submetidos à exploração cirúrgica de urgência.[1]

A detecção e o tratamento precoces estão associados a melhoras no desfecho vocal, respiratório e de deglutição.[5]

As complicações no trauma laríngeo são mais frequentemente detectadas pela qualidade vocal, com sequelas, como disfonia permanente. Além disso, pode haver intolerância à prática de atividade física por limitação da capacidade funcional respiratória. Maior incidência dessas complicações é observada em pacientes com lesões severas graus IV e V na classificação de Shaefer. O comprometimento glótico é um fator determinante no resultado vocal e na persistência de sequelas.[9,11]

ACOMPANHAMENTO

É mandatório que o paciente seja acompanhado até que haja a recuperação máxima da voz e resolução do enfisema subcutâneo. O atraso na intervenção cirúrgica é um importante fator de piora prognóstica, levando a um aumento no risco de estenose, cicatriz local e formação de granuloma.[4]

CONSIDERAÇÕES FINAIS

O mais importante é a rápida identificação dos pacientes que necessitem de imediata intervenção em via aérea na suspeita do trauma laríngeo. Isso pode ser um desafio, pois sinais e sintomas mínimos podem mascarar uma lesão grave que ainda não tenha chegado ao nível crítico ou obstrução.[14]

Acidentes automobilísticos, como causa principal de trauma laríngeo, em geral têm diminuído sua incidência, principalmente pelo uso de cinto de segurança, presença de *airbag* dianteiro, menores limites de velocidade e melhora da legislação em relação ao uso de álcool e direção. Contudo, o trauma laríngeo em veículos de duas rodas parece estar aumentando.[6]

A obstrução das vias aéreas superiores, como consequência de lesão laríngea, pode ser catastrófica. Além dos casos de trauma fechado, pode ocorrer também por iatrogenia após dilatação percutânea de traqueostomia, broncoscopia, manipulação de vias aéreas e até mesmo pela intubação orotraqueal.[8]

O trauma laríngeo pode resultar em uma grande variabilidade de achados clínicos desde brandos a grave colapso de via aérea e morte.[6]

TRAUMA LARÍNGEO APÓS INTUBAÇÃO ENDOTRAQUEAL

A falência respiratória é uma das causas mais frequentes de admissão em unidade de terapia intensiva, sendo responsável pela terça parte dos pacientes que requerem ventilação mecânica. A pressão exercida pelo tubo endotraqueal na base da língua associada à lordose da coluna cervical pressiona a parede posterior da laringe. Isso deforma o tubo em um formato de S, com a parte posterior da glote agindo como um ponto de apoio. Lesão laríngea ocorre durante a ventilação mecânica na interface mucosa pelo tubo endotraqueal e glote posterior, podendo progredir para fibrose, restrição na mobilidade glótica e debilitação da ventilação, o que pode ter um impacto dramático na qualidade de vida.[17,18]

Um estudo mostrou que 57% dos pacientes em ventilação mecânica evoluíram para lesão laríngea, e o risco foi maior naqueles com tubo maior que 7.[17]

São fatores de risco para lesão laríngea após intubação prolongada (por mais de dois dias): tamanho do tubo (maior que 7), diabetes melito tipo 2 e índice de massa corpórea maior que 36. Alguns fatores mecânicos também podem fazer parte na predisposição à lesão laríngea, como movimentação do paciente por *delirium*, longo tempo de intubação e dificuldade de exposição de laringe.[17,19]

A intubação é necessária como parte da anestesia geral e pode levar a complicações laríngeas como edema de prega vocal, estenose infraglótica, eritema, ulceração, paralisia/paresia de prega vocal, cicatriz laríngea, formação de granuloma, membranas glóticas, paralisia do nervo laríngeo superior e luxação de aritenoide. Apesar de geralmente os pacientes terem uma rápida recuperação, pode haver casos de lesões mais prolongadas ou até mesmo permanentes.[19]

As lesões são mais frequentes em bebês, crianças e mulheres adultas. Pacientes com intubação difícil, definido pela Sociedade Americana de Anestesiologia, como "quando a inserção apropriada do tubo traqueal com um laringoscópio convencional requer mais de três tentativas ou demora mais de 10 minutos" ou "necessite múltiplas tentativas por um profissional experiente" também têm maior chance de lesão laríngea, assim como pacientes com lesão laríngea ou anomalia preexistente.

Intubação precoce sem avaliação ou preparo adequado da via aérea, assim como uso de estiletes e *bougies*, pode também aumentar o risco de lesão laríngea. O paciente geralmente apresenta como sintomas rouquidão e desconforto na garganta no pós-operatório imediato, que podem ser atribuídos ao simples edema mucoso e congestão associados à intubação. Na maior parte dos casos, há melhora gradual nas próximas horas ou dias.

REFERÊNCIAS BIBLIOGRÁFICAS

1. Moonsamy P, Sachdeva UM, Morse CR. Management of laryngotracheal trauma. Ann Cardiothorac Surg. 2018;7:210-6.
2. Feng AL, Parikh A, Gadkaree SK, Naunheim MR, Song PC. Laryngeal fractures in professional and semiprofessional ice hockey players. Laryngoscope Investig Otolaryngol. 2020;5:1110-6.

3. Schaefer SD. The acute management of external laryngeal trauma. A 27-year experience. Arch Otolaryngol Head Neck Surg. 1992;118:598-604.
4. Parida PK, Kalaiarasi R, Alexander A. Management of laryngotracheal trauma: a five-year single institution experience. Iran J Otorhinolaryngol. 2018;30:283-90.
5. Mortensen M, Browne N, Hutnik R, Far SM. Unexpected blunt neck trauma resulting in laryngeal fracture, the case of the dangerous wooden box: a case report. Trauma Case Rep. 2021;32:100439.
6. Jain S, Singh P, Gupta M, Kamble B, Phatak SS. Comminuted laryngeal fracture following blunt trauma: a need for strict legislation on roads! Ann Maxillofac Surg. 2017;7:124-8.
7. Randall DR, Rudmik L, Ball CG, Bosch JD. Airway management changes associated with rising radiologic incidence of external laryngotracheal injury. Can J Surg. 2018;61:121-7.
8. Adi O, Sum KM, Ahmad AH, Wahab MA, Neri L, Panebianco N. Novel role of focused airway ultrasound in early airway assessment of suspected laryngeal trauma. Ultrasound J. 2020;12:37.
9. Herrera MA, Tintinago LF, Victoria Morales W, Ordoñez CA, Parra MW, Betancourt-Cajiao M, et al. Damage control of laryngotracheal trauma: the golden day. Colomb Med (Cali). 2020;51(4):e4124599.
10. Aksakal C, Karaca I. Isolated vocal cord hematoma developing after blunt neck trauma. Turk J Emerg Med. 2018;19:30-2.
11. Schaefer SD. Management of acute blunt and penetrating external laryngeal trauma. Laryngoscope. 2014;124:233-44.
12. Khalid N, Bilal M, Umer M. Non-traumatic laryngeal fractures: A systematic review. Turk Arch Otorhinolaryngol. 2021;59:65-75.
13. Taha L, Sievert M, Eisenhut F, Iro H, Traxdorf M, Müller SK. A complex fracture of the hyoid bone and the larynx after a bicycle accident - Case report and review of literature. Int J Surg Case Rep. 2021;82:105922.
14. Pandurangarao SU, Basavaraj P, Yempalle SB, Karnam L. Primary management and outcome – open laryngotracheal trauma. J Clin of Diagn Res. 2017;11:MR01-MR04.
15. Brimioulle M, King M, Bowles P, Saunders N. Go-karting injury: A case of laryngeal trauma. BMJ Case Rep. 2017;2017:bcr2017220070.
16. Nowicki JL, Stew B, Ooi E. Penetrating neck injuries: a guide to evaluation and management. Ann R Coll Surg Engl. 2018;100:6-11.
17. Shinn JR, Kimura KS, Campbell BR, Sun Lowery A, Wootten CT, Garrett CG, et al. Incidence and outcomes of acute laryngeal injury after prolonged mechanical ventilation. Crit Care Med. 2019;47:1699-706.
18. Lowery AS, Kimura K, Shinn J, Shannon C, Gelbard A. Early medical therapy for acute laryngeal injury (ALgI) following endotracheal intubation: a protocol for a prospective single-centre randomised controlled trial. BMJ Open. 2019;9:e027963.
19. Brodsky MB, Levy MJ, Jedlanek E, Pandian V, Blackford B, Price C, et al. Laryngeal injury and upper airway symptoms after oral endotracheal intubation with mechanical ventilation during critical care: a systematic review. Crit Care Med. 2018;46:2010-7.

CAPÍTULO 18

TRATAMENTO ENDOSCÓPICO DE CISTOS SACULARES, CISTOS LARÍNGEOS E LARINGOCELES

Luiz Ubirajara Sennes ▪ Luciana Miwa Nita Watanabe ▪ Daniel Vasconcelos d'Avila

INTRODUÇÃO

O termo laringocele foi primeiramente usado por Virchow, em 1863. É a dilatação anormal do sáculo laríngeo,[1-3] que é uma estrutura na região anterossuperior do ventrículo laríngeo e que normalmente fica preenchida de ar, comunicando-se livremente com o ventrículo.

O sáculo é relativamente grande no recém-nascido, regredindo até o sexto ano de vida, sendo no adulto praticamente vestigial. A laringocele em recém-nascidos parece ser congênita, embora possa tornar-se sintomática em qualquer idade.[4] Nos adultos podem ser adquiridas, existindo maior incidência quando há o aumento frequente da pressão intralaríngea, como com sopradores de vidro e tocadores de instrumentos de sopro. Porém, a maioria dos pacientes com laringocele não tem estas ocupações,[5] sugerindo existir um problema congênito que simplesmente só se manifestaria na idade adulta,[3] sendo mais frequente em homens.[6] Condições em que existe obstrução laríngea parcial, como eversão de ventrículo ou tumores, podem causar obstrução parcial do sáculo com efeito de válvula, predispondo ao surgimento de laringocele. A coexistência de laringoceles com carcinoma de células escamosas da laringe ocorre entre 4,9 a 28,8% dos casos.[7-10]

A laringocele pode estar preenchida somente com ar. No caso de obstrução completa da sua comunicação com a laringe, pode ficar preenchida com secreção (laringomucocele) que pode infectar (laringopiocele) e aumentar rapidamente de volume, comprometendo a via aérea.

A literatura é conflitante quanto à exata nomenclatura entre laringocele e cistos saculares ou ductais. Os cistos saculares são mais frequentes na infância e não se comunicam com o lúmen da laringe. Podem ser anteriores ou laterais. Os anteriores tendem a ser menores e projetam-se para o lúmen da laringe na região ventricular anterior. Os laterais são geralmente de maior tamanho e apresentam-se como um abaulamento na prega vestibular e/ou na prega ariepiglótica. A laringocele sugere uma dilatação da sáculo por ser forrada pelo mesmo epitélio que é pseudoestratificado colunar ciliado, que se distribui sobre uma fina membrana basal, sendo a túnica própria formada por tecido conjuntivo fibroso vascular. Essas alterações podem ser volumosas e causar obstrução respiratória, especialmente se houver contaminação do seu conteúdo formando uma piocele.[11-13]

As laringoceles podem ser internas, restritas ao interior da laringe e acometendo da região da prega vestibular à prega ariepiglótica e seio piriforme ou externa (mista), quando se expande lateralmente pela membrana tíreo-hióidea, junto ao ramo interno do nervo laríngeo superior, podendo causar abaulamento cervical.[8,14,15] O tratamento cirúrgico da laringocele interna é geralmente realizado por via endoscópica,[16] enquanto para laringoceles externas ou mistas, tradicionalmente por meio de cervicotomia ou com combinação dessas vias.[17,18] Porém, em casos selecionados podem ser tratadas por via endoscópica exclusiva,[19] inclusive com auxílio da cirurgia robótica.[20]

DIAGNÓSTICO

As manifestações dependem do tamanho e da idade do paciente. Na criança, o choro e voz abafada, esforço respiratório aumentado, estridor inspiratório e massa cervical podem estar presentes. Em adultos, a queixa geralmente é uma voz progressivamente abafada e eventual incômodo na garganta. Nos casos extensos podem existir estridor inspiratório, disfagia e massa cervical.[21] Por outro lado, a manifestação inicial pode ser na infecção de uma laringocele assintomática, com o surgimento repentino de abafamento da voz, incomodo na garganta, disfagia e estridor inspiratório.

A laringoscopia é o método diagnóstico de eleição, podendo ser confirmado por exame de imagem. A queixa está relacionada ao volume da laringocele. Normalmente esta preenchida por líquido e na laringoscopia observamos abaulamento da prega vestibular, podendo estender-se para a prega ariepiglótica e seio piriforme (Fig. 18-1a). Caso seu conteúdo seja infectado (laringopiocele), pode existir hiperemia, edema ou mesmo exsudato com aumento do volume da mesma, causando estridor inspiratório por comprometimento da via aérea (Fig. 18-1b, c). Nos exames de imagem, como tomografia e ressonancia magnética, observa-se a presença de uma lesão cística na região da banda ventricular, normalmente preservando as pregas vocais (Fig. 18-2), podendo estender-se para a região da prega ariepiglótica e seio piriforme. Também pode estender-se para a região cervical através da membrana tíreo-hióidea nas laringoceles externas ou mistas (Fig. 18-3). Nas laringoceles recentes, o conteúdo tende a ser mais líquido, enquanto nas antigas e infectadas, o conteúdo é mais espesso e proteico Quando infectadas, também podem estar presentes sinais de celulite cervical. Os exames de imagem são também importantes para afastar outras doenças que possam causar o abaulamento da banda ventricular e prega ariepiglótica, como tumores sólidos que podem ser volumosos ou localizados na região do sáculo e causando uma laringocele secundária.[22]

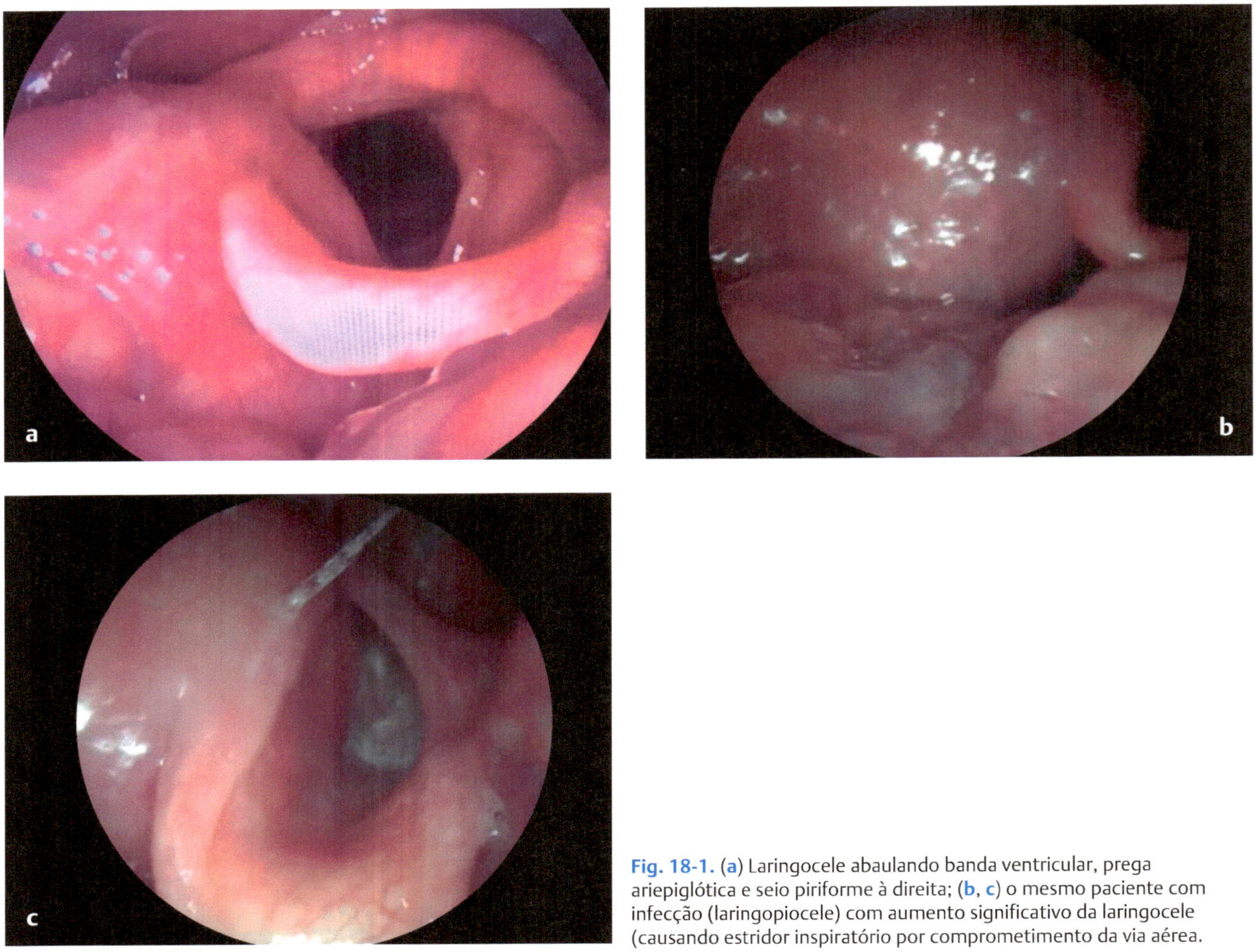

Fig. 18-1. (a) Laringocele abaulando banda ventricular, prega ariepiglótica e seio piriforme à direita; (b, c) o mesmo paciente com infecção (laringopiocele) com aumento significativo da laringocele (causando estridor inspiratório por comprometimento da via aérea.

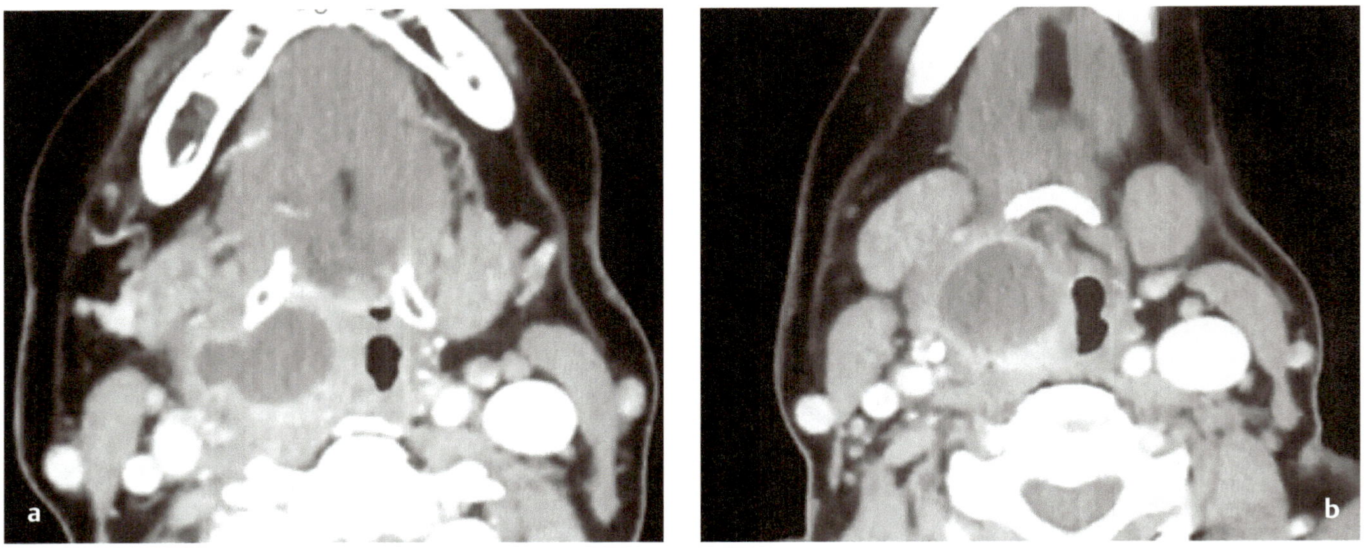

Fig. 18-2. Exame de imagem mostrando laringocele mista com pequeno componente externo (a), ocupando região da banda ventricular, prega ariepiglótica e seio piriforme (b).

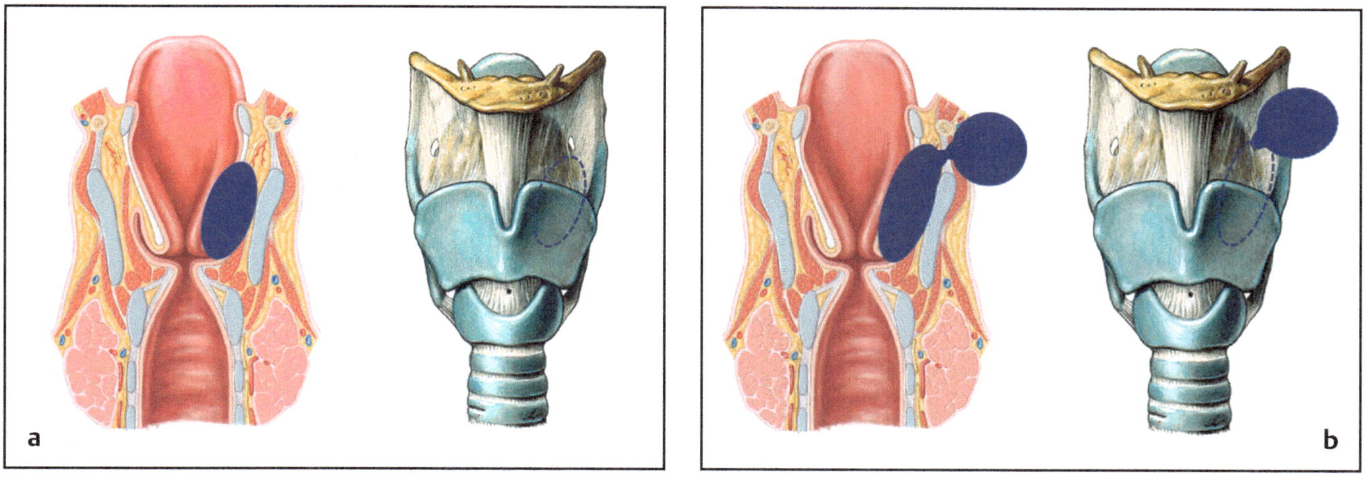

Fig. 18-3. Representação esquemática mostrando laringocele interna (a) e externa (b).

Por outro lado, o quadro pode ser muito diferente quando a laringocele tem comunicação com o ventriculo e é preenchida de ar. Normalmente a queixa é intermitente e relacionada somente com o esforço. Nesses casos, a laringoscopia pode ser normal. Na suspeita, deve-se realizar a manobra de Valsalva imediatamente antes da laringoscopia ou realizá-la durante a nasofaringolaringoscopia com a oclusão da boca e do nariz em torno do fibroscópio, para observar se existe abaulamento da banda ventricular ou prega ariepiglótica.[23] O mesmo pode ocorrer nos exames de imagem, quando pode aparecer somente uma lâmina de ar residual dentro da cavidade em repouso, podendo existir insuflação da laringocele durante a manobra de Valsalva na tomografia computadorizada.

Uma vez diagnosticada a laringocele, existe indicação cirúrgica. Isso porque pode existir uma situação de gravidade caso exista infecção com aumento abrupto da mesma e comprometimento da permeabilidade da via aérea. Em pacientes que não apresentam condições clínicas para realizar cirurgia, pode ser considerada uma observação seriada com exame de videolaringoscopia, mas somente após ter sido confirmado o diagnóstico, e afastada a concomitância de lesão tumoral por exame de imagem. Todavia, esta conduta deve ser bem esclarecida ao paciente, pois mesmo sendo lesões menores, se infectadas, elas podem crescer de tamanho e gerar um quadro obstrutivo. Em qualquer suspeita de infecção, o paciente deve ser internado e iniciadas antibioticoterapia e corticoterapia para tentar reverter o quadro. Caso piore a obstrução, deve-se considerar cirurgia, cricotireostomia ou traqueostomia.

TRATAMENTO

Como referimos, o tratamento da laringocele é cirúrgico. Embora a laringocele seja uma lesão supraglótica, pode trazer dificuldade para intubação e devemos estar atentos para essa condição para anestesia. A intubação por videolaringoscopia ou assistida por broncoscopia é a melhor opção nos casos em que existe um estreitamento significativo da via aérea. Por ser uma lesão cística, geralmente sofre alguma deformação, permitindo a passagem da sonda de intubação. Em casos muito volumosos ou com edema por conta da infecção, pode ser friável, e sua manipulação pode causar sangramento ou mesmo ruptura da laringocele. Embora de risco, em casos selecionados e equipe experiente, podem-se considerar puncionar e esvaziar a laringocele com uma agulha grossa conectada em um aspirador por via transoral com anestesia tópica, liberando a laringe para a intubação. Na dúvida em relação à via aérea, deve-se sempre optar pela realização de cricotireostomia ou traqueostomia sob anestesia local.

Temos por regra sempre tentar tratar as laringoceles por via endoscópica,[16] mesmo que tenha um componente fora do ádito laríngeo no seio piriforme ou externo à laringe (mista).[19] Entretanto, como em toda laringoscopia de suspensão, podemos ter dificuldade de exposição da laringe, e a cervicotomia pode ser uma opção de tratamento. A cervicotomia exclusiva ou associada à cirurgia endoscópica também pode ser uma opção para casos de maior extensão, quando existe componente externo à laringe.[18]

Técnica Cirúrgica Endoscópica

Na locação do laringoscópio de suspensão, deve-se expor adequadamente a supraglote, tentando-se utilizar um laringoscópio calibroso ou expansível, para ter um campo operatório amplo.

Preferimos realizar a marsupialização da laringocele do que tentar dissecar e retirar o cisto, quando existe risco de ressecção incompleta e recidiva. Na marsupialização, preservamos o epitélio que recobre a face externa da laringocele junto à face interna da cartilagem tireóidea, reduzindo a área cruenta que terá cicatrização por segunda intensão com fibrose e retração.

Se disponível, preferimos utilizar o *laser* de CO_2 para essa cirurgia, utilizando eletrocautério de ponta delicada para hemostasia de vasos maiores. Outros *lasers* absorvidos por pigmento, como de Diodo ou o próprio eletrocautério, podem ser utilizados, mas causam mais lesão térmica e retração cicatricial, com mais risco de recidiva.

A técnica da marsupialização consiste basicamente na ressecção de toda a parede medial da laringocele. Uma incisão ampla da mucosa e dos tecidos que formam a parede da lesão deve ser realizada até abertura do cisto (Fig. 18-4). O conteúdo

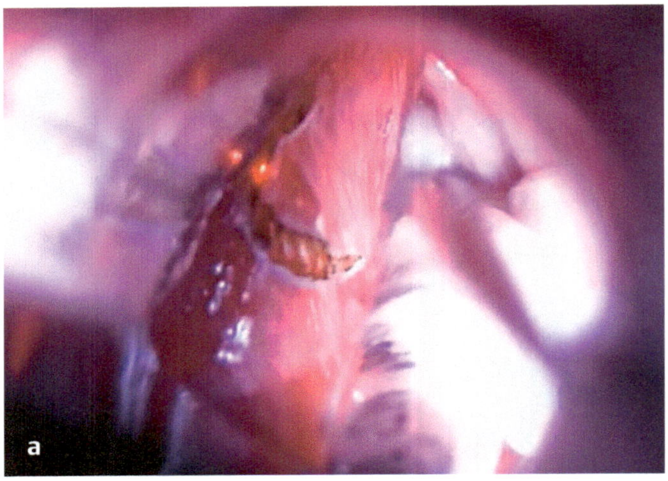

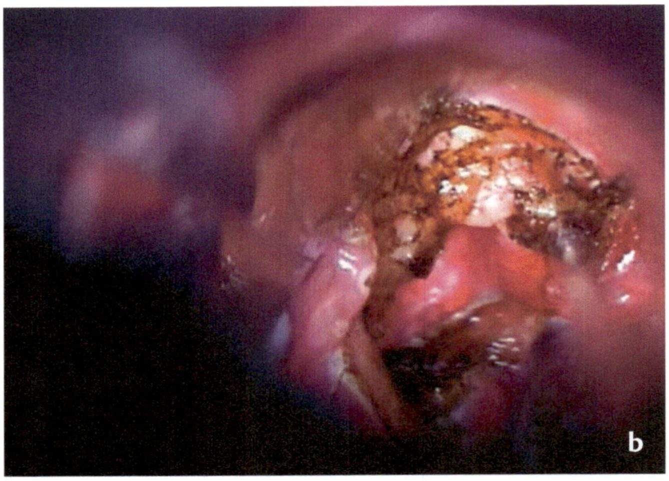

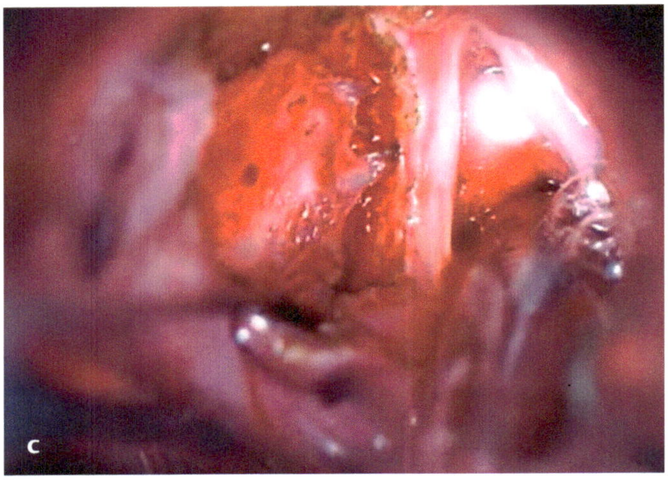

Fig. 18-4. Marsupialização da laringocele com *laser* de CO_2. (**a**) Incisão da região superior da laringocele na região da banda ventricular. (**b**) Ressecção da parede medial da laringocele, (**c**) preservando o revestimento lateral da laringocele e desobstruindo a via aérea.

deve ser aspirado, e a abertura, ampliada. Se introduzirmos o telescópio no interior da cavidade, vamos observar que todo o cisto possui um revestimento epitelial e que se estende até o nível do ventrículo laríngeo, onde deve ter sido sua origem. Definido seus limites, iniciamos a ressecção da parede medial que deixará uma borda cruenta que será mais ampla, quanto maior for sua espessura, o que ocorre especialmente quando existe processo inflamatório. Como já referimos, o uso de antibiótico e corticoide deve ser sempre prescrito na suspeita de infecção da laringocele pelo risco de obstrução da via aérea, da dificuldade de intubação e para ter um campo operatório menos inflamado e sangrante e as paredes da lesão menos espessadas.

Preservar o revestimento lateral da laringocele é fundamental porque será uma ilha de mucosa circundada pela borda cruenta da ressecção. Se for possível, podemos dar pontos de sutura (fio absorvível 4-0 ou 5-0) ou usar cola biológica (fibrina) para aproximar a mucosa da laringe com o revestimento lateral da laringocele, reduzindo a borda cruenta.

Ao término da cirurgia, a prega vocal fica preservada, com toda sua face superior exposta por não mais existir a projeção da banda ventricular (Fig. 18-5). A voz fica preservada, e a falta da prega vestibular não costuma trazer impacto na proteção da via aérea. Edema e secreção na região operada persistem por cerca de duas a três semanas até o processo cicatrical inicial ser concluído. Se não houver processo infeccioso agudo, podemos usar somente antibioticoterapia profilática. O uso de inibidor de bomba de prótons está indicado nessa fase para evitar qualquer agressão por refluxo que possa prolongar ou exacerbar o processo inflamatório pós-operatório.

Em alguns casos, a laringocele insinua-se pela prega ariepiglótica e pode estender-se para o seio piriforme. Ainda é classificada como laringocele interna porque, embora esteja externa ao ádito laríngeo, ainda está dentro dos limites da membrana tíreo-hióidea. A técnica usual para tratar a expansão lateral é trabalhar por dentro da própria laringe após ressecar a parede medial da laringocele, tracionando com uma pinça curva e procurando trazer para luz da laringe a invaginação da mucosa que se estendeu lateralmente. O fato de essa invaginação reduzir após ser drenado o seu conteúdo facilita essa manobra.

Se persistir uma bolsa lateral e, principalmente, se houver estenose da sua comunicação com o ádito da laringe, essa laringocele pode recidivar e abaular somente a região do seio piriforme. Isso não é usual, mas pode ocorrer principalmente em casos com processo inflamatório intenso e com o uso de eletrocautério ou *laser* de maior lesão térmica, como o de Diodo.

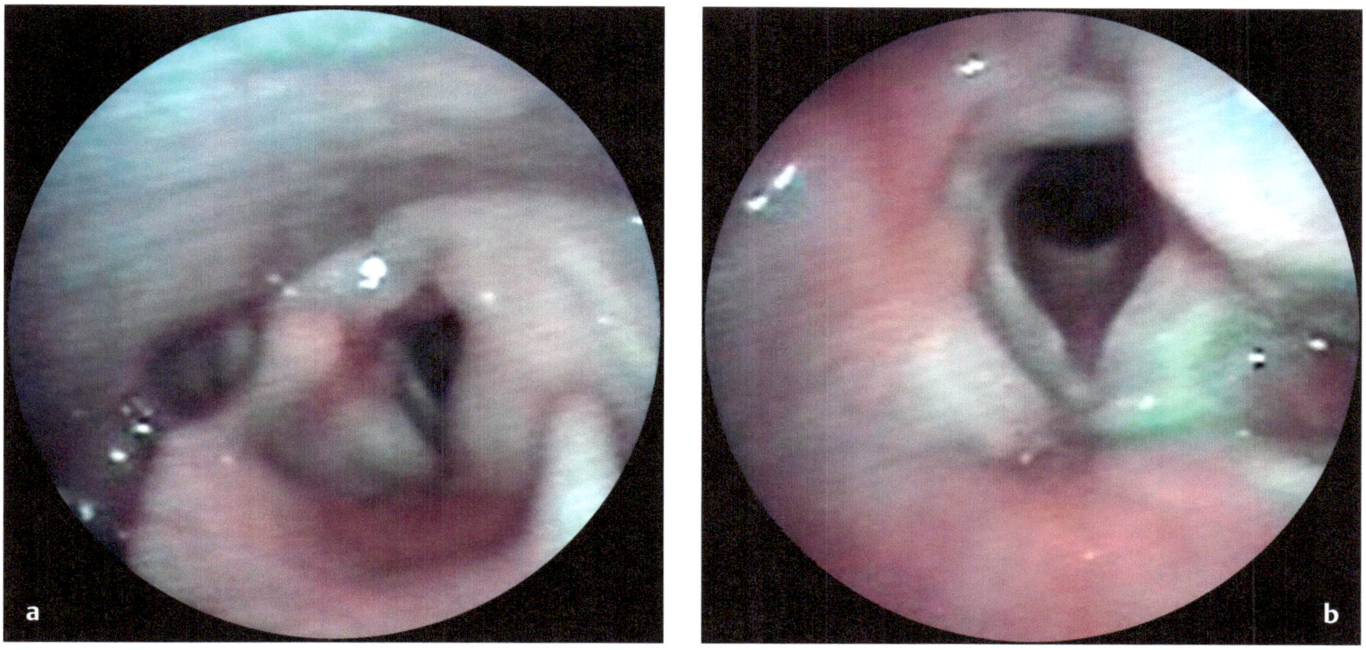

Fig. 18-5. (a) Laringocele em paciente de 12 anos no pré-operatório, e (b) no 5º dia pós-operatório, após marsupialização da lesão, ainda existindo edema da região aritenóidea, mas sendo possível observar as pregas vocais e o revestimento mucoso da parede lateral da antiga laringocele preservado.

Nessa condição, apesar de existir menor risco de abaulamento medial e obstrução da via aérea, pode causar disfagia e manter um foco de infecção, existindo indicação de tratamento cirúrgico (Fig. 18-6).

A cirurgia endoscópica segue os mesmos princípios descritos anteriormente, com a marsupialização da laringocele para o próprio seio piriforme, preservação de ilha de revestimento para reduzir a chance de retração cicatricial e recidiva. Um cuidado adicional deve existir em não manipular o ápice do seio piriforme pelo risco de comprometer a articulação cricoaritenóidea ou lesionar os ramos terminas do nervo laríngeo recorrente para os músculos tireoaritenóideo e cricoaritenóideo lateral. Por outro lado, se deixarmos uma borda inferior excessiva da laringocele podemos criar um recesso no ápice do seio piriforme que pode acumular alimentos e secreção, favorecendo disfagia. Ao término da ressecção, sutura com fio absorvível ou uso da cola biológica aproximando a mucosa do seio piriforme e o revestimento da laringocele para reduzir a borda cruenta, retração cicatricial e recidiva (Fig. 18-7). Após o processo cicatricial se completar, o recesso do seio piriforme reestabelece-se (Fig. 18-8).

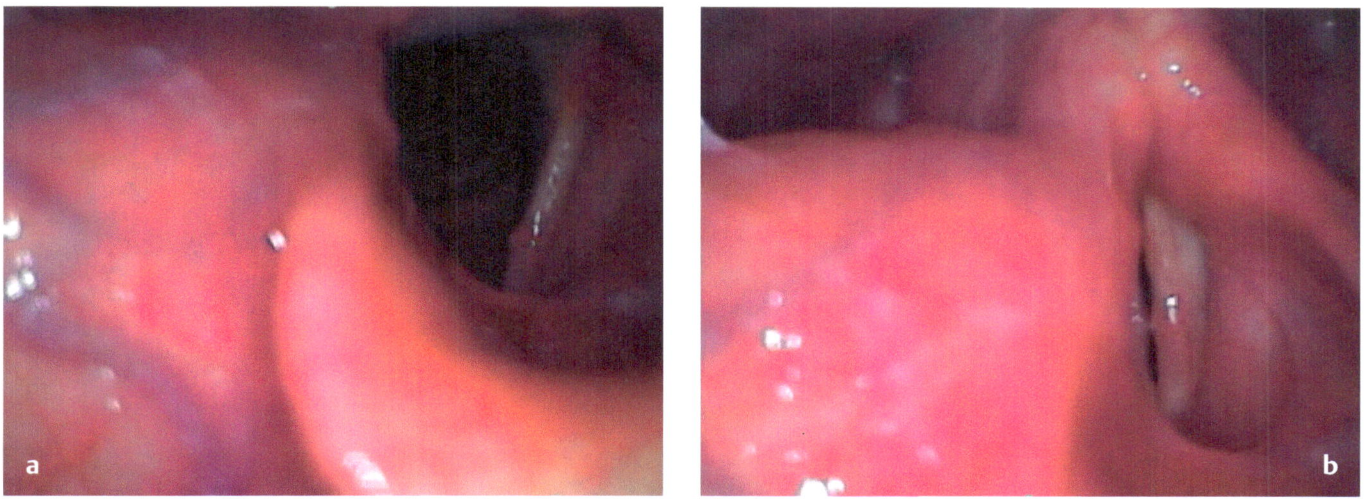

Fig. 18-6. Laringopiocele recidivada na região do seio pirifome após marsupialização na fase aguda por obstrução da via aérea. (a) Embora a região glótica esteja desobstruída, (b) existe abaulamento na região do seio piriforme causando disfagia.

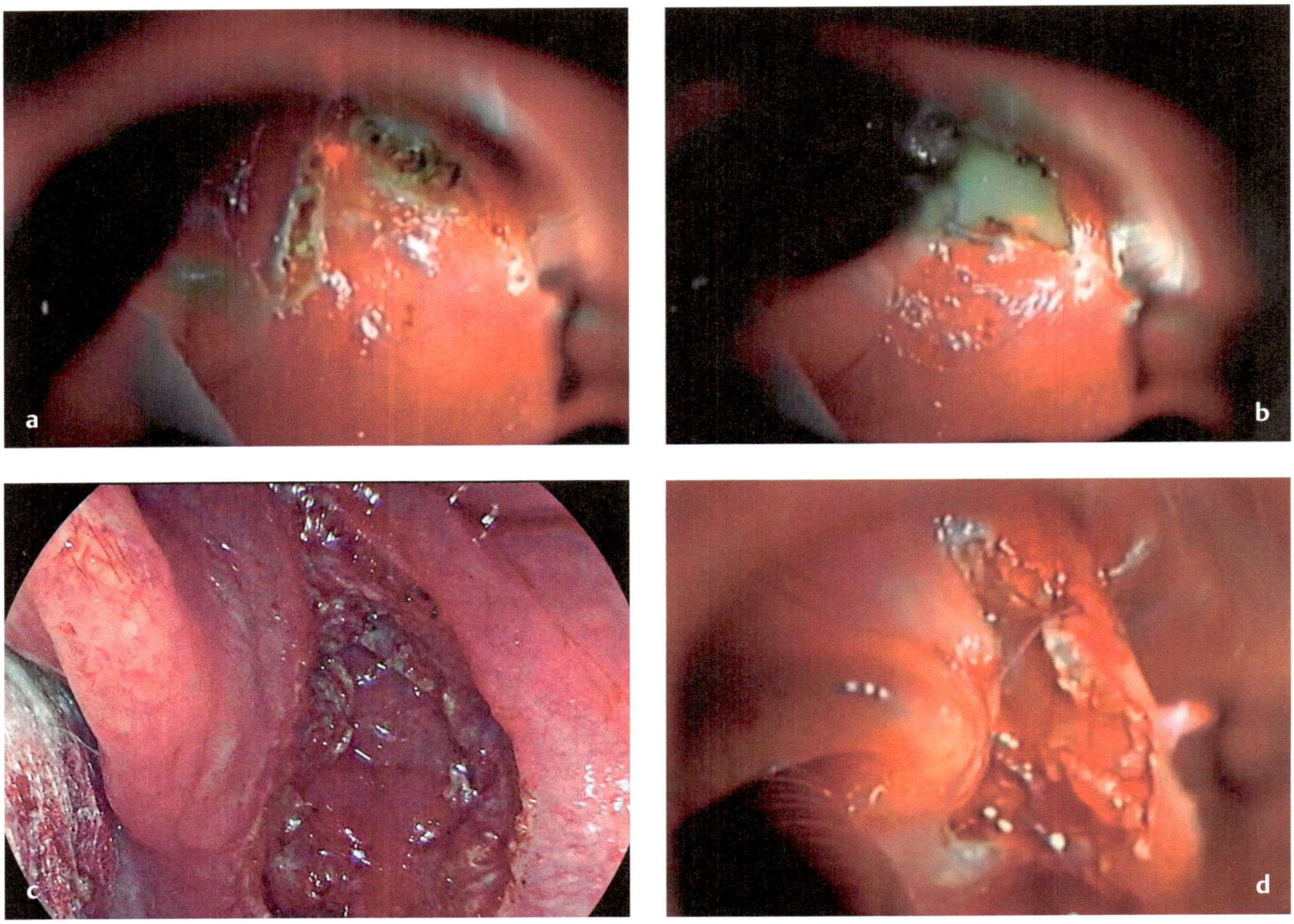

Fig. 18-7. Laringopiocele recidivada em seio piriforme direito. (a) Incisão na região entre a cartilagem tireoide e epiglote; (b) abertura da piocele com saída de secreção purulenta; (c) aspecto endoscópico após marsupialização com preservação da mucosa da porção que recobre a cartilagem tireoide, sendo realizadas suturas aproximando mucosa do seio piriforme e do revestimento para reduzir área cruenta (d).

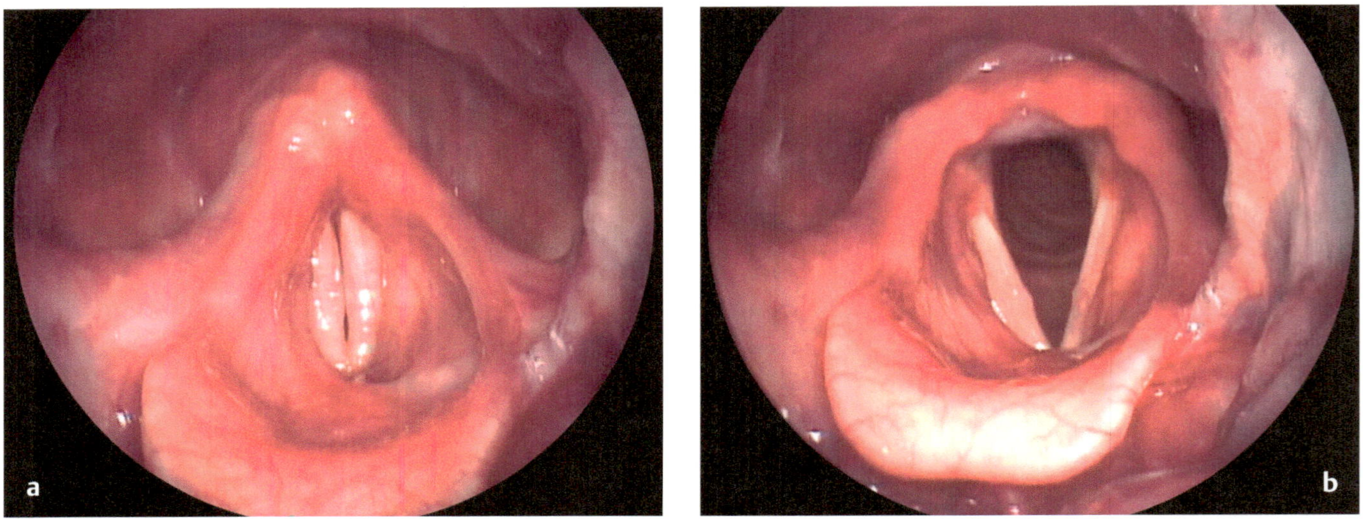

Fig. 18-8. Aspecto pós-operatório do seio piriforme após completado o processo cicatricial (a), com preservação da mobilidade e funções da laringe (b).

Técnica Cirúrgica Endoscópica para Recém-Nascidos

Em crianças muito pequenas, os laringoscópios e pinças para microcirurgia da laringe podem ser muito longos para a realização da cirurgia endoscópica. Nesses casos, podemos optar pelo uso do material de cirurgia endoscópica endonasal para o tratamento.

O princípio da cirurgia é o mesmo: marsupializar a lesão cística removendo a parede medial e preservando o revestimento da parede lateral. A dificuldade de intubação pode ser ainda maior do que nos adultos pela pequena dimensão das estruturas. Por outro lado, a laringe é mais alta no pescoço e a laringoscopia mais fácil. Pelo fato de a lesão ser supraglótica e cística, pode deformar e permitir a passagem da sonda de intubação. Na dúvida, a traqueostomia sob anestesia local está indicada (Fig. 18-9).

A exposição da laringe pode ser obtida com o uso de um abridor de boca e hiperextensão do pescoço. Com a óptica endonasal de 18 cm, 4 mm, zero ou 30 graus, é possível observar adequadamente o campo operatório. Com o uso de pinças de cirurgia endonasal e eletrocautério mono ou bipolar, é possível realizar a cirurgia

A incisão deve ser realizada na porção superior da banda ventricular, aspirar o conteúdo e remover a parede medial (Fig. 18-10). O conteúdo das laringoceles congênitas costuma ser mais aquoso e menos proteico pelo menor tempo de existência. A parede medial também é mais delgada e menos sangrante do que nas laringoceles adquiridas.

Ao término da cirurgia, devemos ter pregas vocais bem expostas, a ausência da prega vestibular do lado operado e uma ilha de mucosa revestindo a parede lateral da laringe. A borda cruenta geralmente é pouco espessa e não causa preocupação.

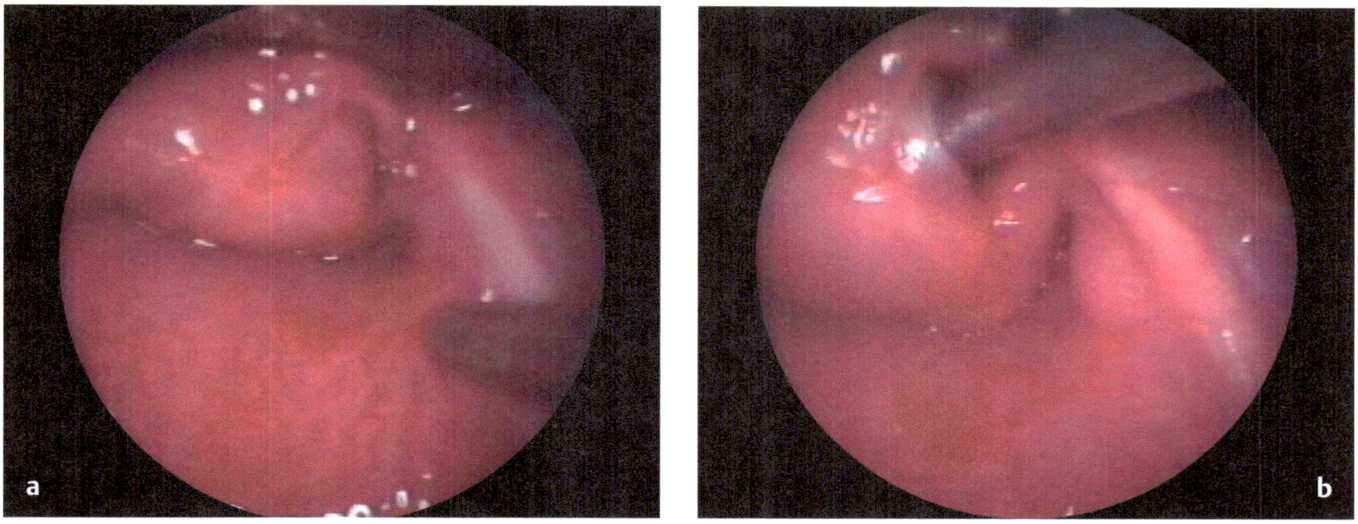

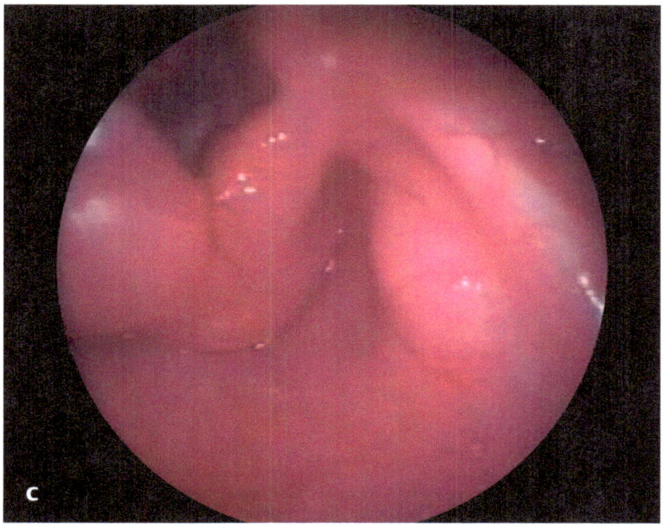

Fig. 18-9. Laringocele congênita causando obstrução da via aérea: (**a**) aspecto endoscópico após intubação e realização de traqueostomia, (**b**) sendo afastada laringocele com aspirador; (**c**) para visualizar as pregas vocais.

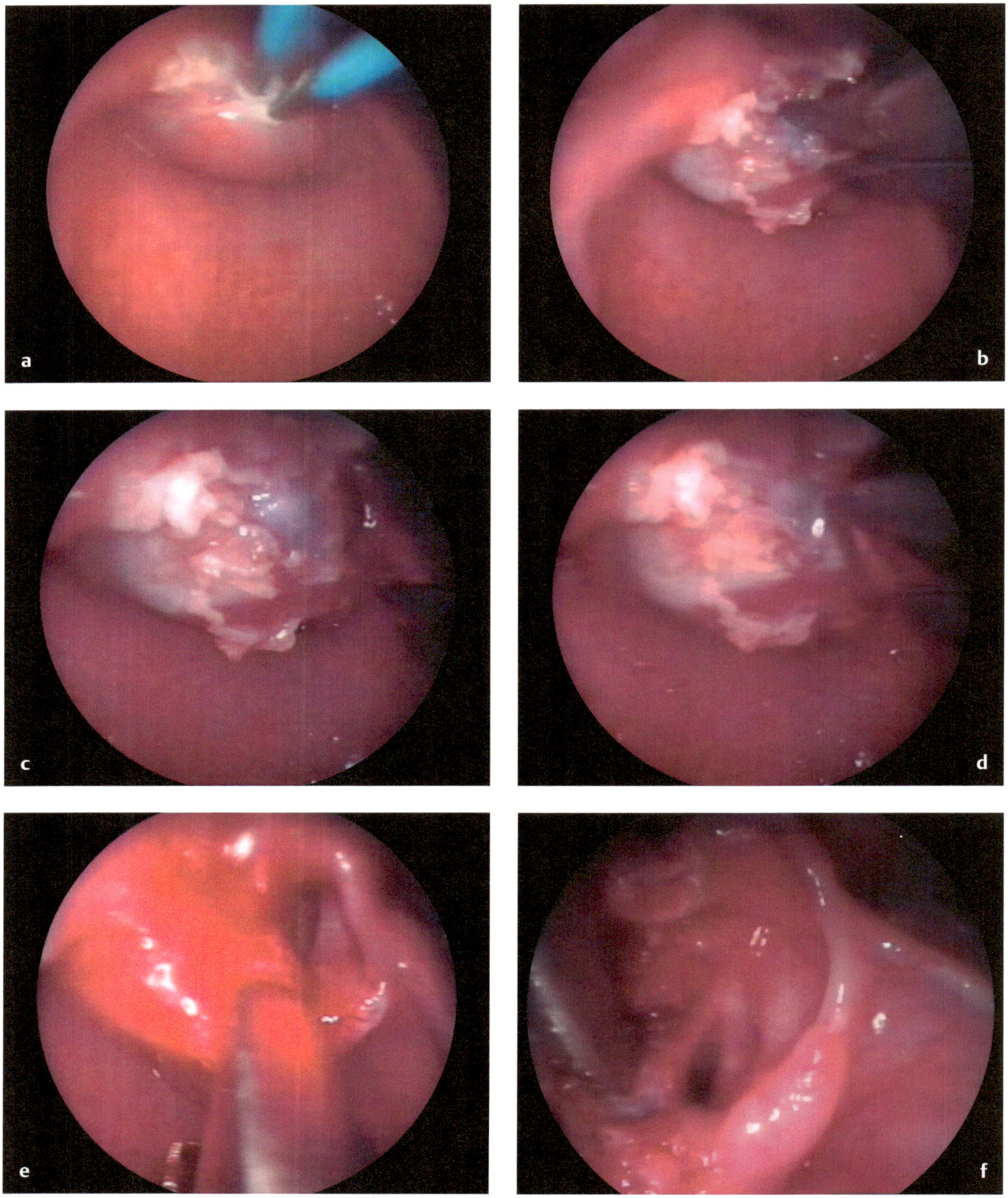

Fig. 18-10. Marsupialização de laringocele congênita: (a) cauterização da mucosa com pinça bipolar; (b) incisão da mucosa com tesoura de cirurgia endonasal; e (c) exposição da parede da lesão cística; (d) abertura da lesão com saída de secreção aquosa; (e) ressecção da parede medial da laringocele com pinça cortante Gruenwald de cirurgia endonasal com exposição da glote e preservação do revestimento lateral da lesão (f).

Técnica Cirúrgica por Cervicotomia

Nos casos de laringocele externa (mista) ou laringocele interna em que não é possível uma exposição adequada da laringe por laringoscopia de suspensão, está indicada a abordagem exclusiva ou combinada com a endoscópica.

No acesso cervical externo, uma incisão deve ser feita acompanhando uma das pregas da pele na altura na membrana tíreo-hióidea, dissecando-se por planos e expondo a laringe. Na linha mediana, afasta-se o músculo esternotireóideo. Se a laringocele for pequena, deve-se dissecar e seccionar o músculo tíreo-hióideo para ampliar a exposição da lâmina tireóidea e a membrana tíreo-hióidea, para identificar sua emergência nessa região. Se a cirurgia for combinada com acesso endoscópico,[18] provavelmente a remoção do componente externo e ligadura do seu pedículo deve ser suficiente, desde que adequadamento marsupializado endoscopicamente. Se houver dúvida, a membrana tíreo-hióidea pode ser seccionada para melhor dissecção e ligadura da laringocele. Após, a membrana é suturada novamente e fechado o pescoço por planos.

Se a opção for a via externa exclusiva, será necessária a incisão do pericôndrio da parte superior da cartilagem tireóidea e o descolamento do pericôndrio externo. A metade superior da asa cartilagem é então removida preservando-se o pericôndrio interno para não penetrar o ventrículo laríngeo (tireotomia lateral).[21,24] Será então exposto o espaço paraglótico no nível da prega vestibular (Fig. 18-11). A laringocele pode ser dissecada com preservação da mucosa endolaríngea até sua origem na região do sáculo (porção anterior do ventrículo). A ligadura do pedículo é realizada removendo-se a laringocele. A parede do ventrículo deve ser reforçada com sutura. No fechamento, pode-se ou não reposicionar o fragmento de cartilagem tireóidea removido. Aproximam-se os tecidos por planos e deixa-se um dreno a vácuo no local.

Na dissecção, é importante a identificação e preservação do nervo laríngeo superior e do pedículo vascular superior. Todo o tecido ressecado deve ser encaminhado para exame anatomopatológico, especialmente a região próxima à abertura do sáculo na porção anterior do ventrículo, pois a laringocele pode ser secundária à obstrução do óstio por uma neoplasia.

Podem ocorrer hematoma e edema pela manipulação dos tecidos laríngeos e sempre devemos considerar a traqueostomia por um período curto do pós-operatório para garantir a via aérea.

COMENTÁRIOS FINAIS

No diagnóstico da laringocele, devemos sempre considerar a possibilidade de ser secundária à obstrução da drenagem do sáculo por uma lesão tumoral. Uma vez diagnosticada a laringomucocele, deve ser indicado o tratamento cirúrgico pelo risco de infecção do seu conteúdo e aumento de volume com obstrução da via aérea.

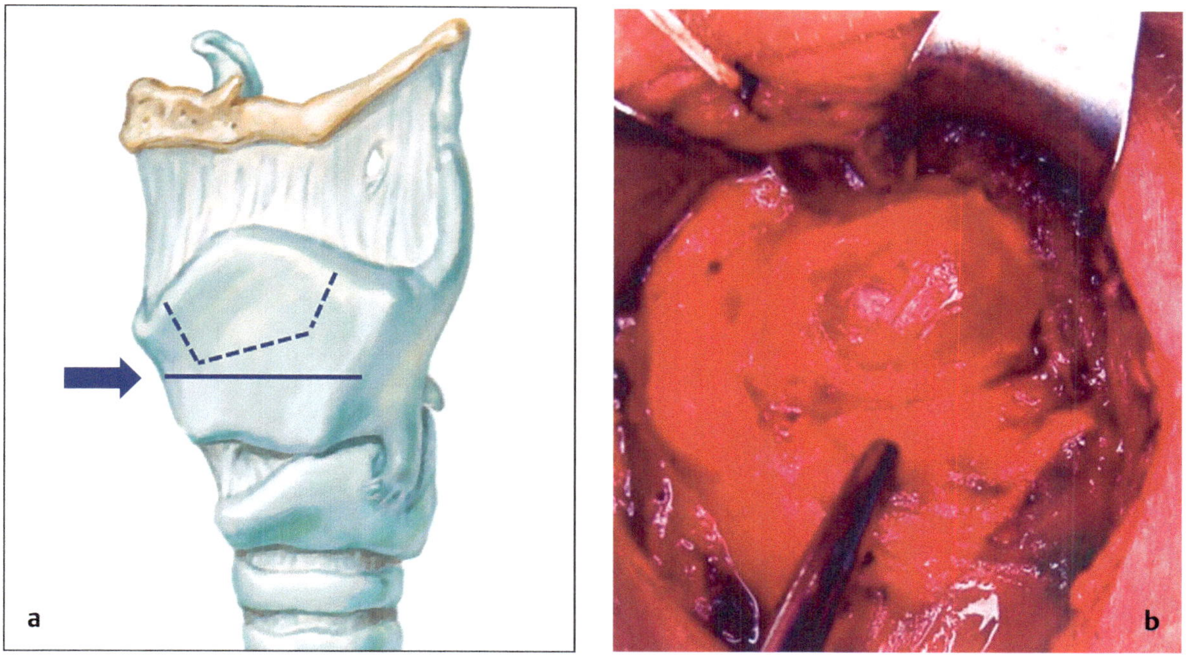

Fig. 18-11. Ressecção de laringocele por laringotomia lateral (a) com ressecção da porção superior da lâmina da cartilagem tireóidea (linha tracejada) acima do nível da prega vocal (seta). A laringocele é visualizada no espaço paralaríngeo após a remoção parcial da cartilagem tireóidea, na região supraglótica (b).

REFERÊNCIAS BIBLIOGRÁFICAS

1. Cahali RB, Guimarães JRR, Sennes LU. Tratamento cirúrgico da laringocele. In: Campos CAH, Costa HOO. Tratado de otorrinolaringologia. São Paulo: Roca; 2003. v. 5. p. 439-44.
2. DeSanto LW, Devine KD, Weiland LH. Cysts of the larynx: Classificaton. Laryngoscope. 1970;80:145-76.
3. Kwon TK. Excision of Laryngocele. *In:* Myers EN, Snyderman CH. Operative otolaryngology: head and neck surgery. Elsevier. 2018. p. 39-43.
4. Holinger PH. Clinical aspects of congenital anomalies of the larynx, trachea, bronchi, and oesophagus. J Laryngol Otol. 1961;75:1-44.
5. Amin M, Maran AG. The aetiology of laryngoceles. Clin Otolaryngol. 1988;13:267-72.
6. Stell PM, Maran AGD. Laryngocele. J Laryngol Otol. 1975;89:915.
7. Birt D. Observations on the size of the saccule in laryngectomy specimens. Laryngoscope. 1987;97:190-200.
8. Celin SE, Johnson J, Curtin H, Barnes EL. The association of laryngoceles with squamous cell carcinoma of the larynx. Laryngoscope. 1991;101:529-36.
9. Close L, Merkel M, Burns DK, Deaton CW, Schaefer SD. Asymptomatic laryngocele: incidence and association with cancer. Ann Otol Rhinol Laryngol. 1987;96:393-9.
10. Micheau C, Luboinski B, Lanchi P, Cachin Y. Relationship between laryngoceles and laryngeal carcinomas. Laryngoscope. 1978;88:680-8.
11. Drake AF, Hulka G. Congenital neck masses. In: Shockley WW, Pillsbury III HC. The neck: diagnosis and surgery. St Louis: Mosby. 1994. p. 93-107.
12. Cahali RB, Zimbres AS, Tsuji DH, Cahali MB, Sennes LU. Cistos supraglóticos de laringe: aspectos etiológicos, clínicos e terapêuticos. Rev Bras Otorrinolaringol. 2002;68:663-6.
13. Rosen CA, Simpson CB. Operative techniques in laryngology. Springer; 2008.
14. Ingrams D, Hein D, Marks N. Laryngocele: an anatomical variant. J Laryngol Otol. 1999;113:675-7.
15. Holinger LD, Barnes DR, SmidLJ, Holinger PH. Pharyngocele, laryngocele, and saccular cyst. Ann Otol Rhinol Laryngol. 1978;87:675-85.
16. Devesa PM, Ghufoor K, Lloyd S, Howard D. Endoscopic CO_2 laser management of laryngocele. Laryngoscope. 2002;112(8 Pt 1):1426-30.
17. Juneja R, Arora N, Meher R, Mittal P, Passey JC, Saxena A, et al. Laryngocele: a rare case report and review of literature. Ind J Otolaryngol Head Neck Surg. 2019;71:147-51.
18. Ettema SL, Carothers DG, Hoffman HT. Laryngocele resection by combined external and endoscopic laser approach. Ann Otol Rhinol Laryngol. 2003;112:361-4.
19. Szwarc BJ, Kashima HK. Endoscopic management of a combined laryngocele. Ann Otol Rhinol Laryngol. 1997;106:556-9.
20. Ciabatti PG, Burali G, D'Ascanio L. Transoral robotic surgery for large mixed laryngocoele. J Laryngol Otol. 2013;127:435-7.
21. Thomé R, Thomé DC. Laringocele e cisto sacular primário. Tratamento cirúrgico por via externa: ressecção através da membrana tíreo-hióidea. Rev Bras Otorrinolaringol. 1995;61:427-36.
22. Pinho MDC, Viana PC, Omokawa M, Simões C, Gebrim EM, Cerri GG, et al. Laringocele: aspecto ultrassonográfico - relato de caso. Radiol Bras. 2007;40:279-82.
23. Patel AS, Merati AL. Benign tumors of the larynx. In: Fried MP, Melin T. Clinical laryngology. New York: Thieme; 2015.
24. Tucker HM. Surgery for phonatory disorders. New York: Churchill Livingstone; 1981.

CAPÍTULO 19

DISFONIA NA INFÂNCIA

Marystella Tomoe Takahashi Ramos ▪ Adriana Hachiya ▪ Luciana Miwa Nita Watanabe

INTRODUÇÃO

Segundo a Academia Americana de Otorrinolaringologia, disfonia é definida como alteração na qualidade vocal, *pitch* (sensação psicofísica da frequência vocal), *loudness* (sensação psicofísica da intensidade vocal) ou esforço vocal que prejudica a comunicação e/ou afeta a qualidade de vida.[1]

A fonação é um processo que ocorre através da vibração das pregas vocais durante a passagem do fluxo aéreo pulmonar, em que a energia mecânica é transformada em sonora. Este som produzido na glote sofre ressonância no trato vocal, que inclui a supraglote, faringe, seios paranasais, fossas nasais e cavidade oral, e é moldado e articulado por lábios, língua e palato.[2] Uma voz normal deve ser agradável na sua qualidade e apresentar equilíbrio adequado entre ressonâncias oral e nasal, intensidade, nível de frequência fundamental e prosódia.[3] Desse modo, afecção em qualquer uma dessas estruturas pode ocasionar disfonia. Neste capítulo, contudo, iremos nos ater apenas às alterações laríngeas.

Os distúrbios vocais podem ter um impacto significativo na comunicação e qualidade de vida, com influência na autoestima e na percepção da criança por adultos e seus pares.[4-7]

A importância do diagnóstico precoce de disfonia na infância deve-se a dois fatores principais. O primeiro é que a disfonia pode ser o primeiro sinal de uma afecção que evolui para obstrução de vias aéreas ou de uma doença sistêmica potencialmente grave. Segundo, a disfonia pode ter impacto significativo na qualidade de vida da criança. Dessa forma, a identificação e o tratamento precoces da criança disfônica podem evitar possíveis danos estruturais e psicológicos, assim como prejuízo da comunicação e, consequentemente, da socialização.

EPIDEMIOLOGIA

Os distúrbios vocais afetam todas as idades, mas algumas evidências sugerem que os riscos são mais elevados nas populações pediátrica e idosa (mais de 65 anos de idade). Embora a incidência de distúrbios vocais em crianças varie muito entre os estudos, a maioria deles mostra uma incidência entre 6% a 9%.[3] Estima-se que cerca de 23,4% das crianças apresentem disfonia em algum momento de suas vidas,[8-11] com maior prevalência entre meninos e entre os 8 e 14 anos de idade.[12]

ANAMNESE E EXAME FÍSICO

Diante de uma criança disfônica, é importante uma avaliação completa, incluindo uma avaliação geral do ambiente familiar. Os dados mais relevantes da anamnese são:

- *Início do sintoma:* súbito, insidioso ou desde o nascimento.
- *Fatores desencadeantes:* traumas vocais intensos, como grito ou quadro de tosse.
- *Outros sintomas associados:* dispneia, estridor, sintomas alérgicos ou sintomas gerais.
- *Hábitos vocais da criança:* fala com intensidade elevada, gritos frequentes (p. ex., durante atividades esportivas).
- *Fatores ambientais:* ambiente familiar em que todos têm o hábito de falar ao mesmo tempo, familiares, principalmente pai ou mãe, disfônicos.

Os impactos social e funcional da disfonia podem ser avaliados por meio de questionários de avaliação, como o Protocolo de Qualidade de Vida em Voz Pediátrico (QVV-P) e Questionário de Sintomas Vocais Pediátrico (QSV-P), os únicos que foram validados para o português brasileiro. Entretanto, é importante lembrar que algumas dessas avaliações foram feitas para serem respondidas pelos pais, e pode haver diferenças na percepção da gravidade do distúrbio vocal e impacto na qualidade de vida entre a criança e os pais.

Deve ser realizado o exame otorrinolaringológico completo, assim como o exame físico geral com atenção especial na área da cabeça e pescoço, incluindo a observação de cicatrizes cirúrgicas ou outros traumas, anomalias no pescoço, anormalidades orais e orofaríngeas, estridor, tônus da musculatura cervical, dor na região tíreo-hióidea, postura, nasalidade e suporte respiratório.[13]

DIAGNÓSTICO E EXAMES COMPLEMENTARES

O diagnóstico clínico etiológico, na maioria dos casos, é feito pelo exame endoscópico da laringe, que possibilita avaliar as características macroscópicas das lesões, além da configuração da laringe e das pregas vocais durante a fonação. Há situações, porém, em que o diagnóstico só é possível realizando-se a laringoscopia direta em centro cirúrgico sob anestesia geral, momento em que as pregas vocais são avaliadas microscopicamente, com palpação complementar. Além da avaliação endoscópica da laringe, outros exames podem ser necessários durante a investigação etiológica, como tomografia computadorizada (TC) ou ressonância magnética (RM).[14]

Os exames endoscópicos devem ser realizados de preferência com a criança consciente, para que a laringe seja examinada tanto durante a respiração quanto durante a fonação, sendo também recomendável que o exame seja gravado.

Videonasofibrolaringoscopia Flexível

Por se tratar de fibra óptica flexível, em geral esse exame é bem tolerado, podendo ser realizado até em recém-nascidos. Atualmente, há aparelhos disponíveis em tamanhos pequenos, com 2,2 mm de diâmetro, que podem caber facilmente no nariz de um recém-nascido, que tem uma largura de aproximadamente 3 mm.[15] Além disso, permite a observação da laringe em situação mais próxima à fisiológica.

A laringoscopia com fibroscópio flexível é a principal ferramenta da maioria dos otorrinolaringologistas para avaliação de crianças, mas alterações pequenas ou mais sutis na prega vocal podem passar despercebidas, uma vez que a imagem obtida não apresenta resolução muito alta. A chegada dos novos videoendoscópios flexíveis com *chip* distal de alta resolução parece contornar esse problema, todavia apresentam custo elevado.

Videolaringoscopia com Endoscópio Rígido de 70°

Algumas crianças maiores toleram bem esse exame, que é realizado por meio da introdução do equipamento até a orofaringe após o uso de lidocaína *spray* 10% para inibir o reflexo nauseoso. O exame com endoscópio rígido apresenta imagem com maior luminosidade e definição, permitindo a detecção de lesões mínimas.[14]

Videolaringoestroboscopia

A videolaringoestroboscopia utiliza uma fonte de luz periodicamente intermitente ou pulsátil, com uma pequena diferença entre a frequência dos disparos luminosos e da vibração das pregas vocais. Desse modo, obtém-se um efeito visual de câmera lenta da vibração das pregas vocais, o que permite a observação da simetria, periodicidade, amplitude de vibração, onda mucosa e fechamento glótico, auxiliando no diagnóstico diferencial de diversas doenças mucosas benignas.[16] Alguns estudos mostraram que a complementação da estroboscopia à laringoscopia flexível alterou o diagnóstico em 47% dos adultos e 34% das crianças.[16,17]

A estroboscopia, no entanto, pode não ser possível em muitas crianças. Isso porque, frequentemente, o exame tem de ser realizado de forma rápida, o que torna o resultado inconclusivo na maioria desses casos.[18] Em trabalho de Hirschberg *et al.*, a videolaringoestroboscopia só foi possível em crianças maiores de 6-7 anos de idade.[19] Já McAllister *et al.* conseguiram concluir a avaliação estroboscópica em apenas metade dos 60 pacientes com 10 ou mais anos de idade.[20]

ETIOLOGIA E TRATAMENTO

As disfonias possuem inúmeras causas e existem várias classificações na literatura. De um modo geral, as disfonias crônicas podem ser classificadas como orgânicas, quando há presença de qualquer lesão ou alteração anatômica, resultando em funcionamento inadequado da laringe, ou funcionais, quando a disfonia ocorre na ausência de qualquer fator orgânico que justifique o sintoma.[21]

Nódulos Vocais

Os nódulos vocais são a principal causa de disfonia nas crianças, com incidência que varia entre 48% e 98% nos estudos.[11,22-25] Crianças com nódulos geralmente apresentam voz áspera ou tensa, que se desenvolve progressivamente ao longo do tempo, ou com uma história de disfonia aguda recorrente que evolui com uma recuperação cada vez mais insatisfatória.

Ao exame de laringoscopia, apresentam-se como lesões nodulares bilaterais, quase sempre simétricas, localizadas na borda livre e próximas ao ponto médio da porção membranosa das pregas vocais (Fig. 19-1). Podem assumir tama-

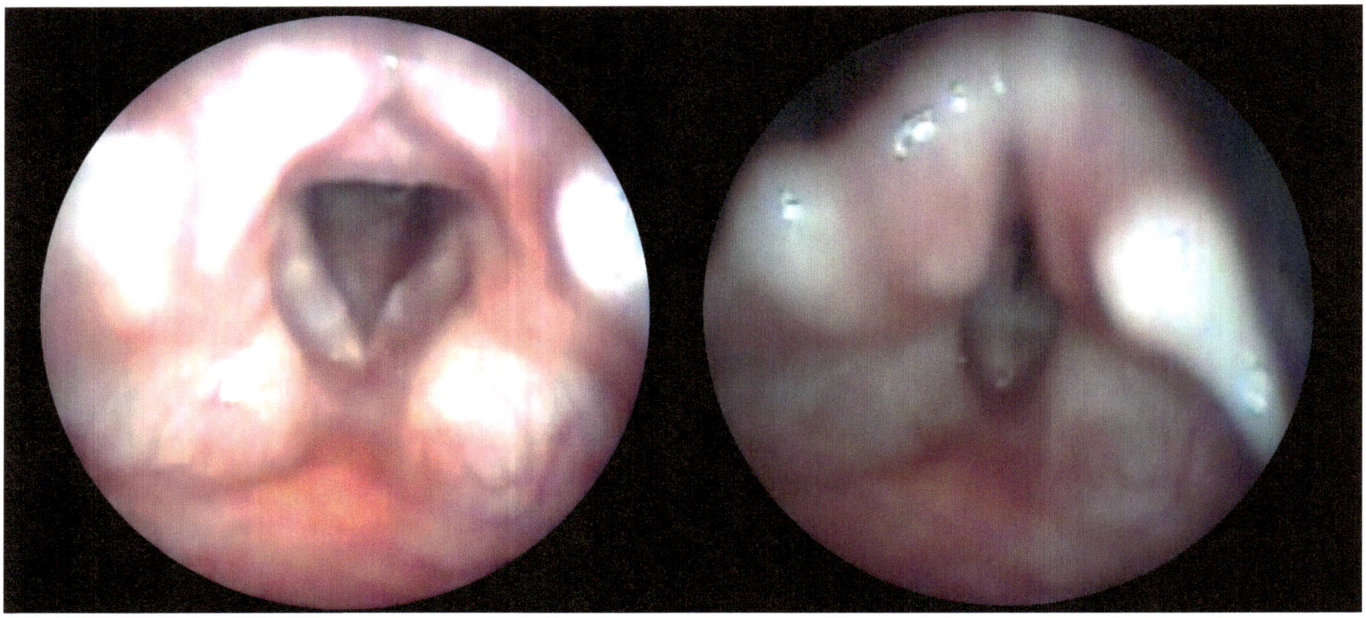

Fig. 19-1. Nasofibrolaringoscopia flexível de criança do sexo masculino, 4 anos, com disfonia há 1 ano. Note o espessamento nodular, na transição dos terços anterior e médio das pregas vocais, que impede o fechamento completo da glote. Os achados são compatíveis com nódulos vocais.

nhos diferentes em decorrência de assimetrias anatômicas e/ou vibratórias entre as pregas vocais. Os nódulos vocais geralmente são resultado de fonotrauma pelo uso incorreto ou abusivo da voz (estado hiperfuncional da laringe),[21,26] embora outras condições também possam atuar como fator predisponente, como refluxo gastroesofágico e insuficiência velofaríngea.[27]

Tratamento

Assim como em outras lesões benignas de prega vocal, a escolha do tratamento deve ser individualizada e guiada pelas necessidades do paciente, sua capacidade de participar no tratamento e impacto da disfonia sobre a criança. Desse modo, as opções podem variar de fonoterapia, cirurgia, fonoterapia seguida de cirurgia, à observação.[3]

A fonoterapia geralmente é o tratamento de escolha, mas devem ser identificados e corrigidos os fatores predisponentes para o desenvolvimento de nódulos, como comportamento vocal incorreto, alergia de vias aéreas superiores, infecções recorrentes, refluxo gastroesofágico, hidratação insuficiente e orientação familiar. Raramente é indicado o tratamento cirúrgico. Um ponto importante no tratamento dos nódulos vocais é a conscientização dos pais da criança quanto à benignidade das lesões e seu prognóstico favorável (alto índice de melhora após puberdade, quando ocorre a muda vocal), uma vez que algumas crianças podem não aderir ao tratamento, e pode-se criar uma apreensão dos pais quanto ao desaparecimento das lesões.[19]

Pólipos

Os pólipos vocais são incomuns em crianças. Assim como os nódulos vocais, são lesões fonotraumáticas, mas na maioria dos casos há história de abuso vocal intenso e agudo, como grito ou demanda vocal episódica e intensa, que desencadeou a disfonia persistente (esta pode estar associada a períodos de afonia aguda).

Ao exame de laringoscopia, são observadas massas exofíticas, geralmente unilaterais, com implantação séssil ou pediculada, sendo possível neste último a presença de movimentos pendulares da lesão durante a respiração. Apresentam grande variabilidade quanto à forma, tamanho e coloração (Fig. 19-2), podendo ser mucosos (gelatinosos ou fibrosos) ou angiomatosos.

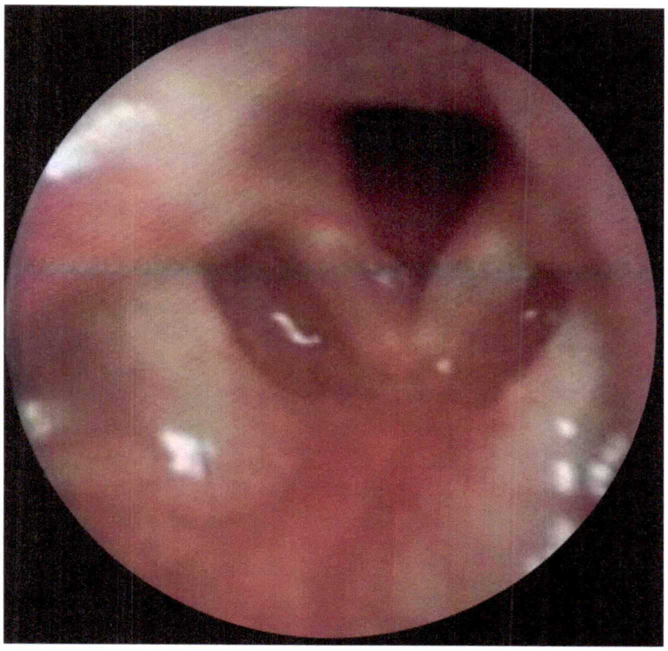

Fig. 19-2. Nasofibrolaringoscopia de criança de 4 anos, sexo feminino com queixa de tosse produtiva, disfonia e secreção nasal posterior há 2 semanas após quadro de infecção de vias aéreas superiores. Observe a lesão polipoide séssil, de aparência gelatinosa, em terço médio da prega vocal direita.

Tratamento

Se não houver impacto da disfonia sobre a criança, pode-se optar pela observação. Já nos casos em que há prejuízo funcional, indica-se a microcirurgia de laringe. Após o tratamento cirúrgico, é importante prosseguir com fonoterapia para identificação e remoção de hábitos vocais indesejáveis, além de eliminar mecanismos compensatórios previamente adquiridos.[26]

Alterações Estruturais Mínimas

As alterações estruturais mínimas (AEM) da laringe constituem um grupo de lesões da cobertura mucosa das pregas vocais, que podem ou não estar associadas a alterações vocais, dependendo da demanda vocal. Dentre as AEM, estão descritos: cisto epidermoide, sulco vocal, ponte mucosa, microdiafragma, vasculodisgenesias e AEM inespecíficas. Dentro desse grupo de lesões, o cisto epidermoide é o mais comumente diagnosticado em crianças.

Cisto Epidermoide

Ainda não está claro na literatura se são lesões congênitas ou adquiridas.[28-30] Geralmente, a criança apresenta disfonia persistente, com instabilidade vocal.

A lesão típica do cisto vocal é descrita como uma lesão de coloração amarela esbranquiçada, localizada em plano submucoso, provocando abaulamento na borda da prega vocal (Fig. 19-3). Em crianças, pelas dificuldades técnicas diagnósticas, pode ser difícil a diferenciação visual entre nódulos vocais e cisto vocal com reação contralateral.[26]

Tratamento

O tratamento de escolha depende essencialmente da repercussão clínica da lesão. Geralmente, lesões de grande tamanho exigem tratamento cirúrgico, enquanto a fonoterapia é indicada quando a lesão é pequena o suficiente para não comprometer o fechamento glótico ou deformar a borda livre da prega vocal. Nesses casos, a diminuição do trauma local reduziria o processo inflamatório ao redor do cisto e, portanto, haveria uma melhora da voz do paciente. Entretanto, ainda persistem controvérsias sobre a indicação de microcirurgias em crianças,[26] uma vez que há limitação do tamanho do instrumental cirúrgico, necessidade de adesão ao repouso vocal após a cirurgia e, principalmente, pelo fato de que neonatos são desprovidos da microestrutura em camadas encontrada na prega vocal de adultos, que se desenvolve com o tempo.[31] Os autores que defendem o tratamento

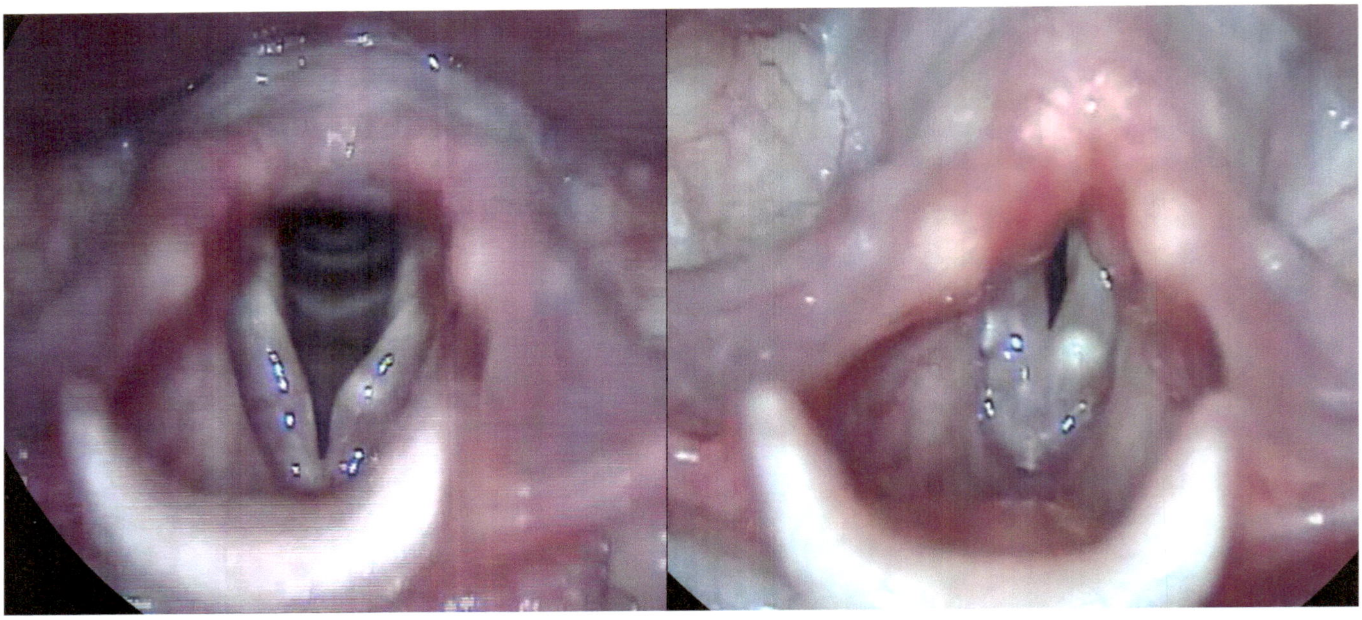

Fig. 19-3. Videolaringoestroboscopia com óptica rígida de 70 graus de criança do sexo masculino, 8 anos, com disfonia desde nascimento e *pitch* grave. Ao exame, observamos abaulamento submucoso, cístico, de coloração esbranquiçada, em ambas as pregas vocais que interferem no fechamento glótico e na vibração cordal.

cirúrgico geralmente recomendam esperar até que a criança tenha entre 8 e 9 anos de idade,[18,32] o que está de acordo com um estudo que descreve o desenvolvimento da estrutura em três camadas da prega vocal em crianças, aproximando-se a de adultos, por volta dos 7 anos de idade.[33]

Web/Diafragma Laríngeo

O diafragma laríngeo ocorre por falha na reabsorção do epitélio, que oblitera o lúmen laringotraqueal durante o desenvolvimento, durante a oitava semana de embriogênese. Dependendo de sua extensão, é classificado em:[34]

- *Tipo I:* diafragma anterior envolvendo até 35% da glote. As pregas vocais são facilmente identificadas, e há pouca ou nenhuma extensão subglótica. Geralmente não há comprometimento respiratório e o principal sintoma é a disfonia.
- *Tipo II:* diafragma anterior envolvendo até 50% da glote. As pregas vocais são visíveis junto à lesão e o acometimento subglótico é mínimo. A disfonia é o principal sintoma e dispneia pode estar presente nos casos de infecção de via aérea superior.
- *Tipo III:* acomete até 75% da glote, a porção anterior da lesão é mais densa e com extensão para a subglote (Fig. 19-4).
- *Tipo IV:* acomete até 90% da glote, a lesão é uniformemente espessa, com extensão para a subglote e consequentemente estenose dessa região.

Tratamento

O tratamento é cirúrgico nos casos mais sintomáticos, sendo que nenhuma técnica reconstrói adequadamente a comissura anterior e a voz continua sendo disfônica, sendo necessária reabilitação vocal.[3]

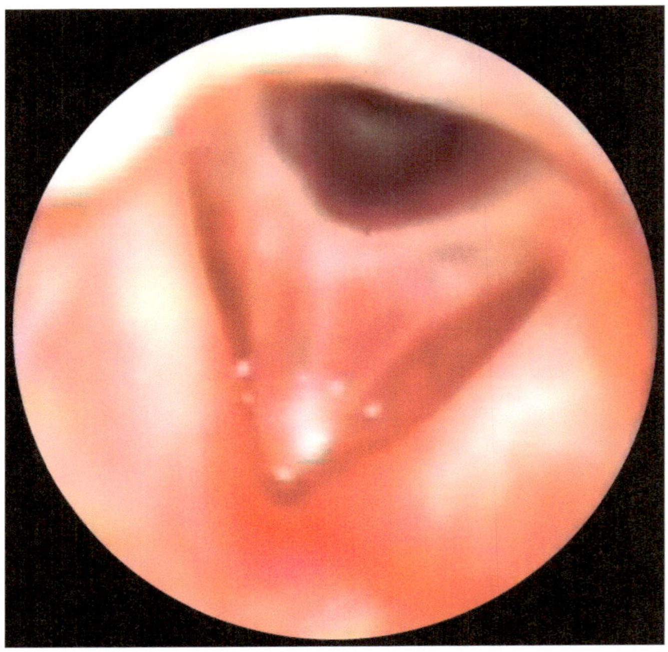

Fig. 19-4. Microdiafragma laríngeo acometendo os dois terços anteriores das pregas vocais em criança sexo feminino de 7 anos.

Papilomatose Laríngea

A papilomatose laríngea recorrente é uma doença de etiologia viral causada por dois subtipos principais de HPV (HPV 6 e HPV 11) e acomete dois grupos etários predominantes (crianças antes dos 12 anos de idade e adultos a partir dos 20-40 anos de idade). Já foi demonstrado em estudo que, dentre os dois subtipos, o HPV 11 é a linhagem viral mais agressiva, e que a forma juvenil está associada a um curso mais

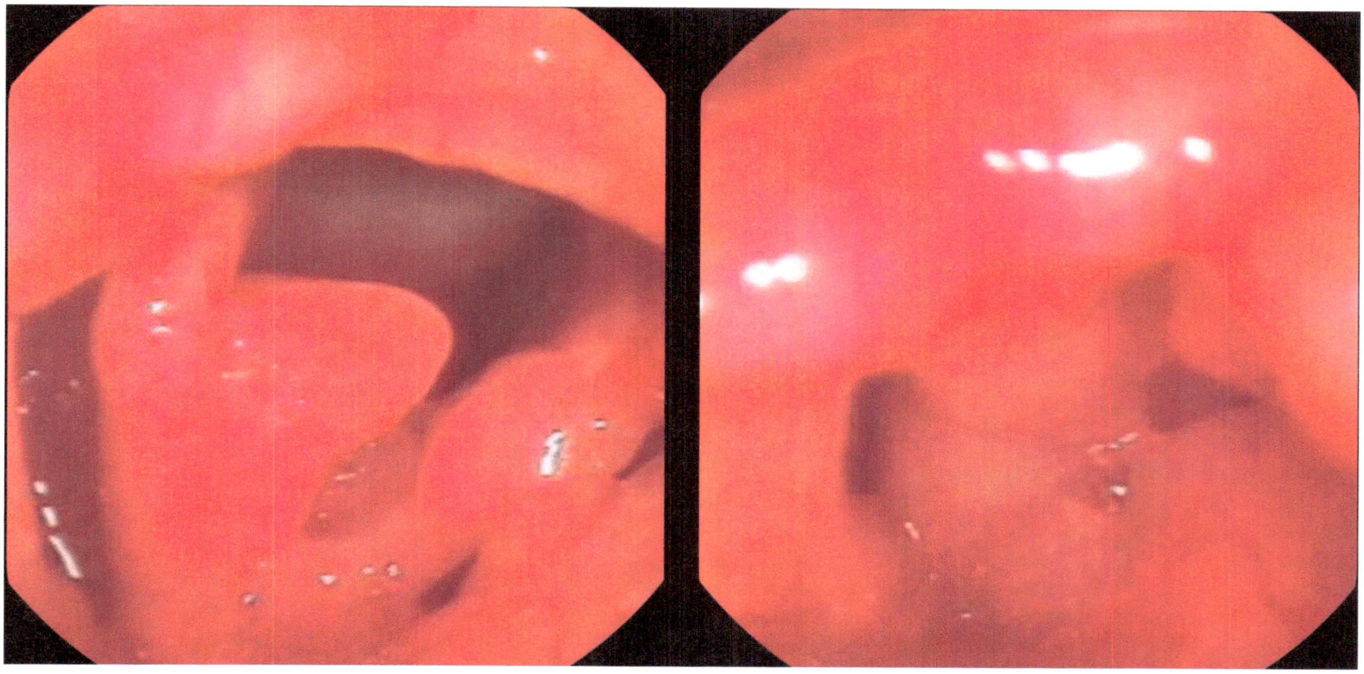

Fig. 19-5. Papiloma laríngeo em criança de 7 anos. Observe as lesões vegetantes, verrucosas, acometendo ambas as pregas vocais, ventrículo esquerdo, prega vestibular e aritenoide esquerdas.

desfavorável.[35] A associação com displasia e malignização para carcinoma espinocelular é rara, mas pode ocorrer principalmente nas formas altamente recidivantes.[36-39] Propõe-se que, em crianças, a transmissão do HPV seja vertical, ocorrendo no canal de parto, embora sejam relatados casos de neonatos com papilomatose laríngea nascidos por parto cesariana de mães sem infecções pelo HPV.[40]

Crianças com papilomatose laríngea podem apresentar como sintomas rouquidão e estridor laríngeo. A disfonia é o sintoma inicial mais comum, mas, dependendo da extensão das lesões, podem ocorrer obstrução das vias aéreas e dificuldade respiratória.

Ao exame de laringoscopia, é possível observar proliferação de papilomas, lesões exofíticas com aspecto de "cachos de uva", acometendo o trato aerodigestivo (Fig. 19-5). A distribuição das lesões não é aleatória, mas segue um padrão previsível com papilomas acometendo áreas de junção de epitélios ciliado e escamoso. Os principais locais acometidos na laringe são face laríngea da epiglote, margens superior e inferior dos ventrículos e face subglótica das pregas vocais.[41]

Embora a prevalência da papilomatose laríngea recorrente tenha diminuído desde a introdução da vacina contra o papilomavírus humano (HPV) há 12 anos, essa afecção continua a ser a neoplasia laríngea benigna mais comum nas crianças e a segunda causa mais frequente de disfonia nessa população.[42] Desse modo, deve sempre fazer parte do diagnóstico diferencial na avaliação de uma criança disfônica por se tratar de doença potencialmente perigosa pelo risco de obstrução das vias aéreas.

Tratamento

Até o momento, não há cura para a papilomatose laríngea, e o tratamento padrão preconizado é eminentemente cirúrgico, com o objetivo de remoção completa das lesões e preservação ao máximo das estruturas normais, devendo-se realizar biópsia em todos os casos pelo risco de malignidade. Mesmo com a remoção completa de todas as lesões clinicamente aparentes, recidivas são frequentes já que o vírus pode permanecer latente nas estruturas adjacentes.

Estima-se que cerca de 20% dos pacientes com a doença necessitam de algum tipo de tratamento adjuvante.[43] O critério mais amplamente aceito é a necessidade de mais que 4 procedimentos cirúrgicos por ano, crescimento rápido do papiloma com comprometimento da via aérea ou disseminação distal em múltiplas áreas.[42]

Atualmente, o cidofovir é a droga adjuvante mais utilizada, apesar de seu uso ser potencialmente carcinogênico e não estar aprovado pela ANVISA (Agência Nacional de Vigilância Sanitária) e dos outros órgãos reguladores mundialmente, como a FDA (Food and Drug Administration), nos Estados Unidos. Uma revisão sistemática mostrou que seu uso intralesional levou à resolução completa em 57% dos pacientes e parcial em 35% dos pacientes.[44] Um outro estudo duplo-cego, randomizado e controlado, no entanto, não encontrou diferença estatisticamente significativa entre cidofovir e placebo nas avaliações de VHI, QOLS e escore de gravidade de Derkay.[45] Essa droga não é produzida no Brasil e, atualmente, só pode ser obtida por importação, apresentando custo elevado.

Bevacizumabe é um anticorpo recombinante monoclonal que impede a interação do VEGF (fator de crescimento do endotélio vascular) com receptores na superfície das células endoteliais, reduzindo a proliferação de células endoteliais e a angiogênese. Tem sido utilizado em papilomatose laríngea recorrente com algum grau de sucesso, em casos refratários a outros tipos de tratamento.[46]

Dados recentes sugerem um possível papel da vacinação como tratamento adjuvante para indivíduos com doença já existente, com redução da recidiva e aumento do intervalo entre as cirurgias.[47,48]

Outras terapias adjuvantes, como terapia fotodinâmica, aciclovir, ribavirina, isotretinoína, indole 3-carbinol, são utilizadas com pouca frequência.[49,50]

Alteração de Mobilidade de Prega Vocal Unilateral

A alteração de mobilidade de prega vocal unilateral em crianças pode ser resultado de causas congênitas, idiopáticas ou, mais comumente, iatrogênicas. A proximidade anatômica do nervo laríngeo recorrente dos grandes vasos e do esôfago o torna particularmente suscetível a lesões durante procedimentos cirúrgicos nessa faixa etária.[51]

Clinicamente, essas crianças geralmente apresentam choro fraco ou voz soprosa, dificuldades na amamentação ou alimentação, disfagia e ocasionalmente estridor respiratório, aspiração e pneumonias de repetição.[52-59] Já crianças maiores podem desenvolver estratégias de compensação, como voz supraglótica e falsete paralítico.

O diagnóstico por meio da videonasofibrolaringoscopia flexível muitas vezes é dificultado pelo choro, presença de secreções, estruturas supraglóticas flácidas, laringe mais anteriorizada, epiglote estreita e, consequentemente, visão subótima, o que torna um desafio até para os otorrinolaringologistas mais experientes.[60,61] Dificuldade na visualização da laringe por videolaringoscopia é relatada em até 20% dos pacientes com menos de 3 anos de idade.[62]

Tratamento

O tratamento médico inicial tem foco nos problemas de disfagia e alimentação. Como crianças entre 1 e 3 anos de idade e pré-escolares desenvolvem maiores competências linguísticas, a qualidade vocal passa a assumir maior importância nesse grupo etário. Dessa forma, a fonoterapia tem papel importante na reabilitação desses pacientes.

Caso a qualidade vocal continue a ser uma barreira na comunicação, procedimentos de medialização de prega vocal podem ser considerados, sendo o principal a laringoplastia por injeção. Esta geralmente é feita via transoral, sob anestesia geral, e os materiais para injeção incluem carboximetil-celulose, colágeno, ácido hialurônico e gordura autóloga.[63,64] Outros materiais, como hidroxiapatita de cálcio, têm um potencial inflamatório, o que é preocupante na prega vocal imatura.[65]

A tireoplastia tipo I (associada ou não à rotação de aritenoide), apesar de ser o principal tratamento cirúrgico para medialização de prega vocal em adultos, é menos utilizada em crianças. A experiência com a tireoplastia em crianças tem sido limitada em decorrência de uma falta de conhecimento sobre o efeito desta técnica sobre o crescimento da cartilagem tireóidea.[66] Alguns autores acreditam que essa cirurgia pode fixar a distância entre a aritenoide e a cartilagem tireóidea.[27] Na maioria das vezes, é indicada após a puberdade e em pacientes com queixas de aspiração que não melhoraram com outros procedimentos.[67]

Disfonias Funcionais

As disfonias funcionais são distúrbios da voz que decorrem exclusivamente de alterações no funcionamento do processo de emissão vocal, ou seja, não há lesão estrutural ou orgânica das pregas vocais. Existem várias subdivisões em grupos, conforme a manifestação clínica, porém neste capítulo descrevemos somente a categoria com relevância para a faixa etária pediátrica.

Em adultos, várias abordagens têm sido utilizadas no tratamento de disfonia funcional, incluindo terapia comportamental, hipnose, fonoterapia, psicoterapia e combinação de fonoterapia e psicoterapia. Nas crianças, o manejo ideal ainda é desconhecido, mas a psicoterapia ou aconselhamento psicológico são frequentemente realizados em conjunto com a fonoterapia.[3]

Distúrbios da Muda Vocal

Na puberdade, ocorrem mudanças físicas que incluem o crescimento da laringe, ocasionando uma voz mais grave. Essas alterações têm início aos 13 anos e completam-se por volta dos 17 anos de idade, e o período de muda vocal tem duração de 3 a 6 meses. A muda vocal aparece tanto no sexo feminino, quanto no masculino, mas os distúrbios da muda vocal ocorrem quase que exclusivamente neste último grupo, pelo fato de a transição vocal ser muito mais evidente. As principais alterações durante esse processo são quebras vocais, com flutuação da intensidade e *pitch* vocal (voz com característica grave ou aguda). As alterações da muda vocal podem ser divididas nas seguintes formas clínicas:[68]

- *Muda retardada*: atraso na mudança vocal (em geral, início após 15 anos de idade).
- *Muda precoce*: geralmente de causa orgânica (distúrbios decorrentes de alterações hormonais).
- *Muda prolongada*: instabilidade vocal permanece por período maior que 6 meses.
- *Muda incompleta*: a voz persiste mais aguda que o esperado para a idade adulta.
- *Muda excessiva*: a voz apresenta-se excessivamente grave ao final da muda.
- *Falsete mutacional*: ocorre a muda orgânica, mas não a funcional.

Tratamento

A fonoterapia é fundamental para melhora do quadro, com necessidade de acompanhamento psicológico conjunto em alguns casos. Causas orgânicas, como alterações hormonais, devem ser excluídas e tratadas especificamente. Em casos de falha terapêutica com fonoterapia, pode ser indicado o tratamento cirúrgico (cirurgia sobre o arcabouço laríngeo – tireoplastia).[68]

Disfonia Psicogênica

A disfonia funcional resultante de causas psicológicas não é frequente em crianças, apenas relatos de casos isolados podem ser encontrados na literatura.[69] Os problemas psicológicos subjacentes estão relacionados com ou são parte dos sintomas de tensão, ajustamento, ansiedade ou distúrbios de personalidade.[70] A disfonia funcional pode ser uma forma de distúrbio de conversão, podendo-se manifestar como afonia completa ou perda parcial da voz, sendo geralmente variável, com esforço na emissão vocal e fadiga fácil.[3]

A laringoscopia pode mostrar uma aproximação da banda ventricular, arqueamento de pregas vocais ou pregas vocais hipoaduzidas (afonia de conversão). O movimento das pregas vocais e emissão vocal são normais com a respiração e tosse.[3]

REFERÊNCIAS BIBLIOGRÁFICAS

1. Stachler RJ, Francis DO, Schwartz SR, Damask CC, Digoy GP, Krouse HJ, et al. Clinical Practice Guideline: Hoarseness (Dysphonia) (Update). Otolaryngol Head Neck Surg. 2018 Mar;158(1_suppl):S1-S42.
2. Isshiki N. Fisiologia da produção da fala. In: Isshiki N, Tsuji DH, Sennes LU. Tireoplastias. São Paulo: Bios Comunicação e Editora Ltda.; 1999. p. 19-30.
3. Choi SS, Zalzal GH. Voice disorders. In: Flint PW, Haughey BH, Lind VJ, Niparko JK, Richardson MA, Robbins KT, Thomas JR (Eds.). Cummings Otolaryngology Head and Neck Surgery. 5. ed. Philadelphia: Mosby Elsevier; 2010. p. 2876-83.
4. Sajisevi M, Cohen S, Raynor E. Pediatrician approach to dysphonia. Int J Pediatr Otorhinolaryngol. 2014;78:1365–7.
5. Lass NJ, Ruscello DM, Bradshaw KH, Blankenship BL. Adolescents' perceptions of normal and voice-disordered children. J Commun Disord. 1991;24:267–74.
6. Connor NP, Cohen SB, Theis SM, Thibeault SL, Heatley DG, Bless DM. Attitudes of children with dysphonia. J Voice. 2008;22:197–209.
7. Ma EP-M, Yu CH-Y. Listeners' attitudes toward children with voice problems. J Speech Lang Hear Res. 2013;56:1409.
8. Bhattacharya N. The prevalence of pediatric voice and swallowing problems in the United States. Laryngoscope. 2015;125:746-50.
9. Duff MC, Proctor A, Yairi E. Prevalence of voice disorders in African American and European American preschoolers. J Voice. 2004;18:348-53.
10. Carding PN, Roulstone S, Northstone K, ALSPAC Study Team. The prevalence of childhood dysphonia: a cross-sectional study. J Voice. 2006;20:623-30.
11. Silverman EM. Incidence of chronic hoarseness among schoolage children. J Speech Hear Disord. 1975;40:211-5.
12. Angelillo N, Di Costanzo B, Angelillo M, Costa G, Barillari MR, Barillari U. Epidemiological study on vocal disorders in paediatric age. J Prev Med Hyg. 2008;49:1-5.
13. Hron TA, Kavanagh KR, Murray N. Diagnosis and Treatment of Benign Pediatric Lesions. Otolaryngol Clin North Am. 2019;52:657-68.
14. Bloom L, Rood S. Voice disorders in children: structure and evaluation. Pediatr Clin North Am. 1981;28:957-63.
15. Contencin P, Gumpert L, Sleiman J, Possel L, De Gaudemar I, Adamsbaum C. Nasal fossae dimensions in the neonate and young infant: a computed tomographic scan study. Arch Otolaryngol Head Neck Surg. 1999;125:777–81.
16. Mortensen M, Schaberg M, Woo P. Diagnostic contributions of videolaryngostroboscopy in the pediatric population. Arch Otolaryngol Head Neck Surg. 2010;136:75-9.
17. Sataloff RT, Spiegel JR, Hawkshaw MJ. Strobovideolaryngoscopy: results and clinical value. Ann Otol Rhinol Laryngol. 1991;100:725–7.
18. Bouchayer M, Cormut G. Microsurgical treatment of benign vocal fold lesions: indications, technique, results. Folia Phoniatr (Basel). 1992;44:155.
19. Hirschberg J, Dejonckere PH, Hirano M, Mori K, Schultz-Coulon HJ, Vrticka K. Voice disorders in children. Int J Pediatr Otorhinolaryngol. 1995;32(Suppl):S109–S125.
20. McAllister A, Sederholm E, Sundberg J, Gramming P. Relations between voice range profiles and physiological and perceptual voice characteristics in ten-year-old children. J Voice. 1994;8:230-9.
21. Melo ECM, Mattioli FM, Brasil OCO, Behlau M, Pitaluga ACA, Melo DM. Disfonia infantil: aspectos epidemiológicos. Rev Bras Otorrinolaringol. 2001;67:804-7.
22. Akif Kiliç M, Okur E, Yildirim I, Güzelsoy S. The prevalence of vocal fold nodules in school age children. Int J Pediatr Otorhinolaryngol. 2004;68:409–12.
23. Wynne DM, Cohen W. The Pediatric voice clinic: our experience of 81 children referred over 28 months. Clin Otolaryngol. 2012;37:318–20.
24. Papsin BC, Pengilly AJ, Leighton SEJ. The developing role of a pediatric voice clinic: a review of our experience. J Laryngol Otol. 1996;110:1022–6.
25. Smith M. Care of the child's voice: a pediatric otolaryngologists perspective. Semin Speech Lang. 2013;34:63–70.
26. Freitas MR, Pela S, Gonçalves MLR, Fujita RR, Pontes PAL, Wecx LLM. Disfonia crônica na infância e adolescência: estudo retrospectivo. Rev Bras Otorrinolaringol. 2000;66:480-4.
27. Gray SD, Smith ME, Schneider H. Voice disorders in children. Pediatr Clin North Am. 1996;43:1357-84.
28. Ishii H, Kawabata J. Clinical observations on the sulcus vocalis. J Otolaryngol (Japan). 1967;70:911.
29. Itoh T, Kawasaki H, Morikawa I, Hirano M. Vocal fold furrows. A 10-year review of 240 patients. Auris Nasus Larynx. 1983;10(Suppl):S17–S26.
30. Bouchayer M, Cornut G, Witzig E, Loire R, Roch JB, Bastian RW. Epidermoid cycts, sulci and mucosal bridges of the true vocal cord: a report of 157 cases. Laryngoscope. 1985;95:1087–94.
31. Ishii K, Yamashita K, Akita M, Hirose H. Age-related development of the arrangement of the connective tissue fibers in the lamina propria of the human vocal fold. Ann Otol Rhinol Laryngol. 2000;109:1055–64.
32. Benjamin B, Croxson G. Vocal nodules in children. Ann Otol Rhinol Laryngol. 1987;96:530–3.
33. Boseley ME, Hartnick CJ. Development of the human true vocal fold: depth of cell layers and quantifying cell types within the lamina propria. Ann Otol Rhinol Laryngol. 2006;115:784.
34. Cohen SR. Congenital glottic webs in children. A retrospective review of 51 patients. Ann Otol Rhinol Laryngol Suppl. 1985;121:2–16.
35. Gallagher TQ, Derkay CS. Recurrent respiratory papillomatosis: update 2008. Curr Opin Otolaryngol Head Neck Surg. 2008;16:536–42.
36. Turazza E, Lapeña A, Sprovieri O, Torres CP, Gurucharri C, Maciel A, et al. Low-risk human papillomavirus types 6 and 11 associated with carcinomas of the genital and upper aero-digestive tract. Acta Obstet Gynecol Scand. 1997;76:271-6.
37. Sajan JA, Kerschner JE, Merati AL, Osipov V, Szabo S, Blumin JH. Prevalence of dysplasia in juvenile-onset recurrent respiratory papillomatosis. Arch Otolaryngol Head Neck Surg. 2010;136:7-11.14.
38. Lee LA, Cheng AJ, Fang TJ, Huang CG, Liao CT, Chang JT, et al. High incidence of malignant transformation of laryngeal papilloma in Taiwan. Laryngoscope. 2008;118:50-5.
39. Rady PL, Schnadig VJ, Weiss RL, Hughes TK, Tyring SK. Malignant transformation of recurrent respiratory papillomatosis associated with integrated Human Papillomavirus type 11 DNA and mutation of p53. Laryngoscope 1998;108(5):735-40.
40. Loyo M, Pai SI, Netto GJ, Tunkel DE. Aggressive recurrent respiratory papillomatosis in a neonate. Int J Pediatr Otorhinolaryngol. 2008;72:917-20.
41. Kashima HK, Leventhal B, Hruban RH. Sites of predilection in recurrent respiratory papillomatosis. Ann Otol Rhinol Laryngol. 1993;102:580–3.
42. Derkay CS, Bluher AE. Update on Recurrent Respiratory Papillomatosis. Otolaryngol Clin North Am. 2019 Aug;52:669-79.

43. Schraff S, Derkay CS, Burke B, Lawson L. American Society of Pediatric Otolaryngology members' experience with recurrent respiratory papillomatosis and the use of adjuvant therapy. Arch Otolaryngol Head Neck Surg. 2004;130:1039.
44. Chadha NK, James A. Adjuvant antiviral therapy for recurrent respiratory papillomatosis. Cochrane Database Syst Ver. 2010;(1):CD005053.
45. McMurray JS, Connor N, Ford CN. Cidofovir efficacy in recurrent respiratory papillomatosis: a randomized, double-blind, placebo-controlled study. Ann Otol Rhinol Laryngol. 2008;117:477–83.
46. Zur KB, Fox E. Bevacizumab chemotherapy for management of pulmonary and laryngotracheal papillomatosis in a child. Laryngoscope. 2017;127:1538–42.
47. Young DL, Moore MM, Halstead LA. The use of the quadrivalent human papillomavirus vaccine (Gardasil) as adjuvant therapy in the treatment of recurrent respiratory papilloma. J Voice. 2015;29:223.
48. Dion GR, Teng S, Boyd LR, Northam A, Mason-Apps C, Vieira D, et al. Adjuvant human papillomavirus vaccination for secondary prevention: a systematic review. JAMA Otolaryngol Head Neck Surg. 2017;143:614–22.
49. Derkay CS. Task force on recurrent respiratory papillomas. A preliminary report. Arch Otolaryngol Head Neck Surg. 1995;121:1386–91.
50. Maturo S, Kinane TB, Hartnick CJ. Initial experience using propranolol as an adjunctive treatment in children with aggressive recurrent respiratory papillomatosis. Ann Otol Rhinol Laryngol. 2011;120:17–20.
51. Hseu A, Ongkasuwan J. Beyond Nodules-Diagnostic and Treatment Options in Pediatric Voice Disorders. Otolaryngol Clin North Am. 2019;52:949-56.
52. Dewan K, Cephus C, Owczarzak V, Ocampo E. Incidence and implication of vocal fold paresis following neonatal cardiac surgery. Laryngoscope. 2012;122:2781-5.
53. Skinner ML, Halstead LA, Rubinstein CS, Atz AM, Andrews D, Bradley SM. Laryngopharyngeal dysfunction after the Norwood procedure. J Thorac Cardiovasc Surg. 2005;130:1293-301.
54. Averin K, Uzark K, Beekman RH 3rd, Willging JP, Pratt J, Manning PB. Postoperative assessment of laryngopharyngeal dysfunction in neonates after Norwood operation. Ann Thorac Surg. 2012;94:1257-61.
55. Pereira KD, Webb BD, Blakely ML, Cox CS Jr, Lally KP. Sequelae of recurrent laryngeal nerve injury after patent ductus arteriosus ligation. Int J Pediatr Otorhinolaryngol. 2006;70:1609-12.
56. Clement WA, El-Hakim H, Phillipos EZ, Coté JJ. Unilateral vocal cord paralysis following patent ductus arteriosus ligation in extremely low-birth-weight infants. Arch Otolaryngol Head Neck Surg. 2008;134:28-33.
57. Sachdeva R, Hussain E, Moss MM, Schmitz ML, Ray RM, Imamura M, et al. Vocal cord dysfunction and feeding difficulties after pediatric cardiovascular surgery. J Pediatr. 2007;151:312-5, 315.e1-2.
58. Truong MT, Messner AH, Kerschner JE, Scholes M, Wong-Dominguez J, Milczuk HA, et al. Pediatric vocal fold paralysis after cardiac surgery: rate of recovery and sequelae. Otolaryngol Head Neck Surg. 2007;137:780-4.
59. Carpes LF, Kozak FK, Leblanc JG, Campbell AI, Human DG, Fandino M, et al. Assessment of vocal fold mobility before and after cardiothoracic surgery in children. Arch Otolaryngol Head Neck Surg. 2011;137:571-5.
60. Liu YC, McElwee T, Musso M, Rosenberg TL, Ongkasuwan J. The reliability of flexible nasolaryngoscopy in the identification of vocal fold movement impairment in young infants. Int J Pediatr Otorhinolaryngol. 2017;100:157–9.
61. Graham ME, Smith ME. Unilateral Vocal Fold immobility in children. Otolaryngol Clin North Am. 2019;52:681-92.
62. Friedman EM. Role of ultrasound in the assessment of vocal cord function in infants and children. Ann Otol Rhinol Laryngol. 1997;106:199–209.
63. Cohen MS, Mehta DK, Maguire RC, Simons JP. Injection medialization laryngoplasty in children. Arch Otolaryngol Head Neck Surg. 2011;137:264–8.
64. Hseu A, Choi S. When should you perform injection medialization for pediatric unilateral vocal fold immobility? Laryngoscope. 2018;128:1259–60.
65. DeFatta RA, Chowdhury F, Sataloff R. Complications of injection laryngoplasty using calcium hydroxylapatite. J Voice. 2012;26:614–8.
66. Levine BA, Jacobs IN, Wetmore RF, Handler SD. Vocal cord injection in children with unilateral vocal cord paralysis. Arch Otolaryngol Head Neck Surg. 1995;121:116–9.
67. Bouhabel S, Hartnick CJ. Current trends in practices in the treatment of pediatric unilateral vocal fold immobility: a survey on injections, thyroplasty and nerve reinnervation. Int J Pediatr Otorhinolaryngol. 2018;109:115–8.
68. Behlau M, Azevedo R, Pontes P, Brasil O. Disfonias funcionais. In: Behlau, M. Voz: o livro do especialista. Rio de Janeiro: Revinter. 2001. v. 1. p. 247-84.
69. Froese AP, Sims P. Functional dysphonia in adolescence: two case reports. Can J Psychiatry. 1987;32:389–92.
70. Morrison MD, Nichol H, Rammage LA. Diagnostic criteria in functional dysphonia. Laryngoscope. 1986;96:1–8.

CAPÍTULO 20

VIA AÉREA INFANTIL E LESÕES CONGÊNITAS DA LARINGE

Saramira Bohadana ■ Rayza Gaspar dos Santos

INTRODUÇÃO

As diferenças anatômicas entre a via aérea pediátrica e a do adulto são relevantes para compreendermos as funções essenciais da laringe infantil, que envolvem respiração, deglutição, choro, voz e proteção da via aérea. Há variações em posição, estrutura e funcionamento. Veremos neste capítulo as diferenças anatomofuncionais e as principais lesões congênitas diagnosticadas na laringe infantil.

ANATOMIA LARÍNGEA PEDIÁTRICA

Existem diferenças anatômicas e funcionais importantes entre a laringe adulta e a laringe pediátrica. Tais diferenças são fundamentais para o desenvolvimento adequado do bebê. A laringe infantil posiciona-se no nível das vértebras cervicais C3 e C4, o que permite contato entre a cartilagem epiglótica e o palato mole, propiciando respiração e deglutição simultâneas durante a deglutição, reduzindo assim o risco de aspiração. O posicionamento também propicia a respiração nasal, de modo que o recém-nascido é um respirador nasal obrigatório até a 3ª semana de vida. Outro impacto inerente à altura da laringe é o impedimento da fala articulada.[1]

Na fase embrionária, a laringe desenvolve-se a partir do 4º a 6º arcos branquiais. A recanalização do lúmen laríngeo ocorre até a 10ª semana de vida intrauterina, enquanto a da traqueia ocorre entre a 4ª e 5ª semanas de vida embrionária. O tubo faríngeo primitivo divide-se pelo septo traqueoesofágico no sentido caudocranial.[2]

Nos dois primeiros anos de vida, a laringe apresenta mudanças e, com a idade, tende a adotar um posicionamento cervical mais baixo, o que afeta a respiração, fonação e ressonância vocal. Apresenta diferenças na proporção glótica, a porção membranosa das pregas vocais dispõe-se em uma proporção de 50% em relação à porção cartilaginosa. A epiglote possui um formato de ômega, as pregas ariepiglóticas são mais curtas, e a infraglote possui uma forma mais elíptica em sua metade superior. É importante salientar que a mucosa é mais frouxa, o que a torna mais propensa a edema. Em razão do menor diâmetro, edema milimétrico de mucosa pode reduzir drasticamente a luz glótica.[1]

O comprimento e a composição histológica das pregas vocais também se alteram com a idade. No recém-nascido, o comprimento da prega vocal é de 2,5 a 8 mm, e é composta por um espaço de Reinke com fibras esparsas, lâmina própria e mácula flava repleta de ácido hialurônico. Estudo recente em laringes fetais demonstra fibras colágenas e elásticas dispostas como um ligamento vocal já no nascimento.[3]

As musculaturas intrínsecas e extrínsecas da laringe possuem localização e função semelhantes às dos adultos. A traqueia pediátrica é semelhante à do adulto, possui uma porção cartilaginosa com anéis incompletos e uma porção membranosa posterior. Possui cerca de 16 a 20 anéis em sua extensão total e uma extensão cervical proporcionalmente mais longa, englobando cerca de 10 anéis traqueais acima da fúrcula esternal.[1]

ANOMALIAS CONGÊNITAS DA LARINGE

Estas anomalias podem cursar com variados sinais, sintomas e gravidade. O principal sintoma observado é o estridor, ruído respiratório relacionado com o turbilhonamento aéreo em áreas de obstrução.[1] O estridor pode ser inspiratório, expiratório ou bifásico. Sua apresentação depende principalmente da localização anatômica e grau da obstrução respiratória. O estridor ocorre por causa do efeito de Bernoulli, força que atua no fechamento das pregas vocais e Lei de Poiseuille $Q = \Pi \Delta P r^4 / 8 \eta L$. Proporção do fluxo aéreo Q dentro de um tubo é dependente do raio de quatro forças. A redução da área aumenta a velocidade do fluxo aéreo, e de acordo com o princípio de Bernoulli, a pressão diminui (pressão negativa entre as paredes) e colapsa.[4]

Em geral, estridor inspiratório ocorre em lesões supraglóticas, bifásicos em lesões glóticas e expiratórios em lesões em via aérea intratorácica, porém tal divisão não é patognomônica.[1,4] Apresentamos no Quadro 20-1 as principais causas obstrutivas em via aérea superior e traqueia que cursa com sons respiratórios pediátricos de acordo com a qualidade do som.[4]

Citaremos a seguir as principais anomalias congênitas da laringe observadas na infância.

Quadro 20-1. Causas Obstrutivas em Via Aérea Superior e Traqueia para Sons Respiratórios Pediátricos de Acordo com a Qualidade do Som[4]

Qualidade do som	Possíveis etiologias
Estertor	■ Cisto de ducto lacrimal ■ Estenose de abertura piriforme ■ Atresia de coana ■ Hipertrofia de adenoide ■ Faringomalácia ■ Glossoptose
Estridor inspiratório	■ Laringomalácia ■ Cisto de valécula ■ Laringocele ■ Papilomatose laríngea
Estridor inspiratório ou bifásico	■ Cisto subglótico ■ Paralisia bilateral de pregas vocais ■ Estenose glótica/subglótica ■ Hemangioma subglótico ■ *Web* laríngeo ■ Papilomatose laríngea ■ Corpo estranho em via aérea
Estridor expiratório	■ Traqueomalácia ■ Estenose traqueal ■ Anéis traqueais completos ■ Massas mediastinais ■ Anel vascular

Laringomalácia

É a malformação congênita mais comum na laringe do recém-nascido e a principal causa de estridor inspiratório nesses pacientes, contabilizando cerca de 60% dos casos de estridor congênito. Sua fisiopatologia é incerta, mas pode ser explicada por duas teorias:[1,5,6]

- *Teoria anatômica:* epiglote tubular, encurtamento das pregas ariepiglóticas, redundância de tecido aritenóideo.
- *Teoria neurossensório-motora:* acredita-se que também pode ocorrer imaturidade neurossensório-motora laríngea causando hipotonia local.

Quadro 20-2. Classificação da Laringomalácia quanto ao Quadro Clínico[6]

Leve	Estridor inspiratório sem outros sintomas e sem achado radiológico sugestivo de lesão concomitante
Moderada	Tosse, engasgos, regurgitações, dificuldade alimentar
Grave	Apneia, cianose, dificuldade para ganho de peso, hipertensão pulmonar, *cor pulmonale*

O diagnóstico é realizado por nasofibroscopia flexível em paciente acordado ou avaliação por endoscopia sono induzida (DISE – Drug Induced Sleep Endoscopy).[1,6] As principais alterações são definidas pela classificação de Olney (Fig. 20-1). Envolve o encurtamento das pregas ariepiglóticas, redundância de tecido aritenóideo, enovelamento da epiglote e colapso inspiratório dessas estruturas, em decorrência do gradiente pressórico gerado durante a inspiração.[7] Todas podem associar-se em um mesmo paciente.

Pode ser classificada como leve, moderada ou grave, conforme proposto pelo IPOG (International Pediatric Group) através do Consenso Internacional sobre laringomalácia.[6,7] Tal classificação está demonstrada no Quadro 20-2 e é importante para a condução clínica do paciente, assim como a ocorrência de comorbidades.

O quadro clínico é variável e relaciona-se com o grau de obstrução da via aérea. O curso natural da doença pode incluir o início ao nascimento ou no primeiro mês de vida, piora com 4 a 8 meses, melhora entre 8 e 12 meses e apresenta resolução por volta de 12 a 18 meses de idade. O estridor piora com o aumento da demanda respiratória durante alimentação, excitação, agitação e posição supina. Tende a melhorar em posição pronada e pela hiperextensão cervical, a que é comum ser adotada pelo bebê espontaneamente.[8] Ainda não se sabe o papel da DRGE na laringomalácia, que não é definida como agente causal ou consequencial, entretanto, há evidências de melhor prognóstico quando este é tratado.[9]

A avaliação do refluxo deverá ser feita por gastropediatra, pois os sintomas podem estar relacionados com alergia à proteína do leite de vaca, que não é tratada com a supressão

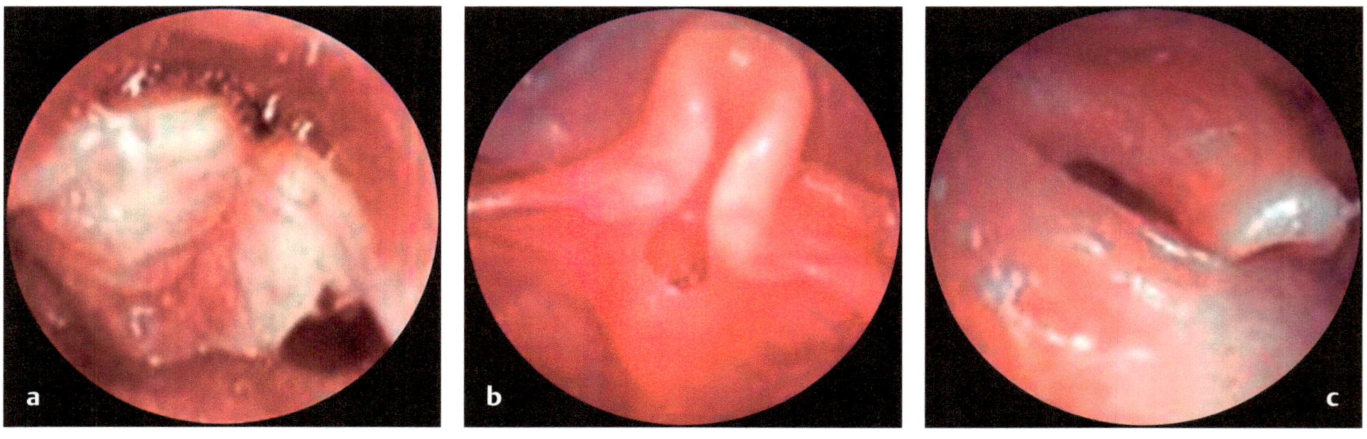

Fig. 20-1. Classificação anatômica da laringomalácia, segundo Olney:[7] (a) Tipo I: colapso das cartilagens aritenóideas na inspiração; (b) Tipo II: Pregas ariepiglóticas encurtadas e epiglote tubular, com colapso circunferencial na inspiração; (c) Tipo III: retroversão da epiglote com colapso inspiratório.

ácida. O tratamento medicamentoso está indicado se houver sintomas de disfagia, regurgitação, vômitos, perda de peso e sinais de retardo no esvaziamento gástrico. A avaliação multidisciplinar é imprescindível na condução destes casos.

O tratamento da laringomalácia depende dos sintomas apresentados. Em casos leves e sem fatores de risco, é indicado o acompanhamento clínico. Deve ser observado ganho de peso e orientados sinais de alarme, como desconforto respiratório, cianose e engasgos.

Em casos moderados, em geral, é indicado o acompanhamento clínico e medidas para doença do refluxo gastroesofágico, além da avaliação da deglutição pela fonoaudiologia, caso necessário.

Em pacientes com doença grave, é indicado tratamento de doença do refluxo gastroesofágico, avaliação da deglutição, e pode ser realizada a supraglotoplastia.[5,10] Para os casos refratários ao tratamento clínico, podem ser realizados exames objetivos para a deglutição, como videoendoscopia da deglutição e/ou videodeglutograma, especialmente se houver evidência de aspiração. Em geral, observa-se incoordenação respiração-deglutição, e geralmente os pacientes são reabilitados em seio materno.

A supraglotoplastia é realizada nos quadros graves, que correspondem a cerca de 10% a 20% do total.[6,10] É um procedimento cirúrgico endoscópico que consiste na correção das alterações anatômicas da laringe. Engloba a ressecção dos ligamentos ariepiglóticos e exérese de tecido redundante das aritenoides, podendo incluir a epiglotoplastia e a epiglotopexia. Preferimos instrumentos frios para a realização da supraglotoplastia. O pós-operatório imediato é feito na unidade de terapia intensiva, sob monitorização contínua. A oferta de oxigênio por cateter de alto fluxo pode ser necessária nas primeiras 24 horas, assim como corticosteroides e supressão ácida. Os casos associados a síndromes genéticas e outras comorbidades neurológicas devem ser avaliados individualmente, pois o resultado pós-operatório da supraglotoplastia corresponde a 60% de melhora em números absolutos, enquanto os casos isolados de laringomalácia tipo 2 alcançam mais de 90% de sucesso. Apresentamos o fluxograma do tratamento da laringomalácia na Figura 20-2.

Em caso de sinais e sintomas respiratórios graves ou alterações radiológicas, os pacientes devem ser submetidos à investigação diagnóstica de lesões sincrônicas em via aérea. A polissonografia também deve ser solicitada para estes casos, assim como avaliação genética e craniofacial.[6]

Considerar traqueostomia nos casos de falha da supraglotoplastia e em quadros associadas a comorbidades graves.

Paralisia de Pregas Vocais

É a 2ª causa mais frequente de estridor congênito (15%-20%).[1] Consiste na imobilidade de uma ou ambas as pregas vocais, cursando com estridor e outros sintomas respiratórios.

A forma unilateral esquerda pode ser iatrogênica após procedimentos cirúrgicos cardíacos, intratorácicos ou cervicais. Corresponde a 48% de todos os casos de paralisia laríngea. Nos recém-nascidos, 10%-30% dos casos ocorrem por lesão do nervo laríngeo recorrente nas cirurgias de fechamento do canal arterial, por causa de sua anatomia. Os sintomas são choro rouco, estridor e disfagia com sinais e sintomas de aspiração. Em geral, evolui espontaneamente com melhora dos sintomas.[1]

A apresentação bilateral (52% dos casos de paralisia laríngea) tem como causa traumas de parto, lesões intratorácicas, lesões do sistema nervoso central (SNC) com ênfase em associação à malformação de Arnold Chiari, hidrocefalia, mielomeningocele, hemorragia intracerebral e causa idiopática. Quarenta e cinco por cento dos casos podem estar associados a outras malformações da via aérea.[1]

O diagnóstico é realizado por nasofibroscopia flexível em paciente acordado e laringoscopia direta sob anestesia geral. Durante essa avaliação, as cartilagens aritenóideas devem ser palpadas para diferenciar de anquilose das articulações cricoaritenóideas. Os pacientes devem ser submetidos à investigação clínica, incluindo realização de RM de crânio para afastar causas centrais.

Comumente apresentam quadro clínico de obstrução respiratória grave, com cianose e desconforto respiratório. O estridor costuma ser intenso durante o choro. Alguns casos podem apresentar-se com sintomas respiratórios leves, e pode ser considerada conduta expectante. Casos com obstrução

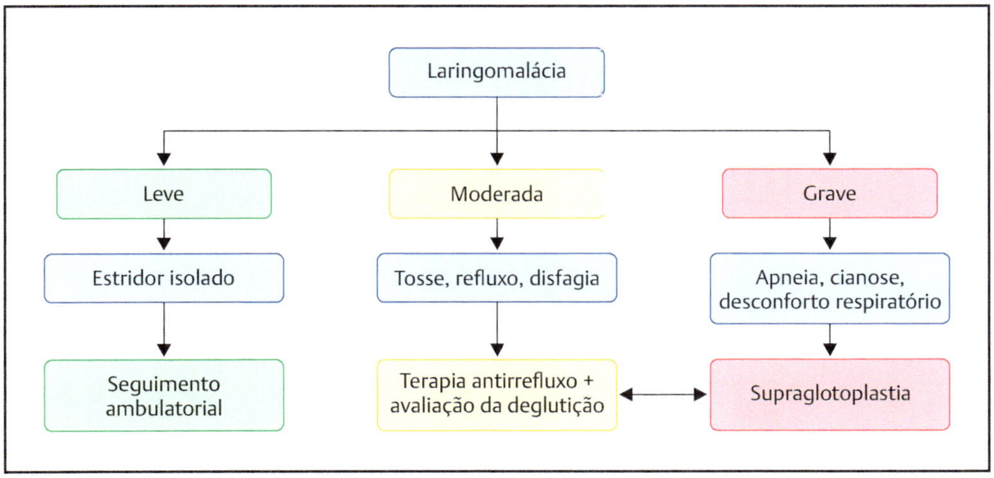

Fig. 20-2. Tratamento da laringomalácia.

moderada a grave deverão ser submetidos à traqueostomia. Recuperação espontânea dos movimentos das pregas vocais pode ocorrer em 46%-64% dos casos, em até 24 meses.[1]

Em casos refratários, podem-se realizar procedimentos cirúrgicos para reestabelecimento da patência de via aérea. São descritos vários procedimentos para estes pacientes, não existindo tratamento ideal. É descrita lateralização de pregas vocais, mas pouco realizada na prática médica. A maioria dos autores prefere cirurgia de reconstrução laringotraqueal com enxerto de cartilagem costocondral posterior, cirurgia esta que promove abertura da glote posterior sem promover lesão sobre as pregas vocais. Em geral, esse tratamento cirúrgico é proposto após 2 anos de idade, quando diminui a chance de recuperação espontânea dos movimentos laríngeos.[1]

Estenose Infraglótica Congênita

Corresponde a 10%-15% dos casos de estridor congênito. Consiste no estreitamento infraglótico menor que 4 mm em neonatos ou menor que 3 mm em prematuros.[1] Comumente apresenta cricoide elíptica com obstrução por material cartilaginoso, não sendo passível de dilatação (Fig. 20-3). Cursa principalmente com estridor bifásico. O diagnóstico é suspeitado pelo quadro clínico, com estridor e desconforto respiratório que se relaciona com o grau de obstrução.

Pode ser diagnosticada pela avaliação endoscópica da via aérea, por nasofibrolaringoscopia acordado ou laringobroncoscopia sob anestesia geral.

O exame endoscópico deve avaliar:

- Extensão e natureza da estenose (se cartilaginosa ou de tecido fibroelástico).
- Mobilidade das pregas vocais.

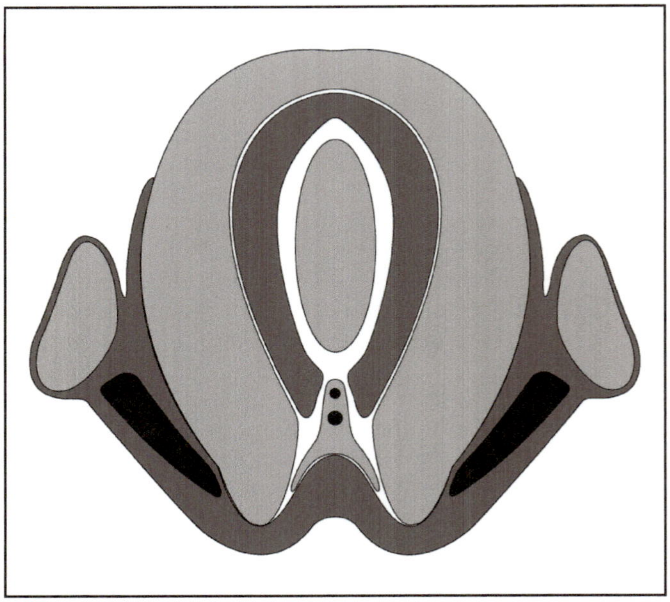

Fig. 20-3. Imagem esquemática de estenose infraglótica congênita.

- Diâmetro do lúmen residual.
- Associação a outras anomalias.

O diagnóstico de estenose infraglótica congênita de laringe é um desafio em pacientes submetidos à intubação orotraqueal, pois se torna difícil a diferenciação entre causa congênita ou adquirida por lesão aguda por tubo.

A estenose da via aérea é classificada por Cotton-Meyer em graus I a IV (Fig. 20-4).[11]

Classificação	Obstrução	Exemplos
Grau I	 0 a 50% da luz	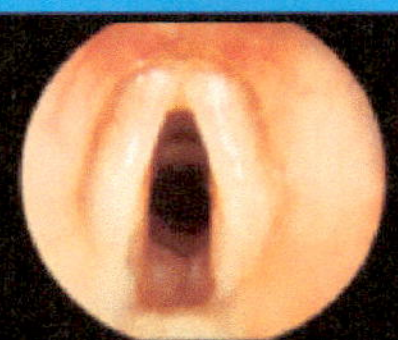
Grau II	 51 a 70% da luz	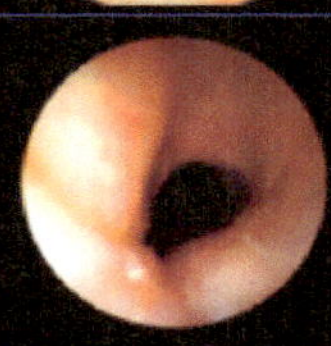
Grau III	 71 a 99% da luz	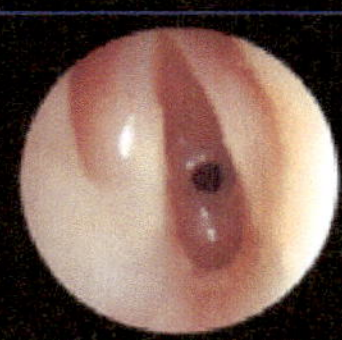
Grau IV	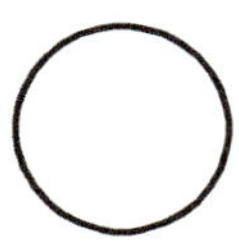 Obstrução completa	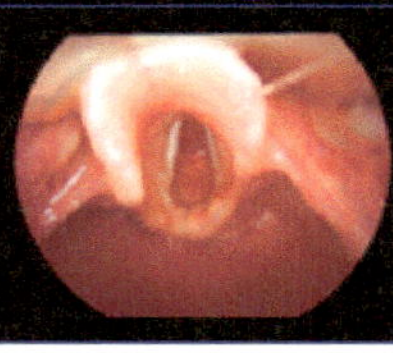

Fig. 20-4. Classificação de Cotton-Myer para estenose de via aérea.[11]

Os sintomas são variáveis, conforme o grau de obstrução. Pacientes com estenose grau I podem ser erroneamente diagnosticados com quadros de laringites recorrentes.

A abordagem também depende do grau de obstrução e das comorbidades da criança. Quando estáveis, pacientes com estenose grau I podem ser acompanhados clinicamente. Graus II, III e IV geralmente necessitam ser submetidos a algum tipo de suporte ventilatório com ou sem traqueostomia. Há descrição de diversas abordagens cirúrgicas para reconstrução de via aérea desses pacientes. Graus II e III podem ser submetidos à reconstrução laringotraqueal com enxerto costocondral anterior e posterior. Grau IV pode ser submetido à ressecção cricotraqueal isolada ou estendida. A definição do procedimento a ser realizado depende das características da estenose e das comorbidades do paciente.[1]

Web Laríngeo (Membrana Laríngea Congênita)

Ocorre decorrente da falha na recanalização da glote durante a embriogênese.[1] É anomalia congênita rara, correspondendo a 5% dos casos. Possui apresentações variáveis, desde envolvimento restrito à glote com membrana fina entre as pregas vocais até envolvimento completo de glote e infraglote com composição cartilaginosa. São classificadas, segundo Cohen,[12] pelo grau de obstrução e extensão infraglótica (Quadro 20-3). O quadro clínico é variado e depende da obstrução laríngea, tende a apresentar rouquidão, disfonia ou afonia, podendo evoluir com disfonias leves na infância ou até estridor grave e obstrução respiratória. Demonstramos na Figura 20-5 os tipos de *web* laríngeo.

É descrita associação à deleção do gene 22q11.2, que pode se apresentar como variadas malformações, incluindo síndrome de DiGeorge, síndrome velocardiofacial entre outras. Pacientes com membranas laríngeas devem ser submetidos à investigação clínica minuciosa com ênfase em pesquisa genética e malformações cardíacas e orofaciais.[1]

Outra apresentação é a membrana laríngea completa, também chamada de atresia laríngea ou CHAOS (síndrome de obstrução congênita das vias aéreas). É condição rara e requer abordagem imediata. O paciente apresenta desconforto respiratório intenso ao nascimento e não é possível realizar intubação orotraqueal. Pode-se suspeitar do quadro em gestantes com polidrâmnio. Quando o diagnóstico é realizado intraútero, pode-se realizar traqueostomia imediata ao nascimento antes do rompimento do cordão umbilical. Tal procedimento é denominado EXIT (Ex-utero intrapartum treatment).[13]

Quadro 20-3. Classificação das Membranas Laríngeas[1,12]

Tipos	Obstrução glótica	Extensão subglótica	Pregas vocais	Sintomas	Tratamento
1	< 35%	Nenhuma ou pouca	Visíveis	Rouquidão leve	Expectante
2	35% – 50%	Membrana fina, pouca extensão subglótica	Visíveis	Choro rouco ou fraco, sintomas respiratórios durante esforço	*Flap* de mucosa ou divisão com *keel* de silicone endoscópico
3	50% – 75%	Membrana fina a espessa, até borda inferior da cricoide	Fusão anterior	Disfunção vocal grave, sintomas de obstrução respiratória moderados	Traqueostomia ou cirurgia aberta (reconstrução laringotraqueal com enxerto costocondral anterior e molde intralaríngeo)
4	75% – 90%	Membrana espessa, extensão abaixo da cricoide	Fusão completa	Afonia, obstrução grave de via aérea	Traqueostomia ou cirurgia aberta (reconstrução laringotraqueal com enxerto costocondral anteroposterior e molde intralaríngeo)

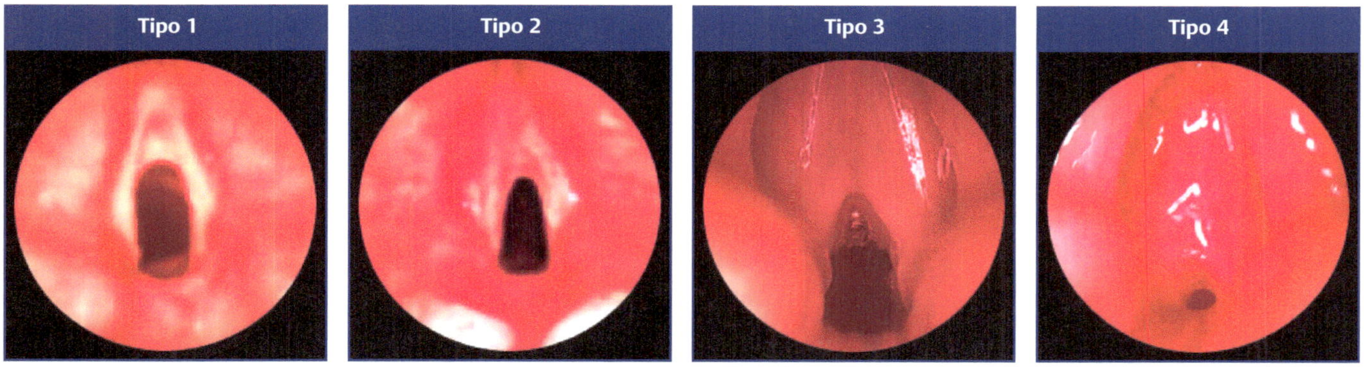

Fig. 20-5. Laringoscopia de pacientes com *web* laríngeo tipos 1, 2, 3 e 4.

Hemangioma Infraglótico

São anomalias congênitas raras, em torno de 1,5% dos casos. São tumores benignos com malformações vasculares, caracterizados por hiperplasia endotelial, celular, fibroblastos e macrófagos.[1]

Produzem obstrução variada de via aérea. A sintomatologia depende do grau de obstrução. Alguns casos podem-se apresentar como quadros de laringite recorrente. Tende a apresentar crescimento rápido nos seis primeiros meses de vida, com estabilização e regressão até três anos de idade. É comum associação a hemangiomas cervicofaciais em 50% dos casos, principalmente em região periauricular, lábio inferior, queixo e pescoço anterior.[8,14]

Fases de evolução:

- Assintomático durante as primeiras semanas de vida.
- Início dos sintomas entre 2-4 meses de idade.
- Sintomas mais evidentes após 6 meses de idade.
- Resolução progressiva entre 12-18 meses de idade.
- Resolução completa entre 5-12 anos de idade.

O diagnóstico é realizado por nasofibroscopia e laringoscopia direta sob anestesia geral, com visualização de massa avermelhada ou azulada compressível. O diagnóstico pode ser confirmado pela ressonância magnética da laringe que evidencia aumento da trama vascular local, massa hipointensa em T1 e hiperintensa em T2, com avaliação da extensão e profundidade.

O tratamento apresentou grandes variações nos últimos 20 anos após o advento de drogas betabloqueadoras. Há boa resposta clínica e possibilidade de regressão da lesão com uso de propranolol por via oral. Em geral, inicia-se o tratamento em unidade hospitalar com monitorização e observação de sintomas decorrentes de seus efeitos colaterais.[14] Outras opções terapêuticas incluem o uso de corticosteroides sistêmicos, procedimentos endoscópicos e cirurgias abertas. Entre os procedimentos endoscópicos, podemos citar injeção intralesional de corticosteroides, o *laser* de dióxido de carbono e potássio-titânio-fósforo (KTP), além da escleroterapia e a ressecção submucosa com microdesbridador. Procedimentos de reconstrução laringotraqueal por laringofissura também podem ser realizados.[1] Por ser uma condição autolimitada, o tratamento visa à manutenção da via aérea sem o uso de traqueostomia, quando possível. A traqueostomia pode ser indicada para patência da via aérea quando não há melhoria do padrão respiratório com outras medidas terapêuticas.[1]

Cleft Laríngeo

É anomalia congênita rara, em torno de 0,5%-1,5% dos casos. Consiste em uma comunicação entre a região posterior da laringe e o esôfago. Ocorre em decorrência da falha de fusão do septo traqueoesofágico.[1,8] É comum a ocorrência de lesões sincrônicas no trato gastrointestinal, como as fístulas traqueoesofágicas e a atresia de esôfago. Pode associar-se a síndromes, como Down, Opitz-Frias, Pallister-Hall, Townes-Brock, VACTERL e CHARGE.[1]

Pode ser classificado conforme proposto por Benjamin-Inglis (Quadro 20-4).[15]

Quadro 20-4. Classificação de Benjamin-Iglis para o *Cleft* Laríngeo[1,15]

Tipos	Extensão
I	Fenda na região interaritenóidea da supraglote envolvendo tecidos moles até a borda superior da cricoide, sem comprometimento da cartilagem
II	Fenda envolvendo a cartilagem cricoide sem acometimento da borda inferior
III	Fenda ultrapassando a cricoide com ou sem comprometimento da traqueia cervical
IV	Fenda com extensão intratorácica podendo se estender até a carina

O diagnóstico é realizado por laringoscopia direta com palpação de região posterior da laringe e afastamento de pregas vocais. Dificilmente será realizado diagnóstico caso não ocorra suspeita clínica pois, durante exames dinâmicos de via aérea, a região posterior da glote pode apresentar-se como redundância de tecido aritenóideo, ocultando a fenda. Apresentamos a laringoscopia de paciente com *cleft* laríngeo tipo III, evidenciado com uso de pinça abdutora de pregas vocais na Figura 20-6.

O quadro clínico depende da extensão do *cleft*. Em geral, quanto mais extensa a fenda, mais grave é a apresentação. *Clefts* tipo I podem ser assintomáticos ou, assim como o tipo II, manifestar-se por broncopneumonias recorrentes. *Clefts* tipos III e IV tendem a cursar com aspiração maciça no período neonatal e desconforto respiratório grave.

O tratamento depende da extensão da comunicação laringoesofágica. *Clefts* tipo I podem apresentar boa evolução clínica com espessamento da dieta e medidas posturais. Devem ser submetidos à avaliação da deglutição por exames objetivos, como videodeglutograma ou videoendoscopia da deglutição.[8] Pode ser necessária abordagem endoscópica nos tipos I e II, a depender do quadro clínico. *Clefts* III e IV geral-

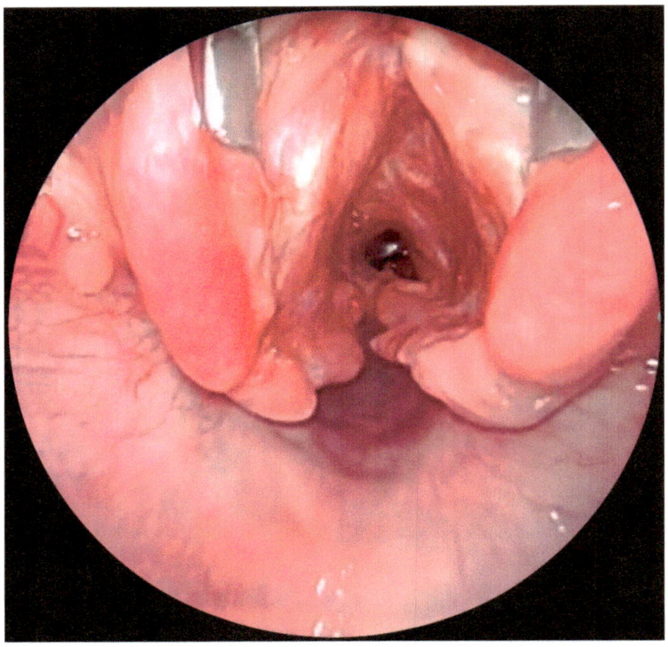

Fig. 20-6. Laringoscopia de paciente com *cleft* laríngeo tipo III evidenciado com uso de pinça abdutora de pregas vocais.

mente necessitam de abordagem cervicotorácica aberta por laringofissura anterior e esternotomia mediana.[1]

A broncoaspiração salivar crônica pode levar a comprometimento pulmonar importante com evolução para fibrose pulmonar e consolidações, por isso, deve ser controlada.

Cistos Laríngeos e Laringoceles

Correspondem a 2% das anomalias congênitas da laringe. São causas raras de obstrução respiratória em crianças. Os cistos saculares são mais comuns do que as laringoceles (85% x 15%). São lesões originárias do sáculo, que se localiza na porção anterior do ventrículo laríngeo. O sáculo é um pequeno divertículo com glândulas mucosas. Os cistos saculares não se comunicam com o lúmen laríngeo e tendem a ser preenchidos por muco.[1]

Os sintomas respiratórios variam de acordo com o tamanho. Pode ocorrer estridor inspiratório desde o nascimento, posição dependente de acordo com o lado acometido, piora durante agitação, choro abafado.

O diagnóstico é feito por nasofibroscopia e por laringoscopia direta sob anestesia geral.

Podem ser abordados por via endoscópica através da marsupialização ou excisão endoscópica, ou por cirurgia aberta. Nos casos graves de obstrução respiratória, pode ser feita a aspiração do cisto com agulha. Podem apresentar recidiva.[1,8]

Laringocele é uma dilatação anormal ou herniação do sáculo com variáveis extensões, mantém comunicação com o lúmen laríngeo. Podem-se apresentar como internas, externas ou mistas. Costumam ser preenchidas por conteúdo aéreo e cursam com sintomas intermitentes. Raramente são diagnosticadas em recém-nascidos. Geralmente ocorrem em crianças mais velhas que tocam instrumentos musicais de sopro. O diagnóstico é realizado por laringoscopia direta e exame de imagem, como ressonância magnética. O tratamento é semelhante ao cisto sacular.[1]

Na Figura 20-7 apresentamos uma representação esquemática das laringoceles e dos cistos saculares.

Outras Lesões em Via Aérea

Há descrição de muitas outras alterações em via aérea, com apresentação clínica variável e condizentes com o grau de obstrução ou alterações anatômicas em estruturas laríngeas. Casos com malformação de epiglote e traqueal são descritos na literatura. Um exemplo é a epiglote bífida, que pode associar-se a outros defeitos em linha média e à síndrome de Pallister-Hall. Anomalias traqueais, como a traqueomalácia, estenoses traqueais e anéis traqueais completos, podem ocorrer em variadas apresentações clínicas e evoluir com múltiplas consequências para o paciente, a depender do grau de obstrução e localização.

Outra afecção importante a ser citada é o cisto em base de língua. Não é uma afecção laríngea propriamente dita, porém, também pode cursar com obstrução respiratória. O cisto causa prolapso da epiglote que obstrui o introito laríngeo e simula laringomalácia tipo III. O diagnóstico é feito por nasofibrolaringoscopia ou broncoscopia sob anestesia geral. Ressonância magnética é útil para afastar cisto do ducto tireoglosso. Deve ser investigada tireoide ectópica para diagnóstico diferencial. O tratamento é cirúrgico por marsupialização do cisto com *laser* de CO_2.

Na Figura 20-8 apresentamos outras lesões que cursam com obstrução de via aérea.

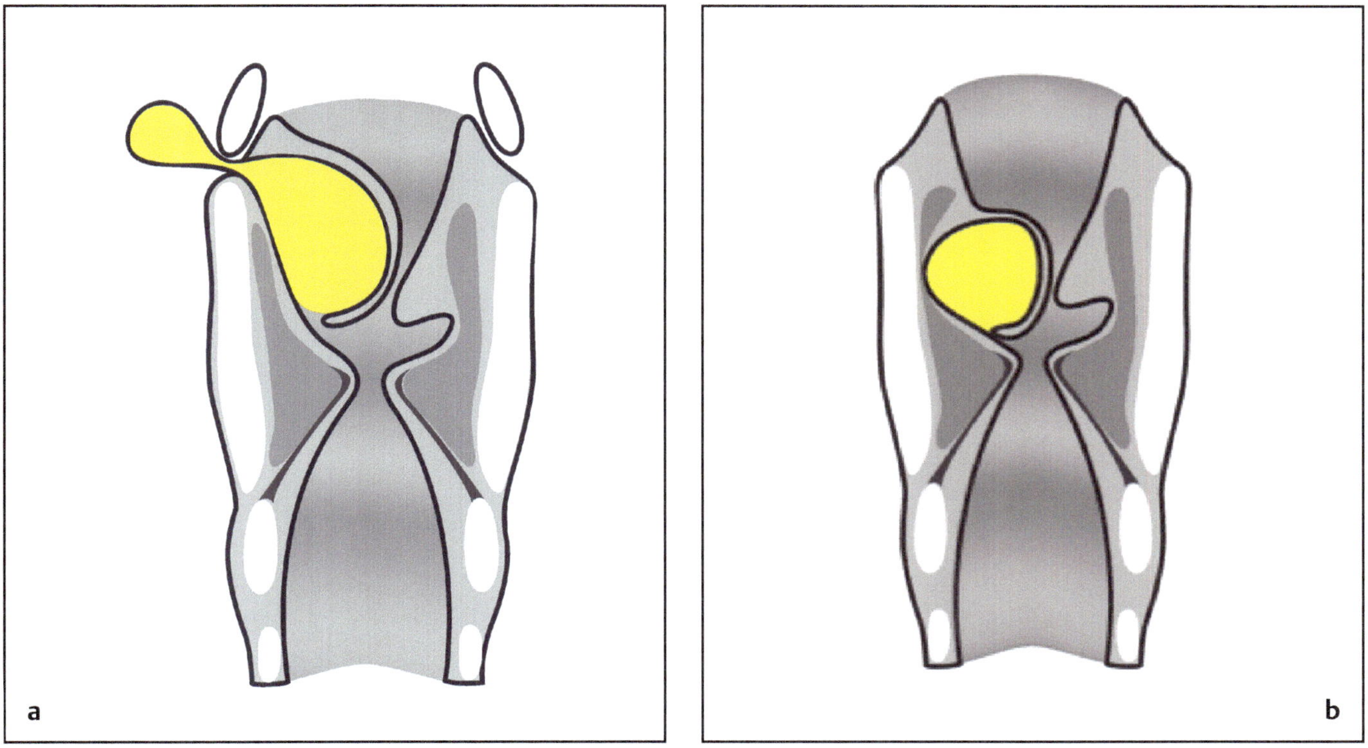

Fig. 20-7. Representação esquemática de: a) laringocele; b) cisto sacular.

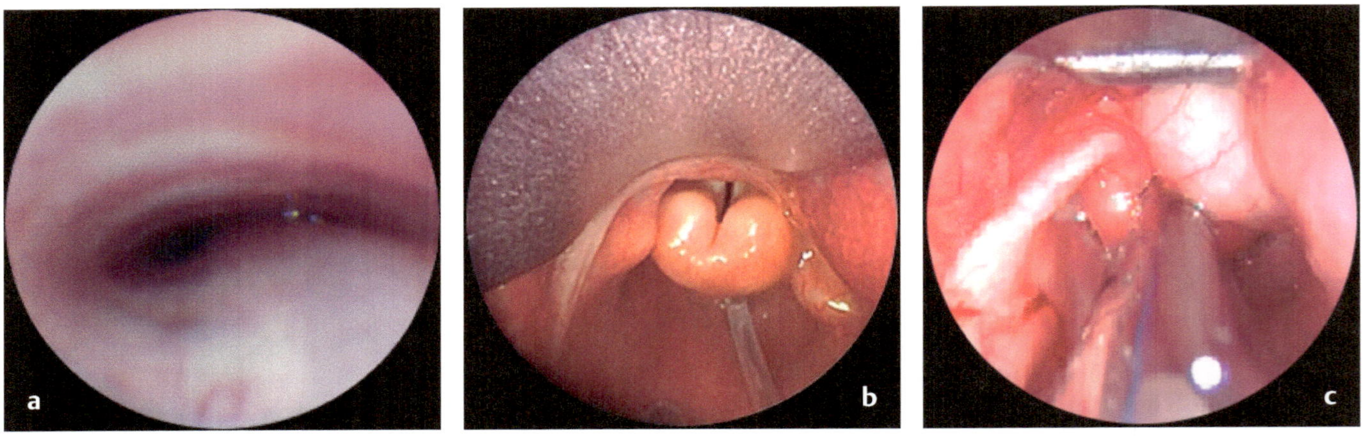

Fig. 20-8. Outras lesões que cursam com obstrução de via aérea: (**a**) traqueomalácia em paciente com malformação craniofacial grave submetido a procedimento EXIT; (**b**) malformação laríngea com agenesia de epiglote; (**c**) cisto em base de língua.

REFERÊNCIAS BIBLIOGRÁFICAS

1. Monnier P. Acquired post-intubation and tracheostomy-related stenoses. In: Monnier P. Pediatric airway surgery. Berlin: Springer; 2011. p. 183-98.
2. Chen EY, Sie KCY. Anatomia do desenvolvimento. In: Lesperance MM, Flint PW. Cummings - Otorrinolaringologia Pediátrica. Elsevier; 2017. p. 11–20.
3. Nita LM, Battlehner CN, Ferreira MA, Imamura R, Sennes LU, Caldini EG, et al. The presence of a vocal ligament in fetuses: A histochemical and ultrastructural study. J Anat. 2009;215:692-7.
4. Nolder AR, Richter GT. The infant with noisy breathing. Curr Treat Op Pediatrics. 2015;1:224-33.
5. Thompson DM. Laryngomalacia: factors that influence disease severity and outcomes of management. Curr Opin Otolaryngol Head Neck Surg. 2010;18:564-70.
6. Liming BJ, Carter J, Cheng A, Choo D, Curotta J, Carvalho D, et al. International Pediatric Otolaryngology Group (IPOG) consensus recommendations: hearing loss in the pediatric patient. Int J Pediatr Otorhinolaryngol. 2016:90:251-8.
7. Olney DR, Greinwald JH, Smith RJH, Bauman NM. Laryngomalacia and its treatment. Laryngoscope. 1999;109:1770-5.
8. Rutter MJ. Congenital laryngeal anomalies. Braz J Otorhinolaryngol. 2014;80:533-9.
9. Hartl TT, Chadha NK. A systematic review of laryngomalacia and acid reflux. Otolaryngology Head Neck Surg. 2012;147:619-26.
10. Nagy P, Dudley S, Sheyn A. Supraglottoplasty in neonates under one month of age. Ann Otol Rhinol Laryngol. 2020;129:494-7.
11. Myer CM, O'Connor DM, Cotton RT. Proposed grading system for subglottic stenosis based on endotracheal tube sizes. Ann Otol Rhinol Laryngol. 1994;103:319-23.
12. Cohen SR. Congenital glottic webs in children. A retrospective review of 51 patients. Ann Otol Rhinol Laryngol. 1985;121(Suppl.):2-16.
13. Werner H, Lopes J, Ribeiro G, Lapa DA, Acácio GL, Leite FSF, et al. Congenital high airway obstruction syndrome (CHAOS): Virtual navigation in the fetal airways after intrauterine endoscopic treatment. J Obstet Gynecol. 2020;43:879-83.
14. Bitar MA, Moukarbel RV, Zalzal GH. Management of congenital subglottic hemangioma: Trends and success over the past 17 years. Otolaryngol Head Neck Surg. 2005;132:226-31.
15. Benjamin B, Inglis A. Minor congenital laryngeal clefts: Diagnosis and classification. Ann Otol Rhinol Laryngol. 1989;98:417-20.

CAPÍTULO 21

DISFONIA EM PROFISSIONAIS DA VOZ

Rosiane Yamasaki ▪ Luciana Fernandes Costa ▪ Juvenal de Moura

INTRODUÇÃO

A produção vocal é um mecanismo complexo que depende da interação dos sistemas respiratório, fonatório, ressonantal e articulatório, que estão sob refinado controle do sistema nervoso e do monitoramento auditivo. Conceitualmente, a "disfonia representa toda e qualquer dificuldade na comunicação oral que impede a produção natural da voz", devendo-se considerar também o impacto do distúrbio vocal nos diferentes aspectos da qualidade de vida do indivíduo.[1] Dessa forma, a disfonia envolve não apenas os desvios da qualidade vocal, mas também alterações como diminuição da resistência vocal, esforço à emissão, fadiga vocal, projeção vocal reduzida, diminuição da extensão vocal, quebras vocais entre outras.

Profissionais da voz são mais suscetíveis à disfonia do que a população em geral por usarem a voz de forma contínua e sob condições muitas vezes desfavoráveis. A associação entre demanda vocal elevada, fatores pessoais, emocionais, ambientais e organizacionais mostra-se determinante no desenvolvimento e manutenção de distúrbios vocais em profissionais que utilizam a voz como instrumento de trabalho.[2]

A disfonia pode ser causada por alteração comportamental, orgânica ou ambas.[3] A disfonia comportamental está diretamente relacionada ao uso da voz, sendo comum em profissionais da voz pela demanda vocal aumentada, seleção de ajustes musculares inadequados ou mesmo mau uso vocal. Já a disfonia orgânica ocorre por alterações estruturais ou neurológicas que comprometem a função fonatória. Ajustes laríngeos hiperfuncionais podem ocorrer isoladamente ou até mesmo se sobrepor às alterações orgânicas, causando impacto na funcionalidade vocal do indivíduo.

Recomenda-se que o atendimento aos profissionais da voz seja realizado dentro de uma equipe multiprofissional para a melhor tomada de decisão quanto à conduta e ao tratamento do paciente.

Esse capítulo aborda temas relacionados à disfonia em profissionais da voz, com especial atenção à avaliação otorrinolaringológica, incluindo as principais alterações laríngeas nessa população, à avaliação fonoaudiológica, com foco na funcionalidade vocal, e à atuação do professor de canto.

CLASSIFICAÇÃO DOS PROFISSIONAIS DA VOZ

Existem diferentes classificações dos profissionais da voz, sendo a mais simples a divisão entre profissionais da voz falada, artística e não artística e da voz cantada. Os profissionais da voz falada incluem atores, locutores, jornalistas, radialistas, professores, operadores de telesserviços e religiosos entre outros. Para muitos profissionais da voz falada, como os professores, a resistência e a flexibilidade vocal são condições necessárias para a atuação no trabalho. Para outros, além dessas condições, o monitoramento auditivo refinado para seleção de ajustes específicos da laringe e do trato vocal é fundamental para alcançar-se a qualidade vocal desejada, como no caso dos atores e dos atores dubladores.

Os profissionais da voz cantada incluem cantores de diferentes gêneros e estilos musicais. O grau de exigência da qualidade vocal pode variar de emissões altamente refinadas, como no canto erudito, a emissões desviadas, como o uso de *drives* no canto popular. Recursos estilísticos são frequentemente utilizados na voz cantada, tornando-se importante verificar se os ajustes autosselecionados para atingir a qualidade vocal desejada oferecem risco à saúde vocal. A configuração glótica e supraglótica, a qualidade vocal e a autopercepção do cantor quanto ao conforto/desconforto fonatório auxiliam na identificação dos ajustes negativos. As exigências e as necessidades vocais diferem entre os profissionais da voz. Embora mecanismos mais refinados possam diferir na produção vocal dos profissionais da voz cantada e falada, um elemento comum a todos está relacionado às oscilações repetidas das pregas vocais,[2] que podem causar fonotrauma e danos aos tecidos da laringe.

O Quadro 21-1 mostra características relacionadas aos subsistemas da produção vocal, monitoramento auditivo, demandas específicas e risco vocal de profissionais da voz cantada e falada. A participação das áreas auditivas durante a produção vocal permite a realização dos ajustes necessários para o controle de frequência, intensidade e duração. O sistema auditivo proporciona dois tipos de controle sobre a produção vocal: o monitoramento auditivo em tempo real (*feedback*) e o monitoramento pela criação de modelos internos (*feedforward*).[4] O *feedback* promove informações sobre o alvo vocal, sobre as condições do ambiente e contribui com o desenvolvimento de modelos internos para o planejamento motor da produção vocal. O *feedforward* possibilita o controle vocal a partir de comandos aprendidos por experiências auditivas prévias e ajustes musculares já realizados.

Quadro 21-1. Características Esperadas dos Subsistemas da Produção Vocal, Monitoramento Auditivo, Demandas Vocais e dos Riscos de Profissionais da Voz Cantada e Falada

Profissionais	Subsistemas da produção vocal				Monitoramento auditivo		Demandas específicas		Risco vocal
	Respiratório	Fonatório	Ressonantal	Articulatório	*Feedback*	*Feedforward*	Qualidade Vocal	Resistência Vocal	Grau
Voz cantada									
Cantores Eruditos/ Clássicos	■ > Suporte respiratório ■ > Expansão da caixa torácica ■ Controle refinado da p_{sub}	■ > Controle de F e de I, sem quebras nas zonas de passagem ■ Ampla extensão de F	■ > Ampliação do trato vocal ■ Ressonância equilibrada e alta ■ > Projeção vocal	■ QV privilegiada em relação à articulação	■ Controle alto para monitorar a QV em tempo real	■ Controle alto ■ Experiências auditivas prévias e ajustes vocais já realizados	■ Refinada, clara ou escura, estável ■ Uso de recursos vocais estilísticos	■ Moderada a alta	■ Moderado a alto
Cantores Populares	■ Sustentação e controle da p_{sub} dependem do estilo vocal ■ Boa CPFA	■ Controle adequado de F e de I ■ Ajustes laríngeos específicos para voz desejada	■ Geralmente média – alta ■ Pode haver > componente nasal	■ Mais próxima da voz falada ■ Inteligibilidade do texto preservada	■ Controle médio	■ Controle médio	■ Uso de recursos vocais estilísticos	■ Moderada à alta	■ Depende do estilo vocal ■ Leve a alto
Voz falada artística									
Atores: TV e Teatro	■ Sustentação e controle da p_{sub} dependem da exigência vocal ■ Boa CPFA	■ Flexibilidade adequada de F e I	■ Foco + alto ■ > Projeção vocal	■ Boa flexibilidade articulatória	■ Controle médio-alto	■ Controle médio-alto	■ Adaptada ao personagem	■ Moderada à alta	■ TV: leve a moderado ■ Teatro: moderado a alto
Atores: Dubladores	■ Sustentação e controle da p_{sub} dependem da exigência vocal ■ Boa CPFA	■ Boa flexibilidade de F e I	■ Flexível de acordo com o papel do personagem	■ Boa flexibilidade e agilidade articulatória ■ Habilidade para variar velocidade de fala	■ Controle alto ■ Percepção auditiva precisa	■ Controle alto	■ Flexível e criativa de acordo com a dublagem	■ Moderada à alta	■ Depende da exigência vocal ■ Leve a alto
Voz falada não artística									
Professores	■ Suporte respiratório adequado ■ Boa CPFA	■ Flexibilidade e controle de F e I	■ Média-alta ■ > Projeção vocal	■ Precisão articulatória	■ Controle médio	■ Controle médio	■ Adaptada para função ■ Expressividade vocal boa	■ Moderada à alta	■ Moderado a alto
Religiosos	■ Suporte respiratório adequado ■ Boa CPFA	■ Flexibilidade adequada de F e I	■ Média-alta	■ Precisão articulatória	■ Controle médio	■ Controle médio	■ Adaptada para função ■ Expressividade vocal boa	■ Moderada	■ Celebração tradicional: leve ■ Celebração moderna: moderado
Opera-dores de telesserviços	■ Boa CPFA	■ Flexibilidade adequada de F e I	■ Média	■ Precisão articulatória	■ Controle médio	■ Controle médio	■ Adaptada para função ■ Expressividade vocal boa	■ Moderada	■ Moderado

p_{sub}: pressão subglótica; F: frequência; I: intensidade; QV: qualidade vocal; VNQV: variabilidade normal da qualidade vocal.
Adaptado de Behlau M, Feijó D, Madazio G, Rehder MI, Azevedo R, Ferreira AE. Voz profissional: aspectos gerais e atuação fonoaudiológica. Anatomia da laringe e fisiologia da produção vocal. In: Behlau M (Org.). Voz: o livro do especialista. Rio de Janeiro: Revinter; 2001; Vilkman E. Voice problems at work: a challenge for occupational safety and health arrangement. Folia Phoniatr Logop. 2000;52:120-5; Selleck MA, Sataloff RT. The impact of the auditory system on phonation: a review. J Voice. 2014;28:688-93.

AVALIAÇÃO OTORRINOLARINGOLÓGICA

História Clínica

Uma anamnese detalhada embasa o raciocínio clínico e direciona o diagnóstico. Identificar os principais aspectos que levaram o paciente à procura de atendimento especializado é o primeiro passo da avaliação clínica do profissional da voz.[4] O início da anamnese é semelhante àquela obtida de qualquer paciente com queixas vocais e deve incluir o tempo de história, se início súbito ou gradual, progressão da queixa, fatores relacionados à produção vocal, como dor local, mudanças no *pitch*, falta de ar ao falar e presença de abuso vocal. Os antecedentes cirúrgicos, intubação prévia, uso de medicamentos, doenças de base e hábitos devem ser questionados.[5] Sintomas que investiguem as funções laríngeas de proteção da via aérea e respiração também devem ser pesquisados, assim como sintomas nasais e relacionados a refluxo e processos alérgicos.

Deve-se perguntar sobre fatores relacionados à profissão específica do paciente, incluindo a demanda vocal, hábitos fonotraumáticos, treinamento prévio, frequência de apresentações e fatores ambientais. Explorar todos os aspectos da higiene vocal do paciente é fundamental.[5] Em relação aos cantores, o médico pode ajudar fazendo perguntas sobre o alcance, registro, passagem, estilo musical, repertório e adequação à sua tessitura.[5]

Outros fatores gerais também podem influenciar a saúde vocal e devem ser ativamente questionados, entre eles a privação de sono, hábitos alimentares e o estado emocional.

Exame Físico

O exame físico dos profissionais da voz deve incluir uma avaliação geral por sistemas e otorrinolaringológico completa.

O exame da cavidade oral deve ser completo, incluindo a avaliação da língua, avaliação dentária, que deve concentrar-se não apenas na higiene oral, mas também na presença de desgastes sugestivos de bruxismo, relacionado à tensão excessiva que também pode associar-se à disfunção da articulação temporomandibular. O pescoço deve ser examinado para massas, restrição de movimento, excesso de tensão muscular e/ou espasmos e cicatrizes de cirurgia prévias. Observar a mobilidade laríngea vertical também é informação importante. A função dos nervos cranianos deve ser avaliada, e a avaliação da acuidade auditiva deve ser incluída.[5]

Avaliação Laríngea

O exame da laringe começa quando o profissional da voz entra no consultório médico. A análise perceptivo-auditiva permite a caracterização da qualidade vocal.[6] Para a análise, solicitam-se dois tipos de estímulos: vogal sustentada e a fala encadeada. Em seguida, deve-se realizar a avaliação endoscópica estrutural e funcional do paciente. A documentação do exame com a melhor imagem possível e gravação de áudio é fundamental.[4]

Profissionais da voz são encorajados a fazer uma avaliação endoscópica/estroboscópica basal quando saudáveis, para seguimento ao longo da carreira.

O exame inicia-se com a avaliação da cavidade nasal, identificando fatores obstrutivos e inflamatórios que podem alterar a ressonância e levar a ajustes fonatórios inadequados. A função velofaríngea deve ser avaliada por meio da solicitação de fricativas isoladas, sílabas plosivas e fricativas e frases. Na faringe é importante observar o posicionamento da base de língua e a presença de secreções patológicas. A laringe deve ser avaliada quanto à coloração da mucosa, presença de edema e secreção, abaulamentos e lesões de mucosa. As pregas vocais devem ser avaliadas quanto à presença de lesões em borda livre e presença de secreção na sua superfície. A mobilidade das pregas vocais deve ser investigada com a emissão de vogal sustentada /e/ e com manobras como "ee-*sniff*" que permitem observar o movimento de adução e abdução das pregas vocais. Em seguida, podem-se solicitar tarefas fonatórias da voz falada e da cantada.[7] Devem ser observados: a altura da laringe, posicionamento da língua, comportamento do vestíbulo laríngeo e comportamento das paredes da faringe. Solicitam-se diferentes amostras de fala: /e/ prolongado em frequência e intensidade habitual, /e/ prolongado em agudo, /e/ prolongado em grave, contagem e fala encadeada.[5]

A complementação da avaliação com videolaringoestroboscopia com telescópio rígido é importante para descartar lesões orgânicas ou processos inflamatórios. Durante o exame, avaliam-se as bordas livres, presença de lesões orgânicas, onda mucosa, amplitude, fase de vibração do ciclo glótico, simetria de fase e fechamento glótico.[5]

A avaliação do profissional de voz artística, cantada, exige do médico conhecimentos mínimos de canto, identificação de queixas que podem ser muito específicas e disposição para uma avaliação detalhada. No Quadro 21-2 apresentamos um modelo com algumas das rotinas aplicadas aos profissionais da voz.

Quadro 21-2. Modelo de Avaliação Funcional do Profissional da Voz Artística Cantada

Avaliação funcional do cantor	
Etapas da avaliação	**O que avaliar**
Avaliação estrutural	Avaliação por nasofibroscopia flexível das estruturas anatômicas ▪ Nas fossas nasais avaliar a permeabilidade, sinais de rinopatia, presença de desvio septal, secreções e outras alterações ▪ Avaliação da rinofaringe, incluindo a presença de tecido adenoidiano, orofaringe, incluindo a hipertrofia das tonsilas palatinas e hipofaringe, incluindo o posicionamento da base de língua e a presença de hipertrofia das tonsilas linguais
Avaliação da função velofaríngea	Após a avaliação estrutural, posicione o nasofibroscópio na rinofaringe, pela fossa nasal mais ampla, através do meato médio, possibilitando a visualização ampla do véu palatino quando aberto e rebaixado e quando fechado e superior. Etapas da avaliação: 1. Ssss e chchchchchch 2. pa ta ka, fa sa cha 3. Sissi saiu cedo, 3 vezes 4. Um homem e uma mulher viram um anjo voando 5. Contagem 1-10 6. Emissão da vogal sustentada/ a/ 7. Vocalize em /a/ iniciando um tom confortável e subir meio tom até nota confortável
Avaliação funcional da voz falada	▪ Posicionar o nasofibroscópio na hipofaringe atrás da úvula ▪ Conversa espontânea, solicitar que o paciente relate o trajeto que fez até a consulta ou sua alimentação no dia. Observar: A) Comportamento da língua, se posterioriza ou não B) Comportamento da musculatura da faringe C) Posicionamento da laringe, se alta ou baixa, durante o repouso e na emissão vocal D) Comportamento do vestíbulo laríngeo
Avaliação funcional dinâmica do canto	▪ Posicionar o nasofibroscópio na hipofaringe, o que permite uma visualização ampla do trato vocal Parte I ▪ Escala de 5 notas, médio para agudo ▪ Gissando ascendente e descendente ▪ Messa di Voce ▪ Stacatto Parte II ▪ Pedir para cantar uma música fácil do repertório e uma em que o cantor sinta dificuldade. Observar: A) Comportamento da língua, se posterioriza, assume formato de colher ou eleva-se B) O posicionamento da laringe, se alta ou baixa C) O comportamento das paredes laterais da faringe D) A constrição do ventrículo laríngeo E) A abertura do trato vocal Parte III ▪ Pedir ao paciente para cantar o trecho em que perceba a queixa, p.ex., quebra de sonoridade, soprosidade, dificuldade na passagem
Videolaringoestroboscopia	Avaliar a vibração das pregas vocais e lesões estruturais. Avaliar a vibração cordal nas seguintes situações: ▪ Emissão habitual /e/ prolongado ▪ Agudo ▪ Grave ▪ Fonação inspiratória ▪ Glissando ascendente

PRINCIPAIS CAUSAS DE DISFONIA EM PROFISSIONAIS DA VOZ

As alterações agudas da qualidade vocal constituem um dos principais motivos para a busca de auxílio médico por profissionais da voz.[5] Nesse grupo de pacientes, devemos levar diversos aspectos em consideração durante a anamnese e o exame físico, entre eles, a qualidade vocal, a gravidade da doença, as demandas vocais e o momento do próximo uso profissional da voz. Inúmeras condições podem acometer esse grupo de pacientes. Discutiremos as condições mais comuns nos profissionais da voz, resguardando a discussão mais aprofundada de cada tópico para seus respectivos capítulos.

Infecções das Vias Aéreas Superiores e Laringites

A maioria das infecções virais das vias aéreas superiores é difusa. Na presença de laringite, observam-se edema e o aumento significativo da vascularização das pregas vocais que ocorrem com frequência nos quadros inflamatórios e/ou infecciosos agudos (Fig. 21-1).

O paciente deve evitar pigarrear, pois este comportamento configura um mecanismo potencialmente lesivo para as pregas vocais. Caso haja tosse, podemos utilizar drogas não opiáceas para controle. O uso de anti-inflamatórios deve ser evitado devido ao risco de hemorragia das pregas vocais, assim como o uso de descongestionantes e anti-histamínicos de primeira geração que causam ressecamento da mucosa, potencializando o atrito entre as pregas vocais e o consequente risco de lesão. Inalações com soro fisiológico podem auxiliar na manutenção da umidade local. Nos casos de laringite infecciosa bacteriana, antibioticoterapia faz-se necessária.

A laringite não infecciosa é comum nesse grupo de pacientes associada ao uso intenso da voz. Também pode-se originar por outras formas de abuso vocal ou irritação da mucosa por alergia ou inalação de fumaça.

O repouso vocal, relativo ou absoluto, é importante em qualquer tipo de laringite, além disso o paciente deve manter-se hidratado.

Lesões Benignas das Pregas Vocais – Nódulos, Pólipos, Cistos

A disfonia é o sintoma de apresentação mais comum dessas lesões.[5] Um laringologista experiente consegue formular hipóteses diagnósticas com base nas alterações vocais, como a perda de alcance nas frequências mais altas, comumente associada aos nódulos ou a presença de diplofonia, frequentemente associada às lesões unilaterais, como os pólipos.[5]

Obter uma anamnese completa é fundamental para auxiliar na definição etiológica e pesquisa de fatores associados.[6] Durante o exame físico, faz-se necessário o exame endoscópico, especificamente a videolaringoestroboscopia, que permite o delineamento do corpo e cobertura da prega vocal. Ainda assim, em alguns casos pode ser impossível compreender totalmente a natureza da lesão sem uma maior ampliação e avaliação tátil por meio da palpação durante a laringoscopia de suspensão.

Os nódulos das pregas vocais aparecem como pequenas lesões nodulares bilaterais e simétricas, ao longo da borda livre da prega vocal na transição entre o terço anterior e os dois terços posteriores das mesmas (Fig. 21-1c,d). Em muitos casos, ocorre o fechamento incompleto das pregas vocais, com formação de fenda glótica anterior e posterior, resultando na configuração glótica clássica em ampulheta. São lesões restritas à camada superficial da lâmina própria. Por causa da perda de elasticidade das pregas vocais e em razão da alteração do fechamento glótico, notam-se rugosidade, soprosidade, diminuição do alcance e resistência com aumento da fadiga vocal. Apesar disso, a presença dos nódulos não implica alteração do funcionamento vocal em todos os pacientes e nem sempre é comprometedora.

Os pólipos de prega vocal geralmente ocorrem após trauma, com hemorragia submucosa, sendo assim secundários ao mau uso/abuso vocal. Apresentam-se como lesões sésseis de base ampla ou pedunculadas, caracteristicamente unilaterais (Fig. 21-1e). Podem apresentar vasculodisgenesia associada ou mesmo à concomitância de outras alterações estruturais. Frequentemente há alteração na simetria de fase das pregas vocais. Pode haver lesão traumática da prega vocal contralateral, e frequentemente o fechamento glótico mostra-se incompleto. Causam rugosidade, perda de amplitude, soprosidade, diplofonia e fadiga vocal.

Os cistos das pregas vocais apresentam-se principalmente com rugosidade, embora a diplofonia também possa ocorrer. Geralmente são unilaterais e nitidamente subepiteliais, localizam-se na lâmina própria e podem estar aderidos ao ligamento vocal (Fig. 21-1f,g). São categorizados como cistos epidermoides ou cistos de retenção. A assimetria de fase domina a estroboscopia, devido ao aumento da rigidez da onda mucosa.

O tratamento das lesões benignas das pregas vocais depende da sintomatologia do paciente. Fatores associados, como refluxo faringolaríngeo e ajustes funcionais inadequados, devem ser avaliados. É indicado um curso de fonoterapia para corrigir os comportamentos vocais tanto na voz falada, quanto cantada que podem ter contribuído para o desenvol-

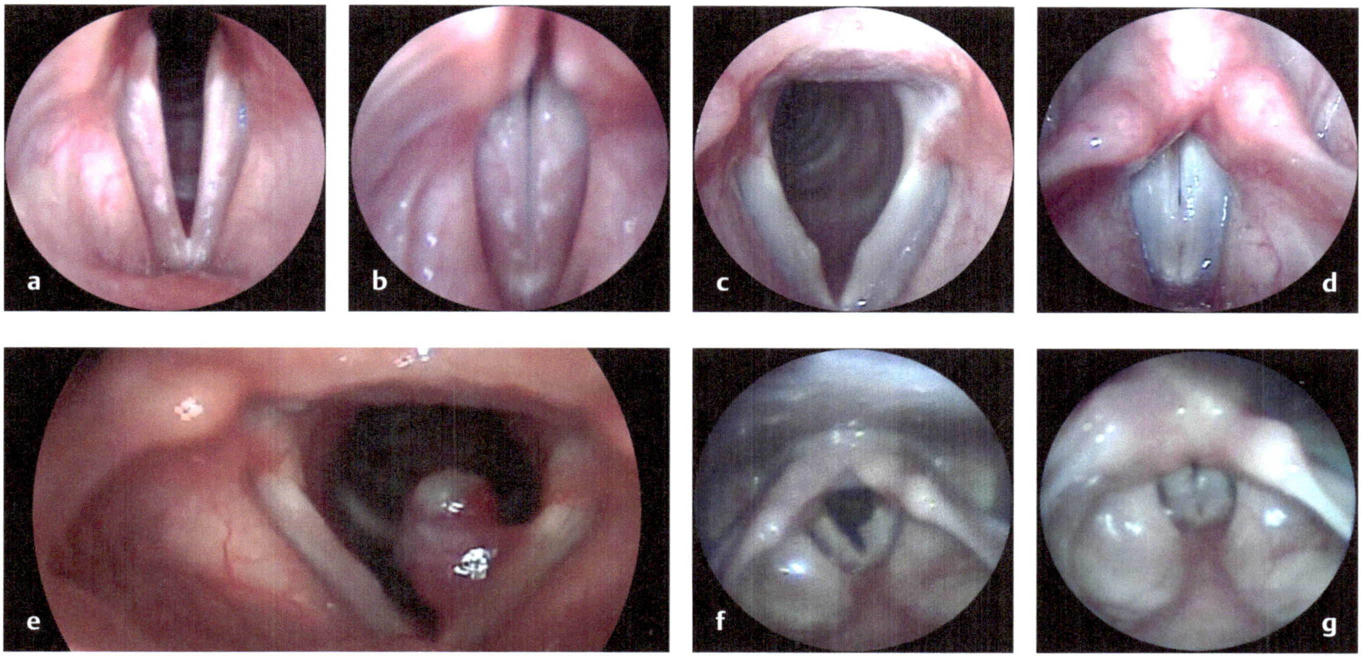

Fig. 21-1. Exame endoscópico da laringe demonstrando (a, b) laringite/cordite leve. Nota-se aumento da vascularização e secreção sobre as cordas vocais, em abdução (a) e adução (b), (c, d) nódulo das cordas vocais, nota-se a formação de fenda anterior e posterior à fonação, (e) pólipo séssil em terço médio da corda vocal esquerda e (f, g) cisto de retenção no terço médio da corda vocal esquerda.

vimento das lesões. No caso específico dos nódulos vocais, o papel é ainda maior contribuindo na regressão da lesão, além da melhora do edema das pregas vocais. Os pólipos e cistos de pregas vocais também podem ser tratados com um curso inicial de fonoterapia para otimizar a higiene vocal; no entanto, nesses casos, a terapia, com menor frequência, consegue a recuperação completa da função, e a cirurgia pode ser necessária, na presença de sintomas significativos.

Refluxo Laringofaríngeo

O refluxo laringofaríngeo corresponde ao movimento retrógrado do conteúdo gastroduodenal na laringofaringe. Os sintomas típicos incluem disfonia, *globus* faríngeo, muco excessivo, pigarro, tosse crônica e disfagia leve. Em profissionais da voz, mudanças vocais, como perda de alcance, especialmente nas frequências altas, quebras, aumento da fadiga vocal e desconforto ou aperto na região anterior do pescoço, podem ser as queixas principais.[5] Os sintomas podem desenvolver-se de maneira gradual ou de forma subaguda após um aumento repentino no uso da voz ou após uma infecção de vias aéreas superiores.

O exame endoscópico da laringe auxilia no diagnóstico clínico da doença. São achados compatíveis o edema e hiperemia interaritenóideo e retrocricóideo, edema das pregas vocais, quantidade anormal de muco espesso na laringe e pseudossulco vocal.[6] Esses achados são prevalentes na população em geral (70%) e, portanto, muitos autores advogam a complementação diagnóstica utilizando escalas, como o Reflux Finding Escore (RFS) e o Reflux Symptom Index (RSI), que também são utilizados no seguimento do paciente, avaliando a resposta ao tratamento.

Considerando todos os possíveis contribuintes da doença, orienta-se um tratamento multimodal, direcionado a mudanças na dieta, estilo de vida, intervenção medicamentosa e, ocasionalmente, cirúrgico. Para profissionais da voz, aconselha-se evitar a atuação, por exemplo, o canto, dentro de duas a três horas de uma refeição, recomendação difícil de seguir para aqueles que realizam eventos noturnos ou estão em turnê. No entanto, o respeito adequado às mudanças na dieta e no estilo de vida pode resultar em melhora acentuada dos sintomas.

Hemorragia/Hematoma das Pregas Vocais

O hematoma das pregas vocais é considerado uma emergência laringológica que justifica, para a maioria dos especialistas, repouso vocal imediato por 7 a 14 dias e estroboscopia seriada para acompanhar os efeitos sobre a onda mucosa.[5]

Os pacientes que apresentam, referem uma alteração súbita e significativa da qualidade vocal após uso intenso ou abuso vocal ou ainda em associação à irritação e inflamação do trato respiratório superior. Frequentemente afeta apenas uma das pregas vocais. É mais comum em profissionais da voz e em mulheres. Existe uma forte correlação entre alterações hormonais e a doença, principalmente quando recorrente. São considerados fatores de risco, para pacientes com ectasia dos vasos, o uso de aspirina, AINES, anticoagulantes e infecções do trato respiratório superior.

Se diagnosticado logo após a hemorragia, a prega vocal mostra-se abaulada e vermelha; se visto após vários dias, normalmente a prega vocal já está plana, mas mantém a coloração alterada. A estroboscopia pode demonstrar rigidez das pregas, com diminuição da amplitude de vibração da onda mucosa.

Alguns autores acreditam que uma drenagem precoce no bordo superior da prega vocal poderia evitar cicatrizes. A melhor conduta nas hemorragias laríngeas ainda é controversa, e faltam estudos com alto nível de evidência para apoiar o tratamento cirúrgico nestes casos.

Todos os pacientes que apresentam hematoma nas pregas vocais requerem acompanhamento. A identificação de uma ectasia vascular na prega vocal, acometida pelo hematoma, justifica aconselhar o paciente sobre o potencial de recorrência e avaliar a necessidade de ressecção da lesão.

Disfonia por Tensão Muscular Primária e Secundária

A disfonia por tensão muscular (DTM) é um distúrbio de voz e de fala, causado pelo excesso de tensão das musculaturas laríngea e perilaríngea.[8] Pode ser primária, na ausência de alterações estruturais ou neurológicas, ou secundária, na presença de alterações orgânicas da laringe, como presbilaringe, refluxo laringofaríngeo e lesões benignas.

Dentre os sinais clínicos, podem-se citar a posição vertical da laringe elevada, travamento articulatório, posição de língua posteriorizada, redução do espaço da membrana tíreo-hióidea, dor à palpação da região perilaríngea, compressão mediana das pregas vocais, constrição supraglótica laterolateral e/ou anteroposterior e fendas triangulares de diferentes extensões. Os desvios vocais podem ser de leves a intensos. Como características vocais, podem-se encontrar tensão, rugosidade, emissão em som basal, emissão hiperaguda e tensa, soprosidade e até afonia.

O principal objetivo da fonoterapia é reduzir a tensão da musculatura extrínseca da laringe e promover o reposicionamento do complexo hiolaríngeo. Como a tensão muscular aumentada pode restringir o movimento e a dinâmica dos articuladores do trato vocal,[8] principalmente da mandíbula, da língua e da laringe, atenção especial deve ser voltada ao posicionamento dessas estruturas durante a produção da fala. Nos casos em que lesões de massa estão envolvidas, importante identificar se o distúrbio vocal é causado pela presença da lesão ou por ajustes musculares hiperfuncionais.

AVALIAÇÃO FONOAUDIOLÓGICA

Avaliação Vocal dos Profissionais da Voz

A avaliação vocal deve considerar a multidimensionalidade da produção vocal, que envolve mecanismos fisiológicos, biomecânicos e aerodinâmicos e o impacto do distúrbio vocal nos diferentes aspectos da qualidade de vida do paciente.[1,9] Fazem parte da avaliação vocal a história clínica, o julgamento perceptivo-auditivo, a análise acústica, medidas aerodinâmicas, exame físico, a aplicação dos protocolos de autoavaliação do impacto da alteração vocal e os dados da avaliação otorrinolaringológica.

A queixa vocal direciona a avaliação e pode estar relacionada com desvios da qualidade vocal, desconforto ao falar ou cantar, esforço, fadiga vocal, diminuição da resistência, perda da extensão vocal e dificuldade em atingir sons agudos ou graves. Informações sobre a atividade profissional, como rotina de trabalho, demanda vocal, intensidade vocal habitualmente utilizada, condições ambientais e organizacionais, auxiliam na identificação dos fatores que podem ter levado ao desenvolvimento, agravamento ou manutenção do distúrbio vocal.

Além disso, deve-se investigar também a dinâmica vocal fora do ambiente de trabalho.[7]

O julgamento perceptivo-auditivo da voz é o principal instrumento utilizado na avaliação da qualidade e da funcionalidade vocal de profissionais da voz falada e cantada. Os dois protocolos mais utilizados no julgamento perceptivo-auditivo são a escala japonesa GRBAS e o Protocolo CAPE-V. Esses dois instrumentos possuem parâmetros de alta confiabilidade, sendo eles: grau geral de desvio vocal (G), rugosidade e soprosidade; a tensão apresenta menor confiabilidade. A marcação na GRBAS é realizada numa escala numérica de 4 pontos (0 - ausência de desvio e 4 - desvio intenso) e a do Protocolo CAPE-V numa linha contínua de 100 mm (extremidade à esquerda representa ausência de alteração e extremidade à direita máxima alteração). A GRBAS não contém tarefas específicas, mas, por ser uma escala com foco na laringe, o uso de vogais sustentadas torna-se importante. O CAPE-V contém um protocolo específico de marcação e utiliza vogais sustentadas, frases com motivação fonética e conversa espontânea.

A correlação entre o julgamento perceptivo-auditivo da voz e o perceptivo-visual da laringe não é perfeita, porque diversos fatores contribuem para a produção vocal. Entretanto, muitas das características e dos ajustes glóticos e supraglóticos podem ser indiretamente inferidas pela qualidade vocal. Por isso, o treinamento perceptivo-auditivo da voz torna-se tão importante.

A funcionalidade vocal pode ser verificada por meio de tarefas que avaliam o controle de frequência e de intensidade. O controle adequado desses mecanismos permite que a produção vocal seja realizada com melhor qualidade de emissão, maior estabilidade e menor esforço fonatório. O campo dinâmico vocal (CDV) é uma estratégia simples que permite a avaliação do controle de frequência e de intensidade de forma quase que independente. As tarefas do CDV envolvem emissões de vogal sustentada com variação de frequência (habitual, agudo, grave e glissando) e de intensidade (habitual, fraco e forte).

O controle de frequência depende da ação dos músculos tireoaritenóideo (TA) e cricotireóideo (CT). Roubeau *et al.* classificaram os registros vocais de acordo com os mecanismos de vibração laríngea, sendo eles M0, M1, M2 e M3:[10]

- *Mecanismo M0 (basal):* forte contração do músculo TA e todas as camadas das pregas vocais, do corpo até a cobertura, participam do processo de vibração.
- *Mecanismo M1 (modal):* divide-se em peito, misto e cabeça – no modal peito, há maior predomínio do TA; modal misto, uso balanceado do TA e CT; e no modal cabeça, predomínio do CT. O modal peito é mais utilizado por homens na voz falada, e o modal misto por mulheres; modal cabeça produz frequências mais agudas, sendo muito mais utilizado na voz cantada.
- *Mecanismo M2 (falsete):* importante ativação do CT e mínima ativação do TA. As pregas vocais estão alongadas, afiladas, fase aberta mais longa e fase fechada mais curta, área de contato entre as pregas vocais muito menor, e a onda mucosa limita-se quase que exclusivamente à borda livre das pregas vocais.
- *Mecanismo M3 (flauta):* produz frequências muito agudas raramente utilizadas na voz falada e cantada. Sons produzidos com pregas vocais muito alongadas e afiladas, com vibração reduzida a uma área extremamente restrita. Produz frequências acima de 1.000 Hz.

A compreensão dos mecanismos de vibração laríngea é essencial para o atendimento de profissionais da voz, pois permite a detecção de possíveis predomínios laríngeos que causam sobrecarga e desequilíbrio da musculatura. Uma consequência do uso indevido de predomínio muscular, seja na voz falada ou cantada, é a fadiga vocal.

O controle de intensidade é realizado pelo grau de adução das pregas vocais e pela pressão infraglótica. Quanto mais forte a intensidade, maior a adução das pregas vocais e maior a pressão subglótica. Quanto mais fraca a intensidade, menor a adução das pregas vocais e menor a pressão infraglótica (Fig. 21-2).

O sistema respiratório é a base da produção da voz falada e cantada. Um estudo realizado com cantores eruditos treinados, por meio de ressonância magnética, investigou a dinâmica respiratória durante a fonação e a respiração. Durante a fonação, os cantores mantiveram a ampliação da caixa torácica por aproximadamente 50% do tempo máximo de fonação, havendo um movimento sincronizado entre a caixa torácica e a parte anterior do diafragma, como uma unidade funcional.[11] Na voz cantada, a exigência da dinâmica respiratória depende do gênero musical, estilo musical, intensidade e extensão da emissão. A falta de adequada sustentação respiratória está presente em muitos distúrbios vocais na voz falada e cantada.

A análise acústica proporciona informações sobre as características do sinal vocal. Pode ser realizada de forma quantitativa, pela extração de medidas isoladas ou multiparamétricas e de forma qualitativa, por meio da espectrografia acústica da voz, que possibilita a análise descritiva do sinal vocal, como dos harmônicos do som, da estabilidade e da distribuição de ruído. Além desses recursos, programas computadorizados, como o Vocalgrama, CTS Informática, permitem a extração do perfil de extensão vocal (PEV) e do perfil de extensão de fala (PFF) de forma automática. O PEV é realizado durante a emissão do glissando, da frequência mais grave para a mais aguda, em intensidades fraca e forte. A Figura 21-3 mostra o PEV de um cantor erudito baixo.

Existe uma importante conexão biomecânica entre a musculatura do complexo hiolaríngeo e a orofacial. Dessa forma, no exame físico dos profissionais da voz, torna-se importante avaliar os articuladores do trato vocal, como a posição vertical da laringe no pescoço, a mandíbula, cuja amplitude de movimento pode estar reduzida durante a fala e a língua que, pela posição posteriorizada ou pela maior área na cavidade oral, pode causar estreitamento da região laringofaríngea.[12]

Os protocolos de autoavaliação mostram o impacto do distúrbio vocal nos diferentes aspectos da qualidade de vida do paciente. Existem diferentes protocolos de autoavaliação, e a seleção depende da população e da profissão do paciente. Sugere-se a aplicação de pelo menos dois protocolos. Dentre os protocolos adaptados e validados para o português brasileiro, que podem ser aplicados nas disfonias comportamentais e orgânicas, podem-se citar: Índice de Desvantagem Vocal - IDV, IDV-30 (valor de corte: 19) e IDV-10 (valor de corte: 7,5), Qualidade de Vida em Voz – QVV (valor de corte: 91,25), Escala de Sintomas Vocais – ESV (valor de corte: 16), Escala de Desconforto do Trato Vocal – EDTV e Índice de Fadiga Vocal – IFV (valor de corte: 11,50).[1,13] Para os profissionais da voz cantada, além

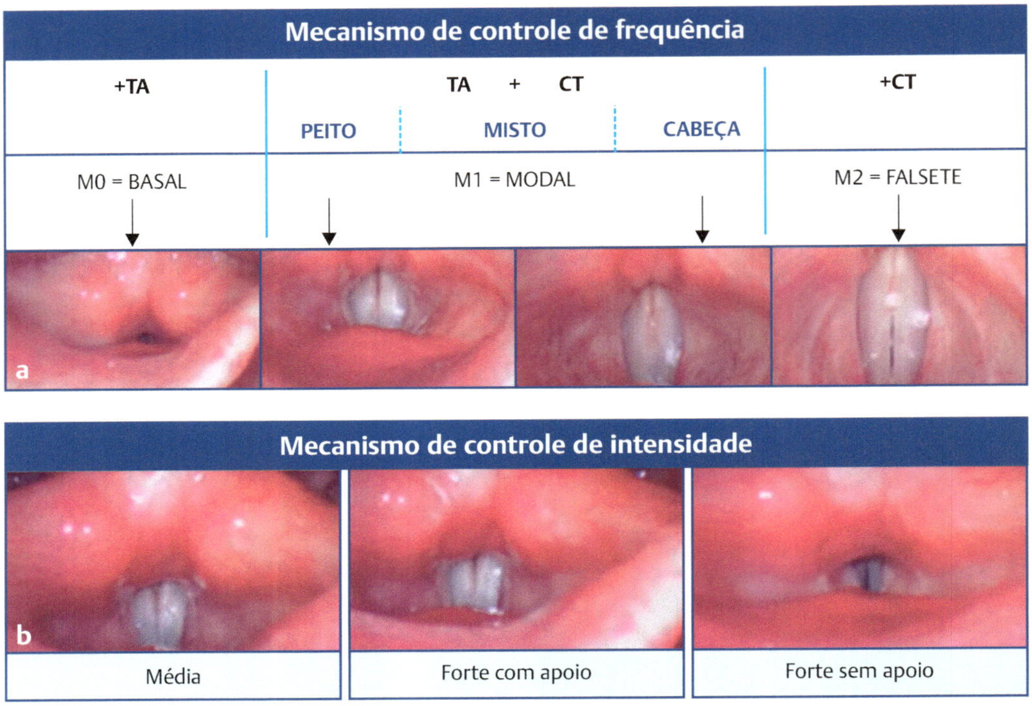

Fig. 21-2. Mecanismos de controle de frequência. (**a**) Mostra a divisão dos mecanismos laríngeos e as imagens laríngeas de um cantor durante a emissão em diferentes frequências. (**b**) Mostra imagens laríngeas de um cantor erudito em intensidade média, forte com sustentação respiratória e forte sem sustentação respiratória. Pode-se observar aproximação das estruturas supraglóticas na forte intensidade sem sustentação. Imagens laríngeas do arquivo do Prof. Domingos Tsuji.

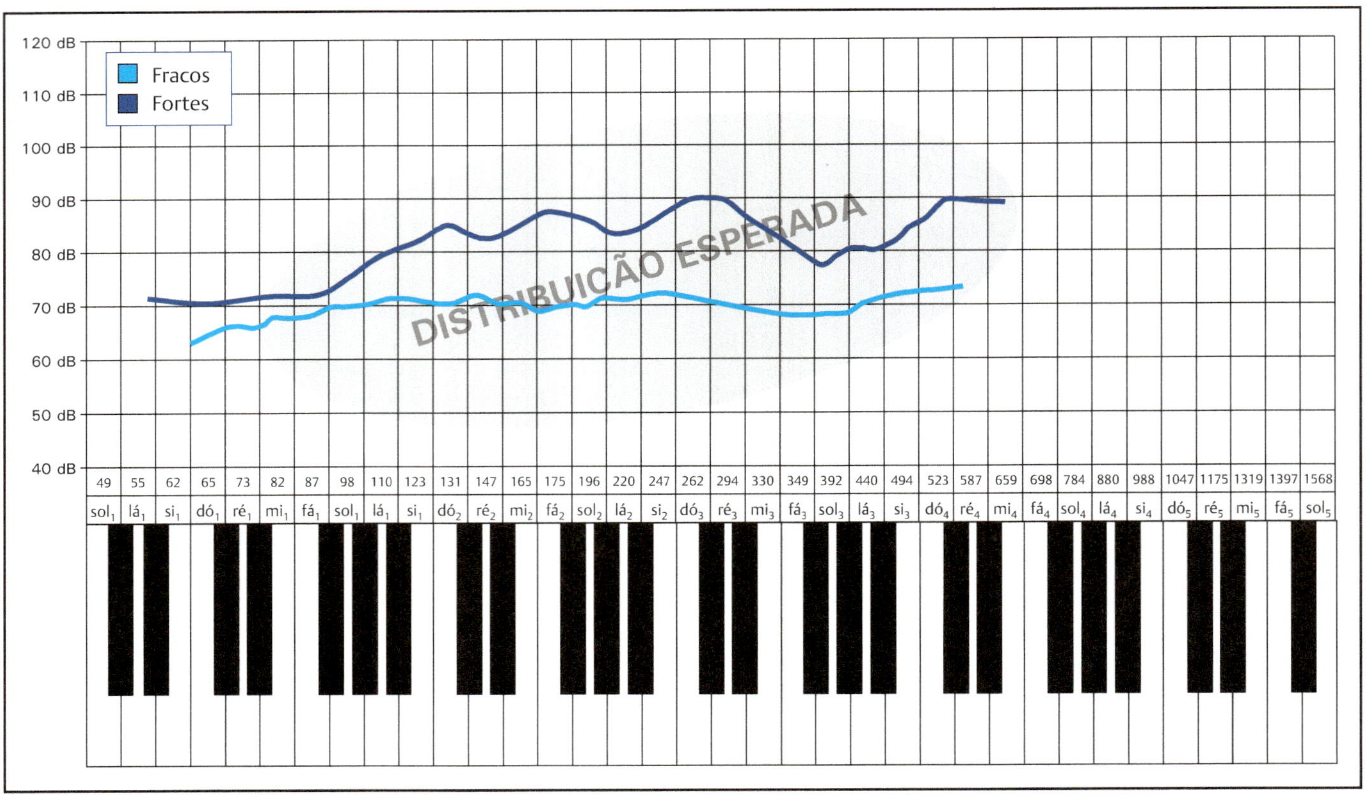

Fig. 21-3. Traçado do perfil de extensão vocal durante emissão do glissando – da nota mais grave para a mais aguda – em fraca (azul-claro) e em forte intensidade (azul-escuro). Observa-se ampla extensão de frequência, ultrapassando a faixa de distribuição esperada para frequências graves.

dos protocolos anteriores, existem protocolos específicos, como o Índice de Desvantagem Vocal para o Canto – IDV-C, Índice de Desvantagem Canto Moderno - IDCM e Índice de Desvantagem Canto Clássico – IDCC.[1] Esses protocolos foram traduzidos para o português brasileiro, mas ainda não foram validados.

PARTICULARIDADES DA VOZ CANTADA – A VISÃO DO PROFESSOR DE CANTO

O profissional da voz cantada necessita alcançar sua excelência vocal e plena segurança quanto à *performance*, sabendo que sua voz responderá a todas as manobras vocais desejadas. O cantor precisa arriscar-se para alcançar um resultado artístico de impacto e, quando não consegue expressar suas ideias artísticas, utilizando corretamente a técnica vocal, fica insatisfeito e passa a ter limitações que comprometem seu desempenho profissional. Muitas queixas relatadas pelos cantores podem não estar relacionadas a alterações laríngeas. Mas o que leva um cantor, mesmo treinado e com experiências de palco, a apresentar um distúrbio de voz? Torna-se essencial compreender o papel da saúde, postura, respiração, articuladores, ressonância e registros vocais.

Saúde. Cantar é um ato de esforço e de enorme gasto energético. Nunca se deve cantar estando em má condição de saúde. O estresse tanto físico quanto emocional, pode afetar diretamente a dinâmica da laringe.

Postura. Uma boa postura é o primeiro passo para fazer o corpo trabalhar a seu favor. O corpo bem alinhado interfere positivamente no apoio e na respiração de um cantor.

Respiração. Sua voz é um instrumento de sopro que precisa da respiração para produzir som. Quando o apoio, sustentação ou suporte respiratório estão inadequados, o cantor pode ter dificuldades para controlar a respiração ao cantar, além de diminuir a capacidade respiratória.

Articuladores. Também pode haver dificuldade na flexibilização da musculatura envolvida no canto, desde a musculatura facial aos ajustes dos articuladores no trato vocal, trazendo uma emissão sonora rígida, dura, sem beleza e dinâmica musical.

Algumas interpretações musicais ou estilo de canto podem trazer tensões musculares, se executados de forma incorreta. Além de distorcerem o timbre da voz, dificultam a articulação, podendo gerar disfonias funcionais e/ou organofuncionais.

Ressonância. É primordial a permeabilidade nasal para uma boa projeção vocal. Muitos cantores cantam com a ressonância baixa ou médio-baixa. A ressonância no canto geralmente é alta, havendo maior concentração do foco de energia sonora na parte superior do trato vocal, enquanto na fala, a ressonância caracteriza-se como média.

Registros vocais. O cantor pode cantar em uma tessitura que não é adequada para sua voz (aguda demais ou muito grave) sem falar na escolha do repertório que muitas vezes não evidenciam o brilho e a projeção da sua voz.

A mudança de registro para a voz é um ajuste na ação muscular que ocorre naturalmente. Em cantores sem treino, fica nítida a mudança de timbre nos diferentes registros, porém, quando este cantor passar a treinar a sua voz e deixa o seu timbre mais homogêneo, consegue disfarçar a troca de registros ou zona de passagem. Apesar de o controle de registros ser um atributo da fonte glótica, ele sofre influência do trato vocal, à medida que o cantor domina a técnica.

O desempenho vocal do cantor está relacionado com o gasto de energia, com a consciência muscular das várias partes do corpo, a propriocepção da voz e suas sensações e a correlação da sua voz com a emoção.

Para entendermos a linguagem do cantor, ver o Quadro 21-3.

Quadro 21-3. Alguns Exemplos de Termos do "MUSIQUÊS" Usados pelos Cantores

Terminologia musical		Terminologia vocal	
Termo Técnico	**Significado**	**Termo Técnico**	**Significado**
A capella	É cantar algo apenas com voz, sem acompanhamento instrumental	Afinação	É o ajuste do tom de uma nota em relação à outra, de modo que o número de vibrações corresponda às exigências da acústica, aplicado a instrumentos e cantores
Acorde	É um conjunto de três ou mais notas que soam simultaneamente	Aquecimento	São exercícios vocais que mobilizam as pregas vocais e todas as estruturas acima da laringe
Andamento	Velocidade que o compositor imprime à música, que pode ser: lento, moderado ou rápido	Baixo	Voz masculina mais grave da classificação vocal
Ária	É qualquer composição *musical* escrita para um cantor solista, dentro das óperas, oratórios e cantatas	Barítono	Voz masculina considerada de classificação intermediária
Atonal	Que não tem tonalidade definida	Belting	É um gênero ou técnica de se cantar em voz mista (*mix*) com predominância de sub-registro de peito, geralmente na região mais aguda da voz
Bemol (b)	É um sinal de alteração que diminui em meio-tom, uma nota musical	Bocca ch usa	É um termo em italiano, que significa cantar com a "boca fechada"
Bequadro (♮)	É um sinal gráfico que anula o efeito dos sustenidos e bemóis	Classificação vocal	Distribuição das vozes de acordo com suas características e extensão vocais

(Continua)

Quadro 21-3. *(Cont.)* Alguns Exemplos de Termos do "MUSIQUÊS" Usados pelos Cantores

Terminologia musical		Terminologia vocal	
Termo Técnico	**Significado**	**Termo Técnico**	**Significado**
Diapasão	É um pequeno instrumento metálico, em forma de U, montado sobre um cabo, que, posto em vibração, produz um som de determinada altura, que serve para afinar instrumentos e vozes	Contralto	Voz feminina mais grave da classificação vocal
Escala musical	É uma sequência de notas consecutivas em ordem de altura ascendente ou descendente	Contratenor	Voz masculina que canta na tessitura das vozes femininas
Estilo musical	É algo muito **pessoal**, já que é baseado em escolhas. Estilo é o que **difere** um pianista de outro, um cantor de outro e assim por diante	Desafinação	Pode ser definida como a não reprodução vocal da linha melódica, cometendo erros entre os intervalos das notas
Forte	Instrução de dinâmica para indicar "forte intensidade sonora"	Desaquecimento	É trazer a voz para os ajustes naturais da emissão da fala
Fortíssimo	Instrução de dinâmica para indicar vigoroso, com muita intensidade sonora	Drives	É uma técnica *vocal* que produz um som distorcido, para dar uma intenção agressiva ou "rouca" à voz
Frequência	É o número de vezes que uma onda sonora vibra em um segundo	Extensão	É o número de notas produzidas da mais grave à mais aguda, não importando a qualidade vocal e o nível de esforço
Gênero musical	**É** a **categoria** em que a música se encaixa. Exemplos: o Blues, Jazz, Bossa Nova, Popular... E nos **subgêneros**, que seriam categorias dentro da categoria. Exemplos: samba; canção, de roda, sincopado, enredo, brek, rock...	Cantar no falsete	São homens que cantam com voz fina, em qualidade semelhante à voz feminina
Harmonia	É a combinação de notas de maneira organizada, para gerar sons que se equilibram entre si	Golpe de glote	É cantar com ataques vocais, golpeando uma prega vocal contra a outra. Isto ocorre principalmente nos inícios de frases ou palavras iniciadas por vogais
Intervalo	É a **"distância"** entre duas notas musicais. Essa distância é medida em tons e semitons	Melismas	Trecho melódico com várias notas para uma mesma sílaba
Melodia	É uma combinação de notas, graves e agudas, fortes e fracas, criando uma variedade imensa de ritmos	Messa di voce	"Medida de voz" uma estratégia técnica de se manter uma frequência enquanto varia a intensidade
Ouvido absoluto	Capacidade de se distinguir ou criar uma nota musical isoladamente, sem o uso de referências	Mezza voce	"Meia-voz": cantar com a metade do volume vocal
Ouvido relativo	Capacidade de distinguir ou criar uma nota musical somente com o uso de referências (notas) anteriores, como uma melodia	Mezzo-soprano	Meio-soprano: voz feminina de classificação intermediária
Partitura	Composição gráfica de uma peça musical	Naipes	Cada um dos grupos de vozes que se divide um coral. Ex. naipe dos tenores
Pianíssimo	Instrução de dinâmica para indicar "mínima intensidade sonora"	Caixas de ressonância	São os locais de passagem da onda sonora, produzidas nas PPVV que permitem a amplificação ou o abafamento de algumas frequências
Piano	Instrução de dinâmica para indicar "suavidade sonora"	Soprano	Voz feminina mais aguda da classificação vocal
Semitom	É metade de um tom	Tenor	Voz masculina mais aguda da classificação vocal
Sustenido (#)	É um sinal de alteração que aumenta em meio-tom, uma nota musical	Tessitura	É o número de notas produzidas do grave à nota aguda com a melhor sonoridade e qualidade vocal
Timbre de voz	É a qualidade de energia acústica sonora que caracteriza uma pessoa. Usamos o termo *timbre musical* para instrumentos musicais e *qualidade vocal para vozes*	Vibrato	É uma oscilação periódica e regular da voz cantada, seja em frequência, intensidade ou em ambas
Tom	É uma unidade de medida que serve para calcular o espaço existente entre 2 ou mais sons. A palavra pode significar também tonalidade	Vocalises	São exercícios musicais, como escalas ou arpejos cantados, na maioria só com vogais ou vogais e consoantes
Tonalidade	Refere-se ao campo harmônico utilizado com base nas escalas musicais	Zona de passagem	É a região da tessitura onde há troca de predomínios musculares (zona de transição de registros)

Behlau M, Madazio G. Voz: tudo o que você queria saber sobre fala e canto. Rio de Janeiro: Revinter; 2015.
Behlau M, Rehder MI. Higiene vocal para o canto coral. 2. ed. Rio de Janeiro: Revinter; 2009.

REABILITAÇÃO VOCAL

O processo de reabilitação vocal visa proporcionar ao profissional maior eficiência e funcionalidade por meio de mudanças comportamentais e de ajustes musculares mais equilibrados. A intervenção fonoaudiológica utiliza abordagens indiretas e diretas, que envolvem aspectos cognitivos e exigem a participação ativa do paciente.

A abordagem indireta consiste em estratégias que favorecem a conscientização sobre os sistemas envolvidos na produção da voz e da fala (respiratório, fonatório, ressonantal e articulatório), sobre hábitos e ajustes que interferem na saúde vocal e sobre higiene vocal, com orientações que reduzam o comportamento vocal fonotraumático e estimulem o bem-estar vocal. Para profissionais da voz, como os professores, a adoção de recursos que minimizem o impacto vocal pelo uso da voz em intensidade forte e com esforço, como o uso de sistemas de amplificação individual, pode contribuir para um maior conforto fonatório.

As abordagens diretas consistem na realização de técnicas vocais para proporcionar melhor ajuste fonatório e maior interação fonte-filtro.[1] Mudanças nos ajustes vocais podem ser bastante desafiadores para os profissionais da voz. O planejamento da reabilitação vocal depende das características vocais e dos ajustes musculares utilizados pelo paciente e do diagnóstico laringológico. O equilíbrio dos mecanismos laríngeos e da musculatura envolvida na conexão hiolaríngea e orofacial, seja na voz falada ou cantada, pode produzir efeitos positivos na funcionalidade vocal.

Um aspecto importante a ser considerado no atendimento a estes profissionais é o tempo de recuperação da voz após uso intensivo, que pode levar de quatro a seis horas para recuperação parcial e de 12 a 18 horas para recuperação total.[14] Dessa forma, o repouso vocal parcial em profissionais da voz pode ser uma importante estratégia no processo de recuperação vocal.

A reabilitação vocal pode ser realizada na modalidade tradicional ou intensiva. A escolha da modalidade depende de fatores, como diagnóstico, disponibilidade do paciente para tratamento, necessidade de rápida mudança vocal e localização geográfica.

TRATAMENTO CIRÚRGICO

Os princípios da fonomicrocirurgia são os mesmos para pacientes profissionais da voz e pacientes com outras profissões e envolvem a ressecção precisa da lesão preservando ao máximo todo o tecido normal, incluindo o epitélio e a camada superficial da lâmina própria e mantendo o bordo livre regular; no entanto, no primeiro grupo de pacientes há menos espaço para imprecisões.[15] Embora todos os esforços aplicáveis devam ser feitos para evitar uma intervenção cirúrgica em profissionais da voz, especialmente cantores, existem situações em que a cirurgia é apropriada e necessária. A decisão depende de uma análise rigorosa de risco e benefício.

A cirurgia deve ser realizada apenas se o cirurgião sentir-se confortável com a sua experiência e conjunto de habilidades associado à disponibilidade de equipamentos adequados para tratar o paciente. Além disso, é fundamental ter certeza de que a lesão identificada é a causa da disfonia apresentada. Muitos profissionais da voz, incluindo cantores, desempenham bem suas funções por muitos anos, apesar de pequenas lesões em suas pregas vocais. Além disso, às vezes as lesões podem dar ao profissional certo caráter particular à voz que o distingue dos demais. A remoção de tal lesão pode colocar em risco a carreira do paciente.[7]

Mesmo nas melhores mãos, uma cicatriz indesejada pode ocorrer, resultando em disfonia permanente. O paciente deve estar ciente de que existe a possibilidade de piora da qualidade vocal após a cirurgia e deve considerar esse risco aceitável à luz dos problemas vocais atuais. Outras complicações, inerentes à cirurgia, também devem ser discutidas.[15] Após o procedimento cirúrgico, observa-se um período de repouso vocal variável e frequentemente se associa à fonoterapia, objetivando melhores resultados funcionais.

Na maioria das vezes, é fundamental que o laringologista inclua a equipe multiprofissional de cuidado no processo de tomada de decisão. Todos devem compreender os riscos da cirurgia e o risco envolvido em decidir contra a cirurgia, no caso do surgimento de ajustes vocais inadequados e risco potencial para lesões associadas. Em muitos casos, não há escolha boa ou certa, e a equipe deve combinar experiência clínica, visão de carreira e as preocupações de cada paciente para ajudá-lo a realizar a melhor escolha.

EMERGÊNCIAS VOCAIS

Casos de emergências vocais em profissionais da voz são relativamente comuns na clínica vocal e, muitas vezes, ocorrem por questões que envolvem a condição de saúde geral, estresse e condições de trabalho. As disfonias agudas em profissionais da voz podem ser disparadas por causas orgânicas ou funcionais. O uso continuado da voz na presença de laringites, edema de prega vocal e infecções das vias aéreas superiores é uma causa importante. A disfonia por tensão muscular, já citada anteriormente, pode resultar em casos de emergência vocal em profissionais da voz, causando desvios vocais variados e desconforto fonatório.

O retorno do profissional à sua atividade depende da condição laríngea, dos ajustes musculares empregados e da resposta vocal às provas terapêuticas.

REFERÊNCIAS BIBLIOGRÁFICAS

1. Behlau M. The 2016 G. Paul Moore Lecture: lessons in voice rehabilitation. J Voice. 2019;33:669-81.
2. Brasil. Ministério da Saúde. Secretaria de Vigilância em Saúde. Departamento de Vigilância em Saúde Ambiental e Saúde do Trabalhador. Distúrbio de Voz Relacionado ao Trabalho – DVRT / Ministério da Saúde, Secretaria de Vigilância em Saúde, Departamento de Vigilância em Saúde Ambiental e Saúde do Trabalhador – Brasília: Ministério da Saúde, 2018. 42 p.: il.
3. Stachler RJ, Francis DO, Schwartz SR. Clinical practice guideline: Hoarseness (Dysphonia) (Update). Otolaryngol Head Neck Surg. 2018;158:S1-42.
4. Selleck MA, Sataloff RT. The impact of the auditory system on phonation: a review. J Voice. 2014;28:688-93.
5. Franco RA, Jennifer G. Andrus JG. Common diagnoses and treatments in professional voice users. Otolaryngol Clin N Am. 2007;40:1025-61.
6. Tsuji DH, Hachiya A. (Eds.). Videonasolaringoscopia: Fundamentos teóricos – Aplicação prática – Protocolos de avaliação. Rio de Janeiro: Thieme Revinter; 2017.
7. Rubin AD, Codino J. The art of caring for the professional singer. Otolaryngol Clin North Am. 2019;52:769-78.

8. Van Houtte E, Van Lierde K, Claeys S. Pathophysiology and treatment of muscle tension dysphonia: a review of the current knowledge. J Voice. 2011;25:202-7.
9. Patel RR, Awan SN, Barkmeier-Kraemer J, Courey M, Deliyski D, Eadie T, et al. Recommended Protocols for Instrumental Assessment of Voice: American Speech-Language-Hearing Association Expert Panel to Develop a Protocol for Instrumental Assessment of Vocal Function. Am J Speech Lang Pathol. 2018;27:887-905.
10. Roubeau B, Henrich N, Castellengo M. Laryngeal vibratory mechanisms: the notion of vocal register revisited. J Voice. 2009;23:425-38.
11. Traser L, Özen AC, Burk F, Burdumy M, Bock M, Richter B, et al. Respiratory dynamics in phonation and breathing - A real-time MRI study. Respir Physiol Neurobiol. 2017;236:69-77.
12. Yamasaki R, Murano EZ, Gebrim E, Hachiya A, Montagnoli A, Behlau M, et al. Vocal tract adjustments of dysphonic and non-dysphonic women pre- and post-flexible resonance tube in water exercise: A quantitative MRI Study. J Voice. 2017;31:442-54.
13. Zambon F, Moreti F, Ribeiro VV, Nanjundeswaran C, Behlau M. Vocal fatigue index: validation and cut-off values of the brazilian version. J Voice. 2020:S0892-1997(20)30235-6.
14. Hunter EJ, Titze IR. Quantifying vocal fatigue recovery: dynamic vocal recovery trajectories after a vocal loading exercise. Ann Otol Rhinol Laryngol. 2009;118:449-60.
15. Benninger MS, Murry T (Eds.). The performe's voice. San Diego: Plural Publishing; 2006.

CAPÍTULO 22

DISTONIAS LARÍNGEAS E OUTRAS DOENÇAS DO MOVIMENTO

Camillus Magalhães Carneiro dos Santos ▪ Renata Santos Bittencourt Silva
Domingos Hiroshi Tsuji

INTRODUÇÃO

A fonação e produção de som requerem coordenação precisa dos músculos laríngeos que, por sua vez, estão sob atuação do complexo sistema nervoso central. Distúrbios em qualquer das estruturas envolvidas nesse controle podem provocar o aparecimento de alterações vocais.[1] No presente capítulo, abordaremos algumas das principais doenças neurológicas e/ou neuromusculares que se manifestam por distúrbios de movimento da laringe, como as distonias e os tremores. O objetivo será abordar principalmente aspectos práticos, de aplicação no dia a dia do consultório do otorrinolaringologista quanto ao diagnóstico clínico e tratamento dessas afecções.

DISTONIAS LARÍNGEAS

Considerações Gerais

As distonias são distúrbios orgânicos do processamento motor central caracterizados por contrações musculares involuntárias. A depender da musculatura acometida, podem ser do tipo focal (um grupo muscular afetado), segmentar (grupos musculares próximos), multifocal (grupos musculares não contíguos) ou, ainda, generalizado. Quanto ao fator etiológico, podem ser classificadas em primárias ou secundárias. No tipo primário, não há evidência de lesão cerebral na avaliação ou exames de neuroimagem, podendo ocorrer de modo esporádico ou hereditário. Já as de etiologia secundária são decorrentes de quadros lesionais cerebrais de etiologia variada.[2]

A distonia laríngea é subtipo específico de distonia focal tarefa-induzida. É considerada um dos mais frequentes distúrbios do movimento da laringe, prevalecendo em indivíduos adultos e do sexo feminino. A maioria dos quadros é de etiologia primária que, embora não tenha nenhuma evidência de fator psicogênico associado, podem agravar-se com estresse e emoções. Clinicamente as distonias laríngeas podem ser divididas em quatro tipos: adução, abdução, mista e respiratória.[3]

Não há exame específico para o diagnóstico da distonia. Seu diagnóstico é com base em sinais clínicos evidenciados durante a avaliação perceptivo-auditiva da voz associada à fibrolaringoscopia flexível. Na prática clínica, sugere-se a utilização de roteiros ou protocolos que contemplem diferentes tarefas a serem realizadas durante o exame. O objetivo é diagnosticar e diferenciar clinicamente os quadros distônicos de outras doenças de manifestações clínicas semelhantes por meio da execução de tarefas fonatórias e não fonatórias, usuais e não usuais.

A seguir, apontaremos as principais características perceptivo-auditivas de cada tipo de quadro distônico acompanhadas de sugestão de roteiro de avaliação a ser realizado em consultório durante o exame de nasofibroscopia, bem como o tratamento sugerido em cada afecção.

Distonia Laríngea de Adução

É a forma mais frequente, com ocorrência em mais de 80% dos casos. Também é chamada de disfonia espasmódica (DE). Ocorrem espasmos irregulares durante a fonação com hiperadução de pregas vocais. A voz apresenta-se tensa e estrangulada, com interrupções fonatórias frequentes e evidente esforço vocal. A fala em geral é pouco comprometida no riso, sussurro e falsete. Algumas perguntas de triagem para elucidação diagnóstica estão contidas no Quadro 22-1.[4]

A distonia de adução deve ser diferenciada principalmente do tremor distônico e da síndrome de tensão musculoesquelética, também chamada disfonia por tensão muscular (DTM). O tremor distônico é uma variação da distonia laríngea em que as hiperaduções são rítmicas. Já como ferramenta no diagnóstico diferencial com a disfonia por tensão muscular, sugere-se roteiro de avaliação perceptivo-auditiva direcionada (Quadro 22-2).[4] A segunda parte da avaliação consiste na realização da nasofibrolaringoscopia e execução de tarefas fonatórias e não fonatórias com a visualização direta do momento em que as hiperaduções de pregas vocais ocorrem. Nas tarefas fonatórias, em que ocorre maior contato das pregas vocais, há piora do padrão vocal, o que não ocorre durante as tarefas não fonatórias. Exemplos de roteiros para avaliação por nasofibroscopia e os principais achados estão contidos no Quadro 22-3.[5]

O uso de toxina botulínica na DE foi descrito pela primeira vez, em 1985, e ainda é considerado como primeira opção no tratamento dessa afecção.[6] A toxina atua produzindo bloqueio neuromuscular ao inibir a liberação pré-sináptica de acetilcolina na placa motora do músculo tireoaritenóideo (TA), causando uma quimiodenervação parcial e reversível, levando à fraqueza muscular, o que reduz os espasmos em pacientes com distonia.[7,8] A técnica mais utilizada para injeção de toxina botulínica na musculatura adutora é aquela guiada por eletromiografia (EMG), seguida por técnicas orientadas pelo uso do nasofibroscópio flexível.[9]

Quadro 22-1. Perguntas Sugeridas para Triagem na Disfonia Espasmódica (DE)

Pergunta	Esperado na DE	Não esperado na DE
1. Você realiza esforço para falar?	Sim	Não
2. Algumas vezes é mais fácil e outras vezes mais difícil para falar?	Sim	Algumas vezes completamente normal
3. Há quanto tempo está com dificuldade para falar?	> 3 meses	< 3 meses
4. Consegue realizar alguma destas tarefas normalmente?	Algumas tarefas são menos afetadas em comparação à fala	Tarefa afeta fala da mesma maneira
a. Gritar	Menos afetada	Não consegue gritar
b. Chorar	Menos afetada	Anormal
c. Dar risada	Normal	Anormal
d. Sussurrar	Normal	Anormal
e. Cantar	Menos afetada	Mais afetado que fala
f. Bocejar	Normal	Normal

Adaptado de Hintze JM, Ludlow CL, Bansberg SF, Adler CH, Lott DG. Spasmodic dysphonia: A review. Part 2: Characterization of pathophysiology. Otolaryngol Head Neck Surg. 2017;157(4):558-64.(4).

Quadro 22-2. Roteiro de Avaliação Perceptivo-Auditiva Direcionada na DE

Tarefa	DE	DTM
1. Frase com consoantes sonoras e vogais. Ex./ b/;/d/;/g/("BADAGA"); /v/,/z/,/j/("VAZAJA")	Interrupções durante as vogais > 1 a cada 3 frases	Interrupções ocorrem tanto em vogais, como em consoantes aleatoriamente
2. Frases com consoantes surdas. Ex./p/,/t/,/k/ ("PATACA"); /f/,/s/,/ch/("FAÇACHÁ")	Menor dificuldade na pronúncia de frases surdas	Igualmente difícil pronunciar frases surdas e sonoras
3. Grito	Pouco afetado	Igualmente afetado no grito e fala
4. Fala livre (estrangulada)	Melhora no falsete	Mantém-se presente no falsete
5. Vogal/i/ou/e/prolongada por 10 segundos	Tremor pode estar presente	Ausência de tremor
6. Contagem de 1 a 10	Quebras vocais nas vogais e nas consoantes sonoras	Ausência de quebras vocais

DE: Disfonia espasmódica; DTM: disfonia por tensão muscular.
Adaptado de Hintze JM, Ludlow CL, Bansberg SF, Adler CH, Lott DG. Spasmodic dysphonia: A review. Part 2: Characterization of pathophysiology. Otolaryngol Head Neck Surg. 2017;157:558-64.(4).

Quadro 22-3. Protocolo de Avaliação da Disfonia Espasmódica (DE) por Nasofibrolaringoscopia

Tarefa	DE	DTM
1. Repouso	Normal	Normal
2. Assobio	Normal	Normal
3. Vogal/e/prolongada	Pode haver tremor ou hiperadução arrítmicos	Postura permanente hiperconstrição
4. Vogal/i/hiperagudo	Melhora no falsete	Postura permanente hiperconstrição
5. Fonação inspiratória	Normal	Normal
6. ssss- zzzz	Tremor ou hiperadução arrítmicos no zzzzz, ausentes do ssss	Postura permanente hiperconstrição
6. Repetir a frase: "um homem e uma mulher viram um anjo voando"	Hiperadução intermitente principalmente nas vogais	Postura permanente hiperconstrição
7. Repetir a frase: " o sapo saltou o sapato"	Melhora nas consoantes surdas	Não varia nas consoantes surdas ou sonoras
8. Sussurrar: "shhhh, o bebê está dormindo"	Melhora no sussurro	Padrão se mantém no sussurro

DE: Disfonia espasmódica; DTM: disfonia por tensão muscular.
Adaptado de De Biase N, Lorenzon P, Lebl M, Gielow I, Madazio G, Moraes M. Distonia laríngea de adução: Proposta e avaliação de protocolo de nasofibrolaringoscopia. Rev Bras Otorrinolaringol 2006;72:443-6.(5).

Existem inúmeras marcas de toxina botulínica (TB), portanto, deve-se atentar para a forma de diluição da medicação seguindo as orientações de cada empresa. Em geral, é indicada a aplicação de 2,5 UI a 10 UI de TB em uma das pregas vocais, mais precisamente no músculo tireoaritenóideo. Após preparo, a solução é aspirada em uma seringa de 1 mL com agulha de 0,7 mm × 30 mm.

Com o paciente sentado é feita a palpação do pescoço, identificação e marcação dos seguintes reparos anatômicos: borda superior da cartilagem cricóidea, borda inferior da cartilagem tireóidea, incisura superior da cartilagem tireóidea e linha média. É importante fazer a marcação na pele com a cabeça do paciente já na hiperextensão em que será realizada a aplicação. Realizam-se assepsia do local e anestesia da pele, da laringe e do nariz.

Após todo preparo, é realizada a nasofibroscopia flexível para visualização da glote e infraglote. O paciente é estimulado a tossir e a deglutir para eliminar resíduos de sangue, saliva ou secreções sobre a região a ser analisada. A seringa é posicionada com o bisel da agulha e com a marcação da seringa para cima e na altura da membrana cricotireóidea, cerca de 4 mm da linha média ipsilateral à prega vocal escolhida para aplicação com angulação de 90° com a pele. A agulha é introduzida raspando a borda inferior da cartilagem tireóidea até transpassar a membrana cricotireóidea. Neste momento, a ponta da agulha deve ser direcionada para cima e para o lado da prega escolhida, ficando com angulação de cerca de 30° em relação à pele e ao plano sagital. Olhando para o monitor de vídeo, segue-se introduzindo a agulha até notar o movimento de projeção da agulha no interior da prega vocal enquanto se move a seringa. Neste momento, é importante não romper a mucosa.

A partir do momento em que se tem certeza da posição da agulha na prega vocal a medicação é injetada. Após a injeção, a agulha é retirada, e o paciente deve ser orientado a comprimir a área por 3 minutos com gaze e aguardar 20 minutos para excluir a ocorrência de complicação, como o surgimento de hematoma de via aérea, o que poderia levar à insuficiência respiratória aguda.

Mesmo a toxina botulínica sendo o tratamento mais difundido para DE, seu efeito perdura aproximadamente por quatro meses o que leva o paciente a repetidas injeções de TB para prevenir a recorrência dos sintomas vocais.

A miectomia parcial do músculo tireoaritenóideo associada à neurectomia do ramo tireoaritenóideo do nervo laríngeo inferior é uma alternativa ao uso da toxina por tratar-se de uma cirurgia de fácil execução, ter a via endoscópica como acesso, demandar curto tempo cirúrgico, implicar baixo potencial de complicações e oferecer a possibilidade de resultado definitivo.[10]

Distonia Laríngea de Abdução

A distonia de abdução deve-se à contração intermitente da musculatura abdutora laríngea (músculo cricoaritenóideo posterior). Trata-se de quadro pouco comum, em geral respondendo por menos de 10% dos casos. Observam-se quebras na fonação com soprosidade intermitente, resultando em segmentos de afonia e sussurro durante a fala. A laringoscopia evidencia espasmos de abertura glótica durante a fonação, com interrupções da emissão sonora decorrente da contração da musculatura abdutora.

O diagnóstico é com base na combinação da análise perceptivo-auditiva com achados durante a nasofibrolaringoscopia. Os mesmos roteiros já sugeridos anteriormente para avaliação perceptiva e de nasofibroscopia podem ser utilizados. Os principais achados que a diferenciam da forma adutora são: ocorre piora da voz durante as tarefas em que predominam consoantes surdas (não vozeadas), com prolongamento das mesmas; e afastamento intermitente das pregas vocais durante as tarefas fonatórias ou emissões vozeadas. O diagnóstico diferencial deve ser feito com as formas adutoras ou mistas e com quadros psicogênicos.

Na distonia laríngea de abdução, o tratamento é feito com toxina botulínica (TB) em concentração de 2,5 a 10 UI administrados em um dos músculos cricoaritenóideos posteriores apenas. A aplicação de TB pode ser realizada por via oral ou transcutânea sob monitorização endoscópica ou transcutânea por meio de orientação eletromiográfica.[11]

Distonia Laríngea de Forma Mista

Os pacientes com essa forma apresentam características das distonias de adução e abdução. É uma forma rara e pode corresponder a menos de 1% dos casos. A voz apresenta característica soprosa associada à tensão. Na laringoscopia, são observados episódios de adução associados a eventos de abdução, muitas vezes com predomínio de uma forma sobre a outra.

O músculo que sofrerá a quimiodenervação com uso de TB nessa forma de distonia será individualizado para cada paciente, levando-se em consideração qual forma sobressai-se em relação a outra. Portanto, em pacientes com maior predomínio da forma de adução será injetada a medicação no músculo tireoaritenóideo e naqueles com a forma de abdução predominante, a injeção deve ser realizada no músculo cricoaritenóideo posterior.

Distonia Laríngea Respiratória

A distonia respiratória é uma afecção rara, em que ocorrem movimentos paradoxais de adução das pregas vocais durante a fase respiratória. O paciente apresenta quadros de estridor súbito e dispneia de graus variados. Os episódios podem ocorrer algumas vezes durante o dia, enquanto o paciente encontra-se acordado e melhora no sono. A nasofibroscopia mostra adução de pregas vocais e constrição supraglótica involuntárias durante a inspiração.

O uso de toxina botulínica mostrou-se eficiente quando aplicado nas duas pregas vocais, geralmente iniciando com 2 UI em cada uma das pregas vocais e aumentando gradativamente a dose injetada de acordo com cada paciente. A distonia laríngea respiratória é de difícil controle, o que leva muitos pacientes a serem submetidos à traqueostomia para melhora da dispneia.[12]

TREMOR ESSENCIAL

Considerações Gerais

Tremor vocal é definido como movimentos oscilatórios, rítmicos e involuntários que envolvem músculos fonatórios. Os tremores podem ser divididos em tremor de repouso ou de ação, sendo esse segundo tipo também classificado em postural (manutenção de postura específica), cinético (realização de movimento simples) ou tarefa-específico (conjunto de movimentos coordenados).

O tremor essencial é a forma mais comum de tremor vocal. É uma doença de transmissão genética, e sua fisiopatologia ainda é desconhecida. O início dos sintomas pode dar-se em qualquer idade, embora haja maior prevalência na sexta década de vida. Muitas vezes, o tremor essencial pode estar associado a tremor de outras partes do corpo, principalmente membros superiores, cabeça e membros inferiores. Em contrapartida, o tremor vocal pode ser o sintoma inicial de uma doença neurológica subjacente, daí a importância de realizar-se a avaliação propedêutica neurológica adequada nestes pacientes.[1]

Clinicamente, a voz apresenta tremor rítmico, durante a ação e que melhora ao repouso. Observa-se piora do quadro ao estresse emocional e fadiga. Diferentemente das distonias, o tremor vocal essencial geralmente é apresentado como uma doença de manifestação mais segmentar, em que o tremor não é restrito aos músculos intrínsecos da laringe, podendo envolver palato, faringe, língua e músculos articulatórios. Em alguns casos, a musculatura extrínseca da laringe pode estar envolvida, o que se manifesta com movimentos verticais da laringe observados durante os movimentos posturais induzidos e durante a fonação.

Diagnóstico

O diagnóstico do tremor é clínico, feito pela associação de análise da voz e achados durante a nasofibrolaringoscopia. Assim como nas distonias, sugere-se a execução de roteiros com tarefas fonatórias e não fonatórias, cujo objetivo é a diferenciação entre os quadros de apresentação semelhante, principalmente o tremor distônico. Este último é considerado uma variação da distonia laríngea de adução em que as hiperaduções de pregas vocais são rítmicas, porém, de aspecto mais focal (geralmente sem envolvimento de outros segmentos do corpo) e tarefa-específica (apenas presente em tarefas fonatórias).

A utilização do mesmo roteiro proposto anteriormente pode ser aplicada na elucidação diagnóstica do tremor essencial, e seus principais achados estão descritos no Quadro 22-4.[13]

Quadro 22-4. Principais Características do Diagnóstico Diferencial do Tremor Vocal Essencial

Tarefa	Tremor essencial	Tremor distônico
1. Repouso	Normal	Normal
2. Assobio	Presença de tremor	Ausente
3. Vogal/e/prolongada	Tremor rítmico	Tremor rítmico
4. Vogal/i/hiperagudo	Manutenção do tremor	Redução do tremor
5. Fonação inspiratória	Normal	Normal
6. ssss- zzzz	Tremor no SSSS e ZZZZ	Tremor apenas no ZZZZ

Adaptado de de Moraes BT, de Biase NG. Laryngoscopy evaluation protocol for the differentiation of essential and dystonic voice tremor. Braz J Otorhinolaryngol. 2016;82:96-104.(13).

Tratamento

O uso de propranolol, um betabloqueador não seletivo beta-adrenérgico, na dose inicial de 10 mg podendo alcançar doses de no máximo de 360 mg ao dia, e a primidona, um anticonvulsivante, com doses iniciais de 25 mg, podendo chegar a 750 mg ao dia, são as medicações de maior eficácia no tratamento do tremor essencial. Outras medicações também podem ser utilizadas, como topiramato, gabapentina, alprazolam, clonazepam, nimodipina.[14]

Pacientes com tremor essencial não respondem tão bem ao uso de TB quanto os pacientes com DE. Entretanto, ainda é uma opção terapêutica importante em pacientes resistentes à farmacoterapia e administrado em doses menores.

Mais recentemente, a estimulação elétrica talâmica (*thalamic deep brain stimulation*) mostrou melhorias importantes nas medidas acústicas, fisiológicas e perceptivas em pacientes com tremor essencial vocal.[15]

PARKINSONISMO

Considerações Gerais

O Parkinsonismo é uma síndrome clínica caracterizada pela presença de pelo menos dois dos seguintes sintomas: tremor de repouso, rigidez muscular, bradicinesia-hipocinesia, perda dos reflexos posturais e fenômeno de congelamento. As causas do parkinsonismo podem ser divididas em três categorias: idiopática (é a mais comum, também chamada de doença de Parkinson), secundária (induzida por drogas, pós-infecciosa, pós-traumas cranianos, vasculares), síndrome Parkinson plus (associada a síndromes demenciais, quadros neurodegenerativos generalizados ou doenças hereditárias).

A doença de Parkinson é uma doença neurodegenerativa de início insidioso e evolução progressiva que, em geral, inicia-se na quinta década de vida. Clinicamente, o paciente apresenta tremor de repouso, rigidez muscular e lentificação de movimentos com dificuldade em sua iniciação. Com a evolução da doença, manifesta perda dos reflexos posturais e instabilidade, face pouco expressiva, alterações de escrita (micrografia) e fenômeno de congelamento (dificuldade em executar movimentos ativos comumente vistos nas pernas durante a deambulação). Em 10% a 20% dos casos ocorre declínio cognitivo, com quadros de depressão e demência associados. É importante ressaltar que, mesmo não relatada diretamente, a disfagia subclínica pode estar presente na maioria dos casos e em qualquer fase de evolução da doença. Sendo assim, além do acompanhamento com neurologista, é fundamental o papel do otorrinolaringologista no manejo destes pacientes. A avaliação da deglutição deve ser realizada em todos os casos suspeitos ou em acompanhamento pelo alto risco de pneumonia aspirativa e desnutrição.[1,2]

Diagnóstico

O diagnóstico da doença é essencialmente clínico, com base na anamnese e exame neurológico. Os exames complementares, quando realizados, têm objetivo de afastar as causas de parkinsonismo secundárias. A análise da voz evidencia soprosidade, pouca variação da frequência e intensidade (voz monótona e com redução do *loudness*), redução da articulação das palavras com restrição de mobilidade de língua e lábios. À nasofibroscopia, observam-se arqueamento das pregas vocais, com

Quadro 22-5. Roteiro de Perguntas a Serem Respondidas na Avaliação Clínica dos Distúrbios de Movimento da Laringe

Pergunta	Distonia	Tremor essencial	Parkisonismo	Mioclonia
1. É rítmico ou arrítmico?	Arrítmico	Rítmico	Rítmico	Rítmico ou arrítmico
2. Ocorre durante movimento ou repouso?	Movimento	Movimento	Repouso	Movimento e repouso
3. Acometimento focal ou segmentar?	Focal	Segmentar	Segmentar	Segmentar
4. Varia com tarefas específicas (fonatórias e não fonatórias)?	Sim	Não	Não	Não

formação de fenda fusiforme anteroposterior durante a fonação e, mais raramente, tremor vocal ao repouso com lentificação de movimentos de adução e abdução de pregas vocais.

Tratamento

O tratamento para pacientes com Parkinsonismo ou doença de Parkinson deverá ser conduzido por um neurologista. Este inclui a utilização de drogas antiparkinsonianas, como a levodopa, que melhora as características acústicas, com redução da hipocinesia, da rigidez e do tremor, provocando aumento da intensidade vocal.[16]

MIOCLONIA

Considerações Gerais

Mioclonias são espasmos musculares involuntários de curta duração. Ocorrem no repouso ou com atividade muscular intencional. Quanto aos grupos musculares acometidos podem ser do tipo focal, segmentar ou generalizada. Em relação à etiologia, são classificadas em primárias (de causa idiopática) e secundárias (mais comum, associadas a uma variedade de doenças neurológicas e sistêmicas).

Na área otorrinolaringológica, as mioclonias são encontradas em palato (mais frequente), faringe e laringe. Em geral, ocorrem contrações rítmicas do palato, que na forma primária podem estar associadas a zumbido tipo "clique" e que melhoram durante o sono. Já na forma secundária, as contrações mantêm-se durante o sono, podendo estar presentes contrações sincrônicas de faringe e laringe, com adução e abdução de pregas vocais durante a fonação e repouso.

Diagnóstico

A voz pode ser afetada em quadros intensos com interrupções fonatórias frequentes, simulando quadro de distonia laríngea ou tremor. Em alguns casos mais severos, podem ocorrer distúrbios respiratórios (pelo movimento paradoxal) e disfagia. O diagnóstico é essencialmente clínico, devendo ser realizada investigação diagnóstica para causas secundárias, uma vez que essa é a forma clínica de apresentação mais frequente.

Tratamento

O tratamento das mioclonias inclui o uso de medicações, como o ácido valproico, o clonazepam e o piracetam em altas doses. Mas existem relatos que mostram o benefício do uso de TB no tratamento para mioclonia palatal. Os pacientes com mioclonia palatina essencial beneficiaram-se da aplicação de 2,5 U injetadas em cada sítio acometido pelas contrações, a depender da sintomatologia predominante, produzindo melhora dos sintomas em 85,7% dos casos. Os locais de aplicação variaram entre músculo elevador do véu palatino bilateralmente, músculo tensor do véu palatino (nos casos com zumbido) e músculo palatofaríngeo nos casos com contrações faríngeas intensas.[17]

CONSIDERAÇÕES FINAIS

O diagnóstico diferencial entre os principais distúrbios de movimento da laringe é essencialmente clínico. Deve-se realizar análise da voz direcionada seguida de exame de nasofibrolaringoscopia flexível com a execução de tarefas específicas. O Quadro 22-5 apresenta, de forma resumida, o roteiro clínico para avaliação destes pacientes e as principais síndromes clínicas encontradas. Por fim, a utilização de roteiros sugeridos de avaliação é ferramenta útil e permite que a diferenciação entre os quadros sindrômicos mais comuns seja possível de ser realizada em ambiente de consultório.

REFERÊNCIAS BIBLIOGRÁFICAS

1. Blitzer A, Brin MF, Raming LO. Neurologic disorders of the larynx: Movement disorders of the larynx. 2. ed. New York: Thieme. 2009.
2. De Biase NG, Woo PS. Distúrbios Neurológicos da Laringe. In: Pignatari SSN, Anselmo-Lima WT. Tratado de Otorrinolaringologia. 3. ed. Rio de Janeiro: Elsevier. 2018.
3. Hintze JM, Ludlow CL, Bansberg SF, Adler CH, Lott DG. Spasmodic dysphonia: A review. Part 1: Pathogenic factors. Otolaryngol Head Neck Surg. 2017;157:551-7.
4. Hintze JM, Ludlow CL, Bansberg SF, Adler CH, Lott DG. Spasmodic dysphonia: A review. Part 2: Characterization of pathophysiology. Otolaryngol Head Neck Surg. 2017;157:558-64.
5. De Biase N, Lorenzon P, Lebl M, Gielow I, Madazio G, Moraes M. Distonia laríngea de adução: Proposta e avaliação de protocolo de nasofibrolaringoscopia. Rev Bras Otorrinolaringol. 2006;72:443-6.
6. Hyodo M, Hisa Y, Nishizawa N, Noriko N, Koichi O, Osamu S, et al. The prevalence and clinical features of spasmodic dysphonia: a review of epidemiological surveys conducted in Japan. Auris Nasus Larynx. 2020;48:179-84.
7. Alonso VMO, Chagury AA, Hachiya, Imamura R, Tsuji DH, Sennes, LU. Diffusion of aniline blue injected into the thyroarytenoid muscle as a proxy for botulinum toxin injection: an experimental study in cadaver larynges. Int Arch Otorhinolaryngol. 2013;17:315-20.
8. Evans CM, Williams RS, Shone, CC. Botulinum type B. Its purification, radioiodination and interaction with rat-brain synaptosomal membranes. Eur J Biochem.1986;154:409-16.
9. McGarey Jr PO, Blake-Simpson C, Daniero JJ. Practice patterns and barriers in botulinum toxin injection for the treatment of voice disorders. J Voice. 2022;36:113-8.
10. Tsuji DH, Takahashi MT, Imamura R, Hachiya A, Sennes LU. Endoscopic laser thyroarytenoid myoneurectomy in patients with adductor spasmodic dysphonia: A pilot study on long-term outcome on voice quality. J Voice. 2012;26:666.e7-12.

11. Dressler D, Adib Saberi F, Rosales RL. Botulinum toxin therapy of dystonia. J Neural Transm. 2020;17:88-96.
12. Tierney WS, Bryson PC, Nelson R, Kaplan SE, Benninger MS, Milstein CF. Respiratory laryngeal dystonia: Characterization and diagnosis of a rare neurogenic disorder. Laryngoscope. 2020;130:2843-6.
13. de Moraes BT, de Biase NG. Laryngoscopy evaluation protocol for the differentiation of essential and dystonic voice tremor. Braz J Otorhinolaryngol. 2016;82:96-104.
14. Shanker V. Essential tremor: Diagnosis and management. BMJ. 2019;366:l4485.
15. Erickson-DiRenzo E, Kuijper FM, Barbosa DAN, Lim EA, Lin PT, Lising MA, et al. Multiparametric laryngeal assessment of the effect of thalamic deep brain stimulation on essential vocal tremor. Parkinsonism Rel Dis. 2020;81:106-12.
16. Alexander MG, Michael B. Fundamental frequency change during offset and onset of voicing in individuals with Parkinson Dis. 2008;22:1-191.
17. Sinclair CF, Gurey LE, Blitzer A. Palatal myoclonus: Algorithm for management with botulinum toxin based on clinical disease characteristics. Laryngoscope. 2014;124:1164-9.

CAPÍTULO 23

DOENÇA DO REFLUXO LARINGOFARÍNGEO

Paulo Lins Perazzo ▪ Sílvio Vasconcelos ▪ Patrícia Paula Santoro

INTRODUÇÃO

A doença do refluxo laringofaríngeo (DRLF) é uma condição clínica caracterizada pela presença de reação inflamatória ou outras alterações tissulares do trato aerodigestivo superior, relacionadas direta ou indiretamente ao refluxo do conteúdo gastroduodenal para essas estruturas. Desde que foi descrita inicialmente por Koufman,[1] grande interesse tem sido dado à patologia. O número de publicações relacionadas ao tema tem crescido desde o início do século. Apesar disso, esse continua sendo um tema com mais dúvidas do que certezas. Desde questões relacionadas à abordagem propedêutica, até o manejo desses pacientes permanecem como desafios aos médicos de uma forma geral.

É difícil mensurar o impacto dessa patologia sob o ponto de vista socioeconômico. Os desafios de se ter um diagnóstico preciso justificam, em parte, essa dificuldade. Estima-se que o custo com diagnóstico e tratamento para um paciente com doença do refluxo gastroesofágico (DRGE) nos EUA, no primeiro ano de evolução da doença, aproxima-se de 1.000 dólares. No entanto, o diagnóstico da DRLF tem-se mostrado mais desafiador quando comparado à DRGE, uma vez que na primeira não há sintomas ou achados patognomônicos para a doença. Para o diagnóstico e tratamento de pacientes com DRLF no primeiro ano de doença, os mesmos autores estimam um gasto 5 vezes maior.[2] Imaginar um custo dessa magnitude em uma patologia frequente, como a DRLF, reforça a ideia de que otimizar assistência a esse paciente tem um grande impacto social e econômico.

EPIDEMIOLOGIA

Se por um lado a DRLF é reconhecida como uma das mais comuns patologias inflamatórias crônicas do trato aerodigestivo superior, precisar a prevalência e a incidência dessa doença ainda não é possível, devido à ausência de critérios diagnósticos claros e amplamente padronizados. Kaufman estimou uma incidência de aproximadamente 10% de DRLF nos pacientes otorrinolaringológicos como um todo.[1] Poucos trabalhos populacionais foram realizados desde então e sempre esbarram na já citada dificuldade de se estabelecer um diagnóstico preciso e padronizado. Chen XM *et al.* estimaram uma prevalência de 5% na população chinesa;[3] já Spantideas N *et al.* chegaram a uma estimativa de 18,8% para a população grega.[4] Em ambos os trabalhos, o diagnóstico era dado por meio de questionário respondido pelo próprio paciente. Em um trabalho que avaliou 113 pacientes consecutivos e não selecionados, atendidos em um centro de atenção às doenças da voz, Koufman *et al.* observaram que 78 deles apresentavam sintomas e sinais endoscópicos sugestivos de DRLF. Quando apenas estes últimos pacientes foram submetidos à pH-metria de duplo canal, 57 deles tinham achados compatíveis com DRLF no teste, o que perfaz pouco mais da metade de todos os pacientes do estudo.[5]

FISIOPATOLOGIA

Se até pouco tempo grande enfoque era dado ao efeito do conteúdo ácido do estômago sobre a faringe e a laringe, atualmente há uma compreensão mais ampla no que concerne à fisiopatologia da doença.[6] Com o melhor entendimento do processo fisiopatológico da doença, tem-se valorizado não apenas o conteúdo gástrico, mas também o efeito do material duodenal refluído nas vias aéreas superiores como um todo. Segundo essa teoria, o contato com o ácido, as enzimas digestivas e os sais biliares de forma crônica levaria a alterações inflamatórias e estruturais desde a laringe e a faringe até as fossas nasais e mesmo a orelha média.[7] As alterações laringoscópicas mais características da DRLF, como a paquidermia da mucosa, a hiperemia difusa e a formação de granulomas, seriam, ao menos em parte, devido à ação direta das substâncias gastroduodenais nas VAS. Endossam essa teoria achados com o de Samuels *et al.*, que encontraram pepsina no conteúdo da orelha média na maioria dos pacientes submetidos à timpanotomia por otite média secretora.[8]

Outra teoria que vem ganhando destaque é a de que alterações funcionais nos pares cranianos possam estar relacionadas à gênese da doença. Wang *et al.* demonstraram alta incidência de disfunção autonômica vagal do esôfago nos pacientes com refluxo laringofaríngeo.[9] Os pacientes com a doença apresentaram redução da atividade vagal e aumento da atividade do sistema nervoso simpático, quando comparados ao grupo-controle. A DRLF foi mais intensa, quanto maior o grau de disfunção do sistema autonômico. Os achados falam a favor de que alterações autonômicas no esôfago e seu consequente impacto no peristaltismo do órgão possam ter implicações importantes na fisiopatologia da doença. Tem sido estudado também o papel da acidificação da porção distal do esôfago, o que poderia causar alterações no sistema nervoso parassimpático do trato aerodigestivo.[10] Trabalho realizado por Herregods TVK *et al.* apresenta a relação entre o volume do conteúdo refluído no terço distal do esôfago e o tempo de exposição a ele, como mais associados ao desencadeamento do reflexo da tosse do que a presença do refluxo no esôfago proximal ou o baixo pH do conteúdo refluído.[11] A presença de conteúdo refluído no esôfago distal também parece estimular quimiorreceptores locais, o que levaria a uma secreção exagerada de muco mais espesso na faringe e na laringe.[12]

Outros fatores também parecem ter importância para a DRFL. Koufman mostra o impacto da uma dieta predominantemente ácida nos sintomas dos pacientes com refluxo e como a correção desse fator pode ser positivo para esses pacientes.[13] O mais provável é que a DRLF tenha uma série de fatores implicados na sua gênese, impactando os sintomas e a qualidade de vida do paciente. Apesar de todos os esforços empreendidos para um melhor entendimento da DRLF, ainda há muito o que progredir na compreensão da fisiopatologia da doença. Isso pode proporcionar futuramente uma melhor abordagem diagnóstica e um melhor manejo desses pacientes.

APRESENTAÇÃO CLÍNICA

Se antes havia muita confusão entre a sintomatologia das DRLF e DRGE, atualmente já se reconhece melhor as diferenças e nuances entre essas duas patologias. A DRLF leva a alterações macroscópicas e microscópicas na mucosa do trato aerodigestivo superior. Esse processo irritativo difuso está associado à secreção exacerbada de um muco particularmente espesso e pobre em bicarbonato na faringe e na laringe.[14] Isso induz alguns dos sintomas mais prevalentes como *globus pharyngeus*, tosse seca, pigarro e gotejamento nasal posterior. A presença de sintomas gastroesofágicos, como azia e sensação de refluxo, ou regurgitação são menos frequentes, e sua ausência não deve excluir o diagnóstico de DRLF.[7]

Outro sintoma bastante frequente é a disfonia. Apesar de não ter sua causa completamente compreendida, credita-se a presença de disfonia nos pacientes com DRLF a alterações macroscópicas e microscópicas na mucosa das pregas vocais.[14] Tais alterações modificariam as propriedades biomecânicas das cordas vocais, gerando alterações nos parâmetros objetivos e subjetivos durante a análise vocal. Esses mesmos parâmetros apresentam evolução favorável após o início do tratamento clínico.[15] Dados mais recentes sugerem que as mulheres são mais propensas a desenvolver sintomas mais importantes, como a disfonia, do que os homens, assim como os pacientes idosos tendem a ser mais sintomáticos do que os pacientes mais jovens.[16] Laringospasmos noturnos e dificuldade para deglutir sólidos são sintomas com grande impacto negativo na qualidade de vida dos pacientes, e geralmente associados a quadros mais graves de DRLF.

ABORDAGEM DIAGNÓSTICA

É mais difícil chegar a um diagnóstico de certeza de DRLF, quando comparado ao diagnóstico de DRGE, em razão da falta de achados patognomônicos para o refluxo extraesofágico. Em razão disso, uma série de ferramentas propedêuticas tem sido utilizada, muitas vezes em conjunto, para se chegar o mais próximo possível de um diagnóstico preciso de DRLF.

A dificuldade diagnóstica também está presente na gastroenterologia, pois no rol dos diagnósticos diferenciais da doença do refluxo gastroesofágico (DRGE), são encontradas várias afecções, entre eles:

- Pirose funcional.
- Hipersensibilidade ao refluxo.
- Esofagite eosinofílica.
- Acalasia e outros distúrbios motores do esôfago.
- Esofagite infeciosa (candidíase, CMV, herpes).
- Esofagite medicamentosa.
- Gastroparesia.
- Dispepsia funcional.
- Eructação excessiva.

Sabemos nós que o diagnóstico preciso levará a um tratamento mais assertivo e individualizado, clínico ou cirúrgico, lembrando que esse não será por um período menor que 8 semanas de utilização diária do IBP, na sua dose plena, escolhidos sempre que possível pela sua origem e propriedades farmacológicas. Assim ciosos dos raros, mais existentes efeitos colaterais, devemos sempre buscar este diagnóstico com precisão. Sugerimos entender que a avaliação clínica isolada é limitada para diagnóstico de certeza da DRGE e da DRFL, e que muitas vezes, para tornar o nosso diagnóstico mais preciso possível, precisamos lançar mão de ferramentas propedêuticas como as que citamos a seguir.

ÍNDICE DE SINTOMAS

A anamnese detalhada constitui o primeiro passo para o diagnóstico da DRLF. O desafio se dava pelo fato de que a maioria dos sintomas da doença ser comum a uma série de outras patologias relativamente frequentes na prática clínica. Queixas normalmente relacionadas à DRLF, como tosse seca, pigarro e disfonia, são também encontradas em doenças, como asma, sinusite crônica, rinite e alterações estruturais da laringe. Se a análise dos sintomas isoladamente não se mostrou uma boa opção para o diagnóstico de refluxo, considerar os sintomas como um todo se mostrou promissor. Belafsky *et al.* desenvolveram um índice que ficou conhecido como ***Reflux symptons index***, que leva em conta a presença dos sintomas mais comuns à DRLF e o impacto deles na qualidade de vida dos pacientes. Os autores fazem a devida ressalva de que, apesar da presença de sintomas compatíveis com refluxo, podem ser presentes em outras doenças, um índice igual ou superior a 13 seria bem sugestivo da doença.[17] Dados recentes da literatura sugerem ser essa uma ferramenta bastante útil no diagnóstico da doença, a qual já foi inclusive validada para o português (Quadro 23-1).[18]

Quadro 23-1. *Reflux Symptoms Index* Traduzido para o Português Brasileiro[17]

Índice de Sintomas de Refluxo (ISR)						
Nos últimos 30 dias, quanto esses problemas o incomodaram?	**0 = Sem incômodo 5 = Muito incômodo**					
1. Problemas com a voz	0	1	2	3	4	5
2. Pigarro	0	1	2	3	4	5
3. Excesso de secreção na garganta	0	1	2	3	4	5
4. Dificuldade de engolir sólidos ou líquidos	0	1	2	3	4	5
5. Tosse depois de comer ou deitar	0	1	2	3	4	5
6. Crises de sufocação	0	1	2	3	4	5
7. Tosse irritante	0	1	2	3	4	5
8. Sensação de bola na garganta	0	1	2	3	4	5
9. Queimação no peito, indigestão ou sensação de ácido subindo na garganta	0	1	2	3	4	5
	Total:					

VIDEOLARINGOSCOPIA

O exame endoscópico da faringe e da laringe é parte fundamental da assistência ao paciente com suspeita de DRLF por vários motivos. Os sintomas de refluxo se confundem com outras patologias, para as quais o exame endoscópico é indispensável. As neoplasias de laringe são um exemplo claro disso, onde *globus*, disfonia e pigarro podem aparecer como sintomas iniciais da doença, especialmente quando ela tem um início insidioso. Outro importante fator a considerar é que a presença DRLF está associada a um risco maior de neoplasias malignas. Em metanálise recente, Parsel *et al.* relacionaram a presença de DRGE e DRLF com um risco aumentado de desenvolver câncer de faringe e laringe.[19] Se outros fatores de risco para neoplasias, como tabagismo, etilismo e perda de peso, estiverem presentes, o exame endoscópico da laringe torna-se obrigatório.[20]

A videolaringoscopia tem sido utilizada como instrumento diagnóstico, desde que a DRLF foi descrita como entidade clínica. Vários achados endoscópicos foram, desde o início, quase que intuitivamente relacionados ao refluxo. Edema e hiperemia da laringe, obliteração dos ventrículos laríngeos, o granuloma vocal e a presença de pseudossulco vocal eram alguns destes achados (Figs. 23-1 a 23-4). Se por um lado o uso da videolaringoscopia para o diagnóstico de DRLF trazia vantagens como poder ser feita de forma rápida no consultório, não necessitar de sedação e utilizar aparelhos normalmente encontrados no consultório do especialista, há críticas quanto ao uso do exame para essa finalidade. Os achados da videolaringoscopia são inespecíficos e com alto índice de variabilidade entre diferentes examinadores.[21] Também houve tentativas de se desenvolver escores com base nos achados mais comuns ao paciente com refluxo durante o exame endoscópico da laringe. Belafsky *et al.* desenvolveram um índice

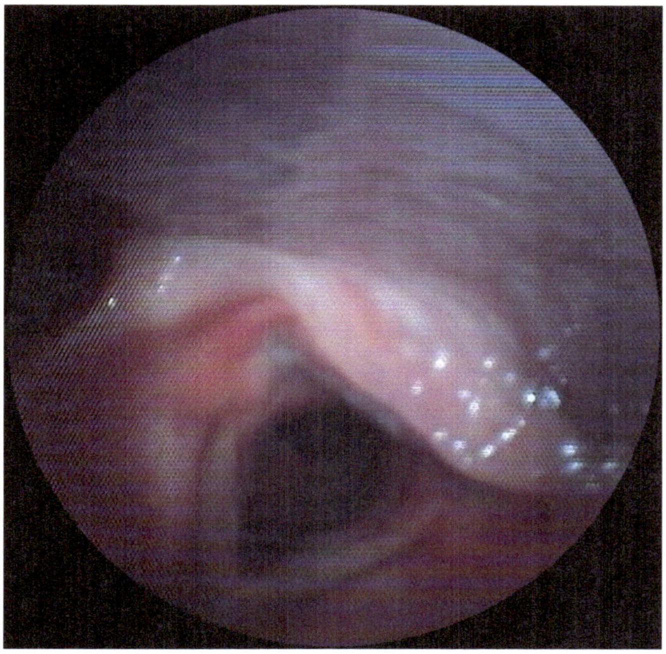

Fig. 23-1. Laringite posterior com edema de mucosa interaritenóidea.

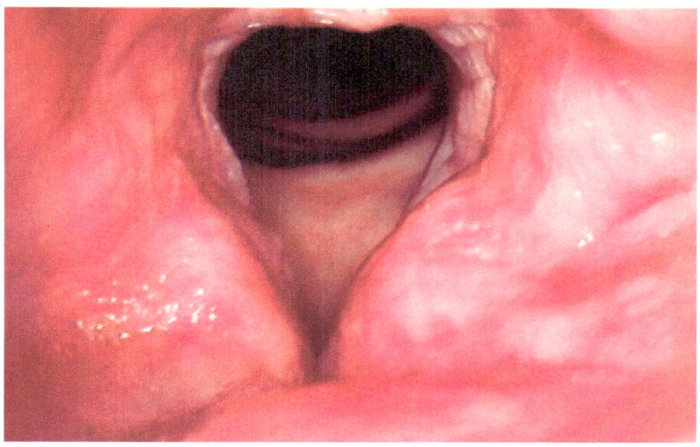

Fig. 23-2. Laringite difusa com edema e hiperemia da mucosa laríngea, além de apagamento dos ventrículos laríngeos.

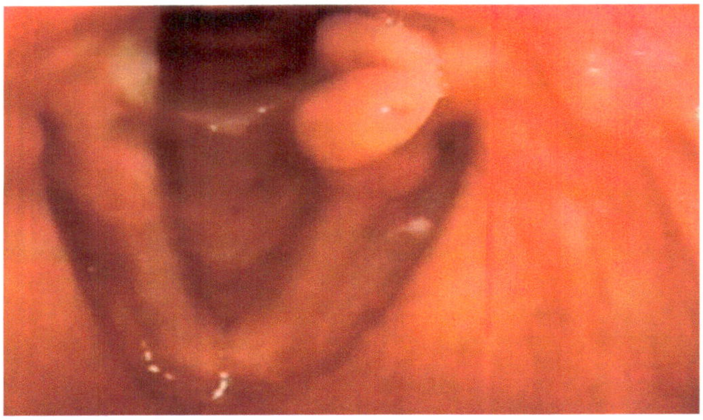

Fig. 23-3. Granuloma vocal.

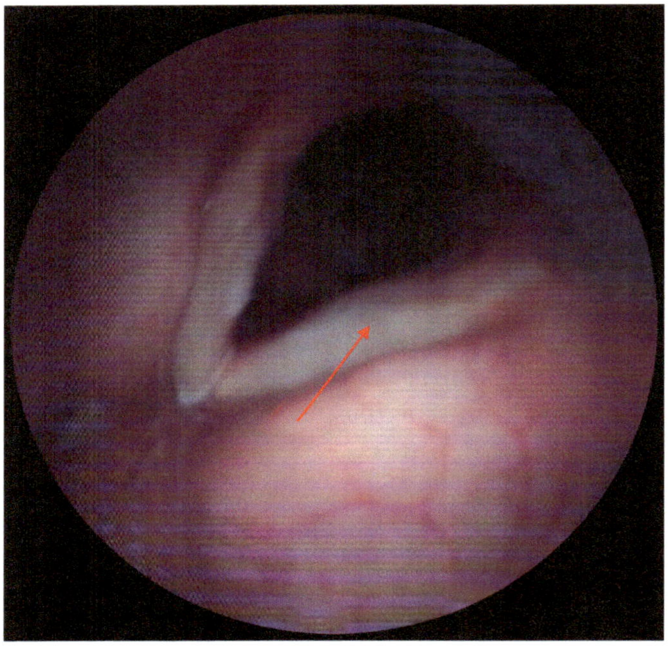

Fig. 23-4. Seta vermelha mostra pseudossulco vocal.

com oito achados videolaringoscópicos comuns ao paciente com refluxo. O índice ficou conhecido como *Reflux Finding Score*. Nele, não só a presença, mas também o grau da alteração é levada em consideração no cálculo do índice. Os autores julgaram que um valor acima de oito era bastante sugestivo da doença.[22] O *Reflux Finding Score* foi traduzido para diversos idiomas, inclusive para o português brasileiro (Quadro 23-2).[23] Estudos mais recentes, no entanto, sugerem uma baixa correlação entre o escore e os resultados do exame de pH-impedanciometria de 24 horas e sugerem cautela na hora de utilizar o índice.[24]

Na prática clínica, a DRLF é, na maioria das vezes, diagnosticada clinicamente por uma combinação dos sintomas típicos já comentados; bem como por meio de características laringoscópicas, como eritema da mucosa, hiperplasia da mucosa com plicatura da região interaritenóidea e edema das pregas vocais.[20]

Quadro 23-2. *Reflux Finding Score* Traduzido para o Português Brasileiro[22]

Escala dos achados endolaríngeos de refluxo	
1. Edema subglótico	0 = Ausente
	2 = Presente
2. Obliteração dos ventrículos	2 = Parcial
	4 = Completa
3. Eritema/Hiperemia	2 = Somente das aritenoides
	4 = Difusa
4. Edema das pregas vocais	1 = Leve
	2 = Moderada
	3 = Grave
	4 = Polipoide
5. Edema difuso laríngeo	1= Leve
	2= Moderado
	3 = Grave
	4 = Obstrutivo
6. Hipertrofia da região interaritenóidea	1= Leve
	2 = Moderada
	3 = Grave
	4 = Obstrutiva
7. Granuloma/Tecido de granulação	0 = Ausente
	2 = Presente
8. Muco endolaríngeo espesso	0 = Ausente
	2 = Presente

ENDOSCOPIA DIGESTIVA ALTA

Segundo Consenso Brasileiro de DRGE, a pirose, (representada por uma queimação ascendente retroesternal) com a frequência de pelo menos 2 vezes por semana, em um período de 4 a 8 semanas, determinará a necessidade da execução da EDA. Para nós, otorrinolaringologistas, uma boa medida prática é utilizar, como fator de corte, a idade 40 anos e/ou queixas de gravidade, como disfagia, sangramento e perda de peso.

A EDA oferece a oportunidade de conhecermos estruturalmente o esôfago, definindo se este apresenta erosões típicas para DRGE, bem como afastar outras patologias que venham a comprometer o órgão, como neoplasias, úlceras, anéis, estenoses, esôfago de Barrett, acalasia, esofagite eosinofílica, patologias que podem também ser encontradas em pacientes com sintomas de RFL.

Historicamente, a DRGE era classificada como forma erosiva e não erosiva, com base na ruptura da integridade da mucosa esofágica, porém esses achados são encontrados em cerca de 30% dos pacientes, sendo que a grande maioria não apresenta sinais específicos.

Deve-se ter em mente, que na realização deste exame, quando encontrada erosões, uma classificação universal passa a ser empregada, a de Los Angeles, subdividindo em quatro grupos, de acordo com a extensão delas, sendo ainda agrupadas na forma leve, as de Graus A e B, e na forma mais intensa, as de Graus C e D. Na busca do diagnóstico de certeza, os últimos consensos, Porto e Lyon, colocaram um organograma para uma maior precisão nas condutas, cada vez mais reconhecendo os múltiplos fenótipos desta entidade.[25]

As formas mais leves (A e B de Los Angeles) são as mais comuns, porém não são consideradas ainda como conclusivas. Pois a esofagite Grau A pode ser encontrada em até 10% da população normal, e a Grau B apresenta uma variabilidade interobservador que pode chegar a 30%. Quando encontradas, servem de direcionamento para a terapêutica clínica, mas se pensarmos em um tratamento mais invasivo, os recentes consensos recomendam que sejam adicionados outros dados, como, por exemplo, a monitorização prolongada do esôfago, que pode ser realizada tanto pela pHmetria quanto pela impedâncio-pHmetria , sem uso de IBP.

Nas Esofagites Erosivas Grau C ou D de Los Angeles, nos casos de estenose péptica e esôfago de Barrett maior que 1 cm, são interpretações diferentes, estamos diante de lesões que expressam uma maior agressividade do conteúdo gástrico no esôfago, com evidências conclusivas de DRGE. Nestas situações não precisamos realizar monitorização prolongada do refluxo, a exceção seria o caso que necessite investigar a não resposta terapêutica, usando o racional tanto da refratariedade ao IBP, quanto da associação a outras patologias, para tal, faz-se necessário acrescentar na avaliação a impedâncio-pHmetria em uso do IBP, usado há cerca de 8 a 12 semanas, em dose dobrada, corretamente orientado para ser administrado 30 minutos antes do desjejum e jantar. Ainda nestes casos refratários devemos solicitar a manometria esofágica de alta resolução, que oferece importantes informações sobre a junção esofagogástrica, como está a barreira anatômica antirrefluxo, e as possíveis alterações motoras esofágicas que possam alterar o seu clareamento.

Quando nos deparamos com o universo das endoscopias sem alterações superficiais da mucosa esofágica, visíveis na ótica convencional, este que atinge cerca de 70% dos pacientes, podemos estar diante de uma DRGE não erosiva ou de outras patologias funcionais, motoras ou inflamatórias, daí a importância de usarmos a biópsia esofágica para estudo histopatológico e de métodos adicionais descritos a seguir.

pHMETRIA ESOFÁGICA

O exame foi descrito pela primeira vez, em 1960, e tem como suas principais indicações:

- Identificar os portadores da DRGE sem esofagite.
- Documentar e caracterizar o padrão do refluxo gastroesofágico: ortostático, supino ou combinado.
- Estabelecer a correlação entre os sintomas relatados pelo paciente e os episódios de refluxo ácido.

O cateter de pHmetria mais usado no Brasil oferece a possibilidade de captar os eventos de refluxo que ocorrem durante as 24 horas de estudo, com o pH menor que 4, universalmente caracterizado como refluxo ácido. Durante esse período, temos a possibilidade de analisar a fração de tempo que o esôfago permanece em contato com esse refluxato, conhecido como TEA (Tempo de Exposição Ácida). Essa é a principal métrica usada para definir refluxo patológico, quando se encontra acima de 4,5%, e para definir o diagnóstico final ou de certeza, quando se encontra acima de 6,0%, ilustrado na Figura 23-5.

Como todo exame, encontramos suas limitações, destacando-se o racional que é não avaliar a ocorrência de refluxo "não ácido" ou "pouco ácido", quando este se encontra acima de 4,0%. Outra limitação é o fato de caracterizarmos a natureza física do refluxato (líquido, gasoso ou misto). Nos dias atuais, sabemos que 2/3 do refluxato são ácidos e 1/3 são "não ácidos", estes últimos ocorrem com maior frequência no período pós-prandial, não sendo detectados pela pHmetria convencional. Com estas características este exame vem perdendo espaço para o novo exame de impedâncio-pHmetria.[26]

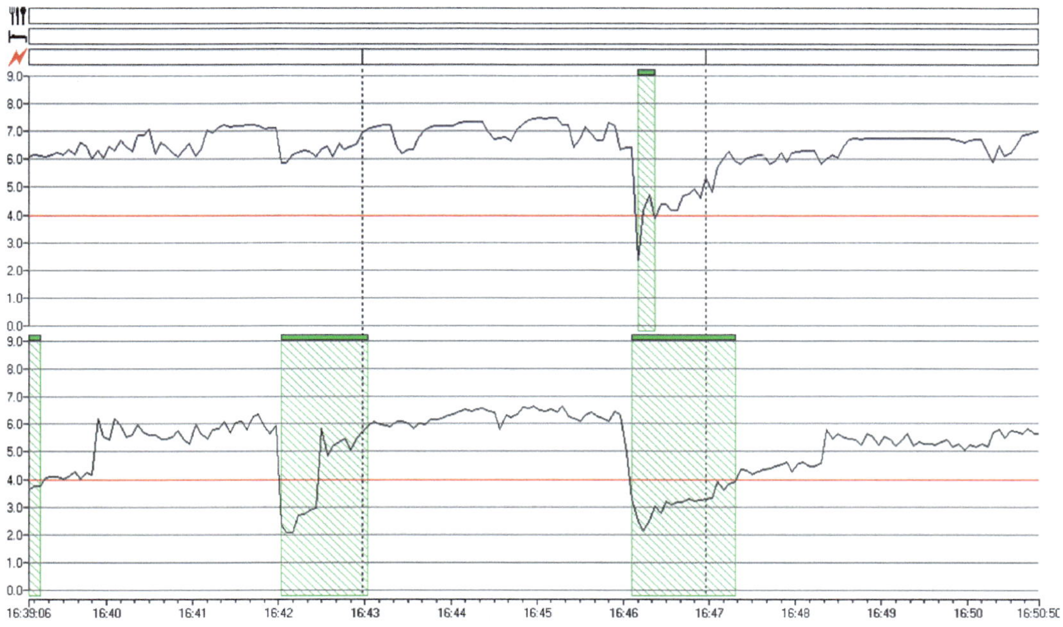

Fig. 23-5. pHmetria convencional, com refluxo ácido. (Imagem gentilmente cedida pelo Dr. Antônio Fabio Teixeira.)

IMPEDÂNCIO-pHMETRIA

O cateter de impedâncio-pHmetria, como o exame anterior, tem um sensor de pH adicionado aos sensores que detectam o movimento e a variação de impedância na mucosa. Esse registro simultâneo, geralmente em 6 estações de observação, permite a avaliação anterógrada da deglutição ou retrógrada, validando um episódio de refluxo. Quando essa variação demonstra elevação da impedância, observamos um transporte de gás, em contrapartida, com a variação de queda da mesma, observamos um transporte de conteúdo líquido ou misto, ilustrado na Figura 23-6.

Conseguimos com o exame da Impedâncio-pHmetria (Fig. 23-7) detectar a quantidade de episódios de refluxo. Quando esses são acima de 80, são considerados como aumentado; quando abaixo de 40 são considerados como fisiológico. A definição da extensão ascendente do refluxato (se ele atinge o segmento proximal do esôfago), a sua consistência (se ele é gasoso, líquido ou misto), seu pH (se ele é ácido ou pouco ácido, universalmente caracterizado como não ácido) são bem avaliados no exame (Fig. 23-8). Para os refluxatos de conteúdo ácido, a fração de tempo nas 24 horas observadas abaixo de 4% é caracterizada como certeza diagnóstica (Fig. 23-9), já se acima de 6% é considerada como fisiológico. Quando o valor fica entre 4% e 6%, esse é considerado como dentro de uma zona indefinida para o diagnóstico. Nesta zona indefinida, tornam-se necessários dados adicionais para a condução e possíveis esclarecimentos diagnósticos.

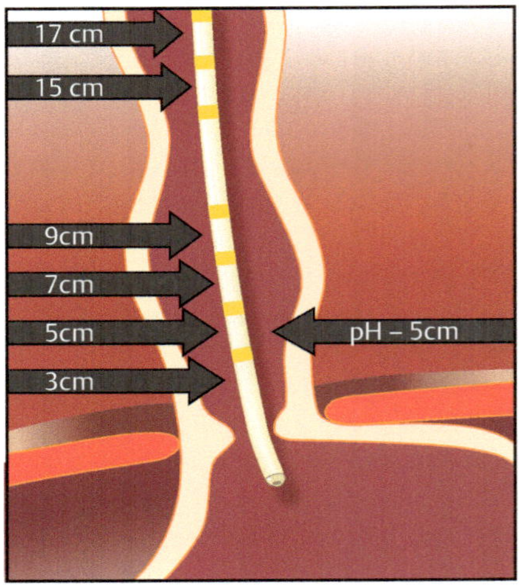

Fig. 23-6. Diagrama da exposição da sonda esofágica para realização de impedâncio-pHmetria.

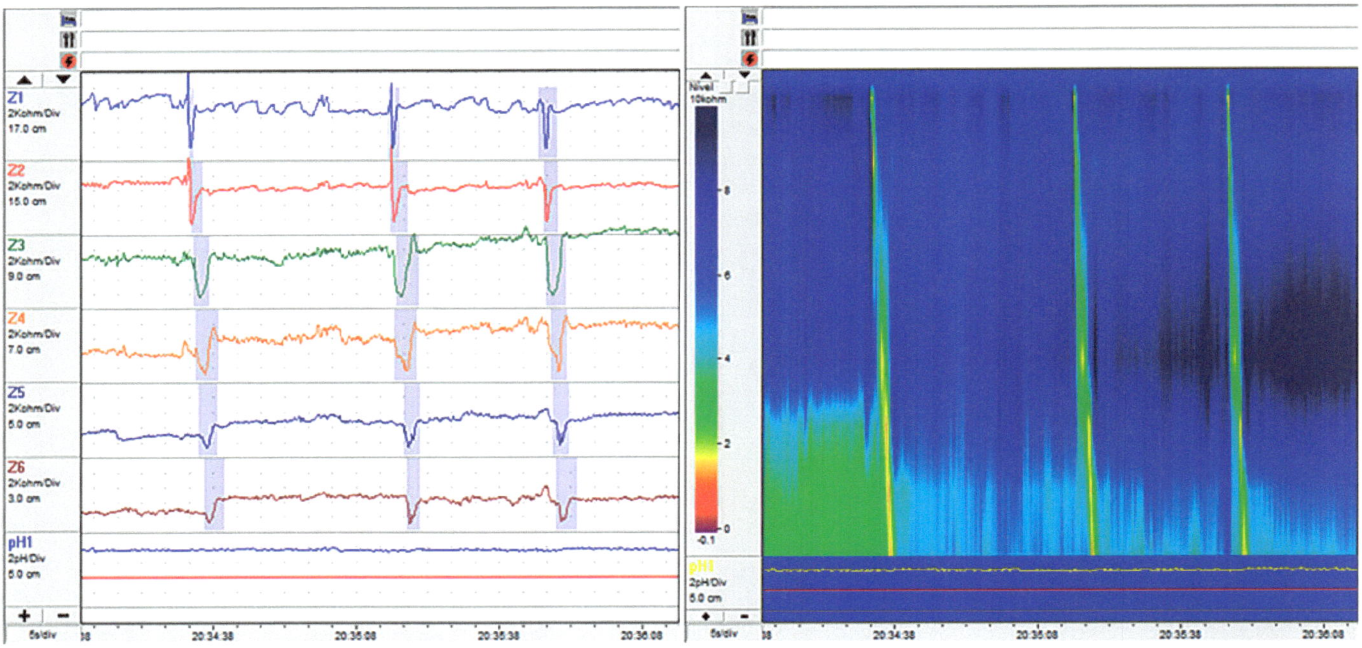

Fig. 23-7. Impedâncio-pHmetria **normal**. (Imagem cedida pelo Dr. Antônio Fábio Teixeira.)

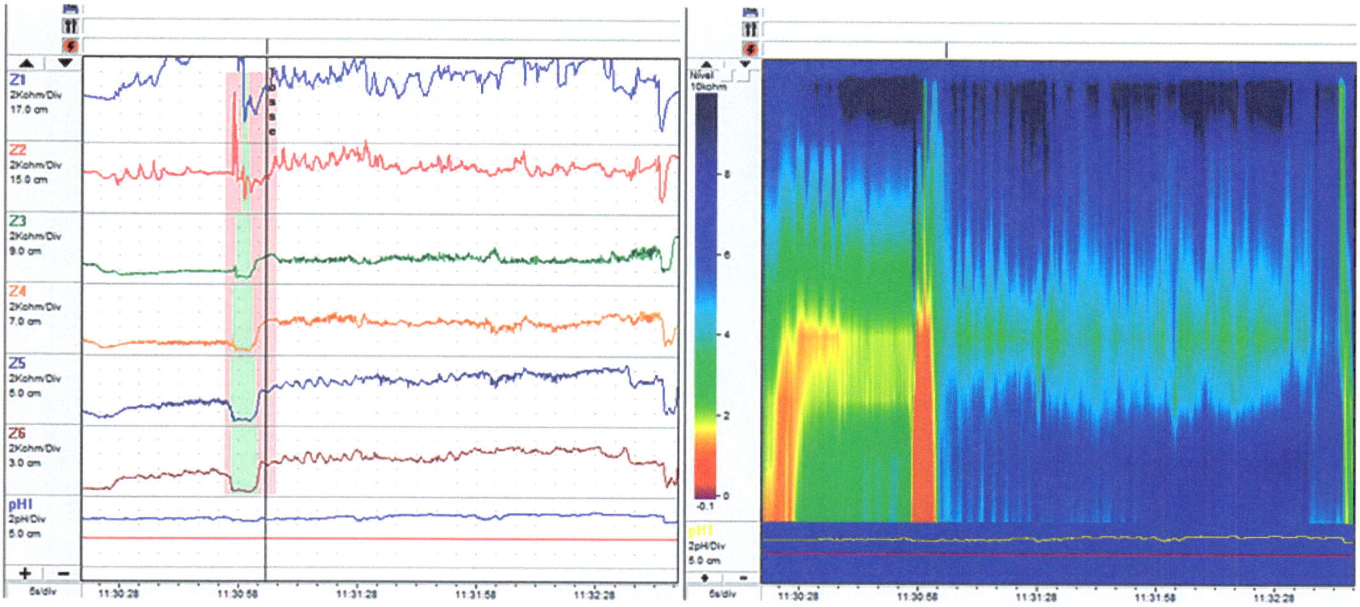

Fig. 23-8. Refluxato **pouco ácido**, relacionado com o sintoma da tosse. Observe o sensor do pH, se mantendo estável. (Imagem cedida pelo Dr. Antônio Fábio Teixeira.)

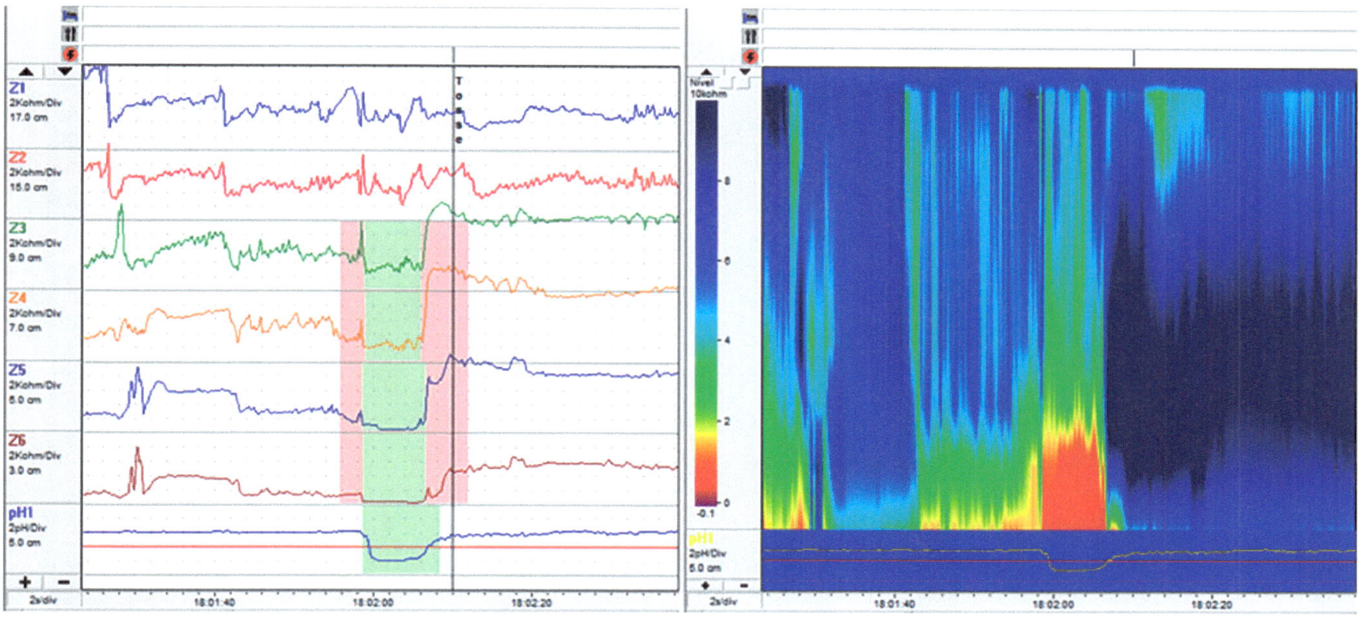

Fig. 23-9. Imagem de um exame de impedâncio-pHmetria com refluxo **ácido,** relacionado com sintoma de tosse. (Imagem cedida pelo Dr. Antônio Fábio Teixeira.)

Podemos ainda realizar a correlação sintomática, através de dois índices: (i) o índice de sintomas (**IS**) e (ii) o de Probabilidade de associação sintomática (**PAS**) ainda podendo os sintomas não serem correlacionados, ou terem fraca ou forte correlação com o evento. Podemos também mensurar a impedância basal noturna e a peristalse pós-evento de refluxo, dados adicionais no racional das condutas terapêuticas.

As principais indicações do exame embasadas na literatura são:

- Sintomas típicos (pirose e regurgitação) não responsivos ao uso de IBP.
- Sintomas atípicos (dor torácica, tosse crônica, sintomas laríngeos) para confirmar ou excluir DRGE.
- Documentação de DRGE antes do manejo invasivo (fundoplicatura ou tratamento endoscópico).
- Diagnóstico de pirose funcional e hipersensibilidade ao refluxo (excluir exposição ácida aumentada).
- Diagnóstico da eructação e síndrome da ruminação.
- Investigação da não responsividade (em uso do IBP).
- Diagnóstico de refratariedade – em uso do IBP dose dobrada (quando temos dados anteriores da certeza diagnóstica – TEA > 6%, esofagite erosiva C e D Los Angeles, estenose péptica e Barrett acima de 1 cm).

Entre estas principais indicações, fica claro a importância na segunda, referente aos sintomas atípicos, dentre estes a DRFL.[20]

MANOMETRIA CONVENCIONAL E MANOMETRIA DE ALTA RESOLUÇÃO

A manometria convencional e a manometria de alta resolução são pouco utilizadas isoladamente no diagnóstico da DRGE (Fig. 23-10), sendo esta última mais aplicável nas seguintes situações:

- Disfagia não mecânica (padrão ouro).
- Dor torácica de origem não cardíaca.
- Localização e caracterização do esfíncter esofágico inferior (JEG).
- Avaliação adicional na DRGE refratária.
- Pré-operatório da cirurgia de fundoplicatura, cirurgia bariátrica e transplante de pulmão.

Na DRLF são ainda menos solicitadas, visto que são exames para diagnóstico de doenças da motilidade esofágica, e não do refluxo gastroesofágico. Sua grande utilidade é no diagnóstico diferencial das disfagias, na localização precisa dos sensores do pH e da impedâncio-pHmetria, neste caso, necessitando de sua realização em conjunto.[27]

DIAGNÓSTICO DE CERTEZA DA DRGE

A moderna abordagem, diagnóstica e terapêutica, tanto da DRGE quanto da DRLF, deve ser individualizada, com uma visão ampliada de todos os aspectos multifatoriais envolvidos, bem como a interface com a neurossensibilidade visceral, o estado de hipervigilância e a interferência com os aspectos psicológicos de cada paciente. Para tal, é preciso ter tempo na avaliação do paciente, devem-se compreender os múltiplos fenótipos que essas patologias apresentam, buscar a medicina humanizada e o diagnóstico de precisão. Certifique-se que não haja dúvida quanto ao uso dos medicamentos e exames propostos, enfim, devem-se conhecer o seu paciente, sua vida social e sentimental. Combine métodos para o diagnóstico conclusivo e um tratamento assertivo, e encontre no seu gastroenterologista de confiança, um parceiro importante. Finalizando, sua visão deve ser ampliada, quanto às possibilidades diagnósticas, principalmente na disfonia, tendo um olhar sempre do todo, e não segmentar.

Desta forma, sugerimos o fluxograma para o diagnóstico do RFL (Fig. 23-11).

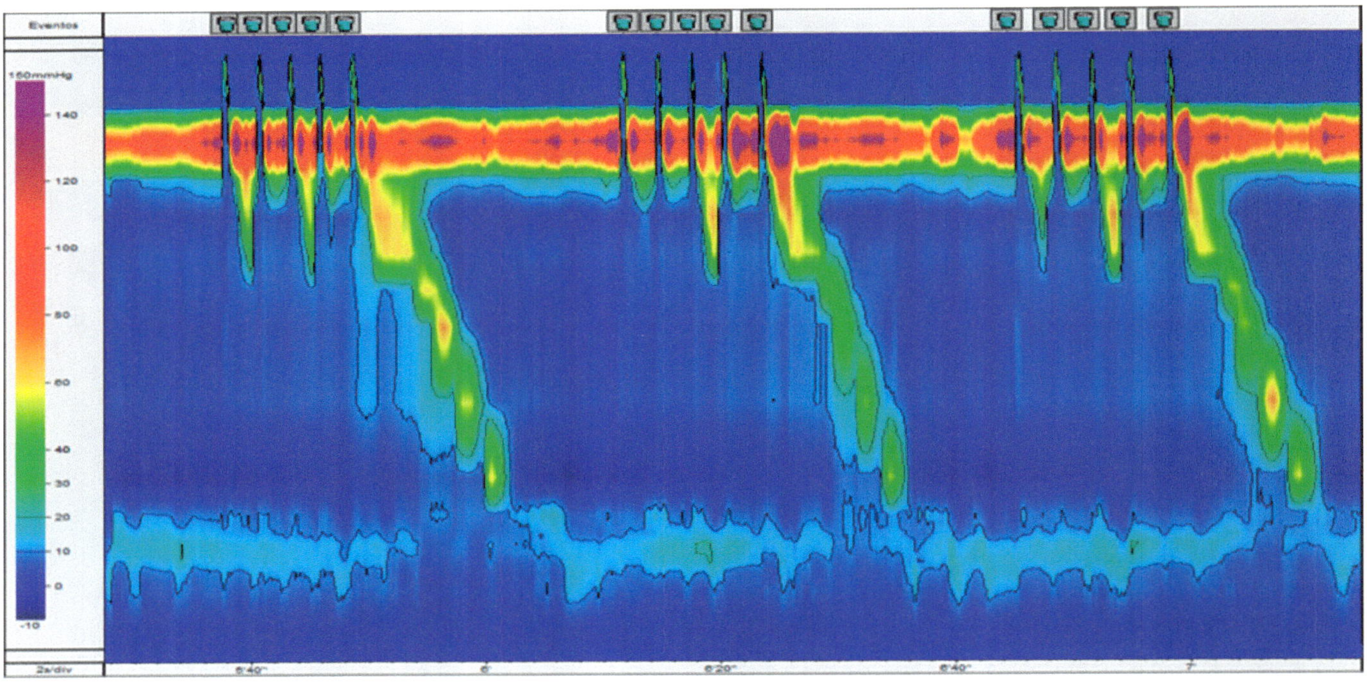

Fig. 23-10. Manometria de alta resolução -Teste provocativo - 3 amostras (imagem cedida pelo Dr. Antônio Fábio Teixeira).

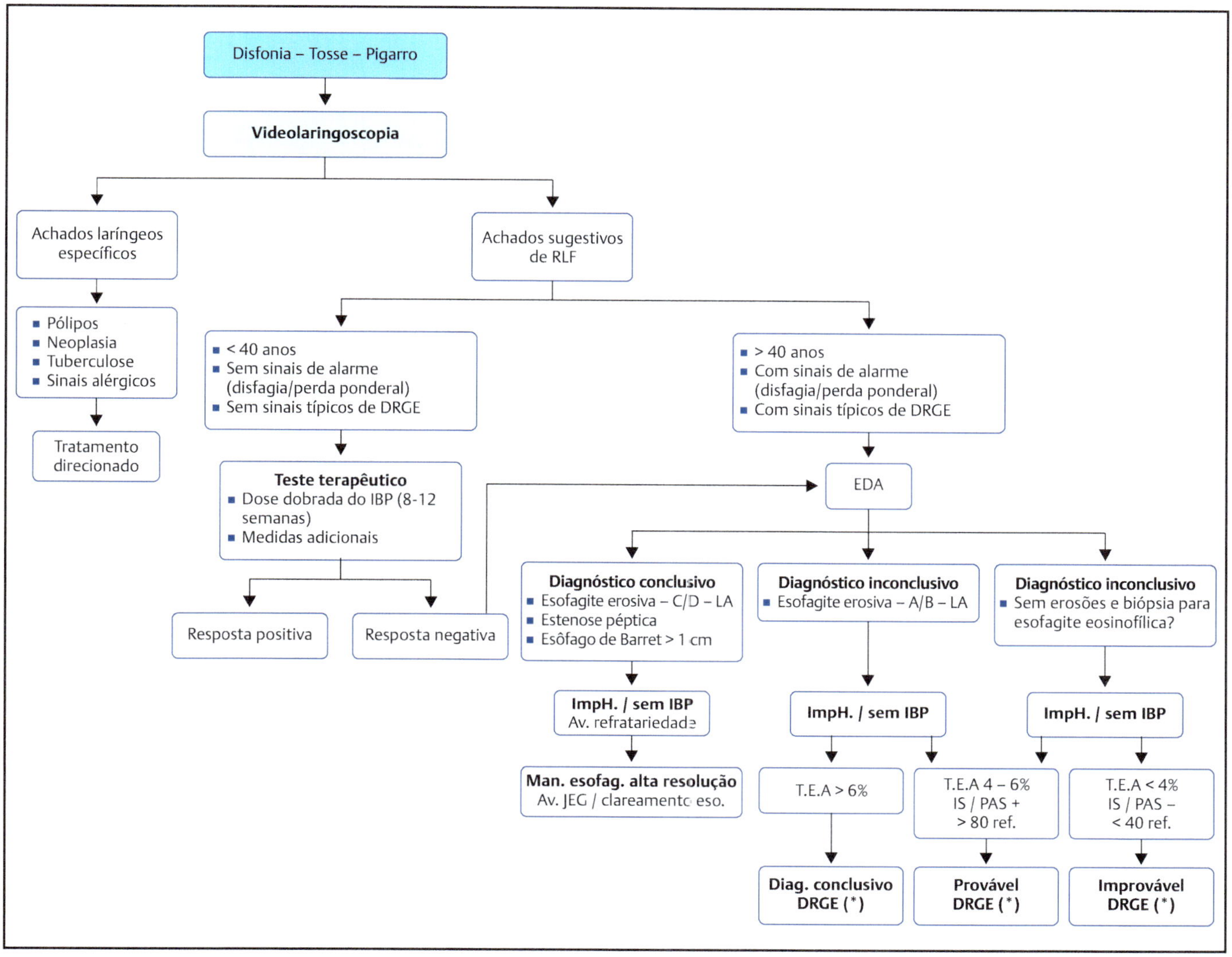

Fig. 23-11. Fluxograma sugerido para o diagnóstico de RFL. (Fonte do autor.)

TRATAMENTO MEDICAMENTOSO DO REFLUXO LARINGOFARÍNGEO

O tratamento para a DRLF é multimodal e baseada em arranjos alimentares, medicamentos (inibidores da bomba de prótons – IBP) e por intervenção cirúrgica, quando indicada. O tratamento medicamentoso de um paciente sintomático é com base principalmente na prescrição dos IBPs, participando disso o otorrinolaringologista em conjunto com o gastroenterologista.[20] Ainda há muito a aprender sobre os mecanismos fisiopatológicos do RLF e seu papel nas doenças relacionadas, também por isso persistem controvérsias sobre os parâmetros terapêuticos dessa afecção.[7]

Considerando as limitações dos métodos diagnósticos, a terapia antirrefluxo empírica com IBP acabou se tornando o pilar do tratamento da DRLF.[28] A eficácia desse tratamento tem sido motivo de discussão por muito tempo. A controvérsia sempre se deu por conta da heterogeneidade dos estudos no que diz respeito a critérios diagnósticos e de exclusão, além da forma de medir o resultado da terapia. Uma revisão sistemática com metanálise recente sugere que os IBPs são eficazes na resolução dos sinais e dos sintomas relacionados à DRLF.[29] A posologia para esse tipo de medicação também é motivo de debate. Dados da literatura sugerem que iniciar o tratamento com 2 tomadas diárias de IBP, sendo um comprimido 30 minutos antes do café da manhã e outro 30 minutos antes do jantar, leva a um melhor controle da doença.[30] A dose preconizada para o início do tratamento costuma ser o dobro da dose mínima de IBP, mesmo quando se faz a droga duas vezes ao dia. A melhora dos sintomas acontece aproximadamente 2 meses após o início da medicação. Após este período, a dose é reduzida para 1 tomada diária, 30 minutos antes do café da manhã, por mais 4 meses, prazo médio para a resolução dos sinais laríngeos.

A retirada gradual da medicação tem sido preconizada e busca reduzir a presença do efeito rebote pós-tratamento com IBP, já bem descrito na literatura. Após os 6 meses do tratamento anteriormente citado, há a possibilidade de ajustar a posologia para a dose mínima da droga apenas antes do café e, em se tendo bom controle dos sintomas, o paciente inicia a terapia sob demanda. Nessa modalidade de tratamento, o paciente inicia o medicamento quando os sintomas aparecem, e cessa a medicação no dia seguinte ao controle completo dos sintomas. Caso o paciente necessite de terapia sob demanda com muita frequência, recomendam-se reavaliação e retorno à terapia padrão.[31]

Estudos recentes reforçam a importância do refluxo não ácido e o papel das enzimas digestivas e sais biliares para uma parcela significativa desses pacientes. Esse tipo de achado aponta para a necessidade de adequar o tratamento da doença para cada indivíduo. Nos pacientes com refluxo não ácido ou misto, associação de IBP com alginato e eventualmente o uso de pró-cinéticos devem ser considerados. Os antagonistas dos receptores H2 continuam como tratamento de segunda linha para pacientes com DRGE e DRLF.[7]

Vale a ressalva que, por ser uma doença em que múltiplos fatores podem influenciar no seu impacto para o paciente, o tratamento medicamentoso é uma das modalidades terapêuticas a ser empregadas. Orientações quanto à dieta são de suma importância para o controle da doença. Zalvan *et al.* sugerem que uma dieta rica em alimentos frescos e naturais, como a dieta mediterrânea, associada ao consumo de água alcalina, pode ser suficiente para o controle dos sinais e sintomas da DRLF.[32] Apesar de dados como esse, no paciente sintomático, a correção da dieta costuma ser feita em conjunto com a terapia medicamentosa. Outros fatores, como estilo de vida e qualidade do sono, são igualmente importantes e devem ser abordados em conjunto para se alcançar o máximo de sucesso no tratamento do paciente.[13]

REFERÊNCIAS BIBLIOGRÁFICAS

1. Koufman JA. The otolaryngologic manifistation of reflux disease. A clinical investigation of 225 patients hour pH monitoring and an experimental investigation pepsin in the development of laryngeal njury. Laryngoscope 1991;101(Pt 2 Suppl 53):1-78.
2. Francis DO, Rymer JA, Slaughter JC, Choksi Y, Jiramongkolchai P, Ogbeide E, et al. High economic burden of caring for patients with suspected extraesophageal reflux. Am J Gastroenterol. 2013;108:905-11.
3. Chen XM, Li Y, Guo WL, Wang WT, Lu M. Prevalence of laryngopharyngeal reflux disease in Fuzhou region of China. Chinese J Otorhinolaryngol Head Neck Surg. 2016;7:909-13.
4. Spantideas N, Drosou E, Bougea A, Assimakopoulos D. Laryngopharyngeal reflux disease in the Greek general population, prevalence and risk factors. Ear Nose Throat Disord. 2015;15:1-7.
5. Koufman JA, Amin MR, Panetti M. Prevalence of reflux in 113 consecutive patients with laryngeal and voice disorders. Otolaryngol Head Neck Surg. 2000;123:385-8.
6. Koufman JA, Aviv JE, Casiano RR, Shaw GY. Laryngopharyngeal reflux: Position statement of the Committee on Speech, Voice, and Swallowing Disorders of the American Academy of Otolaryngology-Head and Neck Surgery. Otolaryngol - Head Neck Surg. 2002;127:32-5.
7. Lechien JR, Saussez S, Karkos PD. Laryngopharyngeal reflux disease: Clinical presentation, diagnosis and therapeutic challenges in 2018. Curr Opin Otolaryngol Head Neck Surg. 2018;26:392-402.
8. Samuels TL, Khampang P, Espahbodi M, McCormick CA, Chun RH, McCormick ME, et al. Association of pepsin with inflammatory signaling and effusion viscosity in pediatric otitis media. Laryngoscope. 2022;132:470-7.
9. Wang AM, Wang G, Huang N, Zheng YY, Yang F, Qiu X, et al. Association between laryngopharyngeal reflux disease and autonomic nerve dysfunction. Eur Arch Oto-Rhino-Laryngology. 2019;276:2283-7.
10. Wright RA, Miller SA, Corsello BF. Acid-induced esophagobronchial-cardiac reflexes in humans. Gastroenterology. 1990;99:71-3.
11. Herregods TVK, Pauwels A, Jafari J, Sifrim D, Bredenoord AJ, Tack J, et al. Determinants of reflux-induced chronic cough. Gut. 2017;66:2057-62.
12. Amarasiri DL, Pathmeswaran A, de Silva HJ, Ranasinha CD. Response of the airways and autonomic nervous system to acid perfusion of the esophagus in patients with asthma: A laboratory study. BMC Pulm Med. 2013;13:1.
13. Koufman JA. Low-acid diet for recalcitrant laryngopharyngeal reflux: Therapeutic benefits and their implications. Ann Otol Rhinol Laryngol. 2011;120:281-7.
14. Lechien JR, Saussez S, Harmegnies B, Finck C, Burns JA. Laryngopharyngeal Reflux and Voice Disorders: A Multifactorial Model of Etiology and Pathophysiology. J Voice. 2017;31:733-52.
15. Jin BJ, Lee YS, Jeong SW, Jeong JH, Lee SH, Tae K. Change of acoustic parameters before and after treatment in laryngopharyngeal reflux patients. Laryngoscope. 2008;118:938-41.
16. Lechien JR, Carroll TL, Bobin F, Muls V, Rodriguez A, Horoi M, et al. Influence of age and sex on clinical and therapeutic features of laryngopharyngeal reflux. Otolaryngol Head Neck Surg. 2022;166:468-76.
17. Belafsky PC, Postma GN, Koufman JA. Validity and reliability of the reflux symptom index (RSI). J Voice. 2002;16:274-7.
18. Eckley CA, Tangerina R. Sensitivity, Specificity, and Reproducibility of the Brazilian Portuguese Version of the Reflux Symptom Index. J Voice. 2021;35:161.e15-9.
19. Parsel SM, Wu EL, Riley CA, McCoul ED. Gastroesophageal and laryngopharyngeal reflux associated with laryngeal malignancy: A systematic review and meta-analysis. Clin Gastroenterol Hepatol. 2019;17(7):1253-64.
20. Barrett CM, Patel D, Vaezi MF. Laryngopharyngeal Reflux and Atypical Gastroesophageal Reflux Disease. Gastrointest Endosc Clin N Am. 2020;30:361-76.
21. Barry DW, Vaezi MF. Laryngopharyngeal reflux: More questions than answers. Cleve Clin J Med. 2010;77:327-34.
22. Belafsky PC, Postma GN, Koufman JA. The validity and reliability of the Reflux Finding Score. Laryngoscope. 2001;111:1313-7.
23. Almeida AG do P, Saliture TBS, da Silva AS, Eckley CA. Translation and cultural adaptation of the reflux finding score into Brazilian Portuguese. Braz J Otorhinolaryngol. 2013;79:47-53.
24. Vance D, Alnouri G, Shah P, O'Connell Ferster AP, Lyons K, Ross J, et al. The validity and reliability of the Reflux Finding Score. J Voice. 2020:S0892-1997(20)30421-5.
25. Gyawali CP, Kahrilas PJ, Savarino E, Zerbib F, Mion F, Smout AJPM, et al. Modern diagnosis of GERD: The Lyon Consensus. Gut. 2018;67:1351-62.
26. DeMeester TR, Wang CI, Wernly JA, Pellegrini CA, Little AG, Klementschitsch P, et al. Technique, indications, and clinical use of 24 hour esophageal pH monitoring. J Thorac Cardiovasc Surg. 1980;79:656-70.
27. Vaezi MF. Gastroesophageal reflux disease and the larynx. J Clin Gastroenterol. 2003;36:198-203.

28. Zerbib F, Dulery C. Facts and Fantasies on Extraesophageal Reflux: A Gastroenterologist Perspective. J Clin Gastroenterol. 2017;51:769-76.
29. Lechien JR, Saussez S, Schindler A, Karkos PD, Hamdan AL, Harmegnies B, et al. Clinical outcomes of laryngopharyngeal reflux treatment: A systematic review and meta-analysis. Laryngoscope. 2019;129:1174-87.
30. Lechien JR, Mouawad F, Barillari MR, Nacci A, Khoddami SM, Enver N, et al. Treatment of laryngopharyngeal reflux disease: A systematic review. World J Clin Cases. 2019;7:2995-3011.
31. Pandolfino J. Discontinuation of pump inhibitor therapy and the role of esophageal testing. Gastroenterol Hepatol. 2013;9:747-64.
32. Zalvan CH, Hu S, Greenberg B, Geliebter J. A comparison of alkaline water and mediterranean diet vs proton pump inhibition for treatment of laryngopharyngeal reflux. JAMA Otolaryngol Head Neck Surg. 2017;143:1023-9.

CAPÍTULO 24

DISFAGIAS NO ADULTO

Patrícia Paula Santoro ▪ Leandro Castro Velasco ▪ Rui Imamura

INTRODUÇÃO

A disfagia corresponde à manifestação clínica de um comprometimento na deglutição, causado por qualquer condição que afete a integridade anatômica e/ou funcional das estruturas orais, faríngeas, laríngeas ou esofágicas, influenciando no mecanismo da deglutição. Disfagia orofaríngea é a alteração do transporte do bolo alimentar da boca ao esôfago. A disfagia provoca o desequilíbrio da deglutição, podendo levar a desnutrição, desidratação e graves complicações pulmonares (pneumonia aspirativa).[1]

O paciente disfágico pode apresentar as seguintes alterações fisiopatológicas, isoladas ou conjuntamente: 1. incapacidade de progressão do bolo/saliva (obstrução mecânica ou alterações neurofisiológicas); 2. percurso anômalo do bolo para a nasofaringe (incompetência/insuficiência velofaríngea); e 3. aspiração (alterações laríngea, neurofisiológicas ou respiratórias).[2]

A função primordial da laringe é esfincteriana. Falhas nos mecanismos de proteção da laringe possibilitam a entrada de alimentos, saliva e/ou suco gástrico nas vias aéreas, através da laringe, denominada aspiração. Repetidos episódios de aspiração crônica podem levar a problemas pulmonares graves e, muitas vezes, fatais. A intensidade das repercussões clínicas da aspiração crônica determina a agressividade do tratamento.[1]

Embora a disfagia orofaríngea possa causar graves complicações, muitas vezes não é detectada, explorada e tratada adequadamente. Sobretudo em idosos, não é incomum que suas consequências, ou seja, aspiração, desidratação e desnutrição não sejam regularmente atribuídas à disfagia.[1]

EPIDEMIOLOGIA

A disfagia orofaríngea é associada à diminuição de sobrevida e ao comprometimento da qualidade de vida dos pacientes, sendo mais prevalente em adultos acima de 60 anos. Dados epidemiológicos evidenciam:[3]

- Acomete 16-22% população maior de 50 anos.
- Estima-se que 70 a 90% da população idosa tenham algum distúrbio da deglutição.
- Ocorrência de disfagia em 30 a 40% dos indivíduos que habitam asilos, com uma incidência de 2% de Bcp aspirativa nesta população.
- Acomete 20 a 40% de pacientes com TCE, pós-AVC.
- Aspiração pós-AVC em até 55% dos pacientes.
- Acomete 50 a 95% dos pacientes com doença de Parkinson.
- Elevada morbidade, mortalidade e custo.

ETIOLOGIA

São inúmeras as causas da disfagia orofaríngea no adulto. Entre outras, destacam-se:[4]

- *Neurológicas:* tumores de sistema nervoso central, trauma cranioencefálico, acidentes vasculares encefálicos, paralisia cerebral, doença de Parkinson, síndrome de Guillain-Barré, doença de Huntington, esclerose múltipla, poliomielite, discinesia tardia, encefalopatias metabólicas, esclerose lateral amiotrófica, demência.
- *Iatrogênicas:* efeitos adversos medicamentosos (efeito colateral normal da ação farmacológica, complicação da ação terapêutica da droga, injúria esofágica induzida por droga), pós-operatórios de cirurgias de cabeça e pescoço, radioterapia, corrosivo (ingestão de soda cáustica acidental ou intencional).
- *Miopáticas:* doenças do tecido conectivo, dermatomiosite, miastenia *gravis*, distrofia miotônica, poliomiosite, sarcoidose, síndromes paraneoplásicas.
- *Estruturais:* divertículo de Zencker, membranas cervicais, tumores em território de cabeça e pescoço, osteófitos, congênitos.
- *Infecciosas:* difteria, botulismo, doença de Lyme, sífilis, mucosite (herpes, citomegalovírus, candidíase).
- *Metabólicas:* amiloidose, síndrome de Cushing, tireotoxicose, doença de Wilson.
- *Relacionado ao envelhecimento (presbifagia):* o envelhecimento pressupõe uma deterioração neuromotora natural e progressiva, sendo que queixas relacionadas com a deglutição são mais frequentes em maiores de 60 anos. Definem-se os conceitos: presbifagia primária (baixa reserva funcional em idoso sem repercussão funcional) e presbifagia secundária (condições clínicas e/ou medicamentos descompensam o quadro, sendo que o indivíduo passa a apresentar repercussão funcional do processo).

ABORDAGEM DIAGNÓSTICA DO PACIENTE DISFÁGICO

A abordagem frente ao paciente com disfagia orofaríngea, segundo a American Gatroenterological Association (AGA) consiste em:[4]

- Certificar-se da presença da disfagia.
- Identificar possíveis etiologias para a disfunção.

- Descartar componentes estruturais (cistos, tumores, paralisias de prega vocais, entre outros).
- Certificar-se da integridade funcional das estruturas anatômicas e funcionais envolvidas na deglutição orofaríngea.
- Avaliar o risco de pneunomia aspirativa.

Em relação ao diagnóstico topográfico da disfagia (se orofaríngea ou esofágica), é importante atentar para algumas questões que vão nortear o processo de investigação, auxiliando na escolha do método diagnóstico mais adequado para cada caso.[4]

- Disfagia orofaríngea ou esofágica:
  - Dificuldade de caracterizar sintomas;
  - Paciente pode referir sintoma distal e ter afecção proximal ou o contrário (obstrução do esôfago distal pode-se apresentar com desconforto na região cervical ou retroesternal em 15 a 30% dos casos);
  - Abordagem diagnóstica e terapêutica diferentes.
- Disfagia orofaríngea (disfagia alta):
  - Dificuldade para iniciar a deglutição;
  - Aspiração, tosse, pigarro, regurgitação nasal.
- Disfagia esofágica (disfagia baixa):
  - O alimento para após deglutição normal;
  - Entalo/regurgitação.

Anamnese e Exame Físico

A anamnese dirigida busca esclarecer aspectos etiológicos, clínicos gerais e o desempenho do paciente durante a alimentação, levando em consideração a avaliação global do paciente.[1]

São obtidas informações sobre:

- Queixa e duração, histórico e evolução do quadro, diagnóstico médico, pesquisa de doenças sistêmicas, exclusão de causas anatômicas obstrutivas.
- Integridade dos aspectos cognitivos e estado neurológico.
- Tratamentos (clínicos ou cirúrgicos) e exames já realizados.
- Medicações em uso.
- Condições de saúde geral (nutrição, hidratação).
- Queixas específicas quanto à deglutição (fases oral, faríngea e esofágica).
- Condições de alimentação (consistência, postura, utensílios e intercorrências).
- Via de alimentação (oral exclusiva ou alternativa – sonda nasoenteral [SNE], gastrostomia, jejunostomia).
- Características vocais e de fonação.
- Condições respiratórias, distúrbios broncopulmonares e risco de aspiração.
- Traqueostomia/cânula (com ou sem balonete)/secreção.
- Dependência de ventilação mecânica (pacientes em Bipap).

O sintoma de tosse é de extrema importância no contexto da disfagia, uma vez que pode sugerir o processo fisiopatológico relacionado:[1]

- *Tosse antes da deglutição:* escape precoce/atraso no disparo da deglutição/penetração laríngea.
- *Tosse durante a deglutição:* alteração da mobilidade de pregas vocais e fechamento glótico/retardo ou incapacidade de elevar e anteriorizar a laringe.
- *Tosse após a deglutição:* resíduos em seios piriformes/região retrocricóidea.
- *Tosse noturna: globus*/refluxo gastroesofágico (RGE).

Na caracterização da disfagia, os fatores mais importantes a serem esclarecidos são: tipo de alimento onde ocorre maior dificuldade, tempo e curso de evolução e sintomas associados.

Em relação ao exame físico do paciente disfágico, procedimentos clínicos específicos visam facilitar a compreensão da dinâmica da deglutição por meio da avaliação das estruturas anatômicas envolvidas e do funcionamento das fases. Sempre se deve realizar um exame otorrinolaringológico especializado, com atenção para a cavidade oral, estado de conservação dos dentes e arcada dentária; desvios, assimetrias e tônus do palato, musculatura mastigatória e lingual. A região do pescoço deve ser examinada para detecção de massas, linfadenopatias e presença de bócio. Fundamental também é a realização de exame neurológico detalhado, pois, na maioria das vezes, déficits neurológicos focais apontarão para uma causa neurológica de disfagia.[1]

Desta forma é realizada a avaliação dos órgãos fonoarticulatórios e da integridade dos pares cranianos envolvidos com a deglutição, em especial os pares trigêmio, facial, glossofaríngeo, vago e hipoglosso, pois são os principais responsáveis pelas funções aferente e/ou eferente da face, boca, faringe e laringe durante todo o processo de captação do alimento, mastigação e deglutição.[2]

A avaliação clínica pode ser dividida em:[5]

- *Avaliação indireta (sem oferta de alimento):* avalia aspectos de mobilidade, tônus, sensibilidade e postura das estruturas que participam do processo da deglutição.
- *Avaliação direta (com oferta de alimento):* oferta de bolos alimentares em diferentes quantidades e consistências que visa analisar a dinâmica da deglutição, inter-relacionando suas diferentes fases.

São sinais clínicos sugestivos de disfagia orofaríngea:

- Inabilidade para iniciar a deglutição.
- Dificuldade de manejar saliva e secreções.
- Inabilidade em mastigar ou impulsionar o alimento.
- Elevação ausente ou anormal da laringe.
- Várias deglutições para esvaziar a faringe.
- Engasgos/afogamentos/sensação de sufocação.
- Tosse em paroxismos ao deglutir/voz úmida e borbulhante/pigarro.
- Xerostomia/odinofagia.
- Regurgitação nasal.
- Sensação de *globus* faríngeo.
- Disfonia/desconforto respiratório/dispneia/estridor.

O exame clínico não é um exame definitivo, mas é imprescindível, pois influencia na escolha dos testes diagnósticos subsequentes, assim como nas opções terapêuticas. Com o término do exame físico, o otorrinolaringologista deve ter alguma ideia se o problema decorre de uma alteração anatômica, distúrbio neurológico, doença específica ou alteração associada à idade avançada.

A avaliação clínica isoladamente apresenta sensibilidade baixa para o diagnóstico de disfagia orofaríngea, uma vez que pacientes disfágicos geralmente apresentam déficits cognitivos e de sensibilidade, podendo apresentar episódios de aspiração silenciosa. Tal fato justifica a complementação da avaliação destes pacientes com exames objetivos de propedêutica armada.

Exames Complementares

A avaliação clínica, isoladamente, apresenta sensibilidade baixa para o diagnóstico de disfagia orofaríngea, uma vez que pacientes disfágicos geralmente apresentam déficits cognitivos e de sensibilidade, podendo apresentar episódios de aspiração silenciosa. Tal fato justifica a complementação da avaliação destes pacientes com exames objetivos de propedêutica armada.

A complementação diagnóstica do paciente disfágico deve ser escalonada em função da anamnese e do exame físico. Existem inúmeros exames que podem ser solicitados, contudo, deve-se seguir um raciocínio clínico fundamentado, visando escolher os principais métodos diagnósticos necessários para cada caso específico. Existem dois principais métodos diagnósticos para a avaliação funcional da deglutição, que são os mais solicitados na prática clínica e serão expostos a seguir: o videodeglutograma e a videoendoscopia da deglutição.[6]

Videodeglutograma: Avaliação Funcional da Deglutição por Fluoroscopia (Fig. 24-1)

Constitui técnica consagrada e difundida, sendo considerado o padrão ouro para avaliação da deglutição orofaríngea. Realizado em departamento radiológico, envolve equipe multidisciplinar (médico radiologista/fonoaudiólogo) com uso de radiação (fluoroscopia) e oferta de contraste de bário misturados a alimentos líquidos, pastosos e sólidos, radiopacos, em volumes crescentes. Permite um estudo dinâmico da anatomia e da fisiologia da deglutição orofaríngea, avaliando todas as fases da deglutição, em posições anteroposterior e, principalmente, lateral. Avalia a transição faringoesofágica e a descida do alimento pelo esôfago até a sua passagem pelo esfíncter inferior do esôfago e a chegada ao estômago. Possibilita um diagnóstico qualitativo e quantitativo da disfagia e avaliar o efeito de manobras posturais facilitadoras e alterações dietéticas (consistência) durante o exame. Pequenas aspirações ou penetrações não determinam o fim do exame. Contudo, este deve ser interrompido nas seguintes situações: identificação de bário na carina, dificuldade respiratória, paciente cansado.[6]

Por outro lado, o videodeglutograma também tem desvantagens. Exige a mobilização do paciente para unidade radiológica (pacientes em UTI, semi-intensiva, halo craniano, ventilador não podem ser avaliados). Apresenta riscos inerentes à oferta alimentar em paciente disfágico e à exposição à radiação, com limitação do tempo do exame e exames seriados não são recomendados. Exige a necessidade de treinamento específico, marcação conjunta de mais

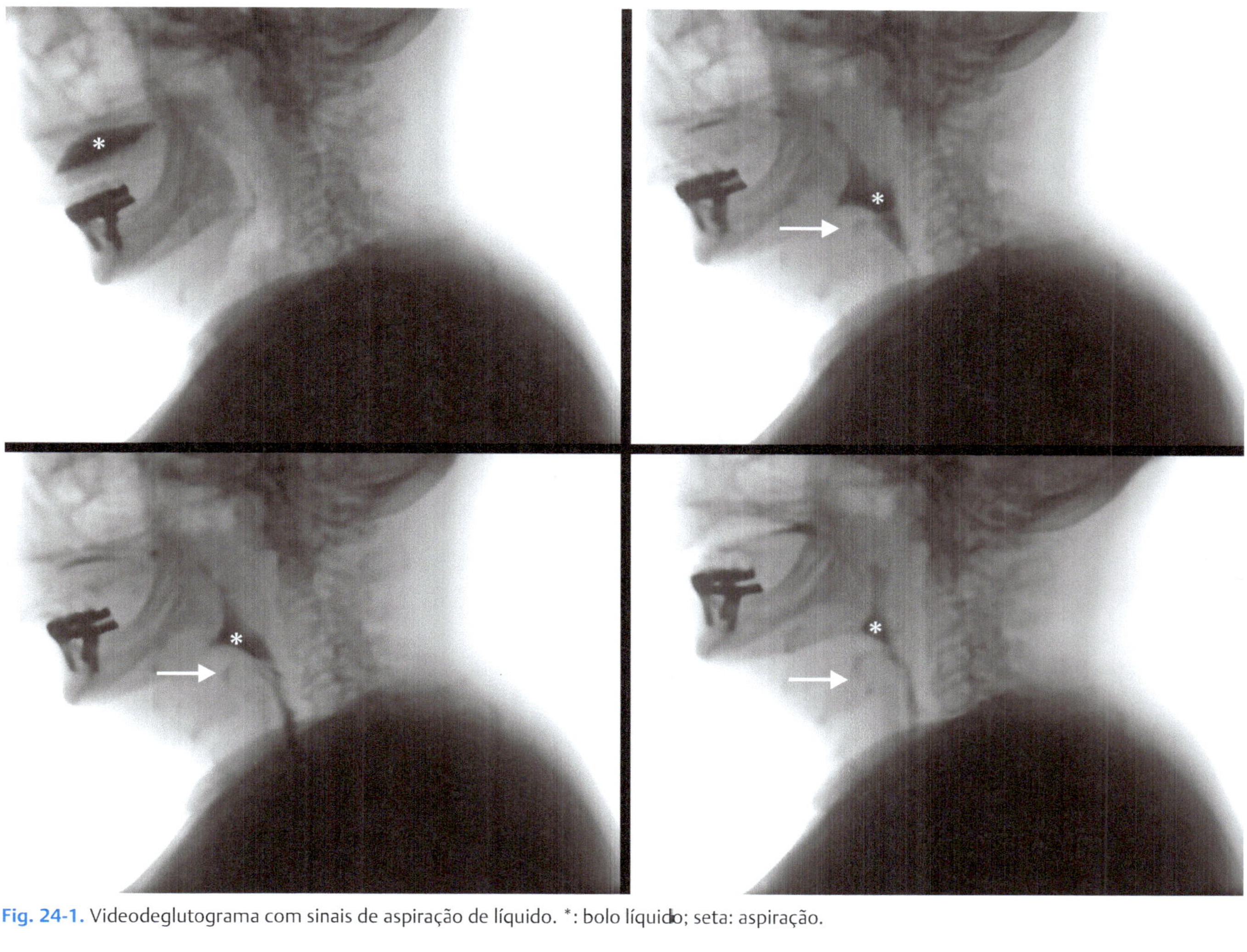

Fig. 24-1. Videodeglutograma com sinais de aspiração de líquido. *: bolo líquido; seta: aspiração.

de um profissional para sua realização. A avaliação estrutural (contorno anatômico) é baseada em sombras muitas vezes imprecisa e a avaliação funcional da laringe (mobilidade, sensibilidade) é limitada. Finalmente, não se avaliam deglutição de saliva, alterações neurológicas da faringe e laringe e alterações de sensibilidade.[6]

Videoendoscopia da Deglutição (Fig. 24-2)

Também conhecida como avaliação funcional da deglutição por fibronasofaringolaringoscopia,[7] é realizada pelo médico otorrinolaringologista para a avaliação da deglutição. Também envolve equipe multidisciplinar (otorrinolaringologista/fonoaudiólogo), mas é pouco invasivo e utiliza tecnologia barata, simples e prática. Apresenta boa concordância diagnóstica com videodeglutograma para a avaliação da fase faríngea em relação a escape precoce, resíduos, penetração laríngea e aspiração laringotraqueal.[8] Inicialmente é realizada a avaliação de toda a anatomia do trato aerodigestivo superior e da sensibilidade laríngea (teste do reflexo de adução glótica, aferência pelo nervo laríngeo superior e eferência pelo nervo laríngeo recorrente). Caso esta avaliação associada a dados de anamnese sugira segurança da deglutição, prossegue-se com oferta de alimentos corados em diferentes consistências (líquido, líquido engrossado, pastoso e sólido) e quantidades, mantendo uma visão direta pelo nasofibrofarigolaringoscópio, seguindo protocolo específico.[2,7] A quantidade e a consistência oferecidas no momento do exame variam conforme o caso em questão, se o paciente está se alimentando em casa, se está com dieta exclusiva por via alternativa. Sugere-se, na medida do possível, não interromper exame sem que se tenha entendido o processo fisiopatológico que está levando à disfagia. Durante a deglutição, a movimentação de faringe e laringe impede a visualização direta (fase de clarão ou *white-out*), contudo, várias observações podem ser realizadas antes e após a deglutição propriamente dita.[9]

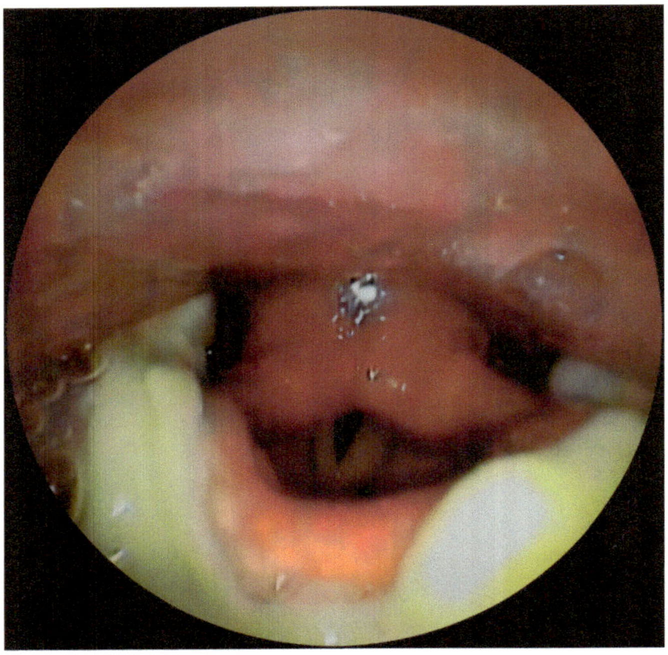

Fig. 24-2. Videoendoscopia da deglutição mostrando passagem de bolo pastoso corado pela hipofaringe.

Constituem vantagens deste exame: avaliação da sensibilidade faringolaríngea e fechamento glótico; equipamento portátil; possibilidade de ser feito em qualquer ambiente; realização de exames seriados (adaptação de manobras, reabilitação, *biofeedback*); equipamento simples e disponível que já faz parte da rotina da maioria dos otorrinolaringologistas; não envolve radiação ionizante.[7] Suas limitações: a fase faríngea não é bem visualizada devido ao fenômeno do clarão ou *white-out*; permite a avaliação apenas indireta das fases oral e esofágica; não avalia a transição faringoesofágica; em situações de dificuldade de visualização da região glótica, não se pode avaliar precisamente a ocorrência de episódios de penetração e/ou aspiração laringotraqueal.[7]

Em função da avaliação clínica, se existir indícios de aspiração, a VED pode ser o primeiro ou o único exame armado necessário e pode ser usado como *screening* inicial em todas as disfagias.[7]

Indicações práticas da VED:[7]

- Avaliação objetiva à "beira do leito":
  - Complementação da avaliação clínica;
  - Aspiradores silenciosos.
- Avaliação de pacientes em UTI:
  - Pós-extubação/traqueotomia;
  - Quadros neurológicos agudos (AVC/TCE).
- Acompanhamento de pacientes hospitalizados:
  - Diagnóstico precoce de lesões orofaringolaríngeas;
  - Documentação da evolução do paciente/dieta;
  - Redução do tempo de internação hospitalar (impacto).
- Avaliação de pacientes em *home care*/casa de repouso.

Outros Métodos Diagnósticos[6]

- Exames laboratoriais: realizados de acordo com dados de anamnese e exame físico com o objetivo principal de estabelecer o diagnóstico etiológico.
- Endoscopia digestiva alta (EDA) (indicada em pacientes acima de 40 anos de idade, falhas no tratamento clínico, queixas dispépticas, sintomas há mais de 5 anos, sintomas de alerta como: disfagia/odinofagia, perda de peso, anemia, sangramentos GI).
- CT/RNM.
- Esofagograma/esôfago-estômago-duodeno contrastado.
- Manometria (cateter com transdutores de pressão multicanais alocados em vários pontos da faringe e esôfago; avalia a função motora do esôfago, pressão das ondas peristálticas e dos esfíncteres, propulsão faríngea, segmento faringoesofágico; indicado para casos de acalasia e espasmo esofageano difuso).
- Manofluoroscopia (associação do registro pressórico com a imagem fluoroscópica).
- pHmetria de 24 horas com duplo *probe* (diagnóstico do refluxo laringofaríngeo).
- Bilimetria/impedanciometria esofágica (avaliação do refluxo não ácido).
- Cintilografia (monitorização de bolos alimentares marcados com radionuclídeos, exame caro/rastrear movimento do bolo/avalia os pulmões por um período de tempo após a ingestão, sendo que a aspiração tardia pode ser quantificada).

- Eletromiografia (quantifica a atividade temporal dos músculos específicos durante uma ação específica/diagnostica casos de paralisia ou paresia).
- FEES – ST – *Flexible Endoscopic Evaluation of Swallowing – Sensorial Testing* (utilizam pulsos calibrados de ar, aplicados sobre a mucosa dos recessos piriformes, para provocar o reflexo de adução laríngea).

Métodos Diagnósticos para Avaliação da Aspiração Crônica[1]

- Radiografia simples de tórax: detecção de aspiração pulmonar já instalada.
- Salivograma radionuclear ou radioisotópico (Tecnécio 99 m).
- Broncoscopia.
- Tomografia computadorizada de tórax de alta resolução (aspiração crônica).
- Pesquisa de macrófagos alveolares.

CONDUTAS GERAIS

A maioria dos pacientes disfágicos beneficia-se de condutas conservadoras, como: modificação dietética, técnicas compensatórias de reabilitação e vias alternativas de alimentação (sonda nasoenteral, gastrostomia, jejunostomia). O objetivo é garantir boa condição nutricional e de hidratação e evitar pneumonias aspirativas. Preconiza-se uma abordagem criteriosa, multidisciplinar e escalonada, sendo que o procedimento cirúrgico (discutido em outro capítulo) deve ser considerado somente após falha das opções anteriores. A doença de base e afecções associadas deve ser controlada sempre que possível, buscando manter o melhor estado clínico e cognitivo do paciente. A equipe multidisciplinar deve incluir diversos profissionais de saúde (otorrinolaringologistas, fonoaudiólogos, neurologista, nutricionistas e dentistas, entre outros). Além disso, a participação dos cuidadores e familiares é fundamental no tratamento e acompanhamento dos pacientes.[1]

Tratamento Clínico

As medidas clínicas para o tratamento do paciente disfágico geralmente incluem medidas compensatórias de alimentação (modificações dietéticas, manobras compensatórias e posturais). Apesar de buscarem melhorar a eficiência e segurança da deglutição, tais medidas não alteram ou melhoram de forma permanente a função fisiológica da deglutição. A reabilitação da deglutição (que inclui exercícios e manobras de deglutição), por outro lado, foca na melhora da fisiologia da deglutição de forma permanente. A associação das medidas compensatórias e dos exercícios de reabilitação pode ser usada no tratamento dos pacientes disfágicos. O processo de adaptação destas medidas é feito pelo auxílio de um fonoaudiólogo especializado em disfunções da deglutição.[9]

São citadas algumas condutas mais utilizadas na prática clínica:

1. Modificações dietéticas (Quadro 24-1):
   A modificação da textura e do volume é uma das medidas compensatórias mais utilizada na prática clínica. O objetivo das modificações dietéticas é facilitar a ingestão dos alimentos e melhorar a segurança, prevenindo aspiração. O uso de alimentos com textura modificada e líquidos engrossados utilizando espessante tem sido utilizado para reduzir as chances de penetração e aspiração em alguns pacientes com disfagia orofaríngea. Acredita-se que, no caso dos líquidos finos (como a água), a velocidade do fluxo na faringe é extremamente rápida e alguns pacientes disfágicos podem não conseguir fechar a laringe em tempo hábil para impedir a penetração.[10]
   Por outro lado, os alimentos sólidos exigem mastigação eficiente e maior força propulsora da língua para conduzir o alimento através da orofaringe. A alteração na consistência dos alimentos sólidos (cortando, triturando e transformando em consistências como pudim ou purê) pode facilitar a fase oral e a propulsão do alimento para faringe, diminuindo os riscos de resíduos na valécula e seios piriformes após a deglutição.[10,11]
2. Manobras compensatórias (Quadro 24-2):
   Essas manobras são intervenções compensatórias de efeito imediato e temporário. Têm o objetivo de prevenir penetrações e aspirações durante a deglutição.
3. Manobras posturais (Quadro 24-3):
   São manobras utilizadas rotineiramente nos pacientes disfágicos, pois são facilmente aplicadas, não exigem esforços e treinamentos. Mudanças na postura podem alterar a velocidade e a direção do fluxo de um bolo alimentar ou líquido. Também são métodos compensatórios e temporários.[12]

Quadro 24-1. Modificações Dietéticas[11]

Técnica	Execução (racional)	Indicação
Líquidos engrossados	Redução na tendência de o alimento cair pelos bordos da língua e favorecer penetração e aspiração	Dificuldades na função da língua Diminuição na sensibilidade e no fechamento laríngeo
Líquidos	Menor resistência ao fluxo alimentar	Contração faríngea fraca Diminuição na abertura cricofaríngea
Consistência de pudim ou purê	Facilitar o preparo oral e a propulsão para faringe	Comprometimento da força e da coordenação da língua e da mastigação

Quadro 24-2. Manobras Compensatórias

Técnica	Execução (racional)	Indicação
Deglutição supraglótica	Segurar respiração, deglutir, tossir suavemente (manter as pregas vocais fechadas antes e durante a deglutição)	Aspiração: fechamento glótico reduzido/ tardio
Deglutição supersupraglótica	Trancar respiração com Valsalva associada (força do fechamento laríngeo). Aumento do deslocamento anterior das aritenoides	Aspiração: fechamento laríngeo pobre
Deglutição forçada	Força ação da língua, aumentando seu deslocamento posterior	Pobre movimentação posterior da língua
Manobra de Mendelsohn	Manter a laringe na posição mais anterossuperior por 2 segundos durante a deglutição	Pobre esvaziamento faríngeo e movimentação laríngea

Quadro 24-3. Manobras Posturais

Técnica	Execução (racional)	Indicação
Deslocamento posterior da cabeça	Deslocar a cabeça posteriormente no início da deglutição (melhora do esvaziamento oral pela gravidade)	Pobre controle da língua
Deslocamento lateral da cabeça	Deslocar lateralmente a cabeça para o lado não afetado	Fraqueza faríngea unilateral
Abaixamento do queixo	Queixo para baixo (alarga valécula, desloca língua e epiglote posteriormente)	Aspiração, demora na resposta faríngea, redução da mobilidade posterior da língua
Rotação da cabeça	Rotação da cabeça para o lado afetado (isola o lado afetado do caminho do alimento), com ou sem pressão sobre cartilagem tireoide (aumenta adução)	Redução da força faríngea e/ou laríngea, unilateral
Decúbito lateral	Desloca alimento do vestíbulo da laringe	Aspiração, diminuição bilateral da função faríngea ou diminuição da elevação laríngea

4. Exercícios de reabilitação (Quadro 24-4):
   Diferente das manobras compensatórias, os exercícios de reabilitação têm como objetivo principal a melhora de fisiologia da deglutição de forma permanente. Os princípios da reabilitação têm como fundamentos a neuroplasticidade. Existe uma variedade de exercícios, desde diretos a indiretos, isolados a combinados e associados ou não à deglutição.[9,13]

Algumas manobras compensatórias podem ser usadas como manobra de reabilitação, como, por exemplo, a manobra de deglutição supraglótica, que pode aumentar a força de adução das pregas vocais quando repetida rotineiramente.

Em pacientes que não conseguem manusear os alimentos adequadamente durante a deglutição, apesar destas condutas ou naqueles em que o risco de aspiração é evidente, pode ser necessário indicar uma via alternativa de alimentação. Insistir em manter alimentação via oral exclusiva pode comprometer o estado nutricional e de hidratação do paciente, e expô-lo a um risco aumentado de aspirações e, consequentemente, de complicações pulmonares. Esta via alternativa pode ser uma sonda nasogástrica/nasoenteral, gastrostomia ou jejunostomia. Geralmente, quando o quadro de disfagia e da doença de base do paciente sugerem que o suporte nutricional por via alternativa deve ser mantido por 1 mês ou menos, indica-se a passagem de sondas nasais. Devemos lembrar que a passagem de sondas nasogástricas ou nasoenterais, apesar de corriqueira na prática diária, não é isenta de riscos. Podem ocorrer lesão nasal, laríngea, sinusite, perfuração pulmonar, refluxo

Quadro 24-4. Exercícios de Reabilitação[9,13]

Técnica	Execução (racional)	Indicação
Resistência de língua	Treinamento para aumentar a força da língua (IOPI)	Diminuição da força da língua
Manobra de Shaker	Paciente deitado, sem travesseiro, eleva a cabeça e olha para os próprios pés Objetivo: fortalecer a musculatura supra-hióidea	Disfunção do esfíncter superior
Treinamento de força muscular expiratória	Soprar no dispositivo respiratório a uma pressão de limiar de medida	Comprometimento da musculatura respiratória
Manobra de Masako	Projetar a língua entre os dentes da frente, mantendo-a no lugar mordendo suavemente a porção anterior da língua e mantendo essa postura enquanto engole saliva	Fraqueza faríngea – incompleto contato da base da língua com a parede posterior da faringe

e aspiração. Nos casos em que o prognóstico de recuperação funcional da deglutição é mais tardio, ou quando o paciente já está utilizando a alimentação por sonda por mais de um mês, indica-se a gastrostomia ou jejunostomia.[1]

No paciente que, apesar da via alternativa, continua com aspiração, geralmente salivar, outras medidas devem ser tomadas.

Inicialmente, deve-se atentar para cuidados com a higiene bucal, uma vez que aspirados salivares com menor conteúdo microbiano representam menor risco de infecção pulmonar.

Em relação às condutas clínicas conservadoras, no que diz respeito à prescrição médica, podem ser utilizados alguns medicamentos.[14]

- Medicações xerostômicas (seu uso crônico é limitado pelos efeitos colaterais inerentes e desenvolvimento de tolerância):
  - Amitriptilina, 25-50 mg/noite.
  - Brometo de propantelina, 5-15 mg 8/8 horas (formular suspensão).
- Saliva artificial (para casos de disfagia associada à xerostomia):
  - Salivan®.

Finalmente, naqueles casos em que todas estas medidas falham em garantir eficácia e segurança da deglutição, pode ser necessário considerar opções cirúrgicas para o tratamento da disfagia. Estas opções serão discutidas em outro capítulo desta obra.

REFERÊNCIAS BIBLIOGRÁFICAS

1. Santoro PP, Imamura R. Disfagia: diagnóstico e tratamentos. In: Costa SS, Tsuji DH, Lessa MM, Cruz OLM, editors. PRO-ORL Programa de atualização em Otorrinolaringologia. Porto Alegre: Artmed/Panamericana; 2006. p. 147-89.
2. Santoro PP, Bohadana SC, Tsuji DHT. Fisiologia da deglutição. In: Campos AHC, Costa HOO. (Eds.). Tratado de otorrinolaringologia. Fundamentos. São Paulo: Roca; 2003. v. 1, p. 763-82.
3. Murry T, Carrau RL, Howell RJ. Epidemiology of swallowing disorders. In: Carrau RL, Murry T (Eds.). Comprehensive management of swallowing disorders. San Diego: Singular Publishing Group Inc; 1999. p. 3-7.
4. Cook IJ, Kahrilas PJ. AGA technical review on management of oropharyngeal dysphagia. Gastroenterology. 1999;116:455-78.
5. Silva RG. Disfagia neurogênica em adultos: uma proposta para avaliação clínica. In: Furkim AM, Santini CS (Orgs.). Disfagias orofaríngeas. São Paulo: Pró-Fono; 2001. p. 35-48.
6. Bastian RW. Contemporary diagnosis of the dysphagic patient. Otolaryngol Clin North Am. 1998;31:489-506.
7. Langmore SE, Schatz K, Olsen N. Fiberoptic endoscopic examination of swallowing safety: a new procedure. Dysphagia. 1988;2:216-9.
8. Santoro PP, Furia CLB, Forte AP, Lemos EM, Garcia RI, Tavares RA, et al. Otolaryngology and Speech Therapy evaluation in the assessment of oropharyngeal dysphagia: a combined protocol proposal. Brazilian Journal of Otorhinolaryngology. 2011;77:201-13.
9. Easterling C. 25 Years of dysphagia rehabilitation: what have we done, what are we doing, and where are we going? Dysphagia. 2017;32:50-4.
10. Steele CM, Alsanei WA, Ayanikalath S, Barbon CE, Chen J, Cichero JA, et al. The influence of food texture and liquid consistency modification on swallowing physiology and function: a systematic review. Dysphagia. 2015;30:2-26.
11. Umemoto G, Furuya H. Management of dysphagia in patients with parkinson's disease and related disorders. Intern Med. 2020;59:7-14.
12. Sura L, Madhavan A, Carnaby G, Crary MA. Dysphagia in the elderly: management and nutritional considerations. Clin Interv Aging. 2012;7:287-98.
13. Langmore SE, Pisegna JM. Efficacy of exercises to rehabilitate dysphagia: a critique of the literature. Int J Speech Lang Pathol. 2015;17:222-9.
14. Santoro PP, Lemos EM, Garcia RID. Tratamento Medicamentoso. In: Dedivitis RA (Ed.). Manual prático de disfagia: diagnóstico e tratamento. Rio de Janeiro: Revinter; 2017. p. 209-319.

CAPÍTULO 25

DISFAGIA NA INFÂNCIA

Roberta Ismael Dias Garcia ▪ Elza Maria Lemos

INTRODUÇÃO

A deglutição é um processo fisiológico ordenado que transfere a saliva ou o material ingerido da boca ao estômago.[1] Esta se desenvolve de acordo com a maturação neurofisiológica e o aprendizado com base nas experiências orais e alimentares relacionadas com a propriocepção, pressão, temperatura, sabor, apresentação e tipos de alimentos oferecidos.[2] Nos bebês, a deglutição envolve uma complexa coordenação de sequências rítmicas da sucção, deglutição e respiração, seguida por contrações esofágicas sequenciais e relaxamentos cronometrados dos esfíncteres superior e inferior do esôfago.[2,3] Quaisquer distúrbios de sucção, da coordenação sucção-deglutição-respiração ou do controle neuromuscular para a propulsão do alimento da boca para a faringe, para o esôfago e estômago, podem levar à disfagia em bebês ou crianças.

Com o avanço tecnológico das medicações e dos equipamentos e o aprimoramento técnico das equipes que atuam junto aos pacientes, houve aumento da sobrevivência de crianças pré-termo ou a termo com sequelas neurológicas.[4-6] A disfagia é frequente nesta população, e a prevalência de transtornos alimentares em crianças com desenvolvimento típico é de 25% a 45% e, em crianças com distúrbios do desenvolvimento, essa taxa varia entre 33% e 80%.[7,8]

A disfagia pode levar à desnutrição, desidratação e pneumonias de repetição. Problemas pulmonares crônicos, decorrentes da aspiração laringotraqueal, geram internações reincidentes em bebês e crianças. São necessárias ações preventivas realizadas por uma equipe multidisciplinar integrada, visando minimizar as complicações da disfagia.[6]

NOÇÕES DE ANATOMIA DA BOCA, FARINGE E LARINGE

Os bebês apresentam estruturas orais, faríngeas e laríngeas muito próximas entre si: a mandíbula é proporcionalmente menor em relação ao crânio; o palato duro é mais plano, a língua ocupa toda a cavidade oral, e as bolsas de gordura (*sucking pads* ou *fat pads*) estreitam e estabilizam a cavidade oral lateralmente.[2,9-11] Com o crescimento, a cavidade oral cresce em relação à língua, e as bolsas de gordura desaparecem.[2]

Dos 6 aos 12 meses após o nascimento, é iniciada a erupção dos elementos dentários, importantes para a integridade dos mecanismos motores e sensoriais envolvidos no processo de alimentação.[2,11] O véu palatino geralmente está mais rebaixado no neonato, e a úvula repousa dentro da epiglote em alguns casos. Ao longo do período de crescimento facial, a mandíbula cresce para baixo e para frente, carrega consigo a língua e aumenta o espaço entre a língua e o palato.[9]

O osso hioide e a laringe são mais elevados em comparação aos adultos e o ápice da epiglote aproxima-se ou sobrepõe-se ao palato mole.[2,9] Essa posição favorece, mas não garante proteção contra aspiração e também facilita o movimento de *suckling* realizado pela língua nos primeiros meses de vida.[10] Ao longo do desenvolvimento, a laringe desce, assim como o osso hioide, o que permite alongar a faringe no sentido vertical e contribui para distanciar epiglote e palato mole. Nesse momento, a faringe passa a fazer parte dos sistemas digestório e respiratório de forma mais notória.[11] Além disso, com o desenvolvimento, o vestíbulo laríngeo amplia seu espaço e aumenta de tamanho em relação às aritenoides e pregas vocais.[9]

CONTROLE NEUROLÓGICO DA DEGLUTIÇÃO

No recém-nascido, o mecanismo dinâmico de controle sensório-motor da sucção, deglutição e respiração é inteiramente reflexo. Logo após o nascimento, é iniciado um processo de aprendizagem, que leva à maturação e transição do processo reflexo para o controle voluntário.[2] Assim como no adulto, a deglutição na infância depende da complexa e integrada relação entre fibras aferentes, fibras eferentes e controles periférico e central. A deglutição madura é composta por fases voluntárias (preparatória oral e oral) e involuntárias (faríngea e esofágica). As fases preparatória oral e oral são aprimoradas ao longo da infância e são consideradas de fato voluntárias após os dois anos de idade.[12]

FISIOLOGIA DAS FASES ORAL E FARÍNGEA DA DEGLUTIÇÃO

Entre as 13ª e 14ª semanas, o feto abre e fecha a boca e protrui a língua. Entre as 15ª e 18ª semanas, inicia padrões de sucção e deglutição do líquido amniótico. Entre as 18ª e 24ª semanas ocorre o padrão imaturo de sucção "*suckling*". Na 28ª semana, pode ocorrer o reflexo de mordida (fásico). Já na 34ª semana, o feto é capaz de coordenar sucção e deglutição. Com 37 semanas, coordena sucção, deglutição e respiração e passa a apresentar o reflexo de tosse.[13]

No recém-nascido, os primeiros movimentos oromotores são reflexos (p. ex., reflexos de procura, mordida, *gag* e Babinski), mas, ao longo do primeiro ano de vida, esses reflexos devem desaparecer.[2] A deglutição do neonato é caracterizada, inicialmente, por um movimento repetitivo de bombeamento do leite (*suckling*), que ocorre de acordo com o padrão de movimentação anteroposterior da língua, justificado pelas condições restritas de espaço da cavidade oral do neonato. O número de bombeamentos normalmente varia de dois a sete e possui relação inversa com o volume captado pela criança. A cada bombeamento, o conteúdo coletado é armazenado na região de pilares palatoglosso, palatofaríngeo ou na valécula até que um adequado volume seja suficiente para iniciar a fase faríngea.[2,9]

Ao longo dos primeiros meses de vida, o padrão *suckling* vai sendo substituído pelo padrão *sucking*, em que o dorso de língua executa movimento vertical em conjunto com a mandíbula para extração do leite. Esse padrão passa a ser predominante aos seis meses de idade.[2]

No desenvolvimento natural, a transição do leite materno para alimentos mais consistentes, geralmente pastosos, ocorre no sexto mês de vida. Inicialmente, a criança reproduz o padrão *sucking* e, aos 12 meses, já apresenta movimentos refinados de língua e vedamento labial. Em torno de um ano de vida, a erupção dentária, os movimentos rotatórios de mandíbula e a dinâmica mais complexa da língua são eventos que ajudarão na maturação da mastigação de alimentos sólidos, o que será consolidado aproximadamente aos dois anos de idade.[2] Quando a criança inicia a deglutição de alimentos pastosos ou macios, as fases oral e faríngea assemelham-se ao adulto, com exceção da elevação laríngea, bem mais reduzida na criança porque a laringe está anatomicamente mais alta e próxima à base de língua, sem recrutar, portanto, um movimento vigoroso. Na criança, pode-se observar que a parede faríngea move-se mais no sentido anterior quando comparado aos adultos.[9]

MANIFESTAÇÕES CLÍNICAS DA DISFAGIA NA INFÂNCIA E DOENÇAS DE RISCO

As manifestações clínicas dos distúrbios da deglutição mais comuns na infância são: dificuldade de alimentação; recusa alimentar; mudanças de hábitos alimentares; irritabilidade ou fadiga durante a alimentação; escape extraoral do alimento; regurgitação nasal; engasgos; sufocação; asfixia; cianose; tosse durante ou após a alimentação; qualidade vocal alterada, como choro ou voz molhada; emagrecimento ou ganho ponderal inadequado; e vômitos.

Algumas doenças apresentam risco de cursarem com disfagia orofaríngea em bebês e crianças (Quadro 25-1). Diante de um bebê ou criança com esses sinais ou sintomas sugestivos, ou com doença de risco para disfagia, a investigação faz-se necessária.

Quadro 25-1. Risco para Disfagia Orofaríngea em Bebês e Crianças

	Distúrbios neurológicos
Suprabulbar	▪ Encefalopatia hipóxica-isquêmica ▪ Malformação congênita ▪ Encefalopatia congênita – citomegalovírus, sífilis, rubéola, toxoplasmose, herpes ▪ Hidrocefalia ▪ Epilepsia ▪ Distúrbios metabólicos ▪ Traumatismo cranioencefálico ▪ Acidente vascular encefálico ▪ Síndrome opercular bilateral ▪ Drogas teratogênicas
Bulbar	▪ Encefalopatia hipóxica-isquêmica ▪ Paralisia de nervos cranianos (V, VII, IX, X, XI, XII) ▪ Hipoplasia pontocerebelar ▪ Malformação de Arnold-Chiari ▪ Tumores e suas consequências ▪ Síndrome de pólio e pós-pólio ▪ Paralisia bulbar progressiva juvenil (Doença de Fazio-Londe) ▪ Ataxias espinocerebelares
Nervo	▪ Neuropatia desmielizante congênita ▪ Síndrome de Guillain-Barré
Junção neuromuscular	▪ Miastenia *gravis* ▪ Botulismo
Musculares	▪ Atrofia espinhal muscular ▪ Distrofia congênita miotônica, muscular ▪ Miopatia congênita ▪ Distrofia muscular oculofaríngea ▪ Distrofia de Duchenne ▪ Inflamatórias (dermatomiosites, polimiosites, miosites) ▪ Deficiência de ferro
Prematuridade	▪ Incoordenação da deglutição ▪ Atraso da maturação

(Continua)

Quadro 25-1. *(Cont.)* Risco para Disfagia Orofaríngea em Bebês e Crianças

	Distúrbios neurológicos
Cavidade nasal e rinofaringe	▪ Abertura piriforme estreita ▪ Atresia de coanas ▪ Síndrome de CHARGE ▪ Massa congênita
Cavidade oral e orofaringe	▪ Fenda labial/palatina ▪ Síndrome de Treacher Collins ▪ Síndrome de Crouzon ▪ Sequência de Pierre Robin ▪ Síndrome de Down ▪ Síndrome velocardiofacial ▪ Macroglossia ▪ Malformação linfática ▪ Síndrome de Beckwith-Wiedemann
Hipofaringe e laringe	▪ Laringomalácia ▪ Paralisia da prega vocal ▪ Cistos valeculares ▪ *Clef* laríngeo ▪ Membrana laríngea ▪ Hemangioma subglótico ▪ Estenose subglótica
Traqueia	▪ Fístula traqueoesofágica ▪ Síndrome de Goldenhar
Esôfago	▪ Atresia ou estenose de esôfago ▪ Anéis vasculares ▪ Esofagite eosinofílica ▪ Acalasia
	Anormalidades anatômicas do trato aerodigestivo
Iatrogênicas	▪ Traqueostomia ▪ Pós-cirurgia de cabeça e pescoço ▪ Radioterapia ▪ Quimioterapia
Condições que afetem sucção-deglutição-coordenação da respiração	▪ Imaturidade ▪ Displasia broncopulmonar ▪ Intubação prolongada ▪ Doença cardíaca ▪ Vírus sincicial respiratório

AVALIAÇÃO DA DISFAGIA NA INFÂNCIA

A avaliação do bebê ou criança disfágica deve ser rigorosa e completa. Dessa forma, é de suma importância realização de anamnese detalhada e a avaliação clínica completa, incluindo o exame físico otorrinolaringológico, complementados por exame objetivo da deglutição.

Anamnese

Inicialmente é feita uma anamnese dirigida. Devem ser coletados dados da gestação, parto, nascimento e presença de intercorrências.

A anamnese auxilia nos cuidados durante o exame objetivo da deglutição e permite ao avaliador compreender melhor a fisiopatologia da deglutição.

Os principais dados a serem questionados na anamnese são:

- Diagnóstico etiológico, se conhecido.
- Desenvolvimento neuropsicomotor.
- Estado de alerta, de colaboração e de comunicação.
- Padrão respiratório, presença de estridor, qualidade vocal ou do choro.
- Quadro pulmonar: ventilação respiratória, intubação orotraqueal prolongada, presença ou não de traqueostomia, dependência de oxigênio, necessidade de aspirações frequentes, pneumonias de repetição.
- Via de alimentação: oral exclusiva, oral parcial ou alternativa (sonda de alimentação ou gastrostomia).
- Padrão de sucção.
- Queixas disfágicas, tempo de refeição, período da introdução das consistências alimentares.
- Estado nutricional, histórico de peso e crescimento, grau de hidratação.
- Postura, controle da cabeça.
- Medicações em uso.
- Tratamentos clínicos e/ou cirúrgicos.
- Refluxo gastroesofágico: tratamento clínico ou cirúrgico (fundoplicatura) prévios.

- Resultado de exames já realizados.
- Acompanhamento fonoaudiológico.
- Grau de independência durante a alimentação em crianças maiores.

Avaliação Clínica

A avaliação clínica pode ser realizada pelo fonoaudiólogo. É realizada de acordo com a faixa etária, utensílios usuais para a criança e consistências alimentares já introduzidas.

Inicialmente, são observados os seguintes aspectos: captação oral do alimento; voracidade; vedamento labial; controle oral; preparo na cavidade oral; coordenação da sucção-respiração ou mastigação-respiração; número de deglutições e tempo de trânsito oral. Devem ser verificadas as ocorrências de: engasgos, tosse, dispneia, cansaço ou cianose durante a alimentação; características do choro ou voz; presença de estridor; saída de alimento pela traqueostomia e refluxo nasal de alimento.

Avaliação dos Reflexos Orais em Bebês

Reflexo de busca ou procura; reflexo de sucção não nutritiva; reflexo de sucção nutritiva; reflexo de deglutição (Figs. 25-1 a 25-3).

Observação dos Reflexos de Proteção

Reflexo de mordida; reflexo de engasgo (GAG).

Exame Físico Geral

- Estado geral do bebê ou criança.
- Condições respiratórias: desconforto respiratório, dependência de oxigênio, presença de estridor, cianose durante a alimentação.
- Presença de traqueostomia: tipo de cânula, condição do *cuff*, presença de secreção ou válvula de fonação.
- Presença de sonda de alimentação.
- Salivação: xerostomia ou sialorreia.
- Estado nutricional; grau de hidratação.
- Características do choro ou voz e da fala.

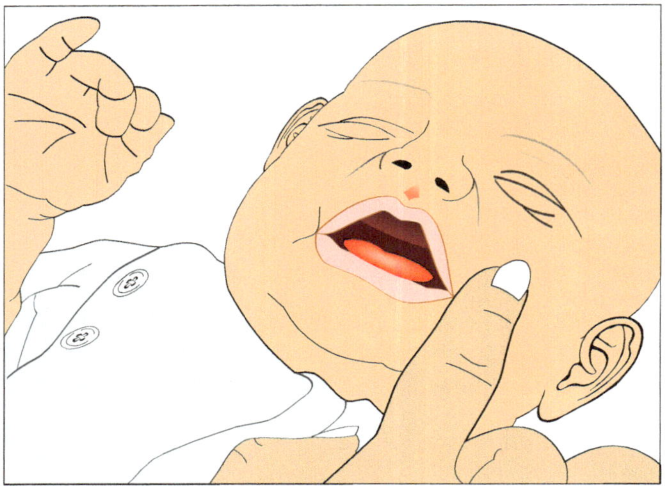

Fig. 25-1. Avaliação clínica – reflexo de busca ou procura – toque nos pontos cardeais. (Fonte: https://slidetodoc.com/neuropediatric-examination-primitive-reflexes-why-is-the-study/)

Exame Físico Otorrinolaringológico

Cavidade Oral e Orofaringe

- Lábios: vedamento e coaptação.
- Presença de elementos dentários, condições dos dentes e gengivas.
- Grau de abertura da boca.
- Bochechas: tônus.
- Língua: avaliação do tônus e mobilidade, acanulamento da língua em lactentes, em que as bordas laterais da língua ficam em contato com o palato e formam um sulco em sua porção medial.
- Palatos duro e mole: abaulamentos, fissuras, lesões, mobilidade do palato mole.
- Secreção salivar.
- Padrão de mastigação em crianças maiores.
- Presença de resíduos em cavidade oral.

Fácies e Pescoço

- Palpação do pescoço: massas e linfonodomegalias.
- Movimentação da mandíbula.
- Elevação laríngea.

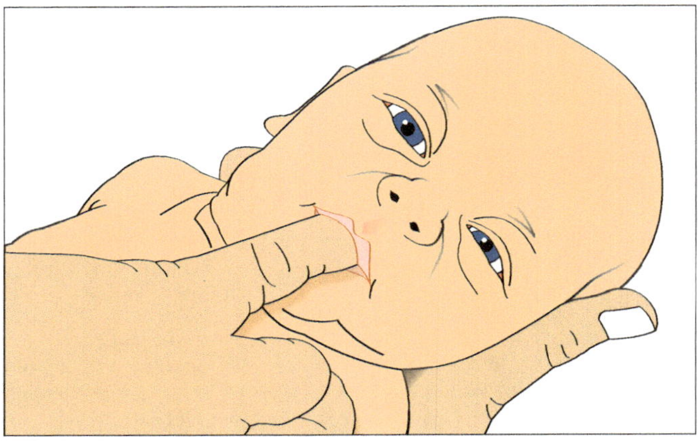

Fig. 25-2. Avaliação clínica – pesquisa do padrão de sucção por meio da estimulação não nutritiva com o dedo enluvado.

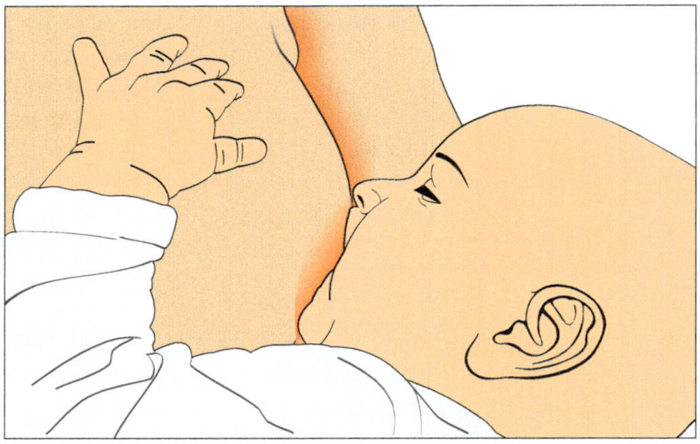

Fig. 25-3. Avaliação clínica – padrão de sucção nutritiva: capacidade de extrair o leite através da sucção-deglutição-respiração. (Fonte: http://casacurumim.com.br/pega-correta-para-amamentacao-evita-problemas-para-mamae-e-bebe/)

Avaliação dos Pares Cranianos

Avaliação dos pares cranianos relacionados com a deglutição: V, VII, IX, X, XI e XII.

Exames Objetivos da Deglutição

As avaliações objetivas, instrumentais, são indicadas para confirmação da suspeita clínica de disfagia, melhor compreensão da fisiopatologia, avaliação da resposta à terapia e apoio à tomada de decisão. As contraindicações da avaliação instrumental são: instabilidade clínica, não colaboração do paciente, indisponibilidade do recurso.

Os principais exames utilizados são a avaliação da deglutição (FEES) e a videofluoroscopia. Este segundo é um método radiológico contrastado que avalia todas as fases da deglutição. As principais indicações são, nos casos de alterações esofágicas, refluxo gastroesofágico ou alteração na transição faringoesofágica. Neste capítulo, daremos ênfase à avaliação endoscópica da deglutição (FEES).

Avaliação Endoscópica da Deglutição (FEES)

A avaliação endoscópica da deglutição, FEES sigla em inglês *Fiberoptic endoscopic evaluation of swallowing*, foi inicialmente descrita para a avaliação dos distúrbios de deglutição em adultos e, posteriormente, demonstrou ser um exame instrumental útil em bebês e crianças.[14] É um método valioso e confiável para o diagnóstico e manejo dos distúrbios de deglutição, inclusive recém-nascidos em aleitamento materno.[15-18]

A avaliação do paciente disfágico por meio da FEES possibilita a detecção de possíveis alterações anatômicas e/ou funcionais das estruturas envolvidas na deglutição. Avalia, ainda, a eficácia do processo de deglutição e a integridade dos mecanismos de proteção das vias aéreas, por meio da oferta de alimentos de diferentes consistências e quantidades, corados com corante alimentar, mantendo-se uma visão direta da região faringolaríngea por meio de equipamento de nasofaringolaringoscopia.[13,19,20]

Trata-se de um método seguro, que não envolve radiação ionizante e possibilita e realização de exames seriados, o que facilita a análise da eficácia da terapêutica instituída e utiliza alimento de verdade. Pode ser realizado em paciente de qualquer idade, sem necessidade de jejum. Em crianças, uma pausa na alimentação de 2 a 3 horas antes do exame pode ser um estímulo à aceitação das ofertas alimentares.

As principais indicações do exame são:

- Confirmar o diagnóstico de disfagias oral e faríngea.
- Identificar, se possível, a etiologia estrutural da disfagia.
- Avaliar a sensibilidade laríngea.
- Graduar o comprometimento funcional da deglutição oral e faríngea.
- Determinar a segurança da via de alimentação (oral, sonda de alimentação ou mista).
- Prognosticar a evolução do paciente.
- Testar manobras de reabilitação.
- Adequar medidas clínicas ou cirúrgicas.

Posicionamento do Indivíduo

O paciente deve permanecer em posição sentada, recostado no colo materno ou na cadeira bebê-conforto quando menor (Fig. 25-4).

O aparelho de nasofibrolaringoscópio é introduzido pela fossa nasal mais ampla, sem a utilização de anestesia tópica, para não interferir na sensibilidade faringolaríngea.[21] Na presença de sonda de alimentação, deve-se passar o aparelho pela mesma fossa nasal, para evitar obstrução nasal, desconforto respiratório ou cianose.

O ideal é utilizar um oxímetro durante o exame, com a presença de aspirador e oxigênio na sala, a fim de evitar possíveis intercorrências. Em casos de pacientes mais frágeis, o exame deve ser realizado em ambiente hospitalar.

Etapas do Exame

A rotina de realização do FEES segue os protocolos descritos por Langmore *et al.* e Santoro *et al.*[14,22]

Primeira Etapa

Na primeira etapa do exame, é realizada a avaliação estrutural das cavidades nasais, da permeabilidade das coanas, da rinofaringe, da integridade do palato e a visão panorâmica faringolaríngea.

São avaliados os seguintes eventos: presença de estase salivar e quantificação da mesma; ocorrência ou não de penetração ou aspiração de saliva; avaliação do fechamento glótico e teste da sensibilidade laríngea através do toque da fibra em aritenoides. O reflexo de adução glótica ocorre em pacientes com sensibilidade preservada. Se a criança colaborar, é possível avaliar o fechamento velofaríngeo durante a fonação ou choro e durante a deglutição de saliva.[14,23,24] Avalia-se, ainda, a infraglote, se possível.

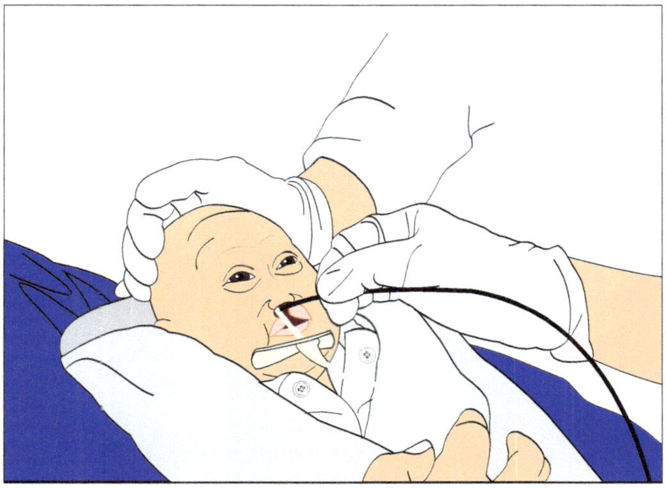

Fig. 25-4. Posicionamento adequado do paciente para a realização do FEES, recostado no bebê-conforto.

FEES – Avaliação da Rinofaringe (Fig. 25-5)

- Achados de normalidade (Figs. 25-6 a 25-8).
- Achados patológicos (Figs. 25-9 e 25-10).

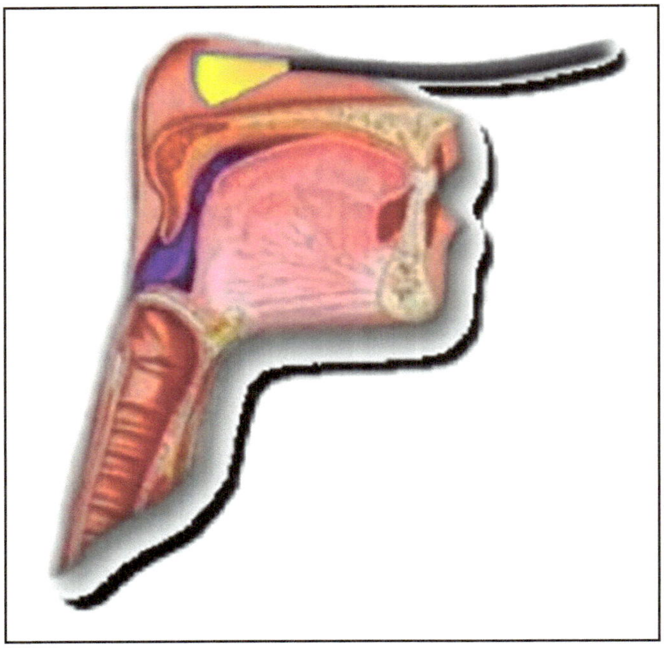

Fig. 25-5. Representação esquemática: posicionamento do aparelho para visualização da rinofaringe. (Cortesia da Dra. Patrícia Paula Santoro.)

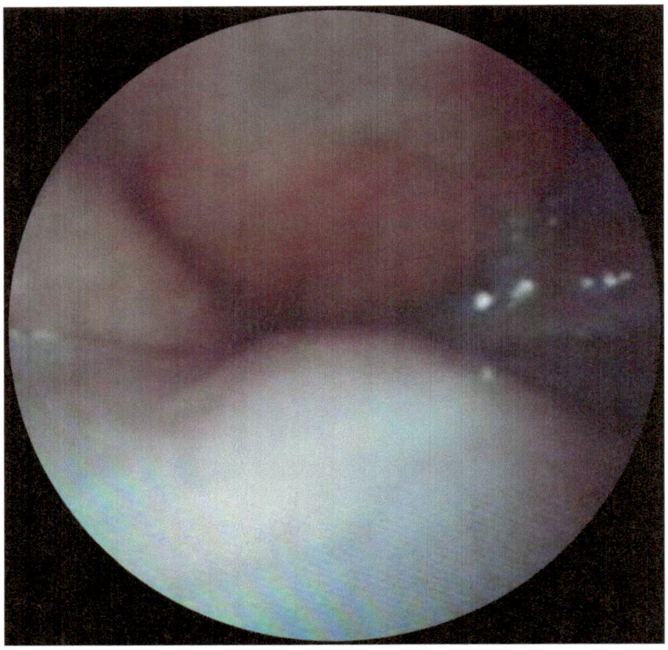

Fig. 25-7. Rinofaringe – fechamento velofaríngeo à fonação – aspecto normal na segunda infância (criança de sete anos de idade).

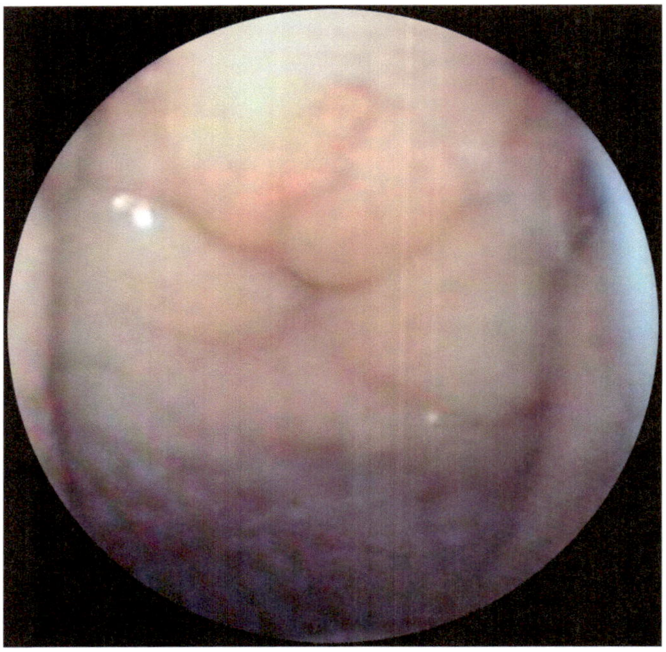

Fig. 25-6. Rinofaringe – aspecto normal na segunda infância (criança de sete anos de idade).

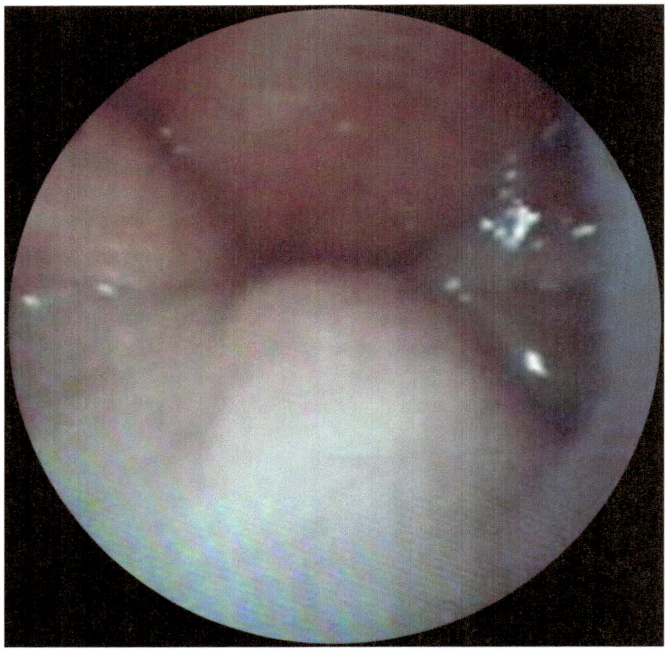

Fig. 25-8. Rinofaringe – fechamento velofaríngeo à deglutição - aspecto normal na segunda infância (criança de sete anos de idade).

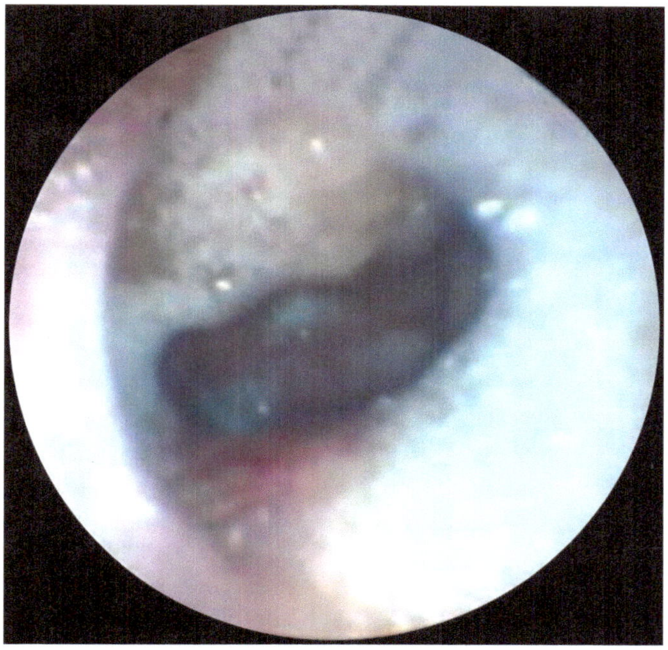

Fig. 25-9. Rinofaringe – incompetência velofaríngea, presença de saliva na rinofaringe.

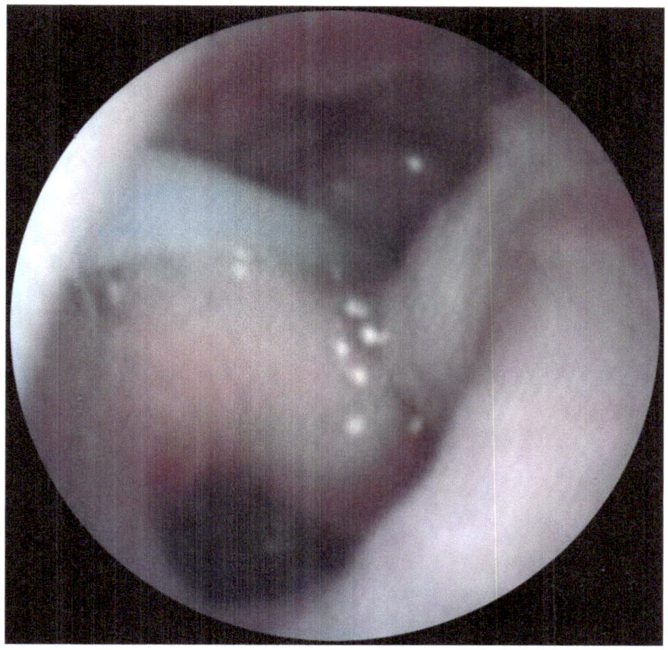

Fig. 25-10. Rinofaringe – insuficiência velofaríngea (fenda palatina).

FEES – Avaliação da Hipofaringe e Laringe (Fig. 25-11)

- Achados de normalidade (Fig. 25-12).
- Achados patológicos (Figs. 25-13 a 25-19).

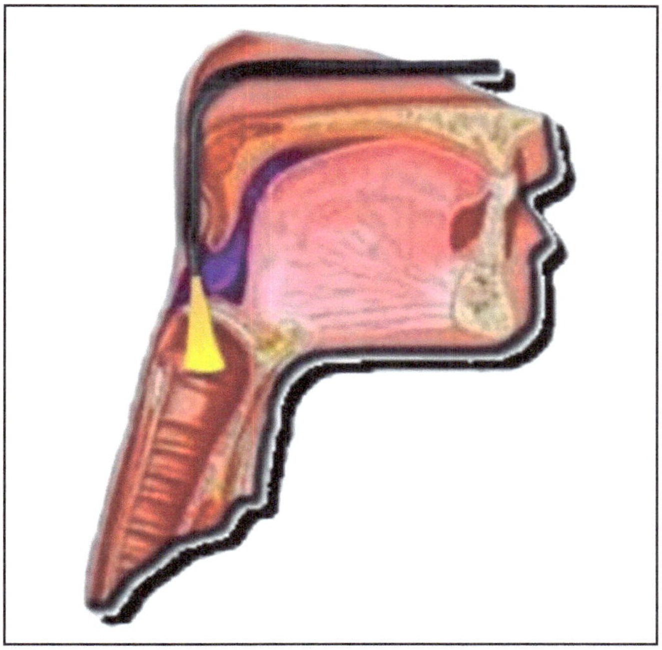

Fig. 25-11. Representação esquemática – posicionamento do aparelho para visualização da hipofaringe e laringe. Cortesia da Dra. Patrícia Paula Santoro.

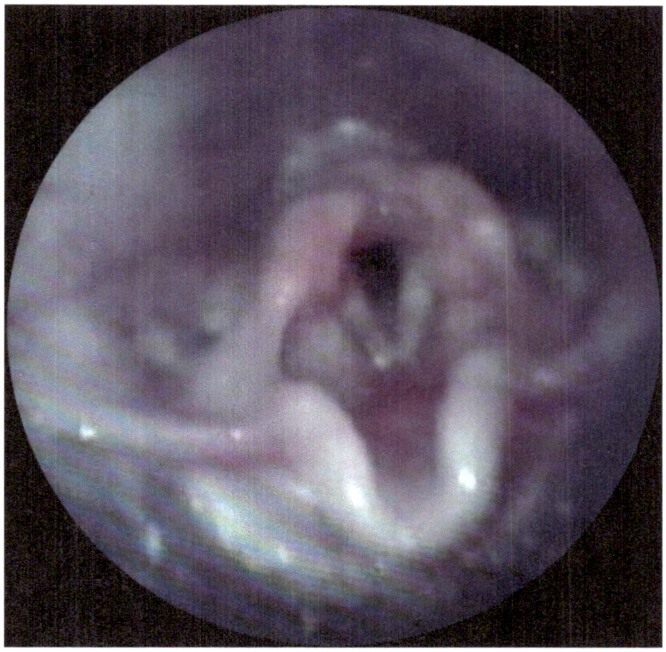

Fig. 25-12. Visão faringolaríngea de aspecto normal (criança de três anos de idade).

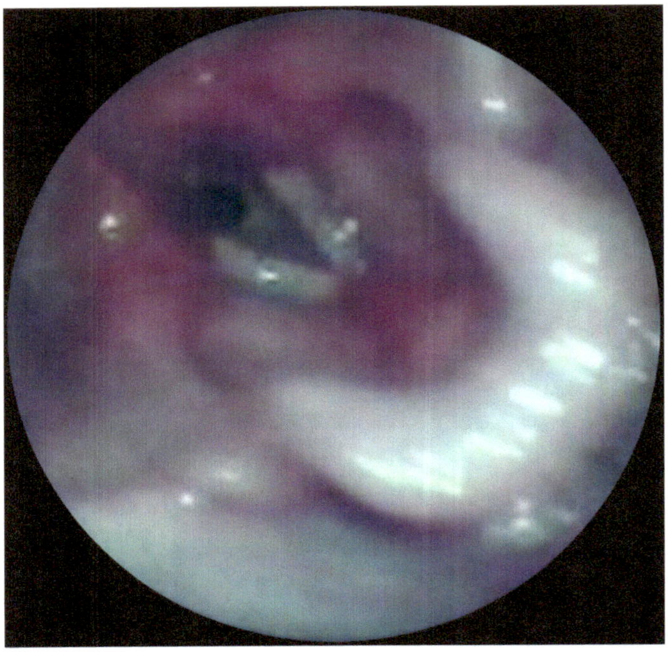

Fig. 25-13. Estenose infraglótica.

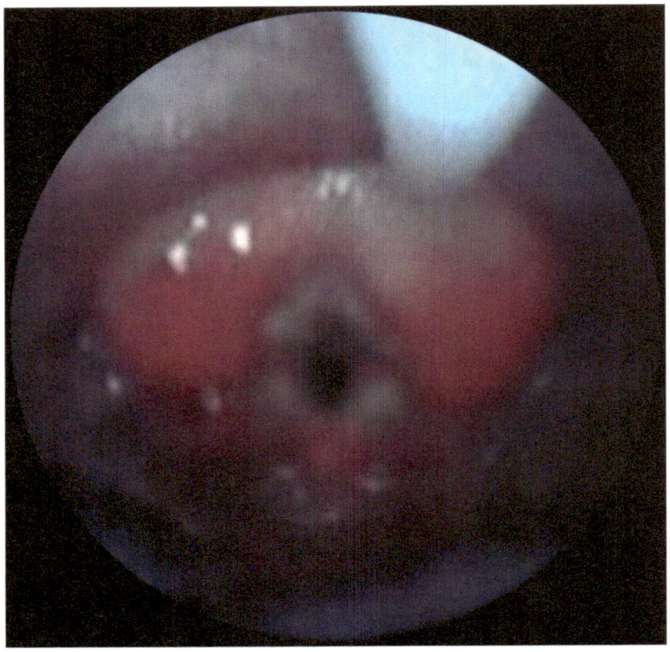

Fig. 25-15. Malformação laríngea (agenesia da supraglote – laringe em abdução).

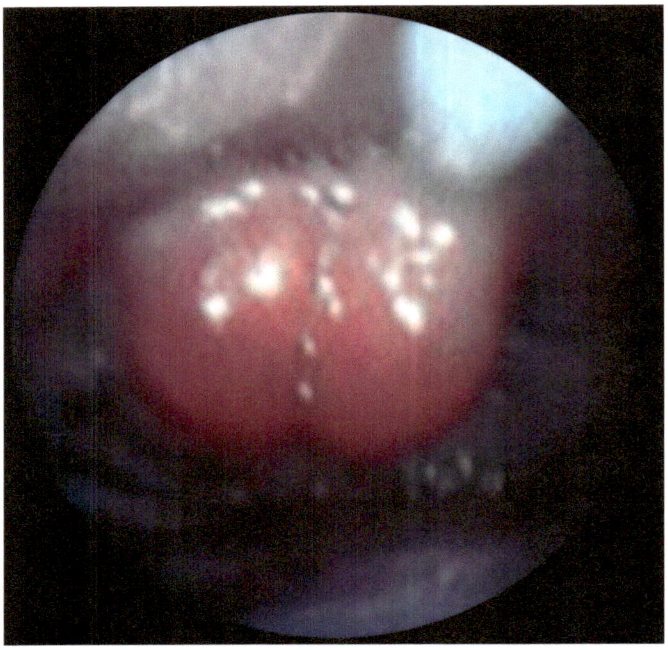

Fig. 25-14. Malformação laríngea (agenesia da supraglote – laringe em adução).

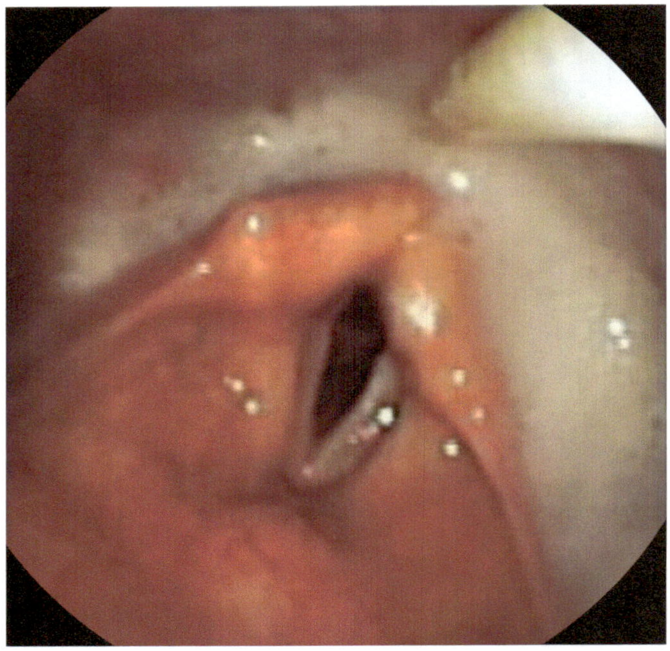

Fig. 25-16. Estase salivar nos recessos piriformes e retrocricóideo.

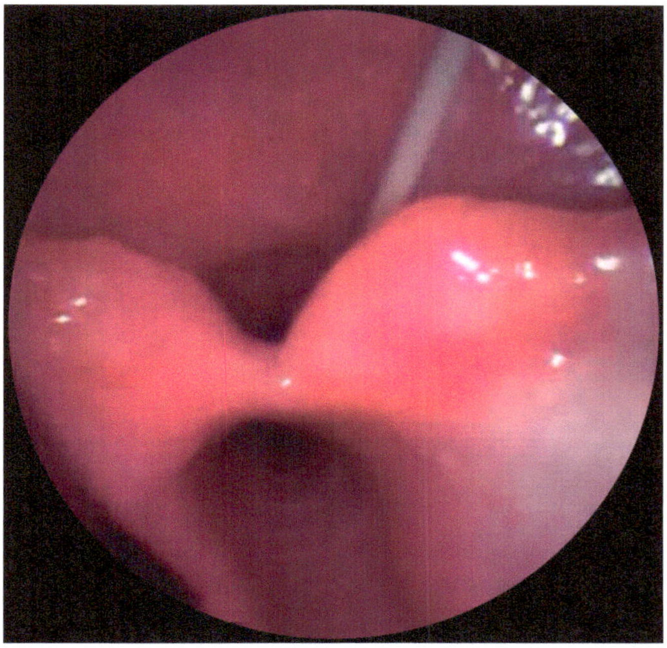

Fig. 25-17. *Cleft* laríngeo tipo 1 (bebê de menos de 1 mês).

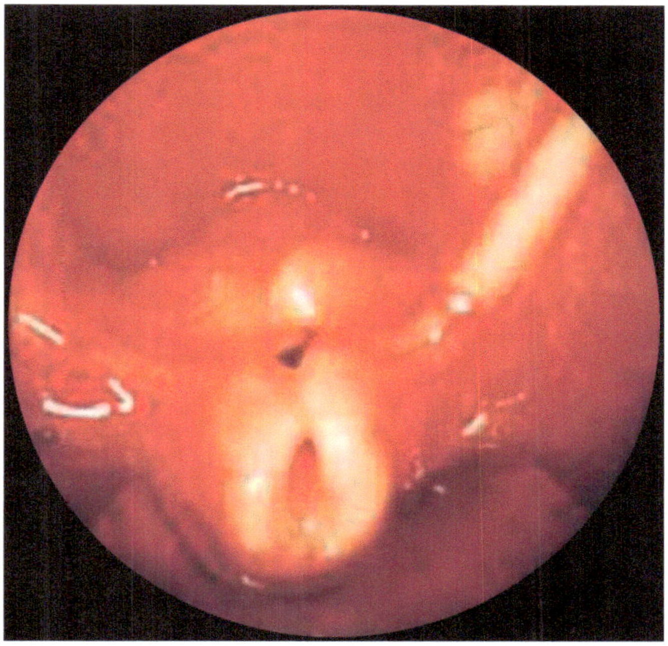

Fig. 25-18. Laringomalácia.

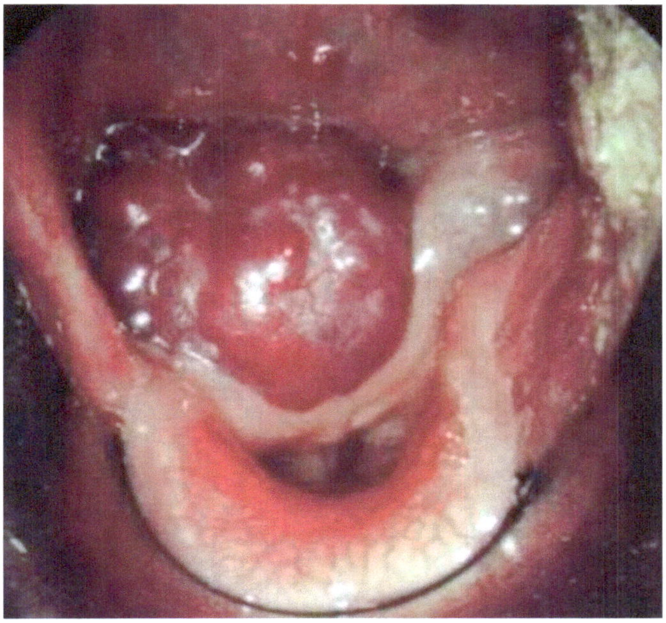

Fig. 25-19. Hemangioma retrocricóideo.

Segunda Etapa

Na segunda etapa do exame, o aparelho é posicionado na porção mais superior na faringe, posteriormente à úvula, acima do topo da epiglote. São observadas as capacidades e limitações relacionadas com a deglutição, ofertando-se amostras alimentares em volumes controlados ou não, nas consistências: Líquido fino, líquido espessado, pastoso, semissólido e sólido, de acordo com a idade e familiaridade.[25] Os alimentos são corados com corante alimentar.

São observados parâmetros qualitativos e quantitativos.[25,26]

Os parâmetros quantitativos são: mobilidade da base da língua e escape precoce, que são eventos de fase oral. Os eventos de fase faríngea são: atraso para o início da fase faríngea da deglutição, presença de resíduos após deglutições espontâneas, penetração laríngea e aspiração laringotraqueal. Observa-se também presença ou ausência de refluxo nasal de alimento.

Os parâmetros quantitativos são número de deglutições para clareamento do bolo alimentar ofertado e tempo dos eventos de fase faríngea avaliados, que pode ser medido por programa específico.

Escape precoce é a entrada de alimento na orofaringe antes de iniciado o mecanismo de ejeção do bolo pela língua.

Atraso no disparo da fase faríngea é a presença do bolo alimentar em recessos orais ou hipofaríngeos após propulsão oral por mais de dois segundos, sem desencadear a fase faríngea da deglutição.

Resíduos são a presença do bolo alimentar em recessos orais ou hipofaríngeos após deglutições espontâneas.

Penetração laríngea é a presença de saliva ou alimento no ádito laríngeo sem ultrapassá-lo. Aspiração laringotraqueal é a presença de saliva ou alimento abaixo das pregas vocais.

Observam-se a presença ou ausência do reflexo de engasgo, pigarro ou tosse associados aos episódios de penetração ou aspiração e a eficiência desses reflexos clarear a via aérea quando presente.[27]

Importante comentar que durante a deglutição a imagem é perdida pela contração da faringe, que impede a passagem de luz. É o momento chamado de *white out* (Figs. 25-20 e 25-21).

Achados patológicos (Figs. 25-22 a 25-30).

Fig. 25-20. *White out.*

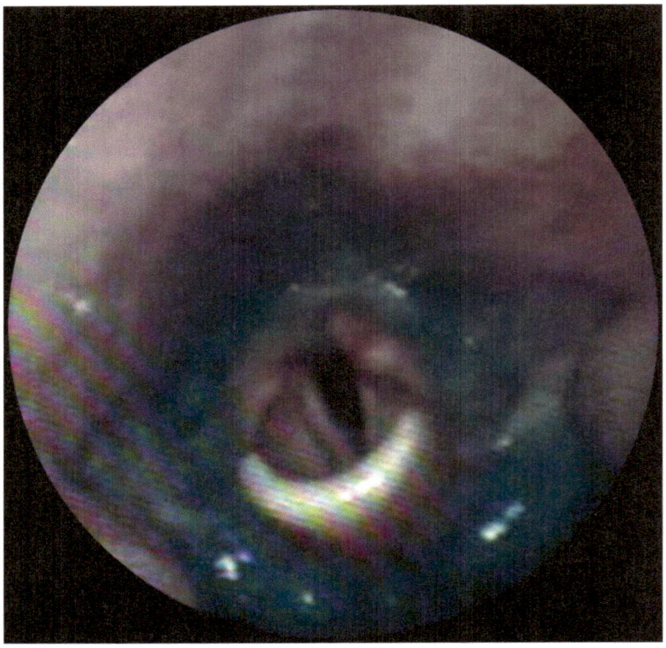

Fig. 25-22. Resíduos na valécula e recessos piriformes após a deglutição.

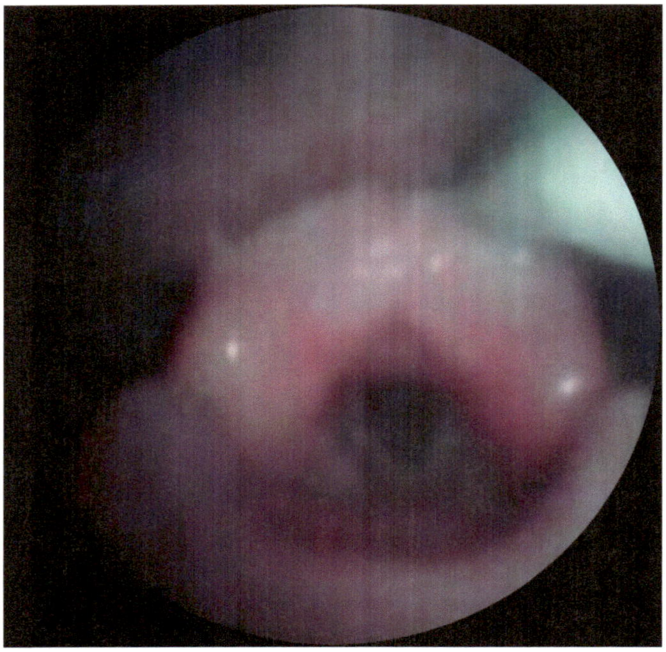

Fig. 25-21. Aspecto após deglutições espontâneas. Deglutição orofaríngea normal.

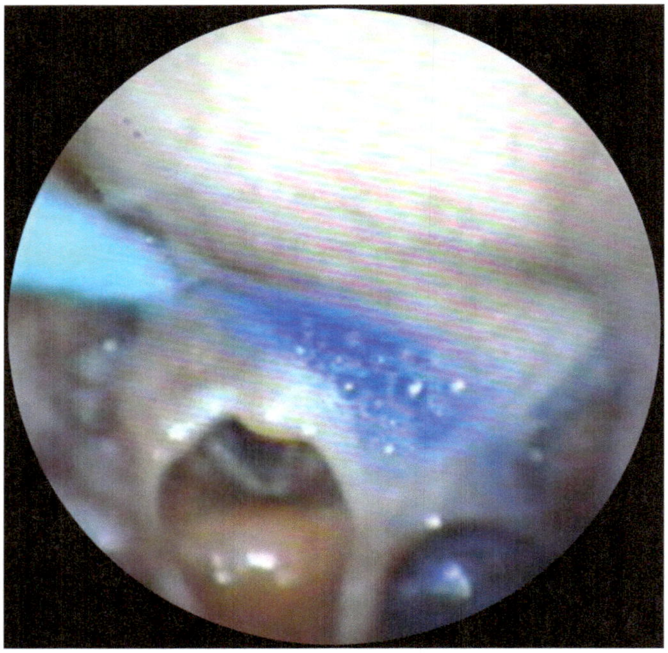

Fig. 25-23. Resíduo retrocricóideo após a deglutição.

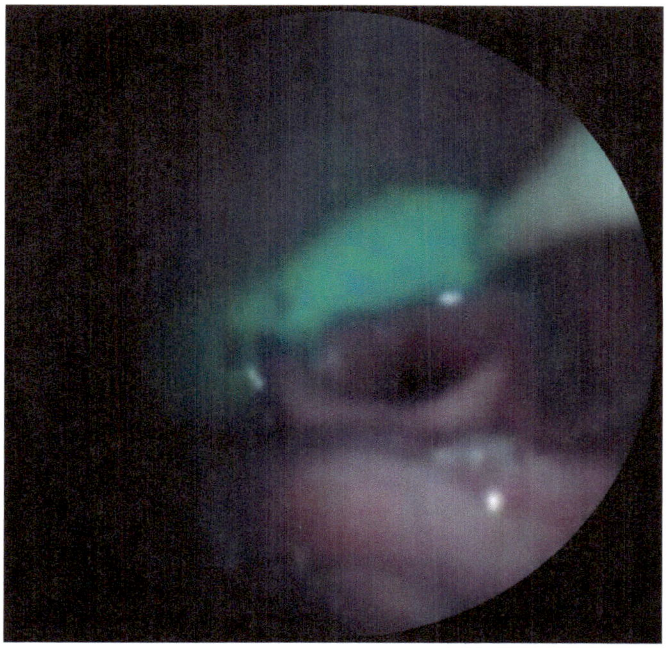

Fig. 25-24. Resíduo retrocricóideo após a deglutição.

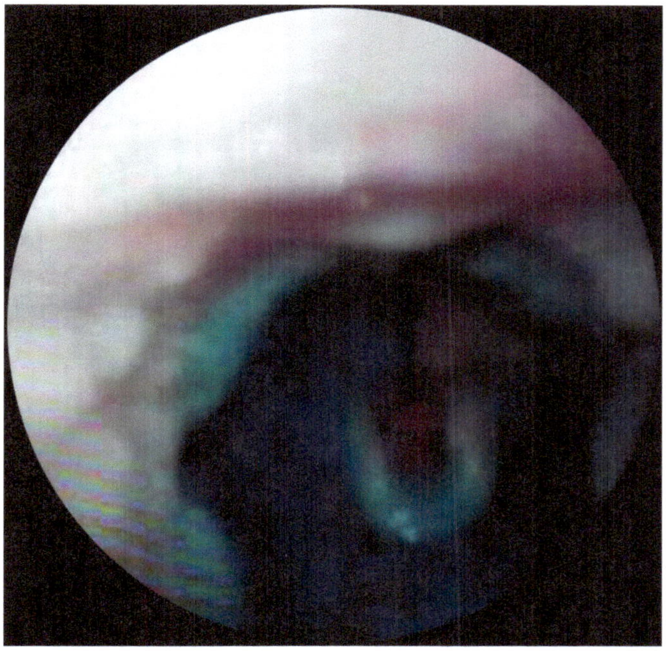

Fig. 25-25. Atraso do disparo da fase faríngea da deglutição e aspiração antes da deglutição.

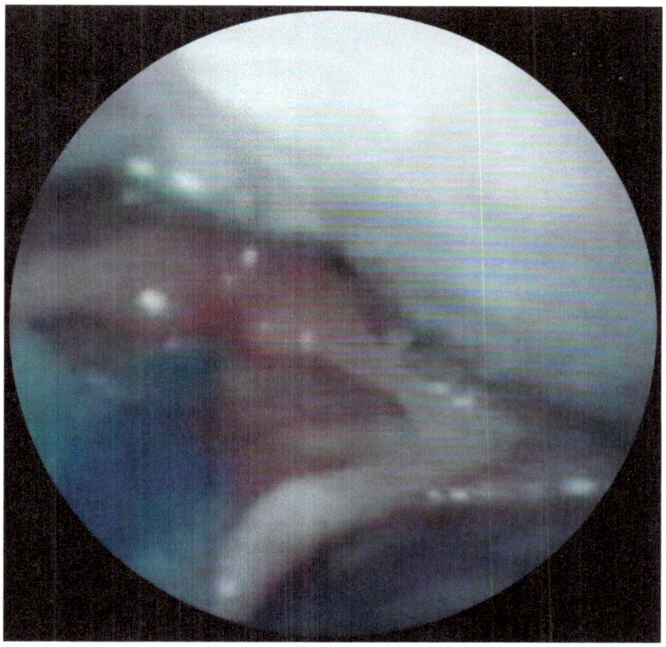

Fig. 25-26. Penetração laríngea.

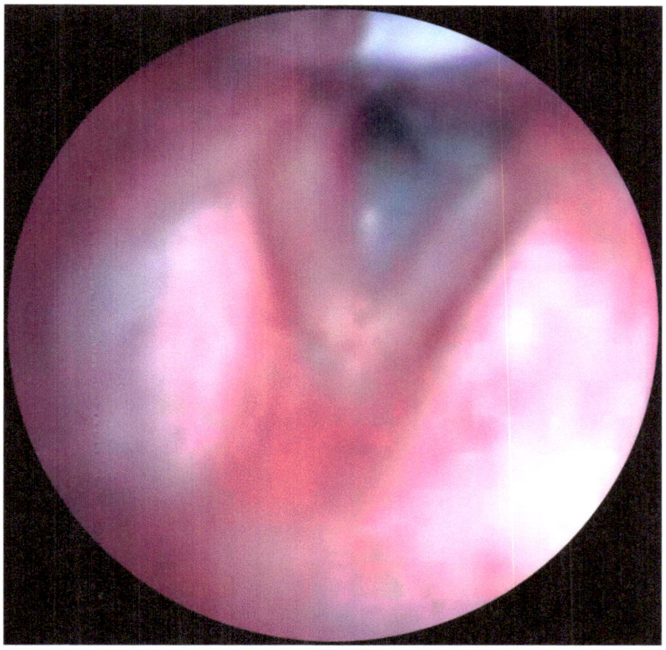

Fig. 25-27. Aspiração de líquido.

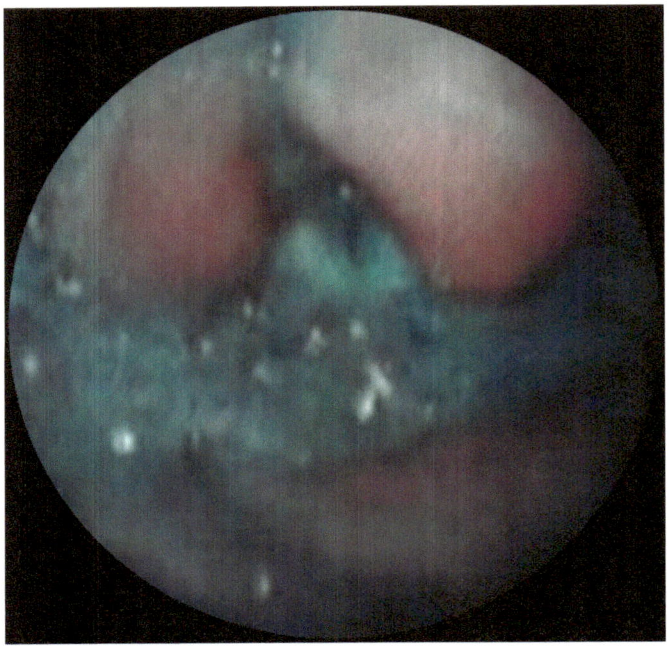

Fig. 25-28. Aspiração maciça e resíduos abundantes – laringe em abdução.

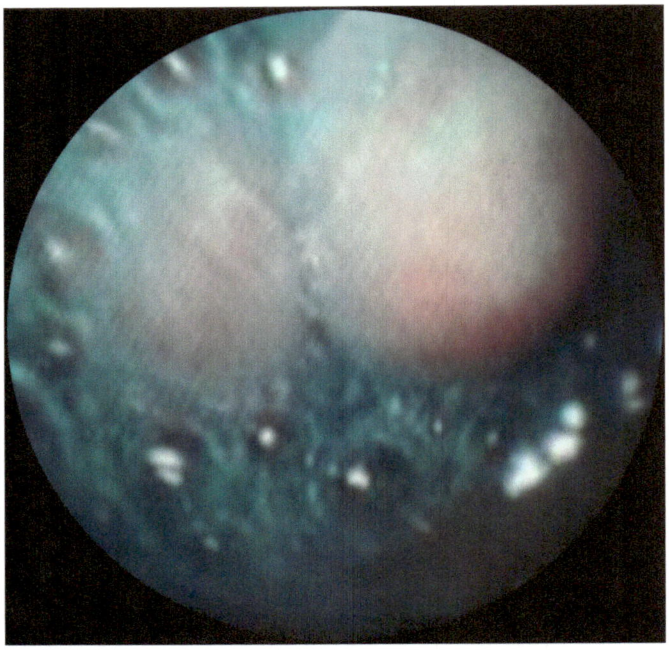

Fig. 25-29. Aspiração maciça e resíduos abundantes – laringe em adução.

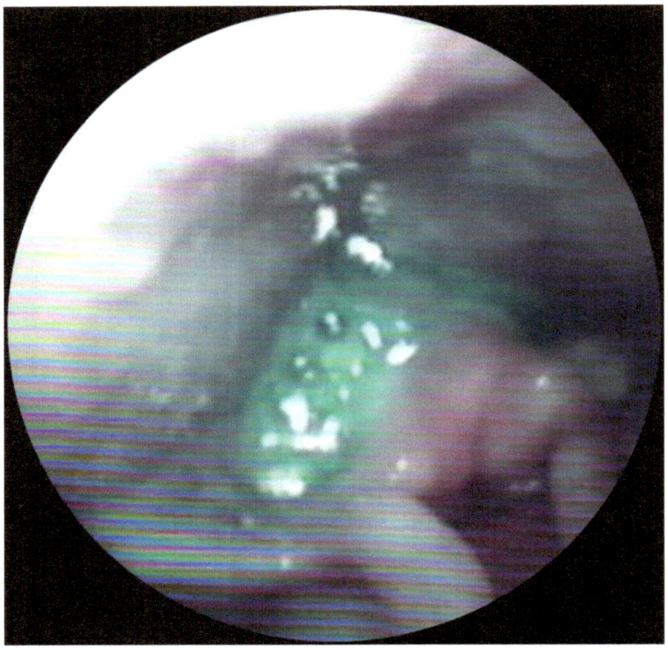

Fig. 25-30. Ocorrência de refluxo esofagofaríngeo/regurgitação.

Terceira Etapa

A terceira etapa do exame possibilita adequar técnicas de tratamento pelo teste de manobras posturais facilitadoras, manobras voluntárias de proteção das vias aéreas e manobras voluntárias de limpeza dos recessos faríngeos. Essas manobras são testadas apenas em crianças maiores, pela necessidade de colaboração.

Quando a criança não colabora, devem ser testados a mudança ou alternância de consistências, controle de volumes ou mesmo a utilização de utensílios facilitadores.

A documentação do exame, por meio de gravação, é uma ferramenta útil em casos de dúvidas. Os eventos da deglutição são rápidos, e a visualização quadro a quadro pode confirmar os achados durante o exame.

Por fim, a avaliação clínica, seguida do exame objetivo da deglutição, permitirá a classificação da deglutição orofaríngea normal, disfagia orofaríngea leve, disfagia orofaríngea moderada e disfagia orofaríngea grave, para cada consistência e volume testados.[12,19-21]

CONSIDERAÇÕES FINAIS

Pacientes com disfagia necessitam de uma investigação diagnóstica rigorosa. A FEES é em exame diagnóstico útil em bebês e crianças, que permite visualizar a integridade e a funcionalidade da faringe e laringe durante a deglutição de alimentos e saliva de maneira dinâmica.

Em crianças com via alternativa de alimentação, é possível avaliar a capacidade de deglutição de saliva e propor medidas xerostômicas na presença de estase salivar.

A FEES funciona com uma ferramenta de investigação e evolução da alimentação segura em crianças com disfagia, para minimizar sequelas pulmonares, bem como nutrição e hidratação inadequadas.

REFERÊNCIAS BIBLIOGRÁFICAS

1. Dodds WJ. The physiology of swallowing. Dysphagia. 1989;3:171-8.
2. Stevenson RD, Allaire JH. The development of normal feeding and swallowing. Ped Clin N Am. 1991;38:1539-453.
3. Singendonk MMJ, Rommel N, Omari TI, Benninga MA, Van Wijk MP. Upper gastrointestinal motility: prenatal development and problems in infancy. Nat Rev Gastroenterol Hepatol. 2014;11:545-55.
4. Lefton-Greif MA, Arvedson JC. Schoolchildren with dysphagia associated with medically complex conditions. Lang Speech Hear Serv Sch. 2008;39:237-48.
5. Martin JA, Hamilton BE, Ventura SJ, Osterman MJ, Kirmeyer S, Mathews TJ, et al. Births: final data for 2009. Natl Vital Stat Rep. 2011;60:1-70.
6. Durvasula VSPB, O'Neill AC, Richter GT. Oropharyngeal Dysphagia in Children. Mechanism, Source, and Management. Otolaryngol Clin N Am. 2014;47:691-720.
7. Field D, Garland M, Williams K. Correlates of specific childhood feeding problems. J Paediatr Child Health. 2003; 39:209-304.
8. Miller CK, Willging JP. Advances in the evaluation and management of pediatric dysphagia. Curr Opin Otolaryngol Head Neck Surg. 2003;11:442-6.
9. Logemann JA. Evaluation and treatment of swallowing disorders. 2. ed. Austin: PRO-ED; 1998.
10. Delaney AL, Arvedson JC. Development of swallowing and feeding: prenatal through first year of life. Devel Disab Res Rev. 2008;14:105-17.
11. Matsuo K, Palmer JB. Anatomy and physiology of feeding and swallowing normal and abnormal. Phys Med Rehabil Clin N Am. 2008;19:691-70.
12. Lau C. Development of infant oral feeding skills: what do we know? Am J Clin Nutr. 2016;103(Suppl):616S-21S.
13. Santoro P, Tsuji DH, Lorenzi MC, Ricci F. A utilização da videoendoscopia da deglutição para a avaliação quantitativa da duração das fases oral e faríngea da deglutição na população geriátrica. Arq Int Otorrinolaringol. 2003;7:181-7.
14. Langmore SE, Schatz MA, Olsen N. Fiberoptic endoscopic examination of swallowing safety: a new procedure. Dysphagia. 1988;2:216-9.
15. Lemos EM, Garcia RID, Santoro PP. Avaliação Endoscópica da deglutição (FEES) na Infância. In: Tsuji DH, Hachiya A. videonasolaringoscopoia- fundamentos teóricos- aplicação prática- protocolos de avaliação. Thieme Revinter. 2017. p.122-33.
16. Hartnick C, Hartley BEJ, Miller C, Willging JP. Pediatric fiberoptic endoscopic evaluation of swallowing. Ann Otol Rhinol Laryngol. 2000;109:996-9.
17. Leder S, Karas D. Fiberoptic endoscopic evaluation of swallowing in the pediatric population. Laryngoscope. 2000;110:1132-6.
18. Willette S, Molinaro LH, Thompson DM, Schroeder J. Fiberoptic examination of swallowng in the breastfeeding infant. Laryngoscope. 2016;126:1681-6.
19. Santoro PP. Avaliação funcional da deglutição por fibronasofaringolaringoscopia na doença de Parkinson: aspectos qualitativos e quantitativos [Tese]. São Paulo: Faculdade de Medicina da Universidade de São Paulo. 2003.
20. Kelly AM, Drinnan MJ, Leslie P. Assessing penetration and aspiration: How do Videofluoroscopy and Fiberoptic Endoscopic Evaluation of Swallowing Compare? Laryngoscope. 2007;117:1723-7.
21. Hiss SG, Postma GN. Fiberoptic Endoscopic Evaluation of Swallowing. Laryngoscope. 2003;113:1386-93.
22. Santoro PP, Furia CLB, Forte AP, Lemos EM, Garcia RID, Tavares RA, et al. Otolaryngology and speech therapy evaluation in the assessment of oropharyngeal dysphagia: a combined protocol proposal. Braz J Otorhinolaryngol. 2011;77:201-13.
23. Bastian RW. The videoendoscopic swallowing study: an alternative and partner to the videofluoroscopic swallowing study. Dysphagia.1993;8:359-67.
24. Murray J, Langmore SE, Ginsberg S, Dostie A. The significance of accumulated oropharyngeal secretions and swallowing frequency in predicting aspiration. Dysphagia.1996;11:99-103.
25. Bird MR, Woodward MC, Gibson EM, Phyland DJ, Fonda D. Asymptomatic swallowing disorders in elderly patients with Parkinson's disease: a description of findings on clinical examination and videofluoroscopy in 16 patients. Age Ageing.1994;23:251-4.
26. Tracy JF, Logemann JA, Kahrilas PJ, Kobara M, Krugler C. Preliminary observations on the effects of age on oropharyngeal deglutition. Dysphagia.1989;4:90-4.
27. Horner J, Massey EW. Silent aspiration following stroke. Neurology. 1988;38:317-9.

CAPÍTULO 26

PAPILOMA LARÍNGEO

Thaís Gonçalves Pinheiro ▪ Luciana Miwa Nita Watanabe ▪ Luiz Ubirajara Sennes

INTRODUÇÃO

Os papilomas são lesões benignas causadas pela infecção das células epiteliais pelo papilomavírus humano (HPV), levando a um crescimento exacerbado do epitélio, gerando lesões exofíticas em um ou mais segmentos do trato respiratório. O papiloma de laringe é considerado a neoplasia benigna mais comum na laringe e uma das principais causas de disfonia em crianças.[1]

O papiloma laríngeo pode estar associado a lesões em outras partes do trato respiratório, fazendo parte de um espectro, denominado papilomatose respiratória recorrente. Existem evidências de que o papiloma escamoso esofágico tenha relação com o HPV, sugerindo envolvimento desse vírus também no trato digestivo, como uma doença do trato aerodigestivo.

Apesar de ser conhecida e estudada há várias décadas, a condução terapêutica da papilomatose respiratória recorrente ainda é um desafio. Pelo seu caráter recidivante, alguns pacientes podem necessitar de dezenas de procedimentos cirúrgicos ao longo da vida. Os custos do tratamento e ausências do paciente e familiares na escola e/ou trabalho são fatores relevantes tanto individual, quanto coletivamente.

Apesar de ser uma doença benigna, a papilomatose laríngea tem alta morbidade pelo envolvimento da via aérea, pela possibilidade de impacto permanente na voz e por estar associada a risco aumentado para neoplasia maligna.[2] Existe risco de obstrução respiratória nos casos mais agressivos e (Fig. 26-1), ainda hoje, existem pacientes que evoluem para o óbito pela doença.

Nesse capítulo, a papilomatose laríngea será abordada pelos fatores etiológicos, clínicos e terapêuticos.

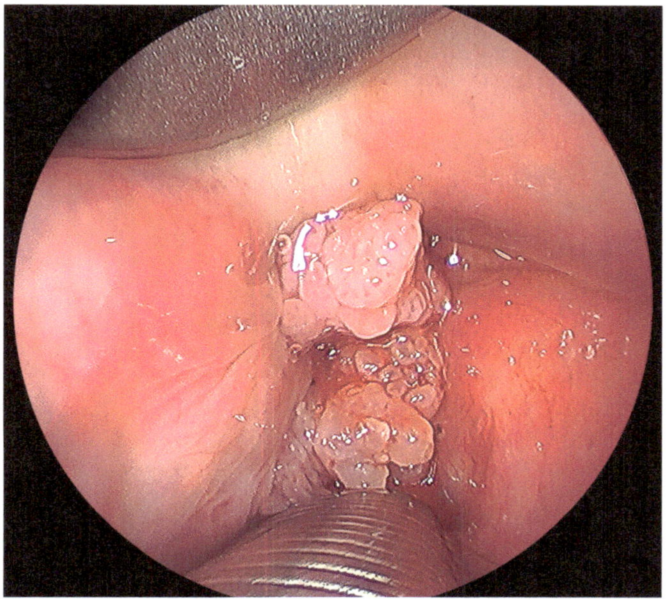

Fig. 26-1. Laringoscopia direta de paciente com papilomatose laríngea exuberante causando obstrução de vias aéreas.

O PAPILOMAVÍRUS HUMANO (*HUMAN PAPILLOMAVIRUS* – HPV)

A natureza infecciosa das verrugas genitais e dos papilomas laríngeos foi confirmada, na década de 1920, e a demonstração de partículas virais por microscopia eletrônica ocorreu, em 1949.[3] O causador do papiloma laríngeo é um vírus do gênero papilomavírus da família *Papillomaviridae* (antiga *Papovaviridae*), segundo o Comitê Internacional de Taxonomia Viral (ICTV).

É composto por uma dupla hélice de DNA circular e não é revestido por envelope lipídico. Atualmente, são descritos mais de 200 tipos de HPV, podendo ter tropismo cutâneo e/ou mucoso e replicando em células em diferenciação.

A infecção inicia-se na camada basal da epiderme em decorrência de microtraumas no epitélio (pele ou mucosa), expondo as camadas basais à entrada do vírus. O HPV pode permanecer na camada basal de forma latente sem causar alterações patológicas. Como a célula basal é a única do epitélio escamoso que é capaz de dividir-se, o vírus consegue induzir uma infecção persistente.[4] Durante sua divisão, as células basais migram para a região suprabasal e começam a diferenciar-se, quando também ocorre a replicação viral. A expressão de proteínas virais precoces (proteínas E) já ocorre na camada proliferativa do epitélio, mas a síntese de proteínas tardias (L1 e L2) e a formação do capsídeo e das partículas virais infecciosas ocorrem nas células mais diferenciadas, nas camadas mais superficiais do epitélio.[4]

Os tipos mais frequentemente encontrados na papilomatose laríngea são o HPV 6 e o HPV 11, que são tipos considerados de baixo risco de malignização. Mas também podem ser encontrados os tipos HPV 16, HPV 18, considerados de alto risco.[1]

HPV E LESÕES MALIGNAS

O potencial carcinogênico dos papilomavírus foi primeiramente observado pela transformação maligna em papilomas de coelhos, por Rous e Beard.[5] Comparando seus resultados aos condilomas humanos, sugeriram a possibilidade de essas lesões serem precursoras do câncer epidermoide.[5]

Alguns relatos, nas décadas de 1940 e 1950, sugeriram possível transformação maligna de papilomas laríngeos em carcinomas escamosos.[3] A partir da década de 1970, os estudos sobre o potencial carcinogênico do papilomavírus humano tornaram-se mais frequentes. Em 1983, Harald Zur Hausen detectou DNA do HPV em biópsias de câncer cervical, identificando o HPV 16 e, posteriormente, o HPV 18.[3]

A demonstração de antígenos de papilomavírus em lesões pré-malignas de orofaringe sugeriu o papel dessa infecção viral em carcinomas escamosos orais. Em 1985, tipos específicos de HPV foram demonstrados em carcinoma de língua e orofaringe. Em 1986, surgiram relatos de HPV em câncer de laringe de surgimento espontâneo, sem história de papilomatose (HPV 16 e HPV 30).[3]

Em 2008, Harald Zur Hausen recebeu o Prêmio Nobel de Medicina reconhecendo suas pesquisas, que permitiram um avanço importante no conhecimento de tipos de câncer relacionados com o vírus HPV, nos fatores de predisposição à persistência viral e à transformação celular e possibilitando também o desenvolvimento das vacinas.

Dentre os vários tipos de HPV identificados atualmente, 15 são reconhecidos como de alto risco: HPV 16, 18, 31, 33, 35, 39, 45, 51, 52, 56, 58, 59, 68, 73 e 82. No entanto, a maioria das infecções por HPV de alto risco em colo uterino não irá progredir para o câncer, sendo que cerca de 85% dos casos são infecções subclínicas transitórias.[4]

Os estudos relacionados com outros locais de infecção, como nas regiões de cabeça e pescoço, aumentaram o conhecimento sobre o tema. Apesar de o HPV ser menos relacionado com o câncer de laringe em comparação ao de orofaringe, sabe-se que pode haver surgimento de carcinoma de laringe após episódios prolongados de papilomatose respiratória (Fig. 26-2). A maioria dos carcinomas de laringe é negativa para o HPV (menos que 5%).[3] Entretanto, o carcinoma de laringe relacionado com o HPV pode ocorrer sem história de papilomatose e deve ser pesquisado especialmente em não tabagistas.

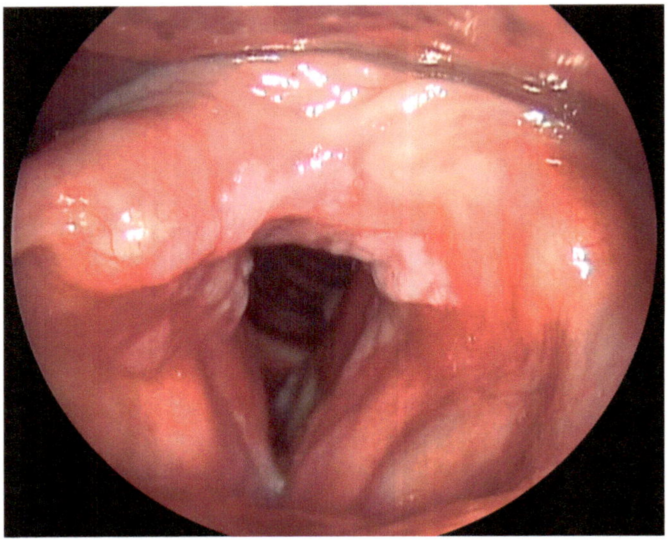

Fig. 26-2. Paciente com antecedente de papilomatose respiratória recorrente evoluindo com carcinoma espinocelular de região infraglótica.

TRANSMISSÃO

A transmissão do HPV ainda não está totalmente clara. Vários estudos relacionaram o aparecimento da papilomatose respiratória juvenil com mães com infecções genitais por HPV. Assim como na papilomatose respiratória, os tipos HPV 6 e HPV 11 são os mais frequentemente encontrados em condilomas cervicais[2], corroborando essa via de transmissão.

A transmissão do HPV pode ocorrer por via vertical (materno-fetal durante gestação ou parto) ou horizontal.

Existem relatos observacionais que sugerem possível infecção pelo HPV antes da implantação embrionária, por fertilização do oócito por espermatozoide, carreando HPV. A detecção de DNA de HPV no fluido amniótico, sangue de cordão e em mucosa de neonatos nascidos de parto cesáreo sugere infecção durante a gestação. Foi descrita transmissão pré-natal de HPV cutâneo tipos 5 e 8 em neonato nascido de parto cesáreo, com detecção viral em líquido amniótico coletado antes da ruptura de membranas e em placenta.[6,7]

Em estudo conduzido por 20 anos na Dinamarca, a presença de condilomas em grávidas aumentou em 200 vezes o risco de os filhos apresentarem papilomatose respiratória recorrente. Porém, a presença de condiloma não é a única relação com a papilomatose, já que 37% das crianças com lesões não tinham história materna de condiloma na gestação. Além disso, foram identificadas crianças com papilomatose respiratória nascidas de parto cesáreo, não podendo ser estabelecido o momento de contaminação.[8]

A transmissão perinatal pela passagem pelo canal de parto infectado por HPV explica parte do surgimento das lesões em crianças. Apesar disso, o risco de transmissão perinatal parece ser baixo e, possivelmente, diretamente proporcional à quantidade de DNA viral presente no canal cervicovaginal. Além disso, a infecção pode ser transitória, não se encontrando mais amostras virais em bebês após alguns meses do parto em alguns casos.[7]

A tríade parto vaginal, mãe jovem e primípara ainda é aceita como fatores de risco para papilomatose laríngea. Possivelmente, as mães jovens e primíparas têm trabalho de parto mais longo, sendo considerado fator de risco para infecção por HPV por prolongar o tempo de exposição ao vírus. Além disso, os condilomas adquiridos recentemente pelas mães podem ser mais infectantes por terem maior carga viral.[2,6,8]

Em relação à transmissão horizontal, a sexual é a mais bem documentada, mas existem evidências de outras formas de contágio não sexual. Não é possível determinar o tempo decorrido entre a contaminação e a manifestação de lesões, já que o vírus pode ficar latente por longo período.

Nos adultos, a transmissão mais frequente parece ser por contato sexual oral. Entretanto, é possível que tenha existido contaminação mais precoce (ou até mesmo ao nascimento) com permanência do vírus de forma latente até a vida adulta. Outras formas de contaminação também devem ser consideradas, já que existem relatos em pacientes antes do início da atividade sexual.[2,6]

A transmissão horizontal do HPV pode incluir fômites, roupas, mãos, boca e contato de pele. Equipamentos médicos contaminados, como de exames ginecológicos e de ultrassonografia transvaginal, foram sugeridos como possíveis vias de transmissão, pois existe maior prevalência de HPV nos equipamentos após os procedimentos do que antes deles.[7,9,10]

Alguns estudos mostraram possível contaminação de profissionais de saúde por partículas de HPV por via aérea (fumaça) em procedimentos de ablação de lesões papilomatosas anogenitais, com uso de *laser* e bisturi eletrocirúrgico, contudo, ainda não é comprovada a capacidade de infecção ou o aumento do risco de doenças causadas por HPV nessa população. O uso de máscaras e exaustores pode prevenir tal contaminação.[11,12]

Apesar dos relatos de todas essas vias de transmissão, sabe-se que apenas pequena parte das pessoas que têm contato com o vírus desenvolve as lesões papilomatosas. Claramente, outros fatores devem estar associados, como imunidade do paciente, tempo e volume de exposição, trauma local, doenças associadas entre outros.[2]

QUADRO CLÍNICO

A papilomatose laríngea geralmente se manifesta com lesões de aspecto verrucoso, podendo ser sésseis ou pediculadas, únicas ou múltiplas, de coloração rósea pálida à avermelhada (Fig. 26-3). Tende a ser recidivante, mas nem sempre na forma vegetante, pois alguns pacientes apresentam doença subclínica persistente.

O local mais comum de acometimento da papilomatose respiratória recorrente é a glote, embora possa manifestar-se em outros sítios do trato aerodigestivo, geralmente assintomático e como um achado ao exame físico. Cerca de 30% das crianças e 16% dos adultos com papilomatose respiratória recorrente apresentam envolvimento extralaríngeo, principalmente na cavidade oral, traqueia e brônquio.[2]

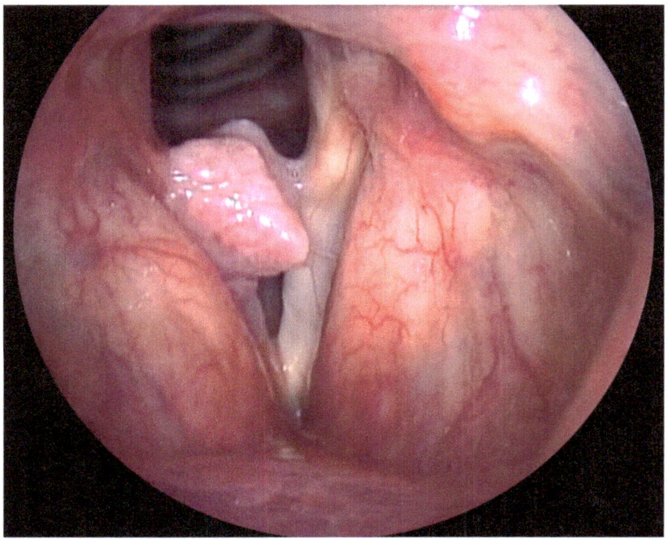

Fig. 26-3. Exame de videolaringoscopia rígida mostrando presença de papiloma em prega vocal direita.

Quando acomete as pregas vocais, o sintoma mais prevalente é a disfonia, que tende a ser precoce. Alguns casos mais agressivos podem manifestar-se com obstrução respiratória.[13]

As lesões têm predileção por áreas de transição entre os epitélios ciliar e escamoso,[2] como nas pregas vocais, vestíbulo laríngeo, linha média da face laríngea da epiglote e face nasofaríngea do palato mole. Também podem crescer em zonas de metaplasia escamosa pelo trauma, como na traqueostomia, que pode facilitar a disseminação das lesões por toda a árvore traqueobrônquica.[13] Assim, a traqueostomia deve ser evitada sempre que possível e, quando necessária, a decanulação deve ser programada o mais brevemente possível. Estudos reportaram papilomas traqueais em cerca de metade dos pacientes com papilomatose submetidos à traqueostomia.[2]

A papilomatose respiratória recorrente pode acometer pessoas de qualquer idade, existindo relatos precoces em bebês de 2 meses e até no primeiro dia de vida.[2,13] Clinicamente, é classificada em duas formas, arbitrariamente de acordo com a idade do diagnóstico: forma juvenil, quando surge antes dos 12 anos de idade, e forma adulta, quando aparece após essa idade.[2] Para outros estudos, a idade de corte entre as duas formas é de 20 anos.[13]

A forma juvenil costuma ser mais agressiva, com maior recorrência e disseminação das lesões, especialmente em menores de 3 anos de idade.[2] Os primeiros sintomas ocorrem mais frequentemente entre 2 e 4 anos de idade e parecem acometer meninos e meninas praticamente da mesma forma.[2] Costuma apresentar-se com rouquidão e choro fraco e pode evoluir para desconforto respiratório no caso de lesões obstrutivas da laringe. A tríade de rouquidão progressiva contínua, estridor e dificuldade respiratória é característica da papilomatose respiratória recorrente em crianças. Os sintomas podem ter progressão lenta, e o quadro pode ser confundido com laringite, asma, bronquite crônica, nódulos vocais ou alergias. Apesar de a tendência da disfonia infantil ser pouco valorizada, qualquer criança com alteração na voz persistente e progressiva deve ser avaliada com laringoscopia.[2]

A forma adulta acomete mais o sexo masculino e tem pico de incidência entre 20 e 40 anos de vida.[2] A doença também tem curso variável, podendo ter recidivas frequentes. O sintoma mais comum é a disfonia progressiva. Obstrução respiratória e necessidade de traqueostomia são mais raras, todavia, existem adultos com formas agressivas de papilomatose, sugerindo que devem existir outros fatores além da idade envolvidos na recorrência.[13]

Em estudo realizado nos Estados Unidos, metade dos pacientes com a forma adulta precisou de menos de cinco procedimentos na vida, enquanto menos de 25% daqueles com a forma juvenil entravam nesse critério. Por outro lado, pacientes com forma agressiva, definida pela necessidade de mais de 40 operações na vida, que foi praticamente igual nos dois grupos (17% na forma juvenil e 19% na forma adulta). No entanto, os adultos teriam mais tempo de seguimento para acumular esse número de procedimentos.[2]

O refluxo gastroesofágico tem sido identificado como possível fator de risco para a persistência da papilomatose respiratória, assim como imunodeficiências (SIDA, imunodeficiências congênitas e uso de imunossupressores após transplantes de órgãos).[2]

DIAGNÓSTICO

O diagnóstico de papilomatose laríngea é realizado pelo exame endoscópico da laringe (com endoscópio rígido ou flexível) e é confirmado pelo estudo anatomopatológico (Fig. 26-4).

Os papilomas laríngeos são caracterizados por múltiplas proliferações de epitélio escamoso estratificado com o estroma central fibrovascular. Os achados do exame histopatológico baseiam-se no efeito citopático do vírus sobre as células e tecidos, já que os vírus não são identificados por esse método. O achado precoce mais típico é a coilocitose, que é identificação de células abauladas, com vacuolização (grande halo) perinuclear nas camadas diferenciadas do epitélio escamoso. As células coilocitóticas são indicadoras de infecção subclínica pelo HPV e, apesar de específicas, podem não estar presentes nas biópsias. O núcleo das células infectadas pelo HPV costuma ser displásico, com aumento de volume e hipercromático, similar a células de displasia leve, podendo haver bi ou multinucleação, aumento de volume e núcleos localizados na periferia da célula.

Nas infecções latentes, em que os vírus simplesmente infectam as células sem causar alterações morfológicas nos tecidos não são identificadas pela análise histopatológica. Os métodos de biologia molecular identificam o DNA do HPV, sendo importantes também na definição do tipo viral (genotipagem). Existem vários testes moleculares capazes de detectar o HPV, sendo a hibridização *in situ*, captura híbrida e PCR (reação em cadeia da polimerase) as mais utilizadas.

A hibridização *in situ* detecta sequências específicas de DNA, utilizando material marcado radioativa ou quimicamente. Utiliza tecidos parafinados fixados em lâminas ou biópsias congeladas. É uma metodologia de menor sensibilidade.

A captura híbrida utiliza material coletado em escova específica e leitura semelhante aos imunoensaios. Não identifica o tipo viral, mas se a amostra for positiva ou negativa para os grupos de baixo risco (não oncogênicos) e de alto risco (oncogênicos).

Os exames de PCR apresentam grande sensibilidade por permitir a amplificação do material nucleico, mesmo com pequeno número de vírus. Essa é a tecnologia de entrada para os métodos de genotipagem. Uma vez realizada a PCR, a detecção de genótipos individuais pode ser realizada por várias metodologias.[14]

ESTADIAMENTO DA PAPILOMATOSE RESPIRATÓRIA RECORRENTE

Um escore de estadiamento da papilomatose respiratória recorrente foi proposto e validado por Derkay *et al.*, em 2003 (Quadro 26-1), permitindo padronização da determinação de gravidade da doença e facilitando o acompanhamento de sua evolução clínica.[2,15,16]

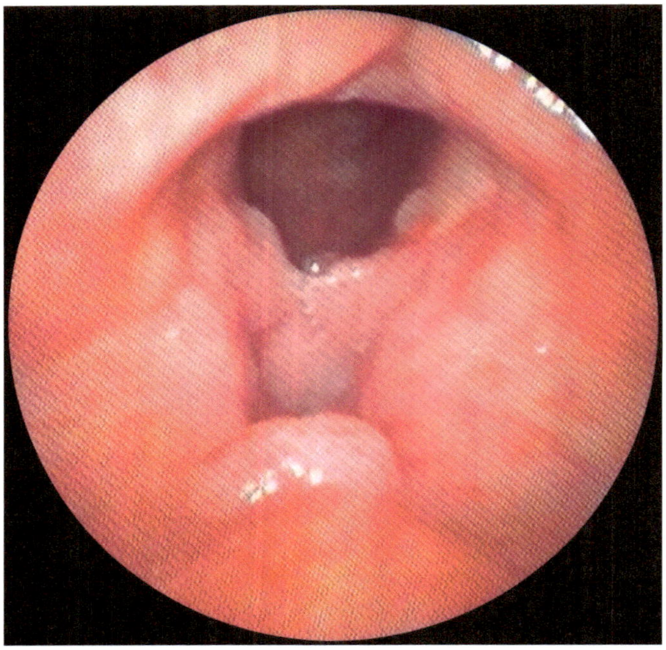

Fig. 26-4. Exame de videolaringoscopia flexível evidenciando lesões papilomatosas em glote e supraglote.

Quadro 26-1. Escore de Estadiamento da Papilomatose Respiratória Recorrente

Iniciais do paciente: ______________ Data da cirurgia: ______________ Cirurgião: ______________

ID do paciente: ______________ Instituição: ______________

1. Quanto tempo desde a última cirurgia de papiloma? ______dias, ______ semanas, ______ meses
______anos, ______ não sabe, ______primeira cirurgia

2. Com a de hoje, quantas cirurgias para papilomatose foram feitas nos últimos 12 meses? ______________

3. Descreva a voz do paciente hoje:
Normal ______ (0) Alterada ______ (1) Afônica ______ (2)

4. Descreva o estridor do paciente hoje:
Ausente ______ (0) Presente com esforço ______ (1) Presente com repouso ______ (0)

5. O procedimento de hoje foi:
Agendado ______ (0) Eletivo ______ (1) Urgência ______ (2) Emergência ______ (3)

6. Descreva o nível de desconforto respiratório:
Ausente ______ (0) Leve ______ (1) Moderado ______ (2) Grave ______ (3) Extremo ______ (4)

TOTAL DAS QUESTÕES 3 A 6 = ______________

Para cada anatomia, pontue:
0 = nada 1 = lesão superficial 2 = lesão elevada 3 = lesão volumosa

Laringe

Epiglote: face lingual ______ face laríngea ______

Pregas ariepiglóticas: direita ______ esquerda ______

Pregas vestibulares: direita ______ esquerda ______

Pregas vocais: direita ______ esquerda ______

Aritenoides: direita ______ esquerda ______

Comissura anterior: ______ Comissura posterior: ______

Subglote: ______

Traqueia

Terço superior: ______ Terço médio: ______ Terço inferior: ______

Brônquio: ______ direito ______ esquerdo ______

Traqueostomia: ______

Outros

Nariz: ______ Palato: ______ Faringe: ______

Esôfago: ______ Pulmões: ______ Outro local: ______

TOTAL DE PONTOS DE TODOS OS SÍTIOS: ______ TOTAL DE ESCORE CLÍNICO: ______________

Adaptação de Escore de Derkay *et al.*, para estadiamento de severidade da papilomatose respiratória recorrente e resposta à terapia[15,16]

TRATAMENTO

O atual tratamento da papilomatose laríngea consiste na remoção das lesões por microcirurgia de laringe (laringoscopia de suspensão), porém, não garante a cura da doença. O tratamento cirúrgico para uma doença que envolve um agente viral disseminado na laringe visa somente remover as áreas em que existe alteração epitelial induzida pelo vírus. Os objetivos principais do tratamento cirúrgico são remover as lesões, preservando a integridade das estruturas normais, garantindo a permeabilidade da via aérea e a melhor qualidade fonatória possível.

A remoção pode ser feita por visualização com microscópio ou endoscópio, usando instrumental frio ou com uso de técnicas auxiliares, como *laser* ou microdesbridadores. Nenhum estudo evidenciou maior taxa de controle de recidiva ou melhor resultado pós-operatório com as diferentes técnicas cirúrgicas.

O papiloma é uma lesão superficial que acomete o epitélio laríngeo. Ressecções profundas removendo a lâmina própria da mucosa, ligamentos e músculos não trazem benefício e aumentam as sequelas. O princípio da decorticação, com remoção epitelial, deve ser adotado. Mesmo utilizando *laser*, deve-se optar pela dissecção e remoção somente da camada epitelial acometida. A vaporização superficial do epitélio pode ser utilizada em lesões localizadas, utilizando-se o ajuste do *scanner* do *laser* para baixa intensidade e penetração no teci-

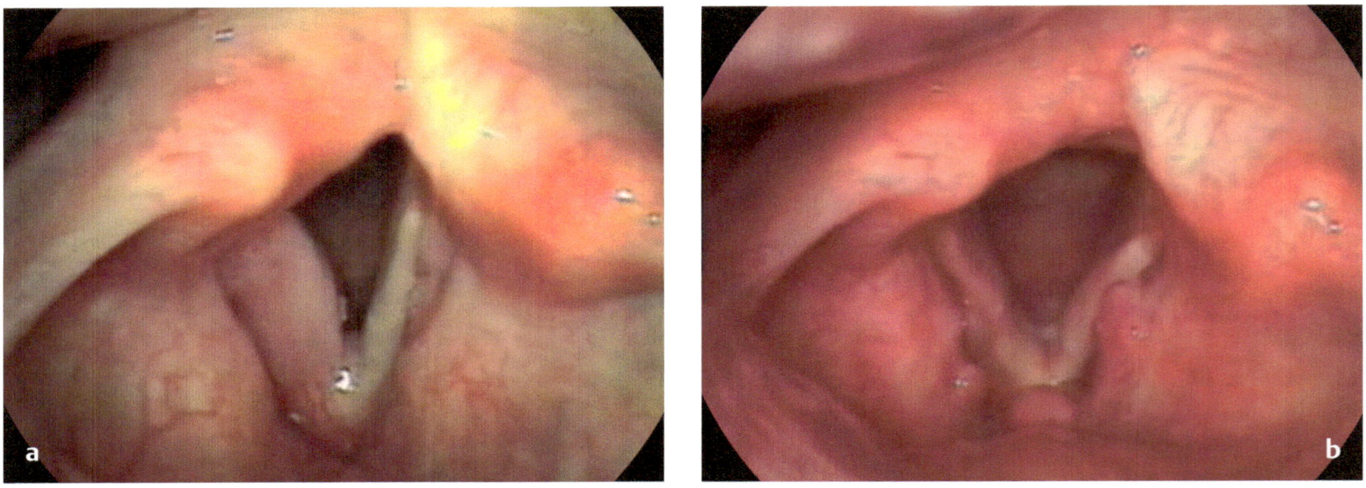

Fig. 26-5. (a) Laringoscopia pré-operatória mostrando lesão papilomatosa em pregas vocais, bandas ventriculares e pecíolo da epiglote. (b) Laringoscopia pós-operatória mostrando preservação das pregas vocais em que foi realizada decorticação com instrumentos frios e presença de granulomas em bandas ventriculares e pecíolo da epiglote em que foi feita ressecção com *laser* de CO_2.

do. Uma cirurgia limpa, controlando o sangramento com algodão com vasoconstritor durante a ressecção, permite melhor visualização das estruturas e uma ressecção mais controlada. Ressecções mais profundas com saca-bocado, tesoura, *laser* ou eletrocautério levarão à formação indesejada de fibrose e/ou granulomas (Fig. 26-5). A ressecção superficial é especialmente importante nas pregas vocais, visando preservação da voz. Nas outras estruturas, como nas pregas vestibulares, podemos ser mais agressivos na ressecção, inclusive removendo-a parcialmente para melhor exposição intraoperatória da face superior da prega vocal e ventrículo laríngeo, o que inclusive facilita a visualização dessas regiões nas laringoscopias de seguimento no pós-operatório.

A princípio, procuramos ressecar todas as lesões com aspecto de papiloma que visualizamos durante a cirurgia. Contudo, nas lesões que acometem a comissura anterior e/ou região interaritenóidea ou que são muito extensas, é aceitável a ressecção subtotal do papiloma, programando uma segunda cirurgia para remoção cautelosa das lesões residuais, minimizando o risco de sequelas (fibrose, sinéquias, estenose cicatricial entre outras) que possam comprometer as funções da laringe (Fig. 26-6).[2]

O controle das recidivas pode exigir procedimentos cirúrgicos frequentes, aumentando o risco de sequelas permanentes. É importante salientar que o papiloma é uma doença epitelial, e que as cirurgias devem ser realizadas apenas para a remoção das lesões, evitando-se ao máximo lesionar os tecidos adjacentes, tanto pelo risco das complicações citadas anteriormente, como pelo risco de lesionar tecidos normais, favorecendo a implantação do papiloma em regiões ainda sadias.[13]

O seguimento pós-operatório deve ser realizado com laringoscopias seriadas mensais inicialmente, até a completa cicatrização da laringe, quando não mais existe modificação do aspecto em duas laringoscopias seguidas. Após esse período e, na ausência de piora da disfonia ou surgimento de outros sintomas, as laringoscopias poderão ser trimestrais, sempre comparando à imagem de referência após a cicatrização completa para pesquisa de recidiva do papiloma. Durante o processo de cicatrização, é comum encontrar fibrina, recobrindo a área cruenta e granulomas nas áreas em que foi utilizado *laser* ou eletrocautério. Para minimizar o processo inflamatório no pós-operatório, utilizamos de rotina inibidores de bomba de prótons para evitar qualquer irritação por refluxo. Corticoide inalatório deve ser evitado, mesmo na presença de granulomas, por tratar-se de uma doença viral.

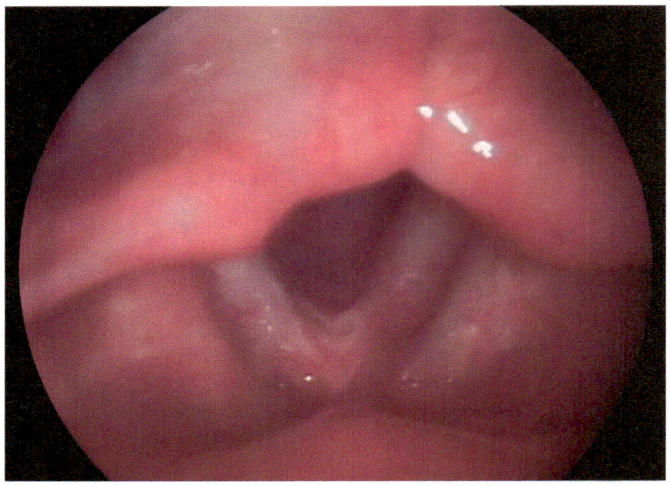

Fig. 26-6. Sequela de múltiplas cirurgias para exérese dos papilomas laríngeos, com sinéquia anterior e aspecto cicatricial de ambas as pregas vocais, com prejuízo da vibração.

Tratamentos Adjuvantes

Na tentativa de melhorar a resposta terapêutica, aumentando o tempo livre de sintomas ou o prazo para necessidade de nova intervenção cirúrgica, vários tratamentos adjuvantes têm sido propostos. Entretanto, a eficácia dessas terapias continua controversa, devido à variabilidade de evolução da doença em cada indivíduo, dificultando a padronização para avaliação dos resultados dos estudos.

O Interferon foi utilizado no passado, com resultados animadores nos primeiros 6 meses de terapia. Porém, seus efeitos colaterais e a observação de retorno das recidivas após seis a 12 meses de tratamento ou após a interrupção do mesmo fizeram esse tratamento ser menos utilizado atualmente.

O Cidofovir é a medicação tópica mais estudada e utilizada atualmente como terapia adjuvante para papilomatose respiratória. A maioria das pesquisas com Cidofovir usa a forma de injeções intralesionais e alguns poucos estudos descrevem seu uso sistêmico. A medicação é um antiviral que se mostrou com ação na inibição da replicação de alguns tipos de vírus, como herpes-vírus, adenovírus, citomegalovírus e papilomavírus. O Cidofovir é aprovado atualmente pela FDA para tratamento de retinite por citomegalovírus em pacientes com SIDA, mas seu uso *off-label* para papilomatose respiratória tem sido empregado. Séries e relatos de casos mostraram boa resposta da medicação, mas, até o momento, sua eficácia ainda não foi comprovada por estudos clínicos com maior número de casos e controlados por placebo. Além disso, ainda há a necessidade de padronização da forma de uso, incluindo concentração, volume e frequência das aplicações, de forma que os resultados possam ser mais bem avaliados em relação ao controle das recidivas.[1,2]

Mais recentemente, o uso de Bevacizumabe (principalmente tópico, mas também sistêmico) está sendo pesquisado para tratamento de papilomatose respiratória recorrente, porém, ainda com a mesma dificuldade de demonstração de eficácia em relação a placebo. O Bevacizumabe é um anticorpo monoclonal humanizado recombinante, que reduz a angiogênese pela neutralização seletiva do fator de crescimento do endotélio vascular (VEGF), que é expresso por células tumorais e também foi identificado nas lesões papilomatosas. Sua indicação em bula é para tratamento sistêmico de alguns tipos de câncer metastático ou localmente avançado ou recorrente. Também tem sido usado topicamente para reduzir a angiogênese em pacientes com retinopatia ou telangiectasia hemorrágica hereditária.

Outras terapias adjuvantes propostas incluem terapia fotodinâmica, *laser* pulsado de contraste (*pulse dye laser*), índole-3-carbinol, crioterapia entre outras, ainda com poucos estudos e em protocolos de pesquisa.[1]

VACINAÇÃO CONTRA HPV

Apesar de a vacinação ter o propósito inicial de prevenção da infecção, pesquisas sugeriram a possibilidade de ela melhorar o controle da papilomatose respiratória recorrente, com a hipótese de que se os pacientes com papiloma tiverem a resposta imune fortalecida, a infecção por HPV pode ser mais bem controlada ou até mesmo eliminada.

A primeira vacina contra HPV foi introduzida, em 2004, contra dois tipos oncogênicos, HPV-16 e HPV-18, primariamente para prevenir câncer de colo uterino (Cervarix®; GlaxoSmithKline Biological). Em 2006, uma nova vacina foi lançada contra os tipos 6, 11, 16, e 18 (Gardasil 4®; Merck Sharp & Dohme), aumentando a prevenção também contra doenças benignas, como as verrugas genitais e a papilomatose respiratória recorrente.

Em 2015, foi lançada a vacina 9-valente contra HPV (Gardasil 9®; Merck Sharp & Dohme), incluindo mais cinco subtipos oncogênicos adicionais, 31, 33, 45, 52 e 58, além dos outros quatro já usados. Essa vacina 9-valente foi registrada no Brasil, em dezembro de 2017, sendo indicada a partir dos 9 anos de idade. É administrada em três doses aplicadas dentro do período de um ano (indicam-se 2 e 6 meses após a primeira dose), com a opção de duas doses quando aplicadas entre 9 e 14 anos de idade, sendo a segunda entre 5 e 13 meses após a primeira.

Ainda são necessárias mais pesquisas com melhor padronização, mas estudos têm sugerido benefício do uso terapêutico da vacinação, com efeitos positivos de aumento do tempo para recorrência e diminuição da necessidade de intervenções cirúrgicas.[10]

REFERÊNCIAS BIBLIOGRÁFICAS

1. Ballestas SA, Shelly S, Soriano RM, Klein A. Trends in recurrent respiratory papillomatosis treatment. Acta Otorrinolaringol Esp (Engl Ed). 2021;72:109-20.
2. Derkay CS. Recurrent respiratory papillomatosis. Laryngoscope. 2001;111:57-69.
3. zur Hausen H. Papillomaviruses in the causation of human cancers – A brief historical account. Virology. 2009;384:260-5.
4. Scarth JA, Patterson MR, Morgan EL, Macdonald A. The human papillomavirus oncoproteins: A review of the host pathways targeted on the road to transformation. J Gen Virol. 2021;102:001540.
5. Rous P, Beard JW. The progression to carcinoma of virus-induced rabbit papillomas (shope). J Exp Med. 1935;62:523-48.
6. Kashima HK, Shah F, Lyles A, Glackin R, Muhammad N, Turner L, et al. A comparison of risk factors in juvenile-onset and adult-onset recurrent respiratory papillomatosis. Laryngoscope. 1992;102:9-13.
7. Czeglédy J. Sexual and non-sexual transmission of human papillomavirus. Acta Microbiol Immunol Hung. 2001;48511-7.
8. Silverberg MJ, Thorsen P, Lindeberg H, Grant LA, Shah KV. Condyloma in pregnancy is strongly predictive of juvenile-onset recurrent respiratory papillomatosis. Obstet Gynecol. 2003;101:645-52.
9. Ryndock EJ, Meyers C. A risk for non-sexual transmission of human papillomavirus? Expert Rev Anti Infect Ther. 2014;12:1165-70.
10. Petca A, Borislavschi A, Zvanca ME, Petca RC, Sandru F, Dumitrascu MC. Non-sexual HPV transmission and role of vaccination for a better future (Review). Exp Ther Med. 2020;20:186.
11. Fox-Lewis A, Allum C, Vokes D, Roberts S. Human papillomavirus and surgical smoke: a systematic review. Occup Environ Med. 2020;77:809-17.
12. Palma S, Gnambs T, Crevenna R, Jordakieva G. Airborne human papillomavirus (HPV) transmission risk during ablation procedures: A systematic review and meta-analysis. Environ Res. 2021;192:110437.
13. Ximenes-Filho JA, Simoceli L, Imamura R, Tsuji DH, Sennes LU. Papilomatose laríngea recorrente: experiência de 10 anos. Rev Bras Otorrinolaringol. 2003;69:599-604.
14. Abreu AL, Souza RP, Gimenes F, Consolaro ME. A review of methods for detect human Papillomavirus infection. Virol J. 2012;9:262.
15. Derkay CS, Malis DJ, Zalzal G, Wiatrak BJ, Kashima H, Coltrera M. A staging system for assessing severity of disease and response to therapy in recurrent respiratory papillomatosis. Laryngoscope. 1998;108:935-7.
16. Hester RP, Derkay CS, Burke BL, Lawson ML. Reliability of a staging assessment system for recurrent respiratory papillomatosis. Int J Pediatr Otorhinolaryngol. 2003;67:505-9.

PARTE IV TUMORES DA LARINGE

CAPÍTULO 27

LESÕES PRÉ-MALIGNAS DA LARINGE

Luiz Ubirajara Sennes ▪ Eduardo Rodrigues dos Santos Sadeck
Beatriz Villano Krentz

INTRODUÇÃO

Excluindo a pele, o câncer de laringe é a neoplasia mais frequente na região de cabeça e pescoço, correspondendo a aproximadamente 25% dos casos.[1] O carcinoma espinocelular é o tumor mais frequente (85% a 95% dos casos), mas podem ocorrer adenocarcinomas, tumores neuroendócrinos, sarcomas entre outros.

O desenvolvimento de um tumor maligno envolve interações complexas entre fatores de riscos exógenos e endógenos, sendo o processo separado cronologicamente em três estágios: iniciação, promoção e progressão. A iniciação é o primeiro estágio da carcinogênese e envolve um ataque direto ao DNA da célula, sendo um processo irreversível. A promoção é o segundo estágio da carcinogênese, sendo um processo lento, reversível e modulado pelos fatores externos. O tabaco, por exemplo, é um carcinogênico completo, provocando a iniciação e promoção. O terceiro estágio é a progressão, sendo subdividido em duas fases: A primeira inclui anormalidades epiteliais, como a displasia e o carcinoma *in situ,* doenças capazes de transformarem-se em neoplasia invasiva; a segunda é o próprio carcinoma invasivo.[2]

Nos últimos 40 anos, houve grande avanço no manejo dos pacientes com câncer de laringe, com protocolos de preservação de órgãos e cirurgias endoscópicas minimamente invasivas.[3] O conhecimento dos fatores de risco e sua fisiopatologia, assim como o reconhecimento precoce das doenças pré-malignas da laringe, é crucial para maximizar as taxas de cura e minimizar as sequelas advindas do tratamento.

DESENVOLVIMENTO

As lesões pré-malignas da laringe podem manifestar-se macroscopicamente como uma leucoplasia ou eritroplasia. A leucoplasia é definida como uma placa branca que geralmente corresponde a um espessamento da mucosa laríngea associado a uma queratose superficial.[4] Ela pode estar associada ou não a lesões avermelhadas, chamadas de eritroplasias. São consideradas pré-malignas por corresponderem a uma manifestação visível de uma lesão epitelial subjacente, geralmente em fases hiperplásica e displásica, que poderão ou não progredir para um carcinoma invasivo.[5]

A presença de atipias em lesões leucoplásicas varia na literatura de 2,8% a 100%.[5] Isenberg *et al.* relatam uma taxa de malignização destas lesões entre 3,8% a 14%, sendo que o risco de malignização aumenta de acordo com a severidade da displasia.[6] A leucoplasia está associada a vários estágios de alterações histológicas; já a eritroplasia geralmente representa uma displasia severa ou carcinoma *in situ*.

A transformação de um epitélio normal em um carcinoma de células escamosas é um processo longo, abrangente e com vários estágios, acumulando progressivas alterações genéticas que podem levar à seleção de um clone de células epiteliais modificadas.[6] Existe um espectro contínuo de proliferação das lesões com uma progressão histológica, incluindo uma hiperplasia focal, metaplasia escamosa, vários graus de displasia, carcinoma *in situ* e carcinoma invasivo.[3]

A alteração epitelial é uma resposta a irritantes que incluem o tabaco, álcool, refluxo gastroesofágico, inalantes químicos e trauma mecânico. Acredita-se que ocorra uma congestão vascular crônica associada à resposta inflamatória.[2]

Cerca de 95% dos pacientes que desenvolvem câncer de laringe são tabagistas e/ou etilistas, sendo raro nos indivíduos que não têm esses hábitos. O cigarro contém mais de 55 componentes mutagênicos, sendo o principal fator de risco para o desenvolvimento do câncer, e, quando associado ao álcool, tem um efeito sinérgico.[7]

O refluxo gastroesofágico é sugerido como um possível fator de risco para o desenvolvimento das neoplasias laríngeas. Galli *et al.* encontraram evidência de doença do refluxo na pHmetria de 24 horas em 83,3% dos pacientes com lesões pré-câncer ou câncer de laringe, embora apenas 63,7% deles tivessem queixas de refluxo.[8] Lewin *et al.* também reportaram essa alta relação (85% em 40 casos estudados).[9] Embora exista alta prevalência de refluxo em pacientes com lesões pré-malignas e malignas de laringe, outros estudos são necessários para definir seu real risco como fator isolado.

Outro agente citado no desenvolvimento do câncer de laringe é o papilomavírus humano (HPV). A papilomatose laríngea é a doença benigna mais comum da laringe associada a um pequeno risco de transformação maligna (3% a 7%). A maioria dos estudos relaciona o HPV com o carcinoma invasivo e poucos com a displasia. As evidências sugerem que o HPV está envolvido em promover a progressão de tumores de orofaringe. Na laringe, a relação é pequena e parece estar relacionada com determinados subtipos do vírus.[10]

ABORDAGEM DIAGNÓSTICA DAS LESÕES PRÉ-MALIGNAS DA LARINGE

Anamnese

A avaliação diagnóstica inicia-se com uma anamnese com ênfase no questionamento dos fatores de risco. Em geral, as neoplasias laríngeas são mais comuns em indivíduos entre 50 e 60 anos de idade, do sexo masculino (4:1) e com antecedentes de tabagismo e/ou etilismo. A presença de refluxo gastroesofágico, exposição a tóxicos (níquel, asbestos e outros), papilomatose e história familiar de neoplasia também são fatores predisponentes. A exposição ao tabaco e álcool são fatores tão importantes que indivíduos que apresentam um carcinoma espinocelular na região de cabeça e pescoço têm um risco de aproximadamente 15% a 20% de desenvolver um segundo primário em 5 anos.[3]

A laringe é dividida em três regiões anatômicas: glote, supraglote e infraglote. Representam, respectivamente, dois terços, um terço e 2% das neoplasias de laringe. A sintomatologia do paciente depende do sítio acometido e do volume da lesão. As lesões pré-malignas são geralmente superficiais e causam poucos sintomas, exceto na região das pregas vocais, onde causam disfonia. Muitas vezes, seu diagnóstico é um achado de exame, sendo que a sintomatologia que leva o paciente a procurar atendimento médico está mais relacionada com a irritação crônica pelos fatores de risco (refluxo, álcool e tabagismo) do que pela própria lesão pré-maligna.

As lesões pré-malignas da supraglote (epiglote, pregas ariepiglóticas, aritenoides, pregas vestibulares e ventrículo laríngeo), que é uma região ampla, tendem a provocar poucos sintomas, desenvolvendo-se silenciosamente e sendo diagnosticadas tardiamente. Quando apresentam sintomas, geralmente referem algum incômodo na garganta e desconforto ao engolir.

As lesões pré-malignas glóticas acometem as pregas vocais, comissura anterior e processo vocal das aritenoides, podendo estender-se do assoalho do ventrículo laríngeo até 1 cm abaixo da borda livre das pregas vocais. Disfonia persistente costuma ser a queixa nas lesões glóticas e, por ser uma manifestação precoce, favorece o diagnóstico dessas lesões em estágio inicial.

As lesões pré-malignas infraglóticas são raras e geralmente ocorrem por extensão de lesões glóticas.

Laringoscopia

Na presença de qualquer sintoma relacionado com a laringe (disfonia, disfagia ou dispneia) de caráter persistente (por mais de duas ou três semanas) está indicada a avaliação endoscópica das vias aéreas superiores. Na presença de piora progressiva e em tabagistas e/ou etilistas, essa avaliação é ainda mais imperativa. Como já referido, a grande maioria dos tumores laríngeos é representada pelo carcinoma espinocelular, que se origina no epitélio como uma lesão leucoplásica, eritroplásica ou por uma pequena lesão elevada ou ulcerada.

A avaliação da laringe pode iniciar-se por meio de laringoscopia indireta com espelho de Garcia. Esta técnica permite uma boa visão da laringe, porém, apresenta limitações técnicas, sendo que alguns pacientes não toleram o exame.[3] Além disso, não permite o registro e compartilhamento das imagens que é fundamental no diagnóstico e no acompanhamento de eventuais achados.

A avaliação endoscópica representou um grande avanço no diagnóstico das lesões laríngeas. Pode-se utilizar um telescópio rígido de 70 graus ou um nasofibroscópio flexível (Fig. 27-1). No telescópio, a imagem é obtida por meio de lentes e prismas, resultando em uma imagem ampliada, com alta resolução e pouca distorção. Os aparelhos flexíveis, embora ofereçam imagens através das fibras ópticas (com menor

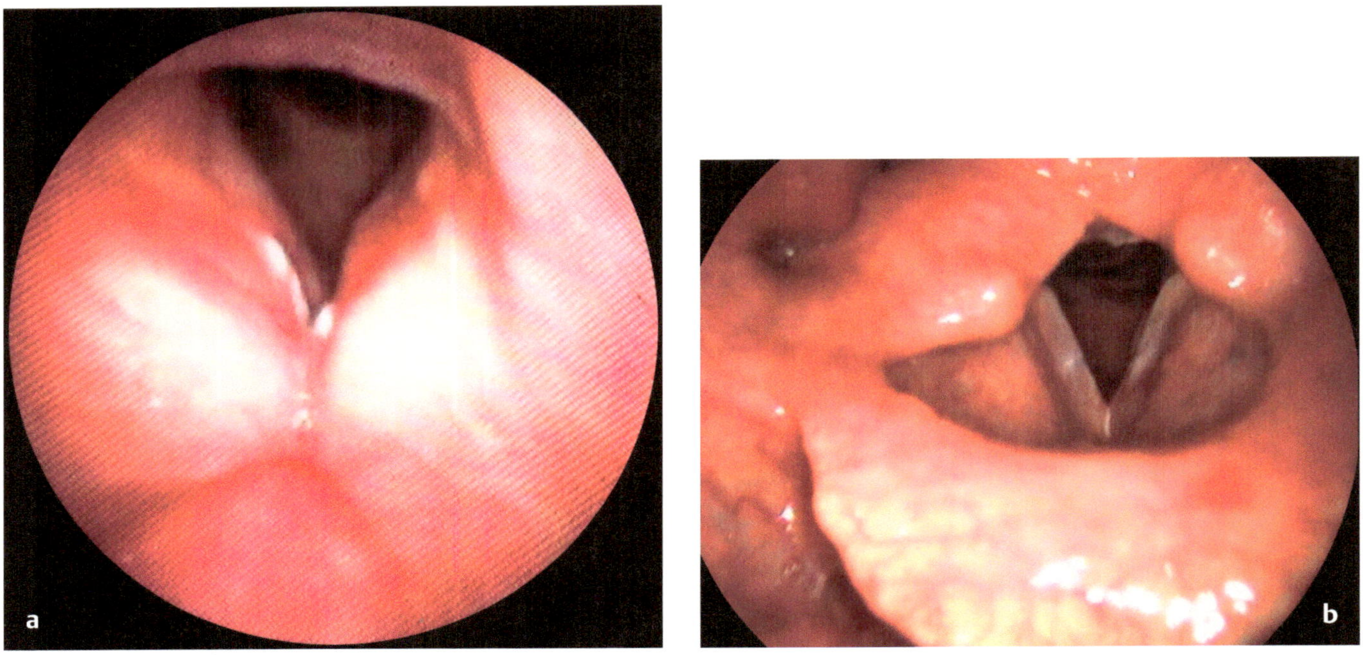

Fig. 27-1. (a) Leucoplasia bilateral não contínua visualizada por nasofibroscópio. (b) Leucoplasia em terço médio bilateral visualizada por telescópio rígido de 70°.

resolução), permitem uma maior exploração da laringe, pela possibilidade de aproximação e introdução do aparelho nos recessos da hipofaringe e laringe (valécula, seios piriformes, fenda glótica, infraglote e traqueia). Essas avaliações são realizadas sob anestesia tópica, sendo assim o melhor método para a observação da mobilidade das pregas vocais.

A videoestroboscopia tem especial importância na avaliação do paciente com leucoplasia ou eritroplasia nas pregas vocais, já que a redução ou ausência da vibração da mucosa vocal pode sugerir uma invasão para camadas mais profundas da prega vocal e malignidade.[3]

O melhor método para o diagnóstico e a definição da extensão das lesões pré-malignas da laringe é a laringoscopia direta (laringoscopia de suspensão) sob anestesia geral e biópsia. Durante a cirurgia, devem-se pesquisar a extensão da lesão e possíveis lesões sincrônicas com avaliação da cavidade oral, faringe (incluindo seios piriformes e região retrocricóidea) e, se possível, esôfago proximal.

Alguns cirurgiões utilizam, durante a laringoscopia direta, telescópios rígidos. Neste método, telescópios longos e com ângulos visuais diferentes (0º, 30º, 70º e 120º) conectados a um equipamento de vídeo são introduzidos por meio do laringoscópio de suspensão. Os telescópios permitem uma melhor visualização da região infraglótica, comissura anterior e ventrículo.

A telescopia de contato é uma técnica que pode ser realizada pela laringoscopia de suspensão, possibilitando um estudo *in vivo* de diversas alterações celulares do epitélio.[11] É utilizado um telescópio de contato, capaz de oferecer ampliação de imagem de até 150 vezes, permitindo a visualização de alterações microscópicas celulares e vasculares da mucosa. A sua utilização de rotina como fator determinante da conduta cirúrgica ainda é considerada controversa, sendo considerados a biópsia e exame anatomopatológico os métodos mais seguros e precisos.

Métodos videoendoscópicos que realçam os vasos, como NBI (*narrow band image* - Olympus®) e SPIES (*Storz professional image enhancement system* - Karl Storz®), fornecem maior contraste entre a lesão e o tecido normal (Fig. 27-2), permitindo identificar pequenas alterações epiteliais que possam representar lesões pré-malignas bastante precoces e favorecendo a melhor definição dos limites da lesão.

O NBI é com base na modificação do espectro de luz branca padrão, usando filtros ópticos especiais e um endoscópio. Os filtros absorvem toda a luz, exceto para duas faixas de comprimento de onda: 400 a 430 nm (415 nm – luz azul), o que permite identificar a arquitetura da mucosa e capilares superficiais com aspecto acastanhado e de 525 a 555 nm (540 nm – luz verde), que penetra mais profundamente e, portanto, permite a visualização de capilares submucosos, que aparecem na cor turquesa. A luz azul corresponde à absorbância máxima da hemoglobina, produzindo contraste entre o sangue e os tecidos circundantes.[12]

Em 2011, pesquisadores japoneses mostraram que o NBI combinado com a endoscopia de luz branca melhora significativamente a sensibilidade e a taxa de detecção de lesões pré-malignas e malignas da laringe. Isso porque cada doença apresenta um padrão capilar característico. Portanto, por meio da análise deste padrão, é possível identificar as lesões com maior risco de se tratar displasia de alto grau ou carcinoma *in situ*.[11]

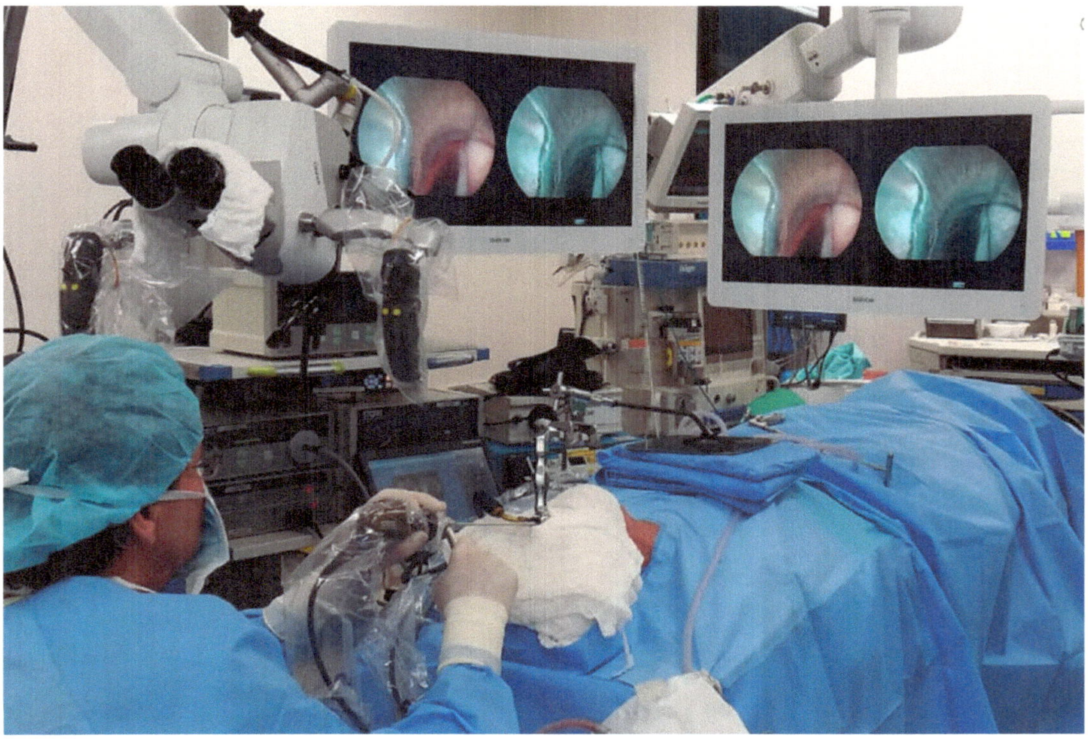

Fig. 27-2. Telescopia laríngea por dentro do laringoscópio de suspensão, utilizando-se o recurso Spies (Karl Storz®) para melhor visualização das alterações da mucosa da prega vocal.

SPIES é uma nova técnica digital usada para melhorar a endoscopia, com base na separação do registro espectral, capturado por um sistema de câmera de alta definição, através de processamento digital. Isso permite realçar a aparência da superfície da mucosa e a arquitetura vascular epitelial. Ela é caracterizada por cinco faixas espectrais (Clara, Chroma, Clara + Chroma, Spectra A e Spectra B).

Os métodos de videoendoscopia NBI e de endoscopia SPIES são comparáveis na detecção e análise de neoangiogênese, cujo padrão, como já mencionado, é diferente entre lesões benignas, alterações pré-malignas e malignas.[13]

No relatório da laringoscopia, é importante documentar e descrever todas as características da lesão: Aspecto vegetante ou ulcerado, superfície lisa ou irregular, estruturas anatômicas acometidas, se a lesão é unilateral ou se cruza a linha média, acometendo ambos os lados, se é restrita a uma região da laringe, se a mobilidade das aritenoides e das pregas vocais está preservada. As lesões podem ocorrer em uma ou ambas as pregas vocais, sendo lesões contínuas ou separadas geograficamente. A presença de onda mucosa no local da lesão, ainda que diminuída, é um indício de que a camada superficial da lâmina própria encontra-se íntegra e pode servir como plano de clivagem para uma possível remoção.

Nas lesões pré-malignas, não precisamos nos preocupar com metástases linfonodais, mas é sempre importante incluir a avaliação do pescoço, pois é relativamente frequente a concomitância de mais de um tumor primário causado pela agressão crônica da mucosa das vias aerodigestivas superiores, esôfago proximal e pulmões.

Métodos Radiológicos e de Imagem

A ultrassonografia, a tomografia computadorizada e a ressonância magnética são pouco úteis para o diagnóstico das lesões pré-malignas que, por serem superficiais, raramente aparecem nesses métodos.

CONDUTAS NAS LESÕES PRÉ-MALIGNAS DA LARINGE

A correlação entre o aspecto macroscópico da lesão, e o achado histológico é difícil. A literatura revela que o fator preditivo mais forte para transformação maligna da lesão é a presença de atipia epitelial e alteração da superfície mucosa.[5] Saber qual lesão deve ser retirada, por sugerir uma displasia ou carcinoma e qual lesão pode ser tratada clinicamente, com uma grande chance de melhora, não é possível. Zeitels *et al.*, analisando 52 casos com lesões suspeitas em pregas vocais, mostraram que 52% encontravam-se na face superior da prega vocal.[5] Como conduta, sugere que pacientes fumantes com lesão leucoplásica ou eritroplásica na face superior da prega vocal são candidatos à biópsia da lesão. Lesão na borda livre da prega vocal, especialmente em não fumantes, pode ser secundária a um trauma vocal. A presença de queratose posterior e interaritenóidea, como a clássica paquidermia, pode sugerir lesões secundárias ao refluxo, especialmente em não fumantes. Assim, os dois últimos casos não necessitariam de biópsia como primeira conduta.

Alguns serviços optam por realizar o tratamento clínico empiricamente antes do tratamento cirúrgico, desde que a lesão tenha um aspecto superficial, não vegetante ou ulcerado, com preservação da onda mucosa e da mobilidade da prega vocal. Em geral, utilizam-se inibidores da bomba de prótons, corticoide inalatório e vitamina A.

Os inibidores da bomba de prótons têm o objetivo de reduzir qualquer agressão ácida que possa ocorrer na laringe por refluxo gastroesofágico, sintomático ou não. O corticoide inalatório é usado para ação anti-inflamatória na laringe, e a vitamina A teria ação antioxidante e como promotor da diferenciação celular. Deve-se realizar uma reavaliação laringoscópica após duas ou três semanas de tratamento e, caso haja melhora do aspecto macroscópico da lesão, manter o tratamento clínico por mais três ou quatro semanas, com programação de nova avaliação. Se a melhora for progressiva, pode-se manter o tratamento clínico (Fig. 27-3). Os pacientes que não melhoram devem ser submetidos a tratamento cirúrgico com biópsia da lesão, preferencialmente excisional.

Na suspeita de neoplasia, a biópsia das lesões laríngeas é imperativa. O ideal é realizá-la com uma microcirurgia de laringe com laringoscópio de suspensão, podendo associar o uso das ópticas rígidas de 0 e 30 graus, proporcionando uma melhor visualização de todas as estruturas laríngeas. A documentação visual da cirurgia também é importante para comparações futuras. É importante palpar todas as regiões das pregas vocais, avaliar a presença de lesões associadas, como alterações estruturais mínimas e observar a presença de ulcerações, característica mais associada a carcinomas (Fig. 27-4).

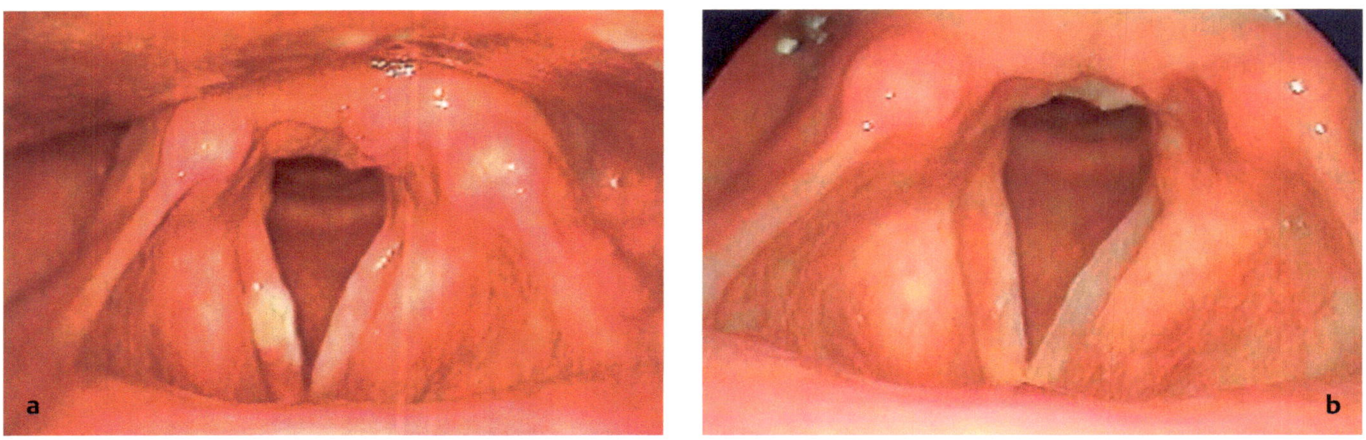

Fig. 27-3. (a) Leucoplasia de prega vocal direita e (b) regressão após tratamento clínico com IBP e corticoide inalatório.

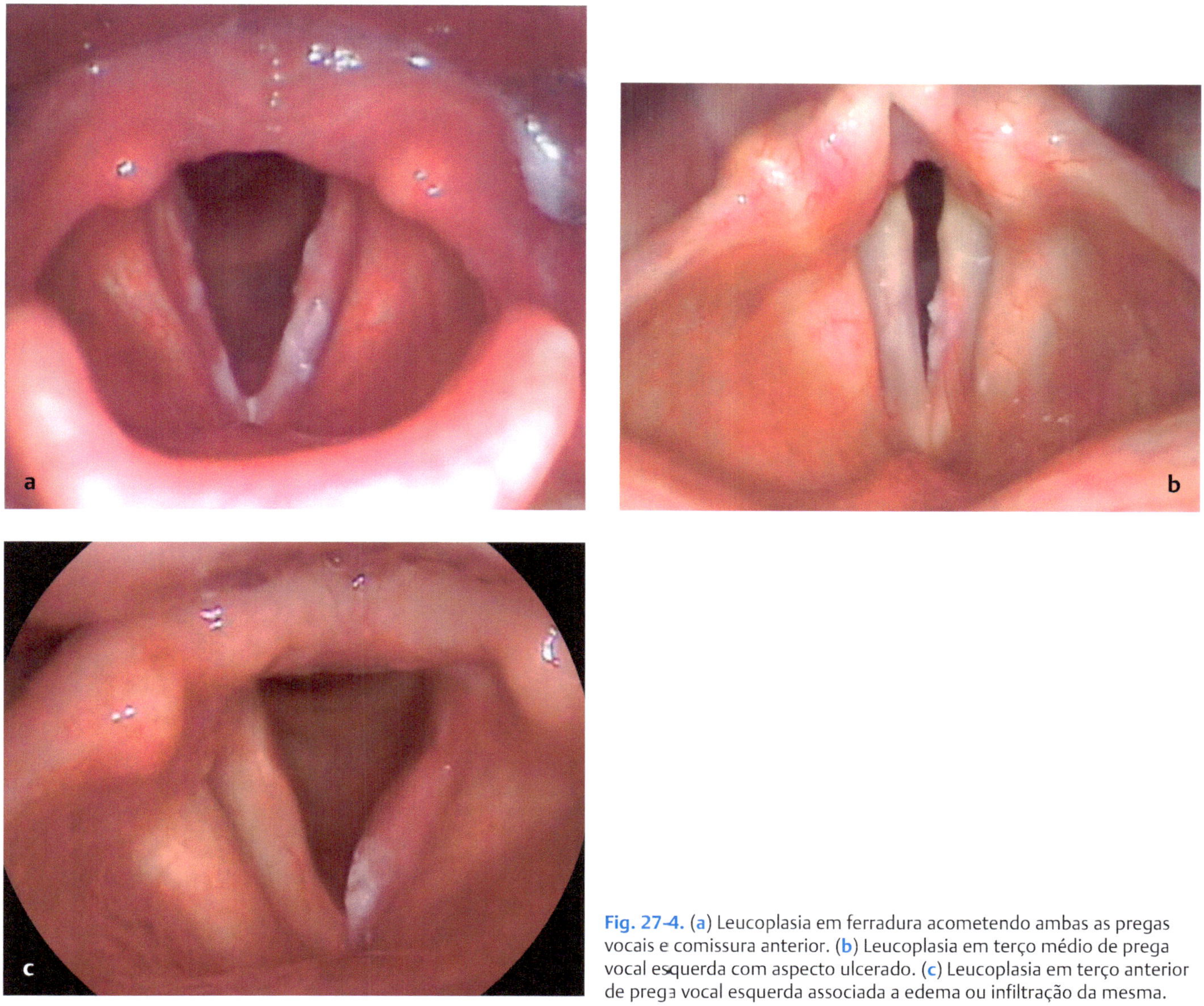

Fig. 27-4. (a) Leucoplasia em ferradura acometendo ambas as pregas vocais e comissura anterior. (b) Leucoplasia em terço médio de prega vocal esquerda com aspecto ulcerado. (c) Leucoplasia em terço anterior de prega vocal esquerda associada a edema ou infiltração da mesma.

A biópsia com endoscópio flexível também é possível. Os endoscópios flexíveis com mais de 5 mm de calibre apresentam um canal de procedimentos, através do qual introduz-se uma pinça saca-bocado flexível, permitindo a realização de biópsia sob visualização direta e anestesia tópica. A biópsia incisional da leucoplasia não é considerada como uma conduta ideal, mas pode ser indicada em pacientes com alto risco cirúrgico. Isso porque a biópsia de uma região da lesão pode não ser representativa e não afasta a presença de neoplasia invasiva em outra região da lesão. Se mostrar carcinoma invasivo, pode definir a conduta, mas, se for negativa, não afasta que outra região da lesão seja maligna e não deve ser considerada conclusiva. As lesões leucoplásicas são pleomórficas, frequentemente apresentando grande variabilidade histológica nas suas diversas regiões, e uma mesma lesão leucoplásica pode apresentar uma variabilidade intralesional da atipia epitelial, embora o aspecto macroscópico seja o mesmo. Biópsias em regiões inadequadas podem provocar condutas terapêuticas inapropriadas. Portanto, deve-se retirar toda a lesão suspeita (biópsia excisional) e, segundo Zeitels *et al.*, realizar uma análise histológica com secções seriadas de toda extensão da mesma.[5]

O método cirúrgico de eleição para remoção da leucoplasias é a decorticação, realizada no plano da lâmina própria da mucosa, com remoção de toda espessura do epitélio, incluindo a membrana basal. Na prega vocal, esse procedimento também é denominado de cordectomia tipo 1. No espécime cirúrgico, o patologista deve avaliar se a lesão é intraepitelial ou se ultrapassa a membrana basal, caracterizando uma lesão invasiva.

Alguns autores preconizam a vaporização com *laser* das lesões teciduais suspeitas ou para ampliação das margens em caso de displasia. Embora essa conduta traga menos lesão tecidual e sequelas, tem a desvantagem de perder-se a possibilidade de análise histológica da lesão e das margens de ressecção.[14]

Para a remoção da lesão pré-maligna na prega vocal, onde existe a preocupação com preservação das estruturas para

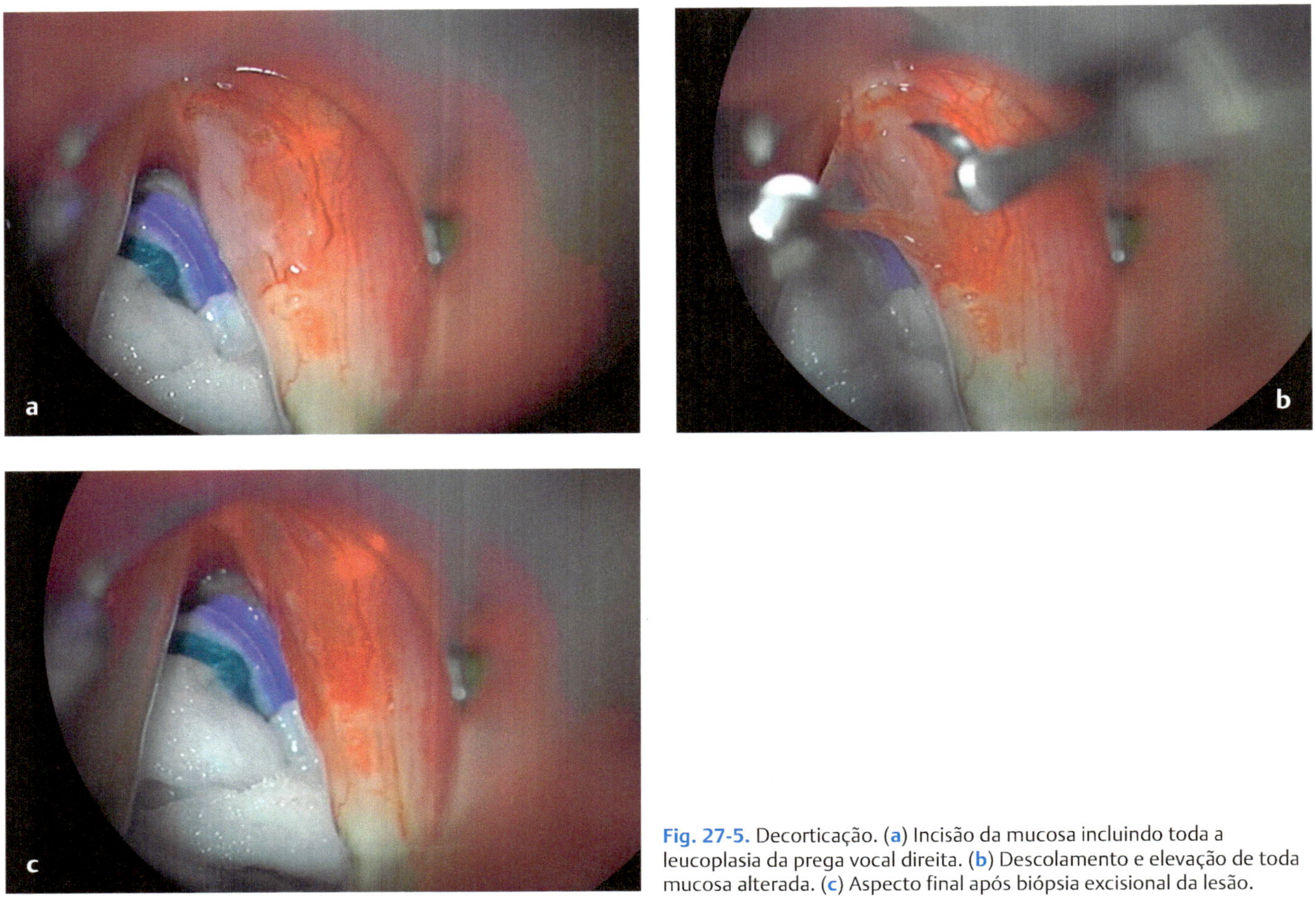

Fig. 27-5. Decorticação. (a) Incisão da mucosa incluindo toda a leucoplasia da prega vocal direita. (b) Descolamento e elevação de toda mucosa alterada. (c) Aspecto final após biópsia excisional da lesão.

não trazer grande prejuízo da qualidade vocal, algumas técnicas podem ser adotadas. A decorticação deve ser realizada na camada superficial da lâmina própria (espaço de Reinke), próximo ao limite do epitélio e preservando ao máximo o tecido frouxo sobre o ligamento vocal (Fig. 27-5). Isso visa garantir um tecido flexível e vibração do epitélio vocal que será regenerado com o passar do tempo (cerca de 60 a 90 dias). Ressecções mais profundas da lâmina própria, deixando o ligamento vocal desnudo (sem tecido frouxo e pequenos vasos sanguíneos sobre ele), podem parecer bastante adequadas do ponto de vista oncológico, mas podem ser desnecessárias para uma lesão intraepitelial e, via de regra, fazem com que o epitélio regenerado fique muito aderido ao ligamento e com propriedade vibratória muito prejudicada.

Para facilitar a decorticação, pode-se realizar a infusão de solução salina com adrenalina 1:10.000 utilizando um *scalp* número 25 inserido na região submucosa da superfície superior da prega vocal, com objetivo de provocar uma hidrodissecção entre a mucosa e o ligamento vocal, facilitando as incisões, o descolamento da lesão e protegendo tecidos.[5] A ressecção é realizada pela técnica do *microflap* descrita por Zeitels *et al.*, retirando-se toda a lesão acima do ligamento vocal, com margens de mucosa normal.[5]

O *laser* cirúrgico também pode ser utilizado na ressecção das lesões pré-malignas, mas pode trazer dificuldade na avaliação das margens cirúrgicas pelo patologista. Dentre os diversos tipos de *laser*, o de CO_2 é o mais indicado por apresentar um comprimento de onda em que a energia é absorvida pela água, com menor lesão térmica do tecido adjacente. Quando adequadamente ajustado, o *microsspot* cria uma lesão cilíndrica de apenas 0,2 mm de diâmetro por 0,2 mm de profundidade, ocorrendo predominantemente ação de corte e selamento de pequenos vasos (até 0,5 mm), com mínima carbonização do tecido. De qualquer modo, ao trabalhar com o *laser*, existe maior retração do tecido ressecado e a tendência de trabalhar com margens de ressecção mais amplas do que com a cirurgia com instrumentos convencionais. Desse modo, recomendamos o uso do *laser* para incisão dos limites da mucosa, mas dar preferência a instrumentos convencionais para realizar a decorticação. Por outro lado, o *laser* é extremamente útil na ressecção subligamentar ou transmuscular, caso a biópsia de congelação revele uma neoplasia invasiva. Por isso, recomendamos que o *laser* de CO_2 esteja disponível nas microcirurgias de laringe para ressecção das lesões pré-malignas.

A participação do patologista é fundamental para definir o diagnóstico da lesão e se o procedimento cirúrgico realizado foi adequado. O espécime deve sempre estar orientado e sinalizado para avaliação do patologista. Apesar da dificuldade técnica pela pequena dimensão do espécime e dos artefatos pela manipulação do tecido, a biópsia de congelação no intraoperatório é fundamental para que a ressecção seja segura, mas, ao mesmo tempo, não seja excessiva, trazendo sequelas desnecessárias.

Se houver invasão da membrana basal, a lesão deixa de ser intraepitelial, e a decorticação é um tratamento insuficiente, sendo necessário ampliar a ressecção. As margens laterais também devem estar livres. Os achados da congelação devem ser confirmados (ou não) na análise definitiva em parafina.

Entretanto, a conduta nessas lesões não é um consenso. Enquanto alguns autores preconizam um segundo tratamento com ampliação da ressecção no carcinoma *in situ*, outros acreditam que mesmo carcinomas microinvasivos podem ser tratados com uma técnica bastante preservadora.[15] Zeitels *et al.* definem quatro tipos de procedimentos cirúrgicos com base na profundidade da lesão glótica: dissecção logo abaixo da membrana basal do epitélio, na superfície da camada superficial da lâmina própria para displasias, carcinoma *in situ* e carcinoma microinvasivo; dissecção na profundidade da camada superficial da lâmina própria para carcinoma microinvasivo mais extensos, mas que não invadem o ligamento; dissecção entre o ligamento vocal e o músculo vocal para lesões que invadem o ligamento, mas não o ultrapassam; dissecção dentro do músculo tireoaritenóideo para lesões que penetram o ligamento vocal e invadem o músculo.[16]

SEGUIMENTO

A laringoscopia é o melhor método para o acompanhamento dos pacientes com lesões pré-malignas da laringe. Após sua ressecção, fica uma área sem epitélio que inicialmente será recoberta por fibrina e progressivamente irá se regenerar. Esse processo leva entre 30 e 90 dias, dependendo da profundidade da área cruenta.

Laringoscopias seriadas (geralmente mensais) devem ser realizadas para acompanhar a cicatrização. As sequelas são diretamente relacionadas com a profundidade da ressecção e com a irregularidade da área cruenta. Quando o aspecto de duas laringoscopias for similar, podemos considerar que o processo cicatricial está completo, e é este aspecto que passaremos a acompanhar à procura de uma eventual recidiva. A redução da onda mucosa na estroboscopia pode auxiliar na detecção precoce de uma recidiva.

Nas queratoses, hiperplasia e displasias leves e moderadas podemos repetir a laringoscopia a cada 3 meses no primeiro ano e depois aumentar o intervalo. Nas displasias severas, carcinoma *in situ* ou microinvasivo as laringoscopias devem ser mensais nos dois primeiros anos, passando a ser trimestrais nos próximos 3 anos. Na persistência de fatores de risco (tabagismo, etilismo ou refluxo) ou de algum processo inflamatório, o intervalo das laringoscopias deve-se manter mensal ou bimensal.

Também devemos atentar pela possibilidade de uma segunda lesão primária, especialmente em tabagistas e etilistas, devendo ser avaliados periodicamente as vias aerodigestivas superiores, pulmões e esôfago superior. O paciente deve ser orientado para retornar antes do período estabelecido, caso apresente algum sintoma, como rouquidão, sensação de corpo estranho, desconforto para engolir, pigarro e tosse ou no aparecimento de algum nódulo no pescoço.

REFERÊNCIAS BIBLIOGRÁFICAS

1. INCA – Instituto Nacional de Câncer. Câncer de laringe [citado em 26 abril 2022]. Disponível em: https://www.inca.gov.br/tipos-de-cancer/cancer-de-laringe
2. Ferlito A. The natural history of early vocal cord cancer. Acta Otolaryngol (Stockh). 1995;115:345-7.
3. Thekdi AA, Ferris RL. Diagnostic assessment of laryngeal cancer. Otolaryngol Clinics of North America. 2002;35:953-69.
4. Schweinfurth JM, Powitzky E, Ossoff RH. Regression of laryngeal dysplasia after serial microflap excision. Ann Otol Rhinol Laryngol. 2001;110:811-4.
5. Zeitels SM. Premalignant epithelium and microinvasive cancer of the vocal fold: the evolution of phonomicrosurgical management. Laryngoscope. 1995;105:1-51.
6. Isenberg JS, Crozier DL, Dailey SH. Institutional and comprehensive review of laryngeal leukoplakia. Ann Otol Rhinol Laryngol. 2008;117:74-9.
7. Ha PK, Califano JA. The molecular biology of laryngeal cancer. Otolaryngol Clin North Am. 2002;35:993-1012.
8. Galli J, Frenguelli A, Calo L, Agostino S, Cianci R, Cammarota G. Role of gastroesophageal reflux in precancerous conditions and in squamous cell carcinoma of the larynx. Acta Otorhinolaryngol Ital. 2001;21:350-5.
9. Lewin JS, Gillenwater AM, Garret JD, Bishop LJK, Nguyen DD, Callender DL, et al. Characterization of laryngopharyngeal reflux in patients with premalignant or early carcinoma of the larynx. Cancer. 2003;97:1010-4.
10. Sadri M, McMahon J, Parker A. Laryngeal dysplasia: Aetiology and molecular biology. J Laryngol Otol. 2006;120:170-7.
11. Klimza H, Jackowska J, Tokarski M, Piersiala K, Wierzbicka M. Imagem de banda estreita (NBI) para melhorar a avaliação da leucoplasia das pregas vocais e superar o efeito guarda-chuva. PLoS One. 2017;12:e0180590.
12. Piazza C, Dessouky O, Peretti G, Cocco D, de Benedetto L, Nicolai P. Imagem de banda estreita: Uma nova ferramenta para avaliação de carcinomas de células escamosas de cabeça e pescoço. Revisão da literatura. Acta Otorhinolaryngol Ital. 2008;28:49-54.
13. Staníková L, Walderová R, Jančatová D, Formánek M, Zeleník K, Komínek P. Comparison of narrow band imaging and the Storz Professional Image Enhancement System for detection of laryngeal and hypopharyngeal pathologies. Eur Arch Oto-Rhino-Laryngol. 2018;275:1819-25.
14. Strong MS. Laser excision of carcinoma of the larynx. Laryngoscope. 1975;85:1286-9.
15. Hymans VH. Premalignant laryngeal lesions- a laryngologist´s viewpoint. In: Alberti PW, Bryce DB, (eds.) Workshops from Centennial Conference on Laryngeal Cancer. New York: Appleton-Century-Crofts; 1976. p. 134-5.
16. Zeitels SM, Hillman RE, Franco RA, Buting GW. Voice and treatment outcome from phonosurgical management of early glottic cancer. Ann Otol Rhinol Laryngol. 2002;11:3-20.

CAPÍTULO 28

EPIDEMIOLOGIA E PREVENÇÃO DO CÂNCER DE LARINGE

Leandro Luongo de Matos

INTRODUÇÃO

O câncer de laringe representa a segunda neoplasia maligna da região da cabeça e do pescoço mais prevalente na população masculina brasileira, e o carcinoma de células escamosas é o tipo histológico em mais de 90% dos casos.[1] Embora alguns estudos descrevam a epidemiologia do câncer de laringe, há falta na literatura de uma perspectiva mundial recente e acurada. Este capítulo irá discutir os aspectos epidemiológicos do câncer da laringe, com destaque para a população brasileira.

APRESENTAÇÃO CLÍNICA

Os dados disponíveis no DATASUS demonstram 34.429 casos de câncer de laringe registrados entre os anos de 2013 e 2020, sendo 86,3% em homens e 4.725 casos em mulheres. A faixa etária preferencial foi entre os 40 e 74 anos (86,2%), sendo 2% dos pacientes, ou 673 casos, jovens (com até 39 anos de idade). Ainda, o estádio avançado foi o mais prevalente (30,6% e 39,3% diagnosticados em estádios III e IV, respectivamente, contra 14,7% em estádio I e 15,4% em estádio II). Refletindo a realidade brasileira, 35,9% dos pacientes iniciaram o tratamento oncológico com mais de 60 dias da data do diagnóstico.

A consulta do banco de dados da Fundação Oncocentro de São Paulo, que reúne os casos exclusivamente desse Estado, demonstra 13.115 pacientes exclusivamente com carcinoma de células escamosas da laringe no período de 2000 a 2019. Destes, 39,8% apresentam doença linfonodal e 3,1% metástases distantes ao diagnóstico. Também, 27% dos casos são de tumores glóticos, 22,2% supraglóticos, 1% subglótico e 49,8% transglóticos. Excluindo os casos transglóticos, os tumores foram classificados como glóticos, supraglóticos ou subglóticos, respectivamente, em 53,8%, 44,3% e 2% dos casos.

FATORES DE RISCO

Os fatores de risco mais bem estabelecidos para o desenvolvimento do carcinoma de células escamosas da laringe são o uso de tabaco e álcool.[2] Outros fatores, além da suscetibilidade genética de cada indivíduo, também são implicados na gênese da doença, como refluxo gastroesofágico, síndrome de Plummer-Vinson, malformações anatômicas, exposição ao calor, produtos químicos, amianto, níquel ou radiações ionizantes, juntamente com algumas infecções virais (p. ex., vírus do papiloma humano - HPV).[3]

Tabagismo e Etilismo

Apesar de o uso de tabaco e álcool ser fator de risco independente para o desenvolvimento do carcinoma de células escamosas da laringe, existe um efeito sinérgico bem documentado desses dois fatores.[4] Tem sido demonstrado que o uso de álcool leva a uma supressão do reparo do DNA pela exposição a compostos de nitrosamina, porém o exato mecanismo desse sinergismo ainda é pouco conhecido. Sabe-se também que o risco atribuído a esses fatores é altamente relacionado com a dose-resposta, ou seja, com a quantidade da exposição.[5]

O tabagismo está associado a um risco de 5 a 25 vezes no desenvolvimento do câncer de cabeça e pescoço. Isso se refere não apenas ao hábito de fumar cigarros comuns, mas também aos chamados cigarros "*light*", charutos, cachimbos e ao hábito de mascar derivados do tabaco, como, por exemplo, betel, gutkha e pan masala.[6]

O álcool é também classificado como um fator de risco independente na carcinogênese da doença comprovado em diversos estudos. O exato mecanismo atribuído ao álcool como carcinogênico ainda não está totalmente estabelecido. Trabalhos indicam que o álcool age como solvente e que facilita e aumenta a penetração dos carcinógenos na mucosa. Ele também levaria a uma diminuição no fluxo salivar, provocando maior exposição da mucosa a agentes irritantes.[7]

Segundo alguns autores, a manutenção do tabagismo após tratamento está altamente relacionada com a manutenção do etilismo, e ambos os hábitos se relacionam com menores índices de massa corpórea dos pacientes tratados. A continuidade do uso do tabaco aumenta o risco de recidiva e de segundo tumor primário, reduz a eficácia do tratamento radioterápico, exacerba ou prolonga complicações secundárias ao tratamento do câncer de cabeça e pescoço, como mucosite e xerostomia, além de comprometer a função pulmonar e a cicatrização. O elevado consumo de álcool também se relaciona com maiores índices de recidiva e desenvolvimento de segundo tumor primário.[8]

Pinto *et al.* estudaram a influência da modalidade de tratamento (quimiorradiação *versus* cirurgia seguida de tratamento adjuvante) na manutenção do hábito de tabagismo e/ou etilismo. Os autores identificaram que, entre os tabagistas, 35% mantiveram este hábito após o tratamento. No grupo clínico, houve um percentual significativamente maior de pacientes que mantiveram o tabagismo em relação ao grupo cirúrgico (58,3% × 25%). Entre os etilistas, 16,6% continuaram a ingerir bebidas alcoólicas, porcentagem que também se mostrou maior no grupo clínico (23,8% × 13,3%). Concluíram que são altas as taxas de manutenção de tabagismo e etilismo após o tratamento do carcinoma de células escamosas de cabeça e pescoço, especialmente se considerado o tabagismo nos pacientes tratados com quimioterapia e/ou radioterapia.[9]

INCIDÊNCIA E PREVALÊNCIA

As estimativas de incidência posicionam o câncer de laringe como o vigésimo tipo de câncer mais frequente (16º entre os homens), com cerca de 184.615 casos previstos anualmente no mundo, segundo o Global Cancer Observatory (GLOBOCAN), iniciativa da Organização Mundial de Saúde, ou 2,4 casos por 100.000 habitantes. Em termos de prevalência, são estimados 518.380 casos em um período de 5 anos, 6,7% de todos os tumores malignos, excluindo-se os da pele.

A distribuição geográfica dos casos de câncer de laringe demonstra que a incidência atual parece ser a mais alta na Europa (5,45 novos casos por 100.000), seguida das Américas (3,37 novos casos por 100.000), Pacífico Ocidental (2,73 novos casos por 100.000), Sudeste Asiático (2,59 novos casos por 100.000) e Mediterrâneo Oriental (1,93 novos casos por 100.000), enquanto o mais baixo é na África (0,68 novos casos por 100.000). Curiosamente, embora a incidência de câncer de laringe na Europa e na África tenha diminuído em aproximadamente 25%, em todas as outras regiões da OMS a incidência permaneceu praticamente estável, exceto no Pacífico Ocidental (+ 36% de aumento).[10]

Dados públicos brasileiros demonstram uma incidência média de 1,89 casos a cada 100.000 habitantes na última década, porém nota-se um aumento significativo nos últimos anos, nos dados ajustados pela estimativa da população brasileira (Fig. 28-1).

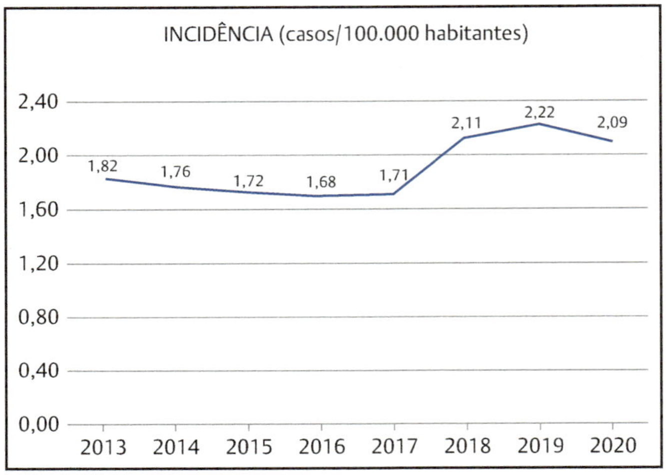

Fig. 28-1. Incidência do câncer de laringe no Brasil entre os anos de 2013 e 2020. (Fonte: DATASUS e IBGE.)

MORTALIDADE

Segundo o GLOBOCAN, são esperadas 99.840 mortes, no ano de 2020, por câncer de laringe no mundo, ou seja, 1,3% de todas as mortes por câncer com taxa ajustada por idade de 1 caso/100.000 habitantes. A mortalidade em termos geográficos acompanha o demonstrado nos dados de incidência, com maior número de mortes pela doença registrado na Europa (2,57 por 100.000), seguido pelo Sudeste Asiático (2,20 por 100.000), Américas (1,62 por 100.000), Mediterrâneo Oriental (1,53 por 100.000), Pacífico Ocidental (1,28 por 100.000) e África (0,61 por 100.000). Notavelmente, a proporção entre morte e incidência de câncer de laringe é consideravelmente maior na África (0,90) e no Sudeste Asiático (0,85), intermediária no Mediterrâneo Oriental (0,79), enquanto é quase 50% menor nas Américas (0,48), Pacífico Ocidental e Europa (0,47).[10]

Os dados publicados pelo Registro de Câncer de Base Populacional do Ministério da Saúde Brasileiro demonstram uma elevação na mortalidade, a partir de 2004 (Fig. 28-2), mantida em torno de 3 casos a cada 100.000 habitantes. Ajustando-se por idade nota-se também uma elevação na comparação das taxas das últimas duas décadas: 1,7 para o período entre os anos 2000 e 2010 e 2,1 entre 2011 e 2019.

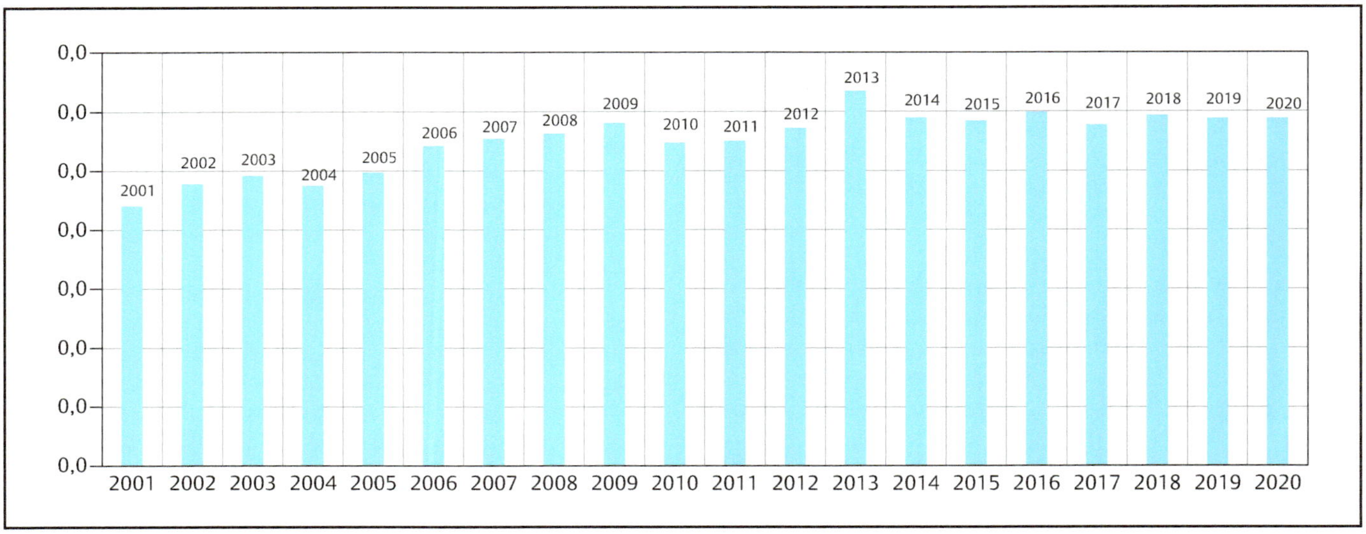

Fig. 28-2. Mortalidade bruta do câncer de laringe no Brasil entre os anos de 2000 e 2019. (Fonte: Ministério da Saúde – Registro de Câncer de Base Populacional.)

PREVENÇÃO

O carcinoma de células escamosas da laringe é uma doença potencialmente prevenível com a mudança no estilo de vida (principalmente com a interrupção dos hábitos de fumar e beber).[11] O método mais empregado no rastreamento de lesões precoces é a laringoscopia, que deve ser rapidamente indicada nos casos de disfonia persistente ou outros sintomas relacionados, como disfagia, odinofagia e dispneia.

Com o intuito de diminuir a mortalidade e a morbidade dessa doença, há diversas campanhas de prevenção do câncer de cabeça e pescoço, em especial do câncer oral, cujo objetivo é orientar a população de maior risco de desenvolvimento da doença (principalmente etilistas e tabagistas) e secundariamente diagnosticar lesões em estágio precoce, especialmente as da cavidade oral. Contudo, embora seja senso comum de que a busca e detecção precoce tenham grande potencial no combate à doença, estudos contestam a validade dessas iniciativas, principalmente por causa da falta de evidência científica.[12] Evidências relacionadas com a efetividade das campanhas de prevenção ainda são controversas, e o público atingido com essas ações pode não representar o verdadeiro grupo de risco, sendo que este pode ser um dos principais motivos para essa contestação.

Para políticas de saúde pública, em vista da complexidade organizacional, técnica e financeira, evidências de eficácia em trabalhos prospectivos são de suma importância.[11] Embora a detecção precoce do câncer de cabeça e pescoço leve a melhores índices prognósticos, não há dados inequívocos suficientes para embasar os atuais programas de prevenção para a população em geral.[13] A mesma conclusão foi apresentada pela UK Working Group on Screening for Oral Cancer and Pre-Cancer, assim como a United States Preventive Services Task Force, que não observaram nenhuma evidência que mostre que o exame visual da cavidade oral seja um exame de prevenção eficaz tanto nos grupos de risco, quanto nos de não risco.[14] Foi observado ainda que a maioria dos programas foi realizada em países industrializados, com pequena duração e número restrito de participantes.[13] Embora haja exceções, esse fato contribui para não haver dados incontestáveis que suportem as campanhas mundialmente, especialmente em países em desenvolvimento, como é o caso do Brasil. Fatores que diminuem a eficácia das campanhas são a falta de informação sobre a doença, falta de contato com a importância da prevenção, inacessibilidade geográfica e/ou econômica a serviços de saúde, falta de suporte da família ou da sociedade/comunidade, além da baixa aderência da população-alvo.[14]

Da mesma forma, a avaliação oportuna e sem demora das queixas relacionadas com a laringe deve ser encorajada principalmente em pacientes de grupos de risco, pois a detecção de tumores precoces certamente melhora o prognóstico e pode levar a uma diminuição futura das taxas de mortalidade.[15]

REFERÊNCIAS BIBLIOGRÁFICAS

1. INCA. Estimativa 2020: incidência de câncer no Brasil / Instituto Nacional de Câncer José Alencar Gomes da Silva. 1st ed. Rio de Janeiro: Ministério da Saúde; 2019.
2. de Camargo Cancela M, Voti L, Guerra-Yi M, Chapuis F, Mazuir M, Curado MP. Oral cavity cancer in developed and in developing countries: population-based incidence. Head & neck. 2010;32(3):357-67.
3. Steuer CE, El-Deiry M, Parks JR, Higgins KA, Saba NF. An update on larynx cancer. CA Cancer J Clin. 2017;67(1):31-50.
4. Hashibe M, Brennan P, Chuang SC, Boccia S, Castellsague X, Chen C, et al. Interaction between tobacco and alcohol use and the risk of head and neck cancer: pooled analysis in the International Head and Neck Cancer Epidemiology Consortium. Cancer epidemiology, biomarkers & prevention : a publication of the American Association for Cancer Research, cosponsored by the American Society of Preventive Oncology. 2009;18(2):541-50.
5. IARC WGotEoCRtH-. Tobacco smoke and involuntary smoking. Lyon, França: IARC Press. 2004.
6. Garavello W, Foschi R, Talamini R, La Vecchia C, Rossi M, Dal Maso L, et al. Family history and the risk of oral and pharyngeal cancer. International journal of cancer Journal international du cancer. 2008;122(8):1827-31.
7. Cancela Mde C, Ramadas K, Fayette JM, Thomas G, Muwonge R, Chapuis F, et al. Alcohol intake and oral cavity cancer risk among men in a prospective study in Kerala, India. Community dentistry and oral epidemiology. 2009;37(4):342-9.
8. Schnoll RA, James C, Malstrom M, Rothman RL, Wang H, Babb J, et al. Longitudinal predictors of continued tobacco use among patients diagnosed with cancer. Annals of behavioral medicine : a publication of the Society of Behavioral Medicine. 2003;25(3):214-22.
9. Pinto FR, Matos LL, Gumz Segundo W, Vanni CM, Rosa DS, Kanda JL. Tobacco and alcohol use after head and neck cancer treatment: influence of the type of oncological treatment employed. Revista da Associacao Medica Brasileira. 2011;57(2):171-6.
10. Nocini R, Molteni G, Mattiuzzi C, Lippi G. Updates on larynx cancer epidemiology. Chin J Cancer Res. 2020;32(1):18-25.
11. Sankaranarayanan R, Ramadas K, Thomas G, Muwonge R, Thara S, Mathew B, et al. Effect of screening on oral cancer mortality in Kerala, India: a cluster-randomised controlled trial. Lancet. 2005;365(9475):1927-33.
12. Brocklehurst P, Kujan O, Glenny AM, Oliver R, Sloan P, Ogden G, et al. Screening programmes for the early detection and prevention of oral cancer. The Cochrane database of systematic reviews. 2010(11):CD004150.
13. Downer MC, Moles DR, Palmer S, Speight PM. A systematic review of measures of effectiveness in screening for oral cancer and precancer. Oral oncology. 2006;42(6):551-60.
14. Galbiatti AL, Padovani-Junior JA, Maniglia JV, Rodrigues CD, Pavarino EC, Goloni-Bertollo EM. Head and neck cancer: causes, prevention and treatment. Brazilian journal of otorhinolaryngology. 2013;79(2):239-47.
15. Lambert R, Sauvaget C, de Camargo Cancela M, Sankaranarayanan R. Epidemiology of cancer from the oral cavity and oropharynx. European journal of gastroenterology & hepatology. 2011;23(8):633-41.

CAPÍTULO 29

COLETA DE BIÓPSIA E EXAME PATOLÓGICO

Gustavo Borges Manta

INTRODUÇÃO

Para qualquer tratamento que se proponha aos tumores de laringe, classicamente se faz necessária a coleta de material para estudo anatomopatológico e definição clara e objetiva do diagnóstico histopatológico. Tal medida serve para garantir a terapia adequada, permitindo rápido e efetivo tratamento oncológico para os casos de neoplasia maligna e evitando tratamentos equivocados com possíveis sequelas aos pacientes e a mobilização desnecessária de recursos humanos e materiais com prejuízo ao sistema de saúde.

A laringe, por causa de suas características anatômicas e funcionais, assim como os pacientes portadores de tumores de laringe, com comorbidades e sintomas inerentes a sua condição, apresentam peculiaridades para a coleta de biópsia diante de uma lesão.

Frente à suspeita clínica ou achado de uma lesão em laringe ao exame, o profissional da saúde dispõe de diferentes possibilidades para a coleta de material para estudo anatomopatológico. Em ambiente ambulatorial, a coleta pode ser realizada durante o exame de laringoscopia indireta ou videoendoscópica ou durante exame de broncoscopia. No ambiente hospitalar, em centro cirúrgico, pode-se realizar com o paciente sob anestesia geral e submetido à laringoscopia de suspensão ou biópsia a céu aberto de lesões com infiltração de pele cervical.

A decisão de qual forma de coleta será adotada dependerá de fatores inerentes ao paciente e ao serviço que está prestando assistência:

- Fatores inerentes ao paciente:
  - Localização anatômica da lesão.
  - Repercussão clínica ocasionada pela lesão.
  - Comorbidades do paciente.
  - Colaboração e entendimento do paciente em relação à conduta proposta.
  - Possibilidade de necessidade de via aérea cirúrgica durante procedimento.
- Fatores inerentes ao serviço:
  - Disponibilidade de materiais adequados ao procedimento.
  - Experiência dos profissionais envolvidos no cuidado desses pacientes.
  - Possibilidade de adequado manejo de complicações imediatas ocasionadas pela biópsia.

As vantagens da realização da biópsia em ambiente ambulatorial são o menor custo envolvido com internação, anestesia, cirurgia e materiais utilizados, além de evitar a exposição do paciente ao ambiente hospitalar e necessidade de anestesia geral. Por outro lado, as desvantagens em comparação à realização do procedimento sob anestesia geral em centro cirúrgico são impossibilidade de congelação para garantir adequada amostragem do material biopsiado, o que pode atrasar um possível diagnóstico oncológico, necessidade de pleno entendimento e colaboração do paciente e menos recursos disponíveis, caso evolua com um quadro que necessite de via área cirúrgica.[1-4]

PREPARO DO PACIENTE E MATERIAIS

Ambiente Ambulatorial

O médico deve avaliar o paciente e realizar anamnese contemplando histórico de comorbidades e medicações, devendo-se atentar especialmente para uso de anticoagulantes, antiagregantes plaquetários e distúrbios de coagulação. Deve também avaliar se o paciente tem a capacidade de compreensão das orientações e se ele se encontra calmo e colaborativo para o exame.

Deve-se proceder a orientações sobre a anestesia tópica, a alteração da sensibilidade ocasionada e seu tempo de duração. Orienta-se sobre a possibilidade de dor local após o procedimento e os riscos inerentes ao mesmo. O procedimento é realizado com o paciente sentado, de forma confortável, com o tronco ereto e sem hiperextensão ou flexão da cabeça.

Caso o paciente mostre-se ansioso, não colaborativo, com lesões de risco para obstrução de via aérea ou com alteração da coagulação decorrente de medicações ou comorbidades, deve-se optar pela realização de laringoscopia de suspensão em centro cirúrgico sob anestesia geral, devendo-se solicitar os exames pré-operatórios necessários e ativar os fluxos institucionais para a realização do procedimento, como aviso cirúrgico, reserva de sala, solicitação de materiais e autorizações.

É prudente evitar tentativas de biópsia quando o paciente já se mostra não receptivo às orientações, pois a biópsia incisional de tumores laríngeos é um procedimento invasivo e pode gerar desconforto intenso ao paciente, podendo não atingir o desfecho almejado, que é a adequada amostragem de tecido para estudo anatomopatológico.

As possíveis complicações descritas aos procedimentos ambulatoriais incluem epistaxe, laringospasmo, edema laríngeo e sangramento laríngeo.[5]

Uma tecnologia que pode ser utilizada no ambiente ambulatorial para aumentar a assertividade das biópsias é

Narrow-Band Imaging (NBI). Tecnologia disponível que permite maior detalhamento das lesões suspeitas, inclusive de seus limites, permitindo uma melhor definição do local a ser biopsiado.[6,7]

Anestesia

Lidocaína a 10% em *spray* é a substância de escolha, tanto para anestesia local, quanto para diminuição de reflexo de tosse e vômito. Deve-se aplicá-la no palato mole, base de língua e parede posterior da nasofaringe e, para a região glótica, realizar nebulização.[8]

Ambiente de Centro Cirúrgico

Caso tenha-se optado pela realização em centro cirúrgico por laringoscopia de suspensão sob anestesia geral, o paciente também deve ser avaliado com a realização de anamnese e exame físico, submetido à avaliação anestésica pré-operatória com direta comunicação com a equipe de Anestesiologia sobre as características das vias aéreas e suas lesões proporcionando total sinergia entre as equipes.

O paciente deve ser orientado sobre o procedimento e seus riscos, especialmente a possibilidade de não exposição adequada da laringe, a necessidade de traqueostomia de urgência por insuficiência respiratória durante o procedimento, a possibilidade de perda, quebra ou luxação de elementos dentários e a possibilidade de lesões lacerantes ocasionadas pelo próprio material de laringoscopia de suspensão.

Materiais

Para procedimentos ambulatoriais, há duas opções principais:

- *Ópticas rígidas de 70°:* proporcionam melhor qualidade de imagem em comparação ao nasofibroscópio, no entanto, são menos toleradas pelos pacientes, necessitam de tração da língua e presença de auxiliar hábil e familiarizado com o procedimento.
- *Nasofibroscópio:* muito mais tolerado pelos pacientes e com maior flexibilidade de movimentos, porém, com pior qualidade de imagem em comparação às ópticas rígidas.
- *Pinças rígidas de biópsia com curvatura para base de língua e abaixadores de língua de metal (Fig. 29-1):* utilizam-se pinças de biópsia saca-bocado com curvatura para poder contornar a base de língua e região supraglótica. Outra opção é a utilização de aparelho de nasofibroscopia com canal de biópsia, com a utilização de pinça de biópsia específica para ele, o que resulta em menor quantidade de material coletado.

Todo o material biopsiado deve ser colocado em solução de formaldeído para estudo anatomopatológico, com importante atenção à correta identificação da localização da coleta do material, evitando-se termos vagos como, por exemplo: "biópsia da laringe".

Nos casos suspeitos, deve-se solicitar também pesquisa para fungos e tuberculose na requisição ao patologista, em razão das características muitas vezes comuns à laringoscopia e exames radiológicos entre lesões malignas e as ocasionadas por fungos (blastomicose) ou pela tuberculose, ressaltando-se elevada prevalência de tuberculose na população brasileira.[9-11]

Para procedimentos de laringoscopia de suspensão sob anestesia geral em centro cirúrgico:

- Ópticas de 0° e 30° acopladas à *rack* de vídeo de videolaparoscopia, material mais amplamente disponível nos hospitais brasileiros, no entanto, apresenta limitação de mobilização das pinças por causa da competição de espaço dentro do laringoscópio de suspensão em decorrência da presença da óptica;
- Microscópio cirúrgico, material de alto custo, nem sempre disponível, permitindo maior liberdade de trabalho em razão de não haver competição com ópticas dentro do laringoscópio de suspensão (Fig. 29-2).
- Pinça rígida de biópsias e material de microcirurgia de laringe são o instrumental de escolha para procedimento em centro cirúrgico, permitindo não somente a biópsia incisional, como também a excisional para lesões benignas, de forma a otimizar o procedimento, tornando-o não somente diagnóstico, como terapêutico nesses casos.

No cenário de centro cirúrgico, pode-se utilizar o recurso do estudo anatomopatológico por congelação, para garantir amostra adequada, tanto em qualidade quanto quantidade, evitando amostragem insuficiente e já adiantar, ainda de forma não definitiva, o diagnóstico da lesão ao paciente.

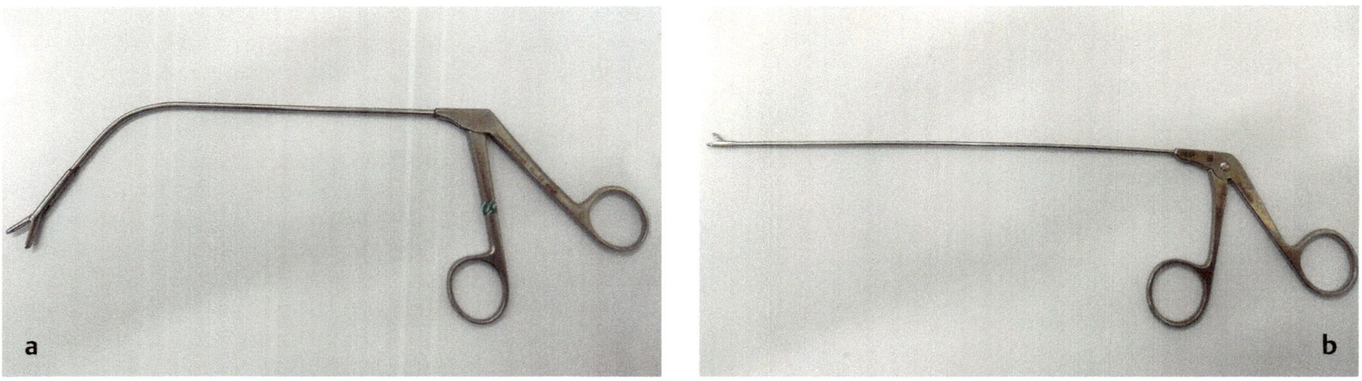

Fig. 29-1. (a, b) Pinças de biópsia para uso ambulatorial.

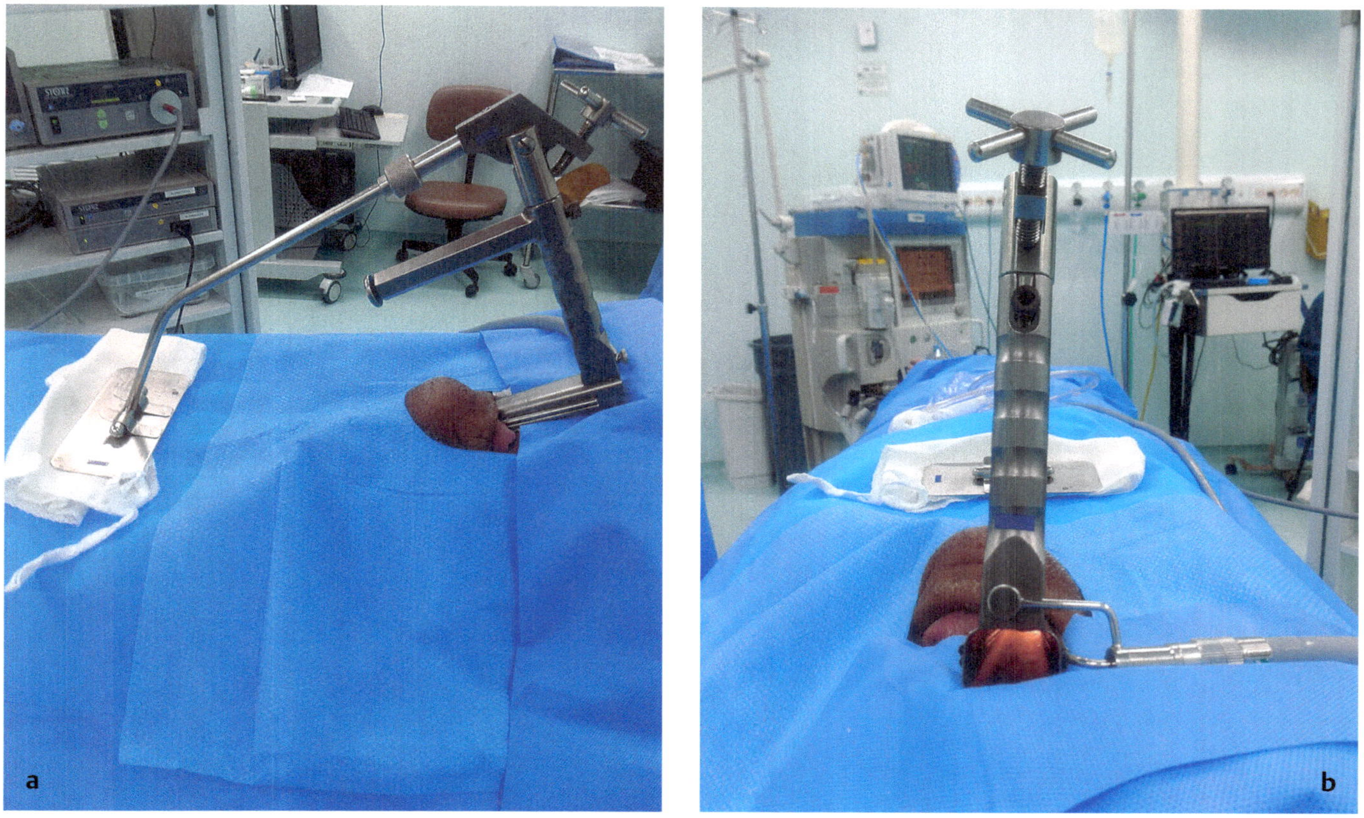

Fig. 29-2. (a, b) Laringoscopia de suspensão.

CONGELAÇÃO INTRAOPERATÓRIA

O exame anatomopatológico por congelação intraoperatória é amplamente disponível na maioria dos serviços e, nos pacientes com lesões da laringe, classicamente, é utilizado para a avaliação de margens cirúrgicas quando realizadas ressecções oncológicas e em algumas situações específicas para diagnóstico intraoperatório.[12]

Na situação de análise de margens cirúrgicas, permite a detecção de possível ressecção incompleta do tumor e a necessidade de ampliação intraoperatória, fatores amplamente associados a pior prognóstico oncológico.

Descreve-se elevada acurácia (98%) no diagnóstico de doenças de cabeça e pescoço pela exclusão de outras condições específicas. No entanto, ressalta-se que é uma acurácia inferior ao estudo anatomopatológico em parafina e erros de diagnóstico podem ocorrer no estudo de congelação intraoperatória, o que pode ocasionar consequências catastróficas ao paciente, como a indicação incorreta ou desnecessária de um tratamento oncológico, como radioterapia e suas alterações actínicas pós-tratamento ou indicação de procedimentos cirúrgicos com ressecção oncológica (laringectomias parciais abertas ou até mesmo laringectomia total, por exemplo). Há estudos que descrevem taxas de falso positivo de 0,5% a 1%.[13]

As limitações do estudo de congelação intraoperatória ocorrem por diferentes fatores: amostragem em quantidade insuficiente ou inadequada, tratamentos cirúrgicos ou radioterápicos prévios e características técnicas do método.[13]

A amostragem insuficiente ou inadequada pode ocorrer pela exposição às vezes limitada da região a ser biopsiada ou coleta de material em quantidade insuficiente. Se a quantidade de material for diminuta, ele pode desfazer-se durante a preparação e não ser passível de análise. Na situação de biópsias incisionais, sem ressecção completa da lesão, a amostragem é apenas parcial, podendo não incluir a porção onde há malignidade e o resultado vir falsamente negativo.[13]

Pacientes previamente irradiados ou operados são particularmente desafiadores tanto em razão da presença de tecido de granulação, infiltrado inflamatório abundante no tecido e alterações celulares pós-irradiação que tornam mais difícil a análise microscópica e conclusão diagnóstica pela análise de congelação, como pela impossibilidade de adequada exposição laríngea e delimitação da lesão por alterações locais ocasionadas pelos tratamentos anteriores.[13]

Em relação às características do método, a rápida congelação necessária do material biopsiado pode ocasionar, pela cristalização da água do meio intracelular, distorções de forma do núcleo e do citoplasma, produzindo falsa impressão de alterações à leitura ao microscópio. Outra limitação deve-se ao fato de que a espessura de secção do material submetido ao estudo de congelação é maior que a espessura do material submetido à parafina, o que impacta negativamente na resolução da imagem ao microscópio.[13]

O estudo por congelação intraoperatória de linfonodos em cirurgia de laringe não é recomendado, tanto para o simples diagnóstico de metástase linfonodal ou para definição de extensão de esvaziamento, como conversão de um esvaziamento eletivo para esvaziamento terapêutico. Estudos já demonstraram que, ao selecionar os linfonodos a serem esvaziados, o cirurgião pode selecionar para a congelação de linfonodos hiperplásicos e sem metástase e não selecionar possíveis linfonodos que abrigam metástase linfonodal, mas não apresentam alterações macroscópicas francas, não sendo, portanto, método de escolha para definição de conduta intraoperatória, devendo o paciente ser adequadamente avaliado por exame físico e de imagem no pré-operatório.[14,15]

Exames intraoperatórios de congelação que não irão alterar a conduta imediata durante a cirurgia não devem ser realizados.[12] A coleta desnecessária de material para estudo de congelação significa menor quantidade de material para estudo anatomopatológico em parafina e coleta desnecessária de material de estruturas extremamente nobres da anatomia humana, lembrando que a simples retirada de tecido da região glótica e consequente cicatrização local podem impactar a qualidade da voz do paciente de forma definitiva. Solicitar um exame que não altera a conduta imediata no intraoperatório acrescenta um prolongamento desnecessário do tempo de procedimento cirúrgico, exposição desnecessária do paciente a agentes anestésicos e mobilização desnecessária de recursos materiais e humanos.

Finalmente, é recomendado que exista uma absoluta sinergia com a equipe de Patologia do serviço em questão, com integração do médico patologista ao cuidado do paciente, fornecendo adequadas informações sobre o caso a ser avaliado e discussão pré-operatória, discussão dos achados no intraoperatório de forma a agregar informações ao caso e posterior comunicação com a equipe de patologia em relação à evolução clínica do paciente. O patologista deve inclusive ser inserido nas discussões de *tumor boards* institucionais, evitando situações de comunicação telegráfica como ocorriam no passado.

PERSPECTIVAS

Apesar de o estudo anatomopatológico ainda ser classicamente necessário para a definição do diagnóstico das lesões da laringe e permitir o adequado tratamento, novas tecnologias vêm sendo desenvolvidas, em especial o uso de inteligência artificial e *machine learning* para análise das imagens de exames da laringoscopia com possibilidade, ainda a ser comprovada, de diagnóstico de neoplasia e seus diagnósticos diferenciais apenas pela análise das imagens, dispensando a necessidade de biópsia de tecido.[12,13,16,17]

REFERÊNCIAS BIBLIOGRÁFICAS

1. Orosco RK, Lin HW, Bhattacharyya N. Safety of adult ambulatory direct laryngoscopy: Revisits and complications. JAMA Otolaryngol Head Neck Surg. 2015;141:685-9.
2. Clary MS, Courey MS. Development of procedures and techniques for the office. Otolaryngol Clin North Am. 2013;46:1-11.
3. Shah MD, Johns MM 3rd. Office-based laryngeal procedures. Otolaryngol Clin North Am. 2013;46:75-84.
4. Wellenstein DJ, Schutte HW, Takes RP, Honings J, Marres HAM, Burns JA, et al. Office-Based Procedures for the Diagnosis and Treatment of Laryngeal Pathology. J Voice. 2018;32:502-13.
5. Wellenstein DJ, de Witt JK, Schutte HW, Honings J, van den Hoogen FJA, Marres HAM, et al. Safety of flexible endoscopic biopsy of the pharynx and larynx under topical anesthesia. Eur Arch Otorhinolaryngol. 2017;274:3471-6.
6. Chang C, Lin WN, Hsin LJ, Lee LA, Lin CY, Li HY, et al. Reliability of office-based narrow-band imaging-guided flexible laryngoscopic tissue samplings. Laryngoscope. 2016;126:2764-9.
7. Irjala H, Matar N, Remacle M, Georges L. Pharyngo-laryngeal examination with the narrow band imaging technology: Early experience. Eur Arch Otorhinolaryngol. 2011;268:801-6.
8. Wang SX, Simpson CB. Anesthesia for office procedures. Otolaryngol Clin North Am. 2013;46:13-9.
9. Yan K, Taxy JB, Paintal A, Friedman AD. Atypical laryngeal infections: Localized lesions from unusual organisms may simulate malignancy. Ann Otol Rhinol Laryngol. 2020;129:82-6.
10. Zang J, Tian Y, Jiang X, Lin XY. Appearance and morphologic features of laryngeal tuberculosis using laryngoscopy: A retrospective cross-sectional study. Medicine (Baltimore). 2020;99:e23770.
11. Sant'Anna GD, Mauri M, Arrarte JL, Camargo H Jr. Laryngeal manifestations of paracoccidioidomycosis (South American blastomycosis). Arch Otolaryngol Head Neck Surg. 1999;125:1375-8.
12. Dreyer T, Etschmann B, Kroll T, Bräuninger A, Gattenlöhner S, Benz A. Bedeutung der Schnellschnittdiagnostik für das Management laryngealer Tumoren [Significance of frozen section diagnosis for the management of laryngeal tumors]. Pathologe. 2012;33:397-401.
13. Cikojević D, Gluncić I, Pesutić-Pisac V. Comparison of contact endoscopy and frozen section histopathology in the intra-operative diagnosis of laryngeal pathology. J Laryngol Otol. 2008;122:836-9.
14. Remacle M, Hamoir M, Marbaix E, Deggouj N, Frederickx Y. Interest in frozen section examination of margins and lymph nodes in laryngeal surgery. J Laryngol Otol. 1988;102:818-21.
15. Finn S, Toner M, Timon C. The node-negative neck: Accuracy of clinical intraoperative lymph node assessment for metastatic disease in head and neck cancer. Laryngoscope. 2002;112:630-3.
16. Yao P, Usman M, Chen YH, German A, Andreadis K, Mages K, et al. Applications of artificial intelligence to office laryngoscopy: A scoping review. Laryngoscope. 2021 Sep 28.
17. Paderno A, Holsinger FC, Piazza C. Videomics: Bringing deep learning to diagnostic endoscopy. Curr Opin Otolaryngol Head Neck Surg. 2021;29:143-8.

CAPÍTULO 30

ESTADIAMENTO DE TUMORES DE LARINGE E HIPOFARINGE

Alexandre Bezerra dos Santos

INTRODUÇÃO

Frente a um diagnóstico de neoplasia maligna, independente da sua localização ou histopatologia, o próximo passo é o correto estadiamento da doença, com os seguintes objetivos em termos de orientação ao paciente: planejar e direcionar as possíveis modalidades de tratamento, ter um posicionamento sobre prognóstico e acompanhar a resposta terapêutica. Do ponto de vista institucional, o estadiamento também permite a troca de informações unificadas entre diferentes centros, contribuindo para o avanço do conhecimento e investigação dos diversos tipos de câncer humano.

HISTÓRIA

Entre os anos de 1943 e 1952, o Prof. Pierre Denoix, do Instituto Gustave-Roussy, em Paris, criou o sistema TNM para classificação de tumores malignos, baseado em características do tumor primário (T), Metástase Linfonodal (N) e Metástase Distante (M).[1] Em 1950, a UICC (*Union for International Cancer Control*), uma entidade criada, em 1933, com a finalidade de compartilhar internacionalmente conhecimento e *expertise* sobre câncer, absorveu dados da classificação de estadiamento clínico de extensão de tumores malignos sugeridos pelo Subcomitê de Registro de Casos de Câncer da OMS (Organização Mundial da Saúde) e, em 1958, publicou as primeiras recomendações para a classificação de estadiamento clínico de tumores de mama e, curiosamente, de laringe.[2] Atualizações foram realizadas, em 1959, e, em 1968, foi lançado um Manual com novas recomendações e apresentações de taxas de sobrevida.[3] As segunda e terceira edições, contemplando novos sítios, foram publicadas, em 1974 e 1978, e a quarta edição do TNM foi lançada, em 1987.[4-6]

Paralelamente aos esforços da UICC, outras entidades, como a FIGO (International Federation of Gynecology and Obstetrics) e a AJCC (American Joint Commitee for Cancer), fundadas, em 1959, começaram a publicar classificações de estadiamento próprias.[7] No entanto, em 1987, as classificações da UICC e AJCC foram unificadas, embora pequenas discrepâncias entre as duas classificações existam, discriminadas como anotações pontuais de rodapé.

Em 1993, o projeto publicado como TNM Supplement fornecia explicações detalhadas das regras do TNM com exemplos práticos, na tentativa de uniformizar seu uso.[8] Edições subsequentes apareceram, em 2001, 2003 e 2012.[9-11]

A oitava e atual classificação é de 2016 e trouxe importantes alterações em diversos sítios da região de cabeça e pescoço, como a inclusão do extravasamento extracapsular nos carcinomas espinocelulares (CEC) em linfonodos cervicais (exceto em casos de positividade de p16 em orofaringe) e a separação em casos de faringe, de acordo com a positividade para p16. Outras alterações, que fogem ao escopo deste capítulo, foram notadas, como a inclusão do critério de profundidade de invasão na avaliação do primário em cavidade oral, positividade para EBV em metástases linfonodais de câncer de nasofaringe, especificações em carcinomas cutâneos, sarcomas e tumores de tireoide.[12,13]

Os princípios do sistema de classificação TNM são oriundos das observações de pior prognóstico em casos em que os tumores apresentem extensão além dos limites do órgão de origem. Desta forma, a descrição da extensão anatômica da doença baseia-se em três componentes:

- *T:* extensão do tumor primário.
- *N:* ausência ou presença, bem como extensão, de metástases linfonodais.
- *M:* ausência ou presença de metástases distantes.

Algumas regras são aplicáveis a todos os sítios, a saber:

1. Todos os casos devem ter confirmação histológica de malignidade.
2. Há duas classificações para cada sítio:
   - TNM clínico, **TNM** (ou cTNM), na fase pré-tratamento, baseado em informações de exame físico, imagem, endoscopia, exploração cirúrgica ou outras modalidades de avaliação inicial.
   - TNM patológico ou **pTNM**, resultante de uma avaliação histopatológica que fornece informações complementares. A avaliação do primário (T) envolve uma ressecção cirúrgica (ou biópsia suficiente para prover a informação, tanto do T como do N, mais alto).
3. Os dados de estadiamento clínico são agrupados em estádios clínicos (EC).
4. Em casos de dúvida, adota-se o estadiamento menos avançado.

Outras orientações gerais requerem atenção em casos de laringe e hipofaringe:

- Extensão direta do tumor primário para linfonodos deve ser classificada como metástase linfonodal.
- No critério pN, a classificação da metástase deve dar-se pelo tamanho da metástase, não do linfonodo inteiro.
- Micrometástases (menor que 0,2 cm) podem ser identificadas com "(mi)", por exemplo: pN1(mi).

- A designação de linfonodos sentinelas deve ter o termo "(sn)", de *sentinel lymph node*, por exemplo: "(p)N1(sn)".
- Em pTNM, metástases distantes devem ser confirmadas microscopicamente; termos como pM0 e pMX não são válidos.
- Descritores adicionais podem ser usados, com os seguintes símbolos:
  - (m) – em parêntese, indica um tumor primário múltiplo.
  - y – em casos de pacientes durante ou após um tratamento multimodal, servindo tanto para a classificação clínica ("ycTNM") como patológica ("ypTNM"); esta categoria não contempla o estadiamento original pré-tratamento.
  - r – tumores recorrentes, classificados após um intervalo livre de doença.
  - a – indica uma classificação primariamente determinada em autópsia.
  - Pn – o dado de invasão perineural pode ser contemplado.
  - R – ausência ou presença de tumor residual, após o tratamento.
    - RX – dado indisponível.
    - R0 – sem tumor residual.
    - R1 – tumor residual microscópico.
    - R2 – tumor residual macroscópico.

LARINGE

Avaliação do Tumor Primário (T)

Aplicam-se as regras de estadiamento para casos confirmados de carcinomas. Outras neoplasias malignas, como sarcomas ou tumores de glândulas salivares menores, têm suas classificações específicas. A avaliação do tumor primário engloba achados de exame físico, de imagem e avaliação por laringoscopia, uma vez que o estadiamento depende da função da laringe, ou seja, da mobilidade das pregas vocais.

Do ponto de vista anatômico, a laringe é dividida em três sítios e seus respectivos subsítios:

1. Supraglote:
   - Epiglote supra-hióidea (incluindo ponta, faces lingual e laríngea).
   - Prega ariepiglótica.
   - Aritenoides.
   - Epiglote infra-hióidea.
   - Pregas vestibulares.
2. Glote:
   - Pregas vocais.
   - Comissura anterior.
   - Comissura posterior.
3. Infraglote.

Os dados de avaliação estão citados nos Quadros 30-1 a 30-3, conforme os sítios acometidos.

Quadro 30-1. Laringe – Avaliação do Tumor Primário (T) em Supraglote

TX	Tumor primário não pode ser avaliado
T0	Sem evidência de tumor primário
Tis	Carcinoma *in situ*
T1	Tumor limitado a uma sublocalização anatômica da supraglote, com mobilidade normal da prega vocal (Fig. 30-1)
T2	Tumor que invade a mucosa de mais de uma sublocalização anatômica adjacente da supraglote ou a glote ou região externa à supraglote (p. ex., a mucosa da base da língua, a valécula, a parede medial do recesso piriforme), sem fixação da laringe (Fig. 30-2)
T3	Tumor limitado à laringe com fixação da prega vocal e/ou invasão de qualquer uma das seguintes estruturas: área póscricoide, espaço pré-epiglótico, espaço paraglótico e/ou com erosão mínima da cartilagem tireóidea (p. ex., cortical interna) (Fig. 30-3)
T4a	Tumor que invade a cartilagem tireóidea e/ou extensão extralaríngea, por exemplo, traqueia, partes moles do pescoço, incluindo músculos profundos/extrínsecos da língua (genioglosso, hioglosso, palatoglosso e estiloglosso), musculatura pré-tireoidiana, tireoide e esôfago
T4b	Tumor que invade o espaço pré-vertebral, estruturas mediastinais ou invasão de artéria carótida

Quadro 30-2. Laringe – Avaliação do Tumor Primário (T) em Glote

TX	Tumor primário não pode ser avaliado
T0	Sem evidência de tumor primário
Tis	Carcinoma *in situ*
T1	Tumor limitado à(s) prega(s) vocal(ais) (pode envolver a comissura anterior ou posterior), com mobilidade normal
T1a	Tumor limitado a uma prega vocal (Fig. 30-4)
T1b	Tumor envolve ambas as pregas vocais (Fig. 30-5)
T2	Tumor que se estende à supraglote e/ou infraglote e/ou com mobilidade diminuída da prega vocal (Fig. 30-6)
T3	Tumor limitado à laringe, com fixação da prega vocal e/ou que invade o espaço paraglótico e/ou com erosão mínima da cartilagem tireóidea (cortical interna)
T4a	Tumor que invade completamente a cartilagem tireóidea ou extensão extralaríngea, por exemplo, traqueia, partes moles do pescoço, incluindo músculos profundos/extrínsecos da língua (genioglosso, hioglosso, palatoglosso e estiloglosso), musculatura pré-tireóidea, tireoide e esôfago (Fig. 30-7)
T4b	Tumor que invade o espaço pré-vertebral, estruturas mediastinais ou invasão da artéria carótida

Quadro 30-3. Laringe – Avaliação do Tumor Primário (T) em Infraglote

TX	Tumor primário não pode ser avaliado
T0	Sem evidência de tumor primário
Tis	Carcinoma *in situ*
T1	Tumor limitado à infraglote (Fig. 30-8)
T2	Tumor que se estende à(s) prega(s) vocal (ais), com mobilidade normal ou reduzida
T3	Tumor limitado à laringe, com fixação da prega vocal
T4a	Tumor que invade a cartilagem cricóidea ou tireóidea e/ou extensão extralaríngea, por exemplo, traqueia, partes moles do pescoço, incluindo músculos profundos/extrínsecos da língua (genioglosso, hioglosso, palatoglosso e estiloglosso), tireoide e esôfago
T4b	Tumor que invade o espaço pré-vertebral, estruturas mediastinais ou invasão da artéria carótida

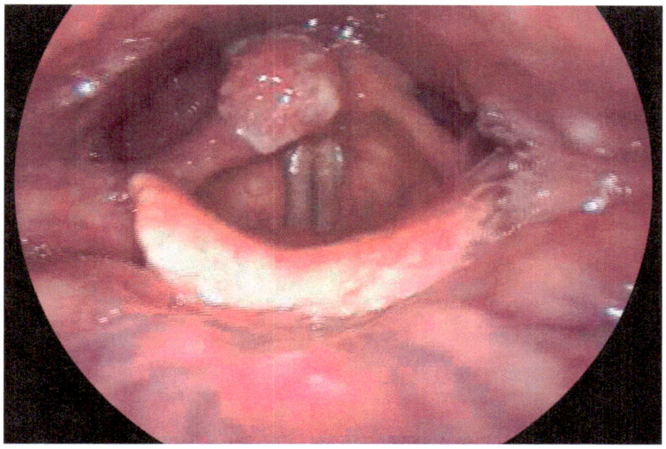

Fig. 30-1. CEC restrito à aritenoide direita.

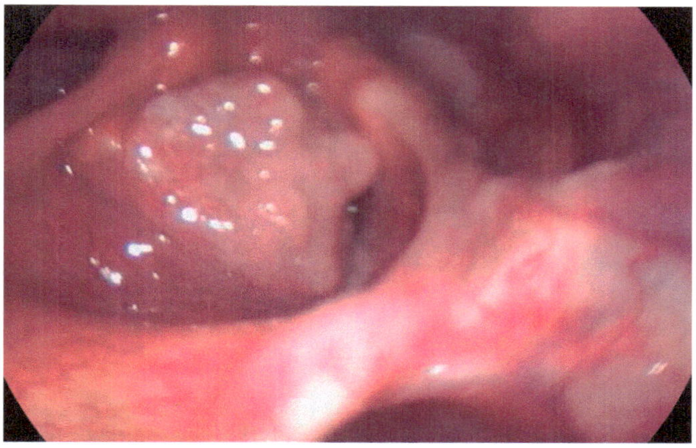

Fig. 30-2. CEC acometendo prega vestibular e ventrículo direito, com mobilidade preservada.

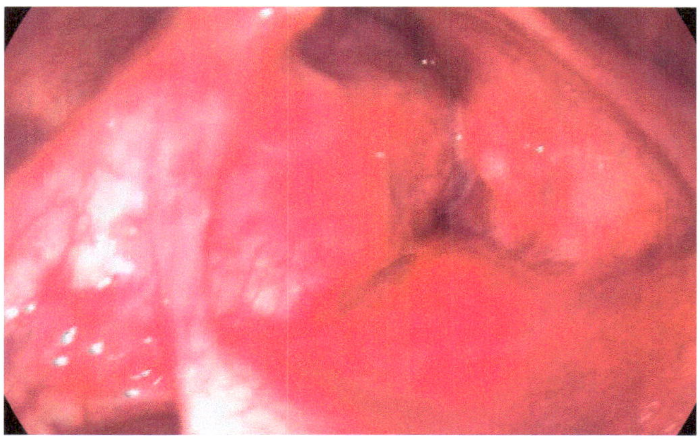

Fig. 30-3. Volumoso CEC acometendo prega vestibular e ventrículo direitos, com infiltração de espaço paraglótico e paralisia de hemilaringe ipsilateral.

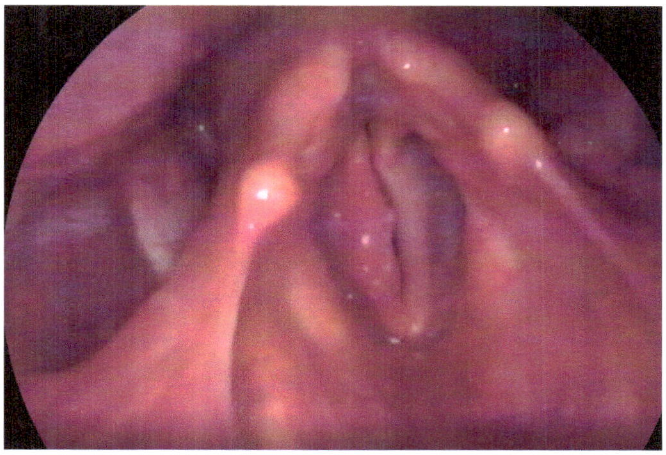

Fig. 30-4. CEC de glote, T1a, mostrando lesão limitada a uma prega vocal.

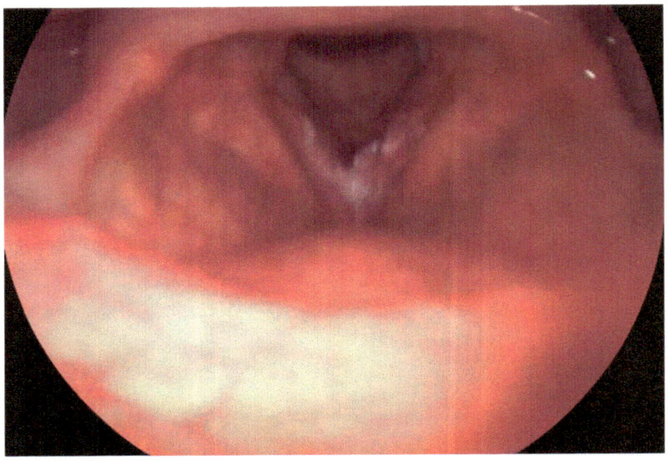

Fig. 30-5. CEC de glote, T1b, com mobilidade preservada e acometimento bilateral.

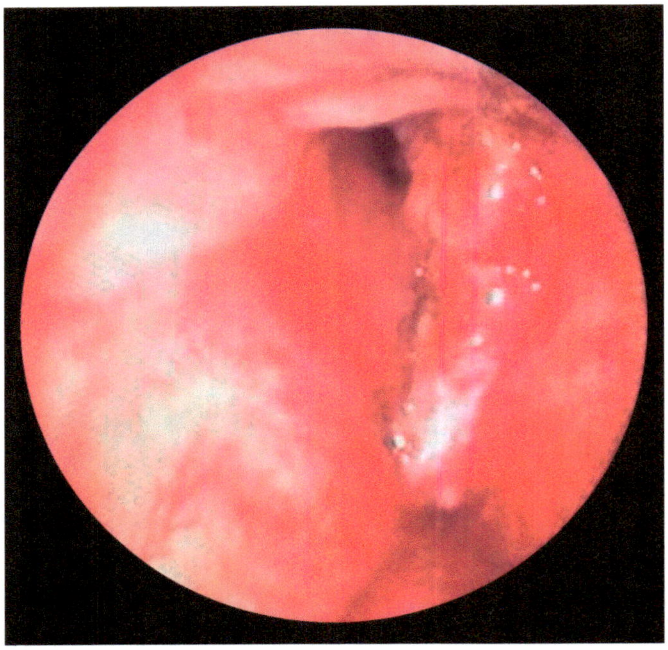

Fig. 30-6. CEC de prega vocal esquerda e comissura anterior, preenchendo o ventrículo (T2).

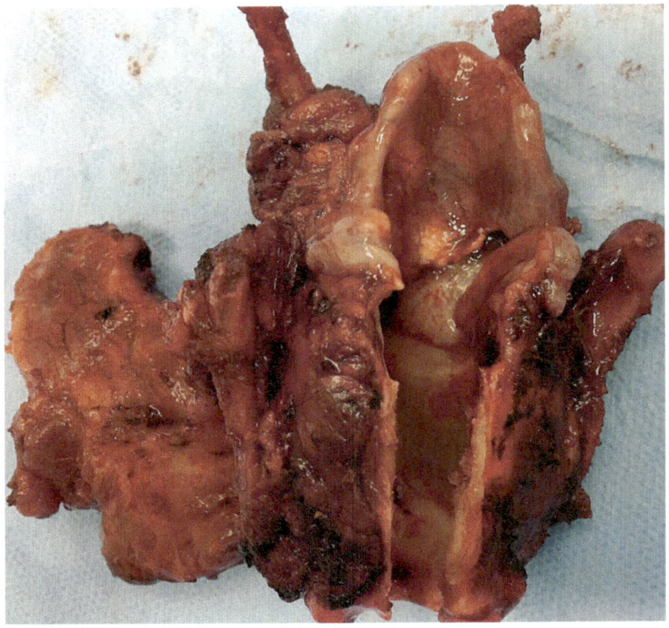

Fig. 30-7. CEC de laringe, T4a, produto de laringectomia com esvaziamento cervical em monobloco.

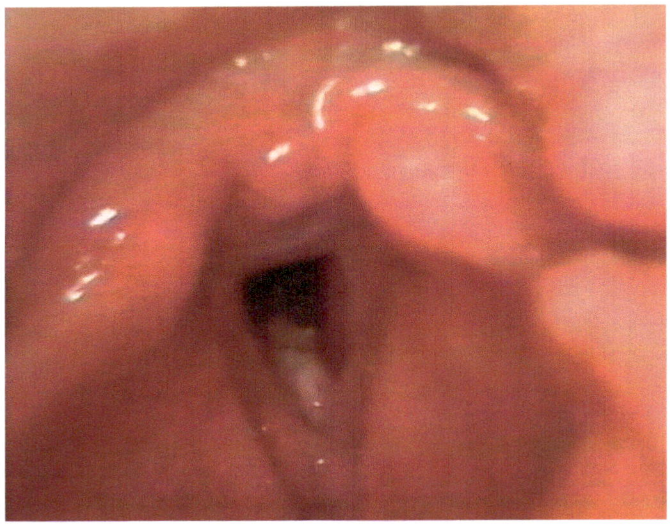

Fig. 30-8. CEC de infraglote, sem acometimento glótico e com mobilidade preservada das pregas vocais.

Avaliação das Cadeias Linfonodais

A avaliação pelo sistema TNM em relação aos linfonodos cervicais é comum aos diversos tumores da via aerodigestória superior, excluindo os tumores de nasofaringe e orofaringe p16+ (Quadro 30-4).

Avaliação de Metástases Distantes

- *M0:* ausência de metástases distantes.
- *M1:* presença de metástases distantes.

Estádio Clínico

As informações de TNM permitem o agrupamento dos casos em diversos estádios (Quadro 30-5).

HIPOFARINGE

Avaliação do Tumor Primário (T)

A hipofaringe tem três subsítios, que são a área pós-cricóidea, os seios piriformes de cada lado e a parede posterior. Diferentemente da laringe, não há estadiamentos específicos para cada área, mas, curiosamente, há a importância funcional da laringe, uma vez que os órgãos têm paredes em comum (Quadro 30-6).

Quadro 30-4. Avaliação de Linfonodos Regionais

NX	Linfonodos regionais não podem ser avaliados
N0	Ausência de metástase em linfonodos regionais
N1	Metástase em um único linfonodo ipsilateral, 3 cm ou menos na maior dimensão sem extensão extranodal
N2a	Metástase em um único linfonodo ipsilateral, maior que 3 cm, mas não mais de 6 cm na maior dimensão, sem extensão extranodal
N2b	Metástase em múltiplos linfonodos ipsilaterais, nenhum com mais de 6 cm em sua maior dimensão, sem extensão extranodal
N2c	Metástase em linfonodos bilaterais ou contralaterais, nenhum maior que 6 cm em sua maior dimensão, sem extensão extranodal
N3a	Metástase em linfonodo com mais de 6 cm em sua maior dimensão, sem extensão extranodal
N3b	Metástase em um único ou múltiplos linfonodos com extensão extranodal*

* Envolvimento da pele, invasão de partes moles com fixação profunda ou sinais clínicos de acometimento neural são classificados como extensão clínica extranodal. Linfonodos de linha média são considerados ipsilaterais.

Quadro 30-5. Estádio Clínico (EC)

Estádio clínico	T	N	M
0	Tis	N0	M0
I	T1	N0	M0
II	T2	N0	M0
III	T3	N0	M0
III	T1, T2, T3	N1	M0
IVA	T4a	N0, N1	M0
IVA	T1, T2, T3, T4a	N2	M0
IVB	T4b	Qualquer N	
IVB	Qualquer T	N3	M0
IVC	Qualquer T	Qualquer N	M1

Avaliação das Cadeias Linfonodais (N)

A avaliação pelo sistema TNM na hipofaringe é a mesma da laringe ou da orofaringe p16 negativo (Quadro 30-4).

Avaliação de Metástases Distantes (M)

- *M0:* ausência de metástases distantes.
- *M1:* presença de metástases distantes.

Estádio Clínico

O agrupamento em Estádio Clínico para a hipofaringe é o mesmo da laringe (Quadro 30-5).

Quadro 30-6. Hipofaringe – Avaliação do Tumor Primário (T)

TX	Tumor primário não pode ser avaliado
T0	Sem evidência de tumor primário
Tis	Carcinoma *in situ*
T1	Tumor limitado a um subsítio da hipofaringe e/ou menor que 2 cm em sua maior dimensão
T2	Tumor invade mais de um subsítio da hipofaringe ou um sítio adjacente ou mede mais de 2 cm, mas não maior que 4 cm em sua maior dimensão sem fixação da hemilaringe (Fig. 30-9)
T3	Tumor maior que 4 cm em sua maior dimensão ou com fixação de hemilaringe ou extensão para mucosa do esôfago
T4a	Tumor invade qualquer um dos seguintes: cartilagem tireóidea/cricóidea, osso hioide, glândula tireóidea, esôfago, partes moles do compartimento central*
T4b	Tumor invade a fáscia pré-vertebral, envolve a artéria carótida ou invade estruturas mediastinais

* Inclui musculatura lisa pré-laríngea e o subcutâneo.

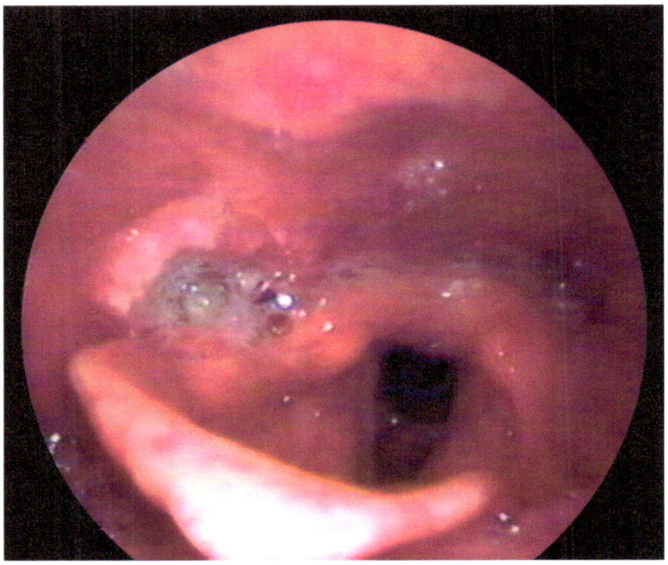

Fig. 30-9. CEC de hipofaringe (seio piriforme), T2, com mobilidade preservada da glote.

CONSIDERAÇÕES FINAIS

O sistema de estadiamento TNM da laringe e hipofaringe guarda a particularidade de necessitar de uma avaliação funcional, de modo que o exame físico deve incluir uma avaliação laringológica que se complementará ao exame de imagem, em geral uma tomografia computadorizada, com utilização de contraste ou ressonância magnética. A importância de um correto estadiamento inicial, incluindo as avaliações de subsítios acometidos, é fundamental para um adequado planejamento terapêutico, principalmente em se considerando as diversas modalidades e possíveis combinações. O sistema TNM vem sendo continuamente utilizado por décadas e constantemente revisto e atualizado, acarretando na necessidade de constante atualização de todos os envolvidos nos complexos tratamentos dessas neoplasias e seus profundos impactos na qualidade de vida dos pacientes acometidos.

REFERÊNCIAS BIBLIOGRÁFICAS

1. Denoix PF. [Note on the possible role of the International Union against Cancer in nomenclature, classification, analytical index, bibliography and documentation]. Acta Union Int Contra Cancrum. 1952;8:92-6.
2. International Union Against Cancer (UICC) Committee on Clinical Stage Classification and Applied Statistics. Clinical Stage classification and presentation of results, malignant tumours of the breast and larynx. Paris. 1958.
3. International Union Against Cancer (UICC). TNM General Rules. Geneva. 1969.
4. International Union Against Cancer (UICC). TNM Classification of Malignant Tumours. 2. ed. Geneva. 1974.
5. International Union Against Cancer (UICC) Harmer MH, ed. TNM Classification of Malignant Tumours. 3th ed. Geneva. 1978.
6. International Union Against Cancer (UICC) Hermanek P, Sobin LH (Eds.). TNM Classification of Malignant Tumours. 4. ed. Berlin, Heidelberg, New York: Springer. 1987.
7. Union for International Cancer Control's (UICC) [Internet]. Disponível em: https://www.uicc.org/sites/main/files/atoms/files/TNM_History_updated_June2017.pdf.
8. International Union Against Cancer (UICC), Hermanek P, Henson DE, Hutter RVP, Sobin LH, eds. TNM Supplement. A commentary on uniform use. Berlin, Heidelberg, New York: Springer Verlag. 1993.
9. International Union Against Cancer (UICC), Wittekind Ch, Henson DE, Hutter RVP, Sobin LH, eds. TNM Supplement. A Commentary on Uniform Use. 2. ed. New York: Wiley. 2001.
10. International Union Against Cancer (UICC), Wittekind Ch, Green FL, Henson DE, Hutter RVP, Sobin LH, eds. TNM Supplement. A Commentary on Uniform Use. 3. ed. New York: Wiley. 2003.
11. International Union Against Cancer (UICC), Wittekind Ch, Compton CC, Brierley JD, Sobin LH, eds. TNM Supplement. A Commentary on Uniform Use. 4. ed. New York: Wiley. 2012.
12. Zanoni DK, Patel SG, Shah JP. Changes in the 8th Edition of the American Joint Committee on Cancer (AJCC) Staging of Head and Neck Cancer: Rationale and Implications. Curr Oncol Rep. 2019;21:52.
13. Amin MB, Edge S, Greene F, Byrd DR, Brookland RK, Washington MK, et al. (Eds.). AJCC Cancer Staging Manual. 8th ed. Springer International Publishing. New York: American Joint Commission on Cancer. 2017.

CAPÍTULO 31

BASES DO TRATAMENTO DO CÂNCER DA LARINGE

Valeria Silva Merea ▪ Jatin P. Shah

É importante compreender a anatomia e a embriologia da laringe, pois ajudam a explicar os padrões de disseminação do tumor e, portanto, influenciam o tratamento. A estrutura laríngea é composta por três cartilagens ímpares (epiglote, tireóidea e cricóidea) e três cartilagens pares (aritenóideas, cuneiformes e corniculadas). A laringe também possui seis membranas fibrosas: os ligamentos hioepiglótico e tireoepiglótico, a membrana tíreo-hióidea, a membrana quadrangular, o cone elástico e a membrana cricotireóidea. As três regiões da laringe, com seus limites e subsítios são:

A) *Supraglote:* é composta por cinco sítios, incluindo a epiglote supra-hióidea e infra-hióidea, as cartilagens aritenóideas, as pregas vestibulares e as pregas ariepiglóticas (superfície laríngea). O limite inferior da supraglote é um plano horizontal que passa pela margem lateral do ventrículo na junção com a superfície superior da prega vocal.
B) *Glote:* estende-se do plano horizontal mencionado anteriormente até um centímetro abaixo e inclui as pregas vocais e as comissuras anterior e posterior.
C) *Infraglote:* da borda inferior da glote até a borda inferior da cartilagem cricóidea.

Embriologicamente, a supraglote é derivada do primórdio bucofaríngeo, que se desenvolve a partir do terceiro e quarto arcos branquiais, e seu suprimento sanguíneo provém da artéria laríngea superior. Seus linfáticos fluem lateralmente para os linfonodos cervicais de níveis II e III, bilateralmente, antes de chegarem inferiormente aos linfonodos laterais de nível IV.[1] Os tumores supraglóticos têm tendência a apresentar metástases linfonodais por causa da rica rede de canais linfáticos da laringe supraglótica. Como a supraglote é uma estrutura mediana, sua drenagem linfática é bilateral.

Em contraste, a glote e a infraglote são derivadas do primórdio traqueobrônquico do sexto arco branquial, com suprimento sanguíneo das artérias laríngeas inferiores e são formadas pela fusão de sulcos laterais que se desenvolvem em cada lado do primórdio traqueobrônquico. Por causa dessa fusão na linha média, os linfáticos dessas regiões drenam unilateralmente.[1,2] Também em contraste com os linfáticos supraglóticos, os linfáticos glóticos são esparsos, tornando relativamente raro o câncer glótico apresentar metástase linfonodal cervical. Além disso, a drenagem linfática da glote ocorre centralmente nos linfonodos pré-laríngeos e pré-traqueais de nível VI.

Embora o exposto anteriormente explique os limites embriológicos, as fibras elásticas e o tecido conjuntivo denso atuam como barreiras anatômicas dentro da laringe, enquanto a ossificação da cartilagem e os defeitos pericondriais permitem a disseminação do tumor.[3] Essas barreiras anatômicas incluem o ligamento vocal, o cone elástico, a membrana quadrangular,[4] os ligamentos hioepiglótico[5] e glossoepiglótico e o tecido conjuntivo ventricular.[6] Na comissura anterior, as inserções musculares na cartilagem tireóidea no tendão do ligamento vocal ou ligamento de Broyle causam uma interrupção no pericôndrio.[7] Embora o ligamento de Broyle seja em si uma barreira forte, a falta focal de pericôndrio, que é considerada uma barreira forte, na comissura anterior torna-o vulnerável à propagação do tumor. A cartilagem também é uma barreira forte para a propagação do tumor por causa de suas propriedades intrínsecas, mas algumas dessas propriedades são perdidas quando ela ossifica.

CONSIDERAÇÕES PARA A SELEÇÃO DO TRATAMENTO DO CÂNCER DE LARINGE

O tumor maligno mais comum da laringe é o carcinoma de células escamosas. Em geral, o câncer de laringe precoce (estádios I e II) é tratado com terapia de modalidade única, cirurgia ou radioterapia; e o câncer de laringe avançado (estádios III e IV) requer tratamento multimodal. Vários fatores, no entanto, são levados em consideração ao selecionar um tratamento.[8] Embora o objetivo principal do tratamento seja o controle ou a cura do câncer, a preservação da função em longo prazo é um objetivo secundário importante.

Fatores do Paciente

- *Performance status e comorbidades:* disfunção cardiovascular, pulmonar, renal e/ou hepática, neuropatia preexistente ou deficiência auditiva são algumas das comorbidades que afetam a seleção e aplicação de quimioterapia ou imunoterapia e, no caso de *condição clínica* cardiovascular e pulmonar, também afeta a indicação de tratamento cirúrgico sob anestesia geral. Os pacientes com função pulmonar deficiente não são candidatos a cirurgias em que algum grau de aspiração seja uma sequela provável, como extensas ressecções endoscópicas ou laringectomias parciais abertas. Além disso, os pacientes com *performance status* insatisfatório, comumente medido com a escala de *status* de desempenho do Eastern Cooperative Oncology Group (ECOG),[9] podem ter uma contraindicação relativa ou absoluta para certos tratamentos, pois pode afetar a escolha do agente quimioterápico ou impedir o paciente de viajar ao centro de tratamento diariamente para radioterapia;

- *Anatomia:* as ressecções endoscópicas da laringe requerem exposição adequada da laringe e extensão limitada do tumor para permitir a excisão completa. Fatores anatômicos do paciente, como trismo, incisivos superiores proeminentes, doença da coluna cervical ou cirurgia anterior, curta distância do hioide, língua volumosa etc., podem impedir uma exposição adequada e, portanto, o manejo cirúrgico de tumores que seriam considerados ressecáveis por meio de uma abordagem endoscópica;
- *Localização geográfica:* se o paciente não puder viajar para a instalação de tratamento diariamente por várias semanas, a radiação não é uma opção adequada para o paciente;
- *Ocupação:* em cânceres glóticos iniciais com profundidade significativa de invasão ou extensão significativa para comissura anterior ou bilateral, a radioterapia pode ser o tratamento inicial preferido para profissionais de voz, pois pode levar a um resultado de voz superior.

Fatores Tumorais

Localização, tamanho e extensão do tumor primário, além do *status* dos linfonodos cervicais e presença ou ausência de metástases a distância, ou seja, subsítio laríngeo e estadiamento do tumor são os fatores importantes que influenciam na escolha de modalidade(s) de tratamento. Por exemplo, o câncer glótico inicial, incluindo lesões glóticas T1 e T2 selecionadas, provavelmente não metastatizará para os linfonodos cervicais e pode ser tratado com microcirurgia a *laser* transoral ou radioterapia.

Fatores do Médico

A experiência e conhecimento do médico com o tratamento do câncer de laringe, que normalmente se expressa como conhecimento sobre o comportamento esperado do tumor e a resposta a diferentes tratamentos, desempenham um papel importante na seleção do tratamento. O viés dos próprios médicos também influencia a escolha do tratamento.

Fatores do Centro de Tratamento

A instalação do serviço de saúde precisa ter equipamento e tecnologia especializados. Por exemplo, no caso de carcinomas de laringe em estádio inicial, embora a cirurgia e a radiação ofereçam resultados de sobrevivência equivalentes, o tratamento cirúrgico deve ser oferecido se o cirurgião tiver experiência técnica e acesso a equipamento de microcirurgia a *laser* transoral. Da mesma forma, o manejo eficaz com radioterapia é afetado pela disponibilidade de tecnologia, como terapia de radiação modulada por intensidade (IMRT). No caso dos cânceres de laringe mais avançados, uma abordagem multidisciplinar, o suporte de serviços auxiliares, como fonoaudiologia, nutrição, fisioterapia, serviço social e enfermagem, são fundamentais para um resultado bem-sucedido de preservação da laringe. Os centros de cuidados terciários oferecem os recursos necessários, experiência e grande volume de pacientes que levam a melhores resultados de sobrevivência. Em tais centros, tumores *boards* multidisciplinares são comuns com a participação de várias especialidades, incluindo não apenas cirurgiões (laringologistas ou cirurgiões de cabeça e pescoço), radio-oncologistas e oncologistas clínicos, mas também radiologistas e patologistas, o que permite discussões aprofundadas, levando a uma abordagem de tratamento individualizada.

TRATAMENTO

Os Quadros 31-1 a 31-3 resumem as opções de tratamento de cada subsítio de câncer de laringe para cada estádio clínico, bem como considerações especiais. Quando o pescoço é tratado no câncer de laringe, geralmente inclui os níveis II-IV e VI.

Considerações Adicionais

Tratamento Adjuvante após Ressecção Cirúrgica

Semelhante a considerações para outros cânceres de cabeça e pescoço, os fatores que levam à quimiorradiação pós-operatória são extensão extranodal e/ou margens positivas, enquanto a radioterapia exclusiva é tipicamente considerada em casos com invasão linfática, vascular ou perineural, doença patológica pT4, pN2 ou pN3.

Tratamento de Indução

A quimioterapia de indução pode ser considerada no câncer de laringe avançado para orientar o tratamento adicional com base na resposta. Se a resposta for completa, apenas a radioterapia pode ser considerada. Se houver resposta parcial, quimiorradiação ou radiação isolada podem ser consideradas. Se houver resposta mínima ou nenhuma, a cirurgia é recomendada e pode ser seguida por tratamento adicional com base nas características do tumor/estadiamento patológico.

Quadro 31-1. Supraglote

Estádio	Opções de tratamento	Considerações especiais
Estádios I, II e III selecionados (T1-T2 N0, T3 N0 selecionado)	▪ Cirurgia incluindo ressecção endoscópica (ressecção transoral a *laser*; cirurgia robótica transoral) ou laringectomia parcial aberta e esvaziamento cervical. Se houver características adversas na patologia, também pode ser necessária quimiorradiação concomitante *versus* radioterapia pós-operatória ▪ Radioterapia	A cirurgia endoscópica é preferida quando os tumores são bem definidos, e a supraglote pode ser adequadamente exposta
Estádio III ▪ (T3 N0)	▪ Quimiorradiação simultânea ▪ Cirurgia, com laringectomia e esvaziamento cervical seletivo ipsilateral ou bilateral, seguido por radiação ou quimiorradiação se margens positivas ou extensão extranodal ou outras características adversas ▪ Quimioterapia de indução seguida por: • Radioterapia definitiva ou • Quimiorradiação ou • Cirurgia, laringectomia com esvaziamento cervical ou • Tratamento paliativo	Se a lesão primária requerer laringectomia total
▪ (T1-2 N+, casos selecionados T3 N1)	▪ Tratamento sistêmico concomitante com radioterapia ▪ Cirurgia, laringectomia parcial supraglótica com esvaziamento cervical ipsilateral ou bilateral, seguido por radiação ou quimiorradiação se margens positivas ou extensão extranodal ou outras características adversas ▪ Quimioterapia de indução seguida por: • Radiação definitiva • Quimiorradiação • Cirurgia, laringectomia com esvaziamento cervical • Tratamento paliativo	Se passível de preservação da laringe
Estádio IV ▪ (T4a N0-3)	▪ Cirurgia, laringectomia total com esvaziamento cervical ipsilateral ou bilateral ▪ Tratamento sistêmico concomitante com radioterapia ▪ Quimioterapia de indução seguida de radiação, quimiorradiação ou cirurgia	▪ Tratamento adjuvante determinado por laudo anatomopatológico ▪ A cirurgia é preferida; outras opções se o paciente recusar a cirurgia
▪ (T4b N0-N3)	▪ Tratamento sistêmico concomitante com radioterapia ▪ Indução seguida por tratamento sistêmico concomitante e radiação ou radioterapia isolada ▪ Radioterapia ▪ Tratamento sistêmico com agente único ▪ Tratamento paliativo ▪ Cuidados de suporte	O tratamento depende do *performance status*
▪ (T1-4 N0-3 M1)	▪ Controle locorregional e tratamento sistêmico ou tratamento específico para metástases limitadas podem ser considerados ▪ Tratamento sistêmico de combinação ▪ Tratamento sistêmico de agente único ▪ Tratamento paliativo ▪ Tratamento de suporte	O tratamento depende do *performance status*, sintomas, ou localização e número de metástases

Quadro 31-2. Glote

Estádio	Opções de tratamento	Considerações especiais
Estádios I, II e III selecionados (T1-T2 N0, T3 N0 selecionado)	▪ Cirurgia incluindo ressecção endoscópica (ressecção transoral a *laser*; cirurgia robótica transoral; excisão a frio); ou laringectomia parcial aberta ▪ Radioterapia	▪ Cirurgia endoscópica preferida para lesões superficiais ▪ Radiação preferida para lesões profundamente infiltrativas ou tumores envolvendo comissura anterior
Estádio III (T3 N0-N1)	▪ Quimiorradiação simultânea ▪ Cirurgia, laringectomia com esvaziamento cervical ipsilateral ou bilateral, seguido por radiação ou quimiorradiação se margens positivas ou extensão extranodal ou outras características adversas ▪ Quimioterapia de indução seguida por: • Radioterapia definitiva ou • Quimiorradiação ou • Cirurgia, laringectomia com esvaziamento cervical ou • Tratamento paliativo	Esvaziamento cervical eletivo pode ser considerado para pescoço clinicamente N0
Estádio IV ▪ (T4 N2-3)	▪ Tratamento sistêmico concomitante com radioterapia ▪ Cirurgia, laringectomia com esvaziamento cervical ipsilateral ou bilateral, seguido por radiação ou quimiorradiação se margens positivas ou extensão extranodal ou outras características adversas ▪ Quimioterapia de indução seguida por: • Radiação definitiva • Quimiorradiação • Cirurgia, laringectomia com esvaziamento cervical • Tratamento paliativo	
▪ (T4a N2-3)	▪ Cirurgia, laringectomia com esvaziamento cervical ipsilateral ou bilateral ▪ Tratamento sistêmico *vs.* indução se não houver cirurgia	Tratamento adjuvante após a cirurgia é determinado pela avaliação anatomopatológica
▪ (T4b N0-N3)	▪ Tratamento sistêmico concomitante com radioterapia ▪ Indução seguida por tratamento sistêmico concomitante e radiação ou radioterapia isolada ▪ Radioterapia ▪ Tratamento sistêmico de agente único ▪ Tratamento paliativo ▪ Cuidados de suporte	Tratamento depende do *performance status*
▪ (T1-4 N0-3 M1)	▪ Controle locorregional e tratamento sistêmico ou tratamento específico para metástases limitadas podem ser considerados ▪ Tratamento sistêmico de combinação ▪ Tratamento sistêmico de agente único ▪ Tratamento paliativo ▪ Tratamento de suporte	Tratamento depende do *performance status*, sintomas do paciente, localização e número de metástases

Quadro 31-3. Infraglote

Estádio	Opções de tratamento	Considerações especiais
Estádios I, II (estádio precoce)	▪ Radioterapia com cirurgia como resgate ▪ Os tumores selecionados podem ser ressecáveis por meio de cirurgia endoscópica a *laser*, se houver exposição adequada	Câncer raro, sem abordagem de tratamento padronizada
Estádios III, IV (estádio avançado)	▪ Cirurgia, laringectomia +/- ressecção traqueal, esvaziamento cervical bilateral, seguido de quimiorradiação adjuvante ou radioterapia ▪ Quimioterapia ou radioterapia se o paciente recusar a cirurgia	As vias aéreas podem requerer uma traqueostomia na apresentação

BIBLIOGRAFIA

Armstrong WB, Netterville JL. Anatomy of the larynx, trachea, and bronchi. Otolaryngol Clin North Am. 1995;28:685-99.

Beitler JJ, Mahadevia PS, Silver CE, Wadler S, Rubin JS, Bello JA, et al. New barriers to ventricular invasion in paraglottic laryngeal cancer. Cancer. 1994;73:2648-52.

Frazer E. The development of the larynx. J Anat Physiol. 1909;44:156.

Gallo A, Mocetti P, De Vincentiis M, Simonelli M, Ciampini S, Bianco P, et al. Neoplastic infiltration of laryngeal cartilages: histocytochemical study. Laryngoscope. 1992;102:891-5.

Mor N, Blitzer A. Functional Anatomy and Oncologic Barriers of the Larynx. Otolaryngol Clin North Am. 2015;48:533-45.

Oken MM, Creech RH, Tormey DC, Horton J, Davis TE, McFadden ET, et al. Toxicity and response criteria of the Eastern Cooperative Oncology Group. Am J Clin Oncol. 1982;5:649-55.

Reidenbach MM. The periepiglottic space: Topographic relations and histological organization. J Anat. 1996;188:173-82.

Shah JP, Patel SG, Singh B, Wong R. Jatin Shah's Head and Neck Surgery and Oncology. 5th ed. Elsevier. 2019.

Young N, Abdelmessih MW, Sasaki C. Hajek revisited: a histological examination of the quadrangular membrane. Ann Otol Rhinol Laryngol. 2014;123:765-8.

CIRURGIA TRANSORAL A *LASER* DO CÂNCER DE LARINGE

CAPÍTULO 32

Marco Aurélio Vamondes Kulcsar ▪ André Vicente Guimarães ▪ Luiz Paulo Kowalski

CÂNCER DE LARINGE

Os carcinomas de células escamosas da laringe compreendem cerca de 25% de todos os cânceres de cabeça e pescoço. O principal fator predisponente é o abuso de tabaco e álcool, que vem diminuindo nos últimos anos por causa das campanhas antitabágicas com a conscientização do público.[1] No Brasil, o número de casos novos de câncer de laringe, esperados para cada ano do triênio 2020-2022, está estimado em 6.470 em homens e de 1.180 em mulheres. O risco estimado será de 6,20 casos novos a cada 100 mil homens e de 1,06 casos novos a cada 100 mil mulheres. A mortalidade estimada por câncer de laringe se aproxima de 126 (IC 95%, 123-130) por 1.000, novamente com uma proporção de 5:1 entre homens e mulheres.[2]

Para o tratamento do câncer de laringe glótico inicial e avançado, existem várias estratégias e com diferentes níveis de evidência, pois os resultados podem ser influenciados por múltiplos fatores, como: protocolo institucional, preferência individual do paciente, fatores socioeconômicos e culturais. Assim quando do estadiamento dos tumores precoces (T1 e T2), o tratamento unimodal, radioterapia ou cirurgia, é a escolha com bons resultados clínicos, sobrevida superior a 80% e com qualidade vida excelente. Nos tumores avançados da laringe (T3 e T4), em geral, o tratamento é multimodal com a combinação de cirurgia, radioterapia e/ou tratamento sistêmico e, em casos selecionados, pode-se optar pela preservação do órgão (T3), com bons resultados clínicos, de sobrevida e qualidade de vida adequada.[1,3]

DIAGNÓSTICO E ESTADIAMENTO

O diagnóstico tem o início com a história clínica de disfonia persistente com período superior há três semanas com antecedente de tabagismo. Na investigação inicial, a laringoscopia indireta com o nasofibroscópio ou telelaringoscópio de 70° tipo Hopkins deve ser realizada com a finalidade de avaliar as estruturas da laringe, determinar a localização do tumor e, em alguns casos, até realizar a biópsia sob anestesia local. Quando não é possível a realização desse procedimento, o ideal para obter o diagnóstico definitivo é a laringoscopia direta de suspensão sob anestesia geral, com o estudo de toda a laringe com endoscópios rígidos de 0,30 e 70° para uma informação mais detalhada da lesão e sua extensão a subsítios. Também permite realizar a biópsia para o estudo histopatológico definitivo e, em casos selecionados de tumores precoces e pequenos, até a ressecção completa desses.[3]

O estadiamento da doença locorregional, apesar da baixa incidência de metástases linfonodais, deve ser realizado por estudo de imagem seccional, em sua maioria a tomografia computadorizada, mas, quando em tumores de comissura anterior da glote, pode ser realizada a ressonância magnética, com a finalidade de observar a invasão do espaço de Broyle.[4,5]

CIRURGIA TRANSORAL DA LARINGE

No passado, os cânceres de laringe eram tradicionalmente tratados com radioterapia ou laringectomia parcial. Mas, desde o final do século XIX e início do XX, foram demonstrados procedimentos transorais, como a microcirurgia para a ressecção das lesões e, a partir da década de 1970, associou-se o *laser*, conforme descrito por Strong e Jako, denominado de microcirurgia transoral a *laser* (MTL) para o câncer glótico, posteriormente popularizado, em 1988, por Steiner.[6]

O *laser* utilizado com maior frequência é o gasoso de CO_2 (emite uma luz infravermelha de 10,6 nm e causa danos termais mínimos aos tecidos adjacentes) acoplado ao microscópio cirúrgico ou através de fibra óptica em caneta que permite o contato. Na forma de contato, o *laser* em semicondutor de Diodo que emite a luz infravermelha a uma frequência de 980 nm, com dano tecidual similar ao de CO_2, mas com a praticidade de transporte decorrente da fonte geradora menor.[7,8]

O tratamento está indicado nos tumores de estádio inicial T1a-b, T2 e casos selecionados de T3. A contraindicação ao procedimento inclui acesso transoral inadequado em razão da anatomia do paciente, como: dentes proeminentes, trismo, macroglossia e micrognatia. Além disso, o tumor não pode envolver ambas as aritenoides, nem ter extensão subglótica >1 cm.[9]

PRINCÍPIOS DA CIRURGIA TRANSORAL DA LARINGE COM *LASER*

1. A preservação da cartilagem cricoide é necessária para a manutenção da integridade das vias aéreas, pois senão pode determinar uma estenose infraglótica com o uso de uma traqueostomia em sua forma definitiva.
2. Preservação de pelo menos um complexo cricoaritenóideo com a finalidade da manutenção da respiração e fonação.
3. Ressecção em monobloco quando possível, mas pode ser ressecado em fragmentos com orientação da borda livre da glote para a cartilagem tireóidea, assim permitindo a visualização da margem profunda e também com a finalidade do estudo histopatológico da margem cirúrgica. A margem cirúrgica adequada é de 2-3 mm.[10,11]

TIPOS DE CORDECTOMIA POR VIA TRANSORAL

Classificação descrita pela Sociedade Europeia de Laringologia, em 2000:[12]

- *Tipo I – cordectomia subepitelial:* ressecção somente do epitélio e da camada superficial da lâmina própria com preservação do ligamento vocal (Fig. 32-1). Tal procedimento permite avaliar toda a mucosa nos casos de leucoplasia e hiperplasia. O diagnóstico histopatológico definitivo pode variar desde hiperplasia, vários tipos de displasia e o carcinoma *in situ*. Nesse último, deve ser realizada uma segunda cirurgia para ampliar a margem de ressecção.
- *Tipo II – cordectomia subligamental:* nesse tipo, são realizados a ressecção do epitélio, espaço de Reinke e o ligamento vocal (Fig. 32-2). O corte deve ser feito entre o músculo vocal e o ligamento com início próximo à comissura anterior até o processo vocal. Tal procedimento é realizado nos casos de displasia severa, nos casos de carcinoma *in situ* e aqueles com microinvasão (T1).
- *Tipo III – cordectomia transmuscular:* a ressecção abrange o epitélio, a lâmina própria, ligamento vocal e parte do músculo vocal (Fig. 32-3). A ressecção pode estender-se do processo para a comissura anterior. Para expor toda a prega vocal, pode ser necessária a ressecção parcial da prega ventricular e vestíbulo. Esta técnica está indicada nos tumores com invasão ao músculo vocal (T2).
- *Tipo IV – cordectomia completa:* ressecção completa da prega vocal até o pericôndrio da porção interna da cartilagem tireóidea, desde o processo vocal até a comissura anterior. Como margem, pode-se incluir a vestíbulo (Fig. 32-4). Está indicado nos casos de T2 e T3.
- *Tipo Va – cordectomia estendida para a prega vocal contralateral:* a ressecção inclui a comissura anterior e, dependendo na extensão do tumor, seja um segmento ou toda a prega vocal contralateral. A ressecção deve continuar ao longo da cartilagem na altura da comissura, removendo assim o ligamento de Broyle (Fig. 32-5). Para realizar essa ressecção, deve-se iniciar uma incisão acima do plano de

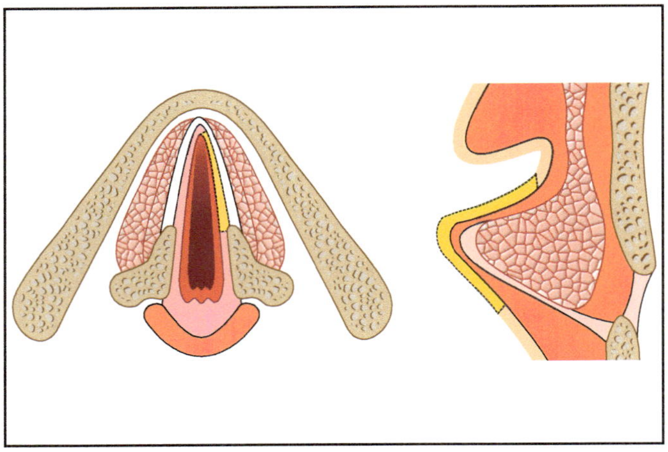

Fig. 32-1. Cordectomia subepitelial (tipo I).

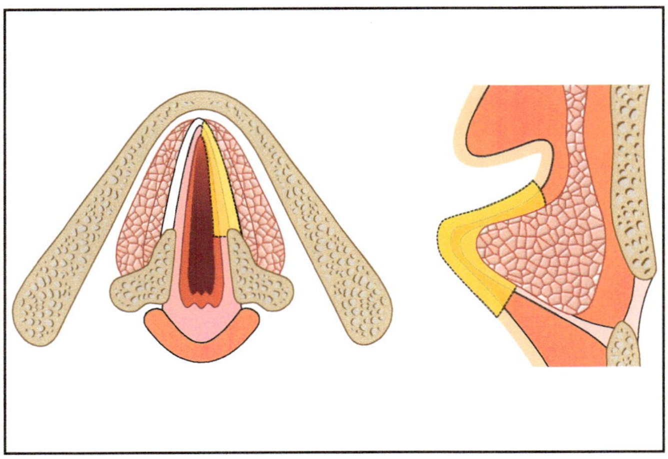

Fig. 32-2. Cordectomia subligamental (tipo II).

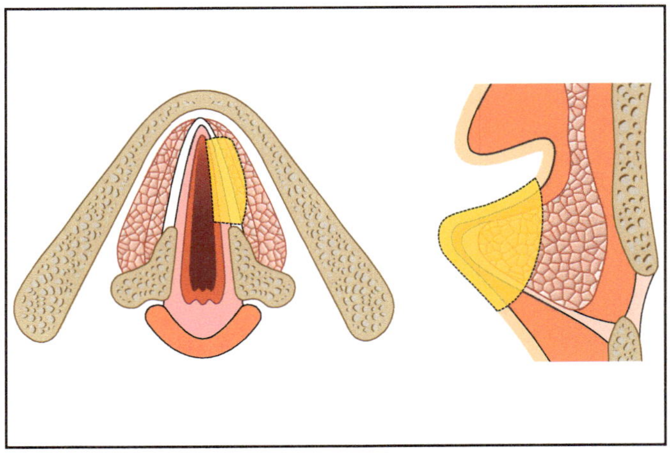

Fig. 32-3. Cordectomia transmuscular (tipo III).

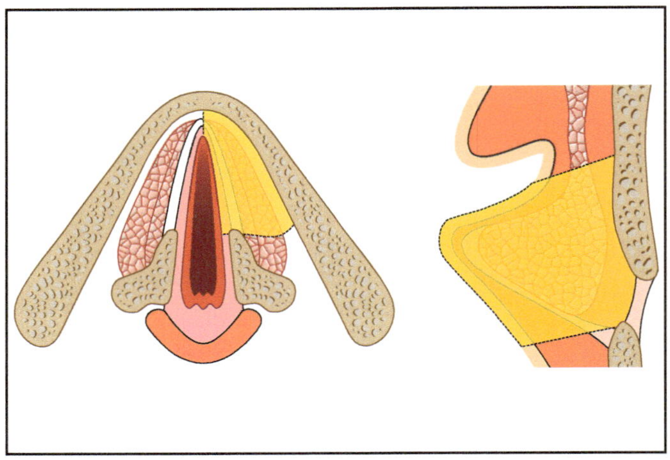

Fig. 32-4. Cordectomia completa (tipo IV).

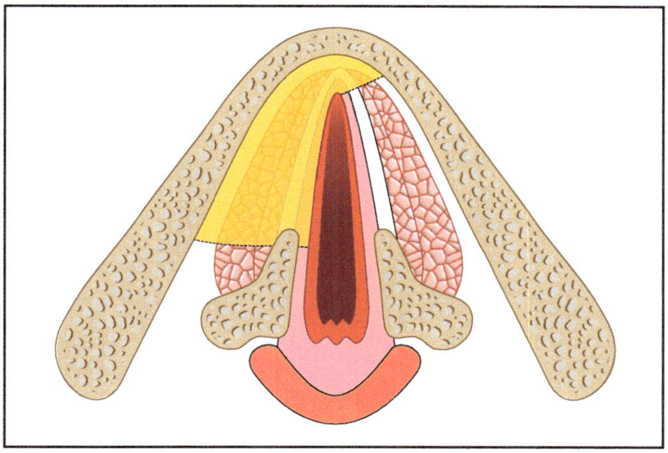

Fig. 32-5. Cordectomia estendida contralateral (tipo Va).

inserção das pregas vocais, na base da inserção epiglótica e depois passa pelo ligamento de Broyle. Eventualmente, com a ressecção do pecíolo da epiglote e extensão à infraglote, para exposição da prega contralateral, pode-se realizar a resseção da prega vestibular. Indica-se tal procedimento para tumores com envolvimento bilateral tipo T1b, T2 e casos selecionados de T3.

- *Tipo Vb – cordectomia estendida envolvendo a aritenoide:* ressecção de toda a prega vocal com o processo vocal e, caso necessário, parte da aritenoide, mas com a preservação de sua porção posterior (Fig. 32-6). Esta técnica é indicada para casos de carcinoma de prega vocal envolvendo posteriormente o processo vocal, mas poupando a cartilagem aritenóidea.
- *Tipo Vc – cordectomia estendida à prega vestibular:* ressecção completa da prega vocal com o ventrículo de Morgagni e a prega vestibular, para os casos de tumores dessa região com extensão para a prega vocal (Fig. 32-7).

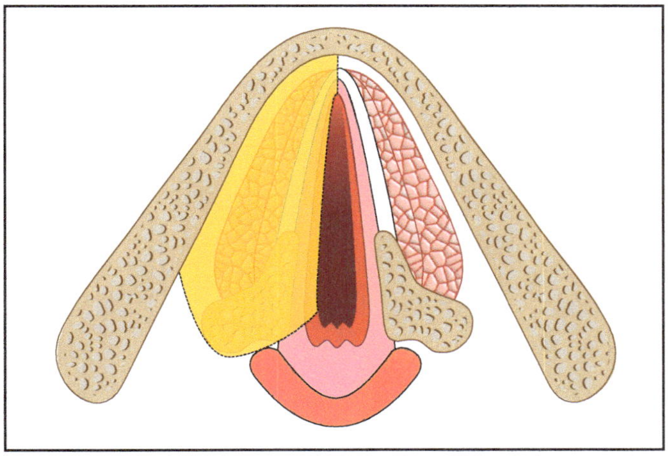

Fig. 32-6. Cordectomia estendida para a aritenoide (tipo Vb).

- *Tipo Vd – cordectomia estendida abrangendo a infraglote:* ressecção de tumor de prega vocal com margem em infraglote e exposição da cartilagem cricóidea (Fig. 32-8).
- *Tipo VI – comissurectomia:* em proposta de revisão da classificação europeia, em 2007, foi agregada à comissurectomia (tipo VI), consistindo na ressecção da comissura anterior, estendendo-se ou não para as pregas vocais, para tumores que não infiltram a cartilagem tireóidea (Fig. 32-9).[13]

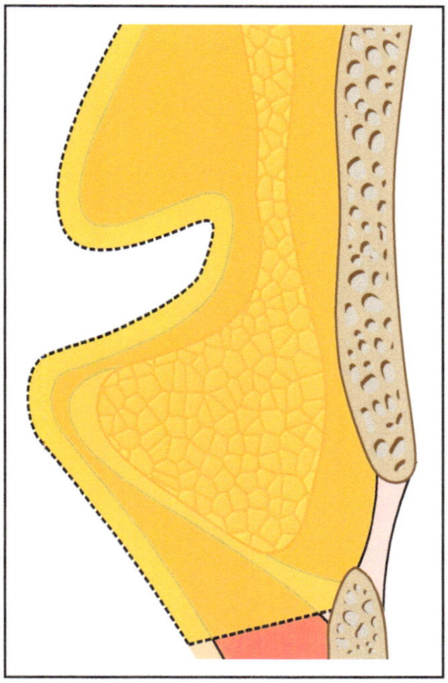

Fig. 32-7. Cordectomia estendida à prega vestibular (tipo Vc).

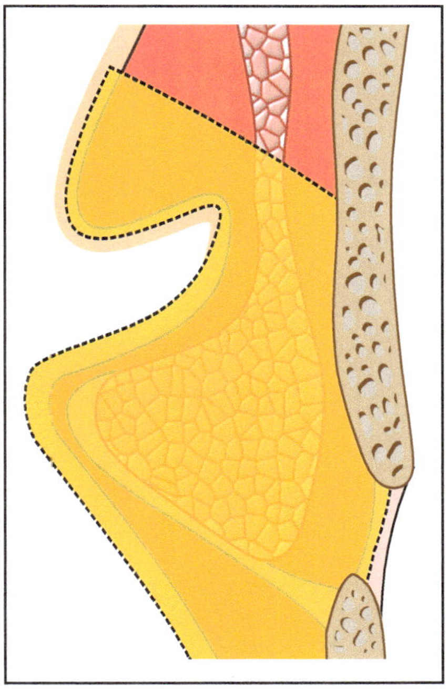

Fig. 32-8. Cordectomia estendida à infraglote.

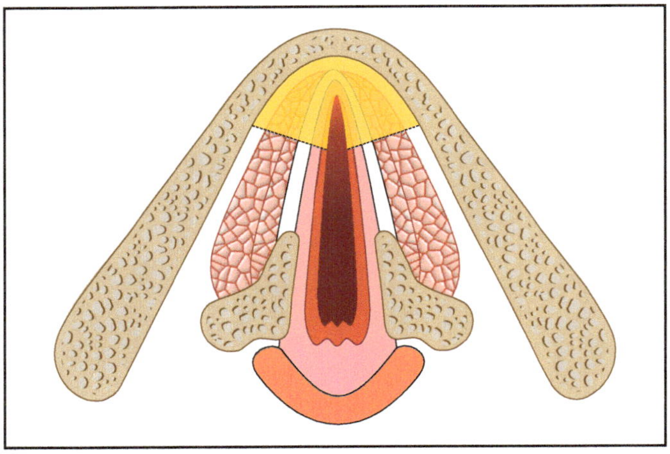

Fig. 32-9. Comissurectomia (tipo VI).

A neoplasia que acomete exclusivamente a laringe supraglótica também pode ser tratada por via transoral. Dessa forma, uma classificação foi publicada, em 2009. Segue a classificação das laringectomias endoscópicas das supraglóticas pela Sociedade Europeia de Laringologia.[14]

- *Tipo I:* excisão limitada. Nessa modalidade é realizada uma excisão de tumor de pequena neoplasia superficial, podendo estar na borda livre da epiglote, prega ariepiglótica, sobre a aritenoide, prega vestibular ou qualquer outra parte da supraglote (Fig. 32-10).
- *Tipo II:* laringectomia medial supraglótica com ressecção parcial do espação pré-epiglótico.
- *Tipo IIa:* indicada em neoplasia estádio T1 superficial cranial ao osso hioide, pois a ressecção contempla metade superior da epiglote, ou seja, acima do corpo do osso hioide (Fig. 32-11).
- *Tipo IIb:* quando a neoplasia acomete também a porção da cartilagem epiglote inferior ao osso hioide. Logo, realiza-se a epiglotectomia total com margem profunda no espaço pré-epiglótico, porém, sem remoção total dele. As pregas faringoepiglótica, ariepiglótica e pregas vestibulares são preservadas (Fig. 32-12).
- *Tipo III:* laringectomia medial supraglótica com ressecção do espaço pré-epiglótico.
- *Tipo IIIa:* recomendada quando a neoplasia acomete o pecíolo da epiglote. Toda epiglote, espaço pré-epiglótico e comissura anterior são removidos (Fig. 32-13).
- *Tipo IIIb:* quando a neoplasia acomete da prega vestibular, esta pode ser removida por completo pela porção interna da cartilagem tireóidea até o ventrículo de Morgagni (Fig. 32-14).
- *Tipo IV:* laringectomia lateral supraglótica.
- *Tipo IVa:* indicada quando a neoplasia acomete as três pregas (borda lateral da epiglote, prega ariepiglótica e prega faringoepiglótica. Podem ser incluídas a prega vestibular e borda livre da epiglote (Fig. 32-15).
- *Tipo IVb:* idem à IVa, porém, incluindo a remoção da aritenoide e/ou parede medial, anterior ou ambas do recesso piriforme (Fig. 32-16).

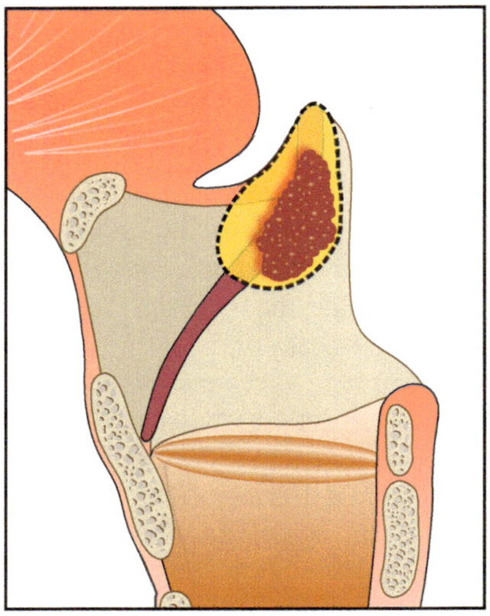

Fig. 32-11. Laringectomia medial supraglótica cranial ao osso hioide (tipo IIa).

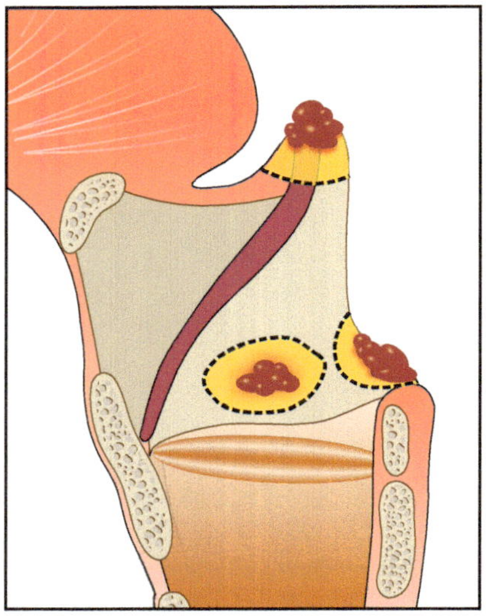

Fig. 32-10. Excisão limitada de tumor supraglótico (tipo I).

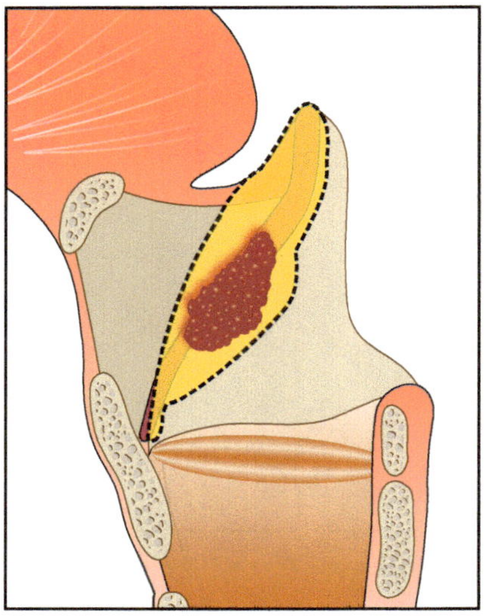

Fig. 32-12. Epiglotectomia total com ressecção parcial do espaço pré-epiglótico (tipo IIb).

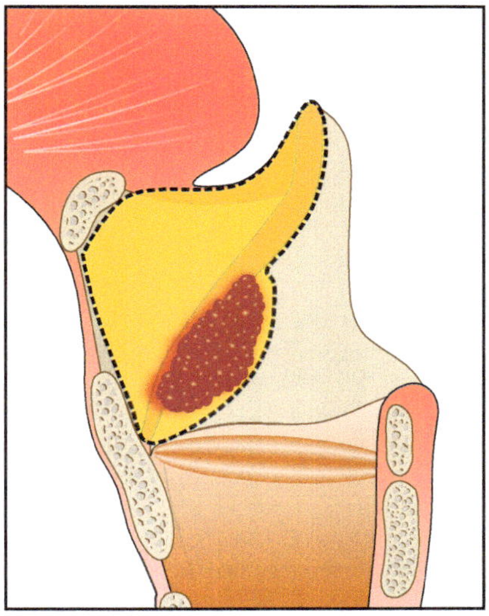

Fig. 32-13. Laringectomia medial supraglótica com ressecção da epiglote, espaço pré-epiglótico e comissura anterior (tipo IIIa).

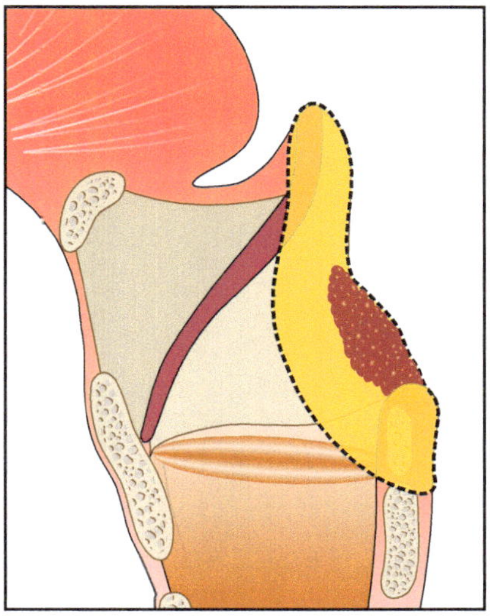

Fig. 32-16. Laringectomia lateral supraglótica incluindo a ressecção de aritenoide e/ou estruturas da hipofaringe.

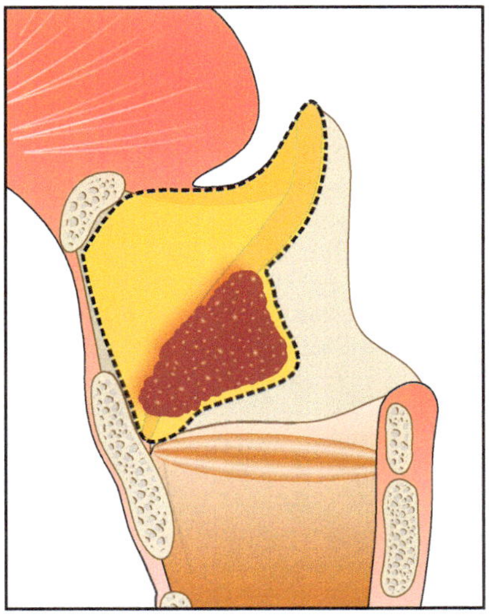

Fig. 32-14. Ressecção completa da prega vestibular (tipo IIIb).

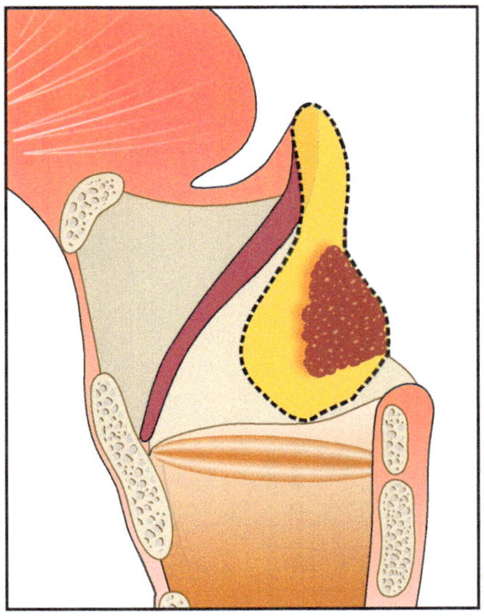

Fig. 32-15. Laringectomia lateral supraglótica com ressecção de borda lateral da epiglote e pregas ariepiglótica e faringoepiglótica (tipo IVa).

A laringectomia parcial supraglótica via transoral não compete com a via transcervical. Logo, são complementares, e a opção com uso de robô, da via transoral ou cervical depende de exposição adequada, cirurgião treinado, material especializado. O estádio TNM é uma variável que deve ser levada em consideração quanto à escolha da via. Exames de imagem associados à endoscopia da faringolaringe permitem um adequado estadiamento. A operação deve ser realizada sempre sob anestesia geral, com intubação orotraqueal e com laringoscópios bivalvulares.

Outra recomendação dos autores dessa classificação é que ressecção da neoplasia seja feita, preferencialmente, em bloco. A ressecção do tumor em partes pode dificultar o estabelecimento de margem oncológica segura pelos cirurgiões menos experientes. Além disso, não é obrigatório o uso de *laser*, podendo ser utilizado outros instrumentos. Em princípio, deve-se utilizar a nomenclatura da operação acompanhada do formato numeral.

Lembramos que, infelizmente, essa topografia de câncer tem sinais e sintomas de manifestação tardia, o que implica o diagnóstico em estádio mais avançado. Além disso, no Brasil, o predomínio do câncer glótico é a regra. Por fim, a necessidade de equipamento dedicado à operação transoral restringe esta abordagem a poucos hospitais. Todas essas variáveis dificultam uma análise estatística com grupo controle adequado, retardando a implementação de tecnologia em prol do paciente.

RESULTADOS FUNCIONAIS DA CIRURGIA TRANSORAL DA LARINGE COM *LASER*

A qualidade da voz no pós-operatório varia com extensão do tumor, tendo ótimos resultados para T1 e com qualidade inferior nas ressecções extensas a partir do tipo III de cordectomia. Com a preservação da estrutura da cartilagem tireóidea, diferente da cirurgia aberta em muitos casos, não há necessidade de traqueostomia, deglutição precoce e menor tempo de internação.[15]

RESULTADOS ONCOLÓGICOS

Nos casos de tumores iniciais da glote (T1, T2 e casos selecionados de T3), a cirurgia transoral da laringe com *laser* tornou-se uma opção, pois tem uma taxa de controle local e sobrevida global livre de doença ao redor de 80% a 100%, dependendo do estudo, com resultado semelhante ao da radioterapia, porém, com a vantagem de ser um procedimento único e ainda ter a opção de uma laringectomia parcial.[16]

CONSIDERAÇÕES FINAIS

O tratamento do câncer glótico em estádio inicial pode ser realizado com a cirurgia transoral a *laser*, pois tem resultados similares aos da radioterapia isolada e com vantagens sobre a cirurgia aberta.

REFERÊNCIAS BIBLIOGRÁFICAS

1. Elicin O, Giger R. Comparison of Current Surgical and Non-Surgical Treatment Strategies for Early and Locally Advanced Stage Glottic Laryngeal Cancer and Their Outcome. Cancers (Basel). 2020;12:732.
2. Instituto Nacional de Câncer José Alencar Gomes da Silva. Estimativa 2020: incidência de câncer no Brasil / Instituto Nacional de Câncer José Alencar Gomes da Silva. – Rio de Janeiro: INCA. 2019.
3. https://Williamson AJ, Bondje S. Glottic Cancer. 2021 Jul 21. In: StatPearls [Internet]. Treasure Island (FL): StatPearls Publishing; 2022 Jan–. PMID: 32644405
4. Lewis-Jones H, Colley S, Gibson D. Imaging in head and neck cancer: United Kingdom National Multidisciplinary Guidelines. J Laryngol Otol. 2016;130:S28-31.
5. Becker M, Zbären P, Casselman JW, Kohler R, Dulguerov P, Becker CD. Neoplastic invasion of laryngeal cartilage: reassessment of criteria for diagnosis at MR imaging. Radiology. 2008;249:551-9.
6. Vaculik MF, MacKay CA, Taylor SM, Trites JRB, Hart RD, Rigby MH. Systematic review and meta-analysis of T1 glottic cancer outcomes comparing CO_2 transoral laser microsurgery and radiotherapy. J Otolaryngol Head Neck Surg. 2019;48:44.
7. Karkos PD, Koskinas I, Stavrakas M, Triaridis S, Constantinidis J. Diode Laser for Laryngeal Cancer: "980 nm" and Beyond the Classic CO_2. Ear Nose Throat J. 2021;100(1 suppl):19S-23S.
8. Remacle M, Arens C, Eldin MB, Campos G, Estomba CC, Dulguerov P, et al. Laser-assisted surgery of the upper aero-digestive tract: a clarification of nomenclature. A consensus statement of the European Laryngological Society. Eur Arch Otorhinolaryngol. 2017;274:3723-7.
9. Tamaki A, Miles BA, Lango M, Kowalski L, Zender CA. AHNS Series: Do you know your guidelines? Review of current knowledge on laryngeal cancer. Head Neck. 2018;40:170-81.
10. Piazza C, Paderno A, Grazioli P, Del Bon F, Montalto N, Perotti P, et al. Laryngeal exposure and margin status in glottic cancer treated by transoral laser microsurgery. Laryngoscope. 2018;128:1146-51.
11. Verro B, Greco G, Chianetta E, Saraniti C. Management of Early Glottic Cancer Treated by CO2 Laser According to Surgical-Margin Status: A Systematic Review of the Literature. Int Arch Otorhinolaryngol. 2021;25:e301-8.
12. Remacle M, Eckel HE, Antonelli A, Brasnu D, Chevalier D, Friedrich G, et al. Endoscopic cordectomy. A proposal for a classification by the Working Committee, European Laryngological Society. Eur Arch Otorhinolaryngol. 2000;257:227-31.
13. Remacle M, Van Haverbeke C, Eckel H, Bradley P, Chevalier D, Djukic V, et al. Proposal for revision of the European Laryngological Society classification of endoscopic cordectomies. Eur Arch Otorhinolaryngol. 2007;264:499-504.
14. Remacle M, Hantzakos A, Eckel H, Evrard AS, Bradley PJ, Chevalier D, et al. Endoscopic supraglottic laryngectomy: a proposal for a classification by the working committee on nomenclature, European Laryngological Society. Eur Arch Otorhinolaryngol. 2009;266:993-8.
15. Obid R, Redlich M, Tomeh C. The Treatment of Laryngeal Cancer. Oral Maxillofac Surg Clin North Am. 2019;31:1-11.
16. Baird BJ, Sung CK, Beadle BM, Divi V. Treatment of early-stage laryngeal cancer: A comparison of treatment options. Oral Oncol. 2018;87:8-16.

CAPÍTULO 33

CIRURGIA TRANSORAL ROBÓTICA

Marco Aurélio Vamondes Kulcsar ■ Luiz Paulo Kowalski

INTRODUÇÃO

As neoplasias malignas de laringe, incluindo glote, supraglote e infraglote pertencem à categoria específica de malignidades de cabeça e pescoço e é uma condição relativamente rara. De acordo com a colaboração global sobre o ônus da doença, atualmente, a incidência estimada de câncer de laringe é de 211 [Intervalo de confiança de 95% (IC95%), 206-216] por 1.000, com uma proporção de 5:1 para homens e aproximadamente 10% de pacientes em fase metastática ou terminal. O número de casos novos de câncer de laringe esperados para o Brasil, para cada ano do triênio 2020-2022, é de 6.470 em homens e de 1.180 em mulheres. O risco estimado será de 6,20 casos novos a cada 100 mil homens e de 1,06 caso novo a cada 100 mil mulheres.[1] A mortalidade estimada por câncer de laringe aproxima-se de 126 (IC95%, 123-130) por 1.000, novamente com uma proporção de 5:1 entre homens e mulheres. Notavelmente, o ônus dessa malignidade, expresso em anos com deficiência, aumentou em quase 25% nas últimas três décadas.[2]

CIRURGIA ROBÓTICA E LARINGE

O uso da cirurgia robótica em cabeça e pescoço teve seus primeiros passos, em 2005 e, após os primeiros relatos de Hockstein e os trabalhos em modelo animal de O'Malley e Weinstein, foi criada a denominação "TORS" (*Trans Oral Robotic Surgery*), fundamentalmente para a execução de tonsilectomia radical ampliada e laringectomia supraglótica.[3-6] Weinstein *et al.* primeiro demonstraram, em modelo canino, a possibilidade da laringectomia supraglótica e, depois, realizaram três procedimentos para carcinoma de células escamosas em tumores T2 e T3 com resultados oncológicos satisfatórios.[6,7] Em nosso meio, Cernea *et al.*, em 2015, realizaram o primeiro caso de TORSLSG.[8]

ANATOMIA DA LARINGE SUPRAGLÓTICA

A laringe supraglótica compreende a epiglote em sua superfície laríngea, pregas ariepiglóticas, pregas vestibulares, ventrículo laríngeo, pregas ariepiglóticas e aritenoides. O suprimento sanguíneo principal da laringe supraglótica é fornecido pela artéria laríngea superior, com origem na artéria tireóidea superior, acompanha o ramo interno do nervo laríngeo superior e caminha através da prega glossofaríngea lateral. Em seguida, perfura a parte inferior da membrana tíreo-hióidea e faz anastomoses com os ramos dorsais da artéria lingual na valécula e na porção lingual da epiglote. A drenagem venosa dá-se pela veia laríngea superior e a linfática similar à base da língua.[7,9,10]

O ramo interno do nervo laríngeo superior é o principal aferente sensorial da mucosa laríngea supraglótica. Serve como um aferente do reflexo da tosse e protege as vias aéreas da aspiração. Seu ramo externo inerva o músculo cricotireóideo. No entanto, enquanto ressecando a laringe supraglótica, nem sempre é possível preservá-lo.[7,9,10]

RESULTADOS

Em revisão sistemática, realizada por Lechien *et al.*, em 2020, foram compilados 422 casos de pacientes submetidos à TORLSG, onde 335 eram do sexo masculino e 87 do sexo feminino. Quanto à faixa etária, a média foi de 60 anos. Ao avaliar a localização anatômica, a região mais acometida foi na epiglote em 55,4% dos casos, seguida da prega ariepiglótica com 31,2%, prega vestibular com 5,1%, epiglote com base da língua em 5,1% e junção aritenoide/cricoide somente com 3,2%. Quanto ao estadiamento clínico, os tumores foram classificados em: T1 em 35,8% dos casos, T2 foram 48,6%, T3 representaram 13,9%, e 1,7% de tumores foram recorrentes. Quanto ao pescoço, a maior parte era negativa – N0 (70,3%), sendo N1 (10,3%), N2 (17,4%) e N3 (1,9%).[11]

Somente 254 cirurgias foram descritas, conforme a Classificação Europeia para Laringectomia Supraglótica Endoscópica, e a mais frequente foi a do tipo IV (45,7%), que é a laringectomia supraglótica lateral.[12] Quanto ao pescoço, o esvaziamento em 20% dos casos foi realizado no mesmo tempo operatório, e os demais antes ou após o procedimento robótico. Traqueostomia, que depende do tipo de cirurgia, nesses estudos foi realizada em 27% dos casos, com tempo para decanulação de 8 a 12 dias. O tempo médio de internação foi de 10 dias (variando 3 a 15 dias).

Quanto à dieta, pode-se optar pela oral precoce, mas a maioria opta por dieta por cânula de nutrição enteral com retirada após reabilitação em até cinco meses.[9]

A complicação pós-operatória mais frequente é a pneumonia (ao redor de 17%), seguida da hemorragia em 14%, sendo essa grave, pois, quando o paciente não estiver traqueostomizado, pode ocorrer aspiração intensa, determinando o óbito, que representou 1,9% da casuística.

O tratamento complementar depende do estadiamento patológico, sendo muitos com indicação de tratamento complementar com radioterapia acrescido de tratamento sistêmico, quando necessário, após decisão de *tumor board*.

Os resultados funcionais são considerados satisfatórios em sua maioria e com uma taxa de sobrevivência global de 80,2% e específica livre de doença em cinco anos de 94,3%.

INDICAÇÃO

TORSLS deve permitir a ressecção oncológica completa do tumor supraglótico, ao mesmo tempo em que deve preservar as funções anatômicas e neurofisiológicas da laringe glótica, ou seja, funções protetoras, respiratórias e fonatórias e da base da língua. Assim as indicações são os tumores T1 e T2 e casos selecionados de T3:[7,13,14] tumores de epiglote em sua porção supra-hióidea ou da porção lateral em pregas ariepiglóticas, sendo esses passíveis de procedimentos parciais e com resultados funcionais e controle local. Tumores com extensão para a valécula e aritenoides devem receber um cuidado maior por causa da área cicatricial, que pode ocasionar disfagia. Tumores da laringe infra-hióidea devem ser ressecados junto com o espaço pré-epiglótico e a prega vestibular.[13,14]

CONTRAINDICAÇÃO

As contraindicações absolutas ao TORS-SGL incluem: insuficiente exposição transoral (p. ex., distância interincisivos < 3 cm, trismo, exposição difícil e anquilose cervical); invasão da cartilagem tireóidea e/ou cricóidea; alteração da mobilidade das pregas vocais e/ou aritenoides; invasão do espaço paraglótico e invasão da comissura posterior. As contraindicações relativas são: doença pulmonar obstrutiva crônica decorrente do risco de broncoaspiração e pacientes idosos.[13,14]

PROCEDIMENTO CIRÚRGICO

TORSLS depende da boa exposição da laringe para a ressecção em monobloco do tumor supraglótico, com o posicionamento do afastador para cirurgia transroral e posicionamento dos braços robóticos.[7,13-15]

Diferente da técnica preconizada por Weinstein *et al.*, que dividia a epiglote em sua porção medial e dissecava até o pecíolo com a finalidade de identificar o osso hioide, como na microcirurgia transoral, na robótica, em razão da exposição mais ampla, realiza-se a abordagem transvalecular com início contralateral ao tumor, identificação do osso hioide, dissecção da membrana tíreo-hióidea e da cartilagem tireóidea.[7] Nas laterais, no nível das pregas faringoepiglóticas, está o feixe vasculonervoso laríngeo superior, onde os vasos devem ser clipados e seccionados, com preservação do ramo externo do nervo laríngeo superior. Assim, disseca-se o espaço pré-epiglótico e seccionam-se, superolateralmente, as pregas ariepiglóticas no sentido da aritenoide. Estende-se para a ressecção das pregas vestibulares, com a exposição das pregas vocais. Nessa secção transversal, dirige-se para o pecíolo, ressecando-se a epiglote em conjunto com a gordura do espaço pré-epiglótico. Assim, a boa exposição e ressecção em monobloco permitem o bom resultado oncológico (Figs. 33-1 e 33-2).

Quanto ao esvaziamento cervical, pode ser realizado durante a TORSLS ou mesmo no pré-operatório, com a finalidade de diminuir edema e sangramentos intraoperatórios.[7]

COMPLICAÇÕES

As complicações são similares para a TORS de orofaringe, com uma maior intensidade para a pneumonia com 18%, hemorragia maior com necessidade de reabordagem em 7% e piora da doença pulmonar obstrutiva crônica também em 7%, na série de 422 casos de Leichen *et al.*[11]

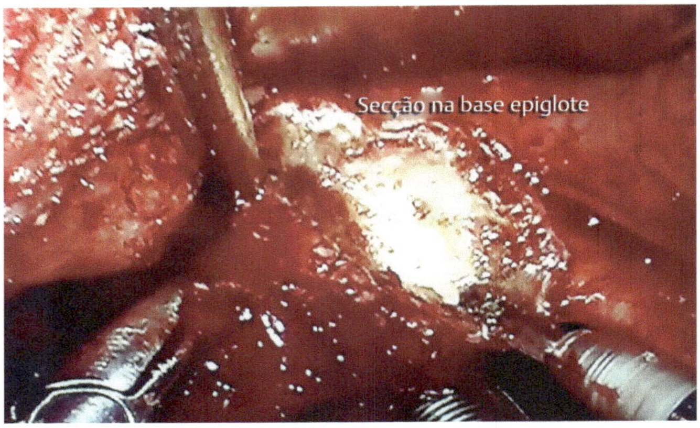

Fig. 33-1. Aspecto intraoperatório mostrando a linha de secção junto ao corpo do osso hioide.

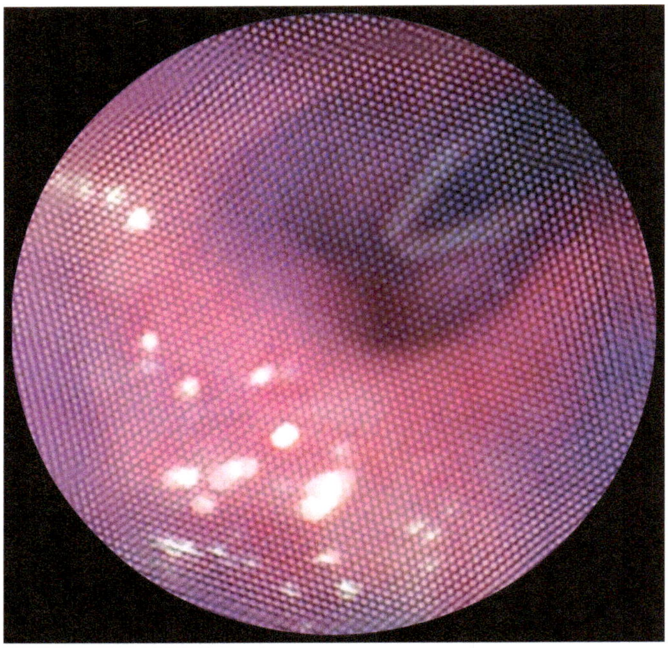

Fig. 33-2. Nasofibrolaringoscopia de paciente submetido à epiglotectomia por via robótica.

REFERÊNCIAS BIBLIOGRÁFICAS

1. Instituto Nacional de Câncer José Alencar Gomes da Silva. Estimativa 2020: incidência de câncer no Brasil/Instituto Nacional de Câncer José Alencar Gomes da Silva. Rio de Janeiro: INCA. 2019.
2. Nocin R, Sanchis-Gomar F, Lippi G. Physical activity and laryngeal cancer. Ann Transl Med. 2019;7:791.
3. Nakayama M, Holsinger FC, Chevalier D, Orosco RK. The dawn of robotic surgery in otolaryngology-head and neck surgery. Jpn J Clin Oncol. 2019;49:404-11. Erratum in: Jpn J Clin Oncol. 2019;49:493.
4. Hockstein NG, Gourin CG, Faust RA, Terris DJ. A history of robots: from science fiction to surgical robotics. J Robot Surg. 2007;1:113-8.
5. Weinstein G, O'Malley B, Hockstein N. Transoral robotic surgery: supraglottic laryngectomy in a canine model. Laryngoscope. 2005;115:1315-9.

6. O'Malley B, Weinstein G, Hockstein N. Transoral robotic surgery (TORS): Glottic microsurgery in a canine model. J Voice. 2006;20:263-8.
7. Weinstein G, O'Malley B, Snyder W, Hockstein N. Transoral robotic surgery:supraglottic partial laryngectomy. Ann Otol Rhinol Laryngol. 2007;116:19-23.
8. Cernea CR, Matos LL, de Carlucci Junior D, Leonhardt FD, Haddad L, Walder F. Transoral robotic supraglottic partial laryngectomy: report of the first Brazilian case. Braz J Otorhinolaryngol. 2018;84:660-4.
9. Gun R, Ozer E. Surgical anatomy of oropharynx and supraglottic larynx for transoral robotic surgery. J Surg Oncol. 2015;112:690-6.
10. Gun R, Durmus K, Kucur C, Carrau RL, Ozer E. Transoral surgical anatomy and clinical considerations of lateral oropharyngeal wall, parapharyngeal space, and tongue base. Otolaryngol Head Neck Surg. 2016;154:480-5.
11. Lechien JR, Fakhry N, Saussez S, Chiesa-Estomba CM, Chekkoury-Idrissi Y, Cammaroto G, et al. Surgical, clinical and functional outcomes of transoral robotic surgery for supraglottic laryngeal cancers: A systematic review. Oral Oncol. 2020;109:104848.
12. Remacle M, Hantzakos A, Eckel H, Evrard AS, Bradley PJ, Chevalier D, et al. Endoscopic supraglottic laryngectomy: A proposal for a classification by the working committee on nomenclature, European Laryngological Society. Eur Arch Otorhinolaryngol. 2009;266:993-8.
13. Gorphe P. A contemporary review of evidence for transoral robotic surgery in laryngeal cancer. Front Oncol. 2018;8:121.
14. Durmus K, Gokozan HN, Ozer E. Transoral robotic supraglottic laryngectomy: surgical considerations. Head Neck. 2015;37:125-6.
15. Alon EE, Kasperbauer JL, Olsen KD, Moore EJ. Feasibility of transoral robotic-assisted supraglottic laryngectomy. Head Neck. 2012;34:225-9.

CAPÍTULO 34

LARINGECTOMIAS VERTICAIS

Rogério A. Dedivitis ▪ Daniel Marin Ramos

INTRODUÇÃO

A história das laringectomias parciais antecede em uma década a da laringectomia total no século XIX. Surgiram, a partir daí e implementando-se na metade do século XX, as propostas aplicadas até hoje para de tratar os tumores da laringe elegíveis com ressecções parciais.

Respiração, proteção das vias aéreas inferiores e fonação são as funções básicas da laringe. O objetivo da preservação cirúrgica da laringe é oferecer melhor função e qualidade de vida aos pacientes com câncer de laringe, sem comprometer sua chance de sobrevivência. As laringectomias parciais verticais são técnicas de indicação para tumores iniciais (T1 e T2), sendo elegíveis para os pacientes com boa reserva pulmonar funcional. Entretanto, em casos selecionados, há uma tendência de ampliação de sua indicação para alguns tumores T3.

A laringe é subdividida em compartimentos,[1] ou seja, existem barreiras de contenção da disseminação do tumor, incluindo o cone elástico, a membrana quadrangular e o pericôndrio interno. Entretanto, na comissura anterior, no local de inserção do ligamento de Broyles,[2] há uma área desprovida de pericôndrio interno, e isso permite a permeação do tumor para a cartilagem tireóidea.

O diagnóstico precoce de tumores da laringe deve-se ao fato de que 2/3 deles iniciam-se no andar glótico, produzindo precocemente disfonia. A recente popularização dos laringoscópios com uso ambulatorial também muito contribuiu. Justamente tais tumores encaixam-se na indicação das laringectomias parciais verticais.

INDICAÇÕES

As laringectomias verticais aplicam-se ao tratamento dos tumores primários do andar glótico da laringe (Fig. 34-1). Tumores glóticos podem ainda acometer parcialmente tanto a supraglote, quanto a infraglote, o que deve ser considerado no estabelecimento da indicação da técnica mais adequada. O estadiamento T reúne:[3]

- *T1:* tumor limitado à(s) prega(s) vocal(ais) (podendo envolver a comissura anterior ou posterior), com mobilidade normal da(s) mesma(s):
  - *T1a:* tumor limitado a uma prega vocal.
  - *T1b:* tumor que envolve ambas as pregas vocais.
- *T2:* tumor que se estende à supraglote e/ou infraglote e/ou com mobilidade diminuída da prega vocal.
- *T3:* tumor limitado à laringe, com fixação da prega vocal e/ou que invade o espaço paraglótico e/ou com erosão mínima da cartilagem tireóidea (nesta situação, casos bem selecionados devem ser considerados).

Há critérios clássicos de seleção para laringectomia vertical. Tais critérios podem mudar ao longo do tempo, à medida que a experiência acumulada permite ousar mais:[4]

1. Tumor que acomete a comissura anterior com prega vocal móvel.
2. Tumor de prega vocal móvel que acomete o processo vocal e/ou a porção anterossuperior da cartilagem aritenóidea.
3. Tumor acometendo a infraglote em menos de 10 mm em sua metade anterior.
4. Tumor com fixação de prega vocal sem cruzar a linha média.
5. Tumor unilateral transglótico que não viole os critérios anteriores.
6. Tumor que acomete uma prega vocal, comissura anterior e menos de um terço da prega vocal contralateral.

O câncer glótico inicial possui mais de uma alternativa de tratamento, e os resultados são aproximadamente os mesmos. Em alguns países desenvolvidos, a primeira opção de tratamento é a radioterapia e, em outros, as laringectomias transorais com ou sem *laser*. Apesar da popularização dessas técnicas, a laringectomia vertical apresenta os mesmos resultados, proporciona boa reabilitação vocal e não necessita de materiais especiais. A cirurgia endoscópica é de grande valor, mas os países subdesenvolvidos podem ter poucos centros médicos com cirurgiões especialistas e equipamentos adequados para cirurgia oncológica a *laser* endolaríngea. A radioterapia soa menos agressiva para o paciente como opção de tratamento. Com isso, tem-se observado um aumento na indicação dessa abordagem não cirúrgica em razão da escolha do paciente. A radioterapia é principalmente aceitável para casos sem invasão da comissura anterior, podendo ser seu envolvimento um fator de má resposta à radioterapia.[5] Tem-se verificado na literatura a diminuição progressiva da abordagem por laringectomia vertical aberta, que tem sido substituída pela técnica de cirurgia microscópica endolaríngea a *laser*, pois pode evitar uma traqueostomia, com resultado oncológico adequado. Embora exista a possibilidade de ressecção da comissura anterior com uso de *laser* de CO_2, a reconstrução com o uso dos mais variados retalhos somente é possível via laringofissura, e tal reconstrução é particularmente útil nos casos de cordectomia mais profunda, incluindo a ressecção do músculo vocal.

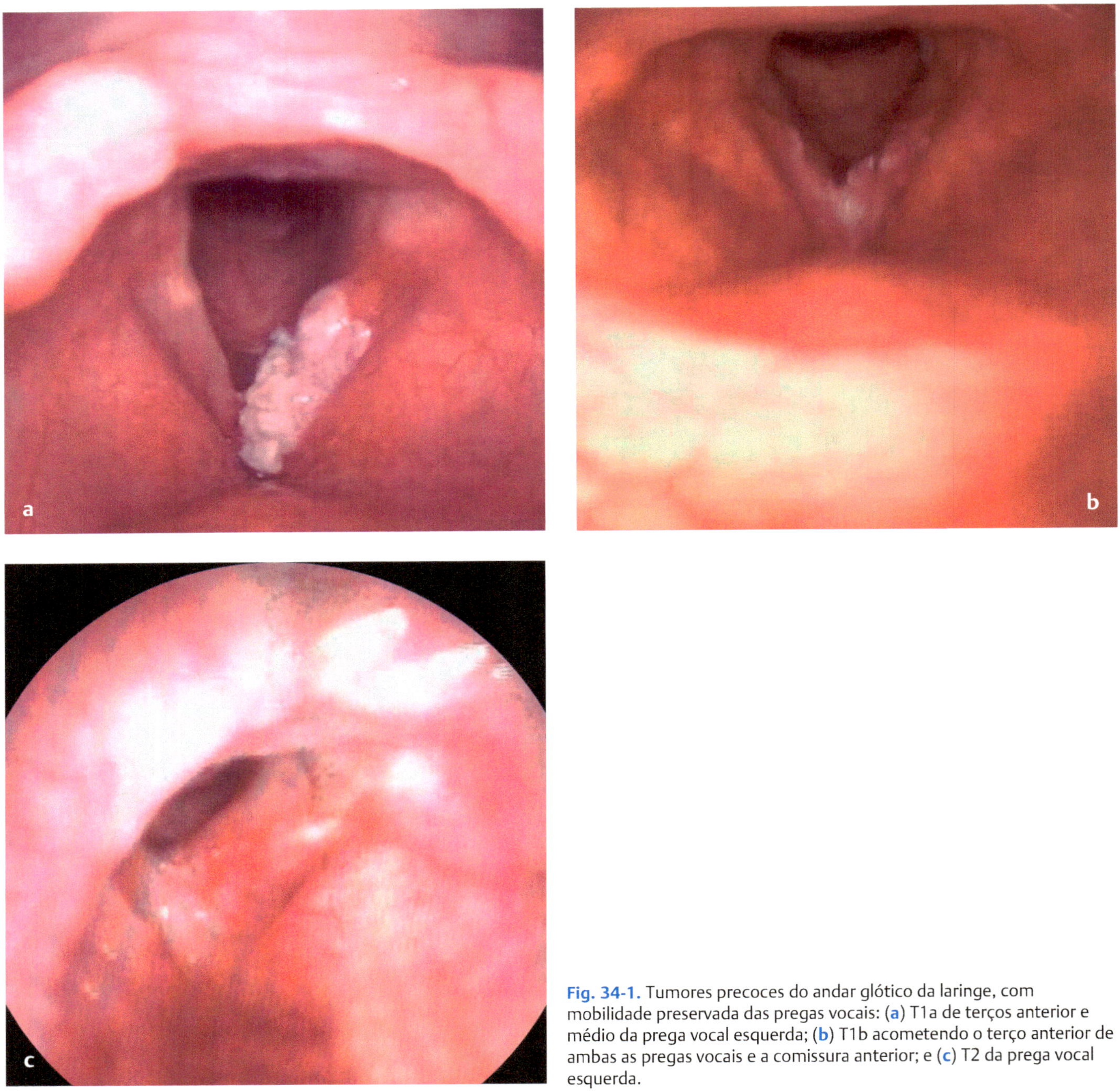

Fig. 34-1. Tumores precoces do andar glótico da laringe, com mobilidade preservada das pregas vocais: (a) T1a de terços anterior e médio da prega vocal esquerda; (b) T1b acometendo o terço anterior de ambas as pregas vocais e a comissura anterior; e (c) T2 da prega vocal esquerda.

A proteção contra aspiração e adequada fonação são atingidas pela competência glótica, que se consegue pelos tecidos remanescentes e pelas técnicas de reconstrução. A reconstrução com retalho muscular preserva satisfatoriamente a função laríngea, mesmo quando é necessário ressecar a prega vestibular e a cartilagem aritenóidea de um dos lados.

CORDECTOMIA POR LARINGOFISSURA

Trata-se da remoção de uma prega vocal, inicialmente realizada por meio da cartilagem tireóidea (linha média) (Fig. 34-2a).

Está indicada no câncer confinado à porção membranosa do terço médio da prega vocal, sem alteração da mobilidade da mesma (T1a glótico). É contraindicada em tumores que ultrapassem os limites de uma prega vocal.

Técnica

Após a indução anestésica, realiza-se traqueostomia de proteção. Isso permite, melhor exposição dos limites do tumor, além de proteger as vias aéreas nos primeiros dias de pós-operatório. Após o descolamento dos retalhos superior e inferior com músculo platisma, toda cartilagem tireóidea é exposta, assim como a membrana cricotireóidea. A via de entrada da laringe é através da linha média na membrana cricotireóidea. Segue a secção, na linha média, da cartilagem tireóidea com uso de serra sagital delicada. Após o afastamento lateral das asas da cartilagem tireóidea, delimita-se o tumor e realiza-se a ressecção, respeitando as margens oncológicas, podendo-se fazer exame histopatológico intraoperatório de congelação. A reconstrução da prega vocal removida não é necessária na maioria dos casos. O fechamento da cartilagem tireóidea é feito por três pontos separados de fio de *mononylon* 3.0.

Esse procedimento, atualmente, é pouco utilizado, uma vez que essa cirurgia apresenta equivalente resultado oncológico da cirurgia realizada por via endolaríngea, com o uso de laringoscópios de suspensão e auxílio de microscópio acoplado ao *laser* de CO_2.[6,7] A vantagem do uso de *laser* é uma ressecção endoscópica muito precisa e que também permite a preservação de forma escalonada do músculo vocal. Isso permite uma melhor reabilitação funcional da voz. A opção da via externa deve ser aventada, sobretudo, no resgate de tumores precoces, restritos à prega vocal, que tiveram falha da radioterapia e sabidamente com exposição inadequada da endolaringe. Entretanto, há que se cuidar quanto ao risco de condrorradionecrose.

LARINGECTOMIA FRONTOLATERAL (LFL)

Em 1957, Leroux-Robert padronizou a laringectomia frontolateral.[8] Consiste na excisão da comissura anterior por meio de uma ressecção da cartilagem tireóidea. A LFL possibilita algumas reconstruções para manter a função de esfíncter laríngeo e fonação.[9]

A LFL é indicada nos tumores infiltrativos de prega vocal que acometem desde o processo vocal da cartilagem aritenóidea até a comissura anterior. A prega vocal deve estar móvel. Está indicada tipicamente em tumores T1b, porém, pode ser considerada para tumores T2 selecionados. Quando há a necessidade de ampliação das margens para o ventrículo laríngeo e/ou para a infraglote, rotula-se de LFL ampliada (Norris) (Fig. 34-2b, c).

A LFL não deve ser utilizada para carcinomas com extensão posterior ao processo vocal da aritenoide, acometimento do ventrículo laríngeo ou da superfície inferior de prega vocal.

Técnica

A comissura anterior é removida em monobloco com a parte assimétrica da quilha e da asa da cartilagem tireóidea. Há boa visão da endolaringe, o que permite o recorte de margens oncológicas (2 mm) em partes moles junto à cartilagem tireóidea, além dos limites da ressecção da cartilagem removida. O pericôndrio externo da cartilagem tireóidea é seccionado verticalmente na linha média e descolado lateralmente em direção lateral. As tireotomias verticais, paralelas entre si, são realizadas com serra sagital delicada. A entrada na laringe é realizada pela membrana cricotireóidea, seguindo superiormente do lado contralateral ao tumor. A endolaringe pode ser vista após afastamento lateral das asas da cartilagem tireóidea. O recorte das margens pode ser feito sob visão direta até a completa remoção do tumor em monobloco. Pode ainda ser feita por um acesso combinado da via aberta com a via endoscópica. Realiza-se a fixação da prega vocal junto à cartilagem tireoide com ponto único na neocomissura anterior da cartilagem tireóidea. A porção remanescente da cartilagem tireóidea, quando possível sua preservação, pode ser aproximada da cartilagem tireóidea contralateral por meio de três pontos simples de *mononylon* 3.0. A traqueostomia é removida habitualmente em até cinco dias, e a dieta oral poderá ser iniciada no pós-operatório imediato. A técnica é descrita em detalhes em outro capítulo.

Dá-se preferência pelo retalho bipediculado com o músculo esternotireóideo, segundo Bailey (1975).[9] Essa é uma técnica cirúrgica que agrega bom resultado oncológico e funcional.[10,11] A reconstrução da endolaringe também pode ser realizada com uso do retalho do músculo platisma ou com retalho de prega ventricular.[12,13]

LARINGECTOMIA FRONTAL ANTERIOR (LFA)

Trata-se de uma variação da LFL. Está indicada em tumor limitado à comissura anterior e que acometa poucos milímetros de cada prega vocal, ao redor da comissura anterior (T1b)[14,15] (Fig. 34-2d).

Técnica

É muito semelhante à LFL, porém, a ressecção é menor, tanto da cartilagem tireóidea, quando das estruturas da endolaringe. Há remoção menor paralela da quilha da cartilagem, incluindo a comissura anterior em monobloco. A via de entrada na laringe é a membrana cricotireóidea. O fechamento é primário, e a neocomissura anterior é a união entre as pregas vocais e o pecíolo da epiglote. Fixa-se cada limite anterior da prega vocal com um ponto em "U" de *mononylon* 4.0 transpassando a cartilagem tireóidea. O remanescente do pecíolo da cartilagem epiglote é fixado com um dos pontos de fixação.

HEMILARINGECTOMIA

Está indicada nos tumores T2 que acometem toda uma prega vocal, com ou sem extensão para comissura anterior, supra ou infraglote, espaço paraglótico e processo vocal da aritenoide (Fig. 34-2e).[16] A invasão do músculo vocal não é fator determinante porque toda a prega vocal, assim como a cartilagem adjacente, é removida em monobloco.[17] A extensão infraglótica anteriormente de até 10 mm permite ainda a indicação de hemilaringectomia com possível ressecção parcial da cartilagem cricóidea.[18] Uma das contraindicações da hemilaringectomia é a fixação da hemilaringe, no entanto, a redução da movimentação da prega vocal precisa ser bem avaliada, pois pode ser decorrente de um tumor muito volumoso e pouco infiltrativo para o espaço paraglótico, bem como para a articulação cricoaritenóidea. A hemilaringectomia estendida pode ser indicada para casos selecionados de tumores T3 com ressecção completa do espaço paraglótico. As condições são as seguintes para tumores T3: tumor confinado a uma prega vocal, sem extensão para comissura anterior e com acometimento de infraglote menor que 10 mm.[19] Tumores com estas últimas características têm sido abordados, mais comumente, por meio da laringectomia horizontal supracricóidea com cricoioidoepiglotopexia (Fig. 34-3).

São contraindicações: a presença de invasão grosseira da cartilagem tireóidea; tumor transglótico volumoso; tumor do espaço interaritenóideo (ou comissura posterior) ou que acometa ambas as cartilagens aritenóideas; tumor que

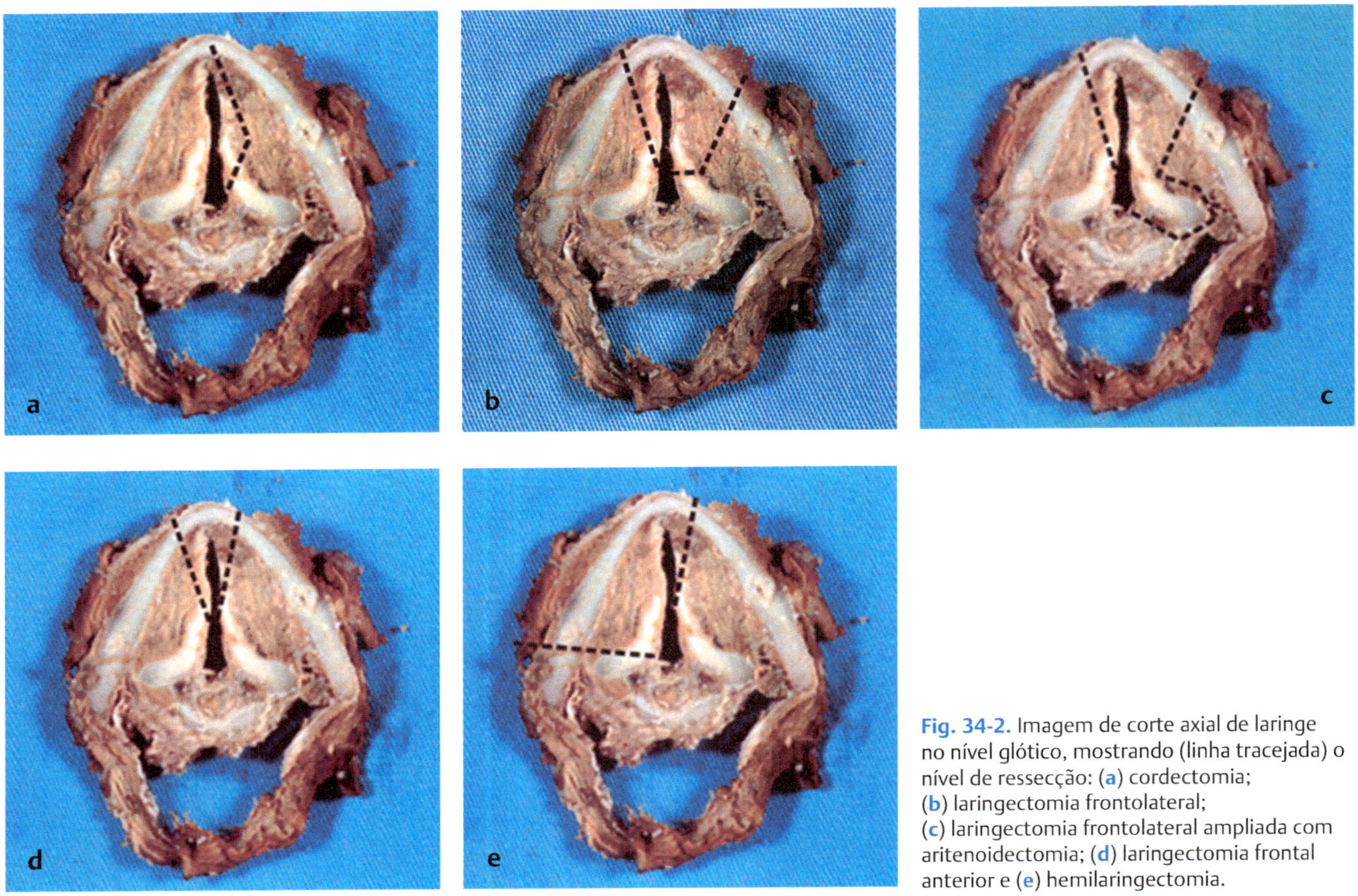

Fig. 34-2. Imagem de corte axial de laringe no nível glótico, mostrando (linha tracejada) o nível de ressecção: (a) cordectomia; (b) laringectomia frontolateral; (c) laringectomia frontolateral ampliada com aritenoidectomia; (d) laringectomia frontal anterior e (e) hemilaringectomia.

acometa uma prega vocal inteira, comissura anterior e mais de um terço da prega vocal contralateral; e tumor com extensão infraglótica maior que 10 mm anteriormente e maior que 5 mm posteriormente.

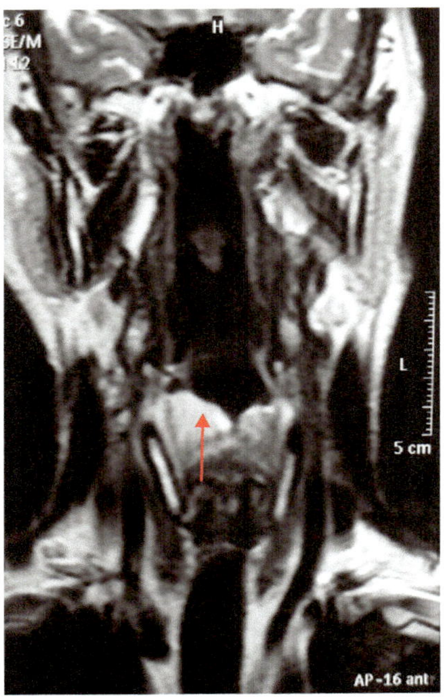

Fig. 34-3. Ressonância magnética em corte coronal mostrando tumor de prega vocal direita com infiltração do respectivo espaço paraglótico.

Técnica

Utiliza-se a incisão em colar para facilitar o esvaziamento cervical, quando indicado e manter larga a base do pedículo do retalho. A traqueostomia deve ser realizada fora do campo operatório. A passagem da sonda nasoenteral deve ser realizada antes da laringectomia, para minimizar o risco de fratura da cartilagem tireóidea pela manipulação excessiva. Deve-se manter o músculo esterno-hióideo com o pericôndrio externo da cartilagem ao abrir a linha média para facilitar a reconstrução endolaríngea com esse retalho bipediculado.[20] A primeira secção (tireotomia) da cartilagem deve ser realizada de forma vertical distando de 4 mm da linha média contralateral ao tumor, e a segunda secção deve ser paralela à primeira distando pelo menos 3 mm anteriormente da borda posterior da cartilagem tireóidea ipsilateral. A entrada na laringe deve ser pela membrana cricotireóidea. Após a abertura da laringe com lateralização da cartilagem tireóidea, as margens oncológicas na mucosa entre 2 a 3 mm do tumor podem ser realizadas sob visão direta. A margem cranial é na membrana tíreo-hióidea incluindo o pecíolo da cartilagem epiglótica, quando a comissura anterior estiver acometida pelo tumor. Quando há acometimento infraglótico, uma parte cranial da cartilagem cricóidea pode e deve ser removida. Há várias técnicas de reconstrução da endolaringe, como o uso de pericôndrio externo da cartilagem tireóidea, fáscia cervical, músculo pré-tireóideo, transposição do tendão do músculo digástrico, cartilagem tireóidea e transposição da cartilagem epiglótica e retalho da banda ventricular.[21] A hemilaringectomia pode ser utilizada também como procedimento resgate pós-falha de radioterapia.

RESULTADOS ONCOLÓGICOS

A série de 182 pacientes selecionados de Neel *et al.* (1980) com carcinoma precoce de prega vocal teve sobrevida atuarial a cinco anos de 95%.[22] Em uma série de 150 casos submetidos à laringectomia frontolateral por Fiorella *et al.* (1999), 66% estavam sem evidência de doença após 5 anos; 2% morreram por complicações pós-operatórias gerais; 8,6% foram a óbito por outras causas; 21,4% apresentaram falha oncológica, e 2% tiveram perda de acompanhamento. Dentre os casos que falharam, houve 14% de recidiva local e 2,7% de metástases linfonodais. A sobrevida livre de doença foi de 66%.[23] Na série de Calzada Uriondo *et al.* (2000), a sobrevida a 5 anos foi de 87,5% com 6,25% de recidiva local.[24] Em série publicada em 2009 Dedivitis *et al*, obtiveram 67,6% de pacientes vivos sem evidência de doença, e 73,7% de sobrevida livre de doença em 5 anos, porém, os óbitos pelo câncer de laringe ocorreram em 13,2% dos pacientes, ou seja, as comorbidades representaram uma causa mais importante de óbito.[25]

RESULTADOS FUNCIONAIS

Apesar de exibir mudança menos importante, a prega vocal preservada tem uma diminuição na vibração e na amplitude, e isso parece ter impacto nos resultados vocais. A reconstrução utilizada deve servir como opção viável para uma boa produção vocal. Dados fonatórios objetivos foram obtidos após laringectomia parcial vertical sem reconstrução e foram insatisfatórios quando comparados aos do grupo com reconstrução.[26] Em uma série de pacientes submetidos à laringectomia frontolateral com reconstrução subsequente, a vibração foi demonstrada com mais frequência em sítios não glóticos, particularmente as pregas vestibulares (55% dos casos).[27] A qualidade vocal é proporcional à integridade das pregas vocais após laringectomia conservadora. Assim, quanto maior a excisão para tumores mais extensos, a qualidade vocal tende a deteriorar. Os dados de análise perceptivo-auditiva e acústica são piores em pacientes que são submetidos a ressecções glóticas mais extensas.

Cerca de 35% dos pacientes submetidos à laringectomia frontolateral apresentaram voz classificada como disfonia severa, 35% como disfonia moderada e 25% como disfonia leve. O parâmetro perceptivo-auditivo soprosidade foi observado em metade dos sujeitos em graus 1 e 2. As alterações de qualidade vocal mais encontradas foram rouquidão e aspereza. Astenia vocal não ocorreu em nenhum dos pacientes estudados. A instabilidade fonatória foi relacionada com aumento de *Jitter* e *Shimmer*. À análise subjetiva, observou-se que todos os pacientes apresentavam algum grau de disfonia, caracterizada principalmente por rugosidade.[28,29]

Os índices de *Jitter* e *Shimmer* estão aumentados em relação ao padrão de normalidade. Ambas as medidas refletem a estabilidade das pregas vocais. A proporção harmônico-ruído analisa os componentes aperiódicos do sinal sonoro e é avaliada como um bom correlato do que se considera disfonia e esteve significativamente maior que os valores de normalidade por causa do aumento do ruído resultante da vibração irregular das pregas vocais, bem como do fechamento glótico incompleto.

Em nossa amostra, o tempo máximo fonatório variou de 5,1 segundos a 12 segundos, com média de 7,85 segundos. Isso se explica pela participação da supraglote no fechamento laríngeo. Nessa região, o controle da tensão é reduzido, o que também explica a alteração encontrada no *Shimmer*, a dificuldade de esses pacientes emitirem voz sob volume elevado e o componente de soprosidade (S) observado.[28,29]

Entretanto, pacientes submetidos à laringectomia vertical possuem vozes patológicas, que podem produzir um sinal sem estrutura periódica aparente, ou seja, um sinal aperiódico ou caótico. Com isso, tais sinais permitem a análise perceptiva-auditiva com maior confiabilidade.

Em nossa amostra foi observado que, embora todas as vozes fossem classificadas como disfônicas, a desvantagem vocal percebida e referida pelo paciente foi discreta, mesmo no grupo de pacientes com alteração grave. Analisando de forma mais específica, o domínio físico (maiores pontuações quando comparado ao funcional e emocional) parece refletir de forma clara a dificuldade do ponto de vista orgânico da produção vocal. Por outro lado, a alteração vocal parece não interferir na vida do paciente do ponto de vista emocional (menores pontuações quando comparado aos domínios físico e funcional). Embora a voz tenha função indiscutível no dia a dia, a experiência do diagnóstico do câncer modifica a percepção e, provavelmente, também as expectativas dos pacientes que sobrevivem ao câncer. Costuma haver concordância entre a percepção do clínico e do paciente. Quando a disfonia foi caracterizada de grau moderado ou severo, o paciente também fez maior pontuação, indicando maior perturbação em relação ao domínio avaliado.

COMPLICAÇÕES

Em uma amostra de 38 pacientes submetidos à laringectomia frontolateral, houve dois casos de infecção de sítio cirúrgico (5,3%) no período perioperatório; um caso de pneumonia dentro de um mês de pós-operatório; e dois casos de estenose laríngea que impossibilitaram a decanulação.[25] Brasil (1994) verificou ocorrência de enfisema de subcutâneo em 71% dos casos. A realização da traqueostomia em orifício separado à incisão cirúrgica é um fator que previne essa situação. O mesmo autor descreveu dois casos (11%) de estenose laríngea, todavia, em nenhum deles foi impedida a decanulação.[30]

REFERÊNCIAS BIBLIOGRÁFICAS

1. Pressman JJ. Submucosal compartimentalization of the larynx. Ann Otol Rhinol Laryngol. 1956;65:766-72.
2. Broyles EN. The anterior commissure tendon. Ann Otol Rhinol Laringol. 1943;52:342-61.
3. Amin MB, Edge SB, Greene FL, Byrd DR, Brookland RK, Washington MK, et al. AJCC cancer staging manual. 8th ed. Chicago: Springer. 2017.
4. Guimarães AV, Nardi CEM. Laringectomias verticais. In: Dedivitis RA, Tsuji DH. Manual prático de Laringologia. São Paulo: DiLivros. 2011.
5. Maheshwar AA, Gaffney CC. Radiotherapy for T1 glottic carcinoma: impact of anterior commissure involvement. J Laryngol Otol. 2001;115:298-301.
6. Pia F, Gonella ML, Boggero R, Ponzo S, Giordano C. [Vocal function after cordectomy (traditional surgical treatment vs.

CO_2 laser): a comparative objective-instrumental evaluation]. Valutazione obiettivo-strumentale della funzionalità glottica residua dopo cordectomia tradizionale e cordectomia CO_2 laser. Acta Otorhinolaryngol Ital. 1994;14:329-38.

7. Almadori G, Ottaviani F, D'Alatri L, Carriero E, Modica V, Paludetti G. Risultati funzionali dopo cordectomia in laringofissura e in microlaringoscopia con laser CO_2. Acta Otorhinolaryngol Ital. 1998;18:16-22.
8. Leroux-Robert, J. La chirurgie conservative par laringofissure on laryngectomie partielle dans le cancer du larynx. Annales d'Oto-laryng. 1957;74:40-74.
9. Dedivitis RA, Guimarães AV, Guirado CR. Outcome after partial frontolateral laryngectomy. Int Surg. 2005;90:113-8.
10. Pfuetzenreiter EG, Dedivitis RA, Queija DS, Bohn NP, Barros AP. The relationship between the glottic configuration after frontolateral laryngectomy and the acoustic voice analysis. J Voice. 2010;24:499-502.
11. Dedivitis RA, de Andrade-Sobrinho J, de Castro MA. [Prognostic factors and comorbidity impact upon the frontolateral laryngectomy]. Fatores prognósticos e impacto da comorbidade na laringectomia fronto-lateral. Rev Col Bras Cir. 2009;36:392-7.
12. Dursun G, Ozgursoy OB. Laryngeal reconstruction by platysma myofascial flap after vertical partial laryngectomy. Head Neck. 2005;27:762-70.
13. Biacabe B, Crevier-Buchman L, Hans S, Laccourreye O, Brasnu D. Phonatory mechanisms after vertical partial laryngectomy with glottic reconstruction by false vocal fold flap. Ann Otol Rhinol Laryngol. 2001;110:935-40.
14. Som ML, Silver CE. The anterior commissure technique of partial laryngectomy. Arch Otolaryngol. 1968;87:138-45.
15. Kirchner JA, Som ML. The anterior commissure technique of partial laryngectomy: clinical and laboratory observations. Laryngoscope. 1975;85:1308-17.
16. Som ML. Cordal cancer with extension to vocal process. Laryngoscope. 1975;85:1298-307.
17. Kirchner JA, Som ML. Clinical significance of fixed vocal cord. Laryngoscope. 1971;81:1029-44.
18. Som ML. Laryngotracheal autograft for postcricoid carcinoma. A reevaluation. Ann Otol Rhinol Laryngol. 1974;83:481-6.
19. Daniilidis J, Nikolaou A, Fountzilas G, Sombolos K. Vertical partial laryngectomy: our results after treating 81 cases of T2 and T3 laryngeal carcinomas. J Laryngol Otol. 1992;106:349-52.
20. Bailey BJ. Glottic reconstruction after hemilaryngectomy: bipedicle muscle flap laryngoplasty. Laryngoscope. 1975;85:960-77.
21. Ogura JH, Biller HF. Glottic reconstruction following extended frontolateral hemilaryngectomy. Laryngoscope. 1969;79:2181-4.
22. Neel HB, Devine KD, Desanto LW. Laryngofissure and cordectomy for early cordal carcinoma: outcome in 182 patients. Otolaryngol Head Neck Surg. 1980;88:79-84.
23. Fiorella R, Di Nicola V, Mangiatordi F, Fiorella ML. Indications for frontolateral laryngectomy and prognostic factors of failure. Eur Arch Otorhinolaryngol. 1999;256:423-5.
24. Calzada Uriondo G, Sánchez del Hoyo A, Preciado López JA, Mollá Rudiez FJ, Lacosta Nicolás JL. Laringectomía frontolateral. Nuestra experiencia en La Rioja. Acta Otorrinolaringol Esp. 2000;51:613-7.
25. Dedivitis RA, de Andrade-Sobrinho J, de Castro MA. Prognostic factors and comorbidity impact upon the frontolateral laryngectomy. Rev Col Bras Cir. 2009;36:392-7.
26. Kim CH, Lim YC, Kim K, Kim YH, Choi HS, Kim KM, et al. Vocal analysis after vertical partial laryngectomy. Yonsei Med J. 2003;44:1034-9.
27. Hirano M, Kurita S, Matsuoka H. Vocal function following hemilaryngectomy. Ann Otol Rhinol Laryngol. 1987;96:586-9.
28. Dedivitis RA, Queija DS, Barros AP, Pfuetzenreiter EG Jr, Felippu A, Salvia VF, et al. The impact of the glottic configuration after frontolateral laryngectomy on the perceptual voice analysis: a preliminary study. J Voice. 2008;22:760-4.
29. Pfuetzenreiter EG Jr, Dedivitis RA, Queija DS, Bohn NP, Barros AP. The relationship between the glottic configuration after frontolateral laryngectomy and the acoustic voice analysis. J Voice. 2010;24:499-502.
30. Brasil OOC. Laringectomias parciais verticais com reconstrução por retalho miocutâneo de plastima: Avaliação oncológica e funcional. [Tese] São Paulo: Escola Paulista de Medicina; 1994.

LARINGECTOMIAS HORIZONTAIS

CAPÍTULO 35

Daniel Marin Ramos ■ Thiago Marir Ramos ■ Rogério A. Dedivitis

INTRODUÇÃO E HISTÓRICO

As técnicas de laringectomias parciais abertas surgiram no século XIX e foram desenvolvidas ao longo do século XX, sendo empregadas, de forma crescente, como opções de preservação de órgão em pacientes com tumores de laringe.

Em 1947, foi descrita a técnica da laringectomia parcial aberta horizontal supraglótica, sendo utilizada para pacientes com tumores supraglóticos em estádios iniciais. Posteriormente, as técnicas foram ampliadas, sendo descritas a laringectomia supracricóidea, em 1959, e a laringectomia supratraqueal, em 1972, e as indicações passaram a ser ampliadas para tumores glóticos e infraglóticos, em estádios intermediários e avançados, em casos selecionados.[7]

Ao longo do final de século XX e do início do século XXI, foram descritas modificações para as técnicas de laringectomias horizontais, sendo a mais conhecida a reconstrução das laringectomias supracricóideas com crico-hioidoepiglotopexia (CHEP), descrita por Laccourreye, que proporcionou melhores resultados funcionais no pós-operatório.[11]

TIPOS DE LARINGECTOMIAS PARCIAIS ABERTAS HORIZONTAIS

Em 2014, as técnicas das laringectomias parciais abertas horizontais foram classificadas e padronizadas pela Sociedade Europeia de Laringologia. Ela divide os procedimentos de acordo com o limite de dissecção caudal, com a preservação ou não da cartilagem epiglote e com o sacrifício de determinadas estruturas endolaríngeas e é a classificação mais utilizada atualmente.[1]

Os tipos de laringectomias parciais abertas horizontais são:

- *Tipo I:* laringectomia supraglótica.
- *Tipo II:* laringectomia supracricóidea.
- *Tipo III:* laringectomia supratraqueal.

Os tipos II e III são subdivididos em A e B. O subtipo A é acrescentado quando se poupa a cartilagem epiglote durante a ressecção cirúrgica. O subtipo "B" é acrescentado quando ocorre o sacrifício da cartilagem epiglote.

Além disso, deve-se caracterizar a extensão do procedimento para determinadas estruturas da laringe, com acréscimo de abreviações na classificação do procedimento:

- *+ARY:* indica a ressecção de uma cartilagem aritenóidea.
- *+BOT:* indica a ressecção de seguimento da base da língua.
- *+PIR:* indica a ressecção de um seio piriforme.
- *+CAU:* indica a ressecção de uma unidade cricoaritenóidea (cartilagem aritenóidea + articulação cricoaritenóidea + placa hemicricóidea subjacente).

TÉCNICAS CIRÚRGICAS

Tipo I (Laringectomia Supraglótica)

É realizada a ressecção de toda a supraglote, com inclusão do espaço pré-epiglótico e metade superior da cartilagem tireóidea. Caudalmente, a ressecção limita-se à comissura anterior e às pregas vestibulares. Dorsalmente, é realizada a ressecção do ventrículo e das pregas ariepiglóticas. Cranialmente, o limite da ressecção fica na valécula, na topografia da face posterior do osso hioide. A reconstrução é feita por meio da tíreo-hioidopexia e, caso seja necessária a ressecção do osso hioide, a pexia é realizada entre a cartilagem tireóidea e a base da língua.[1]

Tipo II (Laringectomia Supracricóidea)

É realizada a ressecção de toda a cartilagem tireóidea, com o limite caudal da ressecção sendo a borda superior da cartilagem cricóidea. Cranialmente, a membrana tíreo-hióidea é seccionada. O espaço pré-epiglótico e parte da cartilagem epiglote são incluídos na ressecção, sendo poupada a parte supra-hióideia da epiglote no tipo A e sendo ressecada toda a epiglote no tipo B. Lateralmente, é realizada a incisão dos músculos constritores da faringe, os recessos piriformes são dissecados, e os cornos inferiores da cartilagem tireóidea são seccionados. A ressecção inclui as pregas vocais e pregas vestibulares. Após o término da ressecção, é feita a reconstrução com crico-hioidoepiglotopexia (CHEP) no tipo A e crico-hioidopexia (CHP) no tipo B.[1]

Tipo III (Laringectomia Supratraqueal)

Consiste na ressecção de todos os espaços supraglótico e glótico e parte da infraglote, sendo poupada, ao menos, uma unidade funcional cricoaritenóidea (metade do segmento posterior da cartilagem cricóidea, cartilagem aritenóidea correspondente, nervo laríngeo recorrente ipsilateral e nervo laríngeo superior ipsilateral). O limite inferior da ressecção consiste na cartilagem cricóidea ou nos primeiros dois anéis traqueais. No tipo IIIa, parte da cartilagem epiglote é poupada, e a reconstrução é realizada por meio da traqueo-hioidoepiglotopexia. No tipo IIIb, a cartilagem epiglote é retirada por completo, e a reconstrução é feita por meio da traqueo-hioidopexia.[1]

INDICAÇÕES

As laringectomia parciais abertas horizontais possuem um papel importante, sendo uma das modalidades de tratamento para neoplasias de laringe com preservação do órgão.[1]

Os princípios dos procedimentos cirúrgicos parciais são baseados na obtenção de um tratamento oncológico adequado, com as menores sequelas funcionais possíveis.[4]

Os procedimentos parciais horizontais são indicados para tumores passíveis de ressecção parcial, que apresentam contraindicações ou dificuldades técnicas para procedimentos transorais. De forma geral, os tumores do compartimento anterior da laringe apresentam bons resultados oncológicos quando tratados com procedimentos parciais abertos.[2]

As indicações para cada tipo de laringectomia aberta parcial horizontal passam pelo sítio anatômico dos tumores. Para tumores restritos à supraglote deve ser considerado o tipo I. Tumores de glote e transglóticos devem ser submetidos ao tipo II. E tumores com acometimento de infraglote (até 10 mm) devem ser ressecados com a cirurgia do tipo III.[1]

A seleção dos pacientes para a realização dos procedimentos horizontais é fator determinante para o sucesso. Os fatores prognósticos mais importantes são o estádio do tumor, o índice de massa corpórea, a idade e tabagismo. Além disso, deve ser considerado que parte dos pacientes pode cursar com broncoaspiração no pós-operatório, portanto, os candidatos ao procedimento devem possuir boa função pulmonar.[3]

Laringectomias Transorais × Laringectomias Abertas Parciais Horizontais

Com a evolução da técnica e da tecnologia envolvida nas laringectomias parciais transorais microcirúrgicas ou robóticas, as laringectomias parciais abertas horizontais perderam parte do seu espaço, porém, ainda são importantes alternativas terapêuticas para casos selecionados, especialmente para tumores passíveis de serem ressecados com preservação do órgão, que apresentam limitações para a realização de técnicas transorais.[4]

Tumores em estádios iniciais são, em sua maioria, ressecáveis de forma endoscópica. Apresentam resultados oncológicos satisfatórios e menores indíces de sequelas funcionais,[4] com menor tempo para decanulação, menor índice de aspiração e menor tempo de alimentação por sonda.[5,6]

Por outro lado, as técnicas transorais apresentam limitações, sendo que alguns estudos sugerem que tumores em estádio intermediário e avançado: T2 com paresia de prega vocal (acometimento de espaço paraglótico), T3 e T4 apresentam piores resultados oncológicos ao serem submetidos a esse tipo de ressecção. Outra limitação para a técnica consiste em tumores glóticos com acometimento de comissura anterior, especialmente se houver limitação de exposição durante a laringoscopia de suspensão, de modo que, nesses casos, devem ser considerados os procedimentos abertos parciais horizontais, verticais ou laringectomia total.

Laringectomias Abertas Parciais Horizontais × Laringectomia Total

As laringectomias horizontais seguem como boa alternativa à laringectomia total, contudo, a escolha dos pacientes que são candidatos ao procedimento ainda é um desafio. Pacientes com tumores em estádio intermediário e avançado devem ser avaliados para definir a possibilidade de realização do procedimento parcial, sem prejuízo no resultado oncológico.[7] A localização e estádio do tumor são fatores determinantes nessa escolha.[2,8]

Os fatores associados a uma maior chance de recidiva no tratamento de tumores com cirurgias abertas parciais são: tumores de supraglote que apresentam invasão de outros sítios do trato aerodigestivo superior (orofaringe ou hipofaringe), invasão de espaço pré-epiglótico, invasão de ambas as cartilagens aritenóideas, invasão do espaço interaritenóideo, invasão de osso hioide, invasão do espaço cricotireoaritenóideo, acometimento extralaríngeo extenso ou com acometimento de primeiro anel traqueal. Nesses casos, a melhor opção de tratamento cirúrgico é a laringectomia total, podendo-se considerar a indicação de quimioterapia e radioterapia com finalidade de preservação laríngea.[9,10]

MODULAÇÃO DA TÉCNICA DURANTE O ATO OPERATÓRIO

Durante as laringectomias horizontais, pode haver mudanças no tipo de laringectomia que será feita de acordo com os achados intraoperatórios.

Uma avaliação detalhada do tumor no pré-operatório com exame endoscópico e exame de tomografia computadorizada ou ressonância nuclear magnética com boa resolução, é essencial para a escolha do procedimento adequado, no entanto, durante o ato operatório, alguns achados podem alterar a conduta cirúrgica. Um paciente em programação de laringectomia supraglótica que apresente acometimento de glote deve ser submetido à laringectomia supracricóidea. Um paciente em programação de laringectomia supracricóidea que apresente acometimento de infraglote deve ser submetido à laringectomia supratraqueal ou laringectomia total.[9]

Portanto, é imprescindível que o paciente esteja ciente de todas as possibilidades terapêuticas e sobre a possível modulação da técnica cirúrgica utilizada durante o ato operatório. Esse risco pode ser reduzido com o emprego de tomografia computadorizada ou ressonância magnética com boa resolução no pré-operatório.

RESULTADOS FUNCIONAIS

Os resultados funcionais e a reabilitação dos pacientes são aspectos importantes nas laringectomias parciais abertas horizontais. Diversos fatores são usados para medir tais resultados, como o índice de retirada de sonda alimentar, tempo de uso de sonda alimentar, índice de decanulação, tempo de uso de cânula de traqueostomia, qualidade da fonação e broncoaspiração. Esses parâmetros funcionais são influenciados por complicações pós-operatórias, como: condrite, infecção, estenose, fístula e aspiração. Em casos de pneumonia aspirativa de repetição no pós-operatório, eventualmente ocorre a necessidade de laringectomia total, por desfuncionalização da laringe.[7]

Algo essencial para um bom resultado na reabilitação dos pacientes submetidos aos procedimentos parciais horizontais é a preservação de, ao menos, uma unidade funcional da laringe, também chamada de unidade funcional cricoaritenóidea (metade do segmento posterior da cartilagem cricoide, cartilagem aritenoide correspondente, nervo laríngeo recorrente ipsilateral e nervo laríngeo superior ipsilateral), que permite arco reflexo de proteção da via aérea durante a deglutição. É importante destacar que alguns estudos mostram bons resultados na reabilitação da deglutição de pacientes submetidos às laringectomias horizontais, independentemente do sacrifico de uma aritenoide.[11]

Quando se comparam ressecções transorais a laringectomias abertas supraglóticas em pacientes com tumores supraglóticos, ocorrem diferenças significativas no índice de necessidade de traqueostomias, tempo para decanulação e tempo de internação.[4-6] Deve-se levar em conta que o acometimento da base de língua em tumores supraglóticos aumenta o tempo de uso de sonda alimentar no período pós-operatório.

Também é importante ressaltar que a laringectomia tipo IIa modificada (modificação de Laccourreye) apresenta resultados funcionais melhores quando comparada à técnica original, com menor tempo para decanulação, melhor deglutição e melhor qualidade de voz (Figs. 35-1 a 35-3).[12]

Comparando as técnicas supracricóidea e supraglótica, observa-se melhores resultados fonatórios em pacientes submetidos à técnica supraglótica, todavia, sem alterações significativas em relação à deglutição.

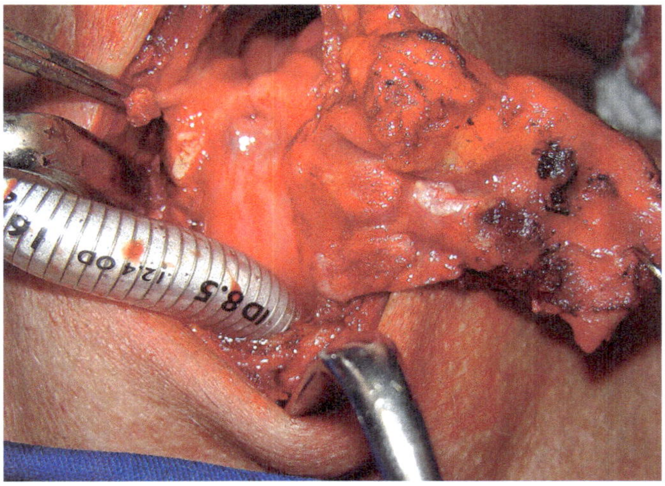

Fig. 35-1. Laringectomia parcial horizontal tipo IIa – laringe aberta, com exposição do tumor.

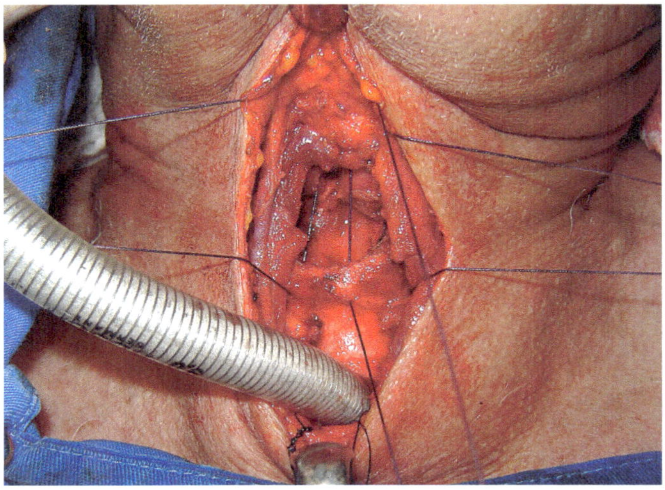

Fig. 35-2. Laringectomia parcial horizontal tipo IIa – pontos de Pexia (Crico-hioidoepiglotopexia).

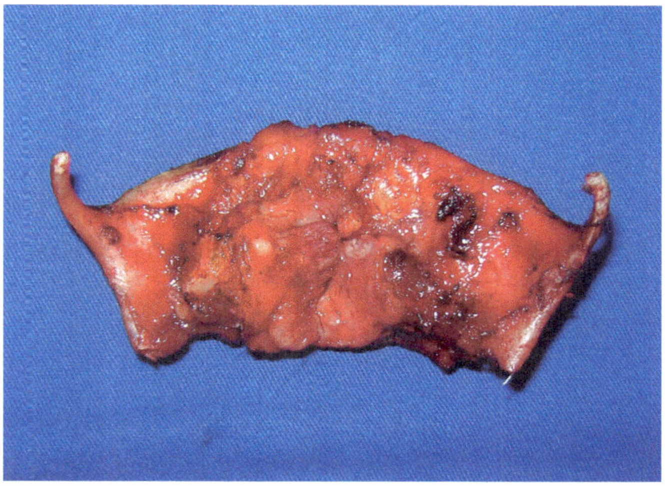

Fig. 35-3. Laringectomia parcial horizontal tipo IIa – peça cirúrgica.

A comparação das técnicas supracricóidea e supratraqueal, mostra resultados comparáveis em relação à qualidade de voz e deglutição. Um fator importante a ser destacado é a piora significativa na reabilitação alimentar em pacientes submetidos à radioterapia adjuvante. Para paciente com linfonodos positivos e indicação de radioterapia adjuvante após o procedimento, deve-se ter cuidado na indicação de procedimentos parciais horizontais.[8]

RESULTADOS ONCOLÓGICOS

Os resultados oncológicos no tratamento das neoplasias de laringe possuem importante relação com a correta indicação da modalidade de tratamento. Fatores, como estadiamento, localização do tumor e fatores prognósticos relativos à reabilitação do paciente, são essenciais para a tomada de decisão.[5]

Pacientes com tumores de supraglote em estádios iniciais apresentam resultados oncológicos semelhantes quando ressecados por meio de técnicas transorais ou abertas horizontais, contudo, com resultados funcionais melhores ao se utilizarem as técnicas transorais.[5]

Diversos estudos também mostram bons resultados oncológicos em pacientes tratados com laringectomias horizontais. Esses resultados repetem-se mesmo em casos com necessidade de realização de quimioterapia ou radioterapia adjuvantes.[13]

Em nosso meio, série de 37 paciente com T1-4 submetidos a laringectomia horizontal tipo II e III com 13,5% de radioterapia adjuvante, mostra 86,4% de pacientes sem recidiva durante o seguimento.[14]

Pacientes com tumores avançados, com alteração da mobilidade da cartilagem aritenóidea, invasão da comissura posterior, extensão infraglótica maior do que 5 mm em região posterior e entre 5 mm e 10 mm em região anterior, invasão de cartilagem cricóidea e invasão grosseira de cartilagem tireóidea, possuem pior prognóstico se ressecados por meio de cirurgias parciais, podendo ser considerada a laringectomia total nesses casos.[15]

Quando se comparam os resultados oncológicos em pacientes submetidos às laringectomias tipos IIa e IIa modificada, não se observam alterações significativas em relação aos resultados oncológicos, sendo que o que podemos destacar são as diferenças nos resultados funcionais.[12]

Succo *et al.* realizaram uma diferenciação dos tumores de laringe localizados nas regiões posterior e anterior, mostrando importante piora no prognóstico dos tumores de região posterior tratados com laringectomia parcial horizontal.[8] Para realizar essa divisão, é traçado um plano virtual tangencial ao processo vocal da aritenoide e perpendicular à lâmina da cartilagem tireoide ipsilateral. São definidas como compartimentos anterior e posterior as estruturas que estiverem localizadas anterior e posteriormente a esse plano, respectivamente (Figs. 35-4 e 35-5).

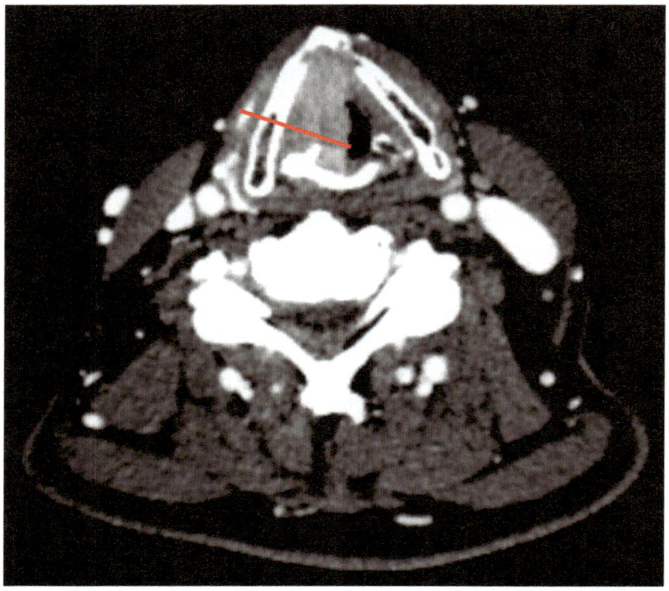

Fig. 35-4. Tomografia computadorizada mostrando tumor à direita, com acometimento de compartimento posterior.

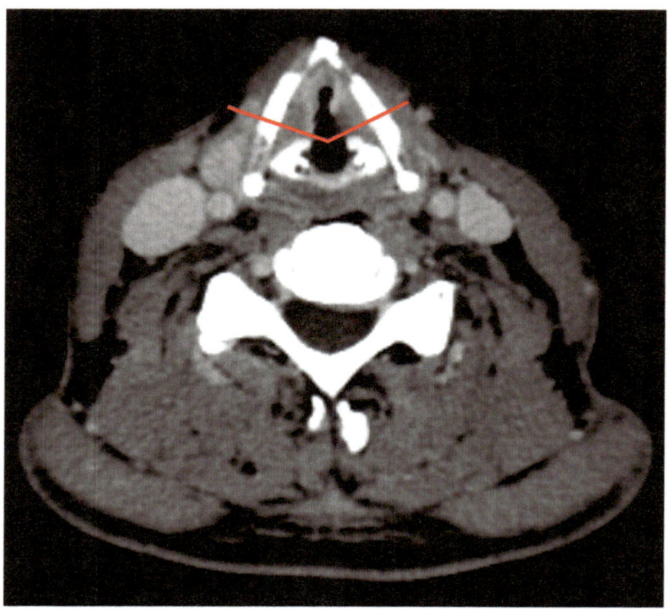

Fig. 35-5. Tomografia computadorizada mostrando tumor bilateral, sem acometimento de compartimento posterior.

Tumores T3 glóticos apresentaram controle local de 44% em cirurgias transorais e de 72% em cirurgias abertas horizontais tipo II ou III. Na supraglote tumores semelhantes apresentaram controle local de 70% com cirurgias transorais e 87% com cirurgias horizontais tipo II ou III. Acometimento da lâmina interna da cartilagem tireóidea não alterou os resultados oncológicos dos pacientes estudados. Além disso, tumores T4 de compartimento anterior de laringe tratados com cirurgias horizontais apresentaram resultados oncológicos semelhantes aos de pacientes tratados com laringectomia total e não mostraram alterações importantes em relação à sobrevivência geral e sobrevivência específica de doença, quando comparados a paciente com tumores T3 de compartimento anterior tratados com laringectomias horizontais. No mesmo estudo, foi mostrado que tumores T3 e T4 em região posterior, com alteração de mobilidade de cartilagem aritenoide, possuem pior prognóstico, com aumento de chance de recidiva e de acometimento de linfonodos cervicais. Nesses casos, ocorreram piores resultados oncológicos com a realização de cirurgias horizontais e, portanto, para esses tumores o principal tratamento cirúrgico a ser considerado é a laringectomia total. A porcentagem de pacientes livres de laringectomia total em cinco anos é consideravelmente maior nos casos de tumores anteriores.[8]

Mostrou-se que pacientes com tumores T2 glóticos com alteração de mobilidade de pregas vocais e acometimento de espaço paraglótico apresentaram melhores resultados oncológicos (sobrevida geral, sobrevida específica de doença, tempo livre de laringectomia total) com a realização de laringectomias horizontais quando comparados a laringectomias transorais.[4]

Verificou-se que tumores em estádio avançado e intermediário podem apresentar bons resultados oncológicos (sobrevida geral, sobrevida específica de doença e tempo livre de laringectomia total) com a realização de laringectomias horizontais com modulação das técnicas de acordo com achados intraoperatórios, mesmo em casos com acometimento infraglótico.[9]

Na avaliação da sobrevida de pacientes submetidos a laringectomias horizontais tipos II e III, houve correlação de alguns fatores com piores resultados oncológicos, como: invasão perineural, tumores supraglóticos, invasão de cartilagem e a realização da técnica do tipo III.[10]

LARINGECTOMIAS PARCIAIS ABERTAS HORIZONTAIS DE RESGATE

Em casos selecionados, as laringectomias parciais abertas horizontais podem ser boas opções para tratamentos de resgate nos pacientes submetidos a tratamentos com cirurgias transorais ou radioterapia.[16]

Pacientes pós-tratamento com radioterapia que evoluem com recidiva tumoral podem ser submetidos às diferentes técnicas cirúrgicas para a realização do procedimento de resgate. Os procedimentos transorais apresentam limitações técnicas e piores resultados oncológicos nesses casos. Procedimentos parciais abertos são correlacionados com melhores resultados oncológicos e piores resultados funcionais.[8]

Exposição limitada durante a laringoscopia de suspensão, acometimento de comissura anterior, paresia de prega vocal, invasão limitada de espaço paraglótico ou pré-epiglótico, acometimento de cartilagem tireoide sem extravasamento extralaríngeo são fatores que falam a favor da realização do procedimento parcial aberto de resgate, em detrimento do procedimento transoral.[4]

Casos de tumores mais avançados, com indicação de cirurgia de resgate, devem ter como tratamento preferencial a laringectomia total.[15]

Outra importante atuação das laringectomias horizontais consiste em cirurgias de resgate em recidivas após cirurgias transorais. São observados bons resultados oncológicos e funcionais nos casos de cirurgias horizontais de resgate por recidiva pós tratamento transoral.

REFERÊNCIAS BIBLIOGRÁFICAS

1. Succo G, Peretti G, Piazza C, Remacle M, Eckel HE, Chevalier D, et al. Open partial horizontal laryngectomies: A proposal for classification by the working committee on nomenclature of the European Laryngological Society. Eur Arch Otorhinolaryngol. 2014;271:2489-96.
2. Lucioni M, Lionello M, Guida F, Sovran F, Canal F, Rizzotto G, et al. The thyro-cricoarytenoid space (TCAS): Clinical and prognostic implications in laryngeal cancer. Acta Otorhinolaryngol Ital. 2020;40:106-12.
3. Fantini M, Crosetti E, Affaniti R, Sprio AE, Bertotto I, Succo G. Preoperative prognostic factors for functional and clinical outcomes after open partial horizontal laryngectomies. Head Neck. 2021; 43:3459-67.
4. Succo G, Crosetti E, Bertolin A, Lucioni M, Caracciolo A, Panetta V, et al. Benefits and drawbacks of open partial horizontal laryngectomies, Part A: Early- to intermediate-stage glottic carcinoma. Head Neck. 2016;38 Suppl 1:E333-40.
5. Karatzanis AD, Psychogios G, Zenk J, Waldfahrer F, Hornung J, Velegrakis GA, et al. Evaluation of available surgical management options for early supraglottic cancer. Head Neck. 2010;32:1048-55.
6. Chiesa Estomba CM, Betances Reinoso FA, Lorenzo Lorenzo AI, Fariña Conde JL, Araujo Nores J, Santidrian Hidalgo C. Functional outcomes of supraglottic squamous cell carcinoma treated by transoral laser microsurgery compared with horizontal supraglottic laryngectomy in patients younger and older than 65 years. Acta Otorhinolaryngol Ital. 2016;36:450-8.
7. Rocha DA, Alvarenga GF, Ramos DM, Matos LL, Dedivitis RA, Kulcsar MA, et al. Evaluation of clinical outcomes after partial horizontal laryngectomy. Arch Head Neck Surg. 2019; 48:e00372019.
8. Succo G, Crosetti E, Bertolin A, Piazza C, Molteni G, Cirillo S, et al. Treatment for T3 to T4a laryngeal cancer by open partial horizontal laryngectomies: Prognostic impact of different pathologic tumor subcategories. Head Neck. 2018;40:1897-908.
9. Succo G, Crosetti E, Bertolin A, Lucioni M, Arrigoni G, Panetta V, et al. Benefits and drawbacks of open partial horizontal laryngectomies, Part B: Intermediate and selected advanced stage laryngeal carcinoma. Head Neck. 2016;38 Suppl 1:E649-57.
10. Crosetti E, Bertolin A, Molteni G, Bertotto I, Balmativola D, Carraro M, et al. Patterns of recurrence after open partial horizontal laryngectomy types II and III: univariate and logistic regression analysis of risk factors. Acta Otorhinolaryngol Ital. 2019;39:235-43.
11. Buzaneli ECP, Zenari MS, Kulcsar MAV, Dedivitis RA, Cernea CR, Nemr K. Supracricoid laryngectomy: The function of the remaining arytenoid in voice and swallowing. Int Arch Otorhinolaryngol. 2018;22:303-12.
12. Leszczyńska M, Wierzbicka M, Tokarski M, Szyfter W. Attempt to improve functional outcomes in supracricoid laryngectomy in T2b and T3 glottic cancers. Eur Arch Otorhinolaryngol. 2015;272:2925-31.
13. Muscatello L, Piazza C, Peretti G, Marchi F, Bertolin A, Crosetti E, et al. Open partial horizontal laryngectomy and adjuvant (chemo) radiotherapy for laryngeal squamous cell carcinoma: results from a multicenter Italian experience. Eur Arch Otorhinolaryngol. 2021;278:4059-65.
14. Rocha DA, Alvarenga GF, Ramos DM, Matos LL, Dedvits RA, Kulcsar MAV, et al. Evaluation of clinical outcomes after partial horizontal laryngectomy. Arch Head Neck Surg 2019;48:e00372019.
15. Chen MM, Holsinger FC, Laccourreye O. Salvage conservation laryngeal surgery after radiation therapy failure. Otolaryngol Clin North Am. 2015;48:667-75.
16. Philippe Y, Espitalier F, Durand N, Ferron C, Bardet E, Malard O. Partial laryngectomy as salvage surgery after radiotherapy: oncological and functional outcomes and impact on quality of life. A retrospective study of 20 cases. Eur Ann Otorhinolaryngol Head Neck Dis. 2014;131:15-9.

LARINGECTOMIA TOTAL

CAPÍTULO 36

Natália Martins Magacho de Andrade ▪ Vergilius José Furtado de Araujo Filho

INTRODUÇÃO

A remoção completa da laringe ou laringectomia total (LT) é, muitas vezes, necessária para o tratamento com intenção curativa como tratamento inicial ou de resgate para pacientes com câncer avançado de laringe. Esse procedimento associado ao esvaziamento cervical é bastante padronizado, eficaz e seguro. Apesar de resultar em perda da voz, essa pode ser restaurada de várias formas, como as próteses fonatórias, laringe eletrônica e voz esofágica com impacto positivo na qualidade de vida. Apesar do grande avanço, nas últimas décadas, de outras modalidades cirúrgicas e não cirúrgicas no tratamento do câncer da laringe, que, muitas vezes, são eficazes e não implicam a perda da voz fisiológica, a LT ainda é muito importante na oncologia moderna e pode ter vantagem em custo-efetividade quando comparada à preservação de órgão não cirúrgica no carcinoma avançado de laringe.[1,2]

Alguns pacientes percebem a LT como uma forma de mutilação, e os laringectomizados totais necessitam aprender um novo método de comunicação verbal e adaptar-se com mudanças na respiração e deglutição. A qualidade de vida geralmente piora bastante nos primeiros meses após a cirurgia, mas com melhora significativa após 1 ano.[3] Essas adaptações incluem plasticidade cerebral, documentada por ressonância magnética.[4]

A LT foi realizada pela primeira vez em um paciente com câncer de laringe por Christian Albert Theodor Billroth, em Viena, em 31 de dezembro de 1873.[1]

Antes dos anos 1990, a LT seguida de radioterapia era o tratamento padronizado para os pacientes com câncer de laringe localmente avançados na maioria dos serviços especializados. Nos últimos 30 anos, vários tipos de tratamentos não cirúrgicos, chamados de "preservação de órgão", foram desenvolvidos, com quimioterapia de indução ou concomitante associados à radioterapia com a finalidade de preservar a laringe e suas funções. Os defensores dessa modalidade argumentam que mais de 2/3 desses pacientes teriam a preservação da laringe e sua função. Entretanto, o câncer de laringe é o único tumor no trato aerodigestivo em que o prognóstico não melhorou nas últimas décadas, e uma explicação teórica seria a indicação exagerada desses protocolos em tumores avançados com a intenção de preservar a qualidade de vida. De fato, nenhum dos protocolos de preservação de órgão mostrou qualquer vantagem de sobrevida quando comparados à cirurgia radical. Alguns pacientes com tumores de laringe não se beneficiam com esses tratamentos. É o caso dos pacientes com tumores com extensão extralaríngea através da cartilagem tireóidea (T4a) ou pacientes com função laríngea prejudicada pré-tratamento.[5]

INDICAÇÕES

A decisão terapêutica em pacientes com câncer de laringe é baseada em uma relação complexa entre chance de cura e qualidade de vida esperada. A variável de custo também é relevante nessa equação.[2]

Na tentativa de reduzir o risco de sequelas definitivas da LT, sem perder o rigor do tratamento oncológico (controle locorregional e taxas de sobrevida), os tratamentos não cirúrgicos vêm ganhando espaço nas últimas décadas, principalmente após o uso dos protocolos de preservação dos órgãos no tratamento da neoplasia laríngea em estádio avançado, validado pelo estudo do Department of Veterans Affairs Laryngeal Cancer. Técnicas de laringectomias parciais endoscópicas e abertas (convencionais) também vêm sendo aprimoradas na tentativa de reduzir a indicação da LT.[6]

A indicação da LT é feita em conjunto com o paciente, com decisões fundamentada nas diretrizes mais atuais e decisão colegiada de equipe multidisciplinar. A LT é indicada para o tratamento do câncer avançado da laringe e hipofaringe em casos em que a laringectomia parcial não pode remover o tumor completamente (R0) ou que levaria a um resultado funcional insatisfatório. Também é indicada, segundo a escolha informada do paciente e em casos em que a alternativa – protocolos de preservação não cirúrgica de órgãos, com quimio e radioterapia – são inapropriados ou não escolhidos como primeira abordagem terapêutica.[1]

A LT é a opção inicial para tumores com muita extensão local (extensão extralaríngea grosseira, extensão infraglótica importante com envolvimento da cartilagem cricóidea) e/ou alteração importante da função da laringe pré-tratamento (aspiração e deglutição). Nesses casos, o resultado oncológico e funcional da LT é melhor que a preservação de órgão não cirúrgica, e a operação radical deve ser o tratamento inicial.[5] O câncer infraglótico representa uma situação especial em que a laringectomia pode ser necessária mesmo em tumores diagnosticados em estádios iniciais.[1]

Pacientes com baixo *performance status* ou condições clínicas desfavoráveis no momento do diagnóstico neoplásico (idade avançada, doença pulmonar obstrutiva crônica, pneumonia aspirativa recorrente entre outras) são indicações favoráveis à LT. Persistência ou recidiva de neoplasias laríngeas pós-protocolo de preservação de órgãos ou de laringectomias parciais, não candidatas à nova cirurgia parcial, também são propícias para LT, assim como para laringes não funcionantes pós-radioterapia (por exemplo, condrorradionecrose).[7] Outras indicações raras deste procedimento cirúrgico são a presença de câncer de tireoide avançado com invasão laríngea extensa, lesões com subtipos histopatológicos resistentes à radioterapia (sarcomas de tecidos moles, condrossarcomas, melanomas, adenocarcinomas), traumas e lesões químicas.

As contraindicações para a LT são: presença de tumores sincrônicos considerados incuráveis; metástases a distância; paciente com doença sistêmica grave que impossibilite a cirurgia; tumor invadindo fáscia pré-vertebral, artéria carótida interna ou comum.[7]

ASPECTOS TÉCNICOS

Posicionamento e Via Aérea

O posicionamento ideal do paciente na mesa cirúrgica é em decúbito dorsal horizontal, com hiperextensão da região cervical, utilizando coxins cirúrgicos e/ou inclinação da cabeceira da mesa. O primeiro passo é garantir a perviedade da via aérea desde a indução anestésica – pacientes com tumores não obstrutivos são passíveis de serem submetidos à intubação orotraqueal inicialmente; pacientes com neoplasias obstrutivas devem preferencialmente ser submetidos à traqueostomia preliminarmente.[7,8]

Incisão de Pele e Levantamento de Retalho

A incisão na pele mais comumente usada para LT é a incisão em U de Gluck-Sorenson. O ponto inicial da incisão pode ser próximo ao ápice da mastoide ou ao ângulo da mandíbula, prosseguindo junto à borda anterior do músculo esternoclidomastóideo, até a região cervical anterior (cerca de 2 centímetros acima do manúbrio esternal). Simetricamente, a incisão deve ser feita no lado contralateral. Se a traqueostomia foi realizada antes da LT, o estoma deve ser incluído na incisão (Fig. 36-1). Essa forma de acesso fornece espaço adequado tanto para abordagem do tumor primário, quanto das cadeias linfonodais cervicais.[9]

O retalho cervical anterior é composto por pele, tecido subcutâneo e músculo platisma. A parte superior do retalho é dissecada ascendentemente até 2 a 3 centímetros acima do osso hioide na região medial e 2 centímetros abaixo do ângulo da mandíbula lateralmente. A mesma dissecção é feita na parte inferior, até 1 a 2 centímetros da clavícula e do manúbrio esternal.[9]

Esvaziamento Cervical

Se houver indicação de esvaziamento cervical, este procedimento deve ser realizado antes da LT. O tipo de esvaziamento (seletivo, radical ou radical modificado) a ser realizado dependerá dos achados dos exames de imagem realizados durante o estadiamento tumoral.[7]

Abordagem do Tumor Primário

Após o esvaziamento cervical, os músculos esternotireóideo e esterno-hióideo podem ser desinseridos do osso hioide e rebatidos inferiormente, no intuito de serem usados para cobrir a neofaringe após a LT, ou podem ser ressecados junto com a laringe em casos de extravasamento anterior. A dissecção prossegue para isolar a artéria tireóidea superior e seu ramo laríngeo superior. Estes são identificados, dissecados e ligados na proximidade do corno superior da cartilagem tireoide (a identificação e ligadura desses vasos irão minimizar o sangramento durante a mobilização da laringe). Na sequência, é

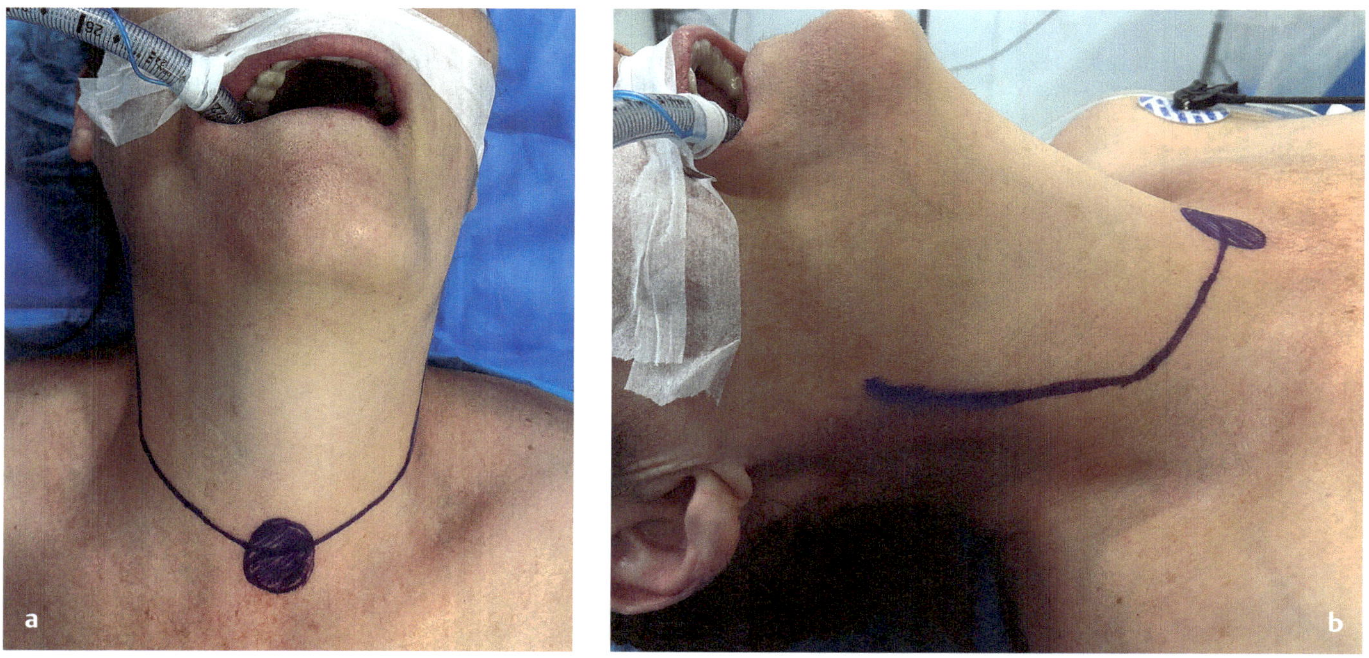

Fig. 36-1. Visão frontal (a) e lateral (b) de cervicotomia em U de Gluck-Sorenson. Demarcado em região cervical anterior na área a ser posicionado o traqueostoma.

feita a desinserção dos músculos da superfície da cartilagem tireóidea, e os músculos constritores da faringe são seccionados na borda posterior da cartilagem.[9]

Depois da ligadura da artéria tireóidea inferior, a glândula tireoide é rebatida da traqueia. O istmo da tireoide é seccionado para exposição da traqueia cervical. Em caso de doença extralaríngea ou disseminação infraglótica, o lobo tireóideo ipsilateral e os linfonodos paratraqueais geralmente são removidos em bloco junto com o espécime cirúrgico.[7,9]

Prossegue-se para a secção da musculatura supra-hióidea, sendo o corno maior do osso hioide esqueletizado cuidadosamente para não comprometer o nervo hipoglosso e a artéria lingual. A laringe é rodada, e a borda posterior da cartilagem tireoide é também esqueletizada. A mucosa do seio piriforme é dissecada da lâmina interna da cartilagem tireóidea, se não houver neoplasia acometendo esta região.

Uma incisão é feita na parede anterior da traqueia pelo menos 1 centímetro abaixo da porção inferior do tumor ou da traqueotomia (se foi realizada anteriormente). A traqueia é seccionada obliquamente, deixando uma parede anterior curta e uma parede posterior longa (forma de bisel), com o objetivo de ampliar a área do traqueostoma. A porção distal é suturada às bordas da pele do traqueostoma permanente com pontos de *nylon*. A porção proximal da traqueia e a laringe são, subsequentemente, dissecadas do esôfago cervical.[8,9]

A faringotomia, então, é feita pelo seio piriforme contralateral ou pela valécula. Sob visualização direta da superfície mucosa, a laringe é ressecada com o cuidado de preservar a maior quantidade de mucosa não envolvida pelo tumor para o fechamento da neofaringe. As margens cirúrgicas devem ser avaliadas por exame intraoperatório de congelação a fim de assegurar a ressecção de toda a neoplasia. A miotomia cricofaríngea é feita dividindo-se as faixas musculares circunferenciais até a camada serosa com o intuito de reduzir o risco de estenose da neofaringe (Fig. 36-2).[10]

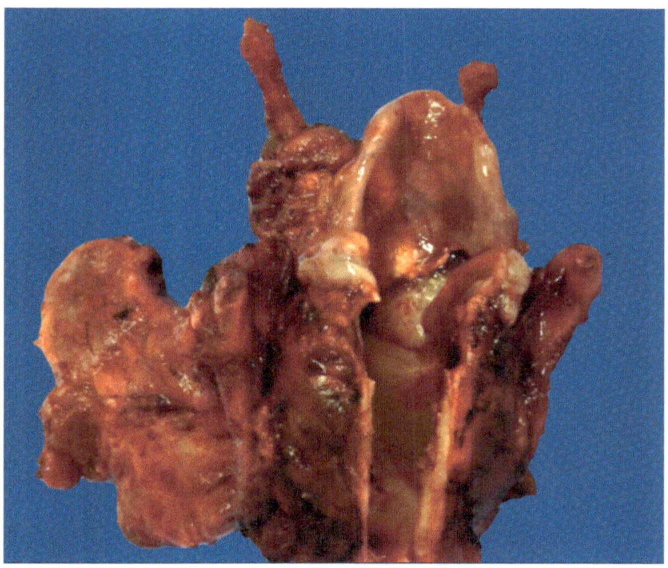

Fig. 36-2. Produto de laringectomia total: peça cirúrgica seccionada demonstrando neoplasia laríngea avançada.

Fechamento de Defeito Cirúrgico

Após a retirada da peça cirúrgica, deve-se proceder à lavagem do leito com soro fisiológico e realizar hemostasia rigorosa. Uma sonda nasoenteral é passada neste momento para garantir a alimentação precoce do paciente (em casos de tumores muito avançados ou sem previsão de realimentação oral, a gastrostomia é uma opção válida) (Fig. 36-3).

O defeito faríngeo é fechado em três camadas (mucosa, fáscia e muscular), de forma transversal ou em "T". Na maioria das vezes, a sutura invertida com Vicryl 3-0 é usada para fechar o defeito da faringe. Em casos selecionados de tumores endolaríngeos, a sutura da neofaringe pode ser feita de forma mecânica com grampeador linear. Na sequência do fechamento da faringe, drenos de sucção são colocados lateralmente à faringe, e o traqueostoma é maturado junto ao retalho cervical. Por fim, o platisma é fechado com fios de Vicryl, e a pele é fechada com pontos de *nylon*.[9]

ACOMPANHAMENTO CLÍNICO

Cuidados Pós-Operatórios

Nas primeiras horas após a LT os maiores cuidados são referentes às condições clínicas do paciente. Em decorrência do porte cirúrgico, em muitos casos a recuperação pós-anestésica é feita na Unidade de Terapia Intensiva (UTI), com monitorização contínua e fisioterapia respiratória, incluindo aspiração recorrente de secreção traqueal. Assim que o indivíduo apresente melhora clínica, a alimentação enteral deve ser iniciada em volume crescente, de acordo com a tolerância gastrointestinal. No sétimo dia pós-operatório, se houver bom sinal de cicatrização da ferida operatória, realiza-se um teste para avaliar presença de fístula salivar ("teste do azul de metileno"). Em caso negativo, os drenos cervicais são sacados, e a

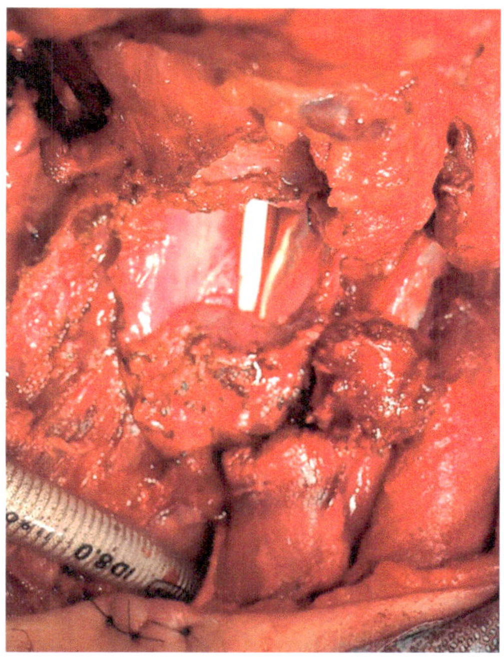

Fig. 36-3. Defeito faríngeo após laringectomia total, em que é possível visualizar sonda nasoenteral locada antes do fechamento da neofaringe.

nutrição oral com dieta líquida e pastosa é introduzida. A alta hospitalar dependerá da evolução da ferida cirúrgica e das condições clínicas do paciente.[7]

Acompanhamento Ambulatorial

A programação de avaliações ambulatoriais para os pacientes submetidos à LT que não apresentaram intercorrências maiores (fístula salivar, deiscência tecidual) é de consultas a cada dois ou três meses no primeiro ano, trimestralmente no segundo ano, e semestralmente do terceiro ao quinto ano pós-operatório. Exames de controle oncológico, como nasofibroscopia e tomografia de face, pescoço e tórax, devem ser solicitados periodicamente nos anos de acompanhamento. Pacientes submetidos à radioterapia adjuvante devem ter sua função tireóidea monitorizada a cada seis meses, pelo alto índice de hipotireoidismo secundário à irradiação. A tomografia por emissão de pósitrons (PET-SCAN) pode também ser utilizada para avaliação de resposta oncológica.[11]

COMPLICAÇÕES E CONSEQUÊNCIAS

A complicação mais frequente da LT é o aparecimento da fístula faringocutânea, com incidência média de 20% a 25%. É mais comum em cirurgias de resgate (pós-tratamento de preservação de órgãos), por causa do caráter actínico e pouco vascularizado da faringe remanescente. Outras complicações são: hematomas, infecção de sítio cirúrgico, disfagia por estenose da neofaringe, estenose de traqueostoma, hipotireoidismo e hipoparatireoidismo. As duas últimas se devem ao esvaziamento do compartimento central (níveis VI e VII) em tumores com extensão infraglótica, bem como de tireoidectomia parcial nos casos de neoplasias com extensão extralaríngea.[10]

As duas principais consequências da LT são a perda da voz laríngea e o traqueostoma permanente. O ar inalado via traqueostoma atinge o parênquima pulmonar com menor temperatura e umidade; isso pode gerar quadro de tosse hipersecretiva. O olfato também fica comprometido após a LT. Em decorrência da reconstrução faríngea, principalmente após radioterapia adjuvante, o paciente pode apresentar distúrbio de deglutição. Outra consequência muito frequente é o transtorno depressivo, que pode acometer, em algum grau, cerca de 50% dos laringectomizados no pós-operatório.[7,10]

RESULTADOS

Não é possível apresentar resultados gerais para a LT por ser uma técnica cirúrgica usada para diferentes indicações, em diferentes serviços. Mesmo assim, apresentamos os índices de recidiva e sobrevida dos pacientes com tumores laríngeos avançados operados no Instituto do Câncer do Estado de São Paulo (ICESP), sendo majoritariamente submetidos à LT. A taxa de recidiva local, regional e a distância foi de 25,9%, enquanto a taxa de sobrevida livre de doença foi de 81,7%.[12]

REFERÊNCIAS BIBLIOGRÁFICAS

1. Hoffmann TK. Total Laryngectomy—Still Cutting-Edge? Cancers (Basel). 2021;13:1405.
2. Beck ACC, van Harten WH, van den Brekel MWM, Navran A, Retèl VP. Cost-effectiveness of surgery versus organ preservation in advanced laryngeal cancer. Laryngoscope. 2021;131:E509-17.
3. Eadie TL, Bowker BC. Coping and quality of life after total laryngectomy. Otolaryngol Head Neck Surg. 2012;146:959-65.
4. Wypych A, Wierzchowska M, Burduk P, Zawada E, Nadolska K, Serafin Z. Cortical presentation of language functions in patients after total laryngectomy: a fMRI study. Neuroradiology. 2020;62:843-9.
5. Bozec A, Culié D, Poissonnet G, Dassonville O. Current role of total laryngectomy in the era of organ preservation. Cancers (Basel). 2020;12:584.
6. Lefebvre JL. Laryngeal preservation in head and neck cancer: multidisciplinary approach. Lancet Oncol. 2006;7:747-55.
7. Remacle M, Eckel H. Surgery of Larynx and Trachea. 2010. p. 229-42.
8. Agrawal N, Goldenberg D. Primary and salvage total laryngectomy. Otolaryngol Clin North Am. 2008;41:771-80.
9. Andaloro C, Widrich J. Total Laryngectomy. [Updated 2021 Aug 14]. In: StatPearls [Internet]. Treasure Island (FL): StatPearls Publishing; 2021 Jan-. Available from: https://www.ncbi.nlm.nih.gov/books/NBK556041/
10. Ceachir O, Hainarosie R, Zainea V. Total laryngectomy - past, present, future. Maedica (Bucur). 2014;9:210-6.
11. Ribeiro Júnior U, Kulcsar MAV. Manual de Condutas em Oncologia Cirúrgica. 1. ed. Atheneu. 2014.
12. Calvas OIJ, Ramos DM, Matos LL, Kulcsar MAV, Dedivitis RA, Brandão LG, et al. Oncological results of surgical treatment versus organ-function preservation in larynx and hypopharynx cancer. Rev Assoc Med Bras (1992). 2017;63:1082-9.

FARINGOLARINGECTOMIA E RECONSTRUÇÃO

Gabriel Manfro ■ André Vicente Guimarães

INTRODUÇÃO

A utilização de radioterapia e quimioterapia em pacientes com tumores da laringe e hipofaringe aumentou nas últimas décadas, ficando o tratamento cirúrgico mais restrito para casos em que ocorrem invasão cartilaginosa, comprometimento extralaríngeo, laringe disfuncional, recidiva ou persistência tumoral ou toxicidade à radio ou quimioterapia.[1]

As faringolaringectomias são cirurgias de grande porte, indicadas no tratamento de doenças oncológicas avançadas da hipofaringe e laringe. Os tumores de hipofaringe apresentam pior prognóstico comparado aos de laringe, no entanto, a radicalidade e dificuldades do tratamento são semelhantes em ambas as doenças. O principal foco no tratamento cirúrgico é ressecção radical, seguindo-se da reconstrução do trato digestivo.

A irressecabilidade em tumores avançados da laringe e hipofaringe ocorre quando o tumor apresenta invasão da fáscia pré-vertebral, da artéria carótida interna ou do bulbo carotídeo, estando a técnica e limites de ressecabilidades bastante definidas e pouco discordantes na literatura. Entretanto, persistem questionamentos referentes à técnica de reconstrução a ser utilizada.

As faringolaringectomias podem estar associadas a graves complicações. A maioria relaciona-se direta e indiretamente com a ocorrência de fístula faringocutânea, evento que repercute de formas local e sistêmica. Baseado nisto, é importantíssimo o conhecimento de alternativas e critérios de escolha da melhor técnica para reconstrução.

FREQUÊNCIA DE FÍSTULA NO FECHAMENTO DA FARINGE

A fístula faringocutânea é uma das complicações mais temidas nas cirurgias da laringe e faringe. Essa complicação pode oferecer diferentes graus de consequências para o paciente, sendo quase sempre mais grave quanto mais precocemente ela ocorrer no pós-operatório.

Os princípios para reduzir o risco de fístulas não são diferentes de outras anastomoses cirúrgicas. Devem-se manter os tecidos com vascularização adequada e livre de tensão. No entanto, a sutura da faringe sofre com uma situação única quando comparada a suturas em outros sítios anatômicos. Existe a ação de uma força mecânica sobre esta sutura, principalmente durante a deglutição do bolo alimentar e do conteúdo salivar que é dirigido para dentro da faringe, resultando na contração do remanescente da musculatura constritora da faringe, causando uma considerável força tênsil na linha de sutura.

A incidência de fístula descrita na literatura é bastante variada, chegando até 73%.[2] A maior incidência é observada em casos de cirurgia pós-radioterapia e também associada à maior extensão de ressecção de mucosa, sendo mais frequente em casos de tumores de faringe, comparados a tumores de laringe.[3] A radioterapia diminui a vascularização dos tecidos, e maior ressecção de mucosa resulta numa sutura com maior tensão, justificando o risco aumentado de fístula.

A utilização de tecido não irradiado sobre a sutura como manobra de reforço da faringe apresenta resultados variados na literatura. A colocação do músculo peitoral sobre a sutura primária da faringe em pacientes irradiados diminuiu a incidência de fístula.[4] O uso de retalho microcirúrgico de fáscia temporal sobre a linha de sutura primária também apresenta tendência de menor incidência de fístula, com menor dano ao sítio doador, porém, com aumento significativo do tempo cirúrgico.[5] Todavia, a região de maior resistência em uma sutura é a submucosa, e o tecido sobre a linha de sutura pode não aumentar a resistência da sutura das bordas da faringe, tendo apenas a utilidade de colocar em contato sobre a faringe um tecido não irradiado.

QUANTIDADE DE REMANESCENTE DA FARINGE NECESSÁRIA PARA O FECHAMENTO PRIMÁRIO

A extensão do remanescente de mucosa da faringe necessária para o fechamento primário ainda é motivo de discussão. A maioria dos autores refere que a mínima extensão de mucosa para o fechamento primário da faringe é de 3 cm.[6] Contudo, existe descrição de fechamento com até 1,5 cm de extensão de mucosa relaxada e 2,5 cm de mucosa tracionada[7]. Em nosso serviço coonsideramos a extensão mínima de 4 cm, além de avaliarmos no transoperatório as condições macroscópicas da mucosa como vascularização, presença de edema e elasticidade.

A opção inadequada de fechamento primário da faringe pode resultar não só em aumento do risco de fístula, mas também de estenose. Esta complicação ocorre em até 20% dos pacientes submetidos a faringolaringectomias totais, e mais de 80% manifestam-se no primeiro ano de seguimento. Ocorre mais frequentemente em casos que apresentaram fístula, radioterapia prévia e em tumores da hipofaringe.[8] A estenose pode resultar em ingesta calórica inadequada, comprometendo a condição nutricional do paciente.

A ocorrência de fístula secundária a remanescente inadequado de mucosa normalmente resulta em uma fístula grave que poderá evoluir sem cicatrização completa, provavelmente pela estenose a jusante ao orifício, visto a extensão mucosa limitada para o fechamento, muito provavelmente necessitanto de reconstrução complexa do remanescente faríngeo.

IMPORTÂNCIA DA FÍSTULA FARINGOCUTÂNEA NO PROGNÓSTICO DO PACIENTE ONCOLÓGICO

A fístula faringocutânea é uma complicação grave, que traz inúmeros prejuízos ao paciente, não apenas no atraso da sua plena recuperação, mas pode resultar na impossibilidade de recuperação completa, com prejuízos definitivos na ingesta alimentar, resultando em piora nutricional importante e alteração significativa na qualidade de vida.

Nos casos em que a fístula ocorre precocemente, onde não há um bloqueio dos tecidos vizinhos, ocorre uma situação infecciosa grave, com deiscência de grande parte da linha de sutura, podendo ocorrer perda da cobertura cutânea, com riscos imediatos de exposição e ruptura vascular e risco tardio de estenose a jusante ao orifício da fístula, podendo acarretar em não fechamento por segunda intenção e necessidade de nova reconstrução faríngea, além de nova cobertura cutânea, complicações de difícil tratamento mesmo nas mãos de equipes especializadas e experientes (Fig. 37-1).

O atraso no início do tratamento adjuvante acarreta em piora no prognóstico do paciente oncológico, principalmente em tumores da região da cabeça e pescoço. Geralmente, quando ocorre fístula, dificilmente o paciente estará em condições de começar a radioterapia dentro de seis semanas, tempo ideal para o início.

Não é apenas do ponto de vista nutricional e de atraso no tratamento adjuvante que o paciente perde. As primeiras descrições ocorreram em tumores de cólon e reto, onde a incidência de fístula esteve mais relacionada com maior risco de recidiva locorregional. Isto já foi também relatado em tumores de faringe e laringe, onde a fístula associou-se à maior

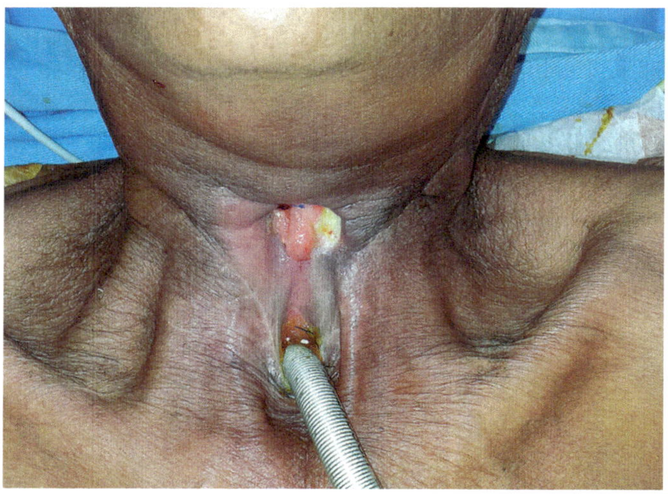

Fig. 37-1. Fístula faringocutânea após laringectomia total e faringectomia parcial pós-tratamento com radioterapia. Estenose a jusante ao orifício da fístula que impossibilitou o fechamento por segunda intenção.

incidência de recidiva tumoral peritraqueostoma. Este risco aumentado pode estar relacionado com o desprendimento de células tumorais viáveis, correndo o risco de estas implantarem-se no tecido peritraqueostoma.[9]

Baseado nestas consequências, uma técnica cirúrgica adequada, que resulte em cicatrização completa da faringe e da cobertura cutânea do paciente, deve ser a maior preocupação visando reduzir o risco de fístula, não alterando a condição nutricional e imunológica do paciente e, principalmente, não alterando sua expectativa de sobrevida. As taxas de incidência de fístulas faringocutâneas pós-radioterapia, em alguns estudos, são extremamente altas, até certo ponto proibitivas.

OPÇÕES DE RECONSTRUÇÃO DA FARINGE EM FARINGOLARINGECTOMIA

Nos casos em que é necessária a utilização de retalhos para fechamento da faringe, é importante conhecer as várias opções e suas características, permitindo, assim, que se faça a melhor escolha no tratamento, minimizando as sequelas, antecipando a recuperação completa do paciente e melhorando o prognóstico. O Quadro 37-1 resume os principais retalhos utilizados para reconstrução da faringe e algumas características de cada uma das técnicas.

Retalhos Regionais

Nos últimos anos, as indicações de retalho fasciocutâneo na reconstrução de defeitos da cabeça e pescoço aumentaram de maneira significativa, principalmente em defeitos cutâneos e de cavidade oral, mas também tem sido utilizado para fechamento da faringe. Apresenta como vantagens ser de fácil e rápida execução, sem grande dano à área doadora e adequado arco de rotação que facilmente alcança o sítio do defeito.

Como ponto negativo, o retalho fasciocutâneo pode ter sua vascularização comprometida durante a linfadenectomia, pois sua irrigação faz-se pelo ramo supraclavicular que, na maioria absoluta das vezes, é ramo da artéria cervical trasnversa, muitas vezes sacrificada durante a dissecção do nível IV. A preservação apenas da artéria cervical transversa não garante a preservação da perfurante supraclavicular. Outra desvantagem desta técnica é que, por tratar-se de retalho fasciocutâneo é ter vascularização pelo plexo subdérmico. Por esta razão, quando for necessário desepitelizar uma parte para a sutura com a mucosa, ocorre um aumento no risco de fístula. O fechamento primário da área doadora será possível, dependendo do tamanho do defeito e as condições cutâneas no local, que podem apresentar certa fibrose devido à radioterapia dos tecidos vizinhos.[10]

O retalho miocutâneo peitoral maior é um retalho regional clássico que continua sendo utilizado com muita frequência na reconstrução de cabeça e pescoço, contudo, com o aumento das indicações dos retalhos fasciocutâneos e microcirúrgicos, em muitos serviços passou a ser utilizado somente como um retalho de resgate em casos de perda da reconstrução microcirúrgica ou quando não existem bons vasos receptores para anastomose microvascular.[6]

O retalho miocutâneo apresenta como vantagens ser uma técnica bastante conhecida e segura e exequível em todos os serviços de Cirurgia de Cabeça e Pescoço. É um retalho ilhado, onde a ilha de pele pode ter diferentes formatos, alcançando sem tensão qualquer região do defeito da faringe, além de

Quadro 37-1. Principais Retalhos Microvascularizados Utilizados para Reconstrução da Faringe Pós-Laringofaringectomias

	Características				
Retalhos	**Tipo**	**Área doadora**	**Pedículo**	**Volume**	**Componentes**
Antebraço	Fascio-cutâneo	Necessidade de enxertia cutânea	Longo	Fino	Possibilidade de 2 ilhas de pele
Lateral do braço	Fascio-cutâneo	Fechamento primário	Curto	Fino	Possibilidade rara de duas ilhas de pele
Anterolateral da coxa	Fascio-cutâneo	Fechamento primário	Longo	Volumoso em pacientes obesos	▪ Possibilidade de vários componentes: Ilhas de pele, músculo, fáscia ▪ Reabilitação fonatória
Jejuno	Visceral	▪ Laparotomia ▪ Anastomose jejunal	▪ Curto ▪ Veias viscerais		Apenas a víscera
Gastroepiploico	Visceral	▪ Laparotomia ▪ Gastrorrafia	▪ Curto ▪ Veias viscerais		Possibilidade de uso do epipplon
Ileocólico	Visceral	▪ Laparotomia ▪ Anastomose ileocólica	▪ Curto ▪ Veias viscerais		Segmento de íleo para reabilitação fonatória

possibilitar uma proteção muscular da linha de sutura e dos vasos cervicais. Pode ser suturado no remanescente da mucosa da faringe (Fig. 37-2) ou na fáscia pré-vertebral em formato semicircular. O uso tubulizado deste retalho não deve ser indicado devido à alta incidência de estenose, com impossibilidade de dilatação (Fig. 37-3). A desvantagem é tratar-se de um retalho miocutâneo, com agressão significativa à área doadora e, em pacientes obesos, ser um retalho bastante volumoso. Em mulheres, devido à presença da mama, essas desvantagens são ainda mais importantes.

O retalho deltopeitoral é outro tipo de retalho fasciocutâneo. Ele não é indicado como primeira opção no tratamento de defeitos da faringe, mas deve ser considerado em situações de perda de retalhos na reconstrução da faringe, pois habitualmente depara-se com paciente grave, em condições instáveis, onde a operação deve ser rápida e de baixa agressividade, sendo utilizado para a cobertura dos grandes vasos do pescoço e da fáscia pré-vertebral, além de auxiliar na confecção de um faringostoma e esofagostoma, para posterior reconstrução definitiva do trato alimentar (Fig. 37-4).

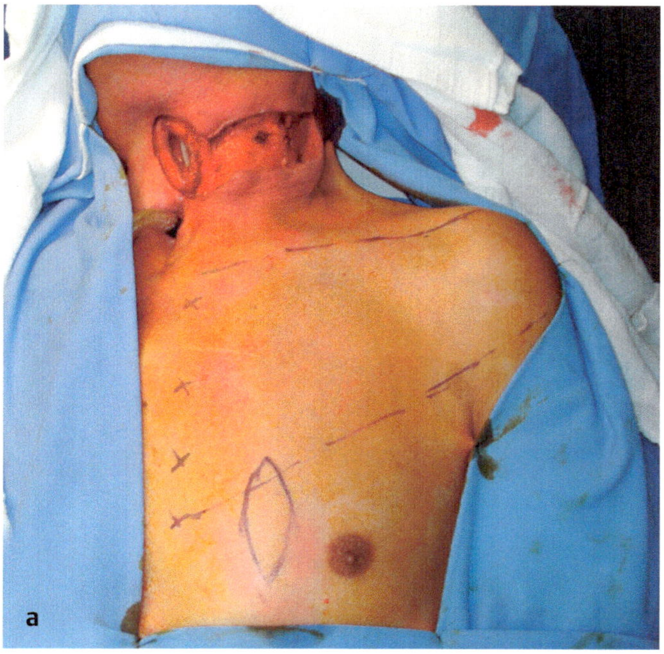
a

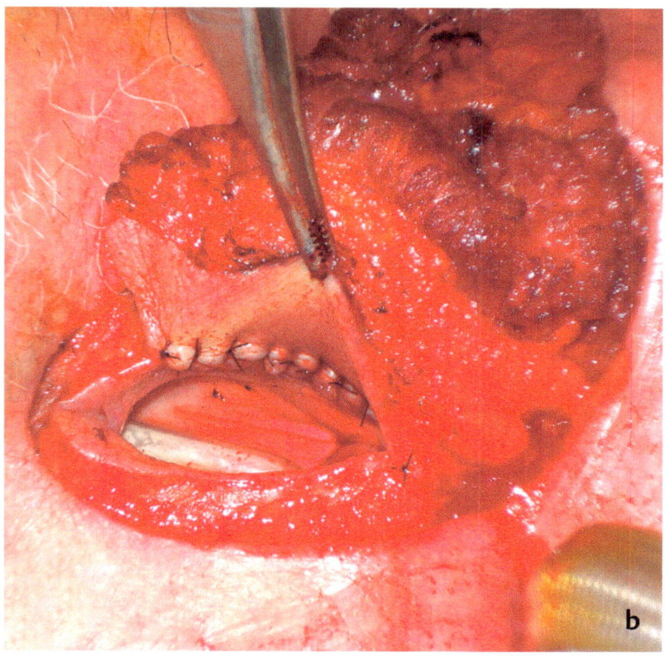
b

Fig. 37-2. (a) Orifício do faringostoma preparado para reconstrução da parede anterior com retalho miocutâneo peitoral maior; (b) sutura da ilha de pele do retalho musculocutâneo com as bordas do defeito.

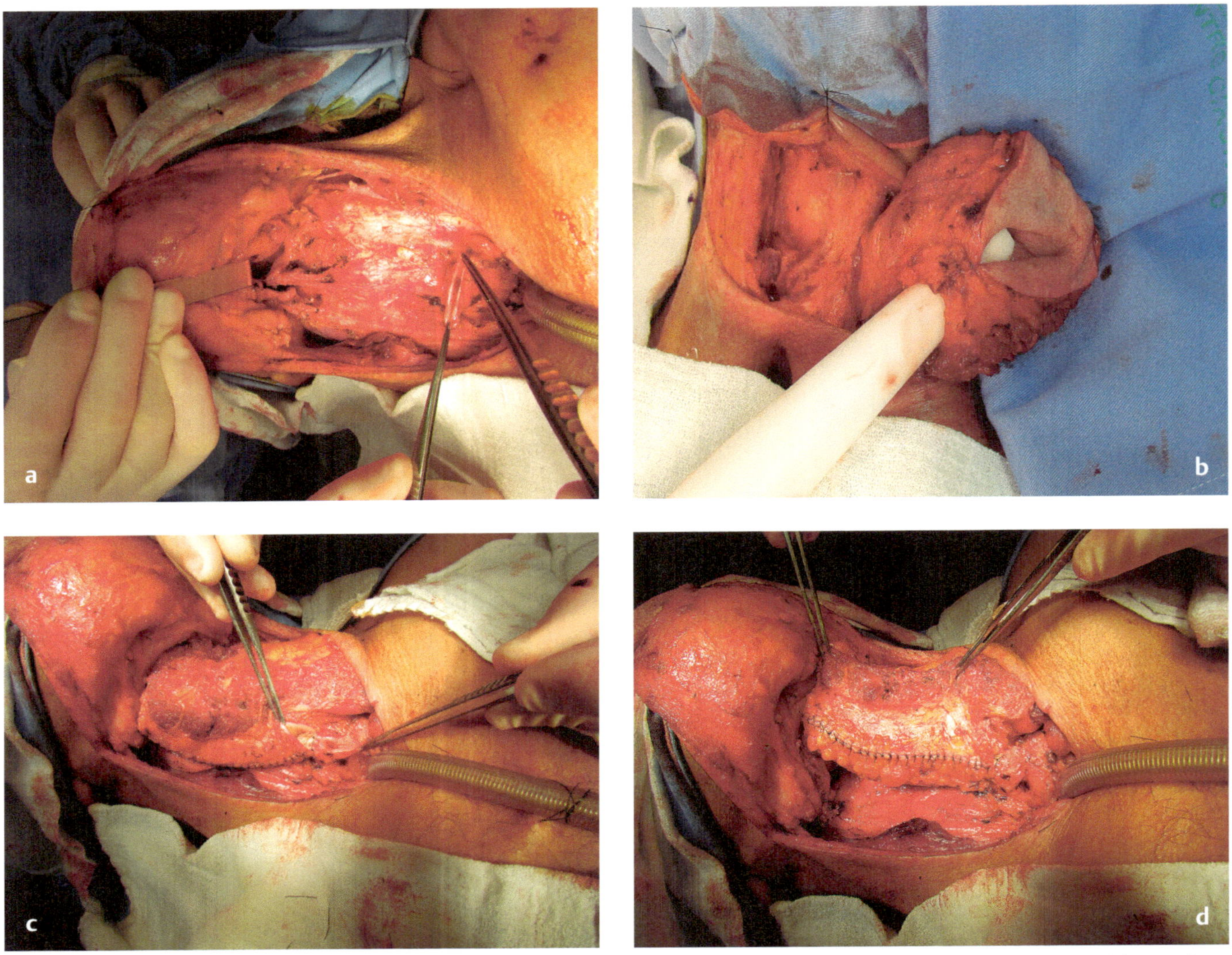

Fig. 37-3. (a) Defeito pós-laringofaringectomia total; (b) preparo de maneira tubular do retalho musculocutâneo peitoral maior; (c, d) fixação do retalho em formato tubular com anastomose proximal na base da língua e distal no esôfago cervical.

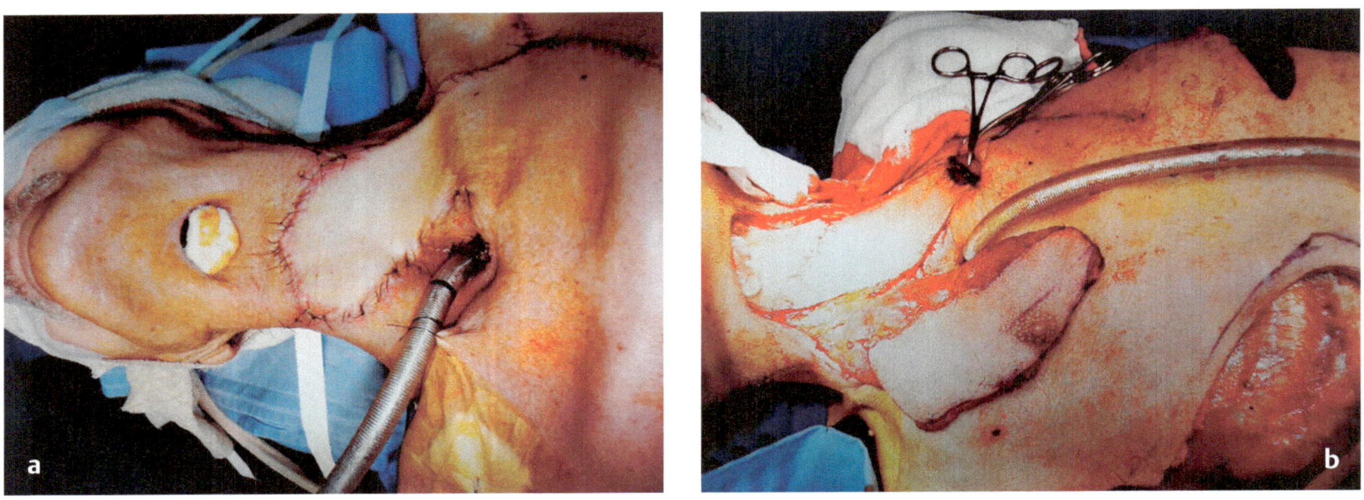

Fig. 37-4. (a) Retalho deltopeitoral utilizado para reconstrução após perda de retalho microcirúrgico de jejuno, utilizado para a proteção dos vasos cervicais, da fáscia pré-vertebral, confecção do faringostoma e esofagostoma; (b) segundo tempo da reconstrução sendo utilizado o retalho miocutâneo de peitoral maior para confecção das paredes anterior e laterais da neofaringe.

O retalho fasciocutâneo deltopeitoral é de fácil execução e possui uma anatomia bastante constante. Todavia, necessita de desepitelização para fechamento da mucosa da faringe, além da impossibilidade de fechamento primário da área doadora.

Retalhos Microcirúrgicos

Este retalho mais frequentemente indicado para defeitos parciais da faringe é o antebraquial. Nesses casos, o remanescente da mucosa não é suficiente ou seguro para o fechamento primário do defeito. As falhas circunferências da faringe podem ser também uma opção adequada em casos em que o paciente é obeso e a reconstrução com retalho anterolateral da coxa ficará volumoso a ponto de impedir o fechamento primário da pele e do traqueostoma.

O retalho de antebraço é também uma boa opção no fechamento tardio de faringostoma, quando se precisa de um retalho fino, flexível e com pedículo longo.[11] Nestes casos utilizamos uma ilha de pele para fechamento da faringe, outra ilha de pele para a cobertura cutânea e aproveitamos o pedículo longo para alcançar os vasos receptores que neste caso estão um pouco mais afastados do defeito devido às abordagens cirúrgicas prévias (Fig. 37-5).

O retalho cutâneo lateral do braço também é uma boa opção nos casos em que não é necessária a reconstrução total da faringe. Apresenta espessura adequada mesmo em pacientes obesos, não impossibilitando o fechamento da pele e confecção do traqueostoma. A presença de duas perfurantes, possibilitando a utilização de uma ilha de pele para fechamento da faringe e outra ilha para auxiliar no fechamento cutâneo, é uma situação possível, porém, não frequente (Fig. 37-6). Apesar de este retalho ter um pedículo curto, normalmente essa não é uma limitação para sua utilização nos defeitos da faringe, em razão da proximidade dos vasos receptores neste tipo de situação (artéria tireóidea superior e a veia tireolinguofacial). A possibilidade de fechamento primário da área doadora também é outra vantagem. Assim, este retalho pode ser a primeira opção em defeitos não extensos da faringe em pacientes obesos. Não se indica a utilização deste retalho quando existe um defeito cutâneo associado ou os vasos receptores estão distante do defeito.

O retalho anterolateral da coxa tem sido o mais frenquentemente utilizado em defeitos parciais e totais da faringe. Além de baixo dano à área doadora, possibilita uma grande ilha de pele para fechamento de defeitos de variados tamanhos e extensão da faringe e permite a confecção de duas ilhas de pele para fechamento cutâneo adequado, auxiliando na confecção do traqueostoma (Fig. 37-7).[12]

A utilização de segmento do músculo vasto lateral (Fig. 37-8) também pode ser útil para proteger a linha de sutura da faringe, esôfago cervical e o traqueostoma, interpondo tecido bem vascularizado com objetivo de reduzir o risco de aspiração de conteúdo para a traqueia em caso de fístula. Outro segmento que pode ser utilizado com o mesmo objetivo é a fáscia do quadríceps femoral como reforço da linha de sutura da faringe (Fig. 37-9).[13]

O pedículo longo e de bom calibre dos vasos do retalho permite alcançar vasos receptores em diferentes regiões do pescoço e apresenta um calibre muito semelhante aos vasos cervicais, facilitando, assim, sua anastomose microvascular.

A utilização do retalho de segmento de jejuno é a primeira opção na reconstrução de defeitos circunferenciais da faringe em muitos serviços. Os defensores desta técnica salientam a presença de peristalse, podendo facilitar a propulsão do bolo alimentar para alcançar o esôfago cervical. A desvantagem é o fato de acrescentar a laparotomia para a retirada do retalho, presença de anastomose intracavitária, além da discordância do tamanho da boca anastomótica da alça jejunal e da base da língua, diferença que pode ser corrigida pela técnica de anastomose laterolateral da extremidade proximal do retalho.

O retalho gastro-omental é uma técnica de grande agressão ao sítio doador, devendo ser guardada para casos mais extremos, em que é fundamental a utilização do epíploo para a cobertura de defeito cutâneo. Outra desvantagem é a qualidade da parede dos vasos epiploicos, principalmente as veias, que apresentam parede mais fina quando comparadas às veias periféricas. Desse modo, a anastomose-torna-se tecnicamente mais difícil.

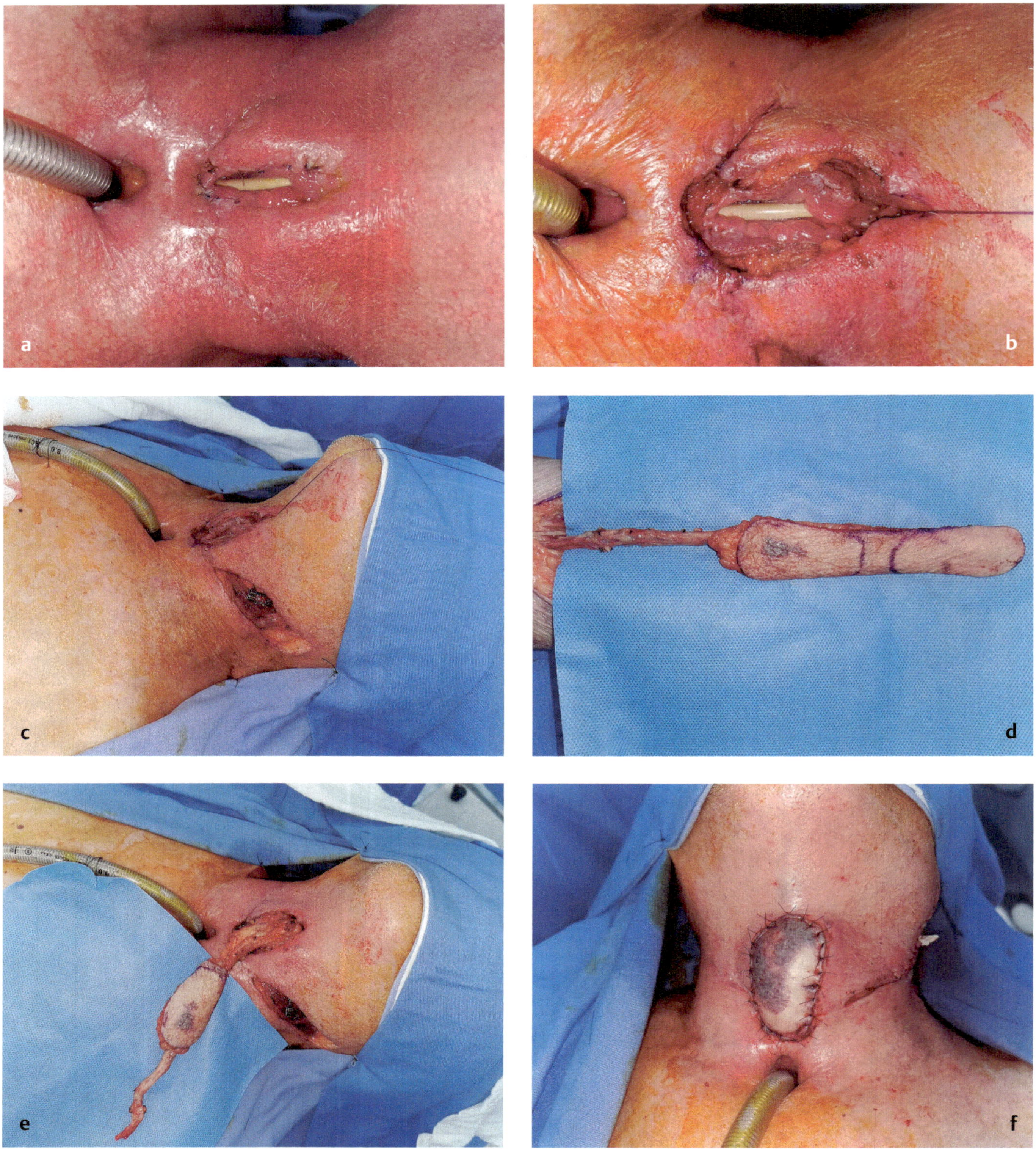

Fig. 37-5. (**a**) Fístula faringocutânea pós-laringectomia total pós-radioterapia; (**b**) reavivamento das bordas da fístula para receber o retalho microcirúrgico de antebraço; (**c**) dissecção dos vasos receptores para anastomose microvascular (artéria tireoidiana superior e veia tireolinguofacial); (**d**) retalho de antebraço com desenho de duas ilhas de pele que serão divididas para reconstrução dos defeitos faríngeo e cutâneo; (**e**) ilhas de pele do defeito faríngeo fixado; (**f**) aspecto final do retalho após completa sutura e anastomose microvascular (equimose da pele secundária a venóclises prévias no antebraço do paciente).

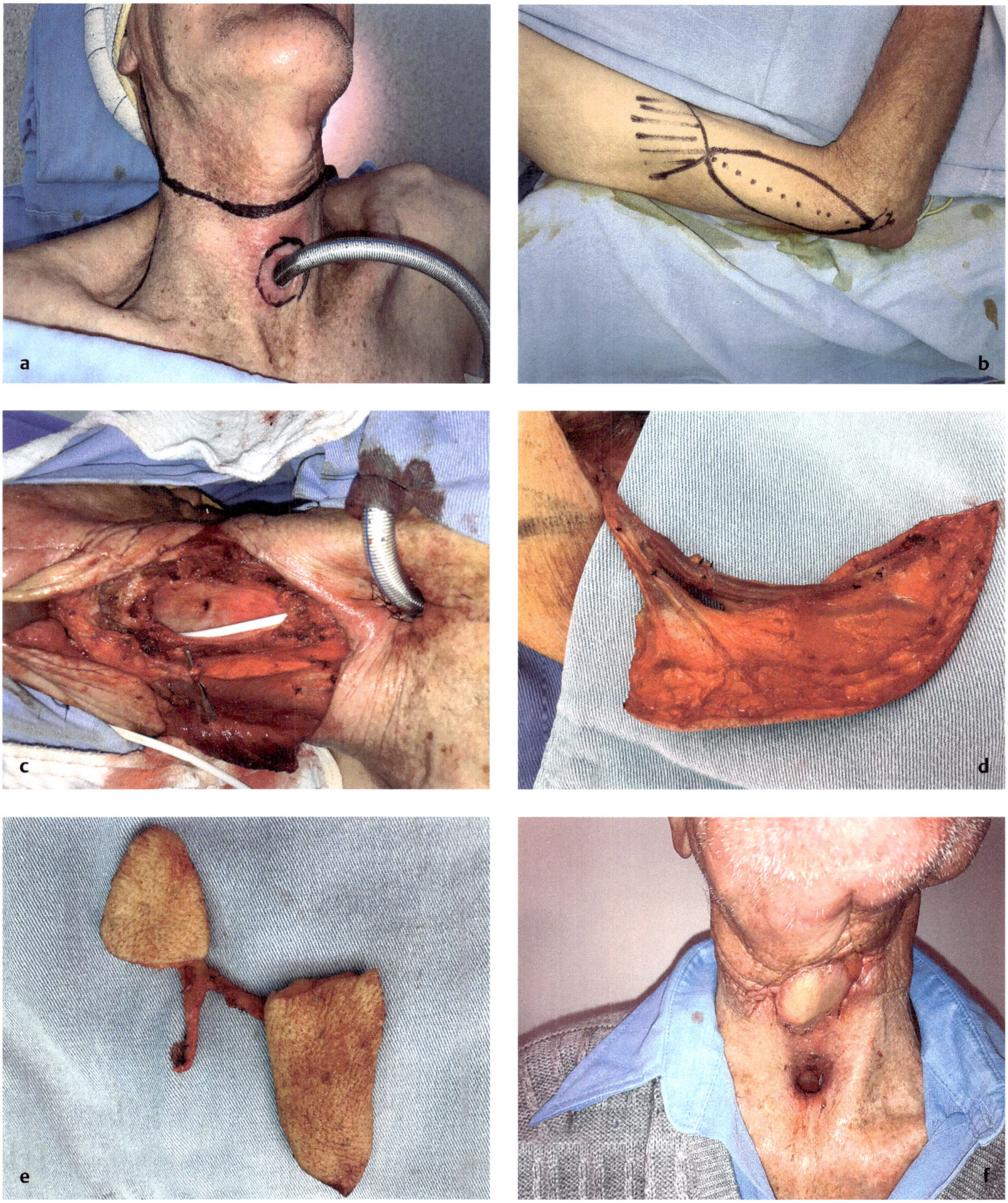

Fig. 37-6. (a) Paciente com indicação de laringectomia pós-radioterapia; (b) marcação do retalho cutâneo lateral do braço; (c) defeito da faringe após laringectomia total; (d) retalho cutâneo lateral do braço com identificação de duas perfurantes; (e) divisão do retalho em duas ilhas de pele; (f) resultado pós-operatório tardio mostrando a ilha de pele que auxiliou no fechamento cutâneo.

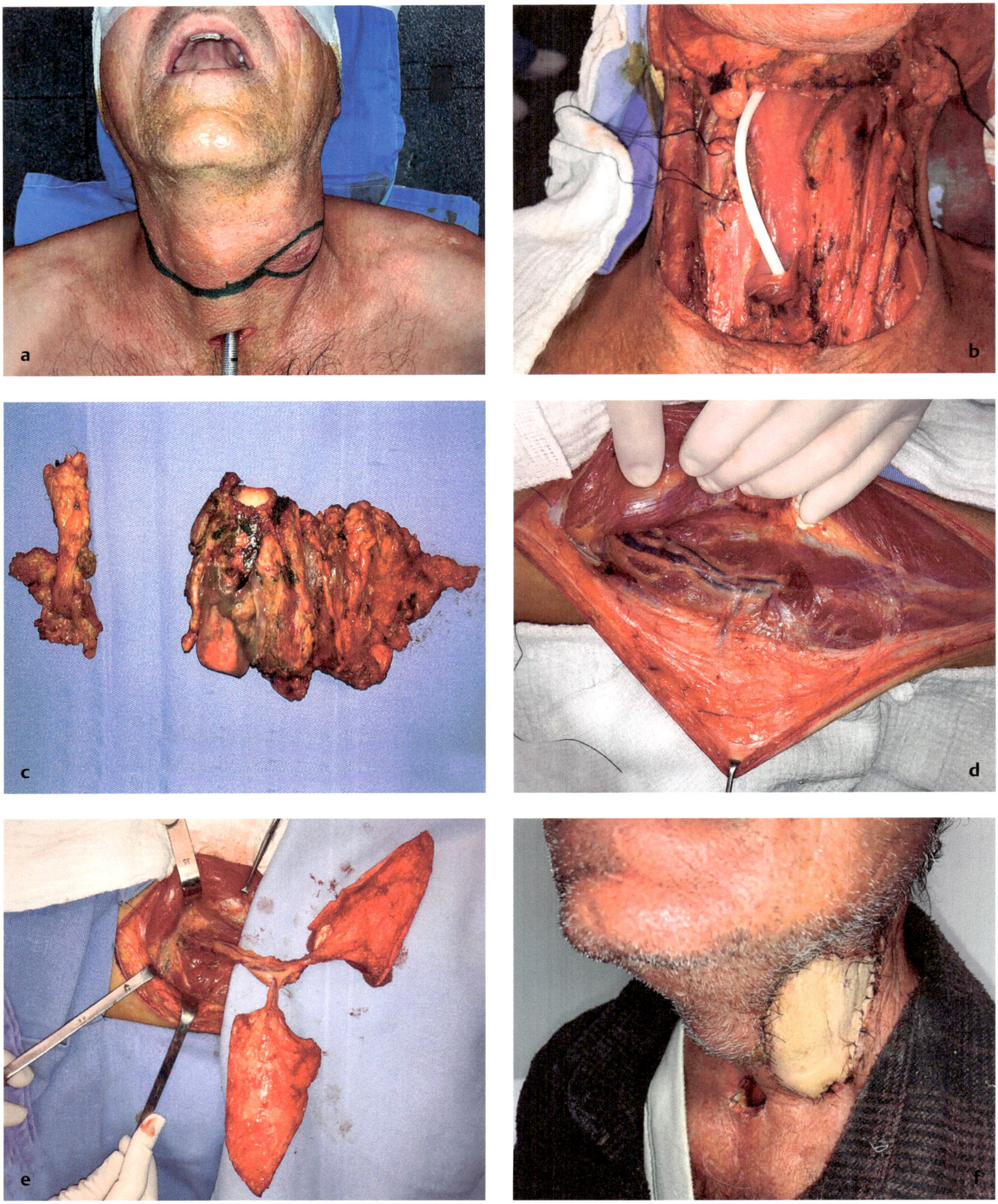

Fig. 37-7. (a) Paciente com câncer de hipofaringe com invasão cutânea; (b) realizada laringectomia total com faringectomia subtotal ampliada à pele e linfadenectomia cervical bilateral; (c) espécime cirúrgico; (d) retalho anterolateral da coxa com identificação de duas perfurantes; (e) divisão do retalho em duas ilhas de pele para reconstrução da faringe e da pele; (f) resultado pós-operatório tardio mostrando a ilha de pele que auxiliou no fechamento cutâneo.

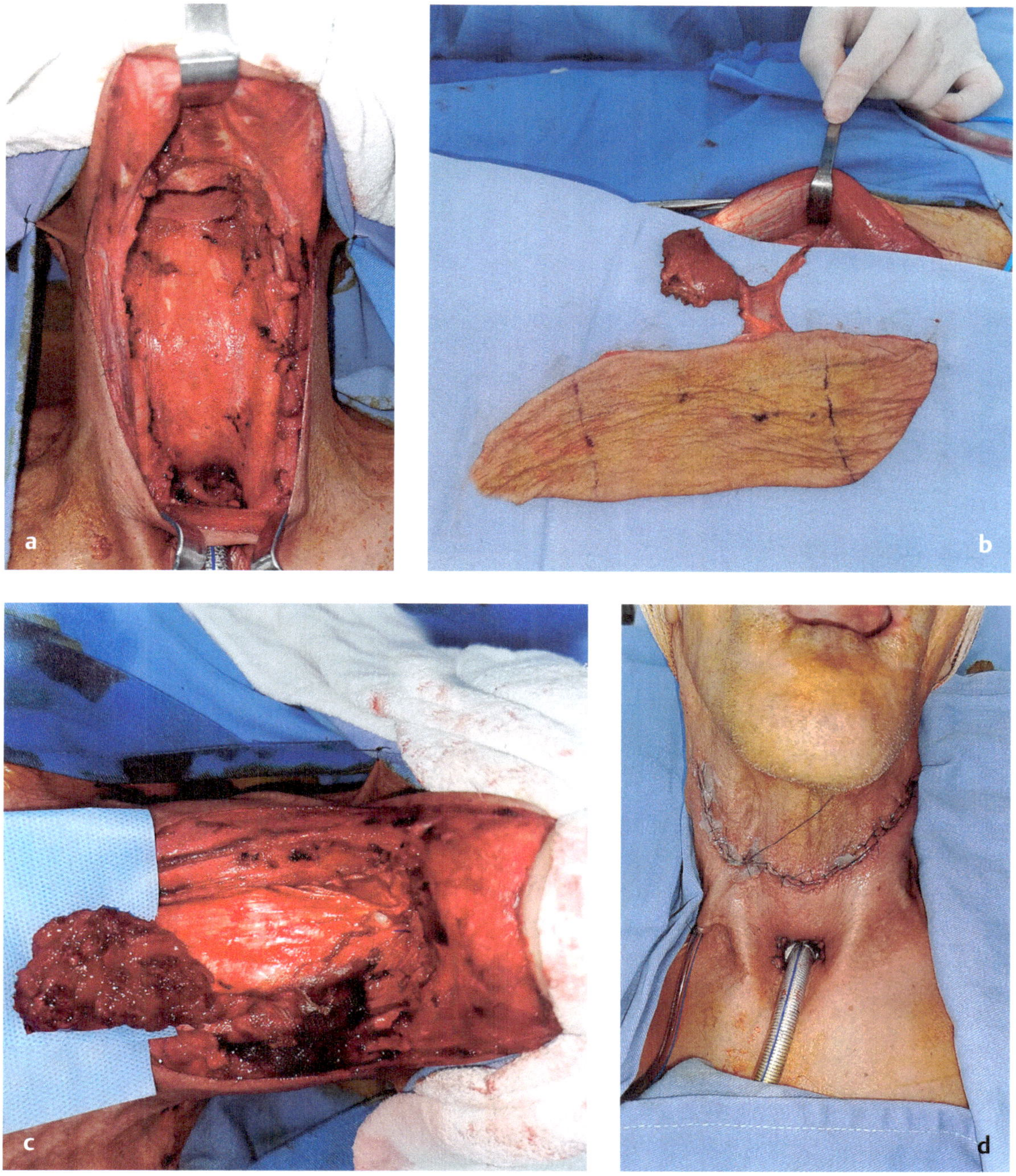

Fig. 37-8. (a) Defeito pós-laringofaringectomia total; (b, c) retalho anterolateral da coxa com segmento do músculo vasto lateral para interposição entre a sutura da faringe e o traqueostoma; (d) resultado imediato após o fechamento cutâneo.

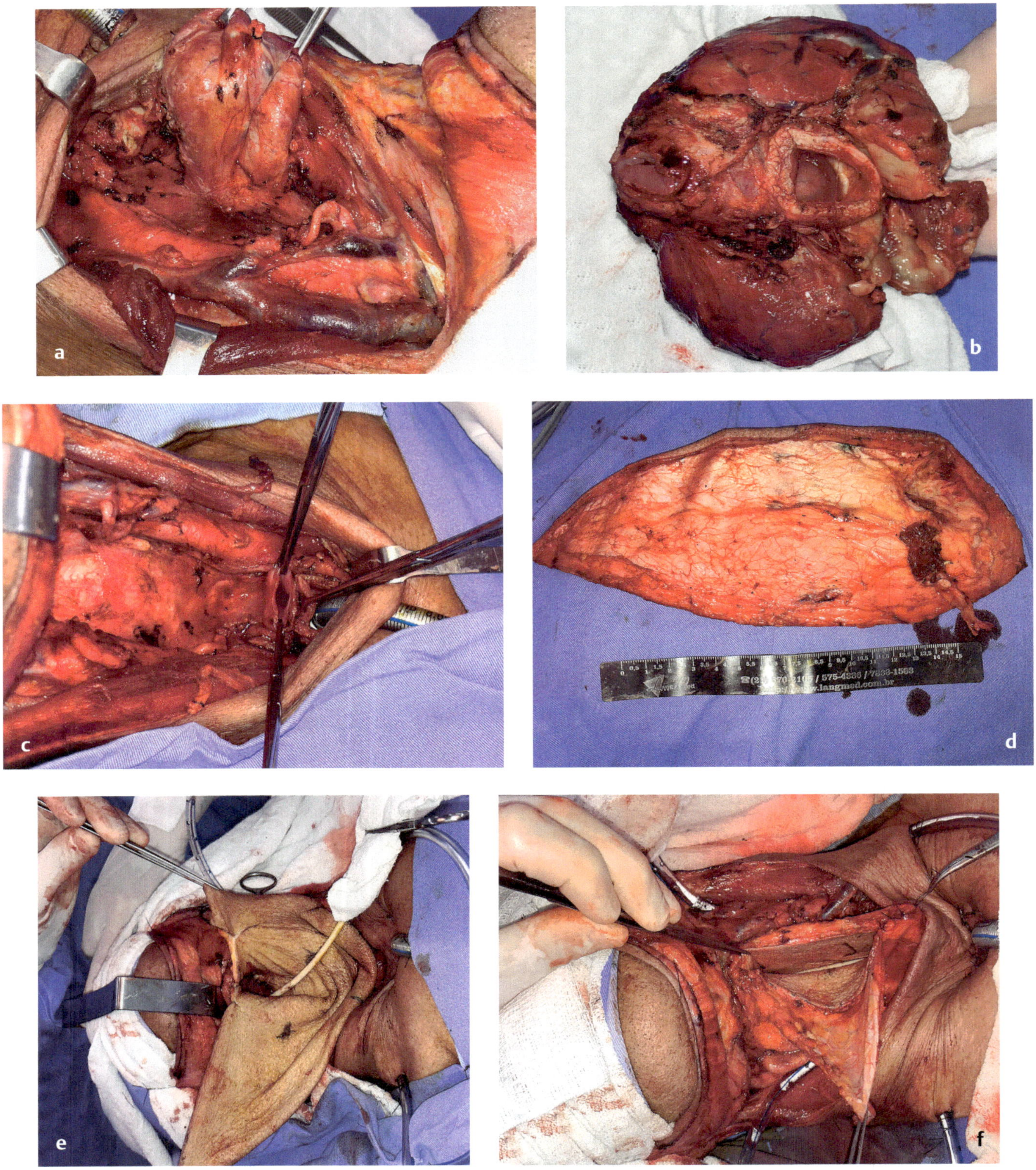

Fig. 37-9. (a) Câncer de hipofaringe com comprometimento circunferencial da faringe e invasão da glândula tireóidea; (b) espécime cirúrgico de laringofaringectomia total; (c) defeito cervical pós-ressecção tumoral; (d) retalho anterolateral da coxa incluindo fáscia do quadríceps femoral; (e) fixação do retalho de forma tubular com anastomose na base da língua e no esôfago cervical; (f) utilização da fáscia do retalho para reforço das suturas na base da língua, no esôfago cervical e na linha de sutura longitudinal do retalho.

REABILITAÇÃO FONATÓRIA

A utilização de próteses fonatórias para a reabilitação vocal pode ser realizada com todos os tipos de retalhos. Nos casos em que foi utilizado jejuno, a qualidade vocal é diferente devido ao acúmulo de secreção dentro da alça, situação que não ocorre com os retalhos fasciocutâneos.

O acesso à prótese fonatória pode não estar disponível a todos os pacientes, principalmente em serviços públicos brasileiros. O conhecimento sobre fístulas fonatórias construídas a partir de retalhos utilizados para a reconstrução da faringe é importante, pois possibilita além da reconstrução faringe a reabilitação fonatória.

Umas das principais técnicas utilizadas é o retalho ileocólico. Com base nos vasos ileocecocólicos, em que o cólon ascendente e ceco são utilizados para a reconstrução faríngea, utiliza-se um segmento de íleo terminal para anastomose na parede lateral do traqueostoma. A válvula ileocecal funciona impedindo a passagem de conteúdo deglutido para a traqueia e permite a passagem do ar expirado ao ocluir o traqueostoma, alcançando a neofaringe e permitindo a vibração da mucosa e possibilidade de fonação.[14]

Outra técnica com menor agressividade ao sítio doador é a utilização de um prolongamento do retalho anterolateral da coxa em formato de "J", como um trompete invertido (boca maior anastomosado na traqueia e a menor na faringe), confeccionando uma comunicação faringotraqueal também possibilitando a fonação.[15]

REFERÊNCIAS BIBLIOGRÁFICAS

1. Genden EM, Ferlito A, Silver CE, Jacobson AS, Werner JA, Suárez C, et al. Evolution of the management of laryngeal cancer. Oral Oncology. 2007;43:431-9.
2. Paleri V, Drinnan M, van den Brekel MW, Hinni ML, Bradley PJ, Wolf GT, et al. Vascularized tissue to reduce fistula following salvage total laryngectomy: A systematic review. Laryngoscope. 2014;124(8):1848-53.
3. Dedivitis RA, Aires FT, Cernea CR, Brandão LG. Pharyngocutaneous fistula after total laryngectomy: systematic review of risk factors. Head Neck. 2015;37:1691-7.
4. Patel UA, Moore BA, Wax M, Rosenthal E, Sweeny L, Militsakh ON, et al. Impact of pharyngeal closure technique on fistula after salvage laryngectomy. JAMA Otolaryngol Head Neck Surg. 2013;139:1156-62.
5. Pellini R, Zocchi J, Pichi B, Manciocco V, Marchesi P, Sperduti I, et al. Prevention of fistulas after salvage laryngectomy using temporoparietal fascia free flap. Acta Otorhinolaryngol Ital. 2020;40:181-9.
6. Yeh DH, Sahovaler A, Fung K. Reconstruction after salvage laryngectomy. Oral Oncol. 2017;75:22-7.
7. Hui Y, Wei WI, Yuen PW, Lam LK, Ho WK. Primary closure of pharyngeal remnant after total laryngectomy and partial pharyngectomy: How much residual mucosa is sufficient? Laryngoscope. 1996;106:490-4.
8. Thompson CSG, Asimakopoulos P, Evans A, Vernham G, Hay AJ, Nixon IJ. Complication and predisposing factors from a decade of total laryngectomy. J Laryngol Otol. 2020;134:256-62.
9. Mei J, Huang Z, Wu K, Zhao Y, Yang J, Liu Y. Risk factors of stomal recurrence after laryngectomy: A systematic review and meta-analysis. Ann Otol Rhinol Laryngol. 2017;126:654-68.
10. Emerick KS, Herr MA, Deschler DG. Supraclavicular flap reconstruction following total laryngectomy. Laryngoscope. 2014;124:1777-82.
11. Azizzadeh B, Yafai S, Rawnsley JD, Abemayor E, Sercarz JA, Calcaterra TC, et al. Radial forearm free flap pharyngoesophageal reconstruction. Laryngoscope. 2001;111:807-10.
12. Barely S, Heaton CM, Seth R, Knott PD. Laryngopharyngeal repair in salvage laryngectomy. Curr Otorhinolaryngol Rep. 2016;4:211-8.
13. Nagel TH, Hayden RE. Advantages and limitation of free and pedicle flaps in reconstruction of pharyngoesophageal defects. Cur Opin Otolaryngol Head Neck Surg. 2014;22:407-13.
14. Hsiao HT, Leu YS, Chang YC, Yang JC, Tung KY. Voice and swallowing after laryngopharyngectomy and free ileocolic flap reconstruction for hypopharyngeal cancer. Ann Plast Surg 2009;62:390-4.
15. Hsieh YH, Fang TJ, Huang SF, Kang CJ, Liao CT, Hung SY, et al. Synchronous reconstruction of esophageal defect and voice with J-flap after laryngopharyngectomy: Indications and outcomes. Oral Oncol. 2020;110:104947.

ESVAZIAMENTO CERVICAL NO CÂNCER DE LARINGE E HIPOFARINGE

Vergilius José Furtado de Araujo Filho ▪ Luiz Paulo Kowalski

INTRODUÇÃO

A abordagem das metástases cervicais, sejam ocultas ou clinicamente evidentes, é de importância fundamental no tratamento do câncer da laringe e hipofaringe devido ao impacto no prognóstico desses pacientes.[1] De fato, metástases cervicais implicam aumento no risco de recidivas regionais e diminuição da expectativa de sobrevivência. Aqui discutiremos o carcinoma espinocelular da laringe e hipofaringe, o câncer mais frequente desses órgãos e as situações mais comuns de indicação do esvaziamento cervical.

Desde a introdução do conceito de esvaziamento cervical radical, no final do século XIX e início do século XX, esse procedimento foi a rotina no tratamento do pescoço por muitas décadas. Suárez, em 1962, e Bocca, em 1967, modificaram a técnica, limitando a cirurgia e preservando, sempre que possível, estruturas não linfáticas.[2,3] Esse procedimento ficou conhecido como o esvaziamento cervical funcional ou técnica de Suarez-Bocca. Em 1985, Byers,[4] em um passo importante na evolução técnica e indicações dos esvaziamentos cervicais, introduziu o conceito de remoção exclusiva dos grupos linfonodais com maiores chances de acometimento, em função do local do tumor primário. Essas cirurgias ficaram conhecidas como esvaziamentos cervicais seletivos e foram propostas em situações em que não houvesse metástases clinicamente evidentes (cN0), sendo o esvaziamento classificado como "eletivo", com resultados oncológicos comparáveis ao esvaziamento radical clássico.[5] Mais recentemente se iniciou o emprego dos esvaziamentos seletivos em casos selecionados de pacientes já com metástases cervicais (cN+), com o objetivo de assegurar o controle regional da doença e diminuir a morbidade da cirurgia.[6]

DEFINIÇÕES

O termo esvaziamento cervical é consagrado e refere-se à remoção de grupos linfonodais cervicais com risco de metástases em pacientes com pescoço negativo ou naqueles já com metástases evidentes. É um procedimento complexo de indicações precisas quanto ao tipo e extensão, com potenciais riscos e sequelas importantes aos pacientes. É cirurgia típica do cirurgião de cabeça e pescoço, pois requer treinamento específico e grande conhecimento da anatomia cirúrgica e habilidade técnica, além de conceitos precisos de oncologia cirúrgica.

Níveis Cervicais

Desde que Shah *et al.*, em 1990, classificaram os níveis topográficos do pescoço, essa terminologia foi amplamente utilizada e colocou fim às definições imprecisas quanto às localizações de linfonodos removidos (Fig. 38-1).[7]

Os níveis cervicais são:

- *Nível I:* triângulos submentoniano e submandibular, acima de uma linha horizontal que passa no nível do osso hioide. É dividido em **Ia**, os linfonodos no triângulo entre os ventres anteriores dos músculos digástricos e o osso hioide, e **Ib**, entre o ventre anterior do digástrico, músculo estiloióideo e corpo da mandíbula.
- *Nível II:* linfonodos jugulares superiores, entre os planos horizontais do hioide e base do crânio. É dividido em **IIa**,

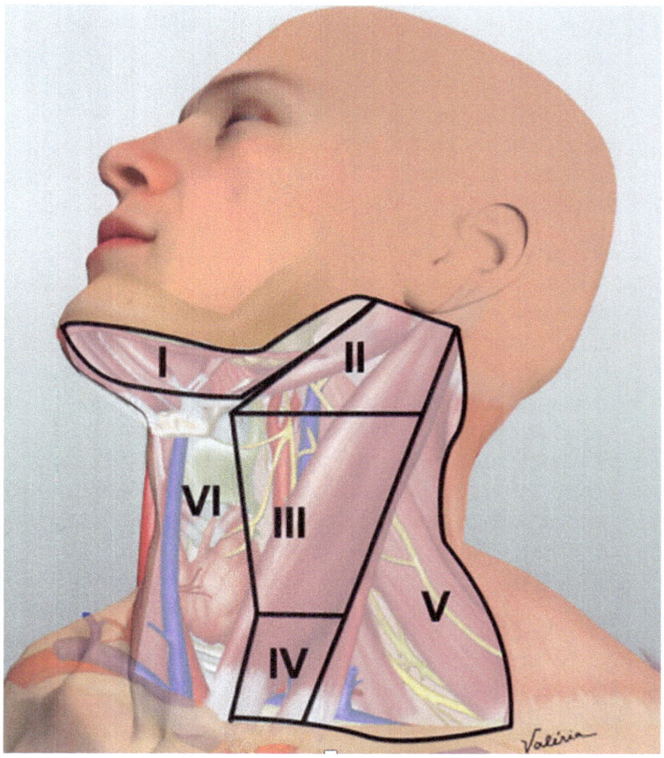

Fig. 38-1. Níveis cervicais.

linfonodos anteriores ao nervo espinhal acessório, e **IIb**, posteriores a esse nervo.

- *Nível III:* linfonodos jugulares médios, entre as linhas horizontais passando pelo hioide e cartilagem cricóidea. O limite medial é o músculo esterno-hióideo, e o lateral é a borda lateral do músculo esternocleidomastóideo.
- *Nível IV:* linfonodos jugulares inferiores, entre as linhas horizontais da cricoide e a clavícula. O limite medial é o músculo esterno-hióideo, e o lateral é a borda lateral do músculo esternocleidomastóideo.
- *Nível V:* triângulo posterior do pescoço. Os limites são superiormente a convergência dos músculos trapézio e estenocleidomastóideo, medialmente à borda lateral do estenocleidomastóideo, lateralmente a borda medial do trapézio e inferiormente à clavícula. Os níveis **Va** e **Vb** são separados por uma linha horizontal à borda inferior do arco anterior da cricoide.
- *Nível VI:* compartimento central do pescoço, entre as linhas horizontais do osso hioide e a fúrcula esternal. Inclui linfonodos pré e paratraqueais e os linfonodos pré-cricóideos, chamados de linfonodos délficos. Os limites laterais são as artérias carótidas comuns.
- *Nível VII:* linfonodos mediastinais superiores, entre a fúrcula esternal e a artéria inominada.

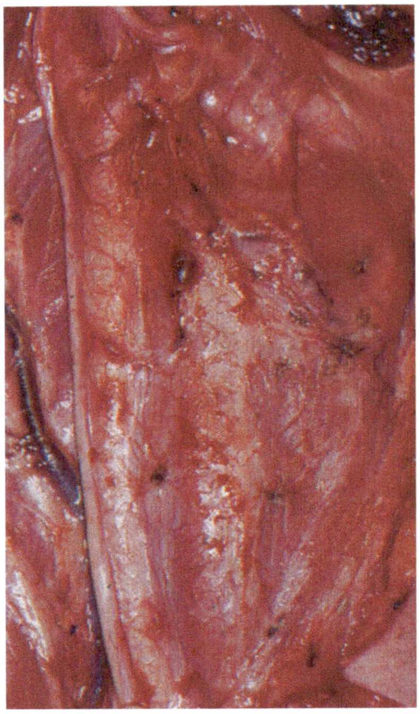

Fig. 38-2. Esvaziamento cervical radical clássico.

Tipos de Esvaziamentos Cervicais

Os esvaziamentos podem ser classificados quanto às suas indicações, tipo e extensão.

Quanto à indicação:

1. *Esvaziamento eletivo ou profilático:* em situações sem doença linfonodal evidente (cN0), mas com chance de pelo menos 20% de metástase subclínica, não detectável pelo exame clínico ou método de imagem;
2. *Esvaziamento terapêutico:* quando já existe metástase clinicamente evidente ou diagnosticada por método de imagem.

Quanto ao tipo:

1. *Esvaziamento cervical radical clássico (Fig. 38-2):* como descrito por Crile,[8] é a remoção dos 5 níveis do pescoço (I a V) com a retirada de estruturas não linfáticas: o músculo esternocleidomatóideo, veia jugular interna e nervo espinhal acessório. É realizado atualmente em casos de doença linfonodal avançada, mas ainda não inoperáveis.
2. *Esvaziamento cervical radical modificado:* é também completo, dos níveis I a V, mas com preservação de uma ou mais estruturas não linfáticas descritas anteriormente. Pode ser utilizado de forma eletiva ou terapêutica.

Quanto à extensão:

1. *Completos:* incluem os níveis I a V.
2. *Seletivos:* são removidos apenas os grupos linfonodais em risco de metástases, quase sempre empregados em situações eletivas (N0). São o supraomo-hióideo (níveis I a III), lateral (níveis II a IV; Fig. 38-3), posterolateral (níveis II a V e inclui a região posterior do pescoço) e de compartilhamento central (níveis VI e VII; Fig. 38-4).
3. *Estendidos:* quando mais níveis cervicais são removidos além do usual, por exemplo, a extensão ao nível VI em tumores que acometem a região infraglótica ou em que

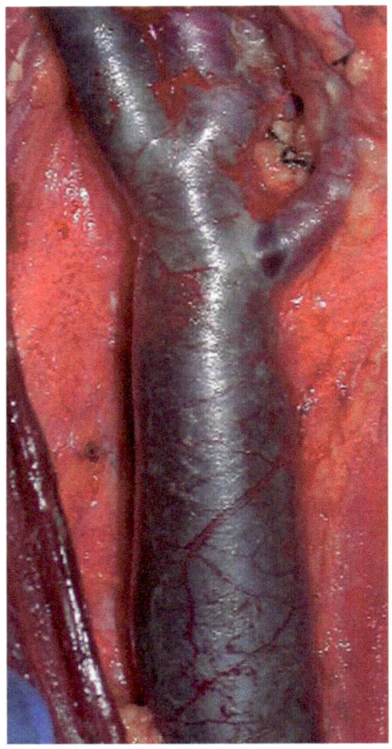

Fig. 38-3. Esvaziamento lateral (níveis II a IV).

estruturas não linfáticas, além das 3 do esvaziamento radical clássico, são removidas por necessidade pela progressão do câncer, como exemplos são a remoção eventual do músculo digástrico ou do nervo hipoglosso.

Essas classificações quanto ao tipo e extensão do esvaziamento são corriqueiras e muito utilizadas no dia a dia da especialidade. No entanto, a classificação mais atual recomenda apenas o nome de esvaziamento cervical com discriminação dos níveis cervicais e estruturas não linfáticas removidos.[9]

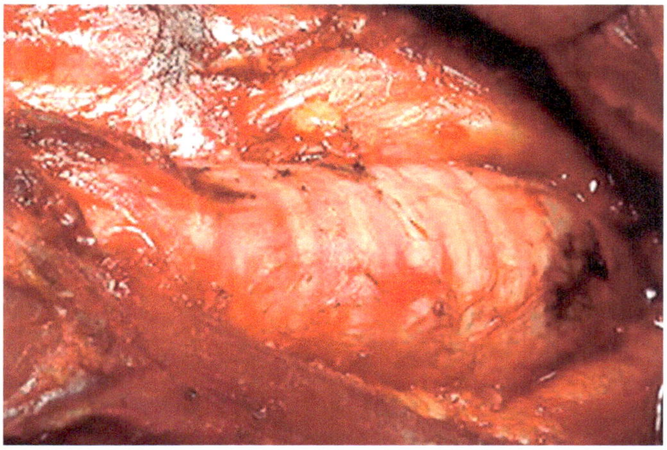

Fig. 38-4. Esvaziamento do compartimento central (níveis VI e VII).

DRENAGEM LINFÁTICA DA LARINGE E HIPOFARINGE E RISCO DE METÁSTASES CERVICAIS

O conhecimento do sistema linfático da laringe e hipofaringe é muito importante para a compreensão da disseminação regional do câncer desses órgãos. A região glótica é praticamente desprovida de vasos linfáticos, o que explica a pouca ocorrência de metástases linfonodais nos tumores confinados a essa área. A supraglote é rica em linfáticos que acompanham a artéria tireoidiana superior e drenam primariamente para o nível II. A infraglote tem drenagem para o compartimento central (níveis VI e VII). A hipofaringe também tem drenagem linfática abundante, principalmente para os níveis II a IV e VI, não raramente cruzada para os dois lados do pescoço.

O câncer supraglótico é o que mais acomete os linfonodos regionais, comparado aos outros subsítios da laringe. A incidência de metástases ocultas é entre 20% e 50%, dependendo do estadiamento do primário. Os níveis mais acometidos são os II e III e, menos frequentemente comprometido, o nível IV. Metástases ocultas em níveis I e V ocorrem entre 6% e 1% respectivamente, sendo, portanto, seguro o esvaziamento apenas dos níveis II a IV em casos cN0 e cN1. Os níveis I e V são esvaziados apenas em doença cervical mais avançada, quando a incidência de metástases é de 11% e 6% respectivamente.[6] A disseminação linfática bilateral nesse sítio da laringe não é incomum e ocorre em lesões que atingem a linha média e/ou mais avançadas.

No câncer glótico a taxa de metástases linfonodais é inferior ao supraglótico. Em tumores T1 é menor que 5%, no T2 é de 5% a 10%, no T3 é de 10% a 20% e no T4 entre 25% a 40%.[6] A drenagem também é para os níveis II a IV, e o acometimento dos níveis I e V é muito incomum. Raramente ocorre disseminação contralateral, exceto em casos com extensão importante para supra ou infraglote. Tumores que acometem o cone elástico, infraglote ou a cartilagem cricóidea anteriormente têm risco aumentado de envolvimento do linfonodo délfico e paratraqueais (nível VI), o que aumenta o risco de recidiva peritraqueostoma. O acometimento do linfonodo délfico é associado a prognóstico ruim.[10]

Nos raros tumores exclusivamente infraglóticos, a incidência de metástases é menor que 20%,[6] mas o acometimento dos níveis VI e VII é muito alto, o que torna fundamental a abordagem do compartimento central nesses casos.[11]

Nos tumores de hipofaringe, a drenagem primária é também para as cadeias jugulares (níveis II a IV), mas os linfonodos retrofaríngeos e do nível VI também estão em risco, além da alta incidência de metástases contralaterais. A baixa ocorrência de metástases nos níveis IIB e I pode justificar poupar esses grupos linfonodais nos pacientes com câncer de hipofaringe e pescoço cN0.[12]

INDICAÇÕES DOS ESVAZIAMENTOS CERVICAIS NO CÂNCER DA LARINGE E HIPOFARINGE

O objetivo do esvaziamento cervical é remover todas as metástases, sejam elas clinicamente evidentes ou ocultas. A cirurgia deve ter a menor morbidade possível, sem comprometer o resultado oncológico.

No pescoço negativo, o esvaziamento eletivo é indicado quando o risco de metástase oculta é de 20% ou mais. Em casos de tumores glóticos precoces (T1 e T2 N0), a chance é menor que 20%, e apenas o acompanhamento do pescoço é suficiente. Quando há essa indicação, os níveis mais acometidos são os II, III e IV, e o esvaziamento apenas desses grupos linfonodais é suficiente e eficaz, com taxa de recorrência muito baixa, de 1,7%.[6,13] Esse esvaziamento pode ocasionar disfunção do nervo espinhal acessório, mesmo com sua preservação.[14] A ocorrência está muito associada à tração na abordagem do nível IIb. Como o nível IIb tem taxa de acometimento muito baixa no pescoço N0 no câncer de laringe, entre 0% e 3,2%,[13,15-17] ele pode ser poupado no esvaziamento desses pacientes, melhorando o resultado funcional da cirurgia. Ainda, a taxa de acometimento do nível IV em pacientes com câncer de laringe N0 é baixa.[18,19] Assim, é possível indicar esvaziamentos eletivos superseletivos em casos de carcinomas supraglóticos N0, esvaziando apenas os níveis IIa e III.[20] Poupar o nível IV implica menor morbidade, evitando complicações, como fístula linfática e lesão do nervo frênico. Nesses pacientes, quando se encontram metástases nesses níveis no intraoperatório, o procedimento deve ser estendido e, quando o diagnóstico da doença linfonodal é pós-operatório, há necessidade de radioterapia adjuvante para tratamento de possíveis metástases ocultas em outros níveis. O nível IV deve ser esvaziado nos tumores transglóticos, e quando o primário é infraglótico. Quando há extensão infraglótica grosseira, o nível VI deve ser incluído no esvaziamento eletivo.[10]

Nos tumores de hipofaringe, o esvaziamento eletivo é também o lateral (níveis II a IV) e, nos casos comuns de primário avançado e próximos à linha média, deve ser bilateral e incluir o nível VI.

Em pacientes com pescoço positivo (cN+), o esvaziamento seletivo dos níveis laterais (II a V) é considerado o tratamento recomendado e necessário na abordagem cirúrgica desses pacientes.[6]

Alguns pacientes estadiados com pescoço positivo, na verdade, são N0, ou nem todos os níveis estão envolvidos. Nesse sentido, têm sido propostos esvaziamentos seletivos mesmo em pacientes cN+, que podem ser ampliados conforme o achado intraoperatório. Se a doença estiver confinada a dois níveis, há respaldo na literatura para esse esvaziamento seletivo, sem prejuízo oncológico.[21-24]

Quando a doença é bilateral, avançada ou o tumor é volumoso e na linha média, a ocorrência de metástases ocultas bilaterais é alta e, assim, deve-se proceder a esvaziamentos bilaterais. Nos tumores supraglóticos e de hipofaringe quando há acometimento ipsilateral de linfonodos, a chance de doença bilateral aumenta significativamente.[25]

Em pacientes tratados inicialmente com quimiorradioterapia e recidivados localmente, se N0, não há indicação de tratamento eletivo do pescoço devido ao alto risco de complicações pós-operatórias e sem vantagem na sobrevida.[26-29] Nos casos de recidiva linfonodal após o tratamento não cirúrgico do câncer da laringe e hipofaringe, o esvaziamento terapêutico superseletivo, apenas do nível acometido, é um procedimento seguro.[20,30]

Recomenda-se tratamento adjuvante do pescoço com radioterapia externa, incluindo ou não quimioterapia, em casos em que há metástases linfonodais diagnosticadas no pós-operatório pelo exame anatomopatológico (pN+), principalmente quando há extravasamento extracapsular. Há outras indicações de adjuvância relacionadas com o tumor primário que são abordadas em outros capítulos.

No nosso Serviço, consideramos critérios de inoperabilidade do pescoço em carcinomas espinocelulares de laringe e de outros sítios, a invasão de fáscia pré-vertebral e a invasão da artéria carótida interna na base do crânio.

COMPLICAÇÕES CIRÚRGICAS DOS ESVAZIAMENTOS CERVICAIS

Lesões de Nervos[31-34]

Nervo espinhal acessório: sua lesão é complicação importante e frequente. A denervação do músculo trapézio resulta em perda de força, dor e deformidade. A preservação do nervo espinhal acessório diminui morbidade do esvaziamento cervical, mas há a possibilidade de disfunção apenas pela manipulação e tração desse nervo, principalmente na abordagem do nível IIB.

Nervo frênico: sua lesão é relativamente incomum. Mais comumente a causa é a penetração inadvertida da fáscia pré-vertebral. Resulta em paralisia do diafragma, que pode ser bastante sintomática e até levar ao óbito, quando a reserva pulmonar é baixa.

Plexo braquial: felizmente sua lesão é pouco frequente, porém, muito temida no esvaziamento cervical, com sequelas importantíssimas.

O ramo marginal do nervo facial pode ser lesionado nas dissecções do nível I, e a ligadura e o reparo dos vasos faciais (manobra de Hayes Martin) podem prevenir esta complicação. A dissecção desse nervo, bastante facilitada pelo monitor de nervos quando disponível, é uma boa forma de evitar sua lesão definitiva.

Nervo lingual: também pode ser lesionado nas dissecções do nível I e implica na anestesia da hemilíngua, que costuma ser bastante sintomática.

Nervo hipoglosso: sua lesão pode ocorrer na manipulação dos níveis IIA e IB. A consequência é a paralisia da hemilíngua, sequela funcional significativa.

A lesão do nervo vago é incomum e pode resultar na paralisia da prega vocal ipsilateral, diminuição de sensibilidade laríngea, que pode ocasionar aspiração.

Em todas essas possíveis sequelas decorrentes de lesão de nervos, o papel do fisioterapeuta é fundamental no pós-operatório para a melhor reabilitação possível dos pacientes.

Outras Complicações[31-34]

A ligadura bilateral da veia jugular interna deve ser evitada em um mesmo tempo cirúrgico devido a temidas complicações, como hipertensão intracraniana e amaurose.

A exposição de artéria carótida acontece quando há perda do retalho e fístulas. Pode resultar em sua ruptura e óbito. Quando o risco é alto, devem-se planejar retalhos para cobrir e proteger o vaso.

A fístula linfática leva ao acúmulo de linfa no tecido subcutâneo, eritema do retalho e até quilotórax. Esta complicação é mais comum do lado esquerdo, pela presença do ducto linfático. A prevenção deve ser feita pela dissecção cautelosa no nível IV, boa revisão e ligadura de vasos linfáticos com extravasamento evidente, mesmo que aparentemente de pouco débito. A manobra de compressão do abdome tem-se mostrado útil na prevenção de fístulas linfáticas em esvaziamentos cervicais do lado esquerdo.[35] O manejo da fístula linfática é de início conservador com curativos compressivos e dieta enteral ou parenteral. Raramente é necessária a abordagem cirúrgica.

REFERÊNCIAS BIBLIOGRÁFICAS

1. Ferlito A, Rinaldo A, Silver CE, Shah JP, Suárez C, Medina JE, et al. Neck dissection: Then and now. Auris Nasus Larynx. 2006;33:365-74.
2. Suarez O. El problema de las metastasis linfaticas y alejadas del cancer de laringe e hipofaringe. Rev Otorrinolaringol. 1963;23:83-99.
3. Bocca E, Pignataro O. A conservation technique in radical neck dissection. Ann Otol Rhinol Laryngol. 1967;76:975-87.
4. Byers RM. Neck dissection: Concepts, controversies, and technique. Semin Surg Oncol. 1991;7:9-13.
5. Brazilian Head and Neck Cancer Study Group. Results of a prospective trial on elective modified radical classical versus supraomohyoid neck dissection in the management of oral squamous carcinoma. Am J Surg. 1998;176:422-7.
6. Meccariello G, Vito A, Cammaroto G, Savini S, Vicini C. Neck dissection in laryngeal cancer. Laryngeal cancer: Risk factors, symptoms and treatment. Inbook 2018;01:149-62.
7. Shah JP. Patterns of cervical lymph node metastasis from squamous carcinomas of the upper aerodigestive tract. Am J Surg. 1990;160:405-9.
8. Silver CE, Rinaldo A, Ferlito A. Crile's neck dissection. Laryngoscope. 2007;117:1974-7.
9. Ferlito A, Robbins KT, Shah JP, Medina JE, Silver CE, Al-Tamimi S, et al. Proposal for a rational classification of neck dissections. Head Neck. 2011;33:445-50.
10. Medina JE, Ferlito A, Robbins KT, et al. Central compartment dissection in laryngeal cancer. Head Neck. 2011;33:746-52.
11. de Bree R, Leemans CR, Silver CE, Robbins KT, Rodrigo JP, Rinaldo A, et al. Paratracheal lymph node dissection in cancer of the larynx, hypopharynx, and cervical esophagus: The need for guidelines. Head Neck. 2011;33:912-6.
12. Takes RP, Strojan P, Silver CE, Bradley PJ, Haigentz M Jr, Wolf GT, et al. Current trends in initial management of hypopharyngeal cancer: the declining use of open surgery. Head Neck. 2012;34:270-81.
13. Sanabria A, Shah JP, Medina JE, Olsen KD, Robbins KT, Silver CE, et al. Incidence of occult lymph node metastasis in primary larynx squamous cell carcinoma, by subsite, T classification and neck level: A systematic review. Cancers (Basel). 2020;12:1059.

14. Erisen L, Basel B, Irdesel J, Zarifoglu M, Coskun H, Basut O, et al. Shoulder function after accessory nerve-sparing neck dissections. Head Neck. 2014;26:967-71.
15. Jia S, Wang Y, He H, Xiang C. Incidence of level IIB lymph node metastasis in supraglottic laryngeal squamous cell carcinoma with clinically negative neck - a prospective study. Head Neck. 2013;35,:987-91.
16. Rinaldo A, Elsheikh MN, Ferlito A, Chone CT, Coskun HH, Köybasioglu A, et al. Prospective studies of neck dissection specimens support preservation of sublevel IIB for laryngeal squamous carcinoma with clinically negative neck. J Am Coll Surg. 2006;202: 967-70.
17. Kanayama N, Nishiyama K, Kawaguchi Y, Konishi K, Ogawa K, Suzuki M, et al. Selective neck irradiation for supraglottic cancer: focus on Sublevel IIb omission. Jpn J Clin Oncol. 2016;46:51-6.
18. Furtado de Araújo Neto VJ, Cernea CR, Dedivitis RA, Furtado de Araújo Filho VJ, Fabiano Palazzo J, Garcia Brandão L. Cervical metastasis on level IV in laryngeal cancer. Acta Otorhinolaryngol Ital. 2014;34:15-8.
19. Chone CT, Kohler HF, Magalhães R, Navarro M, Altemani A, Crespo AN. Levels II and III neck dissection for larynx cancer with N0 neck. Braz J Otorhinolaryngol. 2012;78:59-63.
20. Suárez C, Rodrigo JP, Robbins KT, Paleri V, Silver CE, Rinaldo A, et al. Superselective neck dissection: Rationale, indications, and results. Eur Arch Otorhinolaryngol. 2013;270: 2815-21.
21. Dhiwakar M, Robbins KT, Rao K, Vieira F, Malone J. Efficacy of selective neck dissection for nodal metastasis with involvement of nonlymphatic structures. Head Neck. 2011;33:1099-105.
22. Deganello A, Gitti G, Meccariello G, Parrinello G, Mannelli G, Gallo O. Effectiveness and pitfalls of elective neck dissection in N0 laryngeal cancer. Acta Otorhinolaryngol Ital. 2011;31:216-21.
23. Robbins KT, Ferlito A, Shah JP, Hamoir M, Takes RP, Strojan P, et al. The evolving role of selective neck dissection for head and neck squamous cell carcinoma. Eur Arch Otorhinolaryngol. 2013;270:1195-202.
24. Rodrigo JP, Grilli G, Shah JP, Medina JE, Robbins KT, Takes RP, et al. Selective neck dissection in surgically treated head and neck squamous cell carcinoma patients with a clinically positive neck: Systematic review. Eur J Surg Oncol. 2018;44:395-403.
25. Fiorella R, Di Nicola V, Fiorella ML, Russo C. "Conditional" neck dissection in management of laryngeal carcinoma. Acta Otorhinolaryngol Ital. 2006;26:356-9.
26. Deganello A, Meccariello G, Bini B, Paiar F, Santoro R, Mannelli G, et al. Is elective neck dissection necessary in cases of laryngeal recurrence after previous radiotherapy for early glottic cancer? J Laryngol Otol. 2014;128:1089-94.
27. Hamoir M, Ferlito A, Schmitz S, Hanin FX, Thariat J, Weynand B, et al. The role of neck dissection in the setting of chemoradiation therapy for head and neck squamous cell carcinoma with advanced neck disease. Oral Oncol. 2012;48:203-10.
28. Teymoortash A, Hoch S, Eivazi B, Werner JA. Postoperative morbidity after different types of selective neck nedissection. Laryngoscope. 2010;120:924-9.
29. Basheeth N, O'Leary G, Sheahan P. Elective neck dissection for no neck during salvage total laryngectomy: findings, complications, and oncological outcome. JAMA Otolaryngol Head Neck Surg. 2013;139:790-6.
30. Pellitteri PK, Ferlito A, Rinaldo A, Shah JP, Weber RS, Lowry J, et al. Planned neck dissection following chemoradiotherapy for advanced head and neck cancer: Is it necessary for all? Head Neck. 2006;28:166-75.
31. Schuller DE, Nicholson RE. Clinical evaluation and surgical treatment of malignant tumors of the neck. In: Thawley SE, Panje WR, Batsakis JG, Lindberg RD. Comprehensive management of head an neck tumors. Philadelphia: WB Saunders. 1999. v. 2, p.1395-415.
32. Araújo Filho VJF. Esvaziamentos cervicais. In: Araújo Filho VJF, Brandão LG, Ferraz AR. Manual do residente de cirurgia de cabeça e pescoço. São Paulo: Keila & Rosenfeld. 1999. p. 74-82.
33. Tavares MR. Esvaziamento cervical. In: Brandão LG, Brescia MDG. Cirurgia de cabeça e pescoço: fundamentos para a graduação médica. São Paulo: Sarvier. 2010. p.145-54.
34. Inoue M. Esvaziamentos Cervicais. In: Araújo Filho VJF, Cernea CR, Brandão LG. Manual do Residente de Cirurgia de Cabeça e Pescoço. 2. ed. Barueri: Manole. 2013. p. 347-52.
35. Cernea CR, Hojaij FC, De Carlucci D Jr, Tavares MR, Araújo-Filho VJ, Silva-Filho GB, et al. Abdominal compression: A new intraoperative maneuver to detect chyle fistulas during left neck dissections that include level IV. Head Neck. 2012;34:1570-3.

COMPLICAÇÕES DO TRATAMENTO CIRÚRGICO

CAPÍTULO 39

Rogério A. Dedivitis

INTRODUÇÃO

Há vários procedimentos cirúrgicos que são realizados para o tratamento das doenças benignas e malignas da laringe. Essas cirurgias variam de ressecções e biópsias por laringoscopia de suspensão até faringolaringectomias totais. Os procedimentos visam proporcionar resultados adequados e, se possível, preservar a função do órgão – respiração, prevenção da aspiração e voz. Complicações pós-operatórias podem envolver a cicatrização de feridas, deglutição e funções respiratórias e podem abranger desde sangramento mínimo à pneumonia com risco de vida. Cada complicação pode afetar drasticamente os resultados e aumentar o custo da saúde em todas as áreas da cirurgia.

Neste capítulo, serão discutidas as complicações precoces e tardias das laringectomias parciais (abertas e endoscópicas) e total.

LARINGOSCOPIA DE SUSPENSÃO

A laringoscopia de suspensão é um procedimento utilizado rotineiramente com finalidades diagnóstica e terapêutica. Quando indicada com finalidade diagnóstica, por ser um método invasivo, costuma ser a via final de avaliação e, muitas vezes, é realizada juntamente ao procedimento terapêutico. Permite avaliar finos detalhes das pregas vocais e estruturas adjacentes sob visão binocular, com visão em profundidade e sob ótimas condições de iluminação, deixando o cirurgião com ambas as mãos livres. Podemos dividir suas indicações em: inspeção direta da laringe sob anestesia geral; biópsia de lesões e remoção cirúrgica de lesões (microcirurgia de laringe).[1] Pequenas complicações, como lesões dentárias e lacerações da mucosa oral, com discreto sangramento, são relatadas em uma incidência de até 31% dos pacientes.[2] Complicações de maior gravidade podem ser definidas como aquelas que prolongam a internação do paciente e podem chegar a 19,5% dos casos.[3]

Em 297 procedimentos realizados em 293 pacientes consecutivos, foram consideradas as complicações: dentárias; mucosais; em nervos; hematoma; hemorragia; e complicações sistêmicas resultantes do ato anestésico ou cirúrgico. Cada grupo de complicações foi ainda dividido em maior (quando implicaram prolongamento da internação) e menor (sem impacto no tempo de internação). Lesões mucosas foram encontradas em 11,44% dos casos, com maior incidência de ferimentos cortantes (8,75%), seguidas de hemorragia (1,68%) e hematoma (1,01%). O sítio mais acometido foi o ventre lingual (5,05%), seguido do lábio inferior (3,37%). Nos casos classificados como hemorrágicos e em dois casos de ferimento cortante em ventre lingual, foi necessária a sutura com fio absorvível, realizada ainda sob anestesia geral, logo após a retirada do laringoscópio de suspensão. Todas essas complicações foram consideradas menores, não tendo impacto no tempo de internação. Dos oito casos de trauma dentário (2,69%), houve presença de mobilidade dentária em dois, perda de restauração de amálgama em dois e fratura de esmalte em quatro, não tendo ocorrido exodontia traumática. Todos os três casos de parestesia da língua foram relatados pelos pacientes no primeiro retorno pós-operatório e regrediram espontaneamente em até 30 dias. Quanto às complicações sistêmicas, três pacientes apresentaram broncopneumonia no período pós-operatório, com boa evolução e sem aumento do tempo de internação. Houve dois casos de complicações maiores: um caso de broncoespasmo em paciente portadora de doença pulmonar obstrutiva crônica, com alta hospitalar após três dias e outro de broncoaspiração, com alta hospitalar após 7 dias.[4]

Séries prospectivas encontraram lesões de pouca gravidade de 31 a 75% dos casos.[2,5] O ato de intubação orotraqueal para anestesia geral apresenta um índice de lesão dentária de 0,1%.[6] A proteção dentária costuma ser utilizada para os incisivos superiores, no entanto, cerca de 40% das lesões ocorrem na arcada inferior. Procedimentos terapêuticos são mais propensos a lesões dentárias que os diagnósticos, talvez pela necessidade de reajustes sucessivos na posição do laringoscópio[5].

LARINGECTOMIAS PARCIAIS ABERTAS

Certas complicações clínicas (como atelectasia e pneumonia) e cirúrgicas (como hemorragia, hematoma e infecção de sítio cirúrgico) são comuns aos diversos sítios operatórios e podem ocorrer após laringectomias parciais e totais. Verificou-se uma taxa de complicação de 11% em laringectomias parciais supraglótica, frontolateral, cordectomia e laringofissura e, em cinco laringectomias supracricóideas, o mesmo grupo detectou uma taxa de complicações de 40%.[7]

Complicações em laringectomias parciais não são raras, e suas taxas são mais altas em comparação às laringectomias totais. Além da histologia, estágio clínico TNM e história de tratamento anterior, um risco estimado personalizado de complicações pós-operatórias pode ser de grande ajuda na tomada de decisão. Pacientes de alto risco devem ser adequadamente instruídos que laringectomias parciais abertas podem afetar fortemente sua função de deglutição, respiração e fonação. Revisão de 535 pacientes submetidos à laringectomia parcial aberta avaliou complicações pós-operatórias locais, em vias aéreas, disfagia, sangramento, infecção de sítio cirúrgico, deiscência de pexia, enfisema e fístula laringocutânea. Idade, classificação clínica T, tipo de laringectomia e etilismo foram relacionados com complicações gerais e das vias aéreas.[8]

Infecção de sítio cirúrgico pode manifestar-se por febre, comprometimento do estado geral, secreção seropurulenta ou purulenta na ferida operatória e necrose. Limpeza, desinfecção da ferida e antibioticoterapia cobrindo Gram-positivos são medidas muitas vezes resolutivas.

Rotura de grandes vasos deve-se à exposição por deiscência e à infecção da parede, sendo potencialmente letal.

Hematomas e **sero-hematomas** podem ocorrer no contexto de extensos retalhos que são levantados, especialmente quando se associa ao esvaziamento cervical e podem ser intensificados por obstrução do dreno. Infecção secudária pode ocorrer. Hematomas menores são reabsorvidos, mas os maiores ou quando evoluem para empiema devem ser imediatamente esvaziados, com a prescrição de antibióticos de acordo com o antibiograma.

Após laringectomia parcial, a **aspiração** está intimamente relacionada com a disfagia e pode ser uma das principais morbidades (Fig. 39-1). Algum grau de disfagia e aspiração é esperado após a maioria dos procedimentos, com a incidência e gravidade aumentando proporcionalmente à quantidade de tecido laríngeo removido. A laringectomia vertical representa, em longo prazo, um risco menor de aspiração do que a laringectomia horizontal. A adição de radioterapia agrega risco de aspiração e deglutição. A necessidade de gastrostomia e traqueostomia, temporárias ou definitivas, sempre deve ser discutida com o paciente previamente. *Pneumonia aspirativa* é particularmente frequente em ressecções extensas da supraglote. O uso de cânula de traqueostomia com balão (*cuff*) mitiga a entrada de saliva na árvore traqueobrônquica nos primeiros dias de pós-operatório. O paciente deve estar em boas condições respiratórias, a fim de expelir tossindo os alimentos que, de outra forma, poderiam entrar no sistema brônquico. Pneumonia no cenário pós-operatório não pode ser apenas considerada como uma complicação infecciosa simples. Apesar da seleção pré-operatória de pacientes, profilaxia antibiótica de rotina e realização de traqueotomia de proteção, essa complicação é muitas vezes inevitável. Idade avançada (mais de 60 anos) e índice de massa corporal maior que 30 kg/m^2 são fatores de risco conhecidos para desenvolvê-la.[8]

Deiscência de sutura, parcial ou total, sobretudo nas laringectomias horizontais, é incomum, requerendo reoperação. É importante mensurar as condições nutricionais e infecciosas do paciente, bem como se as suturas estavam sob tensão.

Disfagia, em sentido amplo, pode ser considerada uma consequência esperada das laringectomias parciais. Dessa forma a necessidade de uma reabilitação de deglutição longa e árdua deve ser claramente explicada aos pacientes e seus cuidadores.

Disfonia, em diferentes graus, é comumente encontrada após laringectomias parciais. O benefício da ressecção endoscópica a *laser* está na diminuição da remoção de tecido são. Nesse sentido, o limite da ressecção nos procedimentos endoscópicos minimiza o risco de traqueostomia e tem tornado, ao longo do tempo, o uso das técnicas abertas menos indicado.

Estenose laríngea pode ocorrer após abordagem endoscópica ou aberta, mais comumente nesta última. Trata-se de lesão fibrótica cicatricial (Fig. 39-2). Além de relacionar-se com a interrupção das vias linfáticas devido à dissecção cirúrgica, associa-se ao maior grau de remoção de tecido, mais verificado nas técnicas abertas. A abordagem inclui desde dilatações endoscópicas com um *laser* de CO_2, geralmente em mais de uma sessão, até a abertura da via aérea e excisão da estenose. Casos mais graves podem requerer o uso de enxertos e colocação de *stents*. Em caso de obstrução de via aérea ou falha nos manejos anteriormente mencionados, traqueotomia é o tratamento definitivo.

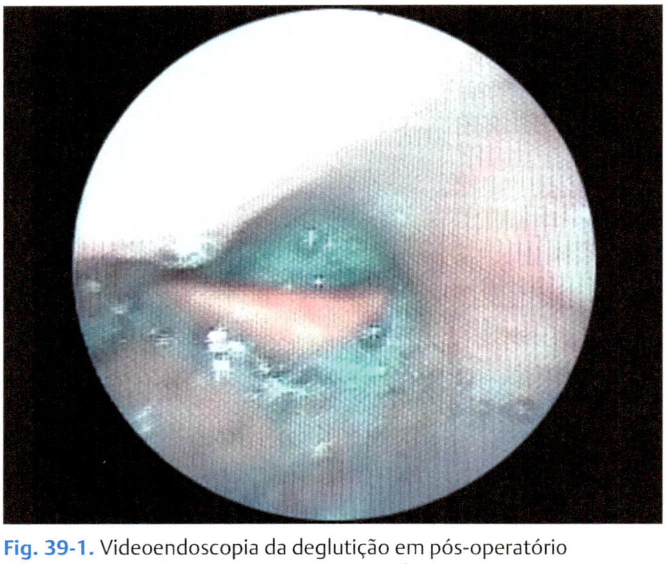

Fig. 39-1. Videoendoscopia da deglutição em pós-operatório de 3 semanas de laringectomia supracricóidea com crico-hioidoepiglotopexia mostrando penetração e aspiração de consistência líquida corada em verde.

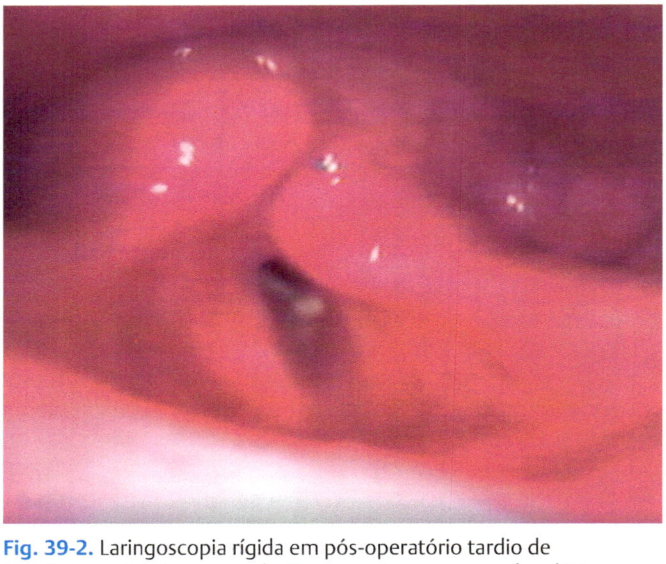

Fig. 39-2. Laringoscopia rígida em pós-operatório tardio de hemilaringectomia com evolução para estenose em andar glótico.

Condrorradionecrose com sequestro de cartilagem tireóidea pode ocorrer quando se emprega laringectomia vertical no resgate de recidiva após (radio)quimioterapia. A abordagem inicial inclui drenagem cirúrgica e utilização de antibioticoterapia orientada por cultura e antibiograma, contudo, deve-se ter um olhar para a necessidade de desbridamento e reconstrução apropriada.

LARINGECTOMIA TOTAL

Complicações clínicas relacionam-se com as condições do paciente, o que inclui eventuais comorbidades, e também com o porte do procedimento cirúrgico.

Hipotireoidismo associa-se à inclusão do nível VI paratraqueal e paraesofágico ao esvaziamento cervical. Além disso, a radioterapia demonstrou predispor pacientes ao hipotireoidismo. Pacientes sob risco devem ser monitorizados periodicamente por meio da dosagem dos hormônios tireoidianos, para que a reposição hormonal possa ser feita adequadamente. O **hipoparatireoidismo** desenvolve-se, em geral, cerca de 48 horas após a cirurgia. Para monitorar seu desenvolvimento, os níveis de cálcio iônico e de PTH devem ser verificados no período pós-operatório inicial. Recomenda-se que o paciente seja clinicamente monitorado para sinais de hipocalcemia, como formigamento circum-oral, parestesias digitais e sinais Chvostek e Trousseau. A reposição com cálcio deve ser iniciada imediatamente e, em casos mais severos, com associação de análogos da vitamina D. Esta complicação também ocorre após o esvaziamento cervical do nível VI, levando à desvascularização ou ressecção das glândulas paratireóideas. A dissecção cuidadosa diminui o risco desta complicação, com especial atenção à realização de ligaduras distais nos vasos tireoidianos, visando à preservação do suprimento de sangue às glândulas paratireóideas.[9]

Estenose traqueostomal (microstoma) costuma apresentar evolução ao longo do pós-operatório. O principal fator causal é técnico, podendo-se prevenir ao seccionar a traqueia em forma de bisel (inclinada), antes de ser implantada e exteriorizada na parede cervical anterior. Uma vez instalada e na ocorrência de dispneia, pode ser abordada cirurgicamente por meio de uma plástica para sua ampliação (zetaplastia).

Fístula faringocutânea (FFC) é a complicação cirúrgica mais comum após a laringectomia total. Trata-se de uma complicação problemática no período pós-operatório recente da laringectomia. Ocorre quando existe uma falha no fechamento da faringe, resultando em fístula salivar. Está associada a uma maior ocorrência de morbidade, hospitalização e custo.[10] Sua incidência varia em média ao redor de 20%-25% (Fig. 39-3).[11]

Os seguintes fatores de risco foram analisados em metanálise:[11] idade, gênero, tabagismo, alcoolismo, comorbidades, níveis pré-operatórios de hemoglobina, transfusão sanguínea, traqueostomia pré-operatória, radioterapia e radioquimioterapia prévias, sítio tumoral primário, estágio do tumor primário T, invasão de cartilagem, grau histológico, margens cirúrgicas, material de sutura, segundo plano de sutura, reconstrução, prótese traqueoesofágica e esvaziamento cervical. DPOC, hemoglobina prévia < 12,5 g/dL, transfusão sanguínea, radioterapia ou radioquimioterapia prévia, tumor primário avançado, subsítio em supraglote, sítio primário na hipofaringe, margens cirúrgicas positivas e a realização de

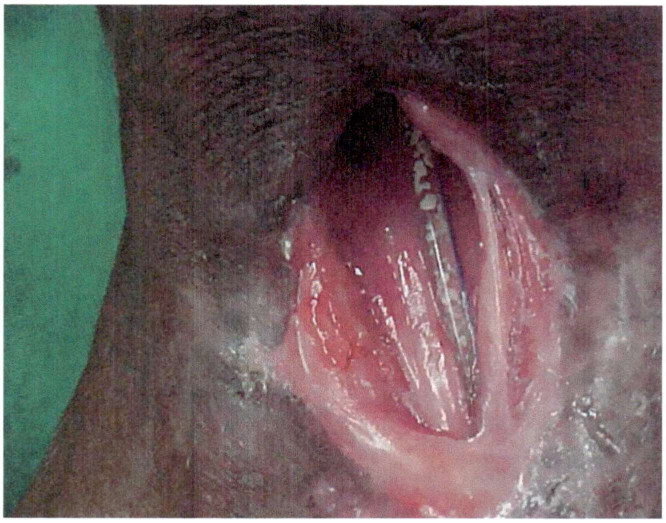

Fig. 39-3. Extensa fístula faringocutânea após laringectomia total de resgate por recidiva após radioquimioterapia.

esvaziamento cervical foram fatores de risco para FFC. Outra metanálise analisou o fechamento da faringe assistido por grampeador, sendo o grupo controle a sutura manual. No grupo de pacientes em que o grampeador foi utilizado, a incidência de FFC foi de 8,7%, enquanto, no grupo de sutura manual, foi de 22,9%, com redução de risco absoluto de 15% ($IC_{95\%}$ 0,02 a 0,28; p = 0,02; I^2 = 66%). Uma terceira metanálise estudou o impacto da realimentação precoce (< 5 dias), sendo o grupo controle a realimentação tardia (> 7 dias) após laringectomia total. No grupo de realimentação precoce, a incidência de FFC foi de 6,7%, enquanto, no grupo de realimentação tardia, foi de 10%, sem diferença estatisticamente significativa ($IC_{95\%}$ -0,11-0,05; p=0,42; I^2 = 0%). Quatro estudos de coorte com 490 pacientes foram também selecionados. No grupo de alimentação precoce, a incidência de FFC foi de 12,2%, enquanto, no outro grupo, foi de 10,1%, sem diferença estatisticamente significativa ($IC_{95\%}$ -0,05-0,08; p = 0,67; I^2 = 0%).

A abordagem da FFC pode ser muito difícil. O ideal é a prevenção desta complicação. O manuseio meticuloso dos tecidos durante a operação é importante, sobretudo em procedimentos de resgate por recidiva após quimioterapia e radioterapia. Mucosa de viabilidade questionável deve ser extirpada, e tensão no fechamento da faringe deve ser evitada, eventualmente indicando-se o uso de retalhos que trarão tecido mais viável. Uma das opções é o uso rotineiro de retalho muscular do peitoral maior, para cobrir a ráfia da neofaringe com tecido bem vascularizado.[12]

Inicialmente, o manejo conservador é apropriado, com curativos e compressão suave, visando ao fechamento espontâneo por segunda intenção. Exposição de grandes vasos representa risco de hemorragia e óbito. O fechamento cirúrgico com retalho é indicado quando houver necessidade de proteção desses vasos. Normalmente aguarda-se um mês antes de indicar fechamento com retalho, como o retalho miocutâneo do peitoral maior ou retalho livre microvascular, como o antebraquial.

Disfagia após laringectomia total relaciona-se mais comumente com a estenose da neofaringe devido ao fechamento cirúrgico estreito e/ou formação de cicatriz na linha de

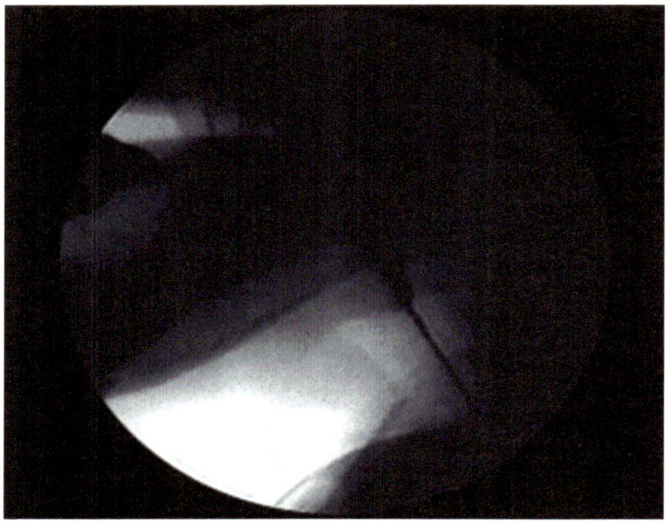

Fig. 39-4. Videofluoroscopia da deglutição em perfil, mostrando estenose da neofaringe, evidenciada à deglutição de constraste líquido.

sutura faríngea (Fig. 39-4). A estenose é prevenida, evitando-se o fechamento apertado da neofaringe. Uma largura de 3 a 4 cm da faringe para o fechamento deve ser respeitada, desde que esteja oncologicamente seguro. Retalho deve ser utilizado, se necessário, para garantir uma luz faríngea adequada. Após protocolo de preservação de órgão por (quimio) radioterapia, mesmo na vigência de uma luz faríngea adequada, a disfagia pode ser mais intensa, devido ao processo inflamatório e cicatricial. Casos graves de estenose devem ser abordados por dilatações faringoesofágicas repetidas e, se necessário, faringostomia ou faringectomia com reconstrução de retalho.

Laringectomia total leva à evidente **disfonia** grave e, mesmo, **afonia**. Na necessidade do desenvolvimento de voz alaríngea, os principais métodos de reabilitação vocal são: voz esofágica, punção traqueoesofágica com colocação de prótese fonatória e o uso da laringe eletrônica.

O uso de prótese fonatória tornou-se um importante método de reabilitação após laringectomia total desde sua introdução.[13,14] A prótese traqueoesofágica é um método aceitável de restauração da voz, com melhor aquisição de inteligibilidade e fluência da fala. Na década de 1980, seu uso tornou-se o padrão para a reabilitação da fala em pacientes submetidos à laringectomia total. O objetivo da reabilitação da prótese traqueoesofágica é proporcionar voz e fala fluentes, restaurando assim a capacidade de comunicação verbal do paciente. A taxa de vazamento ao redor da prótese foi maior na colocação precoce (no mesmo ato e a seguir da laringectomia total) (22,5% *vs.* 6,9%), p = 0,03. Da mesma forma, houve maiores taxas de infecção da ferida operatória (9,1% *vs.* 3,9%) e estenose traqueal (8,5% *vs.* 4,5%) no grupo de colocação precoce em relação àquele de colocação tardia (meses após a laringectomia total), porém, sem significância estatística.[15]

REFERÊNCIAS BIBLIOGRÁFICAS

1. Dedivitis RA. Laringoscopia de suspensão. In: Dedivitis RA, Barros APB (Eds.) Métodos de avaliação e diagnóstico de laringe e voz. São Paulo: Lovise. 2002. p. 89-97.
2. Robinson PM. Prospective study of the complications of endoscopic laryngeal surgery. J Laryngol Otol. 1991;105:356-8.
3. Hendrix RA, Ferouz A, Bacon CK. Admission planning and complications of direct laryngoscopy. Otolaryngol Head Neck Surg. 1994;110:510-6.
4. Dedivitis RA, Guimarães AV, Quarteiro AL, Pfuenzenreiter Jr EG. Complicações da laringoscopia de suspensão. Rev Bras Cir Cabeça Pescoço. 2007;36:128-30.
5. Klussmann JP, Knoedgen R, Wittekindt C, Damm M, Eckel HE. Complications of suspension laryngoscopy. Ann Otol Rhinol Laryngol. 2002;111:972-6.
6. Warner ME, Benenfeld SM, Warner MA, Schroeder DR, Maxson PM. Perianesthetic dental injuries: Frequency, outcomes, and risk factors. Anesthesiology 1999;90:1302-5.
7. Ganly I, Patel SG, Matsuo J, Singh B, Kraus DH, Boyle J, et al. Analysis of postoperative complications of open partial laryngectomy. Head Neck. 2009;31:338-45.
8. Gallo O, Locatello LG, Larotonda G, Napoleone V, Cannavicci A. Nomograms for prediction of postoperative complications in open partial laryngeal surgery. J Surg Oncol. 2018;118:1050-7.
9. Dedivitis RA, Aires FT, Cernea CR. Hypoparathyroidism after thyroidectomy: prevention, assessment and management. Curr Opin Otolaryngol Head Neck Surg. 2017;25:142-6.
10. Dedivitis RA, Ribeiro KC, Castro MA, Nascimento PC. Pharyngocutaneous fistula following total laryngectomy. Acta Otorhinolaryngol Ital. 2007;27:2-5.
11. Dedivitis RA, Aires FT, Cernea CR, Brandão LG. Pharyngocutaneous fistula after total laryngectomy: systematic review of risk factors. Head Neck. 2015;37:1691-7.
12. Guimarães AV, Aires FT, Dedivitis RA, Kulcsar MA, Ramos DM, Cernea CR, et al. Efficacy of pectoralis major muscle flap for pharyngocutaneous fistula prevention in salvage total laryngectomy: A systematic review. Head Neck. 2016;38 Suppl 1:E2317-21.
13. Singer MI, Blom ED. An endoscopic technique for restoration of voice after laryngectomy, Ann Otol Rhinol Laryngol. 1980;89:529-33.
14. Panje WR. Prosthetic vocal rehabilitation following laryngectomy - the voice button. Ann Otol Rhinol Laryngol. 1981;90:116-20.
15. Barauna Neto JC, Dedivitis RA, Aires FT, Pfann RZ, Matos LL, Cernea CR. Comparison between Primary and secondary tracheoesophageal puncture prosthesis: A systematic review. ORL J Otorhinolaryngol Relat Spec. 2017;79:222-9.

CAPÍTULO 40

RADIOTERAPIA EXCLUSIVA E ADJUVANTE

Maria Thereza Mansur Starling ▪ Gustavo Nader Marta

INTRODUÇÃO

A laringe é um órgão com importância anatômica e fisiológica, responsável por funções como fonação, fala e sincronização com a deglutição e consequente proteção de via aérea. Sendo assim, na neoplasia de laringe, é de extrema importância que além do melhor controle da doença, sempre que possível, o tratamento deve estar associado aos melhores desfechos funcionais com o menor risco de complicações possíveis.

O tratamento da neoplasia de laringe é multidisciplinar, com a radioterapia podendo ser usada de forma exclusiva em estádios iniciais (cT1-T2N0), após a ressecção cirúrgica de maneira adjuvante ou dentro da estratégia de preservação de laringe em tumores localmente avançados.

RADIOTERAPIA EM TUMORES INICIAIS (T1-T2 N0)

Tumores Glóticos

Em estádios iniciais, o principal objetivo do tratamento é o controle local da doença, sobrevida e a preservação do órgão com suas funções. Para definição da melhor modalidade de tratamento, é fundamental a avaliação das funcionalidades laríngeas com laringoscopia, como a oclusão das vias aéreas durante a fase faríngea da deglutição, manutenção da patência das vias aéreas e fonação.

Por envolver as pregas vocais, com localização majoritária nos dois terços anteriores, os pacientes apresentam-se com rouquidão precoce, o que possibilita que o diagnóstico possa ser realizado em estádios mais iniciais. Além disso, devido à escassa rede de linfáticos na submucosa, os tumores glóticos raramente apresentam-se com metástases linfonodais. Desta forma, os pacientes com carcinomas glóticos iniciais apresentam altas taxas de sobrevida livre de doença, e diferentes modalidades terapêuticas são efetivas, sendo a escolha do tratamento com base não apenas em desfechos oncológicos, como também em preservação de funcionalidade e na expectativa de qualidade de vida.[1]

A radioterapia, a cirurgia transoral a *laser* e a laringectomia parcial são as modalidades de tratamento disponíveis, cada qual com perfis diferentes de toxicidade e complicações, com suas respectivas vantagens e desvantagens. Pelo procedimento aberto envolver maior morbidade cirúrgica e pior qualidade de voz, a preferência é pela radioterapia ou cirurgia transoral a *laser*, procedimentos que têm maior probabilidade de preservação da laringe. Existe amplo debate sobre qual a melhor estratégia pela escassez de estudos prospectivos randomizados e a relatividade de desfechos, como avaliação da qualidade da voz, custos médicos, complicações, qualidade de vida e opções de resgate.

Dessa forma, a seleção do tratamento é desafiadora. Em tumores superficiais localizados no terço médio da prega vocal, cuja ressecção tem alta probabilidade de preservar a qualidade de voz, a ressecção endoscópica a *laser* pode ser preferível. Entretanto, na maior parte das vezes, a lesão é indistinguível, com aparência de mucosa anormal, extensa ou com envolvimento da comissura anterior, o que aumenta a probabilidade de recidiva local e a necessidade de radioterapia pós-operatória.

Assim, existe uma preferência para a realização de radioterapia como abordagem inicial, com taxas de controle local em 5 anos de 85% a 94% para tumores T1 e de 70% a 80% para tumores T2. Considerando que os pacientes com recidiva podem ser resgatados localmente com sucesso, as taxas de controle local sobem para 90% a 95%.[2,3]

Diversas revisões sistemáticas com metanálise de estudos retrospectivos e prospectivos não randomizados comparando radioterapia e cirurgia transoral a *laser* apresentam resultados discordantes, algumas com desfechos similares quanto ao controle local e outras com melhores taxas de sobrevida global, sobrevida doença específica e preservação de laringe com a ressecção.[4-11] Perante tais resultados, é válido mencionar o viés de seleção que envolve os estudos, em sua maioria retrospectivos e não randomizados, sendo a maior parte deles com indicação feita de acordo com a preferência do médico. É importante destacar que, de forma geral, ambas as opções de tratamento (radioterapia e cirurgia) são aceitas para esses pacientes.

Qualidade da Voz

A qualidade de voz é ponto importante na decisão da modalidade terapêutica, sendo os estudos controversos quanto à melhor estratégia. Entretanto, a maioria destes aponta para melhor qualidade da voz com radioterapia, com melhores desfechos de rouquidão, perturbação da voz, tempo máximo de fonação e amplitude de variação do som.[5,9] Metanálise realizada por Higgens *et al.*, com mais de 7.600 pacientes, sugere uma tendência à melhor qualidade da voz com radioterapia comparada à excisão transoral a *laser*.[8] Rydell *et al.* avaliaram 36 pacientes que receberam excisão transoral a *laser* ou radioterapia para carcinomas glóticos T1a.[12] Os desfechos de qualidade de voz eram determinados por avaliação computadorizada, bem como por análise subjetiva de quatro avaliadores experientes e quatro amadores. A qualidade da voz em três meses e dois anos após o tratamento foi melhor para os pacientes que receberam radioterapia. Em estudo com análise perceptivo-auditiva da voz, foi demonstrada deterioração inicialmente após cirurgia, mas sem diferenças no seguimento de seis meses ou dois anos.[13]

Estudo randomizado conduzido por Aaltonen *et al.* incluiu apenas pacientes com carcinoma glótico inicial limitado a uma prega vocal (T1aN0M0).[14] Os pacientes foram randomizados para radioterapia e cirurgia a *laser* e desfecho primário de qualidade da voz em dois anos após o tratamento. A radioterapia foi realizada com dose em laringe de 66 Gy em 33 frações de 2 Gy por dia. A qualidade da voz foi avaliada antes, em 6 e 24 meses após tratamento, sendo a ressecção a *laser* associada à maior soprosidade (escore de 1,52 × 0,28; p < 0,001), astenia (0,74 × 0,11; p = 0,003) e rouquidão reportada pelo paciente (p = 0,007). Não houve diferença significativa na qualidade da voz global durante o seguimento, mas a soprosidade apresentou melhora significativa ao longo do tempo no grupo que realizou radioterapia. Na avaliação videolaringotroboscópica, pacientes submetidos à cirurgia apresentaram mais fechamento glótico irregular (p = 0,025), fechamento oval (p = 0,005) e fechamento glótico incompleto (p = 0,018), o que resultou em mais inconvenientes na qualidade da voz, com impacto na vida diária dos pacientes.

Existem evidências prospectivas observacionais e, como destacado, uma evidência randomizada sobre a superioridade da radioterapia para desfechos de qualidade da voz, principalmente em casos de tumores maiores, localizados anteriormente e que necessitariam ressecção ampla.[15] Entretanto, mais estudos randomizados e com maior número de pacientes são necessários para conclusões definitivas e de maior nível de evidência. Assim, a escolha da melhor estratégia de tratamento deve, sempre que possível, ser feita de maneira multidisciplinar, considerando o risco-benefício de cada modalidade, ponderando também as expectativas do paciente quanto aos desfechos de qualidade de voz.

Dose, Fracionamento e Técnica de Tratamento

O controle local do tumor pela radioterapia é influenciado negativamente por parâmetros como envolvimento da comissura anterior, aumento do tempo total de tratamento e tumores indiferenciados. Estudo conduzido pelo Departamento de Radioterapia da Universidade da Califórnia demonstrou que, para pacientes com tumores em estádio T2, o tempo total de tratamento maior que 43 dias foi um fator associado a pior prognóstico, o que está intrinsecamente relacionado com doses menores por fração (< 1,8 Gy/dia) e consequente maior número de dias de tratamento.[16]

Dessa forma, para testar esta hipótese, foi realizado estudo randomizado por Yamazaki *et al.* que incluíram pacientes com neoplasia glótica inicial, T1N0, comparando doses de 2 Gy *versus* 2,25 Gy por fração quanto ao controle local.[3] Os pacientes submetidos ao esquema hipofracionado apresentaram controle local significativamente maior (92% × 77%; p = 0,004), sem diferenças em toxicidades agudas ou tardias, além das vantagens logísticas e econômicas que este esquema em menor número de dias oferece. Assim, o fracionamento preferível é o de 2,25 Gy por fração, com dose total de 63 Gy em tumores T1 e T2a ou 65,25 Gy para os casos em estádio T2b. Pelo baixo risco de doença subclínica no pescoço, não é preconizada a realização de irradiação eletiva.[2]

Esquemas hiperfracionados, ou seja, com doses por fração menores que 1,8-2 Gy também foram testados para o carcinoma glótico inicial estádio T2. Sua vantagem hipotética seria o escalonamento de dose com menores efeitos tardios nos tecidos normais. Entretanto, não foi demonstrado benefício em controle local, sendo pouco empregado na prática clínica.[17]

Para o planejamento destes casos, a técnica ideal de tratamento consiste na utilização de radioterapia conformada, com planejamento com base em tomografia computadorizada (3D) e utilização de campos paralelos opostos simples de radiação (5 × 5 cm em casos T1 e 6 × 6 cm em casos T2). Se houver doença infraglótica, pelo menos um anel traqueal deve ser incluído no campo de irradiação (Fig. 40-1).

A utilização de técnicas de intensidade modulada (IMRT) nestes casos iniciais não é considerada padrão e deve ser empregada apenas em contexto investigacional, com possíveis vantagens de redução da dose nas artérias carótidas, com dados preliminares mostrando taxas de controle local e sobrevidas equivalentes em pacientes com tumores em estádio I ou II. A vantagem desta técnica consiste na redução do risco de aterogênese carotídea induzida pela radiação, efeito tipicamente tardio, com manifestação 10 anos após radioterapia. No entanto, deve-se reconhecer que uma desvantagem de empregar-se IMRT é o aumento da dose espalhada dos tecidos saudáveis ao redor da região de tratamento.[18]

As toxicidades agudas da radioterapia incluem radiodermite, mucosite, aumento transitório da rouquidão e dificuldades na deglutição. Odinofagia e disfagia moderadas normalmente manifestam-se a partir da segunda semana de radioterapia, com resolução em duas a oito semanas após o término do tratamento.[11]

As complicações severas da radioterapia em pacientes com neoplasias glóticas iniciais são raras. Série da Universidade da Flórida reportou que de 519 pacientes tratados com radioterapia, apenas cerca de 1% desenvolveu complicações severas, incluindo mucosite com necessidade de hospitalização e interrupção de tratamento, laringectomia total por suspeita de recorrência tumoral com amostra patológica negativa, traqueostomia permanente por edema laríngeo severo e fístula faringocutânea após laringectomia total de resgate.[11] É importante destacar que não foi reportado óbito relacionado com o tratamento. O hipotireoidismo pode acontecer em até 13% dos pacientes, sendo necessário o acompanhamento hormonal dos pacientes após o tratamento.[11]

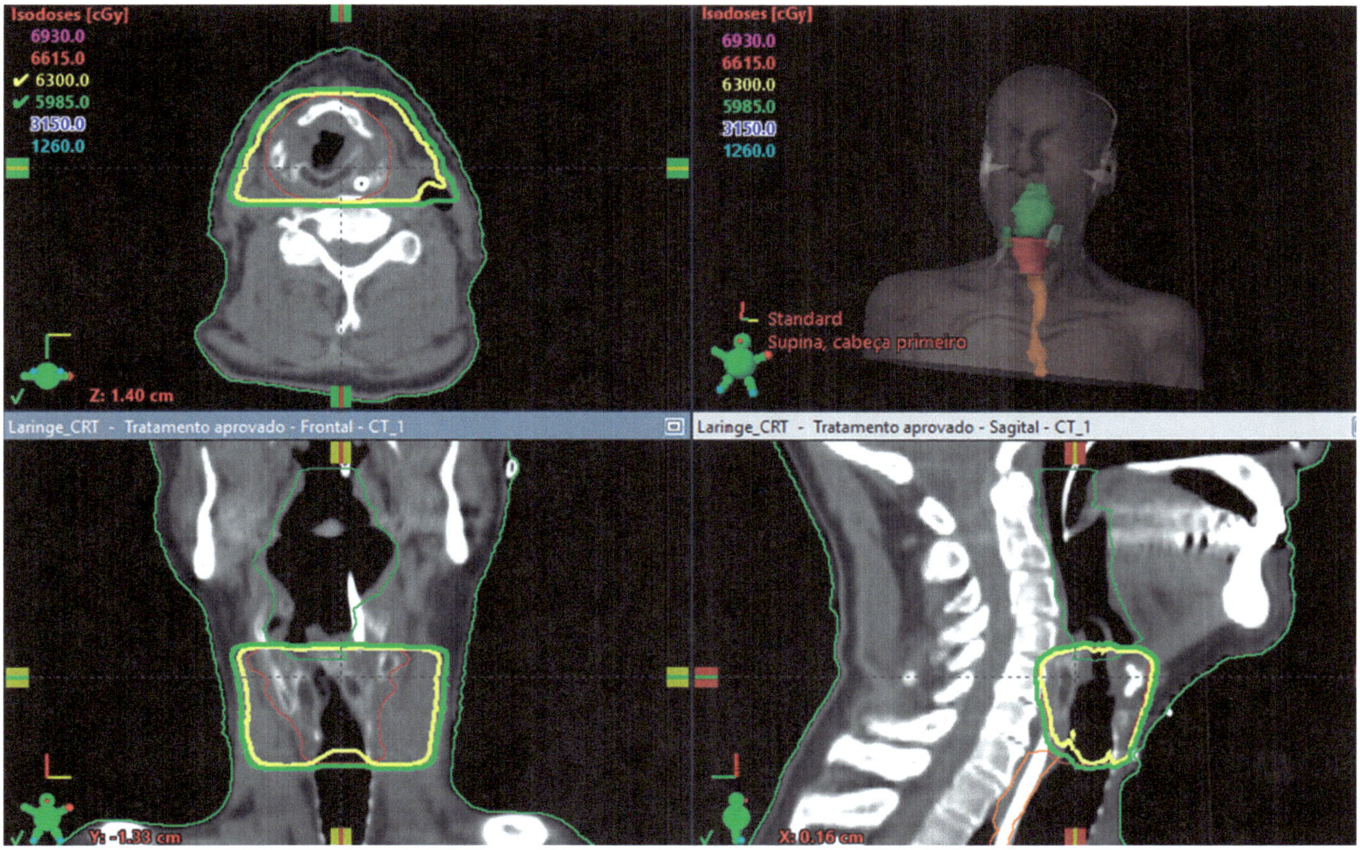

Fig. 40-1. Paciente com tumor de glote (T1N0) tratado com radioterapia conformada com dose de 63 Gy (28 x 225 Gy).

Tumores Infraglóticos

Tumores infraglóticos apresentam pior prognóstico que os demais tumores laríngeos, com diagnóstico mais tardio, alta incidência de invasão de cartilagem, disseminação extralaríngea e acometimento linfonodal, devido à extensa rede de linfáticos nesta região. A drenagem ocorre para linfonodos pré-traqueais, paratraqueais e mediastinais (níveis VI e VII).[19]

Existe ampla variabilidade nas definições anatômicas dos limites da infraglote e nem sempre é possível a diferenciação entre tumores primariamente infraglóticos ou glóticos com extensão para esta região, o que resulta em taxas de incidência variáveis a depender da série. Além de escassa literatura, estudos específicos deste subsítio são, em sua maioria, séries retrospectivas, e a incidência reportada varia de 0,013% a 6%.[20,21]

O tratamento varia de acordo com o estadiamento. De forma geral, diversas séries demonstram que tumores em estádios iniciais podem ser manejados com apenas uma modalidade terapêutica, enquanto os casos em estádios mais avançados requerem uma combinação de estratégias.[19]

A maior série da literatura de pacientes com tumores infraglóticos incluiu 889 casos obtidos da base de dados do SEER (US National Cancer Institute's Surveillance, Epidemiology, and End Results), com 64,4% dos pacientes com tumores em estádios III e IV. A maioria foi submetida à cirurgia com radioterapia adjuvante (38,8%) ou radioterapia exclusiva com finalidade radical (33,9%).

Nos pacientes com tumores em estádios iniciais, a realização de radioterapia apresentou resultados comparáveis à cirurgia, com altas taxas de controle locorregional e sobrevida. Em casos com tumores em estádios avançados, se a preservação da laringe for factível, o tratamento preferencial é a realização de radioquimioterapia, incluindo a laringe e linfonodos cervicais bilaterais, incluindo as fossas supraclaviculares e os linfonodos mediastinais superiores, preferencialmente com técnica de intensidade modulada da dose (IMRT/VMAT).

Quando a preservação da laringe não é possível, a combinação de cirurgia seguida de radioterapia ou radioquimioterapia, a depender dos fatores de risco patológicos, é a escolha de tratamento.[19-24]

Tumores Supraglóticos

Tumores supraglóticos representam aproximadamente um terço dos tumores de laringe, sendo estes tumores agressivos, com diagnóstico em estádios mais avançados. Em tumores em estádios iniciais, tanto a radioterapia, quanto a cirurgia são efetivos e garantem bom controle local com manutenção da mobilidade das pregas vocais. Entretanto, a sobrevida global e controle locorregional em cinco anos são baixos (55% a 75%, a depender da série), principalmente pelo maior risco de recorrência locorregional e à distância.[25]

A radioterapia nestes tumores deve, mesmo em tumores em estádios iniciais, considerar a inclusão das drenagens linfonodais regionais de níveis IIA, III e IV, pela ampla rede de linfáticos com drenagem bilateral. Linfonodos ocultos bilaterais são frequentes mesmo em pacientes com pescoço clinicamente negativo.

TUMORES LOCALMENTE AVANÇADOS

Pacientes com tumores localmente avançados de laringe devem ser discutidos, idealmente, em reuniões multidisciplinares, com envolvimento do paciente quanto aos objetivos do tratamento e às estratégias de preservação de laringe ou abordagem cirúrgica. A decisão depende da localização e extensão do tumor, estado clínico do paciente, *expertise* do time envolvido no cuidado, toxicidades das modalidades terapêuticas e disponibilidade dos serviços de reabilitação.

Estes tumores eram historicamente abordados com laringectomia, com ou sem radioterapia pós-operatória. Entretanto, em laringes funcionais – sem acometimento das duas pregas vocais e sem invasão do córtex externo da cartilagem (T4a e T4b) – a estratégia de preservação de órgão passou a ser a escolha de tratamento, após respaldo de diversas publicações que destacam bom perfil de segurança e bons resultados oncológicos, sem prejuízo na sobrevida destes pacientes.[26]

Como destacado, pacientes com doença em estádio T4 de alto volume não foram elegíveis nos estudos para abordagem de preservação de órgão, sendo nestes casos a preferência pela abordagem cirúrgica, com posterior avaliação de radioterapia adjuvante. Apesar do debate, se estes pacientes conseguirem atingir controle oncológico equivalente com estratégias não cirúrgicas, a destruição da estrutura laríngea é vasta a ponto de não haver chances de funcionalidade do órgão, com maior risco de aspiração. Assim, a laringectomia com reabilitação oferece melhor qualidade de vida que as estratégias de preservação do órgão. A preservação de órgão inclui a realização preferencialmente de radioquimioterapia concomitante, podendo em casos selecionados ser optado pela quimioterapia de indução seguida de radioquimioterapia concomitante.

A estratégia da preservação de laringe foi inicialmente estabelecida após o estudo realizado pelo Department of Veterans Affairs (VA) Laryngeal Cancer Study Group larynx trial, em que 332 pacientes com neoplasia de laringe em estádios III e IV foram randomizados entre cirurgia (laringectomia total) seguida de radioterapia adjuvante ou três ciclos de quimioterapia de indução com cisplatina e fluoracil, seguido de radioterapia definitiva (66 a 76 Gy). Durante ou após quimioterapia de indução, pacientes sem resposta ou com progressão de doença eram submetidos à cirurgia com radioterapia adjuvante. A questão era se o tratamento combinado de quimioterapia e radioterapia poderia propiciar sobrevida equivalente com melhor qualidade de vida (preservação de laringe e função) comparado à estratégia cirúrgica. Após seguimento de 33 meses, as taxas de sobrevida foram semelhantes entre os grupos, com preservação de laringe em 64% dos pacientes tratados com quimioterapia de indução.[27] Uma publicação subsequente reportou as taxas de sobrevida em três anos, sendo de 53% e 56% para o grupo que realizou quimioterapia e radioterapia e para o grupo submetido à cirurgia, respectivamente.[28]

Resultados similares foram obtidos no estudo europeu EORTC 24891, com inclusão de 194 pacientes com neoplasia de hipofaringe, randomizados entre quimioterapia de indução com cisplatina e fluoracil, seguido de radioterapia definitiva ou cirurgia (laringectomia total com faringectomia parcial). Pacientes sem resposta completa com quimioterapia de indução eram submetidos à cirurgia de resgate e radioterapia adjuvante.[29] Com seguimento mediano de 10,5 anos, não houve diferença nas taxas de sobrevida ou nos desfechos de padrões de falha. Em 5 e 10 anos, a probabilidade de estar vivo com uma laringe funcional foi de 21,9 e 8,7%, respectivamente, nos pacientes que preservaram a laringe. Nos pacientes vivos em 5 e 10 anos, 59,5% e 62,5% conseguiram manter uma laringe funcional.[30]

Após estas publicações, que demonstravam a factibilidade e segurança da preservação de órgão, o objetivo era aumentar a sobrevida global destes pacientes, que permanecia baixa, independente da estratégia adotada, seja ela cirurgia seguida de radioterapia adjuvante ou quimioterapia seguida de radioterapia. Dessa forma, o próximo passo lógico, testado em diversos estudos randomizados, foi a realização de radioquimioterapia concomitante.

Estas publicações foram incluídas na metanálise MACH-NC que, em sua última atualização, em 2021, mostrou ganho de sobrevida global em cinco anos de 6,5% com adição de quimioterapia concomitante à radioterapia.[31] Em publicação subsequente, com análise por sítio, foram incluídos 3.216 pacientes com neoplasia de laringe. Houve benefício em adicionar quimioterapia ao tratamento locorregional, com ganho absoluto em sobrevida global em cinco anos 4,5%, sendo esta vantagem restrita à quimioterapia concomitante e não de indução ou adjuvante.[32] Com base nestes resultados, a radioterapia concomitante à quimioterapia fundamentada em platina é altamente recomendada em pacientes com neoplasia de laringe localmente avançada. É importante ressaltar que poucos estudos incluíam o padrão usado atualmente na quimioterapia de indução (cisplatina, fluoracil e docetaxel) e que os dados do RTOG 91-11, importante estudo de indução, não estavam incluídos na análise.

Quanto aos aspectos técnicos, o tratamento deve incluir o tumor primário e as drenagens eletivas cervicais níveis II a IV, se linfonodos não comprometidos deste lado ou pelo menos de II a V (e em alguns casos nível VI) se comprometimento, preferencialmente com técnica de intensidade modulada da dose (IMRT/VMAT), com dose de 70 Gy em frações de 2-2,12 Gy no tumor primário e linfonodos comprometidos, 59,4-63 Gy em frações de 1,8 Gy nas áreas de risco intermediário, e 50 a 56 Gy nas áreas com baixo risco de comprometimento.

Quimioterapia de Indução

Mesmo com a adição de quimioterapia concomitante e melhoria das técnicas de tratamento, as taxas de controle local, controle a distância e sobrevida ainda eram baixos. Desta forma, a hipótese do possível benefício da quimioterapia de indução foi aventada, com potencial de reduzir o volume tumoral com menor toxicidade do tratamento com radioterapia; agir em regiões de hipóxia, sabidamente mais radiorresistentes; iniciar precocemente o tratamento sistêmico, com benefício no tratamento de doença micrometastática e selecionar pacientes respondedores à radioterapia.

Assim, foi testado em estudo fase III RTOG/Intergroup 91-11, em três braços, o benefício da quimioterapia de indução, seguido de tratamento local com base na resposta, da radioquimioterapia concomitante e da radioterapia isolada. Este estudo, que incluiu pacientes com neoplasia de laringe glótica ou supraglótica em estádios III e IV, foi desenhado para testar se a radioquimioterapia concomitante ou radioterapia isolada apresentariam maiores taxas de preservação de laringe, comparado ao esquema até então padrão de quimioterapia de indução seguido de radioterapia. No braço da quimioterapia de indução, os pacientes realizavam dois ciclos de cisplatina e fluoracil, sendo então avaliados com laringoscopia indireta e tomografia. Em caso de resposta completa ou parcial do tumor primário, um terceiro ciclo de quimioterapia era administrado. Se a resposta for menor que parcial ou em caso de progressão, os pacientes seguiram para laringectomia seguida de radioterapia adjuvante, com dose de 50 Gy a 70 Gy, a depender do estudo da margem. Já os pacientes randomizados para radioquimioterapia concomitante recebiam cisplatina em esquema de 100 mg/m^2 a cada 3 semanas, com início no primeiro dia de radioterapia, que consistia em tratamento do tumor primário e linfonodos comprometidos em 35 frações de 2 Gy e drenagens cervicais e supraclaviculares com dose mínima de 50 Gy. É importante destacar que radioterapia de intensidade modulada não foi usada neste estudo, sendo a maioria dos pacientes tratada com radioterapia convencional 2 D. Com desfecho primário de preservação de laringe, este estudo mostrou melhores taxas de preservação e controle locorregional com radioquimioterapia concomitante, com redução absoluta nas taxas de laringectomia de 43% neste grupo.[33]

Em atualização, após seguimento mediano de 10,8 anos, ambos os esquemas com quimioterapia aumentaram a sobrevida livre de laringectomia comparados à radioterapia isolada. A radioquimioterapia concomitante aumentou as taxas de preservação de laringe quando comparada à indução (HR 0,58, p = 0,005) e à radioterapia isolada (p < 0,001), além de ter apresentado melhor controle locorregional. Não houve diferenças em sobrevida global ou toxicidades tardias entre os esquemas, apesar de terem ocorrido mais mortes não relacionadas com o câncer no braço que realizou concomitância (30,8% radioquimioterapia × 20,8% no grupo que realizou quimioterapia de indução × 16,9% radioterapia isolada).[34]

Diversos outros estudos também testaram a quimioterapia de indução no cenário da preservação de laringe, bem como desfechos de eficácia, segurança e toxicidades da estratégia. Uma revisão retrospectiva somente com pacientes com neoplasia de laringe ou hipofaringe do estudo fase III TAX 324, que realizou quimioterapia de indução com cisplatina e fluoracil, com ou sem adição de taxano, seguida de radioquimioterapia concomitante com carboplatina semanal, resultou em maior sobrevida global (p = 0,02), sobrevida livre de progressão (p = 0,03) e sobrevida livre de laringectomia para o grupo da indução com três drogas.[35]

O estudo TREMPLIN comparou a eficácia e segurança da quimioterapia de indução usando docetaxel, cisplatina e fluoracil, seguido de radioquimioterapia com cisplatina ou cetuximabe para preservação de laringe.[36] Não houve diferença nas taxas de preservação de laringe, preservação funcional ou sobrevida global entre os dois regimes. Além disso, estudos mais recentes, como o DeCIDE e PARADIGM, sugerem não haver ganho em sobrevida global com a adição de quimioterapia de indução comparado à radioquimioterapia concomitante isolada.[37,38]

Nesse sentido, não existe ainda recomendação formal, respaldada por estudos clínicos, para uso da quimioterapia de indução na neoplasia de laringe localmente avançada. Existe uma tendência na consideração destes esquemas em pacientes jovens com doença volumosa e laringes funcionais. Entretanto, recomenda-se sempre que estas discussões aconteçam.

Papel do Cetuximabe

O receptor de fator de crescimento epidérmico (EGFR) é altamente expresso nos carcinomas espinocelulares de cabeça e pescoço, estando geralmente associados a pior prognóstico. A ativação deste receptor aumenta o crescimento tumoral via promoção de angiogênese e proliferação, além do hipotético papel no aumento da mobilidade e adesão das células tumorais. O Cetuximabe é um anticorpo monoclonal que se liga ao receptor de EGFR, inibindo-o.

Após publicação de estudo randomizado fase III (RTOG 0522) comparando radioterapia com ou sem Cetuximabe para neoplasia de cabeça e pescoço em estádios III e IV, com melhora significativa da sobrevida global e sobrevida livre de falha locorregional, ainda era questionado o verdadeiro papel deste anticorpo monoclonal na era da radioquimioterapia concomitante ou em subsítios específicos.[39,40]

Assim, foi realizada avaliação secundária posterior, restrita aos 168 pacientes com neoplasia de laringe e hipofaringe, que não mostrou benefício com significância estatística para preservação de laringe (HR 0,57; p = 0,22), sobrevida livre de laringectomia, sobrevida global mediana, qualidade de vida ou fala. Não existem estudos robustos que respaldam o uso do Cetuximabe na neoplasia de laringe localmente avançada, excetuando cenários onde a cisplatina não possa ser utilizada, como em pacientes com insuficiência renal significativa, neuropatia ou perda auditiva importante.[41]

Fracionamento Alterado

Quando não for possível o uso de radioquimioterapia concomitante, diversos estudos respaldam o uso de radioterapia com fracionamento alterado, sendo esta superior à radioterapia com fracionamento convencional em termos de controle locorregional e sobrevida global.[42,43] Estes dados foram agrupados em metanálise MARCH, publicada, em 2006, e atualizada, em 2017, com 11.969 pacientes de 34 estudos com seguimento mediano de 6 anos. O fracionamento alterado foi associado a ganho de sobrevida global de 3,1% em 5 anos (p = 0,003). Foi demonstrada interação do tipo de fracionamento e efeito do tratamento, sendo o benefício em sobrevida restrito ao grupo que realizou esquemas hiperfracionados com diferença absoluta de 8,1% em 5 anos.[44]

RADIOTERAPIA PÓS-OPERATÓRIA

Estudos randomizados comparando a estratégia de adjuvância no cenário pós-operatório em tumores de cabeça e pescoço foram publicados. Cerca de 30% a 40% dos pacientes incluídos nos estudos eram portadores de tumores laríngeos ou hipofaríngeos. Para pacientes com risco de recorrência locorregional, como doença pT3-T4, pN2-3, com invasão perineural, angiolinfática, margens próximas (< 5 mm), pT1-2 pN0-1 com múltiplos fatores de risco, a adjuvância com radioterapia é recomendada. Os estudos da European Organization for Research and Treatment of Cancer (EORTC) e RTOG/Intergroup, em análise combinada para análise comparativa, mostraram maior controle tumoral locorregional para radioquimioterapia comparado à radioterapia isolada em casos de fatores de alto risco, com margens positivas e/ou extravasamento capsular. O tratamento deve ser realizado preferencialmente com técnica de intensidade modulada da dose (IMRT/VMAT), com dose de 60 Gy (66 Gy em casos de margens positivas) em frações de 2 Gy/dia no leito tumoral com margem, 59,4 Gy nas drenagens e áreas de risco intermediário de doença subclínica e 50 Gy a 54 Gy nas drenagens de menor risco.[45]

REFERÊNCIAS BIBLIOGRÁFICAS

1. Tamura Y, Tanaka S, Asato R, Hirano S, Yamashita M, Tamaki H, et al. Therapeutic outcomes of laryngeal cancer at kyoto university hospital for 10 years. Acta Otolaryngol Suppl. 2007(557):62-5.
2. Mendenhall WM, Werning JW, Hinerman RW, Amdur RJ, Villaret DB. Management of T1-T2 glottic carcinomas. Cancer. 2004;100:1786-92.
3. Yamazaki H, Nishiyama K, Tanaka E, Koizumi M, Chatani M. Radiotherapy for early glottic carcinoma (T1N0M0): Results of prospective randomized study of radiation fraction size and overall treatment time. Int J Radiat Oncol Biol Phys. 2006;64:77-82.
4. Warner L, Lee K, Homer JJ. Transoral laser microsurgery versus radiotherapy for T2 glottic squamous cell carcinoma: a systematic review of local control outcomes. Clin Otolaryngol. 2017;42:629-36.
5. Yoo J, Lacchetti C, Hammond JA, Gilbert RW; Head and Neck Cancer Disease Site Group. Role of endolaryngeal surgery (with or without laser) versus radiotherapy in the management of early (T1) glottic cancer: A systematic review. Head Neck. 2014;36:1807-19.
6. Abdurehim Y, Hua Z, Yasin Y, Xukurhan A, Imam I, Yuqin F. Transoral laser surgery versus radiotherapy: Systematic review and meta-analysis for treatment options of T1a glottic cancer. Head Neck 2012;34:23-33.
7. Warner L, Chudasama J, Kelly CG, Loughran S, McKenzie K, Wight R, et al. Radiotherapy versus open surgery versus endolaryngeal surgery (with or without laser) for early laryngeal squamous cell cancer. Cochrane Database Syst Rev. 2014;2014(12):CD002027.
8. Higgins KM, Shah MD, Ogaick MJ, Enepekides D. Treatment of early-stage glottic cancer: meta-analysis comparison of laser excision versus radiotherapy. J Otolaryngol Head Neck Surg. 2009;38:603-12.
9. Guimarães AV, Dedivitis RA, Matos LL, Aires FT, Cernea CR. Comparison between transoral laser surgery and radiotherapy in the treatment of early glottic cancer: A systematic review and meta-analysis. Sci Rep. 2018;8:11900.
10. Mo HL, Li J, Yang X, Zhang F, Xiong JW, Yang ZL, et al. Transoral laser microsurgery versus radiotherapy for T1 glottic carcinoma: A systematic review and meta-analysis. Lasers Med Sci. 2017;32:461-7.
11. Mendenhall WM, Amdur RJ, Morris CG, Hinerman RW. T1-T2 N0 squamous cell carcinoma of the glottic larynx treated with radiation therapy. J Clin Oncol. 2001;19:4029-36.
12. Rydell R, Schalen L, Fex S, Elner A. Voice evaluation before and after laser excision vs. radiotherapy of T1A glottis carcinoma. Acta Otolaryngol. 1995;115:560-5.
13. Delsupehe KG, Zink I, Lejaegere M, Bastian RW. Voice quality after narrow-margin laser cordectomy compared with laryngeal irradiation. Otolaryngol Head Neck Surg. 1999;121:528-33.
14. Aaltonen LM, Rautiainen N, Sellman J, Saarilahti K, Mäkitie A, Rihkanen H, et al. Voice quality after treatment of early vocal cord cancer: a randomized trial comparing laser surgery with radiation therapy. Int J Radiat Oncol Biol Phys. 2014;90:255-60.
15. Delsupehe KG, Zink I, Lejaegere M, Bastian RW. Voice quality after narrow-margin laser cordectomy compared with laryngeal irradiation. Otolaryngol Head Neck Surg. 1999;121:528-33.
16. Le QT, Fu KK, Kroll S. Influence of fraction size, total dose, and overall time on local control of T1-T2 glottic carcinoma. Int J Radiat Oncol Biol Phys 1997;39:115-26.
17. Trotti A 3rd, Zhang Q, Bentzen SM, Emami B, Hammond ME, Jones CU, et al. Randomized trial of hyper fractionation versus conventional fractionation in T2 squamous cell carcinoma of the vocal cord (RTOG 9512). Int J Radiat Oncol Biol Phys. 2014;89:958-63.
18. Rosenthal DI, Fuller CD, Barker JL Jr, Mason B, Garcia JA, Lewin JS, et al. Simple carotid-sparing intensity-modulated radiotherapy technique and preliminary experience for T1-2 glottic cancer. Int J Radiat Oncol Biol Phys. 2010;77:455-61.
19. Coskun H, Mendenhall WM, Rinaldo A, Rodrigo JP, Suárez C, Strojan P, et al. Prognosis of subglottic carcinoma: Is it really worse? Head Neck. 2019;41:511-21.
20. Chiesa F, Tradati N, Calabrese L, Zurrida S, DePaoli F, Costa L, et al. Surgical treatment of laryngeal carcinoma with subglottis involvement. Oncol Rep. 2001;8:137-40.
21. Hata M, Taguchi T, Koike I, Nishimura G, Takahashi M, Komatsu M, et al. Efficacy and toxicity of (chemo)radiotherapy for primary subglottic cancer. Strahlenther Onkol. 2013;189:26-32.
22. Coskun H, Mendenhall WM, Rinaldo A, Rodrigo JP, Suárez C, Strojan P, et al. Prognosis of subglottic carcinoma: Is it really worse? Head Neck. 2019;41:511-21.
23. Santoro R, Turelli M, Polli G. Primary carcinoma of the subglottic larynx. Eur Arch Otorhinolaryngol. 2000;257:548-51.
24. Marchiano E, Patel DM, Patel TD, Patel AA, Xue YE, Eloy JA, et al. Subglottic Squamous Cell Carcinoma: A population-based study of 889 Cases. Otolaryngol Head Neck Surg. 2016;154:315-21.
25. Hinerman RW, Mendenhall WM, Amdur RJ, Stringer SP, Villaret DB, Robbins KT. Carcinoma of the supraglottic larynx: treatment results with radiotherapy alone or with planned neck dissection. Head Neck. 2002;24:456-67.
26. American Society of Clinical Oncology, Pfister DG, Laurie SA, Weinstein GS, Mendenhall WM, Adelstein DJ, et al. American Society of Clinical Oncology clinical practice guideline for the use of larynx-preservation strategies in the treatment of laryngeal cancer. J Clin Oncol. 2006;24:3693-704.
27. Department of Veterans Affairs Laryngeal Cancer Study Group, Wolf GT, Fisher SG, Hong WK, Hillman R, Spaulding M, et al. Induction chemotherapy plus radiation compared with surgery plus radiation in patients with advanced laryngeal cancer. N Engl J Med. 1991;324:1685-90.
28. Hong WK, Lippman SM, Wolf GT. Recent advances in head and neck cancer--larynx preservation and cancer chemoprevention: The Seventeenth Annual Richard and Hinda Rosenthal Foundation Award Lecture. Cancer Res. 1993;53:5113-20.
29. Lefebvre JL, Chevalier D, Luboinski B, Kirkpatrick A, Collette L, Sahmoud T. Larynx preservation in pyriform sinus cancer: Preliminary results of a European Organization for Research and Treatment of Cancer phase III trial. EORTC Head and Neck Cancer Cooperative Group. J Natl Cancer Inst. 1996;88:890-9.

30. Lefebvre JL, Andry G, Chevalier D, Luboinski B, Collette L, Traissac L, et al. Laryngeal preservation with induction chemotherapy for hypopharyngeal squamous cell carcinoma: 10-year results of EORTC trial 24891. Ann Oncol. 2012;23:2708-14.
31. Lacas B, Carmel A, Landais C, Wong SJ, Licitra L, Tobias JS, et al. Meta-analysis of chemotherapy in head and neck cancer (MACH-NC): An update on 107 randomized trials and 19,805 patients, on behalf of MACH-NC Group. Radiother Oncol. 2021;156:281-93.
32. Blanchard P, Baujat B, Holostenco V, Bourredjem A, Baey C, Bourhis J, et al. Meta-analysis of chemotherapy in head and neck cancer (MACH-NC): a comprehensive analysis by tumour site. Radiother Oncol. 2011;100:33-40.
33. Forastiere AA, Goepfert H, Maor M, Pajak TF, Weber R, Morrison W, et al. Concurrent chemotherapy and radiotherapy for organ preservation in advanced laryngeal cancer. N Engl J Med. 2003;349:2091-8.
34. Forastiere AA, Zhang Q, Weber RS, Maor MH, Goepfert H, Pajak TF, et al. Long-term results of RTOG 91-11: A comparison of three nonsurgical treatment strategies to preserve the larynx in patients with locally advanced larynx cancer. J Clin Oncol. 2013;31:845-52.
35. Posner MR, Norris CM, Wirth LJ, Shin DM, Cullen KJ, Winquist EW, et al. TAX324 Study Group. Sequential therapy for the locally advanced larynx and hypopharynx cancer subgroup in TAX 324: survival, surgery, and organ preservation. Ann Oncol. 2009;20:921-7.
36. Lefebvre JL, Pointreau Y, Rolland F, Alfonsi M, Baudoux A, Sire C, et al. Induction chemotherapy followed by either chemoradiotherapy or bioradiotherapy for larynx preservation: the TREMPLIN randomized phase II study. J Clin Oncol. 2013;31:853-9.
37. Cohen EE, Karrison TG, Kocherginsky M, Mueller J, Egan R, Huang CH, et al. Phase III randomized trial of induction chemotherapy in patients with N2 or N3 locally advanced head and neck cancer. J Clin Oncol. 2014;32:2735-43.
38. Haddad R, O'Neill A, Rabinowits G, Tishler R, Khuri F, Adkins D, et al. Induction chemotherapy followed by concurrent chemoradiotherapy (sequential chemoradiotherapy) versus concurrent chemoradiotherapy alone in locally advanced head and neck cancer (PARADIGM): A randomised phase 3 trial. Lancet Oncol. 2013;14:257-64.
39. Bonner JA, Harari PM, Giralt J, Azarnia N, Shin DM, Cohen RB, et al. Radiotherapy plus cetuximab for squamous-cell carcinoma of the head and neck. N Engl J Med. 2006;354:567-78.
40. Bonner JA, Harari PM, Giralt J, Cohen RB, Jones CU, Sur RK, et al. Radiotherapy plus cetuximab for locoregionally advanced head and neck cancer: 5-year survival data from a phase 3 randomised trial, and relation between cetuximab-induced rash and survival. Lancet Oncol. 2010;11:21-8.
41. Bonner J, Giralt J, Harari P, Spencer S, Schulten J, Hossain A, et al. Cetuximab and radiotherapy in laryngeal preservation for cancers of the larynx and hypopharynx: A secondary analysis of a randomized clinical trial. JAMA Otolaryngol Head Neck Surg. 2016;142:842-9.
42. Beitler JJ, Zhang Q, Fu KK, Trotti A, Spencer SA, Jones CU, et al. Final results of local-regional control and late toxicity of RTOG 9003: a randomized trial of altered fractionation radiation for locally advanced head and neck cancer. Int J Radiat Oncol Biol Phys. 2014;89:13-20.
43. Overgaard J, Hansen HS, Specht L, Overgaard M, Grau C, et al. Five compared with six fractions per week of conventional radiotherapy of squamous-cell carcinoma of head and neck: DAHANCA 6 and 7 randomised controlled trial. Lancet. 2003 Sep 20;362(9388):933-40.
44. Lacas B, Bourhis J, Overgaard J, Zhang Q, Grégoire V, Nankivell M, et al. Role of radiotherapy fractionation in head and neck cancers (MARCH): an updated meta-analysis. Lancet Oncol. 2017;18:1221-37.
45. Bernier J, Cooper JS, Pajak TF, van Glabbeke M, Bourhis J, Forastiere A, et al. Defining risk levels in locally advanced head and neck cancers: a comparative analysis of concurrent postoperative radiation plus chemotherapy trials of the EORTC (#22931) and RTOG (# 9501). Head Neck. 2005;27:843-50.

CAPÍTULO 41

PROTOCOLO DE PRESERVAÇÃO DE ÓRGÃO NÃO CIRÚRGICO

Gilberto de Castro Junior

INTRODUÇÃO

Voz, coordenação de deglutição e passagem de ar são as principais funções da laringe no ser humano, e aquelas neoplasias que acometem a laringe nos seus subsítios (supraglote, glote e/ou infraglote) levam ao prejuízo de uma ou mais dessas funções, a depender da extensão da lesão primária. Assim, a partir de um estadiamento preciso da neoplasia laríngea em questão e da adequada caracterização dos respectivos descritores T-N-M em cada paciente, a discussão multidisciplinar e multiprofissional em *board* dedicado faz-se necessária para a definição do tratamento mais adequado para cada paciente, levando-se em conta fatores relacionados com o paciente (*performance status*, comorbidades), com a neoplasia (estadiamento, histologia, aspectos moleculares) e com o serviço em que o paciente será tratado e acompanhado (recursos humanos e materiais, experiência).

Neste capítulo, nosso objetivo é descrever a preservação da laringe não cirúrgica na abordagem multidisciplinar dos pacientes acometidos por carcinoma de células escamosas (CEC) da laringe, a histologia mais comumente encontrada neste sítio anatômico.

PRESERVAR A LARINGE DOS PACIENTES CANDIDATOS À LARINGECTOMIA TOTAL COM INTENÇÃO CURATIVA É POSSÍVEL SEM COMPROMETER A SOBREVIDA GLOBAL DESTES PACIENTES?

O tratamento não cirúrgico envolvendo quimioterapia (QT) e radioterapia (RT) em pacientes selecionados, portadores de CEC de laringe, candidatos à laringectomia total com intenção curativa, pode preservar a laringe sem comprometer a sobrevida global.

A adequada seleção destes pacientes, ponto inicial desta discussão e aspecto crítico na tomada de decisão na prática clínica, envolve inicialmente o estadiamento da neoplasia em questão. O clássico estudo conduzido pelo Veterans Affairs Laryngeal Cancer Study Group (VALCSG) incluiu nos 322 pacientes (estádios III-IV, N0-N3, M0), candidatos à laringectomia total (LT) e que foram aleatorizados em dois braços: laringectomia total seguida de RT ou QT de indução (cisplatina [DDP] e 5-fluoruracil [FU]) por dois ciclos. Aqueles pacientes que não tiveram ao menos resposta parcial eram submetidos à LT; os demais recebiam mais um ciclo de QT e RT definitiva. A laringe foi preservada em 107 pacientes (64%) daqueles que receberam QT de indução. É importante mencionar que 55 pacientes candidatos à preservação foram tratados com LT: 30 antes da RT (falha de indução, não atingiram resposta parcial) e 29 após RT (por persistência da doença, em avaliação realizada 12 semanas após o final da RT). A taxa de sobrevida global em 2 anos foi 68% em ambos os braços. Este estudo revelou ainda que cirurgia de resgate foi mais frequente em pacientes com tumores T4 (56% *versus* 29%), estádio IV (44%), pregas vocais fixas (41%) e invasão grosseira de cartilagem (41%).[1]

Cabe aqui mencionar que o estudo EORTC 24891 incluiu 202 pacientes com CEC de hipofaringe, estádios T2-T4, N0-N2b, tratados com o mesmo regime de QT (dois ciclos de DDP--FU e terceiro ciclo no caso de resposta parcial), seguida de RT, conforme acima ou cirurgia seguida de RT adjuvante. Os resultados de sobrevida livre de doença em 3 e 5 anos não foram diferentes entre os braços de preservação de órgão e cirurgia (43% e 25% *versus* 32% e 27%, respectivamente), e os resultados de sobrevida global em 3 anos favoreceram o braço de preservação (43% *versus* 27%, RR 0,86, p 0,006), sem diferença aos 5 anos. A taxa de preservação de laringe funcional aos 3 e 5 anos foram 42% e 35%, respectivamente.[2]

Esses dois estudos demonstram que sim, preservar a laringe dos pacientes candidatos à laringectomia total com intenção curativa, é possível sem comprometer a sobrevida global destes pacientes. Entretanto, a seleção de pacientes é um aspecto fundamental, devendo-se ressaltar que os melhores candidatos a esta estratégia precisam, no mínimo, apresentar as seguintes características: 1. apresentar boas condições clínicas e funções orgânicas normais; 2. ausência de disfunção faringolaringoesofágica; 3. tumores T2-T3, não candidatos a laringectomias parciais, estádios N0-N1.[3] Na discussão dessas alternativas de tratamento com os pacientes e conforme mostrado nesses estudos, as taxas de sobrevida global são equivalentes entre o braço de preservação de órgão e o braço de LT.

NOS PACIENTES CANDIDATOS À PRESERVAÇÃO DE LARINGE, QUAL A MELHOR ESTRATÉGIA DE COMBINAR A QUIMIOTERAPIA E A RADIOTERAPIA?

Estudos da década de 1990 mostraram que a estratégia de combinar a QT e a RT de modo concomitante, especialmente empregando RT com cisplatina na dose de 100 mg/m^2 cada 21 dias da RT, foi superior à RT isolada no tratamento do CEC de cavidade oral, orofaringe, hipofaringe e laringe localmente avançado em termos de melhor sobrevida global, porém, com maior incidência de eventos adversos (toxicidade) de graus 3-4.[4] Assim, o estudo RTOG 91-11 comparou três estratégias não cirúrgicas de preservação de laringe: 1. QT de indução (DDP-FU) seguida de RT, correspondente à estratégia descrita pelo VALCSG; 2. radioterapia isolada; ou 3. RT associada à cisplatina na dose de 100 mg/m² cada 21 dias, em 547 pacientes.[5]

A maioria dos pacientes incluídos apresentava tumores T3 N0-1. Em comparação ao braço padrão de RT isolada, a taxa de preservação de laringe foi superior nos pacientes tratados com quimiorradiação concomitante (84% *versus* 66% em 5 anos, p < 0,001), com sobrevida global semelhante (55% *versus* 54% em 5 anos). Taxa de preservação de laringe em 5 anos nos pacientes tratados com QT de indução foi 71%, com sobrevida global em 5 anos de 58%.[5] A atualização deste estudo aos 10 anos mostrou que as taxas de preservação de laringe foram de 82% e 67,5% nos braços de tratamento concomitante e indução, respectivamente, com sobrevida global numericamente superior no braço de QT de indução (39%), *versus* 27,5% nos tratados com quimiorradioterapia concomitante e 31,5% para RT isolada[5,6].

Novamente fica claro o aspecto da necessidade de adequada seleção de pacientes, pois este estudo demonstra que a despeito de maior taxa de preservação de laringe, mesmo em longo prazo, oferecida pela quimiorradioterapia concomitante, a maior toxicidade locorregional tardia, facilitando disfunção laríngea, pode comprometer a sobrevida global do paciente (não câncer-relacionada).[6] Deve-se destacar que no grupo de pacientes com idade superior a 70 anos o risco de toxicidade tardia da quimorradioterapia pode ser ainda maior.[4]

A QUIMIOTERAPIA DE INDUÇÃO NO CENÁRIO DE PRESERVAÇÃO DE LARINGE: 2 *VERSUS* 3 DROGAS

Entre os objetivos da QT de indução, podemos citar a possibilidade de acompanhar a sensibilidade do tumor ao tratamento administrado, o que é útil nos pacientes portadores de CEC de laringe candidatos à preservação, pois tal sensibilidade é preditiva de resposta à radioterapia definitiva; e há também redução de risco de disseminação sistêmica, por controle precoce de doença micrometastática e menor taxa de metástases a distância.

Baseando-se nos estudos TAX323 e TAX324, que demonstraram o benefício da adição de docetaxel (T), um agente antimicrotúbulos, ao clássico regime DDP-FU, em termos de maior sobrevida global nos pacientes com CEC de cavidade oral, orofaringe, hipofaringe e laringe, localmente avançado,[7,8] a combinação tripla TPF (docetaxel-DDP-FU) foi avaliada como QT de indução na preservação de laringe.

O próprio estudo TAX324 incluiu 166 pacientes com CEC primário em laringe ou hipofaringe (estádios III-IV), sendo 74% ressecáveis, e a sobrevida livre de laringectomia foi 52% (TPF) e 32% (DDP-FU), sendo a indução seguida por quimiorradioterapia com base em carboplatina. Sobrevida global em 3 anos foi 57% (TPF) e 40% (DDP-FU).[8]

O estudo GORTEC 2000-01 comparou TPF *versus* PF como indução seguida de RT isolada em 213 pacientes como CEC de laringe ou hipofaringe, estádios III-IV. O desfecho desse estudo incluiu, além da preservação de órgão, a funcionalidade do órgão preservado (qualidade de voz, nutrição, qualidade de vida). A taxa de preservação de laringe em 3 anos foi de 70% (TPF) e 57% (PF), sem diferença em sobrevida global aos 3 anos (60%).[9] A atualização com 10 anos de seguimento continua a mostrar a superioridade de TPF em termos de preservação de laringe (70,3% *vs.* 46,5%) e sobrevida livre de disfunção laríngea (46,5% *vs.* 37,2%, p = 0,001), sem diferença de sobrevida global. Toxicidades tardias graus 3-4 têm menor frequência no braço PF (9,3% *versus* 17,1%, p = 0,038).[10]

CONCLUSÕES E PERSPECTIVAS

A estratégia de preservação de órgão pode ser considerada como uma alternativa de tratamento para os pacientes selecionados com CEC de laringe ou hipofaringe, candidatos à LT. A seleção do tratamento deve levar em conta aspectos relacionados com o CEC em questão, sendo aqueles T2-T3 N0-N1 (não candidatos à laringectomia parcial) os com melhores resultados. A presença de disfunção laríngea (incluindo pneumonia nos últimos 12 meses, traqueostomia, disfagia com necessidade de via alternativa de alimentação ou mesmo evidência objetiva de aspiração em exame contrastado) é critério de exclusão à preservação de laringe.

No caso de optar-se por QT de indução (sendo TPF a opção com melhores resultados de preservação, mas mais tóxica), a avaliação de resposta antes do tratamento definitivo com RT é fundamental, sendo resposta parcial necessária. Incorporação de ^{18}FDG-PET-TC na avaliação pré-tratamento e na avaliação de resposta ao final do tratamento é útil, especialmente no manejo de linfonodos cervicais acometidos. Terapias-alvo, direcionadas ao receptor do fator de crescimento epidérmico (EGF) (cetuximabe, por exemplo) e imunoterapia, são modalidades de tratamentos sistêmicos considerados ainda experimentais nesta indicação.[11,12]

Por fim, a oferta do melhor suporte clínico, com avaliação e discussão multidisciplinar e multiprofissional, incluindo reabilitação, é outro aspecto fundamental na individualização do tratamento do CEC de laringe ou hipofaringe, em que se considera a preservação de órgão.

REFERÊNCIAS BILIOGRÁFICAS

1. Department of Veterans Affairs Laryngeal Cancer Study Group, Wolf GT, Fisher SG, Hong WK, Hillman R, Spaulding M, et al. Induction chemotherapy plus radiation compared with surgery plus radiation in patients with advanced laryngeal cancer. N Engl J Med. 1991;324:1685-90.
2. Lefebvre JL, Chevalier D, Luboinski B, Kirkpatrick A, Collette L, Sahmoud T. Larynx preservation in pyriform sinus cancer: preliminary results of a European Organization for Research and Treatment of Cancer phase III trial. EORTC Head and Neck Cancer Cooperative Group. J Natl Cancer Inst. 1996;88:890-9.
3. Lefebvre JL, Ang KK; Larynx Preservation Consensus Panel. Larynx preservation clinical trial design: key issues and recommendations-a consensus panel summary. Int J Radiat Oncol Biol Phys. 2009;73:1293-303.
4. Lacas B, Carmel A, Landais C, Wong SJ, Licitra L, Tobias JS, et al. Meta-analysis of chemotherapy in head and neck cancer (MACH-NC): An update on 107 randomized trials and 19,805 patients, on behalf of MACH-NC Group. Radiother Oncol. 2021;156:281-93.
5. Forastiere AA, Goepfert H, Maor M, Pajak TF, Weber R, Morrison W, et al. Concurrent chemotherapy and radiotherapy for organ

preservation in advanced laryngeal cancer. N Engl J Med. 2003;349:2091-8.
6. Forastiere AA, Zhang Q, Weber RS, Maor MH, Goepfert H, Pajak TF, et al. Long-term results of RTOG 91-11: a comparison of three nonsurgical treatment strategies to preserve the larynx in patients with locally advanced larynx cancer. J Clin Oncol. 2013;31:845-52.
7. Vermorken JB, Remenar E, van Herpen C, Gorlia T, Mesia R, Degardin M, et al. Cisplatin, fluorouracil, and docetaxel in unresectable head and neck cancer. N Engl J Med. 2007;357:1695-704.
8. Posner MR, Hershock DM, Blajman CR, Mickiewicz E, Winquist E, Gorbounova V, et al. Cisplatin and fluorouracil alone or with docetaxel in head and neck cancer. N Engl J Med. 2007;357:1705-15.3.
9. Pointreau Y, Garaud P, Chapet S, Sire C, Tuchais C, Tortochaux J, et al. Randomized trial of induction chemotherapy with cisplatin and 5-fluorouracil with or without docetaxel for larynx preservation. J Natl Cancer Inst. 2009;101:498-506.
10. Janoray G, Pointreau Y, Garaud P, Chapet S, Alfonsi M, Sire C, et al. Long-term Results of a Multicenter Randomized Phase III Trial of Induction Chemotherapy With Cisplatin, 5-fluorouracil, ± Docetaxel for Larynx Preservation. J Natl Cancer Inst. 2015;108:djv368.
11. Lefebvre JL, Pointreau Y, Rolland F, Alfonsi M, Baudoux A, Sire C, et al. Induction chemotherapy followed by either chemoradiotherapy or bioradiotherapy for larynx preservation: the TREMPLIN randomized phase II study. J Clin Oncol. 2013;31:853-9.
12. Cohen EEW, Bell RB, Bifulco CB, Burtness B, Gillison ML, Harrington KJ, et al. The Society for Immunotherapy of Cancer consensus statement on immunotherapy for the treatment of squamous cell carcinoma of the head and neck (HNSCC). J Immunother Cancer. 2019;7:184.

CAPÍTULO 42

REABILITAÇÃO FONOAUDIOLÓGICA APÓS LARINGECTOMIA PARCIAL

Débora dos Santos Queija ▪ Lica Arakawa-Sugueno

INTRODUÇÃO

Cirurgias parciais para tumores iniciais ou mesmo mais avançados têm como proposta obter melhores resultados funcionais com boa resposta oncológica e poucos efeitos adversos.

Seja qual for o método empregado, todas as abordagens cirúrgicas e reconstruções promovem alguma alteração na capacidade da laringe de manter a proteção das vias aéreas durante a deglutição, fonação eficiente e, por vezes, a respiração.

A história pregressa da doença e seu estadiamento, a localização do tumor, as condições clínicas do paciente, assim como o tipo de cirurgia, sua respectiva reconstrução, complicações pós-operatórias e o tratamento complementar empregado são fatores determinantes para a análise da integridade funcional das estruturas remanescentes. O impacto pode variar nos diversos domínios da função laríngea.[1-3]

A atuação fonoaudiológica deve ser considerada desde o momento do diagnóstico, uma vez que as queixas de dificuldade de deglutição, alteração vocal e respiratória sejam comumente observadas na consulta médica inicial. A avaliação desses aspectos e as orientações pertinentes às adaptações na alimentação ou mesmo à necessidade de via alternativa de alimentação e hidratação devem ser preconizadas para garantir melhores resultados e qualidade de vida. Recomenda-se o acompanhamento em curto, médio e longo prazos pelas mudanças da manifestação dos sintomas ao longo do término do tratamento.[1,2,4]

TIPOS DE LARINGECTOMIA PARCIAL E ALTERAÇÃO DE VOZ, RESPIRAÇÃO E DEGLUTIÇÃO

As cirurgias parciais de laringe geralmente são selecionadas para tumores T1-T3 glóticos e supraglóticos. As mais comuns são a laringectomia parcial horizontal supraglótica (LPHSG) estendida ou não para a base da língua, a supracricóidea com reconstrução por cricoioidoepiglotopexia (CHEP) ou cricoioidopexia (CHP). Outra opção é a laringectomia parcial vertical (LPV) associada ou não à reconstrução para compor a glote remanescente.[5-7]

Tanto nas LPH como nas LPV as sequelas são determinadas por fatores relacionados com a extensão do tumor, com a possibilidade de reconstrução e com a técnica empregada, como à indicação de radioterapia (RT) e/ou radioquimioterapia (RQT) associada e, finalmente, às condições clínicas e pulmonares do paciente. A dimensão do impacto na qualidade de vida do paciente envolve a deglutição, voz e respiração em suas inúmeras esferas.[1,8-11]

Após a LPV, podem-se observar alterações vocais de discretas a mais intensas, a depender do tamanho da lesão e da reconstrução usada. Nas cirurgias menores, por vezes, a mudança na voz chega a ser imperceptível ao ouvido leigo. Entretanto, nos casos mais avançados, onde há necessidade de reconstrução, pode-se perceber uma voz mais alterada, com desvio de *pitch* e *loudness*. A qualidade vocal pode oscilar entre a rugosidade, a soprosidade e a tensão com certo impacto na comunicação oral, representando uma desvantagem vocal, principalmente sob o ponto de vista físico. É comum verificar formação de sinéquia, fato que gera uma voz com *pitch* mais aguda, abafada, áspera, causando certo desconforto ao ser ouvida, essencialmente pelo padrão de desvio. Outra possibilidade é o granuloma também pós-operatório e, em alguns casos, persistentes. Nesse caso, a voz pode apresentar características mistas (tanto com *pitch* aguda ou grave a depender do tamanho, proporção e localização da lesão).[8,9]

Por tratar-se de operação mais ampliada, em que se retiram os espaços glótico e paraglótico junto com a cartilagem tireóidea (preservando-se pelo menos umas das aritenoides), a CHEP ou CHP oferece alterações consistentes na tríade de funções laríngeas. A modificação anatômica promovida pela reconstrução, a alteração da sensibilidade da neofaringolaringe e o processo cicatricial resultam em dificuldades em adaptar-se à nova condição. Nesses casos, a via alternativa de alimentação torna-se imprescindível para viabilizar a nutrição e hidratação, na maioria dos casos, temporariamente. No pós-operatório, especialmente a traqueostomia com a cânula plástica e o balonete do *cuff* insuflado é uma necessidade com o intuito de favorecer a ventilação e reduzir a aspiração de saliva. Estes pacientes, em sua maioria, evoluem com edema interno da neoglote, fato que interfere no desempenho do manejo de secreções, na deglutição e na voz. No período recente, a disfagia pode variar de 67% a 100% dos casos.[12]

Após o período agudo, a ocorrência de disfagia é observada em torno de 17% a 74% com maior incidência no primeiro ano de pós-operatório. A deglutição é caracterizada por alteração na sensibilidade, mobilidade, coordenação e força das estruturas remanescentes, que refletem em atraso do início da resposta faríngea, redução da elevação laríngea e fechamento do vestíbulo e resíduo. Esses indivíduos, muitas vezes, são surpreendidos ao fazer um exame de deglutição, que constata um quadro de disfagia moderada com aspiração silente. A fonoterapia tem um papel importante tanto para a adaptação da nova anatomia e nos ajustes necessários para a proteção das vias aéreas inferiores, como na conscientização do paciente quanto à possibilidade da falta de sintomas não ser um sinalizador de alterações.[2]

O processo de senescência também é um fator importante para o acompanhamento em longo prazo, mesmo nos casos submetidos à reabilitação fonoaudiológica. Embora a técnica cirúrgica traga uma taxa de sobrevida boa, estudos recentes apontam maior ocorrência de penetração e aspiração em sujeitos sobreviventes na faixa etária acima de 60 anos. Mesmo na ausência de queixas, a disfagia no idoso sobrevivente ao câncer de cabeça e pescoço é caracterizada por alteração na eficiência e segurança e pode ser derivada de diversos fatores que merecem uma avaliação de toda a equipe multidisciplinar.[13]

A voz também sofre modificações que podem ser refletidas em uma qualidade vocal rugosa e soprosa de grau moderado a intenso, alteração de *pitch* e *loudness* e desvio importante do foco de ressonância. A ampliação para a base da língua exibe uma ressonância mais posterior, enquanto, nas não ampliadas, esta se desloca para a laringe, dando a impressão de certo esforço que nem sempre é real. De forma geral, a disfonia é moderada à intensa com desvantagem vocal significativa.[10]

Quando há possibilidade de cirurgia estendida, mesmo na vigência de tumores avançados para infraglote, a laringectomia supratraqueal com traqueoioidoepiglotopexia (THEP) oferece a possibilidade de alimentação por via oral, ainda que com impacto na eficiência e segurança da deglutição. Esses pacientes necessitam de adaptações na alimentação, em especial para a consistência líquida que oferece maior risco. O melhor desempenho parece estar associado à preservação das duas aritenoides.[14]

Nessa cirurgia, a disfonia é de moderada à intensa, com voz caracterizada por rugosidade moderada, podendo estar associada à soprosidade nos casos em que as compensações com a neoglote não foram totalmente eficientes para promover o fechamento completo e substituir a retirada das pregas vocais e vestibulares.[14]

O tratamento associado à radioterapia e/ou radioquimioterapia é elemento disparador para o desenvolvimento de edema, linfedema e fibrose ainda no período precoce ou mesmo tardio. Esse linfedema geralmente é do tipo composto (externo e interno), com impacto na deglutição e na voz. Sua identificação e classificação é um aspecto pontual que norteia a necessidade de avaliações sistemáticas e implantação de um programa que viabilize o autocuidado e a autodrenagem no sentido de minimizar seus efeitos no tecido acometido.[15]

O impacto do linfedema pode ser notado até mesmo na respiração, interferindo, por vezes, de forma tão intensa que solicita a colocação de uma cânula de traqueostomia para favorecer a ventilação.

REABILITAÇÃO FONOAUDIOLÓGICA NA LARINGECTOMIA PARCIAL

A análise da capacidade de o paciente tolerar a cirurgia e o processo de reabilitação deve ser ponderada por toda a equipe antes de propor o tratamento. A fragilidade geral, diabetes e problemas cognitivos necessitam ser equilibrados com os programas mais rigorosos de reabilitação pós-operatória. A presença de qualquer comorbidade que possa interferir na capacidade de mobilização ou de envolver-se nos exercícios de fisioterapia e de deglutição e voz com o fonoaudiólogo hoje são apontados como fatores cruciais para obtenção de resultados satisfatórios. O sucesso da terapia depende de fatores como a decanulação da traqueostomia, do retorno à via oral e a possibilidade de fazer exercícios que recrutam as estruturas remanescentes para promover uma voz mais eficiente para uma comunicação oral mais inteligível e funcional.[1]

Embora as reconstruções tenham como objetivo favorecer a proteção das vias aéreas durante a deglutição e melhores condições de fonação, a reabilitação fonoaudiológica faz-se necessária desde o pré-operatório, com seguimento logo no pós-operatório recente.

O treino pré-operatório auxilia o paciente a compreender o mecanismo da cirurgia e treinar as manobras e posturas indicadas para o pós-operatório e, em muitos casos, fazer as adaptações necessárias para alimentar-se até a cirurgia. É possível considerar a via alternativa de alimentação para que as condições clínicas se mantenham e possam garantir melhor recuperação.[1]

Nos dois primeiros dias de pós-operatório, o *cuff* permanece insuflado para evitar a aspiração. O início dos exercícios com o *cuff* desinsuflado é uma questão que o fonoaudiólogo pode discutir com o cirurgião. O fato é que, quanto mais precoce o processo iniciar sem imprimir riscos para a estabilidade cirúrgica, menores as chances de atrofia por desuso e mais eficiente a deglutição de saliva, a redução da tosse, o gerenciamento de secreções e a possibilidade de decanulação. Por vezes, o *feedback* visual por meio de nasofibroscopia da deglutição pode facilitar a compreensão da biomecânica da neolaringe e o processo de deglutição.

O edema pós-cirúrgico pode ser minimizado pela drenagem linfática manual e consequentemente pode-se observar melhor a amplitude de movimento das estruturas remanescentes, auxiliando, assim, na execução dos exercícios e manobras posturais.

Por vezes, pode haver dificuldade na tosse e sua eficiência causada pela dificuldade no direcionamento do fluxo aéreo e força mesmo sem prejuízo pulmonar. O EMST-150 é uma possibilidade que oferece um trabalho direcionado para este objetivo, desde que avaliado individualmente, com bons resultados. A ferramenta pode proporcionar benefícios secundários para a voz e para a deglutição, ainda que pouco descrito na literatura.[16]

No período recente após cirurgia, muitas vezes com paciente ainda internado em ambiente hospitalar as propostas emergenciais envolvem estratégias de adaptação como modificação de dieta, manobras posturais e de proteção de via aérea. Inicialmente é importante reduzir estímulos auditivos e visuais do ambiente que prejudiquem o foco de atenção na intervenção fonoaudiológica.[17]

Muitas vezes, devido aos efeitos dos anestésicos, a hipossalivação manifesta-se com uma saliva extremamente espessa, cujo manejo é bastante difícil. A retirada do máximo de volume de secreção salivar antes do treino com alimentos pode facilitar a deglutição.

Nesse período agudo, a modificação de dieta segura sugerida é: volume reduzido por oferta (2 a 3 mL), com colher posicionada em região anterior oral, alimentos com consistência líquida espessada (mel) ou purê, homogêneos. Sabe-se que o sabor azedo reduz o tempo de trânsito faríngeo em pacientes com câncer de cabeça e pescoço,[18] porém, em quadros de mucosite ou pouca tolerância a esse tipo de estímulo, deve ser evitado.

A postura de cabeça tombada para frente (queixo no peito) é a mais segura para LP. As manobras posturais de cabeça virada para o lado operado ou inclinada para o lado não operado não apresentaram evidência de benefício na literatura.

Outra possibilidade nesse período recente para LP é o uso de manobras de proteção de via aérea durante a deglutição de saliva ou alimentos. As manobras de deglutição supraglótica, supersupraglótica, de esforço e deglutição múltiplas são as mais indicadas.[19-21]

Se houver indicação de radioterapia e/ou quimioterapia complementar após cirurgia, algumas medidas profiláticas podem ser tomadas. Fazem parte de orientações ao paciente por parte da equipe multidisciplinar a higiene oral, redução do uso de álcool e tabaco, hidratação e saliva artificial (hidratante ou umectante oral), quando necessário.

Exercícios vocais e de deglutição são propostos para mudanças funcionais em longo prazo. Serão comentados, a seguir, os apontamentos da literatura para estratégias propostas para essa população nos períodos pós-operatório recente, tardio e durante radioterapia e quimioterapia indicadas em alguns pacientes como complemento após a cirurgia.

Estratégias Terapêuticas para Deglutição

Uma vez realizada a intervenção de segurança mencionada anteriormente com adaptação postural, ajustes de volume, consistência e uso de manobras de proteção de via aérea para resultados imediatos, devem ser inseridas estratégias para as mudanças duradouras, considerando o impacto na fisiologia da deglutição e, consequentemente, no desempenho funcional com resultados de segurança e eficiência.

Os desfechos de reabilitação da disfagia esperados são: mais saúde pulmonar com redução ou eliminação da aspiração de saliva e alimentos; melhor habilidade de deglutição com ganho de peso, menos tempo gasto na alimentação, maior variedade de alimentos, mais hidratação e nutrição, melhor qualidade de vida funcional específico e geral.

As manobras têm o objetivo de modificar e aumentar a força da deglutição ou alterar os mecanismos de proteção das vias aéreas e são recomendadas frequentemente na clínica fonoaudiológica pela capacidade de execução nesses indivíduos, cuja dificuldade não envolve comando:[21] deglutição com esforço, manobra de Mendelsohn, deglutição supraglótica, deglutição supersupraglótica, manobra de Masako e deglutições múltiplas.

O uso do programa de reabilitação, *McNeil Dysphagia Therapy Program*, que envolve associação de eletroestimulação neuromuscular com *feedback* como eletromiografia de superfície e progressão de consistências, foi testado também para a população com câncer de cabeça e pescoço, com benefício nos poucos casos mencionados no estudo.[22]

Há falta de evidências robustas de eficácia das estratégias de reabilitação específicas para disfagia em LP para mudanças funcionais em longo prazo.

Estratégias Terapêuticas para Voz

Os objetivos da terapia vocal após LP envolvem a captação das estruturas remanescentes de forma compensatória, aumento de vibração da mucosa, equilíbrio ressonantal, coordenação pneumofonoarticulatória e redução da tensão faríngea.[23]

Nos casos de LPH com CHEP, as estruturas supraglóticas devem ser recrutadas como fonte sonora, por meio da aproximação ariepiglótica. Quando a reconstrução é CHP, a fonte sonora comum costuma ser a aritenoide contra a base da língua.

A técnica de firmeza glótica com exercício vocal semiocluído é indicada para coaptação de pregas vocais. É realizada por meio da oclusão quase total da boca usando a palma da mão em concha durante a produção de um som fricativo sonoro contínuo.[24] Apesar da ausência do nível glótico na CHEP, essa estratégia vem sendo utilizada na clínica fonoaudiológica para recrutamento das estruturas remanescentes, e o estudo de Fouquet *et al.* analisou o comportamento laríngeo por meio da nasofibroscopia e a qualidade vocal de seis indivíduos submetidos à CHEP, logo após execução de dois minutos dessa estratégia.[25] Os resultados imediatos mudaram positivamente a qualidade vocal e o grau de coaptação supraglótica.

O empuxo, técnica proposta por Froeschels *et al.*, foi utilizado por Yamaguchi *et al.* em pacientes que realizaram hemilaringectomia e outros casos com *gap* glótico ou laríngeo, com objetivo de coaptação das estruturas e vibração da mucosa aritenóidea. Houve aumento na intensidade e melhora no controle fonatório nesses casos.[26,27]

Vogais emitidas de forma curta e intensa associadas a empuxo ativam a fonte sonora com participação da aritenoide.[28]

O exercício chamado de /b/ prolongado, proposto por Laukkanen *et al.* é uma sugestão indicada para pacientes submetidos a CHEP.[29] É um método de competência fonatória que tem objetivo de reduzir tensão muscular em casos que apresentam déficits de coaptação glótica e laríngea por meio de abaixamento de laringe e tensão muscular cervical, aumento da competência fonatória e amplitude de vibração da mucosa.

O /b/ prolongado associado à pressão toracoabdominal foi testado por Silveira *et al.* em pacientes com indicação de reabilitação vocal após CHEP.[30] A melhora do grau geral do desvio vocal, rugosidade e soprosidade foi observada apenas a partir do quarto minuto de execução.

Na LPV, uma das estratégias utilizadas na reabilitação é o vocal *fry*, de Boone e McFarlane.[31] O efeito imediato de dois minutos da estratégia em sete pacientes após LPV frontolateral e hemilaringectomia foi apresentado por Serrano *et al.* por meio de configuração laríngea (nasofibroscopia) e avaliação clínica perceptivo-auditiva da voz.[32] Os autores identificaram aumento da amplitude vibratória dos tecidos remanescentes.

COMENTÁRIOS FINAIS

A experiência e integração da equipe multidisciplinar que oferecem assistência aos pacientes com indicação de LP interferem diretamente nos resultados funcionais de voz, deglutição e respiração. Orientação e treinamento pré-operatório; seguimento no pós-operatório recente; definição de critérios e fluxograma para decanulação; início do treinamento de dieta oral até retirada da via alternativa e reabilitação vocal devem estar planejados envolvendo responsabilidade de uma equipe de médico, enfermeiro, fonoaudiólogo, fisioterapeuta e nutricionista. O tempo de internação, de decanulação e de retirada da sonda de alimentação depende de vários fatores e tem muita variabilidade em diferentes centros de assistência e países.[33]

O uso de protocolo de autoavaliação da voz e questionários de desvantagem vocal podem apresentar resultados muito diferentes entre ressecção parcial e total, por envolver estratégias de enfrentamento do problema vocal.[34] É importante ressaltar que há evidência de qualidade de vida geral melhor após cirurgia parcial quando comparado à ressecção total da laringe.[35,36] A maior parte dos pacientes após ressecção parcial de laringe retoma a respiração sem necessidade de traqueostomia, tem deglutição adaptada e exclusiva oral e comunicação oral após reabilitação fonoaudiológica.

REFERÊNCIAS BIBLIOGRÁFICAS

1. Dawson C, Pracy P, Patterson J, Paleri V. Rehabilitation following open partial laryngeal surgery: key issues and recommendations from the UK evidence based meeting on laryngeal cancer. J Laryngol Otol. 2019;133:177-82.
2. Freitas AS, Santos IC, Furia C, Dornelas R, Silva ACAE, Dias FL, et al. Prevalence and associated factors of aspiration and severe dysphagia in asymptomatic patients in the late period after open partial laryngectomy: a videofluoroscopic evaluation. Eur Arch Otorhinolaryngol. 2022 Jan 4. Epub ahead of print.
3. Calcaterra TC, Zwitman DH. Vocal rehabilitation after partial or total laryngectomy. Calif Med. 1972;117:12-5.
4. Clasen D, Keszte J, Dietz A, Oeken J, Meister EF, Guntinas-Lichius O, et al. Quality of life during the first year after partial laryngectomy: Longitudinal study. Head Neck. 2018;40:1185-95.
5. Bron L, Brossard E, Monnier P, Pasche P. Supracricoid partial laryngectomy with cricohyoidoepiglottopexy and cricohyoidopexy for glottic and supraglottic carcinomas. Laryngoscope. 2000;110:627-34.
6. Laccourreye H, Laccourreye O, Menard M, Weinstein G, Brasnu D. Supracricoid laryngectomy with cricohyoidoepiglottopexy: A partial laryngeal procedure for glottic carcinoma. Ann Otol Rhinol Laryngol. 1990;99:421-6.
7. Gilbert RW, Goldstein DP, Guillemaud JP, Patel RS, Higgins KM, Enepekides DJ. Vertical partial laryngectomy with temporoparietal free flap reconstruction for recurrent laryngeal squamous cell carcinoma: Technique and long-term outcomes. Arch Otolaryngol Head Neck Surg. 2012;138:484-91.
8. Pfuetzenreiter EG Jr, Dedivitis RA, Queija DS, Bohn NP, Barros AP. The relationship between the glottic configuration after frontolateral laryngectomy and the acoustic voice analysis. J Voice. 2010;24:499-502.
9. Queija DS, Ferreira AS, Portas JG, Dedivitis RA, Pfuetzenreiter Júnior EG, Bohn NP, et al. Avaliação vocal e auto-percepção da desvantagem vocal (VHI) após laringectomia fronto-lateral. Rev Bras Cir Cabeça Pescoço. 2007;3695-9.
10. Portas JG, Queija Ddos S, Arine LP, Ferreira AS, Dedivitis RA, Lehn CN, et al. Voice and swallowing disorders: Functional results and quality of life following supracricoid laryngectomy with cricohyoidoepiglottopexy. Ear Nose Throat J. 2009;88:E23-30.
11. Alicandri-Ciufelli M, Piccinini A, Grammatica A, Chiesi A, Bergamini G, Luppi MP, et al. Voice and swallowing after partial laryngectomy: factors influencing outcome. Head Neck. 2013;35:214-9.
12. Buzaneli E, Zenari MS, Kulcsar M, Dedivitis RA, Cernea CR, Nemr K. Supracricoid laryngectomy: The function of the remaining arytenoid in voice and swallowing. Int Arch Otorhinolaryngol. 2018;22:303-12.
13. Freitas AS, Zica GM, Silva AC, Dias FL, Freitas EQ, Santos IC. Laringectomia supracricóidea: O impacto da senescência na segurança da deglutição. Einstein. 2021;19:eAO5715.
14. Zica GM, Freitas AS, Silva AC, Dias FL, Santos IC, Freitas EQ, et al. Swallowing, voice and quality of life of patients submitted to extended supratracheal laryngectomy. Einstein. 2020;18:eAO5390.
15. Smith BG, Hutcheson KA, Little LG, Skoracki RJ, Rosenthal DI, Lai SY, et al. Lymphedema outcomes in patients with head and neck cancer. Otolaryngol Head Neck Surg. 2015;152:284-91.
16. Palmer AD, Bolognone RK, Thomsen S, Britton D, Schindler J, Graville DJ. The safety and efficacy of expiratory muscle strength training for rehabilitation after supracricoid partial laryngectomy: A pilot Investigation. Ann Otol Rhinol Laryngol. 2019;128:169-76.
17. Granell J, Garrido L, Millas T, Gutierrez-Fonseca R. Management of oropharyngeal Dysphagia in laryngeal and hypopharyngeal cancer. Int J Otolaryngol. 2012;157630.
18. Pauloski BR, Logemann JA, Rademaker AW, Lundy D, Sullivan PA, Newman LA, et al. Effects of enhanced bolus flavors on oropharyngeal swallow in patients treated for head and neck cancer. Head Neck. 2013;35:1124-31.
19. Toledo HS deT, Sugueno LA, Ferraz AR, Francesco RDi. Análise do processo de reabilitação fonoaudiológica em pacientes submetidos a laringectomia supraglótica. Rev CEFAC. 2006;7:29-33.
20. Pauloski BR. Rehabilitation of dysphagia following head and neck cancer. Phys Med Rehabil Clin N Am. 2008;19:889-928.
21. McCabe D, Ashford J, Wheeler-Hegland K, Frymark T, Mullen R, Musson N, et al. Evidence-based systematic review: Oropharyngeal dysphagia behavioral treatments. Part IV--impact of dysphagia treatment on individuals' postcancer treatments. J Rehabil Res Dev. 2009;46:205-14.
22. Crary MA, Carnaby GD. Adoption into clinical practice of two therapies to manage swallowing disorders: exercise-based swallowing rehabilitation and electrical stimulation. Curr Opin Otolaryngol Head Neck Surg. 2014;22(3):172-80.
23. Carrara-de Angelis E, Barros APB. Reabilitação fonoaudiológica nas laringectomias parciais. In: Carrara-de Angelis E, Furia CLB, Mourão LF, Kowalski LP (Eds.). A atuação da fonoaudiologia no câncer de cabeça e pescoço. São Paulo: Lovise. 2000. p. 221-5.
24. Titze IR. Voice training and therapy with a semi-occluded vocal tract: rationale and scientific underpinnings. J Speech Lang Hear Res. 2006;49:448-59.
25. Fouquet ML, Vieira TPG, Murata CJM, Gonçalves AJ. Efeito imediato da técnica de firmeza glótica nas laringectomias parciais horizontais supracricoides: Estudo inicial. Rev Soc Bras Fonoaudiol. 2012;17:346-50.
26. Froeschels E, Kastein S, Weiss DA. A method of therapy for paralytic conditions of the mechanisms of phonation respiration and glutination. J Speech Hear Dis. 1955;20:365-70.
27. Yamaguchi H, Yotsukura Y, Sata H, Watanabe Y, Hirose H, Kobayashi N, et al. Pushing exercise program to correct glottal incompetence. J Voice. 1993;7:250-6.
28. Luppi MP, Nizzoli F, Bergamini G, Ghidini A, Palma S. Speech therapy rehabilitation. Acta Otorhinolaryngol Ital. 2010;30:244-7.

29. Laukkanen AM, Lindholm P, Vilkman E, Haataja K, Alku P. A physiological and acoustic study on voiced bilabial fricative/ beta:/as a vocal exercise. J Voice. 1996;10:67-77.
30. Silveira HSL, Simões-Zenari M, Kulcsar MA, Cernea CR, Nemr K. Combined vocal exercises for rehabilitation after supracricoid laryngectomy: Evaluation of different execution times. J Voice. 2018; 32:723-8.
31. Boone DR, McFarlane SC. The voice and voice therapy. 4. ed. Englewood Cliffs: Prentice-Hall.1988.
32. Serrano DMS, Suehara AB, Fouquet ML, Gonçalves AJ. Uso do som crepitante grave (modelo vocal fry) nas laringectomias parciais verticais. Distúrbios da Comunicação. 2005;17:19-25.
33. Schindler A, Pizzorni N, Mozzanica F, Fantini M, Ginocchio D, Bertolin A, et al. Functional outcomes after supracricoid laryngectomy: what do we not know and what do we need to know? Eur Arch Otorhinolaryngol. 2016;273:3459-75.
34. Oliveira IB, Marialva DRS. Desvantagem vocal e estratégias de enfrentamento nas disfonias após laringectomias. Audiol Commun Res. 2017;22:e1743.
35. Oliveira IB; Marialva DRS. Supracricoid partial laryngectomy: literature review on quality of life protocols. Rev CEFAC. 2016;18:766-76.
36. Nakai MY, Menezes MB, de Carvalho JVBG, Dias LPM, de Barros Silva LA, Tenório LR, et al. Quality of life after Supracricoid Partial Laryngectomy. J Otolaryngol Head Neck Surg. 2021;50:20.

CAPÍTULO 43

REABILITAÇÃO FONOAUDIOLÓGICA APÓS LARINGECTOMIA TOTAL

Elisabete Carrara-de Angelis ■ José Guilherme Vartanian

INTRODUÇÃO

A laringe é um órgão único no corpo humano, no sentido de possuir múltiplas funções: respiração, fonação, proteção das vias aéreas inferiores à deglutição, além de fornecer vantagem mecânica muscular durante a realização de atividades de esforço. A ressecção completa da laringe, portanto, acarreta impacto em várias funções consideradas vitais, das quais falaremos a seguir.

VOZ

Desde a realização da primeira laringectomia total, por Billroth, no século XIX (1873), a reabilitação vocal tem sido uma grande preocupação nesses pacientes. Perder a voz pode acarretar sérias limitações à integração do indivíduo à sociedade. A voz representa a identidade pessoal, e sua perda compromete a manifestação de sentimentos, desejos e necessidades. Três são as formas principais de reabilitação após a laringectomia total: a voz esofágica, a eletrolaringe e a prótese traqueoesofágica. Após realizar uma revisão sistemática sobre reabilitação vocal após laringectomia total, Xi (2010) concluiu que os profissionais de saúde envolvidos no cuidado destes pacientes devem compreender as vantagens e desvantagens de cada método para ajudar os pacientes na melhor decisão, levando em consideração idade, gênero, condição física, trabalho e *status* econômico entre outros.[1]

Voz Esofágica

A voz esofágica (VE) seguramente foi o método de reabilitação mais utilizado, particularmente nos países em desenvolvimento, até o início deste século. Ela é gerada pelo esfíncter faringoesofágico, quando o suprimento de ar introduzido pela boca atinge a porção superior do esôfago e é expulso, sendo modificado pelos ressonadores e articuladores. O segmento faringoesofágico (SFE) é composto pelas fibras dos músculos constritores faríngeos, cricofaríngeo e esofágico superior. As fibras musculares da porção superior do esôfago apresentam controle voluntário, e o tamanho do SFE depende dos tecidos sadios remanescentes, sendo sua tonicidade um fator de crucial importância para uma boa produção vocal. Outras características que interferem na qualidade da VE são o volume de ar que o paciente consegue armazenar no esôfago, sua pressão interna e a resistência do segmento.

Na voz laríngea, a duração e intensidade do som glótico, responsáveis pela qualidade da voz e inteligibilidade da comunicação, dependem da vibração das pregas vocais (tamanho, formato, elasticidade e densidade) e do suprimento aéreo. Para a VE, o reservatório de ar no esôfago é de cerca de 80 mL, muito inferior ao reservatório pulmonar de 2.200 a 4.600 mL disponível para a fonação laríngea. Em consequência disso, bons falantes esofágicos têm tempos fonatórios de, no máximo, três segundos. O paciente deve treinar a habilidade de realizar introduções muito rápidas de ar para que a fala não fique truncada e com velocidade reduzida.

A qualidade da VE é aperiódica, visto que o SFE não possui uma mucosa organizada em forma de camadas, como na prega vocal. A VE apresenta características de instabilidade, componentes de ruído, frequência em torno de 80 Hz (o que é mais impactante para mulheres) e extensão de frequência e intensidade restritas que se refletem em menor expressividade vocal.

Todos os métodos de reabilitação vocal pós-laringectomia apresentam vantagens e desvantagens. Como vantagem, a VE é mais fisiológica e natural, não necessita de manutenção e/ou utilização de equipamentos ou das mãos e apresenta um custo relativamente mais barato do que outros métodos, particularmente para pacientes atendidos em serviços públicos. Sua principal desvantagem é a dificuldade de aprendizado, com baixas taxas de sucesso terapêutico, particularmente em pacientes que fizeram uso de retalhos para reconstrução faríngea, submetidos à radioterapia pré ou pós-operatória, com depressão ou falta de motivação para a reabilitação da comunicação, processo ativo e que exige empenho e esforço. A necessidade de um fonoaudiólogo experiente também é considerada um fator-chave para a aquisição e desenvolvimento da voz.[2,3]

Três são os métodos para introdução de ar no esôfago: deglutição, aspiração e injeção. "O método de deglutição", descrito por Gutman, em 1908, é de fácil compreensão para o paciente. A técnica consiste em deglutir o ar e, assim que perceber sua introdução no esôfago, expulsá-lo emitindo uma vogal. Para tanto, a deglutição deverá ser incompleta. A principal desvantagem do método é a lentidão da fala. Pacientes irradiados que apresentam xerostomia podem apresentar dificuldades com esta técnica. Mesmo os bons falantes esofágicos podem apresentar *clunks* de deglutição associados à introdução do ar pela deglutição. Este e o ruído de estoma podem comprometer a efetividade da transmissão da mensagem. O "método de aspiração, inalação ou de sucção do ar", descrito por Seeman, em 1926, consiste na introdução do ar por meio de uma sucção forçada. O SFE deve estar aberto e relaxado o suficiente para que a pressão do ar atmosférico da boca e hipofaringe ocupe o vácuo parcial do esôfago. A pressão torácica também influencia a pressão intraesofágica, por isso, orienta-se a começar a introdução do ar concomitantemente a uma inspiração profunda. A associação aos movimentos do bocejo também pode ser uma pista inicial para o paciente. Finalmente, o "método de injeção do ar", descrito por Damsté, em 1958, consiste na introdução do ar por pressão glossofaríngea ou por injeção consonantal, ambos com a língua funcionando como um pistão que força o ar através da faringe e esôfago. Na injeção por pressão glossofaríngea, a língua comprime e injeta o ar no esôfago com um movimento rápido e forte. Na injeção por pressão consonantal, utilizam-se as consoantes plosivas /p, /t/ e /k/, por serem sons que produzem maior turbulência e pressão aérea. Este é o melhor método, pensando-se em fluência e encadeamento da fala. A seleção do método empregado depende do grau de facilidade do paciente, sendo comum a utilização de mais de um método no desenvolvimento da voz.

Alguns fatores podem interferir na aquisição e/ou desenvolvimento da VE. Dentre os fatores físicos, Ward & Van-As-Brooks (2014) elencam a extensão da cirurgia e a radioterapia, incompetência velofaríngea, inabilidade de vedamento oral, dificuldade em reduzir o volume da orofaringe, inabilidade da passagem do ar pelo SFE, resistência inadequada do SFE e dificuldades nos movimentos fonoarticulatórios.[4] Os fatores cognitivos/psicológicos abrangem o nível de alerta, a função cognitiva, níveis motivacionais, depressão e padrões de falta de ajustamento. A disponibilidade de serviços especializados também é referida pelos autores.

Laringes Artificiais

As laringes artificiais podem ser divididas em pneumáticas ou eletrônicas, de acordo com sua fonte vibratória, e intraorais ou cervicais, a depender do local do trato vocal onde o som vibratório é colocado. Nos instrumentos pneumáticos, o ar pulmonar é utilizado como fonte primária, sendo impulsionado da traqueostomia para o canto da boca por meio de um tubo que contém uma palheta, que vibra e sonoriza o ar que será trabalhado pelos articuladores para a produção da fala. As próteses não pneumáticas – vibrador laríngeo ou laringe eletrônica – são comercializadas em dois modelos: transcervical ou intraoral. Nas próteses transcervicais, o vibrador é colocado no pescoço ou bochechas, e o som eletrônico é transmitido pela vibração da coluna aérea dos tecidos transcervicais. Nas intraorais, o som eletrônico é acoplado diretamente na boca por meio de um tubo plástico, propiciando uma inteligibilidade não muito satisfatória. As opções intraorais geralmente são indicadas em casos de fibrose acentuada da musculatura cervical, que impede a geração de uma intensidade vocal adequada para conversação.

A comunicação por meio do vibrador laríngeo é limitada em termos de frequência, intensidade e modulação, propiciando uma voz com qualidade metálica, robotizada. Além destas desvantagens, requer o uso contínuo de uma das mãos, gera um ruído eletrônico que, muitas vezes, mascara a fala e o retorno auditivo da própria emissão, necessita de uma área cervical flexível para possibilitar a propagação do som para o trato vocal e, também de uma boa articulação, está sujeita a problemas técnicos, além de alto custo para aquisição e eventuais manutenções. Por outro lado, é uma excelente alternativa para comunicação imediata, principalmente para as pessoas que utilizam a voz profissionalmente e possibilita segurança emocional no pós-operatório, maior independência e fácil aprendizado geralmente com mínimo esforço

A eletrolaringe pode ser considerada o método mais fácil de restauração da voz após a laringectomia total. No entanto, a qualidade vocal tem sido considerada a pior dentre outros métodos de reabilitação, devido à qualidade monótona e falta de entonação. Além disso, a eletrolaringe tem alto custo em países em desenvolvimento, o que pode afetar sua ampla utilização entre os laringectomizados.

Uma revisão recente abordando a eficácia da reabilitação vocal após laringectomia apontou que a eletrolaringe foi o método mais fácil, porém, a satisfação dos pacientes foi menor devido à qualidade da voz e ao ruído.[1]

No A. C. Camargo Cancer Center, em uma série com 82 pacientes com comunicação alaríngea pós-laringectomia, a efetividade da comunicação julgada pelo fonoaudiólogo teve a pior classificação nos pacientes que utilizaram a eletrolaringe em comparação à fala traqueoesofágica ou esofágica.[2] Finizia e Bergman relataram achados semelhantes, em 2001. Eles mostraram em um estudo transversal, incluindo 89 pacientes após tratamento de câncer de laringe (70 de radioterapia; 14 laringectomia total e prótese traqueoesofágica; 5 laringectomia total e eletrolaringe), que o grupo eletrolaringe teve a pior pontuação detectada por dois questionários genéricos estabelecidos, o Sickness Impact Profile (SIP) e a escala Hospital Anxiety and Depression (HAD).[5]

Prótese Traqueoesofágica (PTE)

Desde Singer e Bloom, na década de 1980, a prótese vocal traqueoesofágica tem sido considerada o melhor método de reabilitação vocal, com melhor qualidade vocal e satisfação do paciente. Algumas séries abordaram essa questão, e a qualidade de vida após laringectomia com PTE foi semelhante aos pacientes tratados pelo tratamento conservador, como radioterapia.[5,6]

O método de inserção pode ser feito primária ou secundariamente à cirurgia, devendo a prótese ser trocada com frequência.[6] Portanto, esse método tem altos custos envolvidos, o que pode ser uma limitação em países em desenvolvimento.[7,8]

A reabilitação vocal de um laringectomizado total que utiliza a PTE assemelha-se em alguns pontos à da VE. Ambos os sons são produzidos pelo SFE e, portanto, a qualidade básica da voz é semelhante: rouca, grave e aperiódica. No entanto, como na PTE a fonte de ar é pulmonar, seu tempo fonatório é semelhante à voz laríngea, o que confere à fala fluência e velocidade mais próximos do normal. Além disso, a fonte pulmonar permite maior intensidade e modulação vocal, associadas à maior inteligibilidade e expressividade vocal, respectivamente. Segundo Miyoshi *et al.*, a intensidade vocal está diretamente relacionada com a qualidade de vida, e a mesma poderia ser usada como um índice de desempenho para a reabilitação da fala.[9]

Barros *et al.*, no A. C. Camargo Cancer Center, analisaram 82 pacientes com comunicação alaríngea após tratamento de câncer de laringe e mostraram que, de 18 pacientes submetidos à PTE, 72% tiveram sua voz considerada boa pelo julgamento fonoaudiológico, contra 17% considerada boa com fala esofágica, e 9% considerados bons com eletrolaringe.[2] Ainda no Brasil, Chone *et al.* relataram sua experiência com PTE em 71 pacientes submetidos à laringectomia total, dos quais 59% também foram submetidos à radioterapia adjuvante. Eles mostraram uma taxa de sucesso de 97% na inserção primária, e 78% na inserção secundária (não significativo, p = 0,07) e não tiveram impacto negativo na restauração da voz com a associação de radioterapia.[8]

A principal limitação para a ampla utilização deste método é o custo. No Brasil, a prótese tem um custo aproximado de USD 650,00. O sistema público de saúde brasileiro paga apenas parte desses custos na primeira inserção, que é realizada no centro cirúrgico. Não há cobertura para substituição ambulatorial. As operadoras de planos de saúde privados têm que arcar com a prótese desde uma resolução da Agência Nacional de Saúde Suplementar, em 1998, no entanto, não há obrigação de cobrir os custos no ambulatório.[10]

Como alternativa à inserção secundária em ambiente ambulatorial, para evitar a necessidade de procedimento cirúrgico e seus custos, alguns autores relataram a punção secundária por via endoscópica digestiva alta sob sedação.[11] Como o método traz o risco de algumas complicações, como alargamento do sítio de punção, estenose, aspiração e broncopneumonia, associado à limitação de custos, esse método não tem sido amplamente utilizado em países em desenvolvimento. Segundo os números da indústria, são consumidas cerca de 1.300 próteses vocais anualmente no Brasil, a maioria no Estado de São Paulo.

No A.C. Camargo Cancer Center, no período de 1997 a 2010, apenas 59 PTEs foram inseridas após laringectomia total. Nesta série, 66% dos casos foram laringectomias de resgate, e a maioria dos pacientes (74,6%) teve sua prótese inserida como punção secundária. A mediana do intervalo de tempo entre as trocas de próteses foi de 10 meses, com tempos maiores nos pacientes com inserção primária. A maioria dos pacientes obteve uma reabilitação vocal de boa qualidade (92%).

Fatores Associados ao Sucesso da PTE e o Papel do Cirurgião

Os principais fatores que podem influenciar os resultados vocais com o uso da PTE são as condições clínicas e cognitivas dos pacientes, o tônus do segmento faringoesofágico (muito relacionado com o emprego de radioterapia cervical e com o uso de retalhos para reconstrução), características do estoma, principalmente o diâmetro e profundidade em relação à pele, que podem influenciar diretamente o grau de facilidade/dificuldade de oclusão do mesmo para a produção da voz e a higienização e troca das próteses, alguns cuidados técnicos na cirurgia, como a realização de miotomia, secção parcial do músculo esternocleidomastóideo e o correto ajuste da PTE em relação ao tamanho e posição da mesma.[12]

Alguns destes fatores estão diretamente associados a cuidados técnicos durante a cirurgia de laringectomia total, ou seja, o processo de reabilitação da voz já deve ser uma preocupação e uma das prioridades durante a cirurgia. Uma delas é a realização da miotomia do segmento faringoesofágico superiormente ao local do estoma, para prevenir a hipertonia deste segmento, resultando em uma melhor qualidade da fala.[13] Segundo Dabholkar *et al.*, o fechamento vertical da neofaringe também pode contribuir para um melhor resultado vocal comparado ao fechamento primário em "T".[13] A secção da inserção esternal do músculo esternocleidomastoideo durante a cirurgia também é considerada importante para que o estoma fique mais "plano" em relação à pele do pescoço, evitando que o estoma fique "fundo" em relação à mesma, o que poderia dificultar a oclusão para a produção da voz e dificultar o uso de dispositivos no estoma, como os adesivos para acoplar filtros (HME). O diâmetro do estoma também pode influenciar o sucesso da PTE, evitando-se estomas muito pequenos que dificultariam a manutenção e trocas da PTE, assim como estomas muito amplos, os quais dificultariam a oclusão do mesmo para a produção da voz. E, por último, a escolha do local para a confecção da fístula traqueoesofágica, que deve ser a cerca de 1 cm da transição cutâneo-mucosa, pois fístulas mais próximas da pele podem fazer com que a PTE seja facilmente obstruída digitalmente durante a oclusão para produção da voz, e fístulas mais profundas em relação à pele podem dificultar a higienização da mesma e suas trocas.

RESPIRAÇÃO

O traqueostoma definitivo é outra modificação fisiológica após a laringectomia total. O paciente passa a respirar permanentemente via estoma e, devido à desconexão entre os tratos respiratórios superior e inferior, o ar não é mais filtrado, aquecido e umidificado durante a respiração. A perda destas funções tem um impacto significativo na função pulmonar. O fonoaudiólogo atua também nesta área, realizando orientações sobre as modificações fisiológicas após a laringectomia e a necessidade de uso de protetores e filtros específicos, nem sempre acessíveis à população em nosso país devido aos seus custos altos. Quando acessíveis, os dispositivos permutadores de calor e umidade (chamados filtros HME) têm a capacidade de preservar o calor e parte da umidade, ajudando a reduzir a produção de muco e secreções do trato aéreo inferior, reduzindo a tosse, melhorando a capacidade pulmonar e a qualidade vocal.[14]

OLFATO (E PALADAR)

A hiposmia (e alteração associada do paladar) após a laringectomia total é um fenômeno frequentemente reconhecido, sendo relatada entre 68% a 100% dos pacientes.[15] No Hospital A. C. Camargo, pacientes com queixas de dificuldade de olfato e paladar são submetidos à manobra nasal indutora de fluxo aéreo (NAIM) como ferramenta de reabilitação do olfato.[16] Essa chamada manobra de "bocejo educado" cria uma "subpressão" na cavidade oral, que, por sua vez, gera um fluxo de ar nasal que permite que as moléculas de odor atinjam novamente o epitélio olfativo. A manobra de indução do fluxo aéreo nasal é um método barato e eficaz para restaurar o olfato em pacientes após laringectomia, e nossa experiência mostra que persiste em longo prazo.

DEGLUTIÇÃO

A ressecção completa da laringe e, em alguns casos, ampliações da cirurgia para a base da língua ou faringe alteram a fisiologia normal da deglutição. Muitos pacientes podem referir uma dificuldade de deglutição que seria principalmente o resultado de dismotilidade faríngea, disfunção cricofaríngea e redução da força dos movimentos da base da língua após a ressecção da laringe e do osso hióideo. Como resultado da ressecção do osso hióideo e, também outras alterações estruturais pós-cirúrgicas, os pacientes podem apresentar dificuldade em alguns movimentos da língua, interferindo na mastigação e propulsão do bolo alimentar para a faringe. A incidência de disfagia está aumentando após a laringectomia total, pois atualmente grande parte das laringectomias realizadas é de resgate, após tratamento radioquimioterápico.[17] Associado a isso, os efeitos deletérios da deglutição, particularmente a fibrose e a estenose esofágica, a qual pode ter incidência de até 20% em algumas séries,[18] podem trazer grande impacto à alimentação, especialmente a disfagia a sólidos. Algumas técnicas fonoaudiológicas podem favorecer melhora dos sintomas, como, por exemplo, os exercícios para amplitude dos movimentos (ROM *exercises – range of motion exercises*). Quando não efetivos, dilatações esofágicas muitas vezes precisam ser indicadas e repetidas.

COMUNICAÇÃO E INCLUSÃO

A perda da voz laríngea envolve uma mutilação física e psíquica, que pode refletir em limitações à integração do indivíduo na sociedade. A voz representa a identidade do indivíduo e, muitas vezes, mesmo reabilitado do ponto de vista do profissional de saúde, ele não se identifica com a própria voz, não reassumindo seus papéis sociais e profissionais.

Sabe-se que grupos de apoio têm grande impacto em pacientes com câncer, provendo senso único de comunidade, aceitação incondicional e informação, ao contrário do isolamento, rejeição e falta de conhecimento característicos. Há relatos de que participantes de grupos de apoio têm menos tendência à depressão.[16] Em 2011, com objetivo de melhorar a comunicação e a inclusão social, criamos o Grupo Sua Voz, grupo de apoio ao paciente laringectomizado total, que tem três objetivos principais: educação (suporte de informação), discussão (suporte emocional) e canto (suporte vocal). Desde então, os pacientes realizam apresentações em diferentes locais, levando mensagens de combate ao fumo, identificação precoce do câncer (rouquidão enquanto sintoma do mesmo), mensagens de superação e de diversidade vocal (suas vozes são "apenas" diferentes, não são hierarquicamente inferiores ao padrão aceito socialmente).

ATUAÇÃO FONOAUDIOLÓGICA

Na atualidade, a abordagem multidisciplinar no manejo dos pacientes com câncer de cabeça e pescoço é considerada um critério de qualidade da assistência oncológica. Este modelo busca reunir todas as especialidades envolvidas no diagnóstico, tratamento e reabilitação dos pacientes com câncer de cabeça e pescoço. A tomada de decisão compartilhada entre os diversos especialistas permite a melhor personalização dos tratamentos, com base em evidência científica, além de promover agilidade neste processo, reduzindo o tempo entre o diagnóstico, tratamento e reabilitação dos pacientes, com potencial melhora nos desfechos.[19] Neste cenário, a participação de todos os profissionais envolvidos na reabilitação deste grupo de pacientes é essencial, com destaque principalmente ao profissional fonoaudiólogo.

O trabalho fonoaudiológico para a reabilitação do laringectomizado total tem como principal objetivo a efetividade da comunicação. Sempre que necessário, o atendimento fonoaudiológico deve ser iniciado no pré-operatório, dirimindo dúvidas específicas relacionadas com as funções descritas anteriormente, sempre de forma individualizada. No pós-operatório, orientações aprofundadas são fornecidas com relação ao estoma, sua proteção e limpeza, proteção durante o banho, cuidados com a prótese, discussões sobre as transformações físicas e a perda da voz, os métodos de reabilitação, motivação e necessidade de papel ativo na reabilitação. Os treinos propriamente ditos iniciam-se após liberação médica.

A laringe eletrônica pode ser treinada mesmo antes da cirurgia, o que é uma opção extremamente válida para diminuir as ansiedades do pós-operatório. O treinamento da VE inicia-se cerca de 15 dias após a cirurgia e compreende exercícios para amplitude de movimentos cervicais e de trato vocal, trabalho respiratório, conscientização da necessidade de introdução de ar pela boca e apresentação e teste dos métodos disponíveis, e refinamento da comunicação. A terapia da PTE envolve os objetivos de oclusão do estoma (com o dedo, bolinha de silicone ou filtros), exercícios para coordenação respiração × fonação, treino de fonemas específicos, aumento de tempos fonatórios e estabilidade da emissão, sobrearticulação e modulação entre outros. O início da reabilitação depende se a colocação for primária ou secundária. Orientações e treinamento para a reabilitação do olfato também são realizados nas primeiras sessões.

Na presença de outras alterações, como disfagia ou trismo, técnicas específicas são orientadas. Com o objetivo de inclusão social, todos os pacientes são encaminhados aos grupos de apoio.

Azevedo *et al.* (2004) analisaram 84 pacientes tratados para câncer avançado de laringe e/ou hipofaringe e apresentaram boa/excelente qualidade de vida relacionada com a saúde (QV-QV) e desvantagem vocal leve à moderada.[20] A correlação entre Q V específica da voz e QV-FC foi significativa (p = 0,0001). Esses dados reforçam que mais atenção deve ser dada à deficiência vocal do paciente individual e confirmam a necessidade de esforços mais direcionados para melhor treinamento e oferta de reabilitação de qualidade.

REFERÊNCIAS BIBLIOGRÁFICAS

1. Xi S. Effectiveness of voice rehabilitation on vocalization in postlaryngectomy patients: A systematic review. Int J Evidence-based Healthcare. 2010;8:256-8.
2. Barros APB, Angelis EC, Alexandre JCM, Nishimoto IN, Kowalski LP. Alaryngeal communication effectiveness and long-term quality of life. Appl Cancer Res. 2005;25:190-6.
3. Gonçalves MIR, Kowalski LP, Santos CR. Predictive factors in the acquisition of esophageal speech. Paper presented at 3rd International Conference on Head and Neck Cancer, 1992, San Francisco: USA.
4. Ward EC, van As-Brooks C. Head and neck cancer. Treatment, rehabilitation and Outcomes. Plural. 2014. p. 591.
5. Finizia C, Bergman B. Health-related quality of life in patients with laryngeal cancer: a post-treatment comparison of different modes of communication. Laryngoscope. 2001;111:918-23.
6. Balm AJM, van den Breckel MWM, Tan IB, Hilgers FJM. The indwelling voice prosthesis for speech rehabilitation

after total laryngectomy: A safe approach. Otolaryngol Pol. 2011;65:402-9.
7. Sanabria A, Domenge C, D'Cruz A, Kowalski LP. Organ preservation protocols in developing countries. Curr Opin Otolaryngol Head Neck Surg. 2010;18:83-8.
8. Chone CT, Spina AL, Crespo AN, Gripp FM. Speech rehabilitation after total laryngectomy: Long-term results with indwelling voice prosthesis Blom-Singer. Braz J Otorhinolaryngol. 2005;71:504-9.
9. Miyoshi M, Fukuhara T, Kataoka H, Hagino H. Relationship between quality of life instruments and phonatory function in tracheoesophageal speech with voice prosthesis. Int J Clin Oncol. 2016; 21:402-8.
10. National (Brazilian) Regulatory Agency for Private Health Insurance and Plans (ANS). Internet: http://www.ans.gov.br/index.php/planos-de-saude-e-operadoras/espaco-do-consumidor/o-que-o-seu-plano-deve-cobrir (accessed in February 17, 2013).
11. Costa CC, Abrahão M, Cervantes O, Chagas JF. New endoscopic secondary tracheoesophageal voice prosthesis placement technique. Otolaryngol Head Neck Surg. 2003;128:686-90.
12. Soolsma J, van den Brekel MW, Ackerstaff AH, Balm AJ, Tan B, Hilgers FJ. Long-term results of Provox ActiValve, solving the problem of frequent candida-and "underpressure"-related voice prosthesis replacements. Laryngoscope. 2008;118:252-7.
13. Dabholkar JP, Kapre NM, Gupta HK. Results of voice rehabilitation with provox prosthesis and factors affecting the voice quality. J Voice. 2015;29:777.
14. Dassonville O, Mérol JC, Bozec A, Swierkosz F, Santini J, Chaïs A, et al. Randomised, multi-centre study of the usefulness of the heat and moisture exchanger (Provox HME®) in laryngectomised patients. Eur Arch Otorhinolaryngol. 2011;268:1647-54.
15. Welge-Luessen A, Kobal G, Wolfensberger M. Assessing olfactory function in laryngectomees using the Sniff Sticks test battery and chemosensory evoked potentials. Laryngoscope. 2000;110:303-7.
16. Hilgers FJM, Van Dam FSAM, Keyzers S, Koster MN, Van As CJ, Muller MJ. Rehabilitation of olfaction after laryngectomy by means of a nasal airflow-inducing maneuver: The "polite yawning" technique. Arch Otolaryngol Head Neck Surg. 2000;126:726-32.
17. Patel DA, Sharda R, Hovis KL, Nichols EE, Sathe N, Penson DF, et al. Patient-reported outcome measures in dysphagia: a systematic review of instrument development and validation. Dis Esophagus. 2017;30:1-23.
18. Sweeny L, Golden JB, White HN, Magnuson JS, Carroll WR, Rosenthal EL. Incidence and outcomes of stricture formation postlaryngectomy. Otolaryngol Head Neck Surg. 2012;146:395-402.
19. Licitra L, Keilholz U, Tahara M, Lin JC, Chomette P, Ceruse P, et al. Evaluation of the benefit and use of multidisciplinary teams in the treatment of head and neck cancer. Oral Oncol. 2016;59:73-9.
20. Azevedo EHM, Montoni N, Gonçalves J, Kowalski LP, Carrara-de Angelis E. Vocal handicap and quality of life after treatment of advanced squamous carcinoma of the larynx and or hypopharynx. J Voice. 2012;26:e63-71.

RESGATE DAS RECIDIVAS

CAPÍTULO 44

Daniel Marin Ramos ■ Luiz Paulo Kowalski

INTRODUÇÃO

Com o intuito de preservar função no tratamento do câncer de laringe, recomendam-se, para tumores iniciais, as laringectomias parciais (endoscópicas ou abertas) ou a radioterapia. Para pacientes com tumores intermediários ou avançados não candidatos à laringectomia subtotal com cricoioidopexia e que teriam indicação de laringectomia total, cada vez mais são empregados protocolos de preservação de órgão não cirúrgico, com capacidade de controle local.[1] Dessa forma, a recidiva e o aprendizado de como lidar com ela passam a fazer, cada vez mais, parte do manejo do câncer de laringe em tempos modernos.[2]

Apesar de existirem muitas modalidades de tratamento para o câncer de laringe, em situações de recidiva, as opções são mais limitadas e dependem, entre outros fatores, do tratamento inicial empregado.[3] Descritas inicialmente, nos anos 1970, em séries de casos, as cirurgias de resgate envolvem grande dificuldade técnica e de recuperação, tanto pela complexidade dos tumores que, muitas vezes, têm comportamento biológico atípico nesse cenário, como por características do próprio tecido irradiado.

Nesse capítulo abordaremos aspectos diagnósticos e terapêuticos sobre o tratamento das recidivas do câncer de laringe após tratamentos iniciais cirúrgico e não cirúrgico.

FATORES DE RISCO PARA RECIDIVAS

O correto estadiamento e avaliação do tumor para a escolha da melhor estratégia de tratamento têm impacto direto nos índices de recorrência e sobrevida. Diversos são os estudos que mostram a importância da localização do tumor na recidiva e sobrevida. Kowalski *et al.* descrevem uma série em que recidiva e mortalidade foram mais frequentes em tumores supraglóticos, seguidos de tumores transglóticos e, por fim, com melhores resultados, os tumores glóticos.[4] Isso pode estar relacionado com a drenagem linfática abundante da supraglote e pelo fato de os tumores localizados nessa região geralmente serem diagnosticados em fase avançada.

Quanto à extensão do tumor primário, o estadiamento tem impacto direto nos resultados tanto de tratamento cirúrgico, como não cirúrgico. Kowalski *et al.* encontraram risco cinco a seis vezes maior de recidiva e morte em tumores T4 operados em comparação a tumores T1.[4] Da mesma forma, o estádio avançado do pescoço também é associado a pior resultado oncológico, tanto em pacientes operados, como tratados com radioterapia com ou sem quimioterapia.[5] Outros fatores associados à piora da sobrevida e à recidiva são idade, sexo (masculino) e raça (caucasiana).[4]

Os principais fatores de risco para recidivas em tratamentos não cirúrgicos são: invasão de cartilagem (cricóidea, aritenóidea ou córtex interno da cartilagem tireóidea), bem como de espaços paraglótico, pré-epiglótico ou área pós-cricóidea. Os tumores T4a, com maior extensão e acometimento de múltiplas sub-regiões da laringe ou extensão extralaríngea, são considerados piores candidatos a tratamentos conservadores, com maior risco de recidiva.

Os principais fatores de risco para recidivas em tratamentos cirúrgicos (endoscópico, parcial aberto ou laringectomia total) são presença de margens comprometidas e extravasamento extracapsular de metástase linfonodal. Outros fatores histopatológicos de pior prognóstico são grau histológico, invasão de glândula tireóidea, invasão perineural, invasão angiolinfática e estádio linfonodal (número de linfonodos positivos, densidade linfonodal e níveis acometidos).[4] A presença de traqueostomia prévia também é fator associado a pior prognóstico e alto risco de recidiva peritraqueostômica.[6]

DIAGNÓSTICO DAS RECIDIVAS

O diagnóstico da recidiva do câncer de laringe é, muitas vezes, um grande desafio. O processo cicatricial nos casos operados e as alterações induzidas pela radioterapia, como fibrose, edema e necrose tecidual, dificultam a análise. O próprio comportamento do tumor é diferente, com padrões de crescimento submucoso e multicêntrico.[7]

O adequado acompanhamento é fundamental e, como a maioria das recidivas ocorre nos primeiros 2 anos após o tratamento, nesse período é desejável seguimento mais próximo do paciente.[7] Cerca de 80% dos pacientes com recidiva, em nosso meio, apresentam perda ponderal recente ou sintomas, como piora do padrão vocal, dispneia ou dor, sendo importante valorizar esses sintomas de alarme.[8]

Nos casos de suspeita de recidiva, sempre devemos realizar avaliação da lesão com exame endoscópico (rígido e/ou fibroscópico) e exames de imagem (tomografia, ressonância magnética ou PET-CT). Alguns estudos sugerem superioridade da ressonância magnética, principalmente com a utilização da avaliação de difusão no cenário de recidiva, permitindo melhor diferenciação entre edema, cicatriz, fibrose, necrose e tumor, além de melhor avaliação de invasão de cartilagem.[7,9]

A realização de biópsia para comprovação da recidiva é necessária e nem sempre fácil, mas deve ser emprenhado esforço nesse sentido. A utilização de feixes de luz com ondas específicas, como o *Narrow-band image* (NBI – *Olympus Medical System Corporation*) tem potencial de definir áreas mais suspeitas pela avaliação do padrão de vascularização e guiar locais para serem biopsiados.

O PET-CT é um exame que vem sendo cada vez mais empregado no contexto das recidivas do câncer de laringe, auxiliando a diferenciar alterações sequelares ao tratamento, como necrose e fibrose de tumores recidivados, com sensibilidade e especificidade ao redor de 90% e 70% na detecção de recidiva do tumor primário, mas com papel na avaliação da recidiva linfonodal menor, com baixa sensibilidade (cerca de 15%) e valor preditivo negativo próximo a 75% na detecção de acometimento nodal em pacientes clinicamente rN0.

Por fim, o subestadiamento é bastante comum, ocorrendo em até 60% dos casos e, dessa forma, é muito importante reestadiar a lesão e comparar aos exames pré-tratamento. Frequentemente tumores que eram precoces no tratamento inicial são diagnosticados no momento da recidiva em fase mais avançada.[7]

PLANEJAMENTO TERAPÊUTICO

No planejamento terapêutico do resgate da recidiva do câncer de laringe, é fundamental a avaliação minuciosa do tumor (local e extensão), das cadeias linfonodais, da função laríngea remanescente e condição clínica do paciente, e, nos casos mais complexos, as decisões sobre o tratamento devem ser colegiadas dentro dos chamados *tumor boards* multidisciplinares.[4]

Assim como no tratamento inicial, os resgates envolvem dois grupos distintos de pacientes, em quem são bem estabelecidas as melhores estratégias de tratamento: Pacientes com tumores iniciais (rT1 e rT2 rN0-1) com função laríngea preservada e, em geral, com melhor condição clínica no momento do resgate, candidatos a tratamentos conservadores; e pacientes com tumores avançados rT3-4rN+, com comprometimento funcional da laringe e condição clínica debilitada pela doença e tratamento agressivo prévio, candidatos à laringectomia total ou tratamento paliativo. A maior dificuldade ainda reside nos casos intermediários, T2 extensos, T3 ou T4 de baixo volume, com função laríngea pouco prejudicada.

Em relação ao tumor, o correto reestadiamento e a identificação da(s) sub-região(ões) (glote, infraglote e supraglote) e estruturas acometidas (comissura anterior, cartilagens, espaço paraglótico etc.) são fundamentais, principalmente nos casos em que é possível o tratamento cirúrgico conservador. Também é importante a avaliação da extensão do tumor previamente ao tratamento para melhor entendimento e programação terapêutica.

Em relação ao paciente, devem-se avaliar aspectos relacionados com a condição clínica geral, como comorbidades e idade. Essa avaliação permite definir a intensidade do tratamento tolerada.[10] Especificamente a avaliação da capacidade pulmonar é importante, pois os tratamentos conservadores, muitas vezes, envolvem risco de broncoaspiração, principalmente nas fases iniciais de recuperação.

Quanto à preservação laríngea, somente é possível realizar tratamentos conservadores quando a laringe apresenta função satisfatória, e o paciente tenha função pulmonar preservada. Presença de sonda alimentar ou traqueostomia são preditores de resultados funcionais ruins quando se indicam procedimentos parciais.[7]

Sempre que possível, a abordagem cirúrgica endoscópica é desejável, e os melhores candidatos são os pacientes com tumores rT1-2 (apesar de algumas séries demostrarem bons resultados também em tumores avançados selecionados). Em comparação aos procedimentos parciais abertos, os pacientes submetidos a resgates endoscópicos têm menos necessidade de traqueostomia, menos complicações, menos utilização de sonda de alimentação e menor tempo de internação.

No caso do acometimento da comissura anterior em recidivas pós-radioterapia, a literatura mostra pior prognóstico e é controversa a indicação de procedimentos endoscópicos, nesse caso, com estudos sugerindo piora do controle local, favorecendo, dessa forma, procedimentos abertos. Isso ocorre tanto pela fragilidade das barreiras de proteção local, como pela dificuldade de apresentação que atrapalha a ressecção.[11]

Del Bon *et al.* sugerem cautela na indicação de ressecções endoscópicas em casos de acometimento de comissura anterior pós-radioterapia, principalmente quando existe extensão a partir da comissura tanto para a supraglote, como para a infraglote, favorecendo a realização de laringectomia supracricóidea nesses casos.[12] Entretanto, um estudo de Steiner *et al.* mostra controle local semelhante com ou sem acometimento de comissura anterior (57% *versus* 54%), mas houve menor taxa de sobrevida livre de laringectomia total no grupo com comissura acometida.[13]

As laringectomias verticais de resgate vêm perdendo espaço para os procedimentos endoscópicos. Entretanto, existem casos em que, seja pela falta de apresentação adequada para laringoscopia de suspensão (trismo, fibrose, edema), pela falta de equipamento e equipe com *expertise* ou seja algum outro motivo que contraindique a ressecção endoscópica, são candidatos a esse procedimento, principalmente nas recidivas em estádios iniciais rT1 e rT2.

De forma geral, as ressecções endoscópicas tendem a causar menos aspiração em relação às laringectomias parciais abertas e, entre essas, as horizontais têm potencial de causar mais aspiração em comparação às verticais.

Dentro da gama de procedimentos classificados como horizontais, é correto afirmar que, quanto mais estruturas são ressecadas (pregas vocais, cartilagem aritenóidea, epiglote, parte da cartilagem cricóidea etc.), maior a probabilidade de ocorrer aspiração.[9] No entanto, qualquer tratamento do câncer de laringe tem potencial de danificar seu funcionamento e causar falha do seu papel essencial, que é proteger os pulmões e, nesse sentido, o tratamento mais seguro possível é a laringectomia total.

RESGATE PÓS-FALHA DO TRATAMENTO NÃO CIRÚRGICO

Para resgate após falha de tratamento não cirúrgico, a cirurgia é o tratamento mais empregado. Em 2/3 das vezes, a laringectomia total é o procedimento de escolha,[7] mas há espaço (principalmente nos casos precoces) para tratamentos cirúrgicos conservadores que possibilitem preservação da função e melhor qualidade de vida. Algumas séries retrospectivas mostram resultados oncológicos semelhantes comparando pacientes com tumores rT1 e rT2, submetidos à laringectomia total *versus* submetidos às diferentes modalidades de tratamento cirúrgico conservador (aberto ou endoscópico).

De forma geral, os tumores iniciais rT1 e rT2 podem ser tratados com ressecção endoscópica com controle local próximo a 90%. Uma metanálise, conduzida por Ramakrishnan *et al.*, mostra controle local em dois anos em ressecção endoscópica de resgate de 56,9%, com taxa de preservação de laringe de 72,3%. Esses resultados são satisfatórios, mas piores em comparação às laringectomias parciais abertas de resgate. Os autores sugerem que é ideal ter *expertise* nas duas modalidades de tratamento e critérios rígidos nas indicações.[14]

São consideradas possíveis contraindicações para os resgates endoscópicos: tumores volumosos, grande extensão supraglótica, extensão infraglótica maior que 5 mm, paralisia de prega(s) vocal(is), acometimento de comissura anterior, invasão de cartilagem tireóidea, acometimento de cartilagem aritenóidea, recidiva distante do local do tumor inicial e impossibilidade de visualização completa da lesão.

Uma vantagem do tratamento endoscópico em comparação às laringectomias parciais abertas é a possibilidade de reintervenção cirúrgica conservadora em casos de recidiva (tanto novamente por via endoscópica, como por via aberta) e, em último caso, a possibilidade de laringectomia total, com manutenção de bom controle local (90%).[11] Uma revisão sistemática mostra controle local na primeira ressecção endoscópica de 57% e de 67% se levarmos em consideração reintervenções cirúrgicas conservadoras subsequentes, com taxa de preservação de laringe de 73%.[11]

Alguns trabalhos mostram bons resultados oncológicos em pacientes submetidos à laringectomia supracricóidea pós-falha do tratamento com radioterapia, com bom controle locorregional, mesmo em casos avançados.[13] Mas, de forma geral, nos casos em estádios III e IV, o procedimento cirúrgico mais realizado para tratamento de resgate é a laringectomia total.

Nos casos de tumores irressecáveis, a depender do tempo decorrido do tratamento inicial e do campo irradiado, pode-se ponderar sobre reirradiação com resultados de sobrevida ruins e à custa de toxicidade severa, tanto agudas, como tardias.[7]

"RESGATE" POR DESFUNCIONALIZAÇÃO OU NECROSE

Em algumas situações, o dano causado nos tecidos laríngeos pela radioterapia e quimioterapia associados à perda de função causada pelo tumor é grande o suficiente para desfuncionalizar ou destruir órgão, causando broncoaspiração persistente e, em algumas situações, demandando realização de laringectomia total. Em um estudo avaliando o desfecho de pacientes do grupo RTOG 91-11, Webber *et al.* encontraram incidência de cerca de 5% de pacientes submetidos à laringectomia total após protocolos de preservação de órgão por questões funcionais.[2]

RESGATE PÓS-FALHA DO TRATAMENTO CIRÚRGICO INICIAL

Uma das vantagens do tratamento cirúrgico endoscópico inicial é permitir a utilização de todas as modalidades de tratamento de resgate (endoscópico novamente, laringectomia parcial aberta, laringectomia total, radioterapia e terapia sistêmica). Algumas séries mostram bons resultados em pacientes submetidos à laringectomia horizontal de resgate pós-ressecção com *laser* de CO_2, com sobrevida específica e preservação de laringe próximas a 80% e 70%, respectivamente.

Outros estudos mostram tendência a pior controle local e sobrevida em pacientes submetidos à laringectomia total por recidiva pós-laringectomia supracricóidea em comparação a pacientes submetidos previamente à ressecção endoscópica. Isso pode ser reflexo da maior violação do arcabouço laríngeo nas laringectomias parciais abertas, comprometendo as barreiras ao crescimento tumoral.

Os pacientes submetidos à laringectomia total podem apresentar recidivas locais faríngeas ou peritraqueostômicas e, de forma geral, o resgate dessas recidivas é complexo e com resultados ruins. Presença de traqueostomia prévia, acometimento de glândula tireóidea e de infraglote são associados a maior risco de recidiva peritraqueostômica.[6]

As recidivas peritraqueostômicas, localizadas acima da linha do equador do traqueostoma (tipos I e II), de forma geral, têm melhor resultado quando resgatadas em relação às recidivas inferiores (tipos III e IV), que mais frequentemente acometem mediastino, esôfago e grandes vasos. A cirurgia clássica para ressecção dessas recidivas (cirurgia de Sisson) envolve ampla ressecção de pele, traqueia e manúbrio esternal, emprego de retalho peitoral maior e confecção de neotraqueostoma mediastinal. Esse procedimento envolve morbidade considerável, com sobrevida em 42 meses de 35%.[6]

TRATAMENTO DO PESCOÇO NAS CIRURGIAS DE RESGATE

Nos casos de pescoço clinicamente positivo (exame clínico ou de imagem) é mandatório o tratamento do pescoço, seja por esvaziamento radical (clássico ou modificado) seja por abordagens seletivas do(s) nível(is) acometido(s).

O tratamento ideal do pescoço nos casos N0 que serão submetidos a resgate do tumor primário ainda é incerto. A incidência de metástases ocultas em metanálise, realizada por Gross *et al.*, foi de 11%, sem diferença nas taxas de sobrevida entre pacientes submetidos a esvaziamento eletivo ou observação do pescoço durante resgates cirúrgicos de câncer de laringe.[15] Isso, associado à maior incidência de complicações operatórias em pacientes submetidos a esvaziamento profilático, favorece a realização de esvaziamento cervical somente nos casos de pescoço positivo.[15] Entretanto, a incidência pouco maior de metástase oculta, principalmente nos tumores maiores e supraglóticos, sugere benefício do esvaziamento profilático nos casos de tumores avançados rT3 e rT4, supraglóticos e quando as cadeias de drenagem não foram previamente irradiadas.

TÉCNICAS DE CIRURGIAS DE RESGATE

Ressecções endoscópicas com laser de CO_2 de resgate. Pela importância das margens de ressecção e seu impacto no resultado oncológico final, alguns estudos sugerem sempre realizar biópsia de congelação intraoperatória e cordectomias mais extensas (tipos III e IV) nos casos de recidiva.[9,11] Del Bon *et al.* colocam como critérios de seleção tumores não rT4, com boa exposição (para avaliação adequada da comissura anterior), com envolvimento mínimo de espaço paraglótico e sem fixação de aritenoide.[12]

Laringectomias parciais abertas de resgate. Classicamente os critérios de indicação das laringectomias frontolaterais em casos de resgate são: extensão para prega vocal contralateral até 3 mm; tumor não ultrapassar posteriormente o processo vocal da cartilagem aritenóidea; extensão infraglótica máxima de 5 mm; extensão supraglótica máxima até ventrículo; mobilidade preservada, sem invasão de cartilagem e recidiva no local do tumor contida nos limites anteriores ao tratamento.

Quanto à reconstrução nos casos de laringectomias verticais de resgate, os resultados funcionais superiores quando alguma reconstrução é realizada, com maior tempo de fonação médio quando é utilizado retalho (por exemplo, supraglote ou muscular).

As laringectomias horizontais são procedimentos regrados e bem estabelecidos atualmente, e sua extensão nos casos de resgate segue a mesma normatização que os procedimentos primários, conforme classificação da Sociedade Europeia de Laringologia: OPHL (open parcial horizontal laryngectomies) tipo I – supraglótica; tipo IIa – supracricóidea com cricoioidoepiglotopexia; tipo IIb – supracricóidea com cricoioidopexia; tipo IIIa – supratraqueal com traqueoioidoepiglotopexia; tipo IIIb – supratraqueal com traqueoioidopexia.

Dentre os procedimentos horizontais, os mais realizados são as laringectomias supracricóideas (OPHL tipos IIa e IIb), pois, além de versáteis na gama de indicações possíveis, têm resultados funcionais satisfatórios na maioria dos casos. Nesse procedimento, é ressecada toda a cartilagem tireóidea (evitando o risco de condronecrose observado quando é feita secção da cartilagem), pregas vocais, se necessário uma cartilagem aritenóidea e todo o espaço paraglótico ipsilateral. Com o limite inferior na borda superior do arco da cartilagem cricóidea e limite superior, podendo estender-se até a prega glossoepiglótica, permite boa margem de segurança e controle local em casos selecionados.[10]

Laringectomias totais de resgate. A laringectomia total realizada no contexto do resgate não difere em seus tempos e indicações do procedimento realizado como tratamento inicial. As maiores diferenças estão nas margens cirúrgicas que, nesses casos, devem ser maiores, nas formas de lidar com o fechamento da faringe e na definição do melhor momento para confecção da fístula traqueoesofágica.

Quanto à reconstrução da faringe, existem cenários distintos:

- Mucosa da hipofaringe remanescente suficiente para fechamento primário: é necessário remanescente mínimo de 3 cm de faringe (repouso) para adequada reconstrução primária do trânsito faríngeo com sutura borda a borda. Essa sutura pode ser realizada em plano único, dois planos e ainda com três planos (sendo o último na musculatura constritora).
- Nos casos de tumores endolaríngeos, é possível a utilização de grampeador para a sutura da faringe. A experiência do nosso grupo aponta para ocorrência elevada de fístulas faringocutâneas nesses casos, provavelmente pela desvascularização que ocorre na liberação da musculatura constritora e posicionamento do grampeador.
- A literatura mostra benefício em levar tecido vascularizado para reforço da linha de sutura da faringe. Tanto retalhos pediculados (peitoral maior, supraclavicular, deltopeitoral), como microcirúrgicos (antebraço, anterolateral de coxa) são descritos. Em nosso meio, preferimos o uso de retalho peitoral maior que, apesar de morbidade considerável para elevação do ombro e estética, é muito versátil e com resultados excelentes em diminuição da incidência de fístula (Figs. 44-1 a 44-5).[16]
- Nos casos em que a mucosa da hipofaringe remanescente não é suficiente para o fechamento primário, utilizam-se retalhos tanto pediculados (peitoral, supraclavicular, deltopeitoral), como microcirúrgicos (antebraço, anterolateral de coxa) suturados ao remanescente de faringe para reconstituir o tubo digestório.
- Para os casos de faringolaringectomia circular: a reconstrução do trânsito é feita por meio de retalho visceral microcirúrgico (por exemplo, jejuno), retalho tubulizado (microcirúrgico de coxa ou antebraço ou retalho supraclavicular), reconstrução com tubo gástrico ou retalho suturado à fáscia pré-vertebral (peitoral).

Havendo traqueostomia prévia ao procedimento, o trajeto da mesma deve ser ressecado junto com os anéis traqueais adjacentes, associado a esvaziamento dos linfonodos do nível VI pelo potencial risco aumentado de recidiva peritraqueostômica.[6]

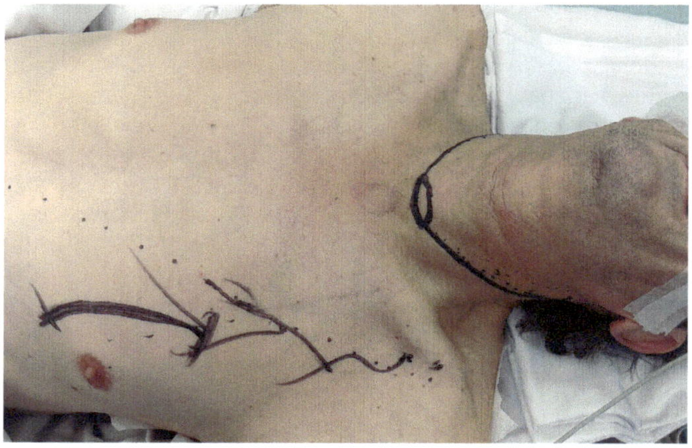

Fig. 44-1. Marcação da incisão de laringectomia total e retalho peitoral de reforço para faringe – tumor estádio rT4rN0M0.

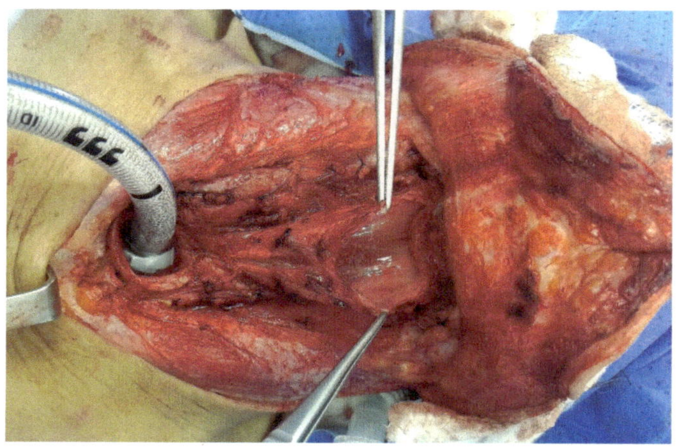

Fig. 44-2. Aspecto após a retirada do espécime – mucosa remanescente satisfatória para fechamento primário.

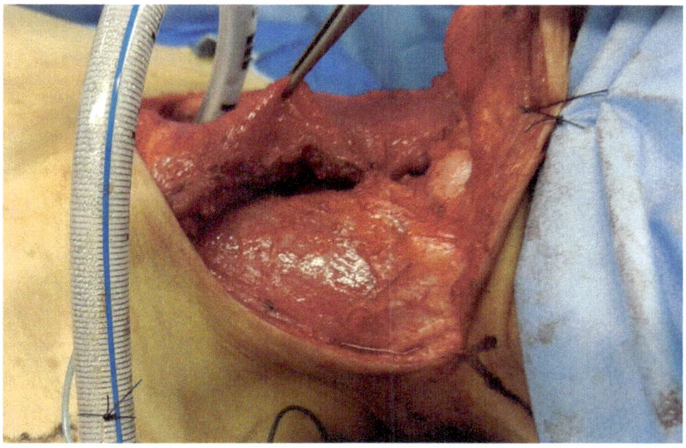

Fig. 44-3. Posicionamento do retalho muscular peitoral maior sobre linha de sutura da neofaringe.

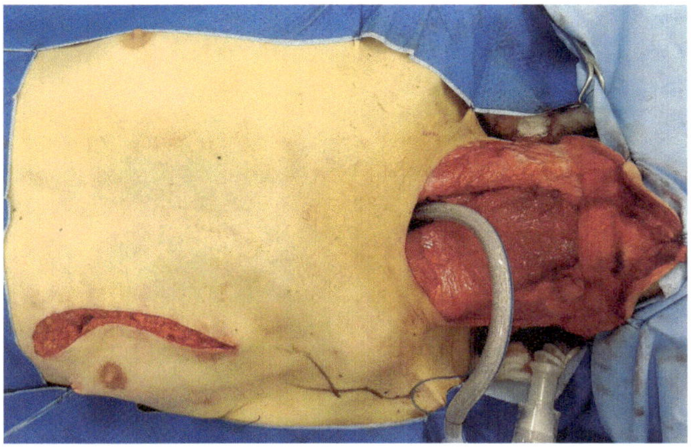

Fig. 44-4. Aspecto após fixação do retalho sobre a faringe.

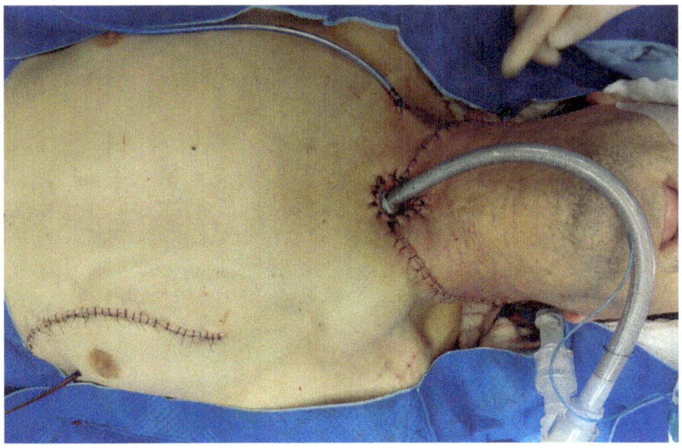

Fig. 44-5. Resultado final após maturação do traqueostoma.

Em relação à confecção do traqueostoma, além do diâmetro adequado, o relevo da parte anterior do pescoço também é importante na reabilitação. Irregularidades podem dificultar na colocação de adesivos e fixadores de filtros e outros dispositivos e na oclusão do estoma durante a fonação com prótese. Para o adequado posicionamento do traqueostoma, a desinserção dos ventres esternais do músculo esternocleidomastóideo bilateralmente pode auxiliar, promovendo um estoma mais plano.

COMPLICAÇÕES

Uma das características marcantes dos tratamentos de resgate em cabeça e pescoço é a maior ocorrência de complicações peri e pós-operatórias. Esse aumento pode chegar até 50% de complicações, comparando laringectomias como primeiro tratamento e resgates, enquanto outros apontam relação entre complicações pós-laringectomia de resgate e idade avançada, tabagismo, tumores primários avançados e doença pulmonar obstrutiva crônica (DPOC).

Na literatura existe ainda a associação entre a utilização de quimioterapia como parte do tratamento inicial e ocorrência de complicações pós-tratamento de resgate, principalmente fístula faringocutânea. Isso sugere que o dano tecidual maior causado pela quimioterapia pode ter influência direta na cicatrização da sutura faríngea.[2]

Ressecções endoscópicas. Uma das vantagens das ressecções endoscópicas é a baixa incidência de complicações (14%). Sangramentos, infecções (condrite), edema e estenose ocasionalmente podem ocorrer e, em casos de ressecções mais extensas, principalmente nos tumores supraglóticos, é possível a ocorrência de broncoaspiração.[17]

Laringectomias parciais abertas. Uma das complicações mais prevalentes das laringectomias parciais abertas é a pneumonia aspirativa, que ocorre em cerca de 15% dos pacientes. A incidência de estenose de laringe que necessite de intervenção operatória é de até 10% se consideradas todas as laringectomias parciais abertas em casos de resgate.[3]

Nas laringectomias verticais de resgate, a abertura da cartilagem tireóidea previamente irradiada aumenta o risco de infecção, condrite, condronecrose e fístula no pós-operatório.[9]

A incidência de complicações é de aproximadamente 20% nas laringectomias frontolaterais de resgate, sendo o edema mucoso de aritenoides com dificuldade respiratória a mais prevalente, seguida da fístula laringo cutânea.

Pellini *et al.* descrevem taxa de 27% de complicações em laringectomias supracricóideas pós-falha de tratamento com radioterapia, com 8,9% de pneumonia aspirativa, 6,4% de abscessos cervicais, 7,7% de edema de aritenoides, 2,5% de enfisema de subcutâneo, 2,5% de granulomas (com necessidade de abordagem endoscópica) e 1,3% de deiscência da pexia entre a cartilagem cricóidea e o osso hioide.[10] Outra complicação descrita em cerca de 15% dos casos é a estenose de neoglote.[18]

Laringectomia total. Dentre as muitas possíveis complicações pós-operatórias nas laringectomias totais de resgate, as mais avaliadas na literatura são as complicações de ferida operatória (infecções, necrose e deiscência), sangramentos, complicações mais tardias, como disfagia, estenoses faringoesofágicas ou do traqueostoma (que serão abordadas em resultados funcionais) e principalmente as fístulas faringocutâneas.[19] A incidência geral de complicações observada em um metanálise foi de 67,5%, e a incidência de fístula foi 28,9%.[19]

A perda da elasticidade normal, falta de vascularização adequada e processo inflamatório persistente aumentam o risco de deiscência da sutura da faringe e agregam morbidade considerável ao processo de recuperação dos pacientes, aumentando o tempo de internação e postergando retomada de dieta oral. Na literatura encontramos incidência de fístula em cirurgias de resgate, chegando até 80%.[19]

Alguns autores advogam que a confecção de fístula traqueoesofágica e colocação de prótese fonatória no ato da laringectomia (passagem primária) aumentam o risco de fístula em casos de resgate e sugerem a passagem em segundo tempo (secundária).

Diversos trabalhos mostram diminuição da ocorrência de fístula quando é utilizado reforço na sutura da faringe com tecido vascularizado. Uma metanálise, realizada por Guimarães *et al.*, mostra diminuição de 22% na incidência desta complicação, pelo uso de retalho de músculo peitoral maior para reforço da anastomose faríngea, levando tecido não irradiado e com irrigação preservada e favorecendo a cicatrização.[16] Além disso, a presença de tecido vascularizado favorece a cicatrização e fechamento conservador das fístulas, diminuindo a necessidade de procedimentos cirúrgicos para correção do trânsito faríngeo.

De forma geral, deve-se inicialmente conduzir conservadoramente a maioria das fístulas e, quando não ocorre fechamento, indica-se a abordagem cirúrgica, tanto em fase ainda inicial da recuperação pós-laringectomia, como tardiamente, quando o paciente já tem um faringostoma bem definido. A definição do melhor momento para intervir depende de cada caso. Aspectos locais, como condições de viabilidade do tecido, presença de necrose, exposição de vasos e aspectos relacionados com o paciente, como idade, comorbidades e condição clínica, devem ser levados em consideração.

A hemorragia pós-operatória em laringectomia total de resgate com indicação de revisão cirúrgica ocorre em cerca de 5% dos casos.[19] Entretanto, a ruptura de carótida (*carotid blowup syndrome*) é um evento menos comum e, muitas vezes fatal, sendo relatada ocorrência em 1,2% a 6,1% dos casos em metanálise.[19]

RESULTADOS ONCOLÓGICOS

O desfecho das laringectomias de resgate é impactado por decisões tomadas no tratamento inicial. Tumores avançados, principalmente T4 de maior volume (estádio IV), não devem ser inicialmente tratados com radioterapia e quimioterapia.[1,5]

Pacientes submetidos previamente a tratamentos unimodais em geral têm melhor resultado oncológico nos resgates em relação a pacientes submetidos a tratamentos multimodais. Também em relação ao tratamento inicialmente empregado, pacientes submetidos a resgate pós-falha do tratamento com radioterapia isolada têm evolução pior em comparação aos inicialmente tratados com cirurgia endoscópica, e pacientes submetidos à laringectomia de resgate pós-falha de tratamento concomitante de radioterapia e quimioterapia têm pior controle local em comparação a pacientes previamente tratados com radioterapia isolada.[2] Apesar do viés relacionado com tratamentos mais complexos em tumores mais avançados, isso pode ser reflexo também do maior dano tecidual e piora de condição clínica que os tratamentos mais agressivos acarretam.

Ressecções endoscópicas. Ainda existe controvérsia sobre o papel das cirurgias endoscópicas nos resgates do câncer de laringe. Ramakrishnan *et al.* mostram, em uma metanálise, controle local inferior nos resgates endoscópicos em comparação às laringectomias parciais abertas.[14] Mas, apesar do possível controle local inferior, alguns trabalhos sugerem que a recidiva pós-resgate endoscópico não impacta de forma expressiva na sobrevida, pois, na maioria das vezes, são factíveis de novo resgate cirúrgico, seja novamente endoscópico, laringectomia parcial aberta ou total.

Meulemans *et al.*, em revisão de pacientes com tumores rT1-2 submetidos a resgate com ressecção endoscópica com *laser* de CO_2, apresentam controle local na primeira ressecção de 57% (38% – 81%), 67% (50% – 87%) em segunda ou terceira ressecção endoscópica e 73% (50% – 94%) de taxa de preservação de laringe, levando em consideração alguns casos submetidos à laringectomia parcial aberta após recidiva da resseção endoscópica.[11,17]

A maioria das séries descritas mostra sobrevida específica em torno de 90% em casos precoces de rT1-2, com taxa de preservação de laringe próxima de 70%, e algumas séries também mostram resultados satisfatórios em rT3-4 selecionados.[13,17]

Acometimento de comissura anterior e margens de ressecção comprometidas são fatores que impactam no controle local e taxa de preservação de laringe.[12,17]

Laringectomia parcial aberta. A taxa de controle local de pacientes submetidos à laringectomia parcial aberta de resgate, levando-se em consideração todos os procedimentos tanto verticais, como horizontais, é elevada (70% - 85%), com sobrevida global também satisfatória (65% -85%) e taxa de preservação de laringe próxima a 45%.[3]

Nos casos de recidiva pós-laringectomia parcial aberta de resgate, a laringectomia total é a opção cirúrgica de controle local em cerca de 44% dos pacientes, com controle oncológico adequado em 2/3 deles.[17]

As laringectomias verticais (frontais, frontolaterais e hemilaringectomias) têm papel bem estabelecido nos resgates, mas em declínio pelo avanço dos procedimentos endoscópicos. A maioria das séries descritas é de pacientes com tumores precoces rT1-2, e os resultados oncológicos são bons, com controle local próximo a 80%, e taxa de preservação de laringe ao redor de 85%.[3]

As laringectomias horizontais envolvem maior complexidade na análise dos resultados, pois, ao contrário das verticais, têm grande espectro de indicações. Quando são avaliados todos os procedimentos horizontais (supraglóticas, supracricóideas e supratraqueais), a maioria das séries é composta por pacientes tanto com tumores precoces, como casos selecionados avançados de rT1-4 e, de forma geral, temos bons resultados, com controle local por volta de 85%.[18] Nas laringectomias supracricóideas (OPHL tipos IIa e IIb), a maioria das séries avalia tumores rT1-3 (algumas com casos selecionados de rT4) com controle local acima de 80%, taxa de preservação de laringe ao redor de 80% e sobrevida específica em cinco anos próxima de 90%.[10,20]

A laringectomia supraglótica aberta é procedimento pouco realizado atualmente, pois, assim como as laringectomias verticais, vem perdendo espaço para as ressecções endoscópicas. As poucas séries que focam nesses casos mostram controle local ao redor de 55%.

Laringectomia total. Cerca 1/3 dos pacientes submetidos a protocolos de preservação de órgão precisará de laringectomia total ao longo dos primeiros anos de aompanhamento.[2,6,7] Os resultados oncológicos da laringectomia total de resgate são bastante heterogêneos na literatura, com sobrevida global em cinco anos próxima a 50% e sobrevida câncer-específica próxima a 60%.[21]

São fatores associados a pior prognóstico em casos de laringectomia total de resgate: comorbidades severas, presença de metástase linfonodal, margens de resseção comprometidas ou exíguas, invasão perineural, ocorrência de complicações pós-operatórias, desenvolvimento de segundo tumor primário e tumores supraglóticos.[21]

RESULTADOS FUNCIONAIS

O tipo de tratamento empregado inicialmente tem impacto nos resultados funcionais do tratamento de resgate. Pacientes submetidos à laringectomia total de resgate pós-radioterapia têm maior risco de complicações e atraso na reabilitação em comparação a pacientes previamente submetidos à ressecção endoscópica.

Ressecções endoscópicas. Uma vantagem dos acessos endoscópicos para tratamento das recidivas dos tumores de laringe está em evitar a abertura do arcabouço laríngeo, evitando, muitas vezes, a traqueostomia e sondas alimentares.[11,14] As ressecções endoscópicas associam-se à baixa incidência de broncoaspiração, mas casos mais avançados que envolvam grandes ressecções (por exemplo, laringectomia supraglótica endoscópica) têm potencial de desfuncionalizar a laringe, pois são realizadas em tecido já danificado pelo tratamento prévio, com perda tanto de mobilidade, como de sensibilidade.

A principal sequela encontrada nas ressecções transorais é a disfonia, que é mais intensa em casos de resgate em comparação a pacientes sem tratamento prévio e proporcional à extensão da ressecção.

Laringectomias parciais abertas. Um dos pontos problemáticos nas laringectomias parciais abertas, especialmente nos casos de resgate, é o grau elevado de imprevisibilidade dos resultados funcionais, e isso se reflete inclusive em dificuldade de padronização e comparação dos resultados dos diversos centros. De forma geral, têm resultados bons, com voz funcional em pouco menos de 90% dos pacientes, disfagia em cerca de 12% e decanulação em 90%.[3] Cerca de 5% dos pacientes submetidos a laringectomias parciais abertas de resgate serão submetidos posteriormente à laringectomia total por aspiração.[3]

As laringectomias verticais têm índice de decanulação elevado ao redor de 95%,[3] com retomada de alimentação oral exclusiva em quase 100% dos pacientes, com pouca aspiração.[9]

Assim como nas ressecções endoscópicas, a principal sequela nesses casos é a disfonia,[9] que varia de intensa à moderada e tem impacto pelo tipo de reconstrução realizada.

Nas laringectomias horizontais, o principal problema é a deglutição, com tempo maior para reabilitação e uso de sonda em relação a pacientes não irradiados previamente. A dificuldade de reabilitação nesses casos costuma ser proporcional à extensão da ressecção, sendo mais importante nos tipos IIb e IIIa e IIIb. De forma geral, a retomada de alimentação oral exclusiva nos pacientes submetidos a laringectomias horizontais de resgate ocorre em cerca de 90% dos casos.[18]

Avaliando especificamente as laringectomias supracricóideas, o índice de decanulação é ao redor de 95%,[3] com retomada de alimentação oral exclusiva em cerca de 95% dos casos. A voz costuma ser soprosa ou rouca, mas bastante inteligível.[9,21]

Laringectomias totais. Em pacientes submetidos à laringectomia total, os resultados funcionais são focados principalmente nos seguintes aspectos: retomada de dieta oral, desenvolvimento de voz alaríngea e qualidade do traqueostoma.

A extensão da ressecção faríngea e o tipo de reconstrução empregado têm impacto na deglutição, e o uso de retalhos extensos ou tubulizados aumenta a incidência de estenose faringoesofágica.[19] Disfagia ocorre em cerca de 20% dos pacientes,[19] mas a retomada de alimentação oral exclusiva (mesmo que com restrições) ocorre em 95% dos pacientes.

Quanto à reabilitação fonatória, observa-se até 90% de reabilitação com uso de prótese fonatória. Voz esofágica é atingida com boa inteligibilidade em cerca de 10% dos pacientes submetidos à laringectomia total de resgate.

Estenose de traqueostoma, que implica dificuldade de oxigenação, adaptação de prótese fonatória, filtros e outros dispositivos, ocorre em cerca de 15% dos casos (12,8% – 20,8%).[19]

REFERÊNCIAS BIBLIOGRÁFICAS

1. Sanabria A, Chaves ALF, Kowalski LP, Wolf GT, Saba NF, Forastiere AA, et al. Organ preservation with chemoradiation in advanced laryngeal cancer: The problem of generalizing results from randomized controlled trials. Auris Nasus Larynx. 2017;44:18-25.
2. Weber RS, Berkey BA, Forastiere A, Cooper J, Maor M, Goepfert H, et al. Outcome of salvage total laryngectomy following organ preservation therapy: the Radiation Therapy Oncology Group trial 91-11. Arch Otolaryngol Head Neck Surg. 2003;129:44-9.
3. Paleri V, Thomas L, Basavaiah N, Drinnan M, Mehanna H, Jones T. Oncologic outcomes of open conservation laryngectomy for radiorecurrent laryngeal carcinoma: a systematic review and meta-analysis of English-language literature. Cancer. 2011;117:2668-76.
4. Kowalski LP, Franco EL, de Andrade Sobrinho J, Oliveira BV, Pontes PL. Prognostic factors in laryngeal cancer patients submitted to surgical treatment. J Surg Oncol. 1991;48:87-95.
5. Calvas OIJ, Ramos DM, Matos LL, Kulcsar MAV, Dedivitis RA, Brandão LG, et al. Oncological results of surgical treatment versus organ-function preservation in larynx and hypopharynx cancer. Rev Assoc Med Bras (1992). 2017;63:1082-9.
6. Kowalski LP, Rinaldo A, Robbins KT, Pellitteri PK, Shaha AR, Weber RS, et al. Stomal recurrence: Pathophysiology, treatment and prevention. Acta Otolaryngol. 2003;123:421-32.
7. Agra IM, Ferlito A, Takes RP, Silver CE, Olsen KD, Stoeckli SJ, et al. Diagnosis and treatment of recurrent laryngeal cancer following initial nonsurgical therapy. Head Neck. 2012;34:727-35.
8. Lisboa SR, Rocha DA, Mejia RG, Sasaki AC, Rosenfeld MG, Matos LL, et al. Recurrence of laryngeal squamous cell carcinoma in patients undergoing organ preservation therapy: Are there symptoms associated with recurrence? Arch Head Neck Surg. 2020;48:e00402019.
9. Marioni G, Marchese-Ragona R, Kleinsasser NH, Lionello M, Lawson G, Hagen R, et al. Partial laryngeal surgery in recurrent carcinoma. Acta Otolaryngol. 2015;135:119-24.
10. Pellini R, Pichi B, Ruscito P, Ceroni AR, Caliceti U, Rizzotto G, et al. Supracricoid partial laryngectomies after radiation failure: a multi-institutional series. Head Neck. 2008;30:372-9.
11. Meulemans J, Delaere P, Nuyts S, Clement PM, Hermans R, Vander Poorten V. Salvage Transoral Laser Microsurgery for

Radiorecurrent Laryngeal Cancer: Indications, Limits, and Outcomes. Curr Otorhinolaryngol Rep. 2017;5:83-91.

12. Del Bon F, Piazza C, Mangili S, Redaelli De Zinis LO, Nicolai P, Peretti G. Transoral laser surgery for recurrent glottic cancer after radiotherapy: Oncologic and functional outcomes. Acta Otorhinolaryngol Ital. 2012;32:229-37.
13. Steiner W, Vogt P, Ambrosch P, Kron M. Transoral carbon dioxide laser microsurgery for recurrent glottic carcinoma after radiotherapy. Head Neck. 2004;26:477-84.
14. Ramakrishnan Y, Drinnan M, Kwong FN, Grant DG, Mehanna H, Jones T, et al. Oncologic outcomes of transoral laser microsurgery for radiorecurrent laryngeal carcinoma: A systematic review and meta-analysis of English-language literature. Head Neck. 2014;36:280-5.
15. Gross JH, Vila PM, Simon L, Rizvi ZH, Zenga J, Jackson RS, et al. Elective neck dissection during salvage laryngectomy: A systematic review and meta-analysis. Laryngoscope. 2020;130:899-906.
16. Guimarães AV, Aires FT, Dedivitis RA, Kulcsar MA, Ramos DM, et al. Efficacy of pectoralis major muscle flap for pharyngocutaneous fistula prevention in salvage total laryngectomy: A systematic review. Head Neck. 2016;38 Suppl 1:E2317-E2321.
17. Vander Poorten V, Meulemans J, Beitler JJ, Piazza C, Kowalski LP, Mäkitie AA, et al. Salvage surgery for residual or recurrent laryngeal squamous cell carcinoma after (Chemo)radiotherapy: Oncological outcomes and prognostic factors. Eur J Surg Oncol. 2021;47:2711-21.
18. Bertolin A, Lionello M, Ghizzo M, Cena I, Leone F, Valerini S, et al. Salvage open partial horizontal laryngectomy after failed radiotherapy: A multicentric study. Laryngoscope. 2020;130:431-6.
19. Hasan Z, Dwivedi RC, Gunaratne DA, Virk SA, Palme CE, Riffat F. Systematic review and meta-analysis of the complications of salvage total laryngectomy. Eur J Surg Oncol. 2017;43:42-51.
20. Laccourreye O, Weinstein G, Naudo P, Cauchois R, Laccourreye H, Brasnu D. Supracricoid partial laryngectomy after failed laryngeal radiation therapy. Laryngoscope. 1996;106:495-8.
21. Birkeland AC, Beesley L, Bellile E, Rosko AJ, Hoesli R, Chinn SB, et al. Predictors of survival after total laryngectomy for recurrent/persistent laryngeal squamous cell carcinoma. Head Neck. 2017;39:2512-8.

PARTE V TÉCNICAS CIRÚRGICAS E TERAPÊUTICAS

CAPÍTULO 45

MICROLARINGOSCOPIA DE SUSPENSÃO (PRINCÍPIOS BÁSICOS, INSTRUMENTAIS E TÉCNICA)

Luiz Ubirajara Sennes ■ Domingos Hiroshi Tsuji ■ Rui Imamura

A microcirurgia da laringe constitui a abordagem da laringe através das cavidades naturais (cavidade oral e faringe), utilizando como principal técnica a laringoscopia de suspensão, introduzida no Brasil, no final da década de 1960, por Kuhl.[1]

Durante esse procedimento, retificamos a via aérea para visualização direta da laringe pela abertura da boca. Essa exposição é conseguida pela introdução de um tubo rígido (laringoscópio) pela boca, elevando a base da língua e a epiglote, expondo o ádito da laringe (estruturas supraglóticas, pregas vocais e, eventualmente, a infraglote).

Para imobilização do laringoscópio em uma posição fixa, utilizamos um sistema de suspensão que fica conectado ao cabo do laringoscópio e é apoiado sobre o tórax do paciente (Fig. 45-1).

Uma vez obtidas a exposição adequada da laringe e uma fixação estável, podemos utilizar sistemas de ampliação da imagem para melhor visualização e manipulação da laringe. Esses sistemas são basicamente de três tipos: microscópio cirúrgico (Fig. 45-2), videoendoscópio ou câmera externa.[2]

Nesse momento, estamos preparados para iniciar o procedimento cirúrgico que é realizado com uso de pinças longas (cerca de 30 cm) e equipamentos de corte e cauterização, como eletrocautério e o *laser* cirúrgico.

Explicaremos detalhadamente cada passo da microlaringoscopia de suspensão a seguir.

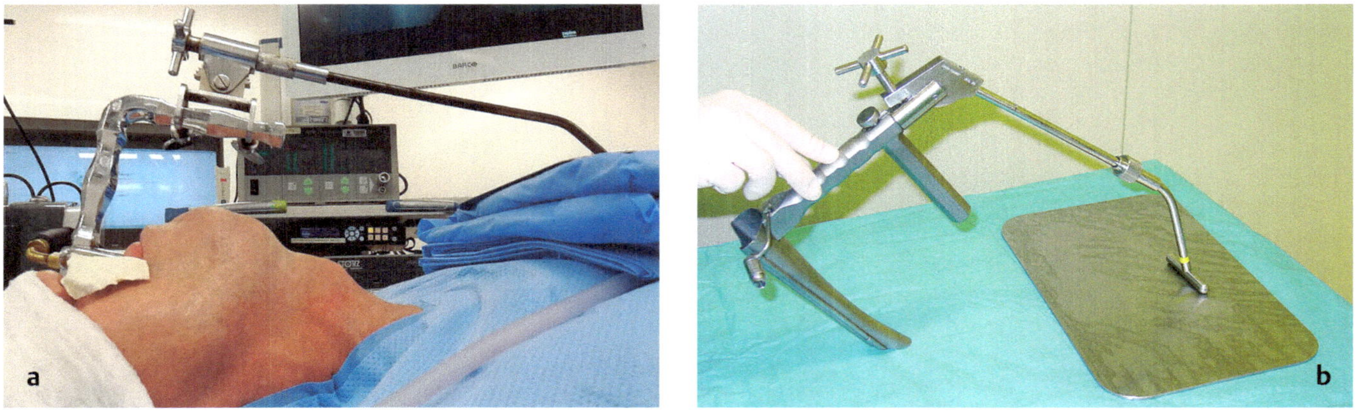

Fig. 45-1. Laringoscópio introduzido pela boca (a) e fixado por um sistema de suspensão apoiado sobre o tórax do paciente (b).

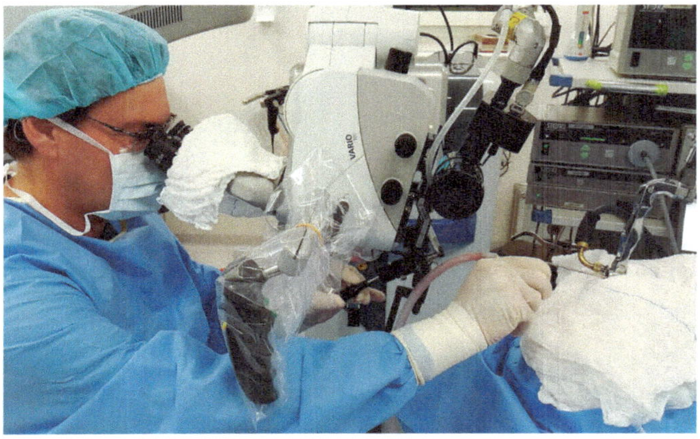

Fig. 45-2. Visualização da laringe com microscopia através de laringoscopia de suspensão.

LARINGOSCÓPIO

Para uma adequada exposição da laringe, é necessário ter disponível vários tipos de laringoscópios. Isso porque a anatomia varia entre os pacientes, podendo ser extremamente difícil expor a laringe de alguns indivíduos, o que pode inviabilizar a cirurgia por essa via.

Quanto maior o diâmetro do laringoscópio, mais fácil é trabalhar no seu interior, porém, em menor porcentual dos pacientes será possível expor a laringe. Por outro lado, embora mais fácil obter boa exposição com laringoscópios de pequeno calibre, teremos dificuldade para movimentar as pinças no seu interior. Ainda, nos laringoscópios com abertura proximal de pequena dimensão horizontal, o cabo dos instrumentos frequentemente cobre parte da visão da laringe.

Desse modo, sempre tentamos usar o maior laringoscópio possível para cada paciente, desde que ofereça uma exposição adequada da laringe.

Na escolha do laringoscópio devemos considerar a dificuldade de exposição da via aérea do paciente.[3,4] Restrição da abertura bucal e extensão cervical, projeção anterior dos dentes superiores, retrusão mandibular, obesidade e relação entre base da língua e palato mole desfavorável (classificação de Mallampati III e IV) são condições que dificultam a exposição da laringe e sugerem a necessidade de laringoscópios de menor calibre (Fig. 45-3).[5,6]

Além do diâmetro proximal, a abertura distal do laringoscópio também tem impacto. Extremidades mais triangulares adaptam-se melhor ao formato da glote, facilitando o afastamento das pregas vestibulares, sendo indicados para cirurgias sobre as cordas vocais e comissura anterior. Por outro lado, essa abertura distal triangular e pequena dificulta cirurgias sobre estruturas supraglóticas, como epiglote ou da hipofaringe, como seios piriformes (Fig. 45-4).

Também existem laringoscópios que não são tubulares, mas têm duas lâminas paralelas com um sistema que permite afastá-las de forma paralela ou com afastamento distal. São laringoscópios expansíveis, utilizados quando se necessita exposição ampla, como em lesões supraglóticas ou da hipofaringe (Fig. 45-5).

É importante ressaltar nesse ponto que a exposição da laringe pode trazer traumas na via aérea e dentes, devendo ser um procedimento delicado e controlado. A quebra dos dentes pode ocorrer na introdução do aparelho ou por compressão excessiva sobre os dentes superiores durante a suspensão em pacientes com exposição difícil. Esses riscos devem ser sempre ressaltados no pré-operatório. Protetores dentários devem ser sempre usados na cirurgia (Fig. 45-6). Entretanto, não dispensa cuidado e delicadeza nos movimentos. Embora ofereça uma cobertura aos dentes e melhore a distribuição da força de compressão sobre eles, essa função é limitada, especialmente quando existe muita variação na altura dos dentes ou ausência de elementos dentários. Um protetor diretamente moldado aos dentes do paciente pode ser confeccionado por dentistas ou com placas termoplásticas moldáveis com calor (por exemplo, Aquaplast®) muito utilizados como "gesso" nas rinoplastias.

Laceração dos pilares amigdalianos e das paredes da faringe também pode ocorrer. A compressão prolongada da língua pode prejudicar o retorno venoso, levando à isquemia, edema e até necrose da língua, que em casos extremos pode comprometer a via aérea (Fig. 45-7). Desse modo, sempre que houver esforço excessivo sobre essas estruturas, devemos trocar por laringoscópio de menor calibre e/ou formato, além de afrouxar a compressão da língua a cada período de 20 ou 30 minutos nas cirurgias mais prolongadas.

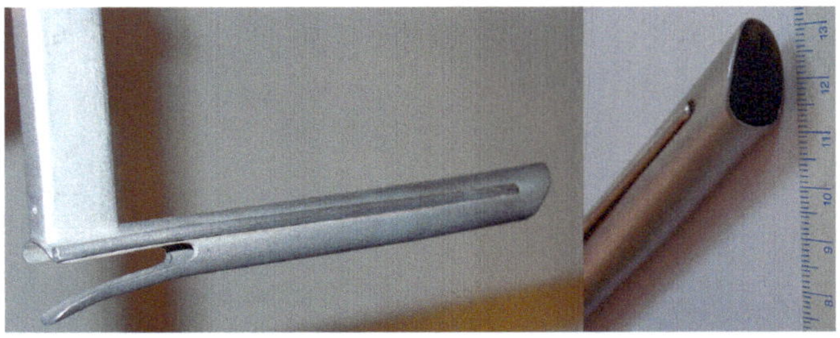

Fig. 45-4. Laringoscópios de suspensão com abertura distal triangular facilitando afastamento das bandas ventriculares e exposição das pregas vocais.

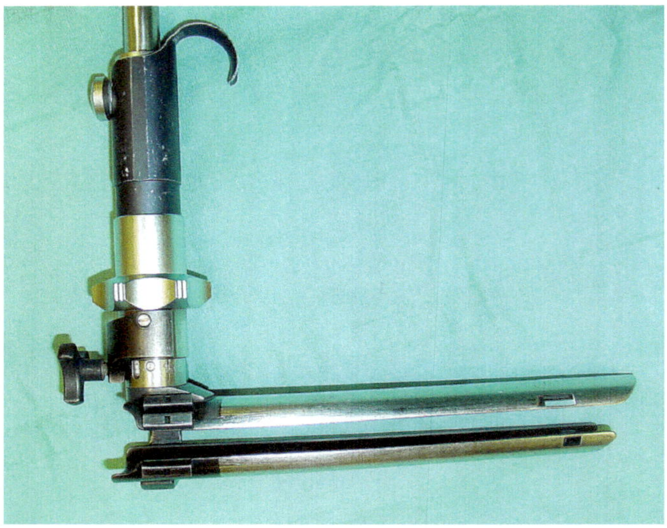

Fig. 45-5. Laringoscópio expansivo. É introduzido da forma fechada e com pequeno calibre. Permite a expansão das lâminas paralelamente ampliando a dimensão vertical em toda sua extensão, ou com maior abertura distal.

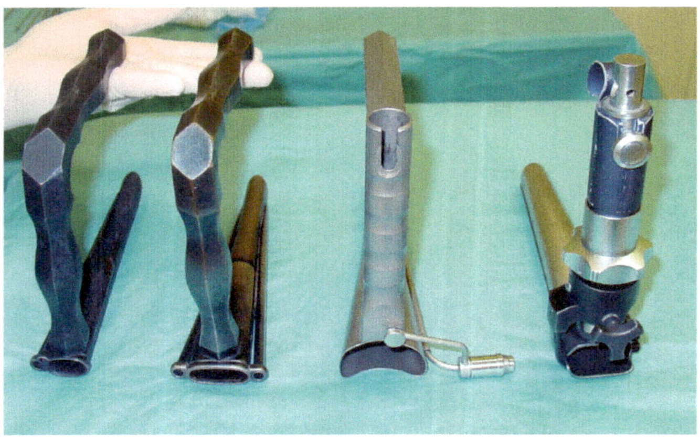

Fig. 45-3. Laringoscópios com diferentes dimensões e formatos. Note que a abertura proximal pode variar em diâmetro e dimensões vertical e lateral.

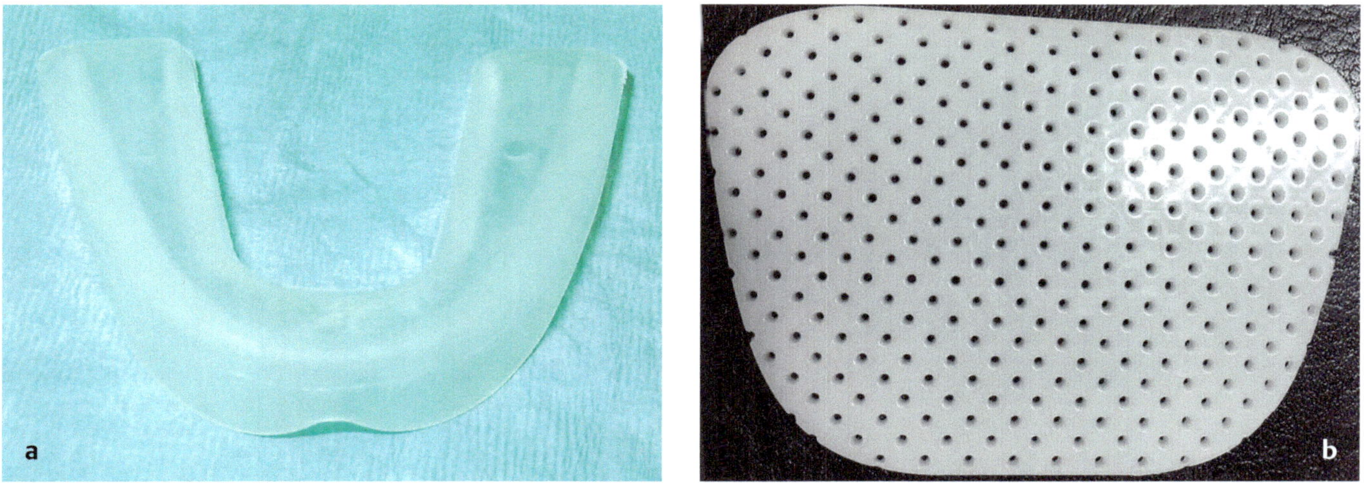

Fig. 45-6. Protetor de dentes de silicone (a) e placa termoplástica moldável (b).

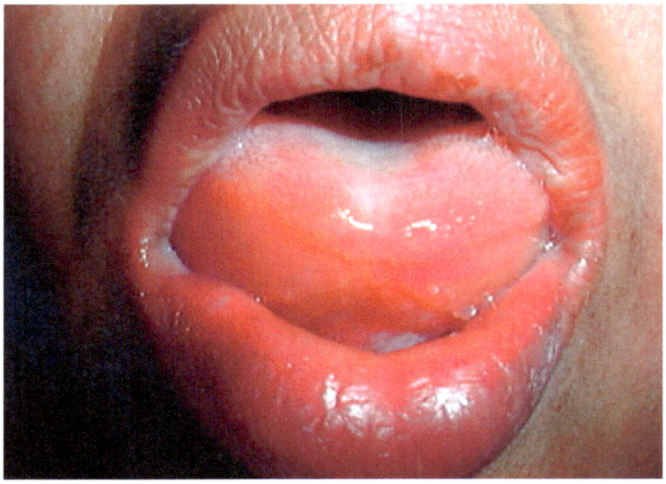

Fig. 45-7. Edema de língua no pós-operatório imediato por compressão prolongada durante laringoscopia de suspensão.

VIA AÉREA DIFÍCIL

Via de regra preferimos deixar o paciente em posição supina, sem nenhum apoio sob a cabeça do paciente. Entretanto, quando existe uma via aérea mais difícil, podemos elevar a cabeça do paciente para aproximar o eixo faríngeo do eixo laríngeo, facilitando a exposição da laringe (Fig. 45-8).[7,8]

ILUMINAÇÃO

A iluminação da laringe também é uma condição crítica na cirurgia. Devemos dar preferência à iluminação distal (guia de luz) a usar a luz do microscópio (Fig. 45-9). Isso porque a luz do microscópio reflete nas paredes do laringoscópio e no cabo das pinças, podendo prejudicar a visualização.[4] Sistemas de videoendoscopia não têm esse problema.

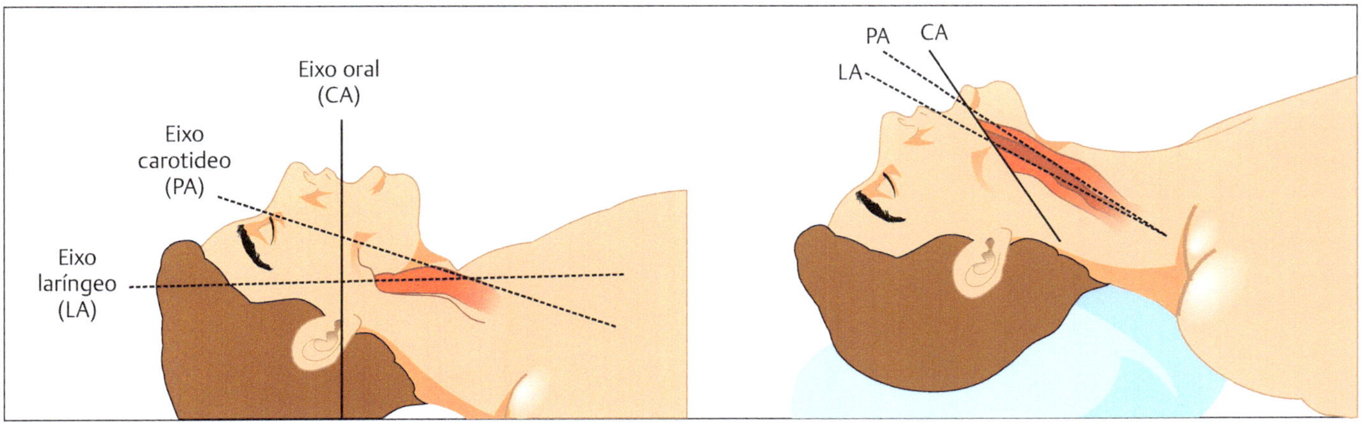

Fig. 45-8. Alinhamento dos eixos faríngeos e laríngeos com elevação da cabeça em pacientes com difícil exposição da laringe.

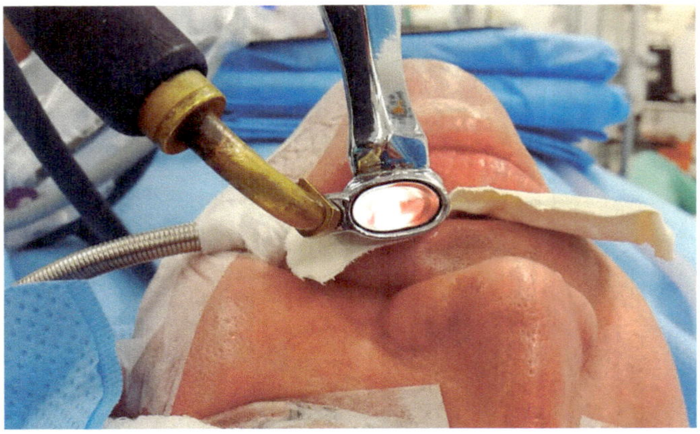

Fig. 45-9. Guia de luz de 4 mm na laringoscopia garante ótima iluminação distal do campo operatório.

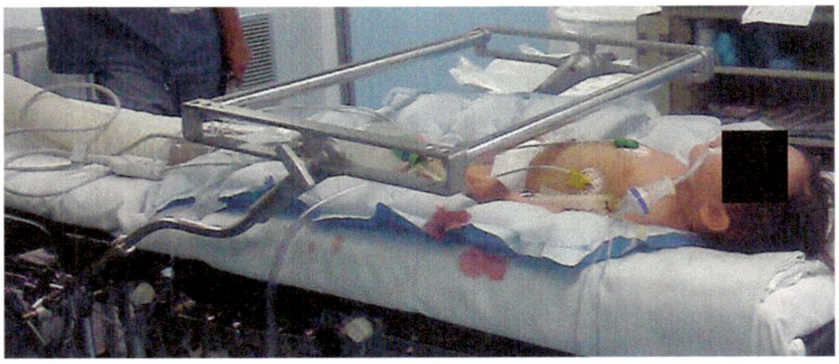

Fig. 45-10. Mesa de Mayo fixa na mesa de cirurgia para apoio do sistema de fixação do laringoscópio de suspensão, evitando apoio sobre o próprio paciente.

SISTEMAS DE SUSPENSÃO

Os sistemas de fixação do laringoscópio (suspensão) ficam normalmente apoiados sobre o tórax do paciente, podendo-se utilizar um apoio rígido (por exemplo, placa de metal) para nivelar e não apoiar o cabo diretamente sobre o tórax do paciente. Em crianças, o apoio do laringoscópio pode prejudicar a expansão torácica ou ficar muito longo apoiando na transição toracoabdominal ou no abdome. Nessas condições devemos utilizar uma mesa ou apoio fixado na própria maca do paciente.[9] A mesa de Mayo apoiada no chão traz riscos porque, se houver a movimentação da mesa cirúrgica (por exemplo, abaixar), a suspensão poderá fazer um esforço excessivo na via aérea, dentes, pescoço e tórax do paciente, podendo causar lesões (Fig. 45-10).

Alguns sistemas de suspensão possuem uma dobradiça na haste que pode ser fixada ou liberada com um anel de metal, facilitando os ajustes no laringoscópio, sempre que necessário.

SISTEMAS DE AMPLIAÇÃO E DOCUMENTAÇÃO

Uma vez locado e fixado o laringoscópio, devemos aproximar o microscópio ou sistema de vídeo que será utilizado para melhor visualização do campo operatório e para documentar o procedimento.[4,10] Também é importante para que o auxiliar possa acompanhar a cirurgia e deslocar externamente a laringe com a mão, otimizando a exposição do campo operatório para o cirurgião (Fig. 45-11).

INSTRUMENTAL

O instrumental para microcirurgia de laringe é longo (cerca de 30 cm) e delicado, podendo ser instrumentos rígidos ou articulados (Fig. 45-12).

Instrumental Rígido

Incluem aspiradores, bisturi, agulhas de injeção e descoladores (Figs. 45-12 a 45-16). São de baixo custo e grande durabilidade, e sua aquisição não deve ser motivo de economia.

Os bisturis podem ser de ponta curva (em foice) ou reta (triangular) (Fig. 45-13). A vantagem da ponta curva é que permite a visualização da incisão que está sendo feita pelo cirurgião, sendo preferida nas incisões superficiais da mucosa.

Devemos ter um par de descoladores com a ponta curvada para direita e para esquerda (Fig. 45-14). São utilizados simultaneamente para afastar, palpar e descolar as lesões. Quando utilizados simultaneamente, devem ser usados de forma contraposta, expondo entre os dois descoladores a região de interesse.

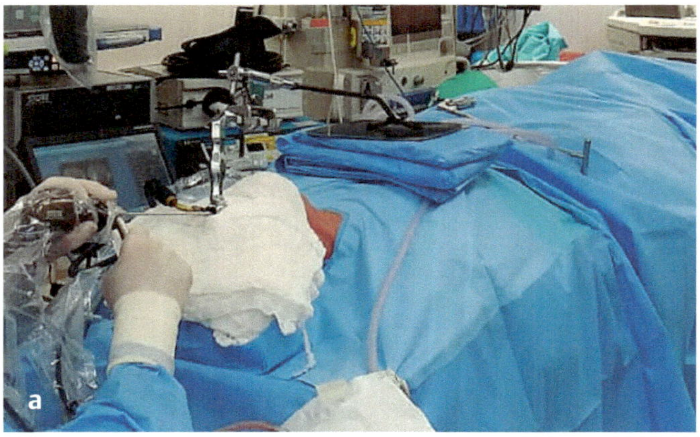

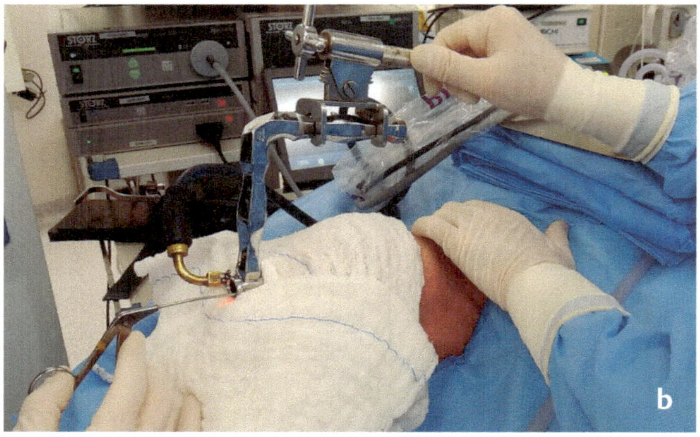

Fig. 45-11. Videoendoscopia realizada por dentro do laringoscópio de suspensão permite melhor visualização e documentação do campo operatório (a). O deslocamento da laringe pelo auxiliar otimiza a exposição do campo operatório para o cirurgião (b).

Também devemos ter aspiradores de pelo menos dois calibres (Fig. 45-15). O mais calibroso para aspirar secreções espessas, como a saliva que se acumula na hipofaringe ou coágulos de sangue em procedimentos maiores. O de diâmetro menor deve ser utilizado para aspirar a superfície ou interior da corda vocal (por exemplo, espaço de Reinke), causando menor trauma na sua estrutura e menor reparo tecidual (fibrose). Além do calibre, a existência de um pequeno orifício lateral pode aliviar a pressão de sucção e a lesão tecidual.

Agulhas para injeção de substâncias na laringe (hidrodissecção com soro fisiológico, corticoide, cidofovir etc.) também são úteis na microlaringoscopia. Pode ser utilizada uma agulha longa e rígida (Fig. 45-16), com o inconveniente de que o corte da agulha vai-se perdendo com o tempo. Para evitar esse inconveniente, é possível utilizar um escalpe descartável de pequeno calibre. Após seccionar as abas do escalpe é possível introduzi-lo no laringoscópio e atingir a laringe com uma pinça de apreensão.

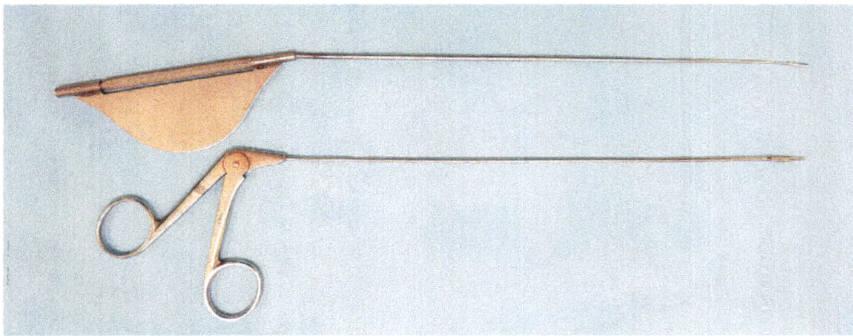

Fig. 45-12. Instrumento rígido e articulado para microcirurgia de laringe. Note que são instrumentos longos e delicados.

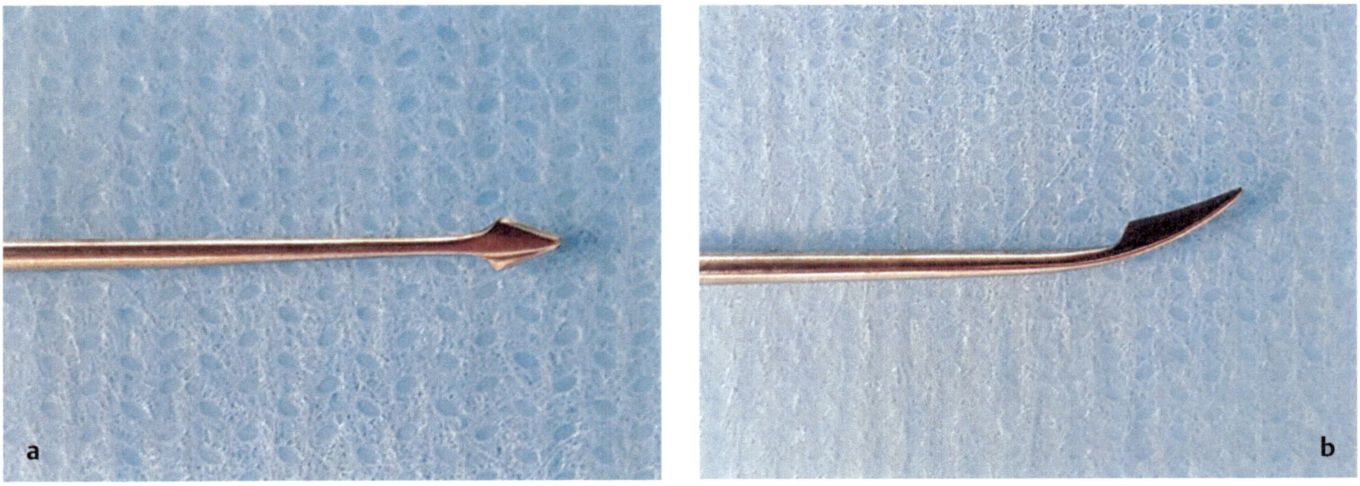

Fig. 45-13. Ponta do bisturi para microcirurgia de laringe. Pode ser reta (triangular – a) ou curva (em foice – b).

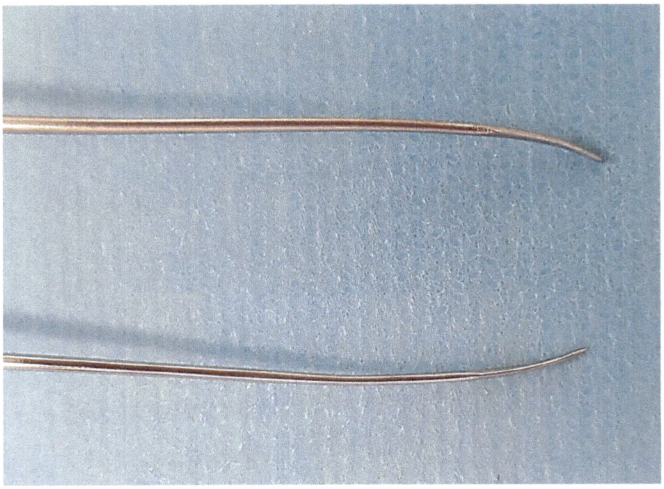

Fig. 45-14. Ponta dos descoladores para microcirurgia de laringe com angulação para a direita e esquerda.

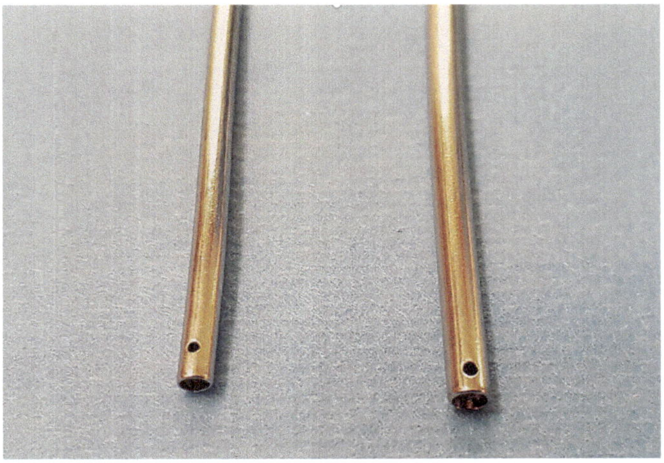

Fig. 45-15. Aspiradores para microcirurgia de laringe de diferentes calibres. Observe pequeno orifício lateral que alivia a pressão de sucção, causando menos lesão no tecido.

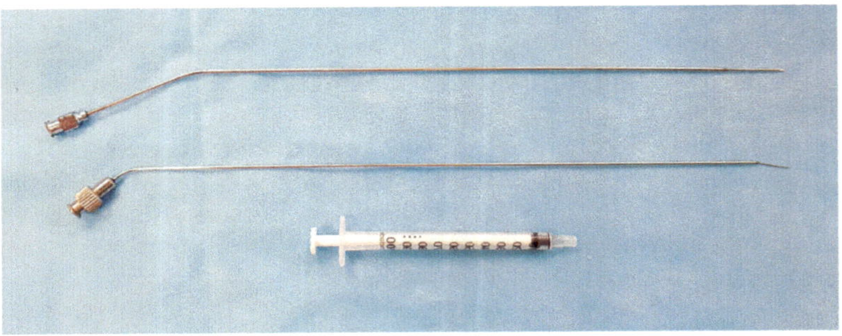

Fig. 45-16. Agulha rígida para microcirurgia de laringe. Detalhe da ponta em baioneta que permite melhor visualização do campo operatório.

Instrumental Articulado

Para microcirurgia de laringe existem pinças articuladas com diferentes formatos na sua ponta, funcionando como saca-bocados, pinças (jacaré), tesouras, porta-agulhas e afastadores autoestáticos.[4,11,12] São pinças de maior custo, e sua aquisição deve ser otimizada.

As pinças do tipo jacaré são essenciais. São utilizadas para apreensão e dissecção da prega vocal, mas também usadas para dar nós em suturas e até para levar e retirar algodões do campo operatório. Em nossa opinião, devem ser pelo menos em três formatos: reto, curvo para a direita e curvo para a esquerda (Fig. 45-17). O reto deve ser utilizado para manipulações mais grosseiras, como trabalhar com algodão, para levar escalpe para hidrodissecção ou injeção de medicamentos etc. Isso porque devemos preservar os jacarés curvos para manipular a mucosa e dissecar os tecidos.

Existem outras pinças similares a jacaré, mas com área de apreensão maior, em formato triangular ou circular. O objetivo dessas pinças é segurar lesões mais volumosas ou distribuir a força de apreensão em uma maior área da mucosa, reduzindo o trauma sobre a mesma e minimizando o risco de romper os retalhos mucosos de forma inadvertida (Fig. 45-18).

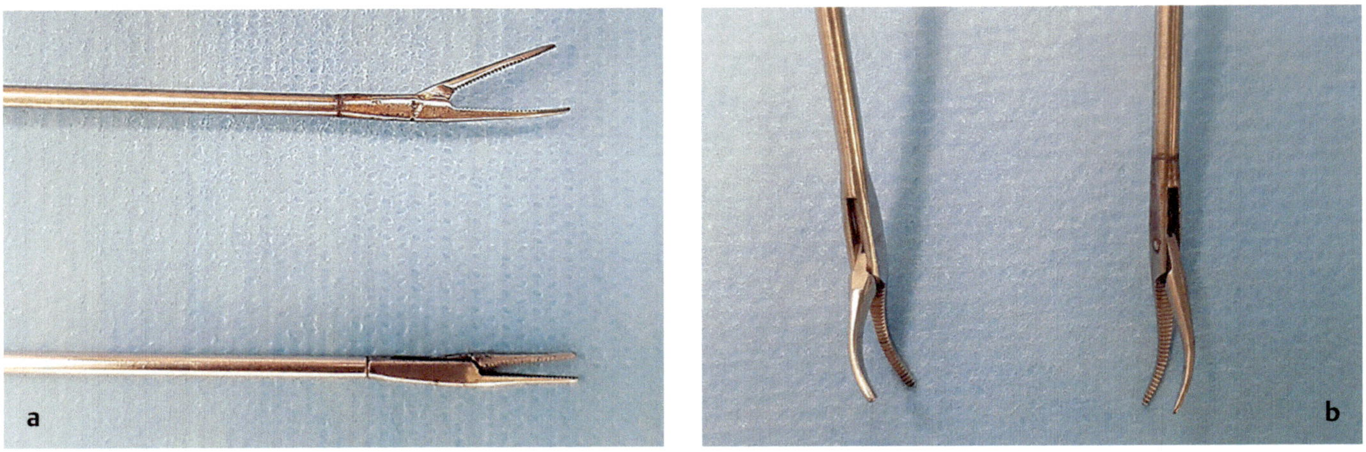

Fig. 45-17. (a, b) Pinças articuladas de apreensão e dissecção (pinças do tipo jacaré) reta e angulada para a direita e esquerda.

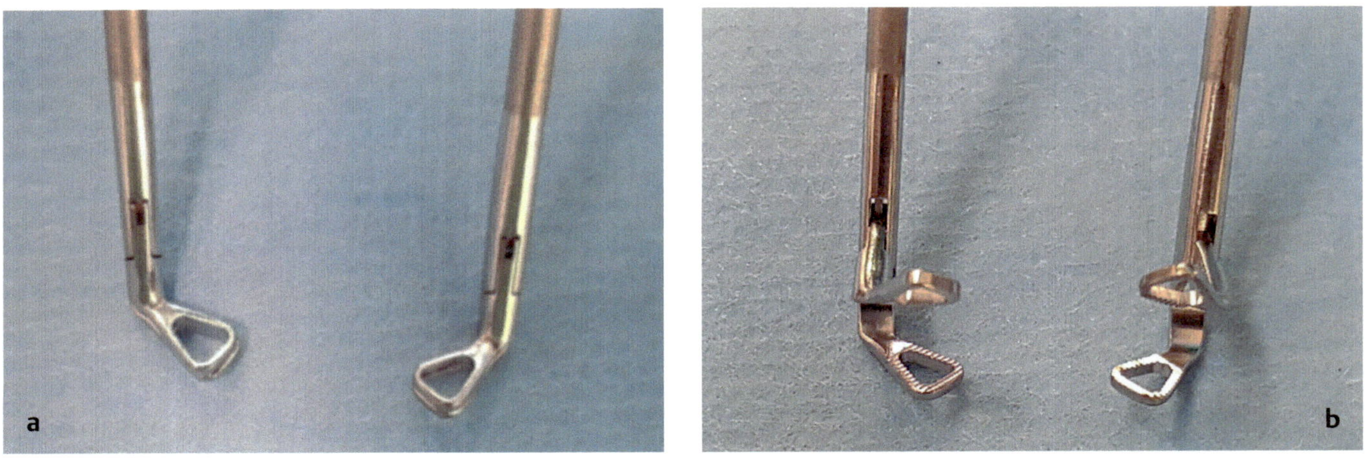

Fig. 45-18. (a, b) Pinças articuladas de apreensão triangular angulada para a direita e esquerda.

As pinças saca-bocados também são muito importantes. Servem tanto para apreensão, como para secção da mucosa ao se fazer uma tração controlada da mucosa nas diferentes direções. Sugerimos a aquisição de saca-bocados de secção reta em vez das que têm forma redonda. Isso é especialmente importante para remoção de lesões das cordas vocais, em que um dos princípios é deixar a borda livre alinhada. Embora seja possível, é sempre mais difícil fazer uma secção alinhada com os saca-bocados redondos, quando têm que ser retirada as pequenas saliências que ficam nas extremidades das ressecções (Fig. 45-19).

Os saca-bocados de secção reta podem ser retos (no eixo da pinça) ou angulados para cima. De forma similar ao bisturi e jacaré, a pinça angulada permite melhor visualização da área que está sendo manipulada. Também podem variar de tamanho, utilizando-se os mais grosseiros para apreensão de lesões mais volumosas e rígidas, como papilomas e tumores ou para ressecção de cartilagens, como na aritenoidectomia (Fig. 45-20).

Outro tipo de saca-bocado de secção reta que é muito interessante para trabalhar nas pregas vocais é a pinça de Saito. Enquanto as pinças saca-bocados cortam em todas as suas bordas, essa é uma pinça angulada que trabalha como uma guilhotina de secção reta somente na borda distal. A borda proximal fica afastada e permite observar a porção da lesão que é apreendida e que será removida pelo fechamento da pinça. Uma das hastes da pinça é fixa, e a outra se afasta e se aproxima da linha média para a apreensão e secção. Ao pressionar a haste fica na mucosa, o tecido medial a ela se projeta para o interior da pinça e pode ser apreendido pela haste móvel. Em geral, usamos a pinça com a haste fixa à direita para trabalhar na corda vocal direita e vice-versa. Essas pinças podem ter tamanhos e angulações variadas (Fig. 45-21).

Ainda entre as pinças de apreensão, existe o porta-agulhas, que é uma pinça mais resistente e autostática, com cremalheira no cabo para travar a apreensão da agulha (Fig. 45-22).

Pinças de Corte

As tesouras também são instrumentos essenciais e podem ter tamanhos e curvaturas variadas. Podem ser retas (no eixo da pinça ou angulada para cima) ou curvas. As tesouras anguladas e curvas facilitam a visualização da linha de secção (Fig. 45-23). Também existe uma tesoura que corta inferiormente, à semelhança da pinça Saito.

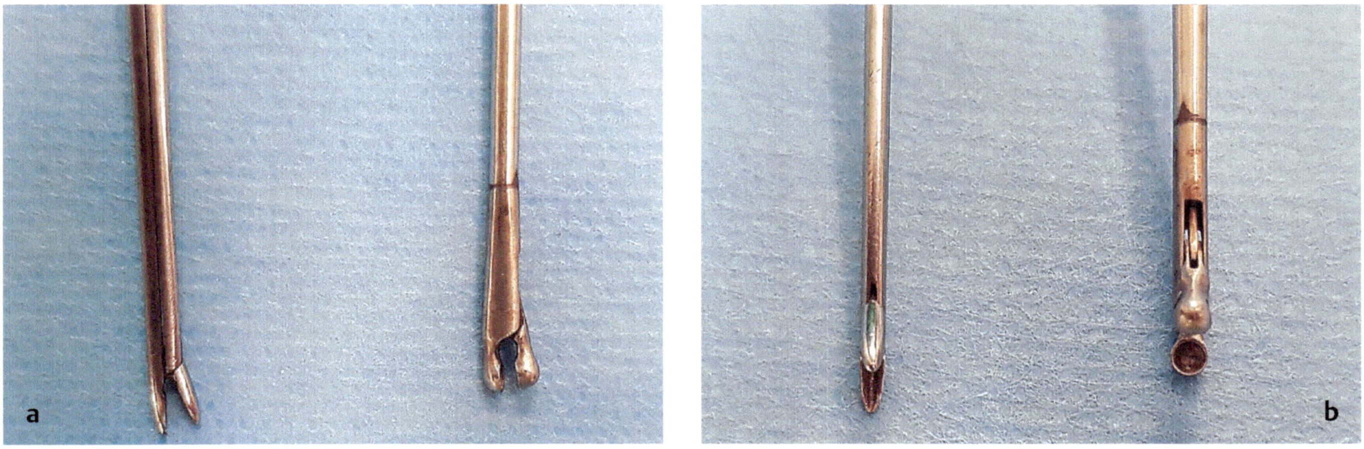

Fig. 45-19. (**a**, **b**) Pinças do tipo saca-bocado de secção reta e redonda. A secção reta favorece o alinhamento da borda livre da prega vocal.

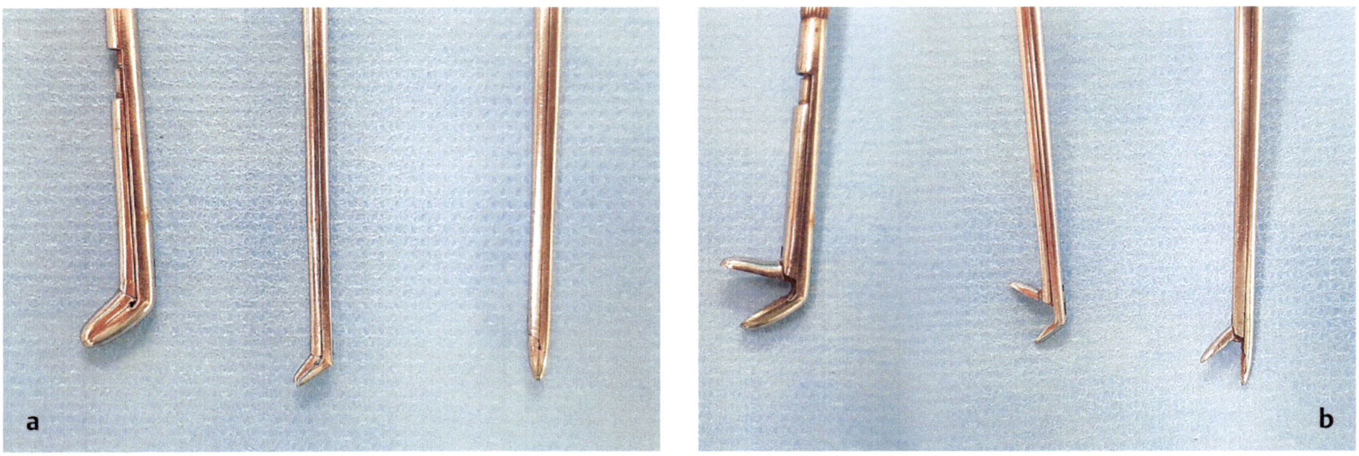

Fig. 45-20. (**a**, **b**) Pinça do tipo saca-bocado de secção reta. Sua ponta pode ser no eixo da pinça ou angulada para cima, além de ter diferentes tamanhos.

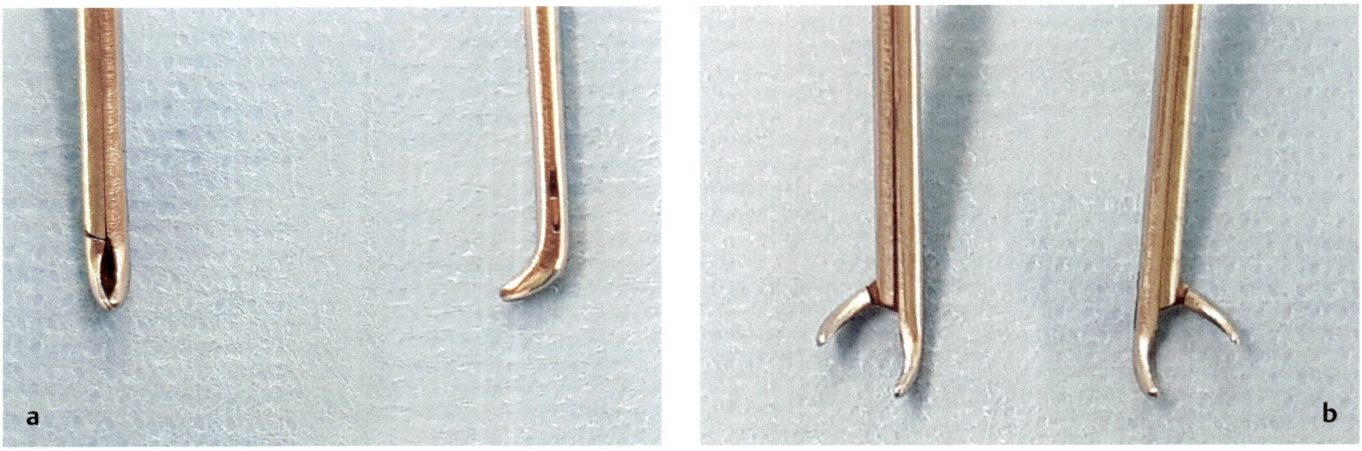

Fig. 45-21. (a, b) Pinças do tipo Saito com haste fixa à direita e esquerda. Observe que ao fechar a pinça existe somente a aproximação da borda distal para apreensão e secção reta dos tecidos.

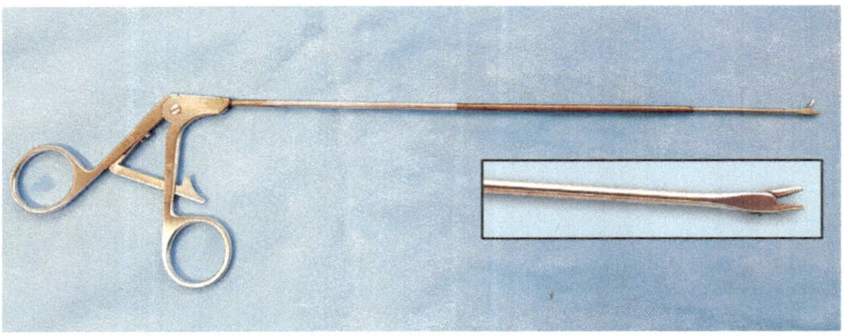

Fig. 45-22. Porta-agulhas para microcirurgia de laringe com cremalheira para travar a apreensão.

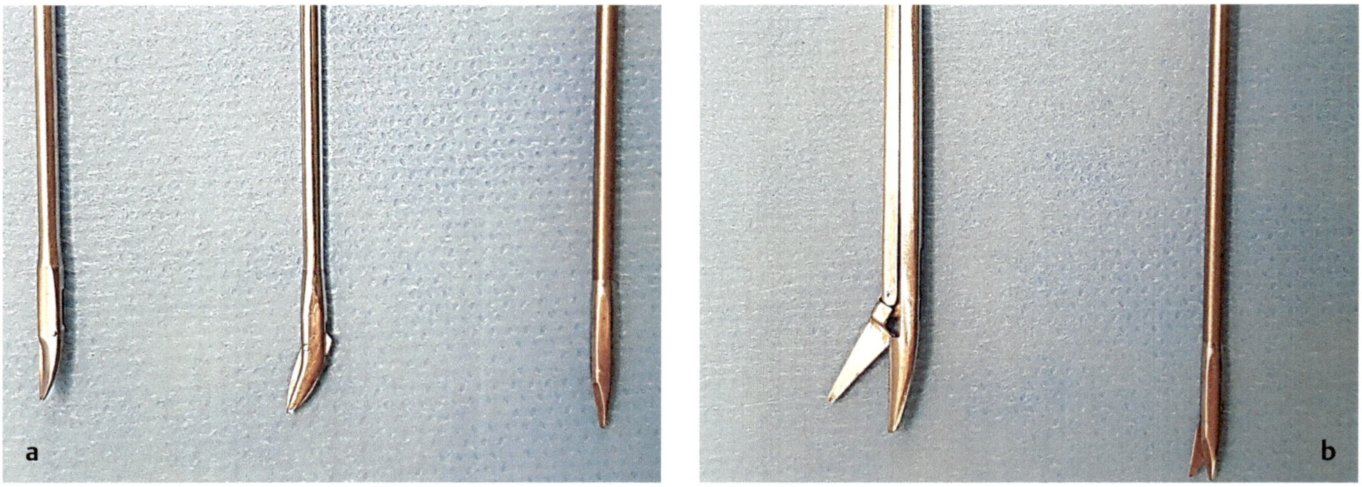

Fig. 45-23. (a, b) Tesouras para microcirurgia da laringe. Observe que a ponta pode ser reta, angulada para cima ou curva para a direita ou esquerda.

Eletrocautério Monopolar

O eletrocautério monopolar é um instrumento rígido e longo, encapado (isolado eletricamente) em toda sua extensão, exceto na extremidade distal (Fig. 45-24). Na extremidade proximal é conectado ao equipamento por um fio. Para fechar o circuito elétrico, é necessária a colocação da placa elétrica no paciente, tomando todos os cuidados necessários para utilização do bisturi elétrico. É importante atentar aos riscos de combustão dos gases anestésicos durante a cirurgia laríngea. Outro cuidado é com a intensidade e a seleção de corte e coagulação no equipamento. Para evitar lesões e cicatrizes inadvertidas na laringe, recomendamos testar os ajustes do eletrocautério em estruturas menos nobres da laringe, como a prega vestibular, para somente depois utilizar nas pregas vocais.

Laser Cirúrgico

O *laser* é um feixe de luz com raios paralelos. Com auxílio de uma lente, o feixe de luz converge para um ponto com alta energia e temperatura. A luz interage com o tecido, eleva instantaneamente a sua temperatura, transformando-o em

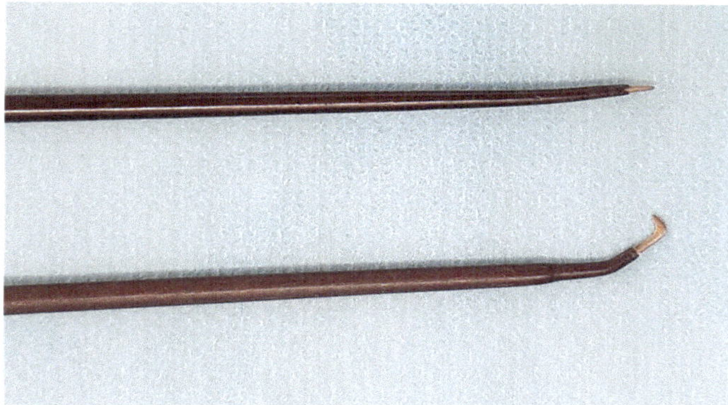

Fig. 45-24. Eletrocautério monopolar para microlaringoscopia. Observe que as ponteiras são isoladas em toda sua extensão, exceto na extremidade distal.

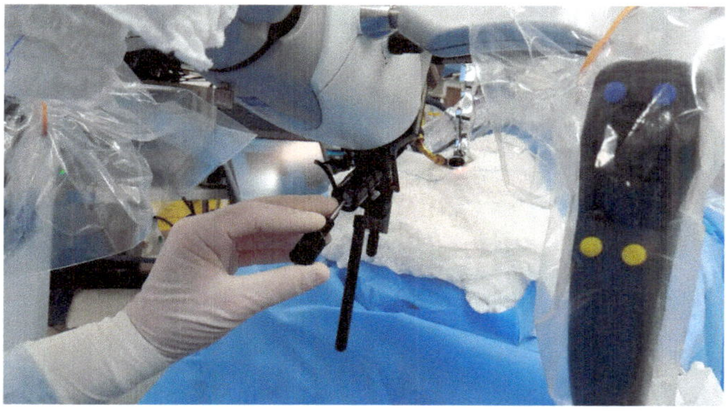

Fig. 45-25. Micromanipulador acoplado ao microscópio cirúrgico. O *laser* é refletido por um espelho posicionado à frente da objetiva, que é movimentado por um *joystick*.

vapores e *debris* de carbono, sendo um instrumento de corte e cauterização.[4,13]

Existem diversos tipos de *lasers* com diferentes comprimentos de onda, podendo ser absorvidos pela água do tecido (*laser* de CO_2) ou por pigmentos (nd-YAG, Argônio, KTP, Diodo entre outros). O *laser* de CO_2 é considerado o mais indicado para cirurgia laríngea por causar uma vaporização mais superficial e precisa, com uma lesão térmica mais restrita ao tecido adjacente. Quando adaptado ao microscópio (*microsspot*), cria uma lesão cilíndrica de apenas 0,2 mm de diâmetro por 0,2 mm de profundidade, ocorrendo predominantemente uma ação de corte e selamento de pequenos vasos (até 0,5 mm). O *laser* de CO_2 é um raio invisível, sendo utilizado um *laser* de hélio-neon (vermelho) como guia. É fundamental que exista uma colimação perfeita entre esses dois raios, para que seja possível atuar exatamente onde desejamos (Fig. 45-25).

O *laser* pode refletir em vários instrumentos que utilizamos durante o ato operatório, sendo imprescindível proteger a face do paciente com campos ou compressas umedecidas, deixando exposto exclusivamente o campo operatório. Especial cuidado deve ser tomado com relação aos olhos do paciente e de todos os indivíduos que estiverem no interior da sala cirúrgica, que deverão estar usando óculos de proteção. A sonda de intubação também deve ser revestida por metal ou coberta com algodão umedecido. Se possível, o oxigênio inalado na ventilação do paciente deve ser reduzido para menos de 30%. Assim, caso o *laser* atinja a sonda inadvertidamente ou por reflexão em algum instrumento, causando seu rompimento, reduz-se o risco de combustão, e queimadura das vias respiratórias fica minimizada.

Os *lasers* absorvidos por pigmento, como a hemoglobina (nd-YAG, Argônio, KTP, Diodo entre outros), agem mais profundamente nos tecidos, causando maior lesão térmica e fibrose, podendo causar estenose ou prejuízo da qualidade vocal.

REFERÊNCIAS BIBLIOGRÁFICAS

1. Kuhl L. Laringoscopia prática ilustrada. 2. ed. São Paulo: Revinter. 1996.
2. Kleinssasser O. Microlaryngoscopy and endolaryngeal microsurgery. 3rd ed. Philadelphia: Hanley & Belfus;. 1991.
3. Costa HOO. Laringoscopia direta. In: Campos CAH, Costa HOO. Tratado de Otorrinolaringologia. 1. ed. São Paulo: Roca. 2002. v. 5. p. 352-6.
4. Tsuji DH, Chung D. Microscopia direta. In: Campos CAH, Costa HOO. Tratado de Otorrinolaringologia. São Paulo: Roca. 2002. v. 5. p. 357-63.
5. Kume M, Gorostiza AR, Granados BJ, Valderrabano LA, Salinas RJR. Anestesia en fonocirurgía: Via aérea difícil. In: Kume M, Sulica L. Patología laríngea y Fonocirurgía. Cidade do México: Springer. 2021. p. 457-64.
6. D'Avila J, Setton ARF, Tsuji, DH, D'Avila DV, Góis CRT, Gurgel HP, et al. Factores predictivos de la exposición laríngea difícil. In: Kume M, Sulica L. Patología laríngea y Fonocirurgía. Cidade do México: Springer. 2021. p. 465-73.
7. Hockman II, Zeitels SM, Heaton JT. Analysis of the forces and position required for direct laryngoscopic exposure of the anterior vocal folds. Ann Otol Rhinol Laryngol. 1999;108:715-24.
8. De Gammage GW. Airway management. In: Civetta JM, Taylor RW, Kirby RR. Clinical care Philadelphia: JB Lippincott. 1988. p. 200.
9. Stamm ACE. Laringoscopia direta e microlaringoscopia de suspensão. In: Shah JR, Kowalski LP. Cirurgia de Cabeça e Pescoço. Rio de Janeiro: Revinter. 2000. p. 277-80.
10. Yanagisawa E, Horowitz JB, Yanagisawa K, Mambrino LJ. Comparison of new telescopic video microlaryngoscopic and standard microlaryngoscopic techniques. Ann Otol Rhinol Laryngol. 1992;101:51-60.
11. Sataloff RT, Spiegel JR. Endoscopic microsurgery. In: Gould WJ, Sataloff RT, Spiegel JR. Voice Surgery. St Louis: Mosby. 1993. p. 227-67.
12. Shapshay SM, Healy G.B. New microlaryngeal instruments for phonatory surgery and pediatric applications. Ann Otol Rhinol Laryngol. 1989;98:821-3.
13. Sataloff RT, Spiegel JR, Hawkshaw M, Jones A. Laser surgery of the larynx: the case for caution. Ear Nose Throat J. 1992;71:593-5.

PRINCÍPIOS BÁSICOS DA FONOMICROCIRURGIA

CAPÍTULO 46

Domingos Hiroshi Tsuji ■ Jeferson d'Avilla ■ Luiz Ubirajara Sennes

INTRODUÇÃO

O termo fonomicrocirurgia foi introduzido por Zeitels,[1] em 1994, e refere-se às cirurgias realizadas por meio da técnica de microcirurgia de laringe com o objetivo de melhorar a voz. Conceitualmente, a fonomicrocirurgia baseia-se na preservação máxima da microestrutura da prega vocal, respeitando, com precisão máxima possível, a estrutura de camadas da prega vocal, proposta pelo modelo da "teoria de corpo e cobertura" de Hirano (1975).[2] Segundo este modelo, a prega vocal pode ser considerada uma estrutura de camada dupla, formada por um *corpo* composto pelo músculo tireoaritenóideo e o ligamento vocal, e a *cobertura*, constituída pela mucosa. Esta última constitui-se pelo epitélio estratificado e a camada superficial da lâmina própria, comumente conhecida como espaço de Reinke e caracteriza-se por tecido conjuntivo frouxo, que contém fibras elásticas e colágenas, que lhe conferem flexibilidade, resistência e elasticidade, essenciais para sofrer e suportar uma dinâmica vibratória intensa (Fig. 46-1) durante a fonação. Nesta, a energia aerodinâmica gerada pelo fluxo expiratório é convertida em energia acústica pela vibração das pregas vocais, que pode ser descrita como uma repetição de ciclos vibratórios.

Um ciclo vibratório, por sua vez, pode ser descrito como um processo dinâmico, caracterizado por uma sucessão de quatro fases vibratórias distintas: a fase fechada, a de abertura, a de abertura máxima e a de fechamento (Fig. 46-2), que permitem transformar o fluxo aéreo infraglótico (energia aerodinâmica) em um fluxo pulsado (energia sonora) (Fig. 46-3). Quanto mais eficiente a vibração cordal for nesse processo de transdução energética, melhor será a qualidade sonora produzida durante a fonação.[3]

Para que a vibração ocorra, é necessário que forças antagônicas atuem sobre as pregas vocais em posição fonatória e induzam a abertura e fechamento da glote de modo sucessivo. A força de abertura é decorrente da pressão aérea infraglótica, enquanto a elasticidade das pregas vocais e o **efeito de Bernoulli** constituem as forças principais de fechamento. Segundo a teoria de Bernoulli, a velocidade do fluxo é alta em uma região de estreitamento e cria queda de pressão, per-

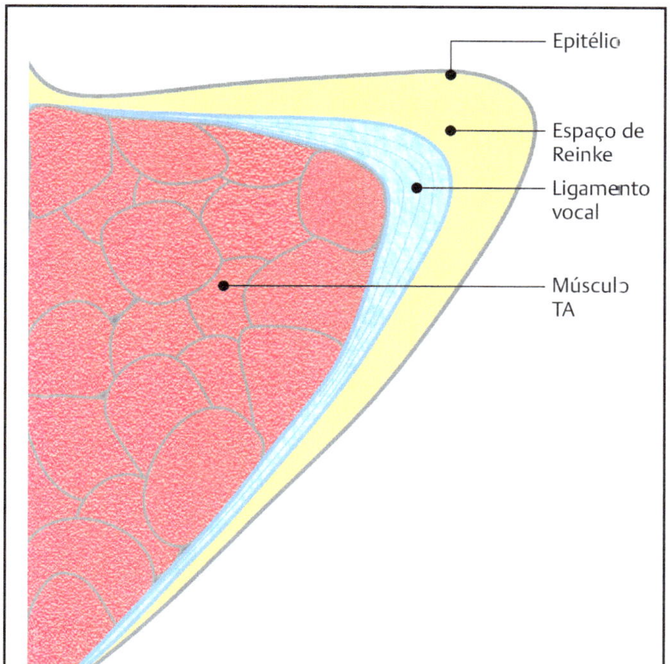

Fig. 46-1. Representação da estrutura em camadas da prega vocal de acordo com o modelo de *corpo e cobertura* de Hirano. O epitélio e o espaço de Reinke correspondem à **cobertura**, enquanto o ligamento vocal e o músculo constituem o *corpo*.

pendicular à parede desta região. Este fenômeno, conhecido como efeito de Bernoulli, ocorre ao nível do estreitamento glótico durante a passagem do fluxo aéreo pela região e gera uma pressão negativa (força de Bernoulli) que "succiona" a estrutura mucosa circundante. A contribuição deste efeito para o fechamento da glote durante o ciclo vibratório depende da mobilidade da mucosa da prega vocal. Quanto mais móvel a mucosa de revestimento for, maior o papel do efeito de Bernoulli no fechamento das pregas vocais durante o ciclo vibratório (Fig. 46-4).[4,5]

De forma sucinta, pode-se dizer que a flexibilidade e mobilidade normais da camada mucosa, com a coaptação perfeita das bordas livres das pregas vocais durante a fase fechada do ciclo vibratório, são duas das características vibratórias mais importantes que garantem eficiência na produção do fluxo pulsado e, portanto, na produção vocal de qualidade adequada.

A melhor compreensão da dinâmica vibratória e sua relação estreita com a histologia da estrutura cordal permitiram que o cirurgião realizasse os procedimentos fonocirúrgicos com o objetivo de maximizar a restauração da fisiologia normal, o que resulta em avanço não somente da técnica cirúrgica em si, como também de todo o aparato instrumentário necessário para a aplicação da técnica cirúrgica.[1]

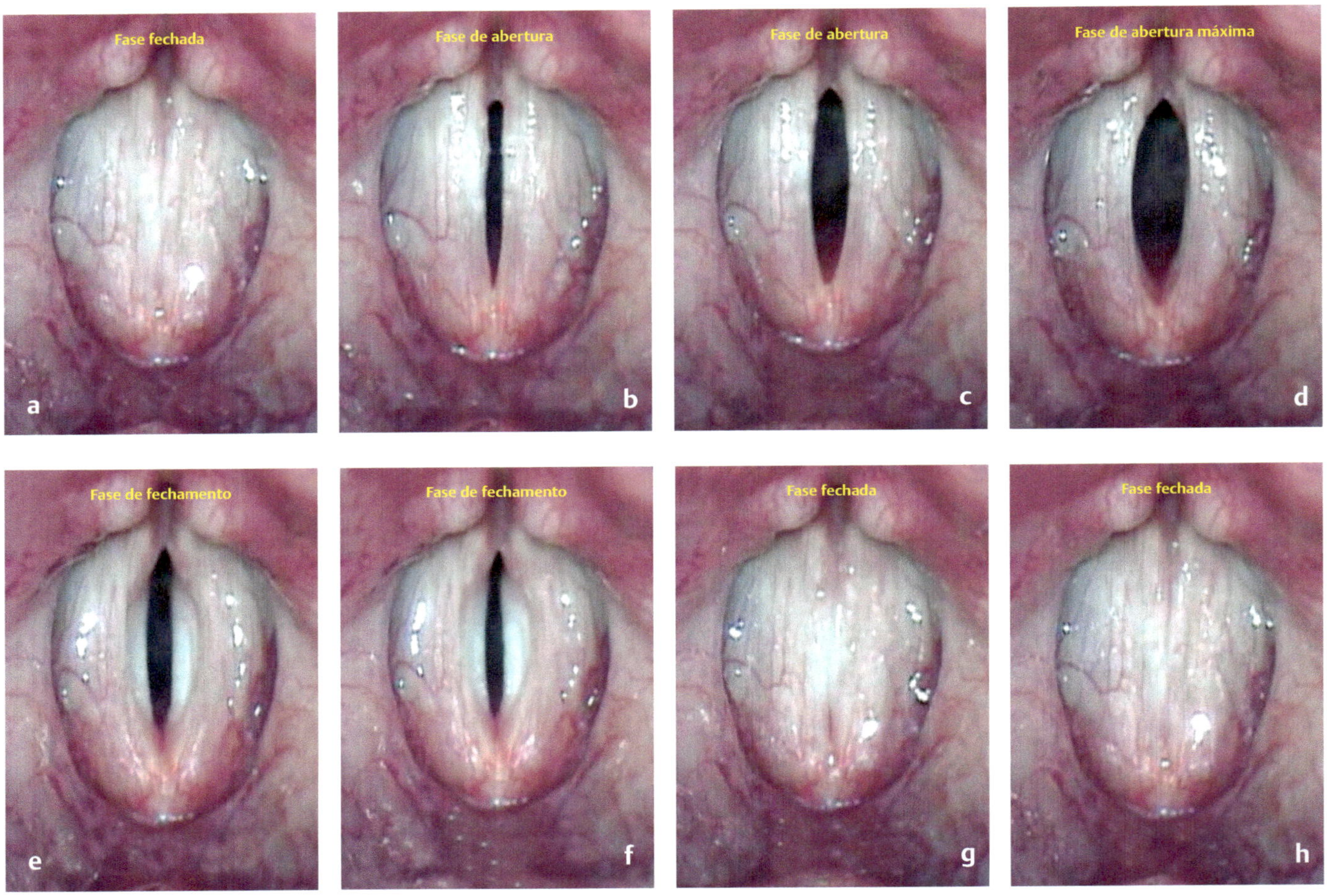

Fig. 46-2. Fases do ciclo vibratório normal. A fase fechada do ciclo vibratório (**a**, **g**, **h**) caracteriza-se pela coaptação perfeita das pregas vocais.

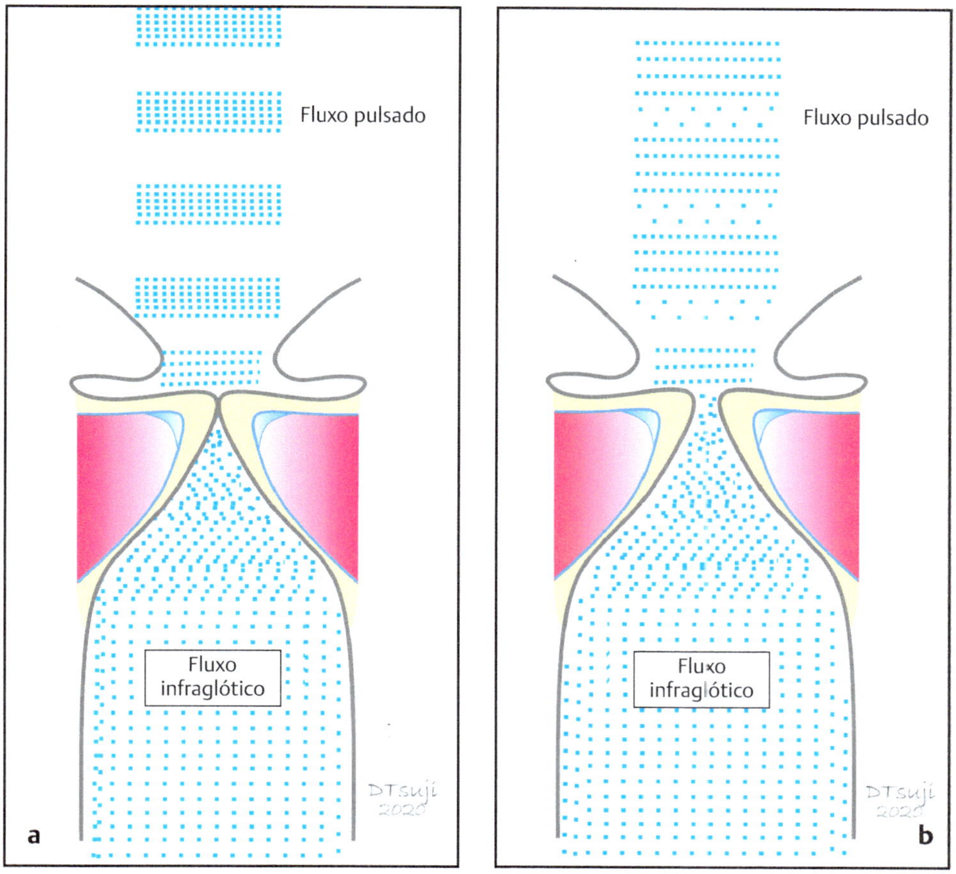

Fig. 46-3. Transdução da energia de pressão aérea em energia sonora; (**a**) fechamento completo da glote durante a fase fechada garante maior eficiência glótica; (**b**) fechamento incompleto reduz a eficiência da glote na geração dos pulsos glóticos.

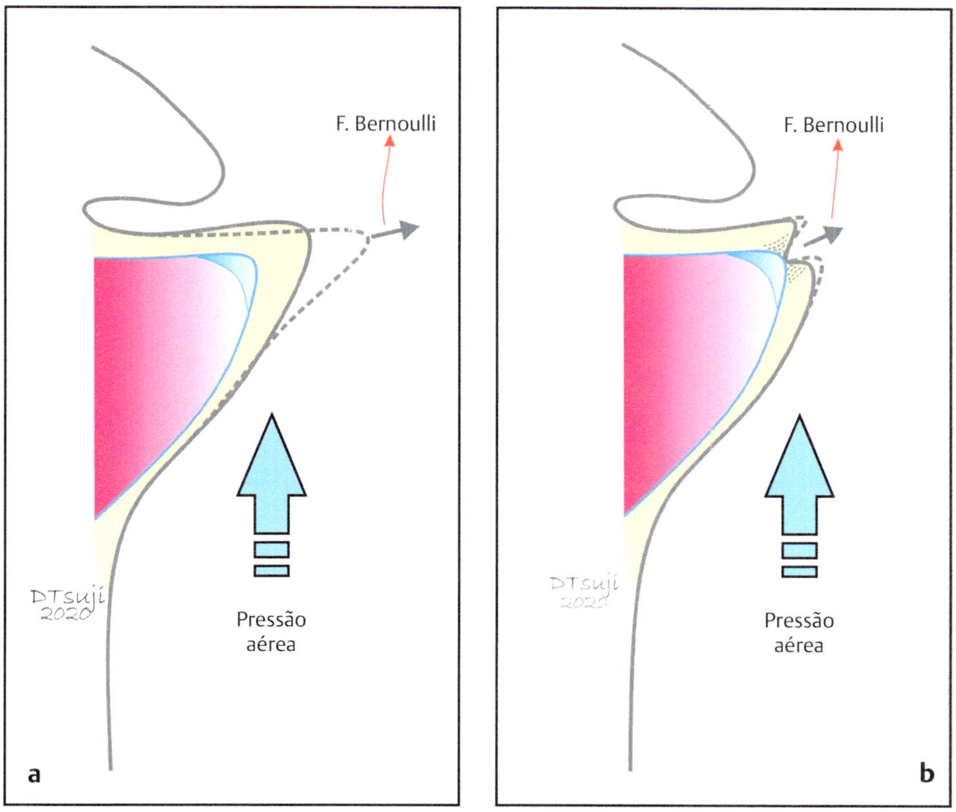

Fig. 46-4. Ação da força de Bernoulli sobre a mucosa durante a vibração cordal. (**a**) A mucosa normal é amplamente deslocada pela sucção exercida pela força de Bernoulli; (**b**) a presença de sulco, cicatriz ou rigidez de qualquer natureza impedem o deslocamento adequado da mucosa mediante a ação da força.

PRINCÍPIOS DA FONOMICROCIRURGIA

Laringoscopia de suspensão e instrumental. A fonomicrocirurgia é realizada exclusivamente por via endolaríngea, por meio da laringoscopia de suspensão com visualização microscópica, com o paciente sob anestesia geral e intubação endotraqueal. O posicionamento do laringoscópio de suspensão é uma das etapas fundamentais para o sucesso da fonomicrocirurgia. Entretanto, uma exposição adequada das pregas vocais e das estruturas adjacentes nem sempre é fácil de ser obtida.[6] Algumas providências devem ser tomadas pelo cirurgião, antes da cirurgia, para que esteja bem preparado para contornar essas situações imprevisíveis de dificuldades:

- Realizar avaliação acurada das condições anatômicas do paciente no pré-operatório.
- Dispor de vários modelos de laringoscópios de suspensão, tanto com relação ao calibre interno (desde os mais amplos até os mais estreitos), quanto no formato da sua extremidade (triangular, arredondado e de comissura anterior).
- Contar sempre com um cirurgião assistente para fazer contrapressão externa ou lateralizar a laringe para possibilitar melhor exposição das estruturas.
- Se necessário, passar um fio de *nylon* 3.0 na epiglote para tracioná-la durante o reposicionamento do laringoscópio e, deste modo, evitar que essa estrutura se dobre, dificultando a exposição da glote.
- Dispor de telescópio de Zero grau e 30º para suprir eventual impossibilidade de exposição apropriada.[7]
- Dispor de pinças e aspirador curvos para, em situação de extrema dificuldade, tentar realizar o procedimento visualizando as estruturas com o telescópio de 30º.[6]
- Em casos de extrema dificuldade, posicionar o paciente na "posição para intubação difícil", adotado pelos anestesistas para via aérea difícil, conhecida como *sniffing position* ou de Boyce-Jackson (dorso levemente elevado, com flexão do pescoço).[8]

Essas providências e cuidados podem, aparentemente, prolongar o procedimento cirúrgico em si, que não raramente é rápido, porém, são fundamentais para que a intervenção possa ser realizada com tranquilidade e precisão, necessárias para um ótimo resultado funcional. Maiores detalhes técnicos da laringoscopia de suspensão estão apresentados em capítulo específico.

A melhor compreensão da importância da estrutura em camadas da prega vocal na produção vocal também resultou em técnicas novas de microdissecção e microrretalhos de mucosa que exigiram o desenvolvimento de instrumentos frios mais delicados, refinados e melhor adaptados às diferentes situações. Em geral, esses instrumentos são muito frágeis e nem sempre disponíveis em boas condições de uso nos centros cirúrgicos. Por isso, é recomendável que os fonocirurgiões tenham a sua própria caixa de instrumentos, mantendo, em ótimas condições de uso, os instrumentos mais delicados e que melhor se adaptem às suas necessidades técnicas. Os instrumentais microcirúrgicos mais utilizados e relevantes estão apresentados em capítulo específico.

Em anos recentes, o uso do *laser* de CO_2 tem-se popularizado no meio da laringologia. Seu uso ainda é bastante controvertido para lesões inflamatórias fonoatraumáticas em geral, contudo, sua utilidade em tumores precoces, lesões pré-malignas, papiloma e estenoses é bem consagrada.[9] O *laser* de Diodo, disponível com maior facilidade, é uma alternativa ao *laser* de CO_2, todavia, seu uso sem micromanipulador o torna um instrumento de menor precisão e de difícil controle, sobretudo no que se refere ao grau de vaporização tecidual provocada, que coloca em risco os fundamentos básicos da fonomicrocirurgia.[10,11] Por essa razão, o resultado adequado desse tipo de *laser* em fonomicrocirurgia é altamente dependente de treinamento prévio, experiência e habilidade do cirurgião que o manuseia.

TÉCNICA CIRÚRGICA

Como mencionado previamente, a flexibilidade da cobertura das pregas vocais, bem como o fechamento completo da glote durante a fase fechada do ciclo vibratório são fundamentais para a produção de uma qualidade vocal adequada. Ao ter essas duas características importantes da fisiologia vibratória como referências para a realização da cirurgia, pode-se ponderar sucintamente que o objetivo principal da fonomicrocirurgia é "promover um fechamento glótico melhor durante a fase fechada do ciclo vibratório, sem prejudicar a mobilidade adequada da mucosa de revestimento". Para atingir esses objetivos, os quatro princípios básicos do ato fonomicrocirúrgico são:

1. Remover e/ou corrigir cirurgicamente fatores que impeçam o fechamento glótico perfeito (p. ex., pólipo, nódulos, sulco e atrofia).
2. Evitar ressecções excessivas que resultem em áreas de retrações ou irregularidade no alinhamento da borda livre, que podem representar falhas na coaptação entre as duas pregas vocais (fenda glótica durante a vibração).
3. Evitar trauma excessivo e desnecessário na mucosa normal, adjacente à lesão, evitando fibroses desnecessariamente extensas.
4. Corrigir eventuais desequilíbrios de massa e de tensão entre as pregas vocais.

Remover e/ou corrigir fatores que impossibilitam o fechamento glótico significa melhorar a coaptação entre as duas bordas livres das pregas vocais durante a fase fechada do ciclo e, desta forma, melhorar a eficiência glótica na produção do pulso glótico. Lesões, como pólipos, nódulos e cistos, que se comportam como um obstáculo de massa saliente, que impede o contato perfeito entre as bordas livres das pregas vocais, devem ser removidas com a melhor precisão técnica possível, para manter a borda livre alinhada, sem irregularidades ou retrações, garantir a integridade da mucosa normal adjacente à lesão e procurar evitar ou minimizar a exposição do ligamento vocal (Fig. 46-5).[12,13] Fibroses decorrentes de remoções desnecessariamente amplas da mucosa resultam invariavelmente em cicatrizes que interferem no movimento muco-ondulatório da mucosa cordal, que resultam em redução de ondas harmônicas do som vocal produzido e impactam na sua qualidade sonora. O risco de aderências na região da comissura anterior deve ser sempre uma preocupação ao manipular lesões bilaterais junto àquela região. Ainda, a presença de fibroses reduz a flexibilidade da mucosa, tornando-a menos responsiva à tração exercida pela força de Bernoulli

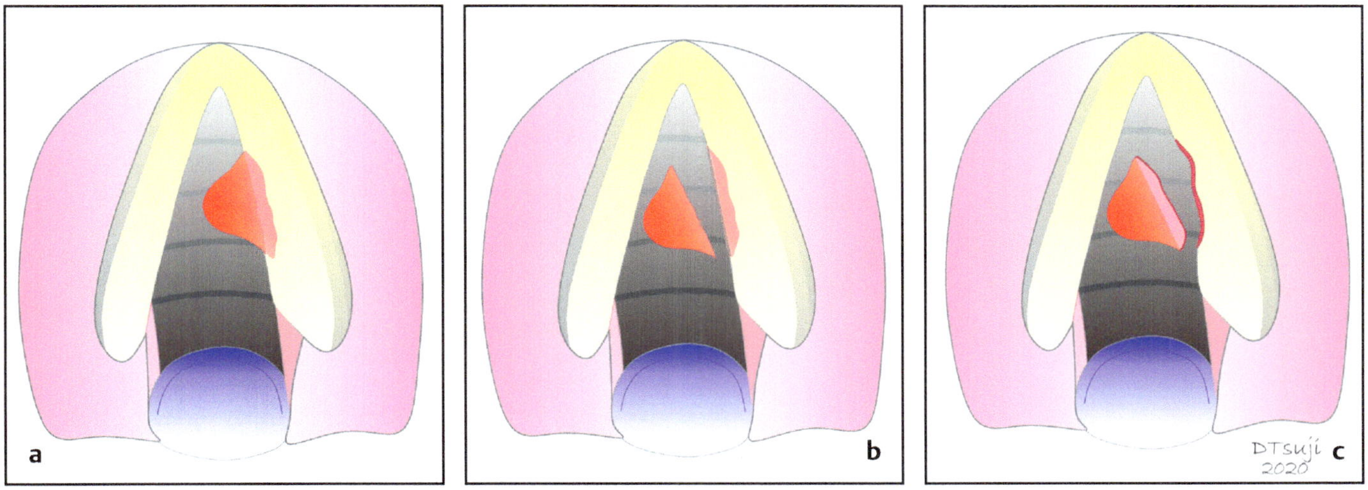

Fig. 46-5. Representação esquemática de exérese de lesão saliente. (**a**) Lesão de massa junto à borda livre; (**b**) perfeita excisão mantendo a borda alinhada; (**c**) excisão não adequada com retração e irregularidade no alinhamento da borda.

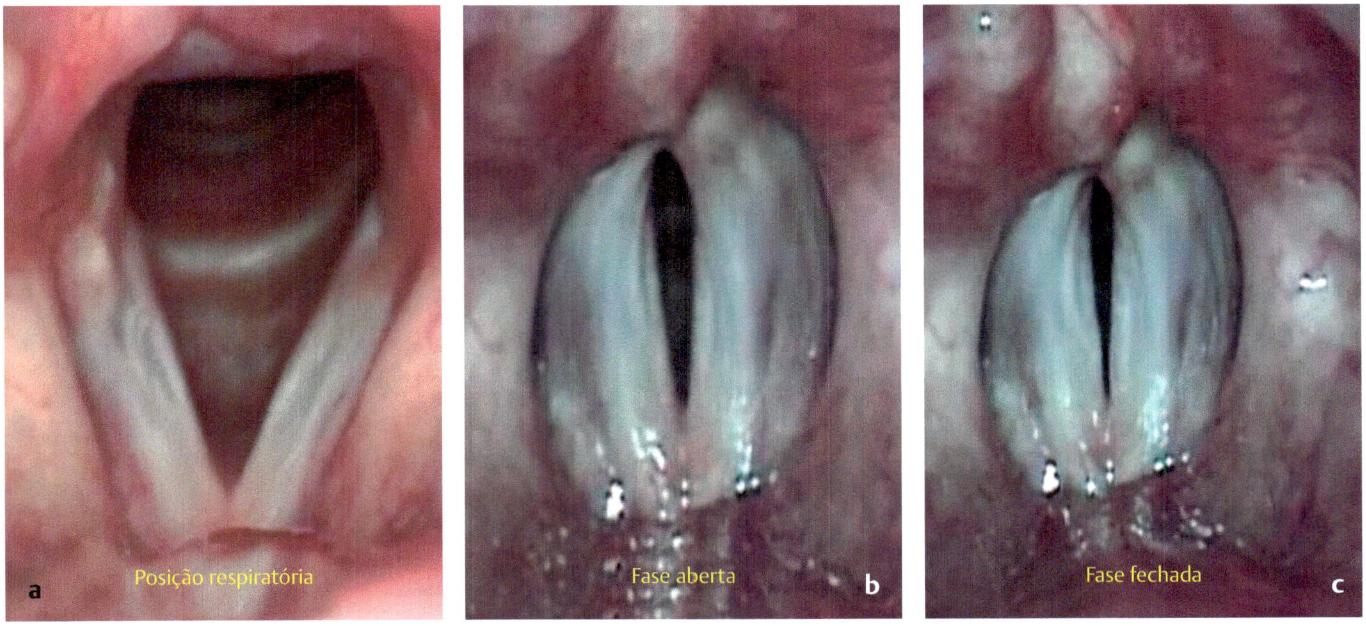

Fig. 46-6. Lesão retraída da mucosa cordal. (**a**) Sulco vocal bilateral; (**b**) fase aberta do ciclo vibratório; (**c**) fase fechada do ciclo vibratório mostrando evidente fechamento incompleto da glote por escassez do tecido mucoso.

durante a fase de fechamento do ciclo vibratório, o que pode dificultar a coaptação perfeita entre as cordas vocais e resultar em fenda glótica durante a vibração cordal (Fig. 46-4b).

Lesões, como sulco, atrofia ou cicatrizes, muitas vezes acompanhadas de rigidez de tecido mucoso, não são de massa, mas costumam impedir o fechamento glótico perfeito durante a fonação por causa da falta de volume tecidual e de flexibilidade da mucosa (Fig. 46-6). Nessa situação, a correção cirúrgica deve almejar um fechamento glótico melhor mediante procedimentos que permitam a medialização/retificação da borda livre arqueada, seja por técnicas de implante de materiais diversos no corpo da prega vocal ou, na dependência do tipo de lesão, no espaço de Reinke (camada superficial da lâmina própria).[14] As técnicas de injeção serão mais bem apresentadas em capítulo específico.

Em situações em que a assimetria de massas entre as pregas vocais é evidente, por exemplo, no edema de Reinke assimétrico (Fig. 46-7), a cirurgia deve também almejar reestabelecer o equilíbrio de massas por meio de técnicas fonomicrocirúrgicas adequadas, para que as duas pregas vocais sejam semelhantes em seus volumes e formas e sempre preservar a mucosa sadia e manter as suas bordas livres, tanto mais alinhadas quanto possível.

Os aspectos técnicos das cirurgias apresentadas anteriormente devem ser ajustados de acordo com o tipo de lesão que podem ser de origem inflamatória fonotraumática (nódulos e pólipos), alterações estruturais mínimas de cobertura (cis-

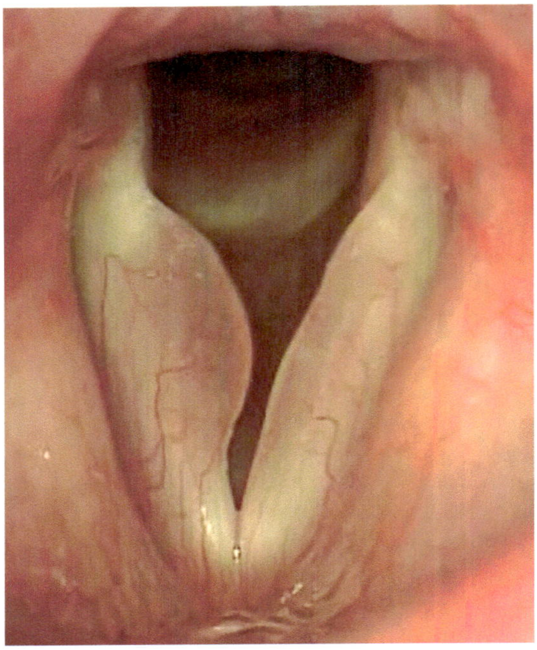

Fig. 46-7. Desequilíbrio de massas entre as pregas vocais causado pela degeneração polipoide (edema de Reinke), mais evidente na mucosa cordal direita.

tos, sulcos e ponte mucosa), lesões pré-malignas, tumores benignos e malignos e lesões decorrentes de imobilidade cordal (paralisias e paresias). A avaliação acurada dessas lesões deve ser sempre realizada sob luz estroboscópica, pois esta permite visibilizar com precisão a interferência das mesmas na mobilidade muco-ondulatória da mucosa cordal bem como nas diferentes fases do ciclo vibratório. Provido desses dados, o fonocirurgião poderá indicar a técnica cirúrgica mais adequada e, ao mesmo tempo, ter uma previsão prognóstica melhor dos resultados que devem ser compartilhados com o paciente, evitando, assim, resultados indesejáveis dos pontos de vista funcional e legal. Os detalhes técnicos utilizados nos diferentes tipos de lesões estão apresentados em capítulos subsequentes.

CONSIDERAÇÕES FINAIS

Os princípios básicos da fonomicrocirurgia foram apresentados neste capítulo, com o intuito de orientar o cirurgião a ter uma linha de raciocínio ao indicar e planejar o tratamento cirúrgico. O conhecimento desses princípios é muito útil, não somente no pré-operatório, mas, principalmente, quando a decisão cirúrgica deve ser tomada de improviso no intraoperatório, quando o cirurgião, não raramente, depara-se com uma lesão inesperada, revelada pela exploração microcirúrgica. Nos três capítulos subsequentes apresentamos a aplicação desses princípios nas principais lesões fonotraumáticas, lesões estruturais mínimas e insuficiência glótica.

REFERÊNCIAS BIBLIOGRÁFICAS

1. Zeitels SM. Premalignant epithelium and microinvasive cancer of the vocal fold: the evolution of phonomicrosurgical management. Laryngoscope. 1995;105(3 Pt 2):1-51.
2. Hirano M. Morphological structure of the vocal cord as a vibrator and its variations. Folia Phoniatr. 1974:26:89-94.
3. Isshiki N. Fisiopatologia da produção da voz. In: Tireoplastias. São Paulo: Fundação Otorrinolaringologia. 1999. p. 31-7.
4. Lieberman P. Vocal cord motion in man. Ann N Y Acad Sci. 1968;155:28-38.
5. Van den Berg J. Register problems. Ann N Y Acad Sci. 1968;155:129-34.
6. Setton ARF, D'Avila JS, Gurgel RQ, Tsuji DH, D'Avila DV, Góis CRT, et al. Variant of the technique for laryngeal microsurgery in cases of difficult laryngoscopy. Int Arch Otorhinolaryngol. 2019;23:18-24.
7. Kawaiada M, Fukuda H, Kohno N. Multidirectional observations of the larynx using transurethral rigid endoscopes during direct laryngoscopy. J Laryngol Otol. 2012;112:464-6.
8. Ohno S, Hirano S, Tateya I, Kojima T, Ito J. Management of vocal fold lesions in difficult laryngeal exposure patients in phonomicrosurgery. Auris Nasus Larynx. 2011;38:373-80.
9. Benninger MS. Microdissection or microspot CO2 laser for limited vocal fold benign lesions: a prospective randomized trial [published correction in Laryngoscope. 2000;110:696]. Laryngoscope. 2000;110(2 Pt 2 Suppl 92):1-17.
10. Arroyo-Ramos HH, Neri L, Mancini MW, Neto AND, Mauad T, Imamura R. Effects of diode laser setting for laryngeal surgery in a rabbit model. Eur Arch Otorhinolaryngol. 2019;276:1431-38.
11. Arroyo HH, Neri L, Fussuma CY, Imamura R. Diode Laser for Laryngeal Surgery: a Systematic Review. Int Arch Otorhinolaryngol. 2016;20:172-9.
12. Zeitels SM. The Art and Craft of Phonomicrosurgery in Grammy Award-Winning Elite Performers. Ann Otol Rhinol Laryngol. 2019;128(3_suppl):7S-24S.
13. Courey MS, Shohet JA, Scott MA, Ossoff RH. Immunohistochemical characterization of benign laryngeal lesions. Ann Otol Rhinol Laryngol. 1996;105:525-31.
14. van den Broek EMJM, Heijnen BJ, Hendriksma M, van de Kamp-Lam VAH, Langeveld APM, van Benthem PPG, et al. Bilateral vocal fold injection with autologous fat in patients with vocal fold atrophy with or without sulcus. Eur Arch Otorhinolaryngol. 2019;276:2007-13.

FONOMICROCIRURGIA DAS LESÕES INFLAMATÓRIAS FONOTRAUMÁTICAS

CAPÍTULO 47

Domingos Hiroshi Tsuji ▪ Adriana Hachiya ▪ Luiz Ubirajara Sennes

INTRODUÇÃO

Neste capítulo, abordamos as microcirurgias das lesões fonotraumáticas mais frequentes na prática clínica. Essas são: o pólipo, o pseudocisto, os nódulos vocais, o edema de Reinke, o cisto de retenção e o granuloma de contato. É muito importante que, em qualquer procedimento cirúrgico em que a melhora da qualidade vocal é o objetivo final, o cirurgião procure respeitar os quatro princípios básicos da fonomicrocirurgia:

1. Remover e/ou corrigir, cirurgicamente, fatores que impeçam o perfeito fechamento glótico.
2. Evitar ressecções excessivas que resultem em áreas de retrações ou irregularidade no alinhamento da borda livre, que podem vir a representar falhas na coaptação entre as duas pregas vocais.
3. Evitar trauma excessivo e desnecessário na mucosa normal, adjacente à lesão, evitando fibroses desnecessariamente extensas.
4. Corrigir eventuais desequilíbrios de massa e de tensão entre as pregas vocais.

É importante considerar que as lesões fonotraumáticas são secundárias ao uso inadequado da voz e que, na grande maioria das vezes, ocorrem em uma estrutura histológica cordal previamente normal, submetida a um processo inflamatório crônico, perpetuado pelo fonotrauma. Salvo exceções, em que haja concomitância de outras lesões primárias como as alterações estruturais mínimas, as cirurgias das lesões fonotraumáticas têm grande potencial de reestabelecer a estrutura de camadas da prega vocal e as suas propriedades reológicas e permitem restaurar a vibração normal ou quase normal das pregas vocais, com recuperação da qualidade vocal em patamar igual ou muito próximo do existente antes da doença, ou seja, o prognóstico vocal pós-cirúrgico nas lesões fonotraumáticas costuma ser muito bom.

A técnica cirúrgica empregada em cada uma das lesões está descrita com base nas respectivas figuras correspondentes. Cabe ressaltar que as técnicas aqui apresentadas se apoiam na preferência dos autores e podem sofrer variações de acordo com a predileção de cada cirurgião, desde que não deixem de respeitar os princípios básicos apresentados anteriormente.

PÓLIPOS

Os pólipos de prega vocal são lesões benignas, geralmente unilaterais, decorrentes de trauma vocal, provavelmente seguido de sangramento na camada superficial da lâmina própria que gera processo inflamatório crônico, acompanhado de reorganização tecidual. Podem ser sésseis ou pediculados, com aspecto edematoso, angiomatoso ou fibroso. O grau de comprometimento da voz vai depender de sua localização e tamanho.[1] Essas lesões costumam formar-se em pregas vocais com estruturas previamente normais, sem causar grandes alterações nas características reológicas do espaço de Reinke. Consequentemente, a estroboscopia costuma revelar a presença do movimento muco-ondulatório que evidencia a maleabilidade do tecido cordal adjacente à lesão. Esta característica sadia da mucosa adjacente deve ser valorizada no sentido de preservá-la ao máximo possível durante cirurgia, procurando remover somente a lesão na sua implantação, manter a borda livre alinhada e evitar irregularidades na mucosa, sem danificar a mucosa sadia ao redor da lesão (Fig. 47-1). Ao seguir esses princípios, a expectativa do procedimento deve ser a de recuperação total ou quase total da voz. É importante salientar que a presença de lesões, como sulco, cicatriz e rigidez de mucosa em qualquer das pregas vocais, concomitantes à presença do pólipo, pode comprometer a recuperação plena da voz.

Técnica Cirúrgica

- Observar inicialmente a linha de clivagem entre a lesão e a mucosa sadia (Fig. 47-1a).
- A palpação da lesão com fragmento de algodão ou pinça ajuda a delimitar claramente a linha de clivagem e seus limites (Fig. 47-1b).
- Incisão da base da lesão, precisamente na linha de clivagem, com bisturi, neste caso, em formato de foice (Fig. 47-1c).
- Apreensão do limite posterior do pólipo com pinça saca-bocado delicada, angulada para cima e de borda linear, para exercer tração sobre a conexão não seccionada da lesão (Fig. 47-1d).
- A lesão é separada da mucosa normal. A incisão inicial, feita com o bisturi, assim como a natureza friável da lesão, possibilita que a mesma seja facilmente destacada da mucosa sadia (Fig. 47-1e, f).
- A borda da ferida é inspecionada, e qualquer remanescente de tecido alterado ou excessivo deve ser cuidadosamente removido com pinça de Saito (Fig. 47-1g).
- Ao finalizar, a borda livre deve estar perfeitamente alinhada, sem resquícios da lesão ou sinais de retrações por remoção excessiva de mucosa sadia (Fig. 47-1h).

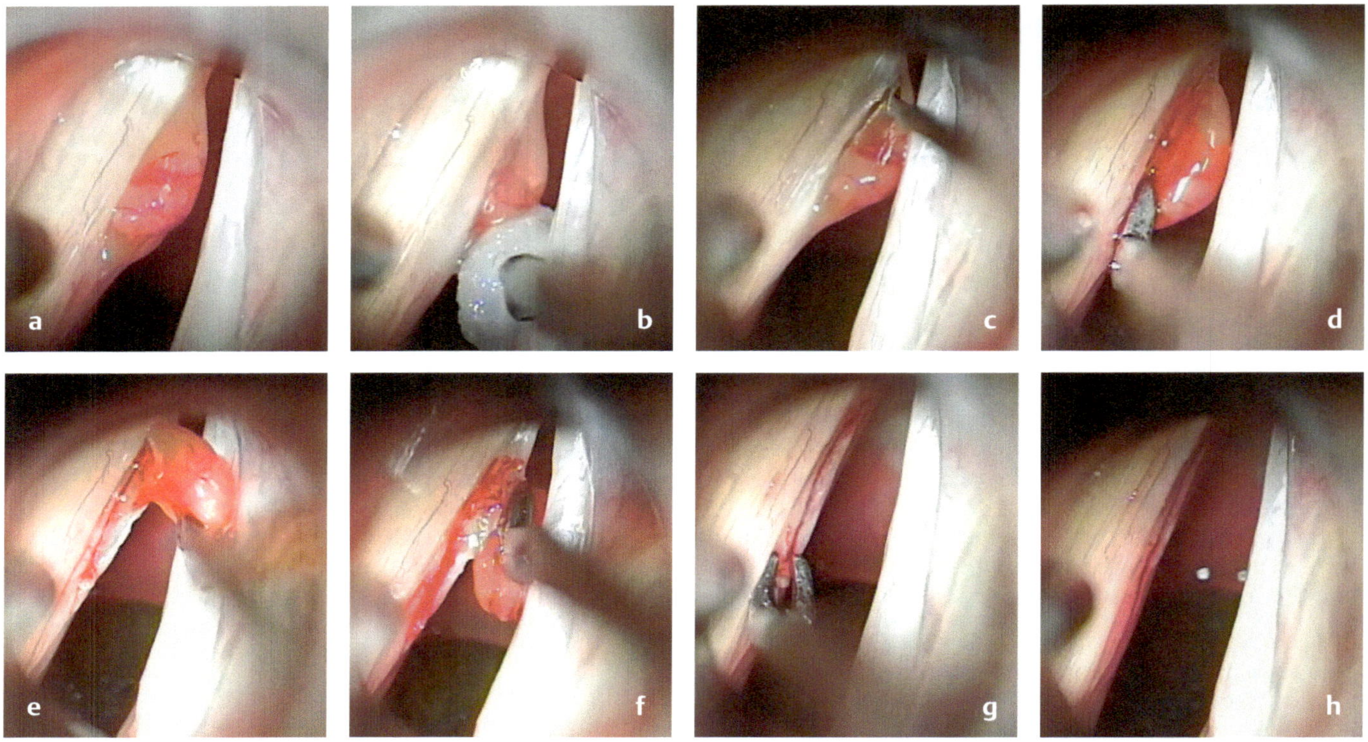

Fig. 47-1. (a-h) Cirurgia do pólipo.

PSEUDOCISTO

O pseudocisto é uma lesão fonotraumática benigna, da parte membranosa da prega vocal, com forma nodular e transparente que lembra o aspecto de uma pequena bolha. É composto por um material semissólido envolto por epitélio atrófico sem uma cápsula verdadeira. Pode estar relacionado com situações de insuficiência glótica, como paralisia de prega vocal.[2,3] Durante a estroboscopia, semelhantemente aos nódulos vocais e pólipos, as propriedades reológicas da mucosa encontram-se praticamente preservadas e não afetam de forma substancial o movimento muco-ondulatório. A cirurgia deve ser realizada sempre respeitando os princípios fonomicrocirúrgicos com a máxima precisão (Fig. 47-2). Ligeiramente distinto dos nódulos vocais, o epitélio atrófico que reveste o pseudocisto confere-lhe uma consistência bastante gelatinosa e friável o que torna a cirurgia um pouco mais simples. A recuperação vocal almejada é plena ou quase plena, com ressalva nos casos em que outras condições desfavoráveis concomitantes, como paresias e lesões estruturais mínimas, possam existir.

Técnica Cirúrgica

- Observar inicialmente a linha de clivagem entre a lesão e a mucosa sadia da prega vocal esquerda (Fig. 47-2a).
- Incisão da base de implantação da lesão, precisamente na linha de clivagem, com bisturi em formato de lanceta (Fig. 47-2b).
- A incisão transpassa a espessura da lesão (Fig. 47-2c).
- O limite posterior da lesão é seccionado com tesoura delicada, com uma das lâminas introduzida pela incisão feita com o bisturi (Fig. 47-2d).
- A lesão ainda presa no seu limite anterior (Fig. 47-2e).
- A lesão é separada da mucosa normal, utilizando-se uma pinça saca-bocado de borda linear (Fig. 47-2f).
- A borda da ferida é inspecionada, e qualquer remanescente de tecido alterado deve ser cuidadosamente removido com pinça de Saito (Fig. 47-2g).
- A borda livre mostra-se totalmente alinhada, sem resquícios da lesão ou sinais de remoção excessiva de mucosa sadia (Fig. 47-2h).

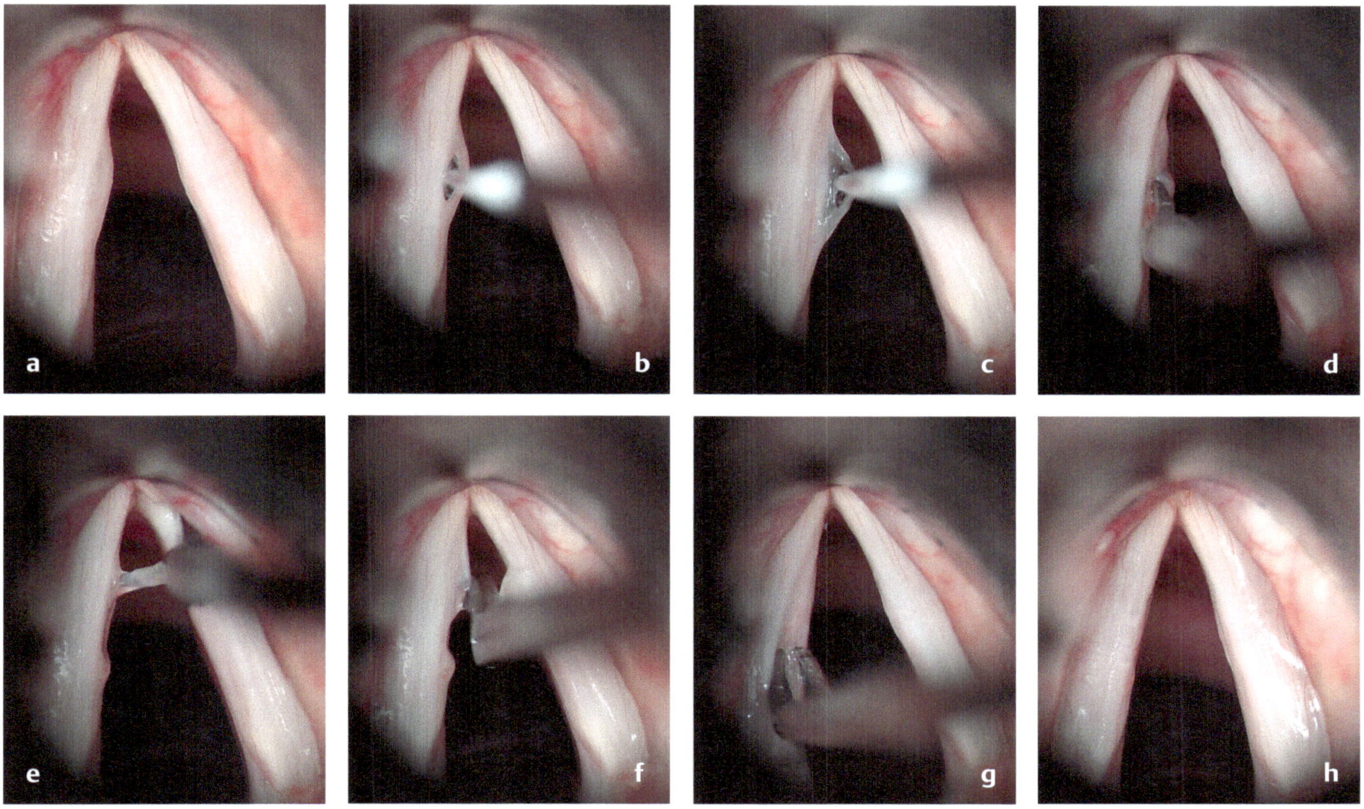

Fig. 47-2. (a-h) Cirurgia do pseudocisto.

NÓDULOS VOCAIS

Os nódulos vocais são espessamentos epiteliais decorrentes de fonotraumatismo, geralmente bilaterais, localizados na borda livre das pregas vocais, na região da junção entre os terços anterior e médio das mesmas e não costumam causar alterações importantes nas características reológicas do espaço de Reinke subjacente.[1] Consequentemente, durante a estroboscopia, é comum observar que essas lesões movimentam-se e deformam-se, acompanhando o movimento ondulatório da mucosa. Na maioria das vezes, os movimentos das pregas vocais são simétricos, e as vibrações são regulares. O exame estroboscópico, ao permitir a visualização do comportamento vibratório da lesão e das regiões adjacentes da prega vocal, torna-se fundamental para a diferenciação desse tipo de lesão com relação à lesão cística com reação nodular contralateral, cujos aspectos podem ser muito semelhantes aos dos nódulos vocais. Comumente, estas lesões são simétricas quanto ao tamanho e aspecto, impedem o fechamento glótico adequado durante a fonação e provocam uma fenda em ampulheta. Em geral, a cirurgia é indicada mediante falha da fonoterapia que, salvo exceções, é a terapia inicial de escolha.

A cirurgia deve respeitar os princípios básicos da fonomicrocirurgia e preservar o alinhamento da borda livre e da mucosa adjacente. Apesar da presença bilateral da lesão, esta pode e deve ser removida no mesmo ato cirúrgico, sem receio de formação subsequente de sinéquia na comissura anterior, desde que a ressecção fique estritamente restrita às dimensões dos nódulos. Em geral, os nódulos vocais, assim como os pólipos, apresentam uma linha de clivagem entre os tecidos patológico e sadio. O uso de instrumentos adequados e com corte de boa qualidade permite a precisão necessária para a remoção restrita à lesão. A técnica cirúrgica utilizada é exatamente a mesma da cirurgia do pseudocisto apresentada na Figura 47-2. Ao final do procedimento, as bordas livres devem estar perfeitamente alinhadas, com preservação de toda mucosa normal, adjacente à lesão removida (Fig. 47-3).

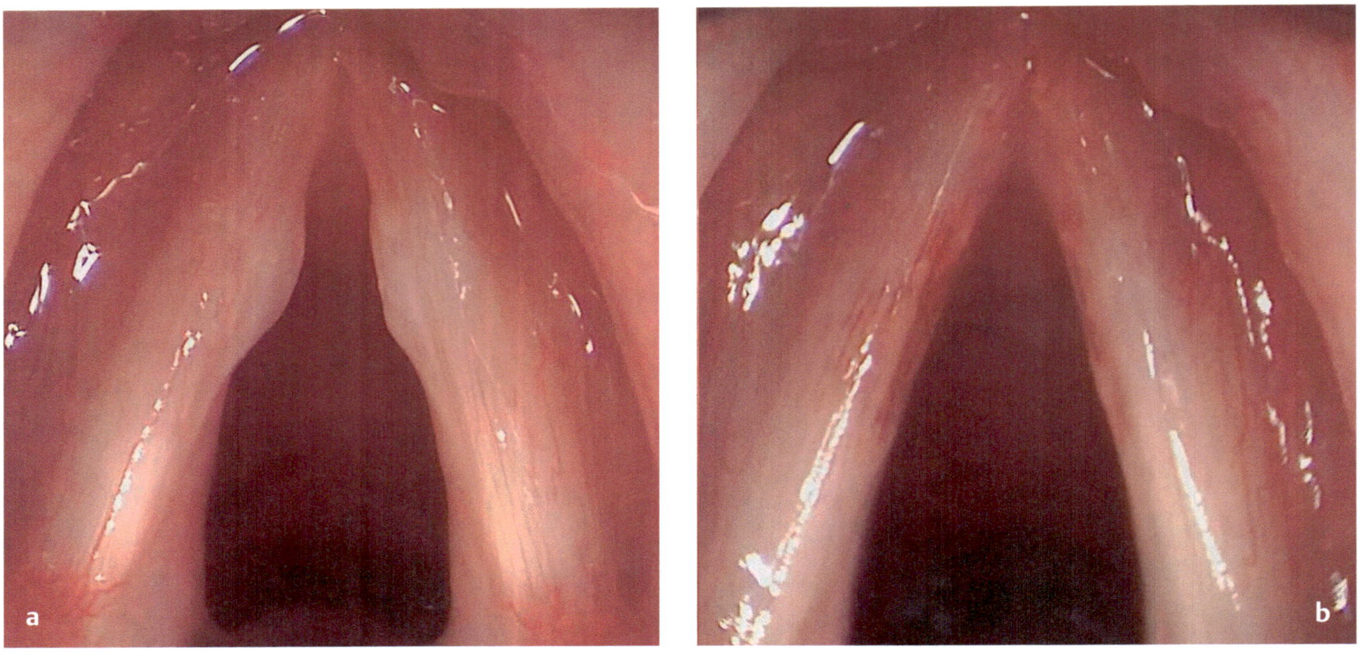

Fig. 47-3. Pré (a) e pós-operatório (b) de nódulos vocais.

EDEMA DE REINKE

O edema de Reinke é uma lesão fonotraumática associada, sobretudo, à exposição às toxinas do tabaco e é mais frequente no gênero feminino, podendo também estar hipoteticamente associada ao refluxo faringolaríngeo. Com a agressão crônica, ocorre a deposição de glicosaminoglicanos na matriz extracelular da camada superficial da lâmina própria, que resulta em edema acentuado da mucosa que, pelo efeito de massa, diminui o *pitch* vocal, além de causar acentuada alteração do perfil anatômico das pregas vocais, que se tornam volumosas.[4] A força de contato entre as pregas vocais durante a vibração é mais intensa no edema de Reinke, porque as pregas vocais edemaciadas e volumosas tocam-se com maior pressão e induzem uma aperiodicidade vibratória maior que pode ser detectada durante a estroboscopia. Esta aperiodicidade acaba prejudicando a interpretação dos outros parâmetros vibratórios, como onda mucosa, amplitude e rigidez de mucosa. A cirurgia neste tipo de lesão deve almejar restabelecer o equilíbrio de massa entre as pregas vocais, remover tecido mucoso excessivo de ambas pregas vocais e remodelar o perfil anatômico das mesmas, de modo que as bordas livres fiquem alinhadas e recobertas inteiramente por microrretalho mucoso pediculado na região inferior (Fig. 47-4). É importante salientar que a expectativa do cirurgião e do paciente com relação à voz não deve ser a de recuperação plena da qualidade vocal porque, por mais que a cirurgia realizada seja tecnicamente perfeita, sempre haverá resquício de tecido polipoide na camada superficial da lâmina própria (espaço de Reinke) que manterá a voz ligeiramente mais grave e rouca do que o normal. O resultado cirúrgico almejado é a recuperação do perfil anatômico normal ou quase normal das pregas vocais, logrando aumento (mas não pleno) da frequência fundamental da voz e recuperação considerável dos outros parâmetros da qualidade vocal.

Técnica Cirúrgica

- Observar, através da transparência da mucosa, a presença do ligamento vocal (Fig. 47-4a).
- A palpação cuidadosa da lesão mostra, com maior precisão, a localização e os limites do ligamento vocal (Fig. 47-4b).
- Incisão longitudinal na mucosa realizada com bisturi em posição ligeiramente lateral à margem medial do ligamento vocal (Fig. 47-4c).
- Através da incisão, um aspirador com baixa intensidade de sucção é introduzido no interior do espaço de Reinke, e seu conteúdo gelatinoso é aspirado (Fig. 47-4d).
- Quando é encontrado tecido mais denso ou fibrosado, o uso de pinças frias, como a de Saito, permite o seu desbridamento e facilita sua remoção, com o uso da própria pinça ou por subsequente aspiração (Fig. 47-4e).
- Após a aspiração do conteúdo gelatinoso, o retalho mucoso se mostrará invariavelmente excessivo; este deve ser cuidadosamente remodelado com uso de tesoura microcirúrgica (Fig. 47-4f).
- Uma vez constatado que as dimensões do retalho mucoso estejam adequadas para recobrir a borda livre, esse deve ser reposicionado e, preferencialmente, estabilizado com cola de fibrina (Fig. 47-4g).
- Ao final, ambas as bordas encontram-se alinhadas e recobertas pelo retalho mucoso remanescente (Fig. 47-4h).

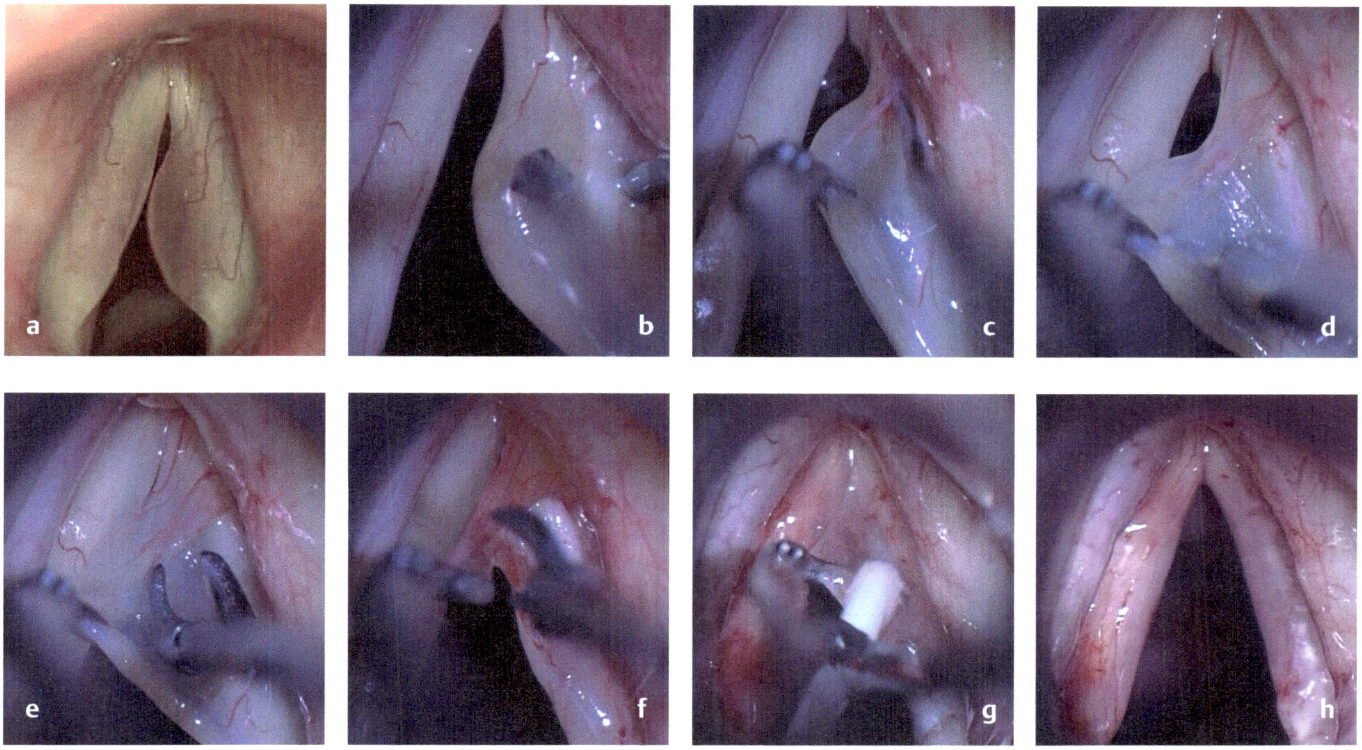

Fig. 47-4. (a-h) Cirurgia do edema de Reinke.

CISTO DE RETENÇÃO

É considerado uma lesão adquirida, decorrente de obstrução do ducto de drenagem de glândulas produtoras de muco na prega vocal, que causa seu ingurgitamento. Apresenta cápsula verdadeira de revestimento que mantém o conteúdo represado no seu interior.[5] Sua localização é subepitelial, na espessura da camada superficial da lâmina própria e compromete localmente a sua maleabilidade. À estroboscopia, pode ser visualizado como lesão arredondada, de coloração mucosa, acompanhada de redução ou ausência de mobilidade ondulatória da mucosa subjacente. Por tratar-se de uma lesão relativamente endurecida, em decorrência do líquido represado no interior de sua cápsula, ao contrário do pseudocisto, a lesão costuma manter um formato arredondado, sem sofrer quase nenhuma deformação durante a dinâmica vibratória da mucosa. Esta característica ajuda na sua diferenciação em relação aos pseudocistos e nódulos vocais. Na cirurgia, deve-se almejar remover inteiramente a cápsula da lesão, realizando sua dissecção submucosa, com preservação do retalho mucoso, que deverá recobrir a ferida cirúrgica. Desta forma, a linearidade da borda livre é recuperada com a preservação de suas características reológicas (Fig. 47-5). A utilização de cola de fibrina, para a estabilização do retalho mucoso, é adotada rotineiramente pelos autores, mas pode ser considerada opcional. O resultado almejado deve ser a recuperação completa ou quase completa da qualidade vocal.

Técnica Cirúrgica

- É importante observar o caráter submucoso da lesão, assim como a integridade do epitélio que o reveste (Fig. 47-5a).
- Após palpação e confirmação do caráter cístico da lesão, uma pequena incisão é feita na mucosa, com o bisturi, ligeiramente afastado do limite posterior da lesão para não perfurar a cápsula cística (Fig. 47-5b).
- Uma pinça do tipo jacaré curva, manuseada de forma que a ponta curva fique voltada para frente, é introduzida pela incisão inicial e utilizada para ampliá-la por divulsão, substituindo, deste modo, o bisturi, que poderia facilmente perfurar a cápsula cística (Fig. 47-5c).
- Incialmente, a cápsula cística é preferencialmente descolada do retalho mucoso e, em seguida, do ligamento vocal. Essa sequência facilita o descolamento do retalho mucoso e ajuda na sua preservação integral. A presença de fibroses por trauma repetitivo pode dificultar o descolamento da cápsula, exigindo, nesses casos, o uso de tesoura e bisturi; nesta etapa, não raramente, pode ocorrer a ruptura da cápsula, e dificultar sua identificação posterior; ao final do descolamento medial e lateral, invariavelmente, encontram-se fibras delicadas nas extremidades anterior e posterior do cisto, que o conectam ao leito sadio do espaço de Reinke; esses "pseudoligamentos", anterior e posterior (Fig. 47-5d - setas amarelas), devem ser seccionados para facilitar a remoção do cisto.
- O "pseudoligamento" posterior é seccionado com tesoura (Fig. 47-5e - seta amarela).
- O "pseudoligamento" anterior também é seccionado com tesoura (Fig. 47-5f - seta amarela).
- Uma vez seccionado, o "pseudoligamento" anterior é segurado por uma pinça saca-bocado delicada, que será cuidadosamente tracionada para finalizar o descolamento da cápsula das estruturas adjacentes (Fig. 47-5g).
- A cápsula, quando íntegra, facilita o descolamento e a remoção integral do cisto (Fig. 47-5h).

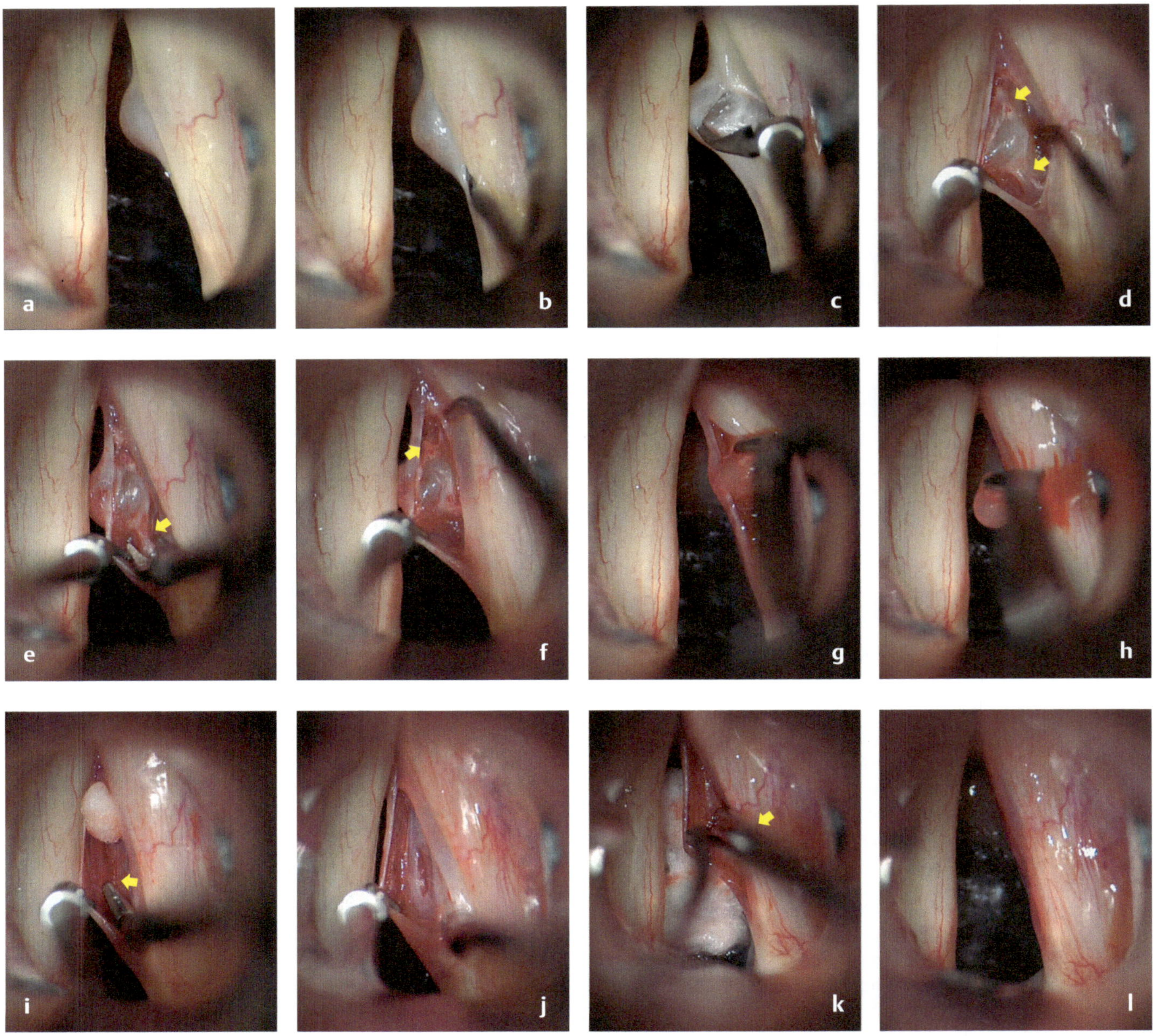

Fig. 47-5. (a-l) Cirurgia do cisto de retenção.

- Caso a cápsula seja removida após sua ruptura, é muito importante que o leito cirúrgico seja cuidadosamente inspecionado à procura de restos capsulares. Qualquer presença tecidual que possa corresponder a resquícios capsulares deve ser removida com pinças, mediante manobras delicadas e cuidadosas, para não romper o retalho mucoso (Fig. 47-5i).
- O leito cirúrgico limpo e sem sinais de resíduos capsulares é importante para evitar recidivas (Fig. 47-5j).
- A cola de fibrina deve ser levada ao local com sonda de duplo lúmen (Fig. 47-5k - seta); o uso da cola ajuda na estabilização do retalho mucoso, mas sua utilização deve ser vista como uma opção do cirurgião.
- Ao final, a borda livre encontra-se perfeitamente alinhada e recoberta pelo retalho mucoso (Fig. 47-5l).

GRANULOMA DE CONTATO

O granuloma de processo vocal é um processo inflamatório inespecífico formado por tecido de granulação que ocorre nas imediações do processo vocal da cartilagem aritenóidea.[6] Sua etiologia continua indeterminada e atribui-se a três fatores predisponentes: abuso vocal, doença do refluxo faringolaríngeo (RFL) e intubação laríngea. Quando não se encontra nenhuma dessas causas, considera-se como idiopática. O tratamento é inicialmente clínico, e a cirurgia é indicada nos casos persistentes e consiste na remoção da lesão, na sua base de implantação, de modo a preservar a mucosa normal circunvizinha (Fig. 47-6). O resultado pós-cirúrgico mostra alta incidência de recidiva em razão da persistência do traumatismo local, causada pelo contato frequente entre os processos vocais provocados pela tosse, pigarreio e fala. A injeção intraoperatória da toxina botulínica, em um total de 10 UI em terço posterolateral do músculo tireoaritenóideo (TA), pode ser uma medida coadjuvante para prevenir a recidiva. A paresia de prega vocal temporária, provocada pela toxina injetada no TA e por sua difusão ao músculo cricoaritenóideo lateral (CAL), ajuda a prevenir o contato fisiológico entre os processos vocais no pós-operatório e, consequentemente, o retorno da lesão.

Técnica Cirúrgica

- Após posicionamento apropriado do laringoscópio de suspensão para conseguir uma exposição adequada da lesão, os limites da sua implantação, assim como as estruturas circunvizinhas, devem ser cuidadosamente avaliados (Fig. 47-6a).
- A palpação com apalpador ou pinça permite visualizar com mais precisão a localização, os limites e a linha de clivagem da lesão (Fig. 47-6b).
- Com o uso de agulha fina, um pouco de solução de corticoide (dexametasona) pode ser injetado ao redor da base da lesão como tentativa de reduzir a recidiva no pós-operatório (Fig. 47-6c).
- Uma incisão na base da lesão, precisamente na linha de clivagem, é feita com bisturi (Fig. 47-6d).
- Em virtude da presença de tecido cartilaginoso na base da lesão, a incisão com bisturi nem sempre é possível, podendo ser necessário o uso de tesoura ou pinças saca-bocados (Fig. 47-6e).
- As pinças saca-bocados podem ser muito úteis para completar a exérese do granuloma por tração, porquanto a presença subjacente de tecido cartilaginoso pode dificultar o uso eficaz de instrumentos cortantes (Fig. 47-6f).
- Caso a injeção de toxina botulínica tenha sido planejada, a mesma deve ser feita com agulha fina no canto lateroposterior da prega vocal ipsilateral ao granuloma, na tentativa de atingir não somente o músculo TA, mas também o músculo CAL (Fig. 47-6g).
- Ao final, a base da lesão deve estar alinhada, e o tecido circunvizinho sadio preservado; é importante não fazer remoção excessiva da base de lesão para não expor a estrutura cartilaginosa (Fig. 47-6h).

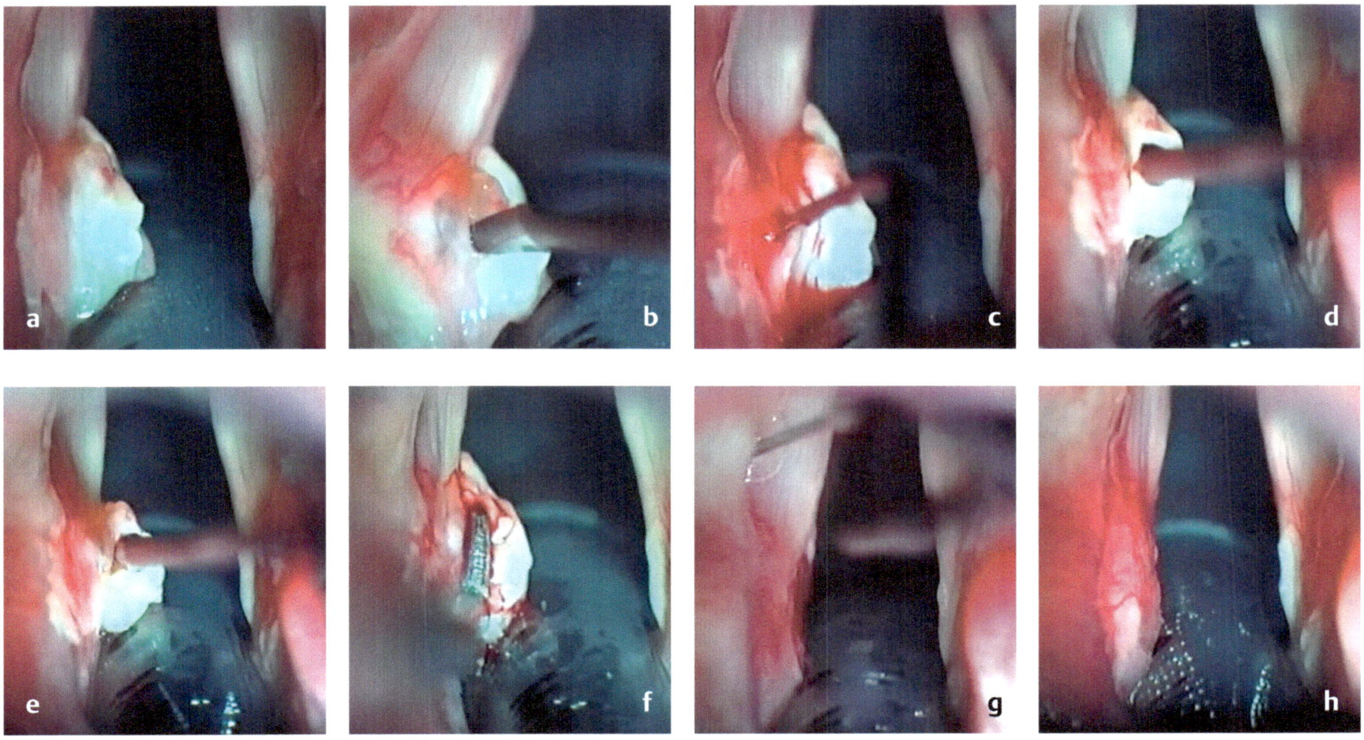

Fig. 47-6. (a-h) Cirurgia do granuloma de contato.

CONSIDERAÇÕES FINAIS

As cirurgias das lesões fonotraumáticas são relativamente simples e costumam apresentar excelentes resultados funcionais, desde que os princípios básicos da fonomicrocirurgia sejam respeitados. Procedendo-se desta forma, detalhes técnicos, como o tipo de pinças e a maneira de utilizá-las, dependerão da preferência do cirurgião e pouco impacto terão no resultado final.

No pós-operatório, deve-se realizar repouso vocal por um período em torno de sete dias, que é o tempo aproximado para ocorrer a epitelização da ferida cirúrgica.[7] Durante este período, uso de medicações, como antibiótico e inibidor de prótons, é uma prática corriqueira dos presentes autores, porém, discutível sob o escopo da evidência científica.[8]

REFERÊNCIAS BIBLIOGRÁFICAS

1. Cielo CA, Finger LS, Rosa JC, Brancalioni AR. Organic and functional lesions: nodules, polyps and Reinke's edema. Rev CEFAC. 2011;13:735-48.
2. Koufman JA, Belafsky PC. Unilateral or localized Reinke's edema (pseudocyst) as a manifestation of vocal fold paresis: The paresis podule. Laryngoscope. 2001;111(4 Pt 1):576-80.
3. Estes C, Sulica L. Vocal fold pseudocyst: results of 46 cases undergoing a uniform treatment algorithm. Laryngoscope. 2014;124:1180-6.
4. Tavaluc R, Tan-Geller M. Reinke's edema. Otolaryngol Clin North Am. 2019;52:627-35.
5. Milutinovi Z, Vasiljevi J. Contribution to the understanding of the etiology of vocal fold cysts: a functional and histologic study. Laryngoscope. 1992;102:568-71.
6. Lemos EM, Sennes LU, Imamura R, Tsuji DH. Vocal process granuloma: clinical characterization, treatment and evolution. Braz J Otorhinolaryngol. 2005;71:494-8.
7. Branski RC, Verdolini K, Sandulache V, Rosen CA, Hebda PA. Vocal fold wound healing: a review for clinicians. J Voice. 2006;20:432-42.
8. Campagnolo AM, Tsuji DH, Sennes LU, Imamura R. Steroid injection in chronic inflammatory vocal fold disorders, literature review. Braz J Otorhinolaryngol. 2008;74:926-32.

CAPÍTULO 48

FONOMICROCIRURGIA DAS LESÕES ESTRUTURAIS MÍNIMAS DE PREGAS VOCAIS

Domingos Hiroshi Tsuji ■ Adriana Hachiya ■ Luiz Ubirajara Sennes

INTRODUÇÃO

As lesões estruturais mínimas de cobertura das pregas vocais (LEM) são lesões de origem hipoteticamente congênita que se caracterizam por desestruturar a camada superficial da lâmina própria e reduzem o volume de tecido conjuntivo frouxo e móvel que a caracteriza, tornando a mucosa cordal mais rígida e menos eficiente do ponto de vista reológico.[1] Logo, a maleabilidade da mucosa fica comprometida, podendo ter grande impacto na vibração cordal e reduzir, sobretudo, o movimento muco-ondulatório e a amplitude de vibração, além de prejudicar a oclusão completa da glote. Fazem parte deste grupo de lesões: o cisto epidermoide fechado; cisto epidermoide aberto ou rompido; o sulco vocal; a ponte mucosa; o *microweb* de comissura anterior e a vasculodisgenesia.

As microcirurgias dessas lesões costumam ser tecnicamente mais complexas do que as cirurgias das lesões fonotraumáticas, e os resultados funcionais mais modestos, às vezes, aquém da expectativa do paciente e do cirurgião. Por essas razões, a indicação cirúrgica deve ser feita com muito mais cautela e parcimônia do que normalmente ocorre com as lesões fonotraumáticas. As ponderações pré-operatórias devem ser, sempre, com base em observação videoestroboscópica cuidadosa do comportamento dinâmico da estrutura cordal durante sua vibração. De acordo com o tipo de lesão encontrada, na presença ou não de mobilidade muco-ondulatória do tecido ao redor da lesão e no grau de oclusão glótica na fase fechada do ciclo vibratório, é possível ter, ainda que de maneira subjetiva e imprecisa, uma boa ideia do prognóstico funcional, caso a cirurgia seja executada com técnica apropriada. É importante considerar que, diferentemente das lesões fonotraumáticas que surgem a partir de um substrato mucoso previamente normal, nas LEM, a própria estrutura laminar da mucosa cordal está desarranjada e acompanhada de escassez do espaço de Reinke (camada superficial da lâmina própria) e, portanto, com maior rigidez da cobertura mucosa. Qualquer intervenção cirúrgica realizada nesta estrutura mucosa pode levar à perda ainda maior do já reduzido tecido mucoso sadio que possa existir, e resultar em uma piora das propriedades vibratórias das pregas vocais. Em razão do risco de piora da qualidade vocal, o que pode ser desastroso para o paciente e para o cirurgião, é fundamental que a abordagem cirúrgica das LEM seja feita por profissional capacitado, e após discussão detalhada com o paciente, esclarecendo-o sobre os possíveis desfechos que podem ser: *a melhora*, a *inalteração* ou mesmo a *piora* das condições vocais preexistentes. Em se tratando de LEM, quase nunca se deve esperar a recuperação completa da normalidade vocal, e o resultado mais provável é o da melhora vocal parcial. A *piora* da qualidade vocal é um evento raro, desde que a indicação cirúrgica seja correta, com base na estroboscopia e a cirurgia realizada com a técnica adequada. Ainda, é importante que o cirurgião e o paciente estejam preparados a aceitar uma eventual mudança na conduta cirúrgica no intraoperatório, porque a palpação intraoperatória das estruturas cordais pode revelar lesões não previstas durante a estroboscopia, e que a manipulação cirúrgica, planejada inicialmente, não seja mais adequada.

Da mesma forma que nas lesões fonotraumáticas, o cirurgião deve procurar respeitar os quatro princípios básicos da fonomicrocirurgia, descritos em capítulos anteriores, que podem ser adaptados às cirurgias das LEM:

1. Remover e/ou corrigir cirurgicamente (mediante técnicas de reconstrução) fatores que impeçam o perfeito fechamento glótico.
2. Evitar ressecções que resultem em áreas maiores de retrações ou irregularidades no alinhamento da borda livre, que podem piorar a falha de coaptação preexistente entre as duas pregas vocais.
3. Evitar trauma excessivo e desnecessário na mucosa adjacente à lesão, evitando fibroses que podem piorar ainda mais a rigidez de mucosa geralmente já presente.
4. Corrigir eventuais desequilíbrios de massa e de tensão entre as pregas vocais.

CISTO EPIDERMOIDE FECHADO

O cisto epidermoide fechado é um cisto verdadeiro, com cápsula formada por epitélio estratificado pavimentoso, que fica na espessura da camada superficial da lâmina própria, podendo estar aderido às camadas mais profundas. Pouco se sabe sobre a sua origem, mas acredita-se que seja a partir de uma inclusão epitelial congênita ou por invaginação do epitélio na lâmina própria, em decorrência de trauma vocal. O aspecto é de uma lesão circunscrita, arredondada, com conteúdo branco-amarelado decorrente da presença de queratina proveniente da descamação epitelial da sua parede capsular.[2] O cisto epidermoide, diferentemente do cisto de retenção, costuma estar acompanhado de ingurgitamento capilar, hiperemia e fibrose tecidual da mucosa ao seu redor, que causa redução da maleabilidade mucosa na região. Consequentemente, a área do cisto e da mucosa cordal adjacente costuma apresentar

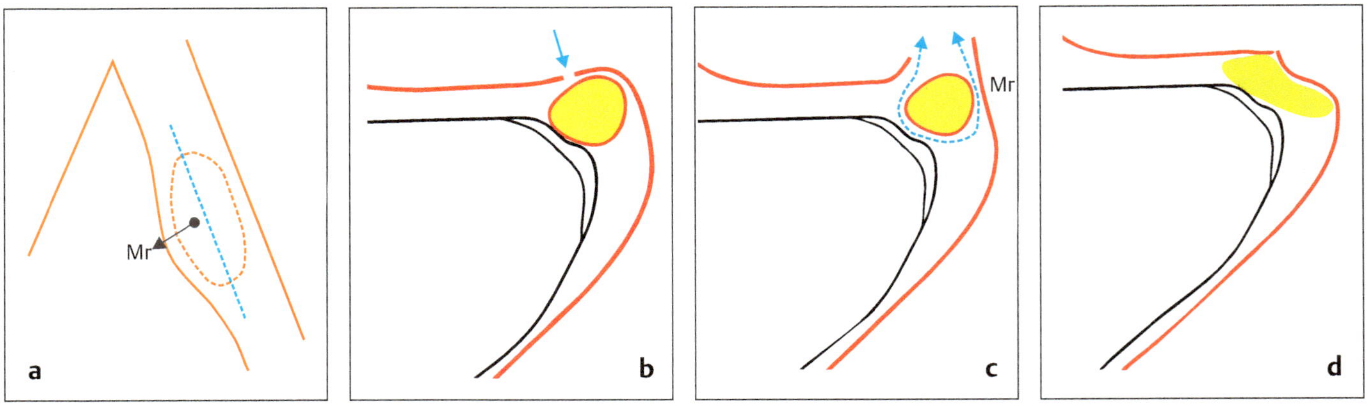

Fig. 48-1. (a-d) Representação esquemática da cirurgia do cisto epidermoide; (Mr) microrretalho.

diminuição ou ausência de movimento ondulatório e redução da amplitude à estroboscopia.

O tratamento cirúrgico visa remover integralmente a lesão cística, incluindo a sua cápsula epitelial estratificada, ao utilizar a técnica de microrretalho (Mr). Basicamente é feita uma incisão no epitélio da mucosa localizada sobre a lesão, seguida de descolamento medial do retalho, acompanhado de subsequente descolamento lateral, quando se separa a cápsula do ligamento vocal. Os passos cirúrgicos mais importantes estão representados nas Figuras 48-1 e 48-2.

Técnica Cirúrgica

- Observar, por transparência, a coloração esbranquiçada/amarelada do conteúdo cístico que caracteriza um cisto epidermoide. A presença de vasculodisgenesia é quase uma constante nesse tipo de lesão (Fig. 48-2a).
- A palpação da lesão com pequeno descolador microcirúrgico ajuda a delimitar a lesão. Esta manobra também é importante para fazer a diferenciação entre o cisto fechado e o aberto (que mostraria saída do conteúdo cístico através de um orifício na mucosa da prega vocal) (Fig. 48-2b).
- Uma pequena incisão é feita com o bisturi, ligeiramente afastada do limite posterior da lesão, para não perfurar a cápsula cística (Figs. 48-1a, b; 48-2c).
- Uma pinça do tipo jacaré curva, manuseada de forma que a ponta curva fique voltada para a frente, é introduzida pela incisão inicial e utilizada para ampliá-la por divulsão, substituindo, desse modo, o bisturi que poderia perfurar a cápsula cística (Fig. 48-2d).
- Incialmente, a cápsula cística é preferencialmente descolada do retalho mucoso e, em seguida, do ligamento vocal. Essa sequência facilita o descolamento do retalho mucoso e ajuda na sua preservação integral. A presença de fibroses por trauma repetitivo pode dificultar o descolamento da cápsula, exigindo, nesses casos, o uso de tesoura e bisturi; nessa etapa, não raramente, pode ocorrer a ruptura da cápsula e dificultar sua identificação posterior (Figs. 48-1c; 48-2e).
- Ao final dos descolamentos medial e lateral, invariavelmente, encontram-se os "pseudoligamentos", anterior e posterior, que são fibras delicadas nas duas extremidades do cisto (Fig. 48-2f - setas amarelas), que o conectam ao leito sadio do espaço de Reinke.
- Esses "pseudoligamentos" devem ser seccionados para facilitar a remoção do cisto (Fig. 48-2g).
- Após a secção dos "pseudoligamentos", o cisto, que se mostra fortemente aderido ao ligamento vocal, é descolado do mesmo, utilizando-se delicadamente um descolador microcirúrgico ou as lâminas cortantes de uma microtesoura curva, como mostrado nas Figuras 48-2h-j.
- Ao final, o cisto é integralmente descolado do seu leito (Fig. 48-2k).
- O microrretalho é estabilizado com cola de fibrina (Figs. 48-1d; 48-2l).

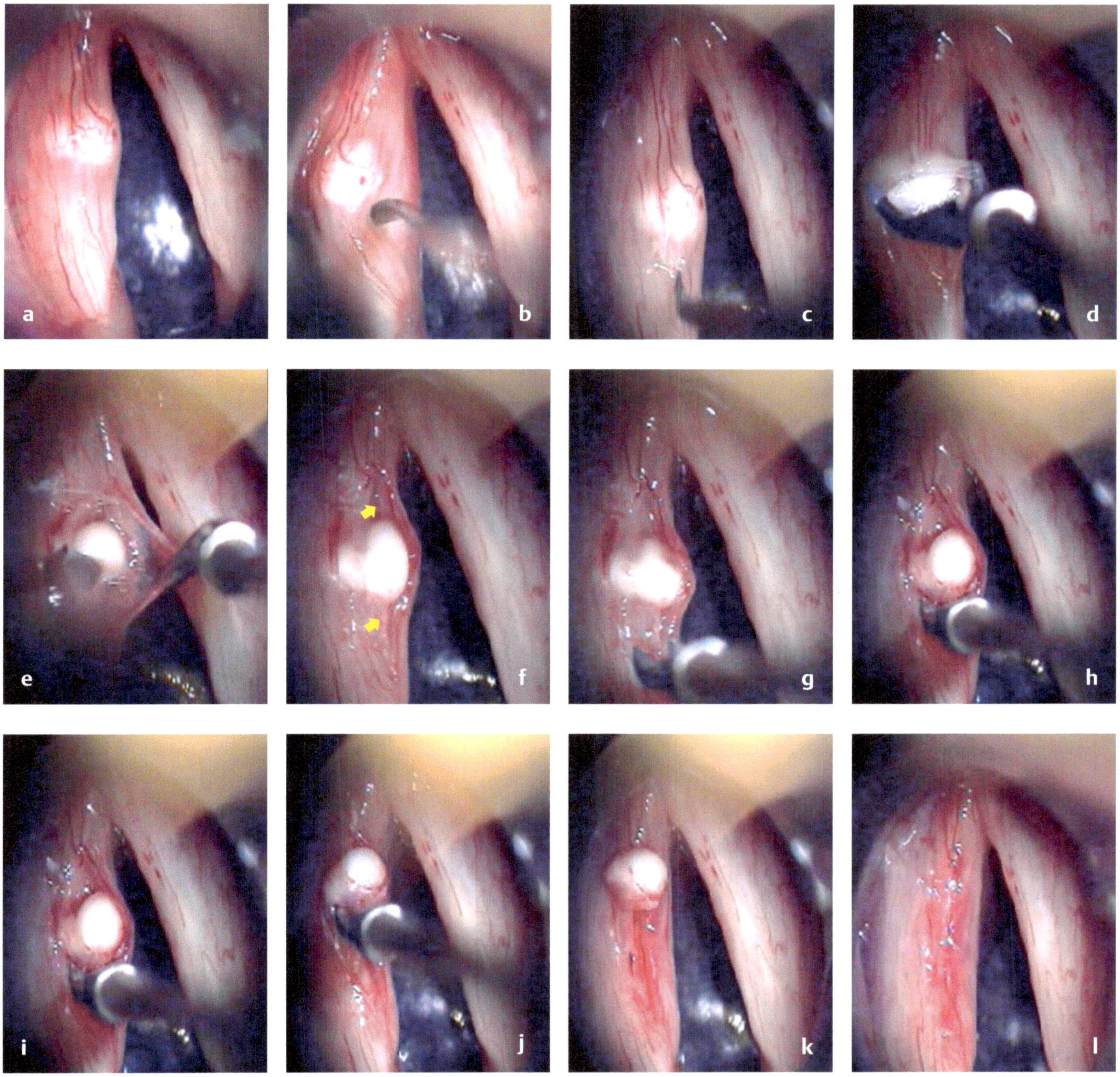

Fig. 48-2. (a-l) Cirurgia do cisto epidermoide.

CISTO EPIDERMOIDE ABERTO OU ROMPIDO

O cisto aberto ou rompido pode ocorrer em razão de ruptura do cisto epidermoide e seu conteúdo extravasar total ou parcialmente para a luz laríngea.[2] O diagnóstico desse cisto pode ser difícil, caso não tenha sido feito um exame prévio no paciente em que se visualize um cisto típico. A presença da cápsula vazia no espaço de Reinke, acompanhado de ingurgitamento vascular, hiperemia e fibrose ao seu redor, diminui a maleabilidade mucosa, com consequente ausência ou redução acentuada do movimento muco-ondulatório na região. Este achado estroboscópico pode ser o único indício deste tipo de lesão e é muito útil para levantar a suspeita diagnóstica. O diagnóstico definitivo, invariavelmente, é obtido no intraoperatório durante a exploração microcirúrgica, quando a palpação das pregas vocais revela a presença de uma abertura alongada ou puntiforme, em que pode ser constatada a saída de secreção esbranquiçada, mediante compressão da região.

Uma vez identificado o cisto aberto, a abordagem cirúrgica deve ter como objetivo remover toda a cápsula cística, utilizando a mesma técnica da cirurgia do cisto fechado. Aqui, porém, o descolamento da estrutura capsular, seguido de sua separação na borda da abertura epitelizada, pode ser difícil e merece atenção técnica redobrada, para não levar à perda desnecessária do microrretalho mucoso.

Os passos cirúrgicos mais importantes estão representados nas Figuras 48-3 e 48-4.

Técnica Cirúrgica

- Em geral, o cisto aberto está acompanhado de um intumescimento da prega vocal, porém, sem a configuração ou coloração típicas de um cisto fechado. A presença de vasculodisgenesia é quase uma constante nesse tipo de lesão (Fig. 48-4a).
- A palpação da lesão com pequeno descolador microcirúrgico ajuda a delimitar a lesão e a presença de abertura do cisto (Fig. 48-4b - seta amarela). Esta manobra também possibilita a percepção táctil da presença mais enrijecida da cápsula cística no interior do espaço de Reinke (região delimitada entre a seta amarela e a extremidade do descolador microcirúrgico).
- Descolador microcirúrgico com a ponta curva em 90 graus, utilizado para explorar lateralmente a profundidade do cisto aberto (Fig. 48-4c).
- O palpador introduzido pela abertura cística encontra-se no interior da lesão. Sua extremidade distal encontra-se no limite lateral da cápsula cística (Fig. 48-4d - seta) e pode ser vista por transparência.
- Uma pequena incisão é feita com o bisturi, ligeiramente afastada do limite posterior da lesão, para não perfurar a cápsula cística (Fig. 48-4e).
- Uma pinça do tipo jacaré curva, manuseada de forma que a ponta curva fique voltada para a frente, é introduzida pela incisão inicial e utilizada para ampliá-la por divulsão, substituindo, deste modo, o bisturi (Fig. 48-4f).
- Um descolador microcirúrgico é utilizado para descolar inicialmente a cápsula cística do retalho mucoso medial (Figs. 48-3 [Mr2] e 48-4g). Durante essa etapa, o descolamento deve seguir o sentido caudal e transpassar o epitélio (Fig. 48-3c - seta *a*) que reveste o canal de abertura do cisto (Fig. 48-3b). Para facilitar a progressão através dessa abertura cística, os autores preferem fazer uma incisão prévia na borda inferior (Fig. 48-3c - seta *b*) com o bisturi (Fig. 48-4g).
- Observar a cápsula cística vazia (Fig. 48-4h - seta).
- A cápsula cística é descolada integralmente do retalho e de suas outras aderências (Fig. 48-4i).
- O "pseudoligamento" posterior (seta) é seccionado com tesoura microcirúrgica desprendendo totalmente a cápsula cística (Fig. 48-4j).
- Observar o retalho mucoso com um orifício, correspondente à localização de abertura do canal cístico (Fig. 48-4k). Em alguns casos, quando esta abertura é muito ampla, identifica-se a formação de um segundo retalho mucoso (Fig. 48-3 [Mr1]).
- Os microrretalhos são estabilizados com cola de fibrina (Fig. 48-4l).

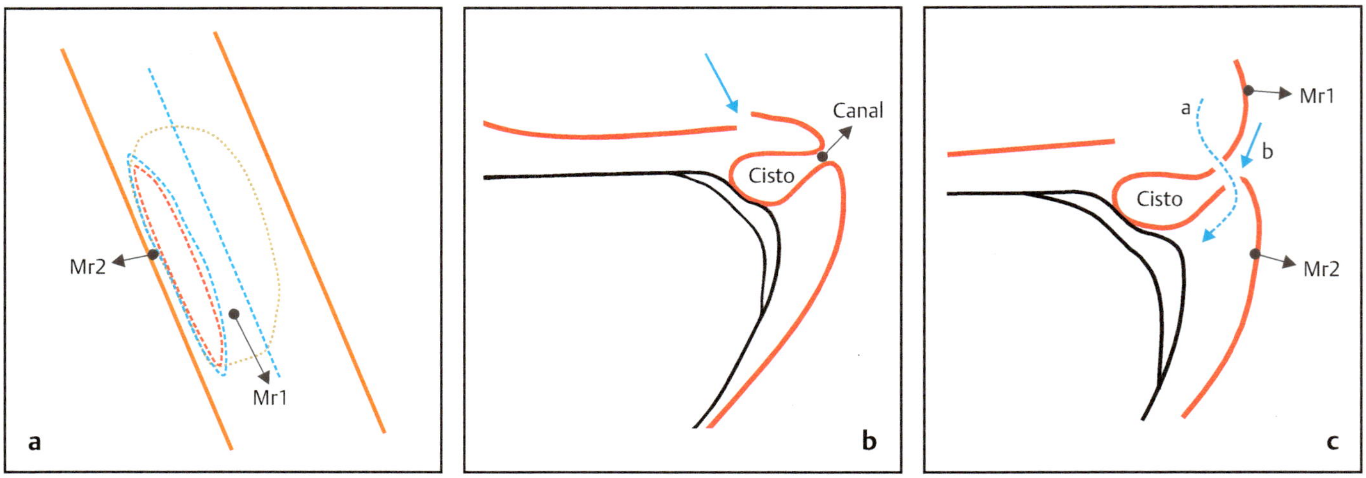

Fig. 48-3. (a-c) Representação esquemática da cirurgia do cisto aberto: (Mr1) microrretalho 1; (Mr2) microrretalho 2; (*a*) acesso do descolamento medial; (*b*) incisão na borda inferior da abertura cística.

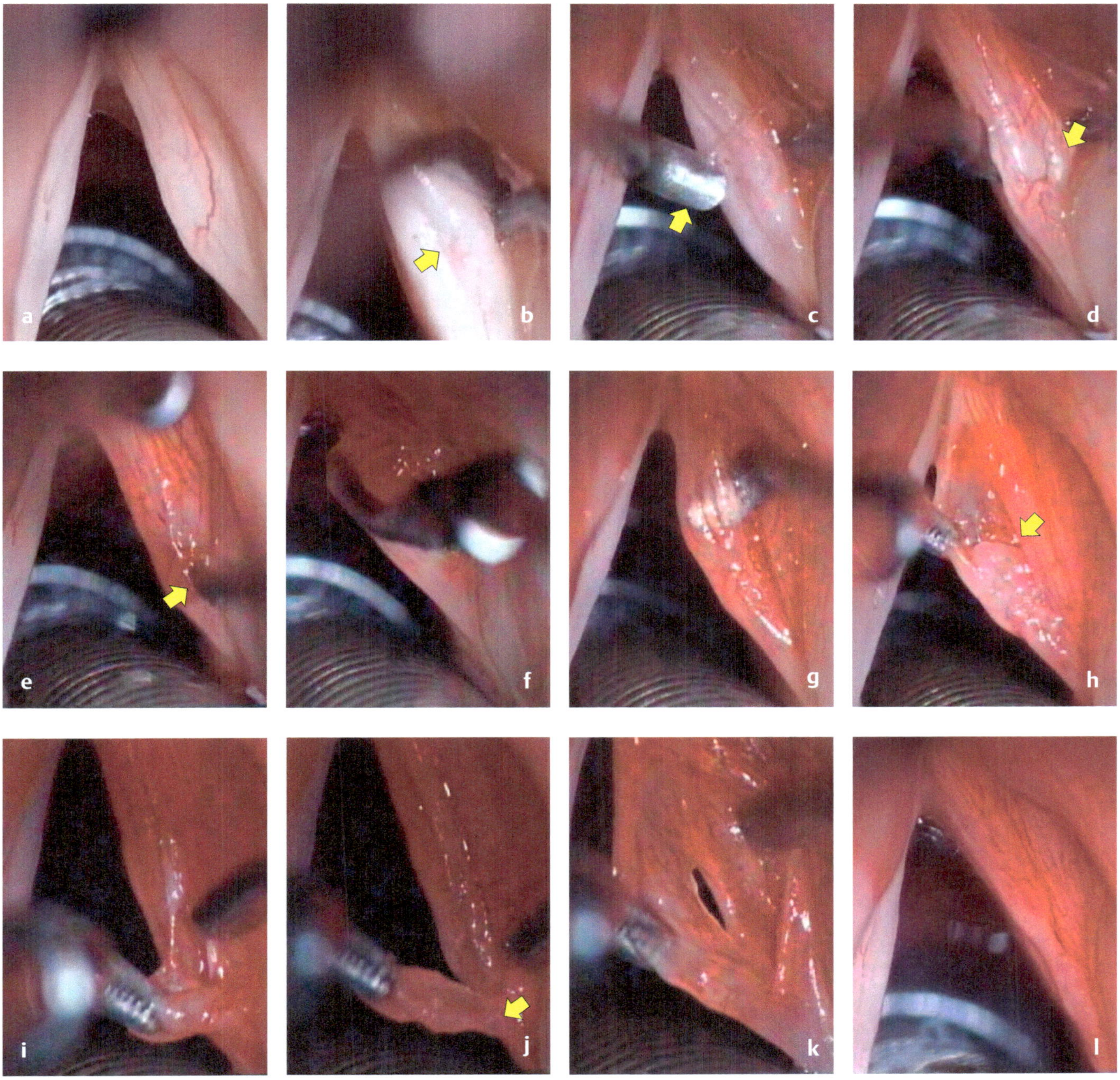

Fig. 48-4. (a-l) Cirurgia do cisto aberto.

SULCO VOCAL

O sulco vocal é uma alteração uni ou bilateral que aparece ao exame da laringe como uma linha de depressão no eixo longitudinal da prega vocal. Pode variar em tamanho, profundidade e grau de comprometimento da maleabilidade mucosa. Dependendo do seu aspecto morfológico, pode ser classificado em estria menor, estria maior e sulco bolsa.[1,2] Na estroboscopia, os achados característicos deste tipo de lesão são a presença de lesão sulcada na mucosa cordal, geralmente próxima à sua borda livre, acompanhada de fenda fusiforme à fonação, com redução da amplitude e do movimento muco-ondulatório.

Do ponto de vista funcional, o sulco vocal pode apresentar sintomatologia vocal bastante variável, dependendo da sua extensão, profundidade e uni ou bilateralidade. Aqueles sulcos mais profundos, mais extensos e bilaterais estão relacionados com maior sintomatologia vocal e podem requerer tratamento cirúrgico, que deve ser indicado com objetivo de reduzir os sintomas, sem nenhuma expectativa de atingir a normalidade vocal. É um tipo de lesão em que a escassez de mucosa sadia e a presença de rigidez e arqueamento da borda livre resultam em fechamento incompleto da glote e redução de movimento muco-ondulatório das pregas vocais durante sua vibração.

Diversas técnicas cirúrgicas têm sido divulgadas na literatura como tentativa para solucionar essas anormalidades teciduais e deficiência vibratória. De forma geral, as técnicas cirúrgicas podem ser divididas em: técnicas diretas, em que se almeja a restauração da camada superficial da lâmina própria, por meio de implantes de enxertos e procedimentos de regeneração tecidual; e as técnicas indiretas, que têm como objetivo melhorar o fechamento glótico como a tireoplastia tipo I e injeção de gordura no espaço paraglótico.[3] Nenhuma dessas técnicas pode ser considerada como a mais eficaz.

Os autores têm indicado o tratamento cirúrgico somente naqueles casos em que a sintomatologia vocal é muito acentuada, a ponto de interferir ou mesmo inviabilizar as atividades sociais e profissionais do paciente. Como técnica direta para restaurar a flexibilidade mucosa, a preferência dos autores tem sido o implante de pré-fáscia temporal na camada subepitelial ou subligamentar da prega vocal, enquanto a técnica indireta, mais adotada, tem sido a tireoplastia tipo I ou a injeção de gordura, quando o paciente rejeita a ideia de uma cicatriz cervical imposta pela primeira.[4] Em alguns casos, pode ser necessária a associação de mais de uma técnica.

A seguir é apresentada a técnica de implante de pré-fáscia para melhorar a flexibilidade da mucosa (Figs. 48-5 e 48-6). As técnicas de tireoplastia tipo I e a injeção de gordura estão descritas em capítulo específico.

Técnica Cirúrgica

- Sulco vocal em prega vocal direita (Fig. 48-6a).
- A palpação da lesão com pequeno descolador microcirúrgico ajuda a delimitá-la e, ao mesmo tempo, afastar a presença de outras LEM, como a ponte mucosa ou o cisto aberto (Fig. 48-6b).
- Uma pequena incisão com bisturi microcirúrgico é feita na região posterior da prega vocal, afastada cerca de 2 mm do sulco. Essa incisão delimita lateralmente o tamanho do microrretalho mucoso sob o qual será implantado o enxerto de pré-fáscia ou gordura (Fig. 48-6c). O microrretalho deverá, além de recobrir integralmente o material enxertado, permitir a passagem de um ponto de fixação (Fig. 48-6j).
- Uma pinça do tipo jacaré curva, manuseada de forma que a ponta curva fique voltada para a frente, pode ser introduzida pela incisão inicial e utilizada para ampliá-la por divulsão, substituindo, deste modo, o bisturi (Fig. 48-6d).
- A confecção do microrretalho nem sempre é fácil, uma vez que o epitélio da mucosa, no local do sulco e ao seu redor, pode estar aderido forte e diretamente ao ligamento vocal,

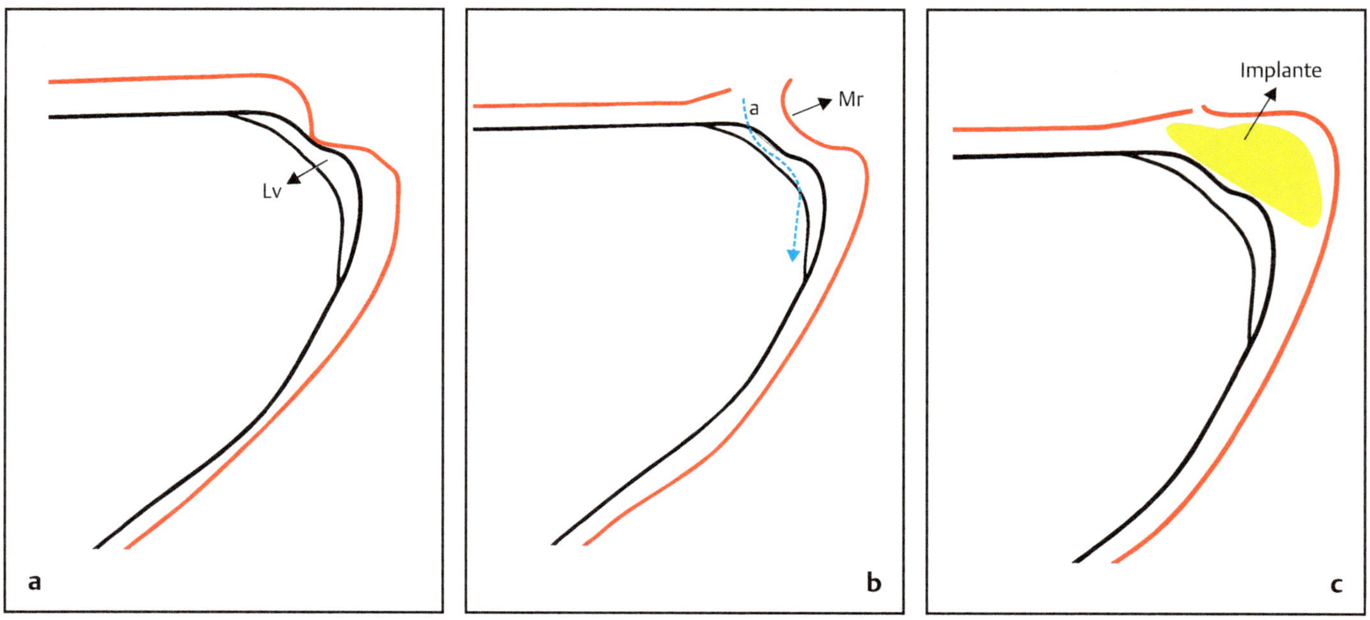

Fig. 48-5. (a-c) Representação esquemática da cirurgia do sulco vocal: (Lv) ligamento vocal; (Mr) microrretalho; (*a*) dissecção transligamentar.

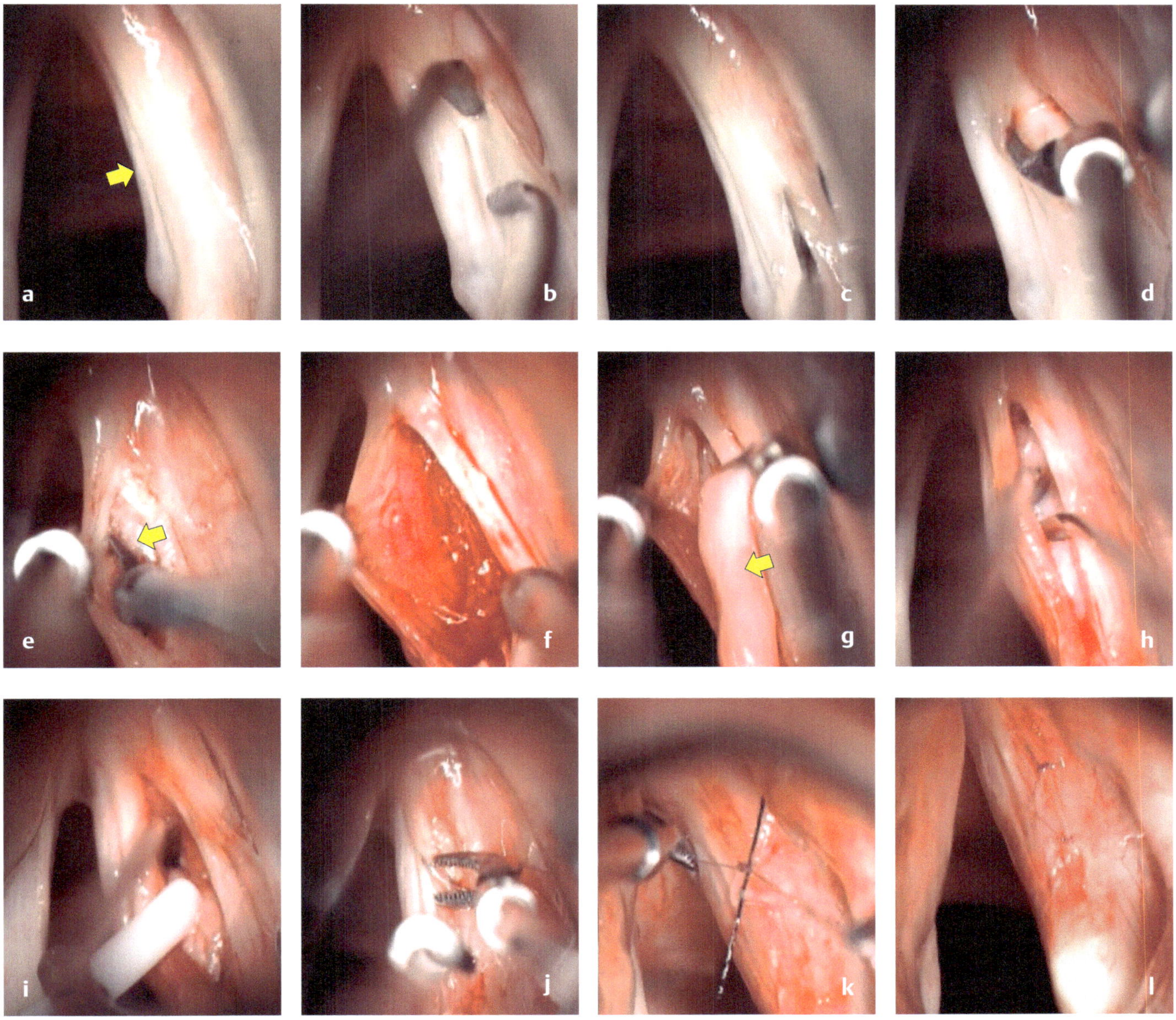

Fig. 48-6. (a-l) Cirurgia do implante de pré-fáscia para sulco vocal.

não permitindo seu descolamento como na técnica cirúrgica aplicada às lesões císticas (Fig. 48-6e). Em muitas ocasiões, é necessário utilizar a microtesoura (Fig. 48-6e - seta amarela), ou o bisturi para elevar o microrretalho, incluindo junto com ele parte do ligamento vocal (Fig. 48-5b [*a*]).

- Cavidade onde será implantado o enxerto (Fig. 48-6f).
- Enxerto de pré-fáscia temporal (seta amarela) a ser implantado (Fig. 48-6g).
- Enxerto posicionado no espaço submucoso, que promove discreta convexidade na borda da prega vocal. Esta convexidade é conveniente neste momento, se for considerado que sempre haverá reabsorção parcial do material implantado (Fig. 48-6h).
- O material enxertado e o microrretalho são estabilizados inicialmente com cola de fibrina (Fig. 48-6i).
- Para fixar o retalho e garantir que o enxerto não seja expelido nos primeiros dias do pós-operatório, passa-se um ou dois pontos com fio de sutura Vicryl® 6.0 de uso oftálmico. A técnica de sutura utilizada foi desenvolvida por Tsuji *et al.* (2009) para essa finalidade (Fig. 48-6j, k).[5]
- Aspecto final da cirurgia que mostra os dois pontos de sutura, utilizados para fixar o microrretalho (Fig. 48-6l).

PONTE MUCOSA

A ponte mucosa é um eixo ou alça de mucosa fixa, pelas suas extremidades, à estrutura mucosa da prega vocal. É totalmente revestida por epitélio estratificado, e seu centro é constituído de tecido conjuntivo frouxo semelhante ao da camada superficial da lâmina própria.[1,2] À estroboscopia, costuma-se observar redução do movimento muco-ondulatório no sítio da lesão, além de apresentar, com frequência, hiperemia e ingurgitamento vascular. Esses achados assemelham-se muito aos do cisto aberto, e o diagnóstico diferencial é muito difícil de ser estabelecido por meio da estroboscopia. Na maioria expressiva dos casos, o diagnóstico é estabelecido no intraoperatório por meio da palpação minuciosa da estrutura cordal, porquanto a sua identificação, durante a videoestroboscopia, é raramente possível. Desta forma, a decisão terapêutica e a conduta cirúrgica a serem tomadas perante a identificação desse tipo de lesão são estabelecidas durante a exploração cirúrgica, sem a possibilidade de discutir previamente com o paciente os eventuais resultados que poderiam advir da cirurgia. Por essas peculiaridades diagnósticas e terapêuticas da ponte mucosa, o cirurgião precisa estar preparado para tomar a melhor decisão possível, apoiado nos princípios básicos da fonomicrocirurgia, como apresentado anteriormente. A ponte mucosa, cuja estrutura faz parte da borda livre da prega vocal, deve ser mantida intacta ou abordada cirurgicamente com muito cuidado e cautela, dado que a sua simples remoção poderá resultar em uma área de retração no alinhamento da borda e impactar negativamente no fechamento completo da glote durante a vibração cordal. Sua manutenção, por outro lado, pode representar causa de processos inflamatórios repetitivos por fonotrauma, resultando em instabilidade vocal. Não raramente, a ponte mucosa pode ser motivo de retenção de queratose entre a sua superfície inferior e a cordal e pode mimetizar lesões pré-neoplásicas (Fig. 48-7).

De modo geral, a ponte mucosa encontrada na superfície cranial da prega vocal pode ser ressecada nas suas inserções. Já a ponte mucosa que compõe a borda livre deve ser operada de forma a sepultar o espaço existente entre a ponte e a mucosa cordal. Para tal, é necessário desepitelizar a face inferior da ponte e a superfície cordal que faz contato com a ponte (Figs. 48-7 e 48-8). Esta técnica cirúrgica é bastante complexa, e sua execução correta depende de instrumental adequado e habilidade do cirurgião.

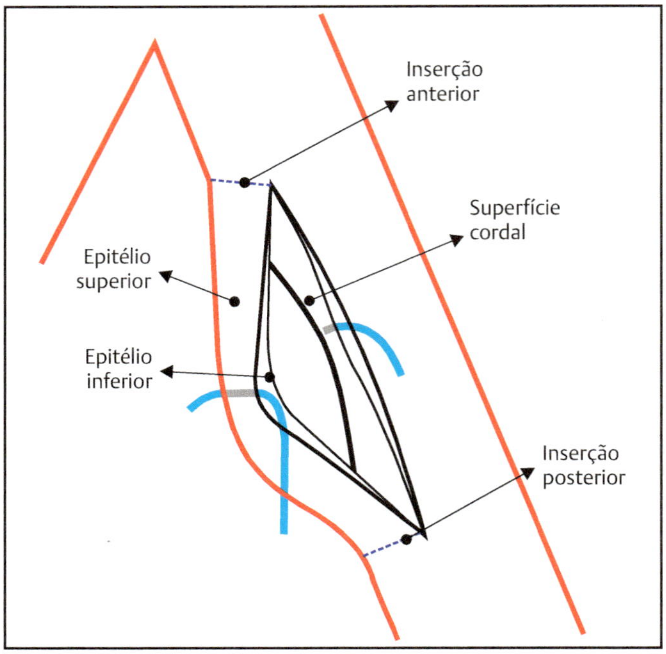

Fig. 48-7. Representação esquemática da cirurgia da ponte mucosa.

Técnica Cirúrgica

- Pregas vocais sem evidências claras da ponte mucosa (Fig. 48-8a).
- A palpação da prega vocal com pequeno descolador microcirúrgico revela a presença da ponte mucosa. A seta mostra o local em que a incisão na borda lateral da ponte é iniciada com um bisturi (Fig. 48-8b).
- Esta incisão é continuada na posição anterior e ao longo de toda a borda lateral da ponte (Fig. 48-8c - setas e linha pontilhada).
- Após a realização da incisão lateral, é possível ver a delaminação da superfície interior da ponte (Figs. 48-7 e 48-8d).
- Com uma tesoura microcirúrgica, a inserção anterior do epitélio inferior da ponte é seccionada (Figs. 48-7 e 48-8e).
- Com um bisturi é feita a incisão na borda medial da ponte (Fig. 48-8f - seta e linha pontilhada).
- Com uma pinça do tipo jacaré (Fig. 48-8g - seta), o epitélio inferior da ponte, já destacada da sua inserção anterior, é tracionado.
- O retalho correspondente ao epitélio inferior da ponte (Fig. 48-8h - seta) ainda se encontra preso na sua inserção posterior.
- A mucosa da superfície cordal, que faz contato com a ponte, é incisada com bisturi ou tesoura (Fig. 48-8i - seta).
- O retalho (Fig. 48-8j - seta) correspondente à superfície cordal (Fig. 48-7) é levantado do ligamento vocal (Fig. 48-8k - seta).
- Aspecto final da cirurgia, que mostra o retalho correspondente ao epitélio superior da ponte (Fig. 48-7), já fixado ao ligamento vocal com cola de fibrina (Fig. 48-8l).

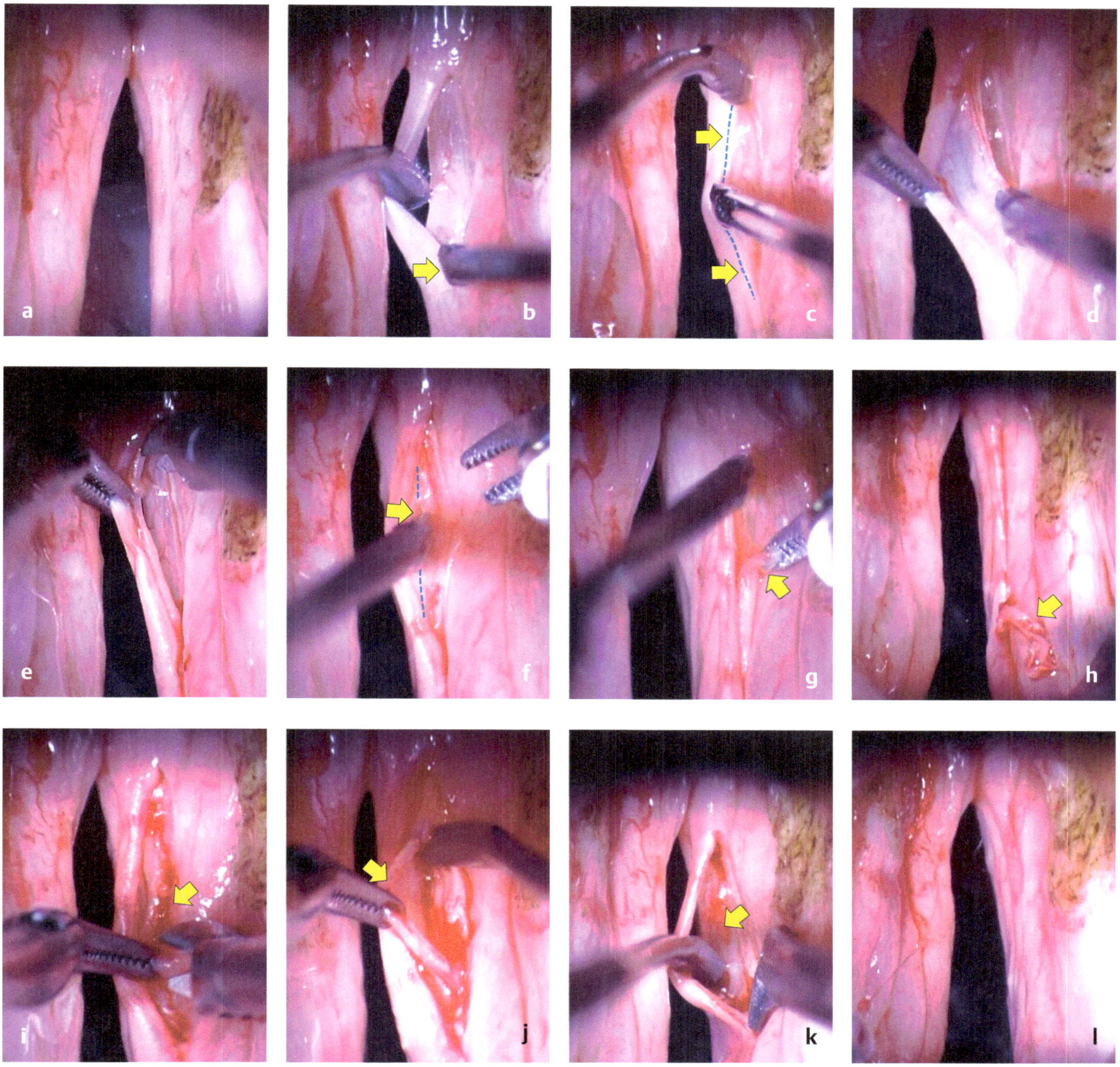

Fig. 48-8. (a-l) Cirurgia da ponte mucosa.

MICROWEB OU MICRODIAFRAGMA DE COMISSURA ANTERIOR

O microdiafragma é uma das alterações estruturais mínimas e consiste em uma membrana fina que une as pregas vocais na comissura anterior, geralmente com mínimo ou nenhum impacto direto na qualidade vocal. Geralmente é encontrado durante a avaliação de pacientes com disfonia, decorrente de outros tipos de lesões, como nódulos e cistos.[6] A sua presença isolada não costuma apresentar alterações dos parâmetros vibratórios, quando estes são avaliados por estroboscopia.

O tratamento cirúrgico pode ser realizado mediante secção simples com uma tesoura angulada, em geral durante procedimentos indicados para tratamento de outras lesões, como cistos e nódulos vocais (Fig. 48-9). Embora seja um procedimento bastante simples, o cirurgião deve estar atento para fazer a incisão somente na extensão do microdiafragma. Do contrário, qualquer lesão mucosa, além da área correspondente ao microdiafragma, poderá resultar em uma aderência ainda maior na região da comissura anterior e piorar o quadro vocal no pós-operatório.

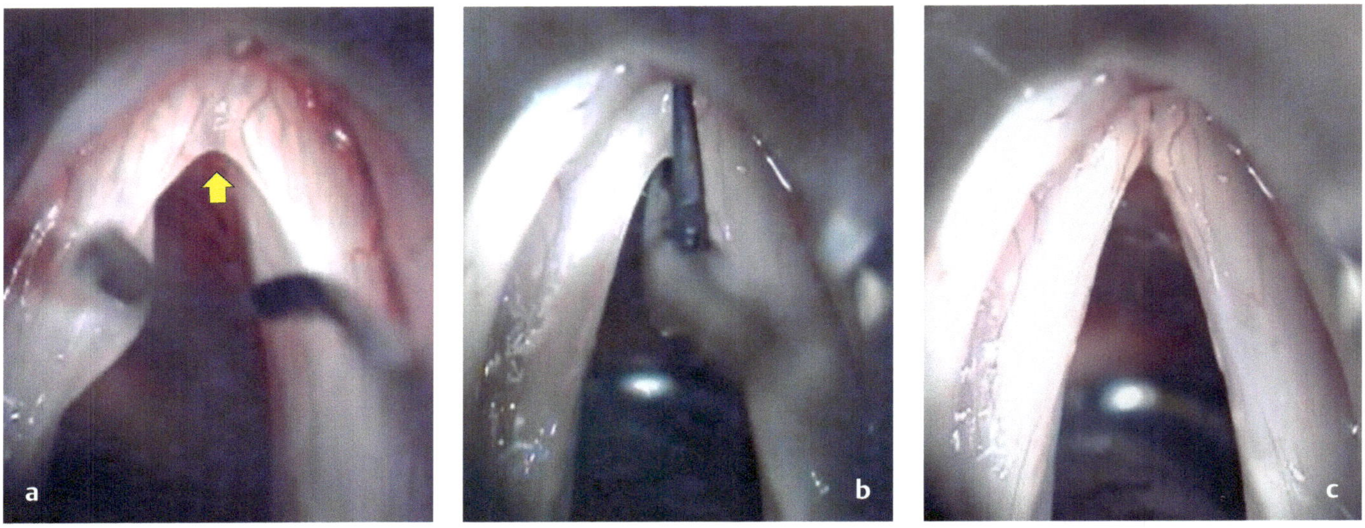

Fig. 48-9. (a-c) Cirurgia do microdiafragma, realizada durante cirurgia de pseudocisto bilateral.

VASCULODISGENESIA

As vasculodisgenesias caracterizam-se por vasos dilatados e tortuosos encontrados na lâmina própria, manifestando-se como varizes na mucosa cordal. Localizam-se mais comumente na face vestibular da prega vocal e, por isso, quando isoladas, dificilmente causam prejuízo vocal e não alteram de forma substancial os parâmetros estroboscópicos da vibração cordal. Quando a estroboscopia, porém, evidenciar áreas de rigidez mucosa ou irregularidade de borda, o examinador deve voltar sua atenção à procura de outras lesões estruturais mínimas, como cisto epidermoide e ponte mucosa que, como dito anteriormente, muitas vezes, coexistem com a vasculodisgenesia.[7]

A cirurgia da vasculodisgenesia é realizada por meio de cauterização durante o intraoperatório de outras lesões, como cistos e pólipos. Quando, contudo, a sua presença isolada é causa de múltiplos episódios de hemorragia submucosa, sua remoção ou cauterização cirúrgica deve ser indicada.

A cauterização da vasculodisgenesia deve ser sempre realizada afastada da borda livre, tanto quanto possível, para evitar cicatrizes próximas à borda livre (Fig. 48-10). Vasculodisgensia localizada na borda livre ou próximo a ela deve ser removida com pinças frias para evitar danos térmicos teciduais causados pelo cauterizador, cuja extensão é difícil de ser controlada (Fig. 48-11).

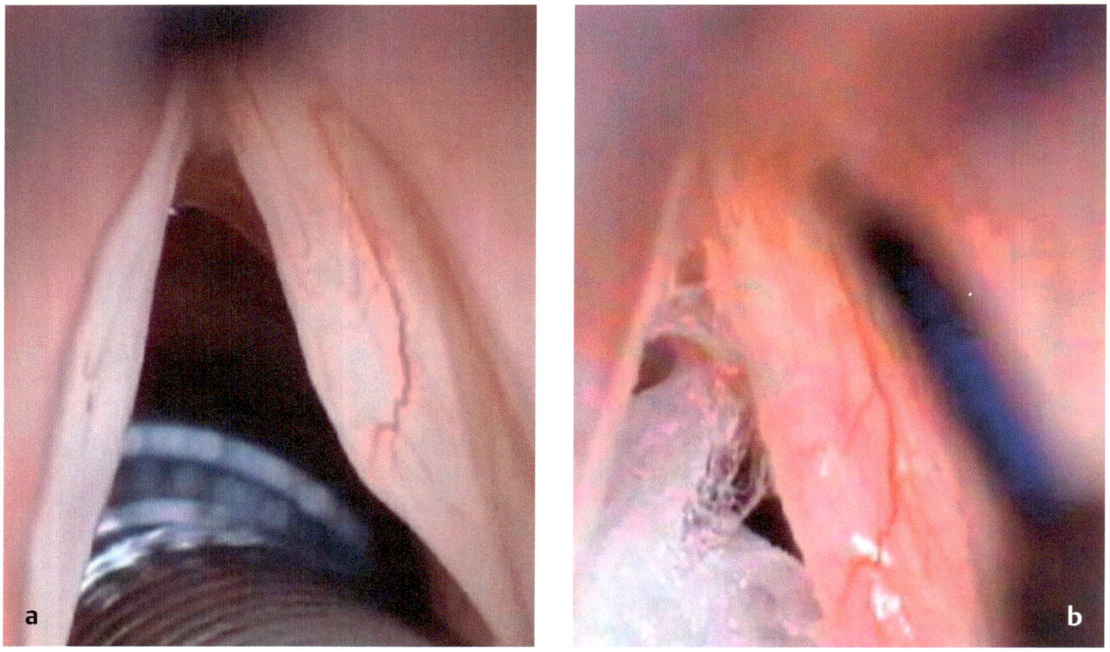

Fig. 48-10. (a, b) Cauterização de vasculodisgenesia.

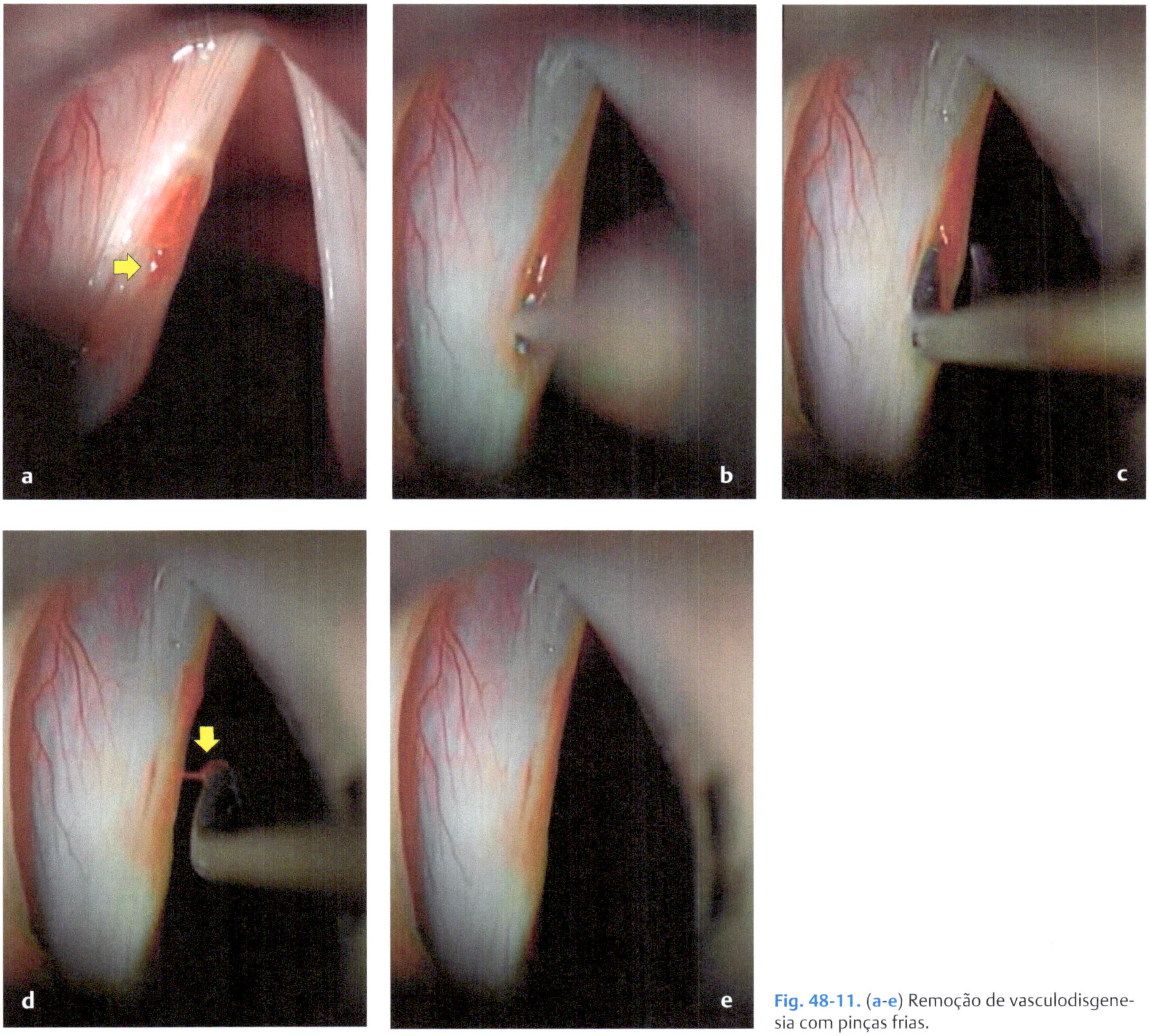

Fig. 48-11. (a-e) Remoção de vasculodisgenesia com pinças frias.

Técnica do Retalho Bipediculado

A técnica do retalho bipediculado foi desenvolvida por Tsuji *et al.* (2021) com o objetivo de recobrir o ligamento vocal quando sua exposição é excessiva ou quando a borda livre encontra-se irregular em consequência de uma remoção mais ampla de determinada lesão.[8,9] Particularmente nas lesões de estruturas mínimas, em que a mucosa sadia pode estar permeada por tecido fibrótico, a simples resseção de uma lesão como sulco bolsa ou ponte mucosa pode resultar em uma ampla exposição do ligamento vocal na borda livre ou muito próximo a ela. Nessas situações, o retalho bipediculado pode ser uma excelente alternativa para recobrir o ligamento vocal e regularizar a borda livre e, desse modo, garantir um resultado vocal melhor.

O retalho consiste em uma incisão lateral, na face ventral da prega vocal, paralela à borda do defeito, seguido de descolamento do epitélio. Forma-se, então, um retalho com pedículo anterior e posterior, que é deslocado horizontalmente, no sentido medial, para recobrir o defeito. Ele é posteriormente fixado com cola de fibrina (Fig. 48-12).

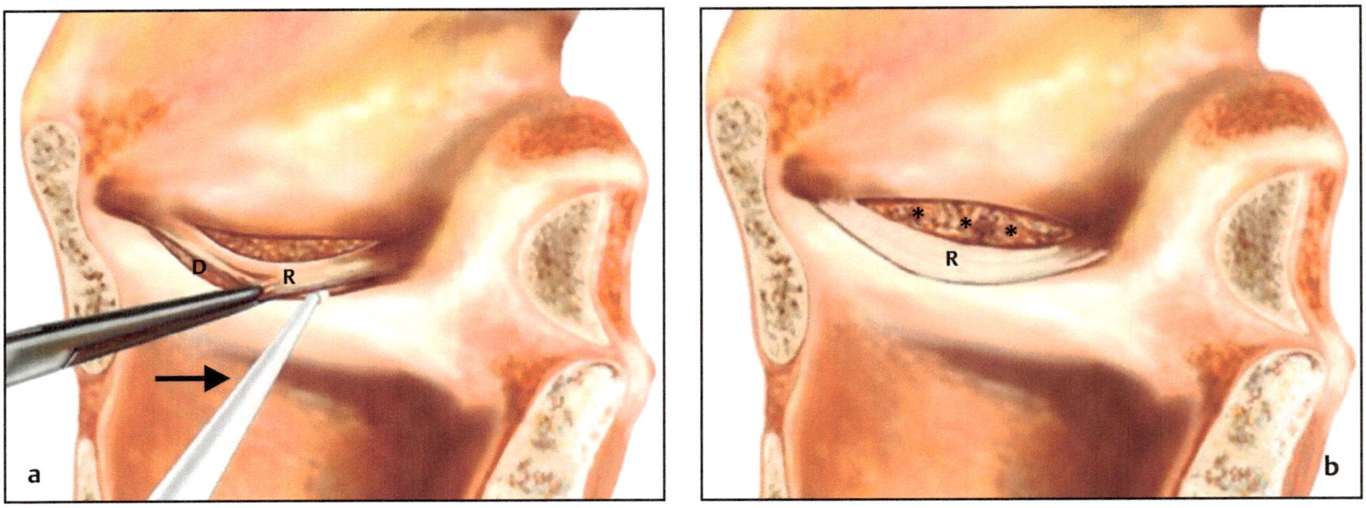

Fig. 48-12. (**a**, **b**) Técnica do retalho bipediculado. (D) Defeito; (R) retalho bipediculado.

CONSIDERAÇÕES FINAIS

As cirurgias das alterações estruturais mínimas são bem mais complexas do que as cirurgias das lesões fonotraumáticas. A experiência do cirurgião e o instrumental adequado garantem uma abordagem cirúrgica mais precisa dessas lesões e permitem atingir o melhor resultado funcional possível, em uma perspectiva já limitada de recuperação vocal. A possibilidade de uso do retalho bipediculado, para corrigir defeitos inesperados na borda livre, ou junto a ela, é uma estratégia cirúrgica bastante conveniente que deve ser de conhecimento de todo fonocirurgião.

REFERÊNCIAS BIBLIOGRÁFICAS

1. Pontes P, Gonçalves MI, Behlau M. Vocal fold cover minor structural alterations: diagnostic errors. Phonoscope. 1999;2:175-85.
2. Bouchayer M, Cornut G, Witzig E, Loire R, Roch JB, Bastian RW. Epidermoid cysts, sulci, and mucosal bridges of the true vocal cord: a report of 157 cases. Laryngoscope. 1985;95(9 Pt 1):1087-94.
3. Medeiros N, Castro MEM, van Lith-Bijl JT, Desuter GRR. A systematic review on surgical treatments for sulcus vocalis and vocal fold scar. Laryngoscope. 2022;132:822-30.
4. Costa JO, Gama ACC, Oliveira JB, Neto AO. Avaliação acústica e perceptiva da voz nos momentos pré e pós-operatório da cirurgia de implante de pré-fáscia do músculo temporal. Rev CEFAC. 2008;10:76-83.
5. Tsuji DH, Nita LM, Hachiya A, Imamura R, Sennes LU. T-shaped microsuture: A new suture technique for laryngeal microsurgery. J Voice. 2009;23:739-42.
6. Ford CN, Bless DM, Campos G, Leddy M. Anterior commissure microwebs associated with vocal nodules: Detection, prevalence, and significance. Laryngoscope. 1994;104(11 Pt 1):1369-75.
7. De Biase NG, Pontes PA. Blood vessels of vocal folds: a videolaryngoscopic study. Arch Otolaryngol Head Neck Surg. 2008;134:720-4.
8. Tsuji DH, Kinchoku VM, Imamura R, Hachiya A, Yamasaki R, Marinho GR, et al. Bipedicled vocal fold mucosal flap use in phonomicrosurgery: Case series. J Voice. 2021;35:793-9.
9. Kinchoku VM, Imamura R, Hachiya A, Yamasaki R, Sennes LU, Tsuji DH. Bipedicled vocal fold mucosal flap: An experimental study [published online ahead of print, 2020 Sep 23]. J Voice. 2020;S0892-1997(20)30330-1.

INJEÇÃO INTRALARÍNGEA DE SUBSTÂNCIAS PARA MEDIALIZAÇÃO DE PREGA VOCAL

Adriana Hachiya ■ Domingos Hiroshi Tsuji ■ Luiz Ubirajara Sennes

INTRODUÇÃO

As injeções intralaríngeas para preenchimento da prega vocal estão indicadas para o tratamento da paralisia ou paresia de prega vocal, atrofia, fibrose cicatricial ou sulco.

No tratamento do sulco e da fibrose cicatricial da prega vocal, o objetivo não é apenas aumentar o volume da prega vocal para correção da insuficiência glótica, mas melhorar a viscoelasticidade da prega vocal e corrigir o defeito vibratório da lâmina própria. Nesse caso, o material utilizado deve ser biocompatível e com viscoelasticidade semelhante à camada superficial da lâmina própria e deve ser injetado no espaço subepitelial.[1]

Trata-se de um tratamento utilizado há décadas. Foi inicialmente descrita por Willhelm Bruening, em 1911, com paciente acordado e por um acesso intraoral.[2] A disponibilidade de sala cirúrgica e a maior segurança dos anestésicos facilitaram o procedimento sob anestesia geral. Muitos laringologistas preferem essa modalidade terapêutica pela maior precisão do local da injeção e por independer da colaboração do paciente.

INDICAÇÃO

A injeção intralaríngea de substâncias para medialização da prega vocal refere-se à injeção do material injetado profundo e lateralmente com intuito de preencher a prega vocal e melhorar o fechamento glótico. A substância deve ser colocada lateralmente ao complexo dos músculos tireoaritenóideo e cricotireóideo (mediamente ao espaço paraglótico), preenchendo a prega vocal e aumentando o seu volume. É utilizado nos pacientes com insuficiência glótica temporária ou permanente, de grau leve/moderado (*gap* glótico < 1 a 3 mm).[1] Está indicada para tratamento da insuficiência glótica em pacientes com atrofia de prega vocal, presbilaringe, paralisia ou paresia unilateral de prega vocal ou fibrose cicatricial.

O objetivo do tratamento visa à medialização da prega vocal e correção da fenda glótica, melhorando a qualidade e o esforço fonatórios.

Como a maioria das subtâncias disponíveis para injeção é temporária, a injeção é o tratamento de escolha para correção da incompetência ou insuficiência glótica, quando o prognóstico é incerto. A paralisia ou paresia unilateral de prega vocal é o melhor exemplo para ilustrar essa situação. Pacientes cursam com um quadro agudo de disfonia e disfagia de graus variáveis e que dependem da posição da prega vocal e do sítio de lesão. Geralmente, é preconizado que nos casos idiopáticos ou com potencial de recuperação, aguardam-se até 6 meses do início dos sintomas para indicar um procedimento permanente, como a tireoplastia tipo I.[3] Nesses casos, a injeção com um material temporário alivia os sintomas do paciente ao melhorar as funções de deglutição e fonação.

Na literatura, vários estudos sugerem que a laringoplastia por injeção é superior em relação à melhora dos sintomas, quando comparada à fonoterapia e tratamento expectante, durante o período de 6-12 meses. Além disso, foi documentado que, em caso de medialização precoce por injeção, era menos provável que os pacientes tivessem de ser submetidos à cirurgia definitiva em comparação aos pacientes que foram tratados apenas com tratamento conservador ou que tiveram tratamento postergado após 6 meses de evolução.[4-6] Uma metanálise recente mostra que pacientes que não receberam laringoplastia de injeção precoce (< 6 meses) foram quatro vezes mais prováveis de serem submetidos a uma tireoplastia.[6] O mecanismo pelo qual a medialização precoce de prega vocal por injeção melhora a recuperação sintomática ainda é uma questão de debate. Uma hipótese é que a medialização temporária durante a reinervação sincinética pode promover uma posição mais favorável da prega vocal.[7] No entanto, uma revisão sistemática e metanálise recentes não encontraram evidências de superioridade de uma técnica em relação a outra, considerando resultados perceptuais, acústicos, de qualidade de vida e laringoscópicos, mostrando dados comparáveis entre tireoplastia, rotação de aritenoide, cirurgia de reinervação e laringoplastia por injeção.[8,9]

PARÂMETROS ANATÔMICOS E SUBSTÂNCIAS UTILIZADAS

Para preenchimento da prega vocal, nos casos de insuficiência glótica, o alvo da injeção é, geralmente, o músculo tireoaritenóideo, que constitui o corpo da prega vocal ou o espaço paraglótico. A relação topográfica deste músculo com músculos e estruturas vizinhas deve ser conhecida (Figs. 49-1 e 49-2).[10,11]

As injeções profundas permitem a medialização adequada da prega vocal com pouca interferência sobre as propriedades viscoelásticas das camadas mais superficiais, e, portanto, sobre o fenômeno vibratório.

Diversos materiais podem ser utilizados para o preenchimento da prega vocal.[12-16] Idealmente a substância injetada deve apresentar as seguintes características: boa histocom-

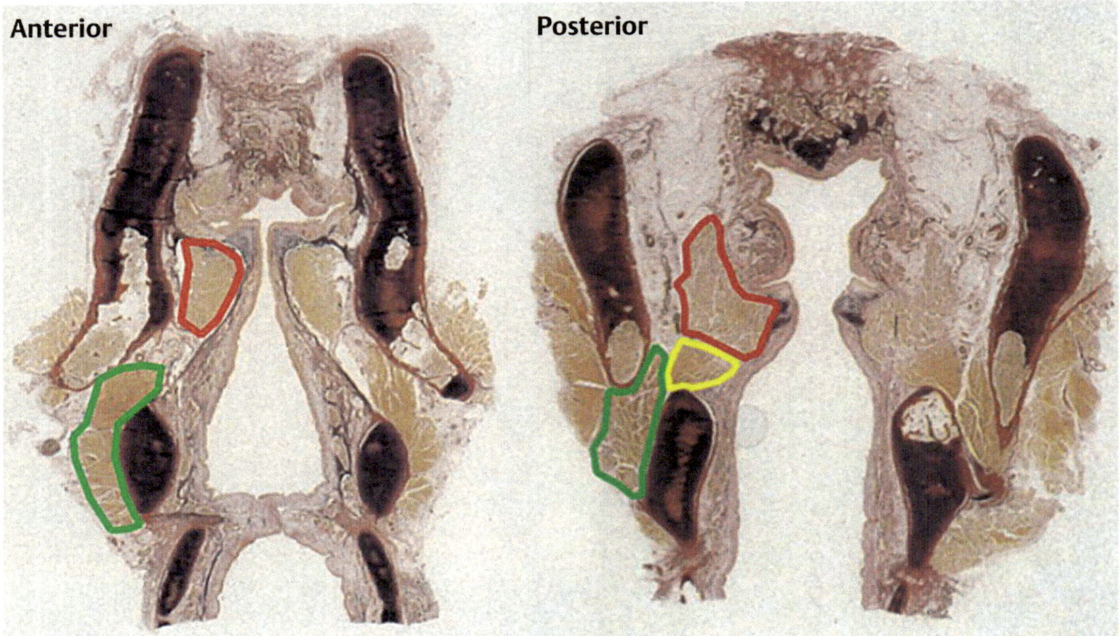

Fig. 49-1. Cortes histológicos da laringe no plano coronal. Os músculos tireoaritenóideo (TA), cricotireóideo (CT) e cricoaritenóideo lateral (CAL) estão representados em vermelho, verde e amarelo, respectivamente. Note que na porção posterior da laringe os três músculos encontram-se muito próximos, possibilitando injeções inadvertidas.[10,11]

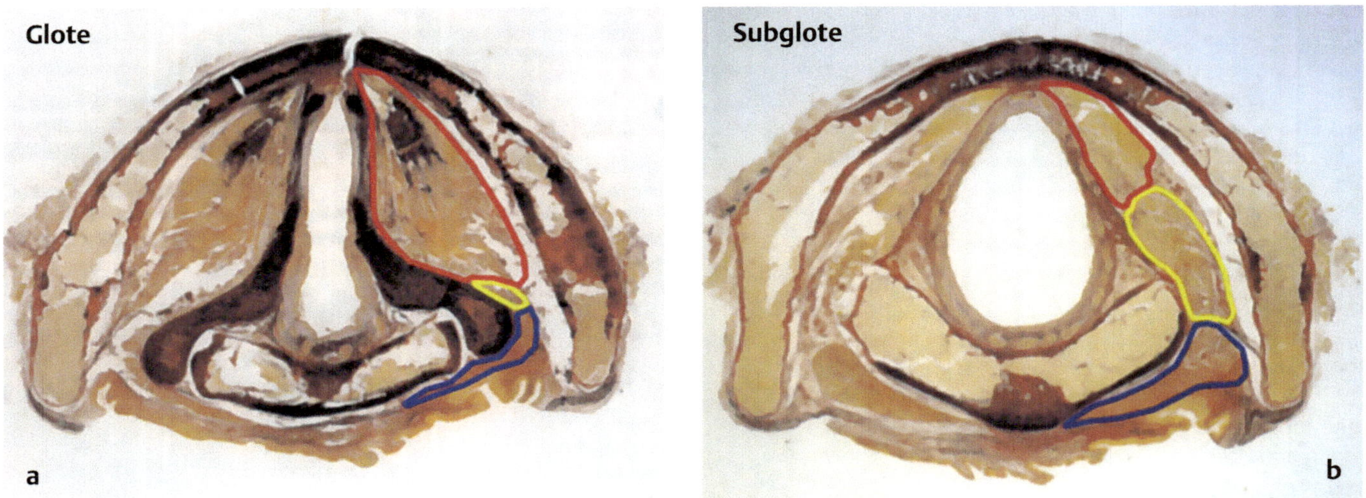

Fig. 49-2. Cortes histológicos da laringe no plano transverso. Os músculos tireoaritenóideo (TA), cricoaritenóideo lateral (CAL) e cricoaritenóideo posterior (CAP) estão representados em vermelho, amarelo e azul, respectivamente. No nível glótico, um grande volume da prega vocal é ocupado pelo TA, enquanto em níveis subglóticos o CAL ocupa um volume maior na região posterior da laringe. O CAP é um músculo que se encontra atrás da aritenoide e da lâmina da cricoide, sendo de difícil abordagem por via anterior.[10,11]

patibilidade, baixa taxa de rejeição, pouca reação tecidual e, assim, menor resposta inflamatória e alérgica; ser de fácil injeção e longa duração e apresentar viscoelasticidade adequada para garantir adequada vibração cordal.[16,17] Parafina, silicone e teflon foram os primeiros materiais a serem injetados, mas tiveram seu uso abandonado por promoverem reação inflamatória exacerbada, reação de corpo estranho, formação de granulomas e fibrose cicatricial.[14,15]

A seguir destacamos as principais substâncias disponíveis para injeção em prega vocal.

Gordura

A gordura tem sido apontada como uma boa alternativa para preenchimento da prega vocal por apresentar diversas qualidades: é um tecido autólogo e facilmente obtido, sem custo extra, com risco mínimo de formação de granuloma e de reação de corpo estranho ou hipersensibilidade e pode durar um a vários anos.[18,19]

O bloco de gordura é retirado após incisão da pele e subcutâneo da região infraumbilical durante o procedimento cirúrgico sob anestesia geral. Os adipócitos são separados do

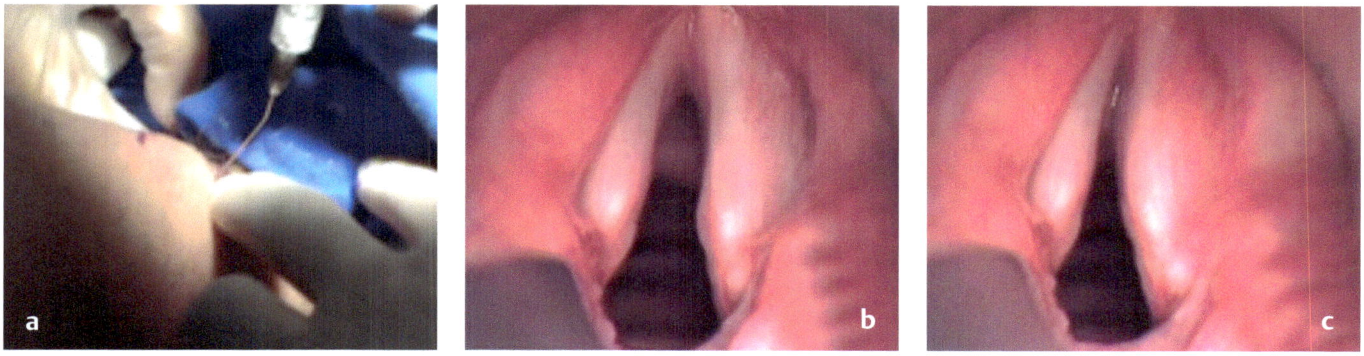

Fig. 49-3. Imagens obtidas durante laringoscopia de suspensão de paciente com paralisia de prega vocal direita sob anestesia geral e visualização com óptica rígida de 30 graus, 4 mm e 30 cm. (**a**) Acesso pela membrana cricotireóidea com agulha hipodérmica (22 G 30X0,7); (**b**) observe o perfil da prega vocal direita antes da injeção; e (**c**) após a colocação da hidroxiapatita de cálcio no terço médio da prega vocal.

tecido conjuntivo e fragmentados em pedaços de 1 a 2 mm de tamanho. A gordura é lavada com ringer lactado, decantada para retirada do componente seroso e inserida na seringa de pressão própria para injeção de gordura, acoplada a um gelco calibre 18 (Fig. 49-3).

Após hemostasia e fechamento da incisão abdominal, o paciente é submetido à laringoscopia de suspensão com exposição da glote. O volume injetado deve ser suficiente para que a borda livre da prega vocal atinja a linha média da glote, somado a uma hipercorreção em torno de 30% a 50% por causa da reabsorção. O volume total injetado varia de 1 a 1,8 mL de gordura.[20]

Estudo em espécimes anatômicos, realizado em nosso serviço, mostrou que a injeção em dois pontos, na transição dos terços anterior e médio da prega vocal e lateral ao processo vocal da aritenoide, permitiu o fechamento da glote posterior, contradizendo alguns autores que advogam que a injeção de gordura limita-se às porções anteriores da prega vocal e não permite a correção de fendas posteriores.[21,22]

Hidroxiapatita de Cálcio

A hidroxiapatita de cálcio (CaHa), comercialmente como Radiesse®, vem sendo utilizada há aproximadamente duas décadas como um material de preenchimento de média e longa duração. O material é composto por microsferas de CaHa associados à carboximetilcelulose e pode ser aplicado com seringa de calibre fino 23 Gauge e em procedimentos ambulatoriais, sem a necessidade de anestesia geral. Estudos clínicos têm mostrado excelentes resultados com melhora em torno de 80% aos 12 meses de aplicação. A duração média é em torno de 18 meses, sendo que um terço dos pacientes mantém a melhora clínica após 24 meses.[23,24]

As complicações descritas pelo uso da hidroxiapatita de cálcio referem-se a erros técnicos, resultando na injeção superficial do material e consequentemente rigidez da mucosa, que pode ser identificada durante o procedimento, ou mais tardias, com migração do material para a região infraglótica e processo inflamatório exacerbado.[23] Nessas situações, está indicada laringoscopia direta sob anestesia geral, para a retirada do material.

A aplicação de CaHa pode ser realizada ambulatorialmente pelo acesso perioral ou transcutânea (pela membrana tíreo-hióidea ou cricotireóidea).

Laringologistas não familiarizados com o procedimento podem aplicar a substância sob laringoscopia direta em centro cirúrgico. Neste caso, o material é injetado com agulha longa específica ou, se não disponível, com agulha convencional (agulha hipodérmica 22G 30X7) pelo espaço cricoaritenóideo (Fig. 49-3).

Alguns cuidados devem ser tomados para sucesso do procedimento: O Radiesse® deve ser aquecido em temperatura corporal (36,5°C) para facilitar a injeção e deve ser injetado profundamente ao músculo tireoaritenóideo.[25]

Gelfoam ou Surgifoam

Gelatina absorvível de origem bovina (Gelfoam® ou Surgifoam®) é uma esponja cirúrgica, dobrável e estéril geralmente utilizada para auxiliar na hemostasia em procedimentos cirúrgicos.

Quando misturada com solução salina, forma uma pasta que pode ser injetada na prega vocal com o auxílio de seringa de pressão e agulha calibre 18-19 Gauge. O material pode ser utilizado para um preenchimento temporário, uma vez que tenha duração em torno de 4-6 semanas. Trata-se de um material seguro, com poucas reações adversas relatadas. Entretanto, seu uso é muito restrito em razão do leque de outras substâncias melhores para a mesma finalidade.[26]

A esponja de material é cortada em pequenos fragmentos, com cuidados de assepsia, e que são macerados com soro fisiológico 0,9% até assumir a consistência de pasta (Fig. 49-4).

O material é injetado com seringa de pressão e agulha hipodérmica calibrosa. Geralmente utilizamos o acesso transcutâneo pela membrana cricotireóidea (Fig. 49-5).

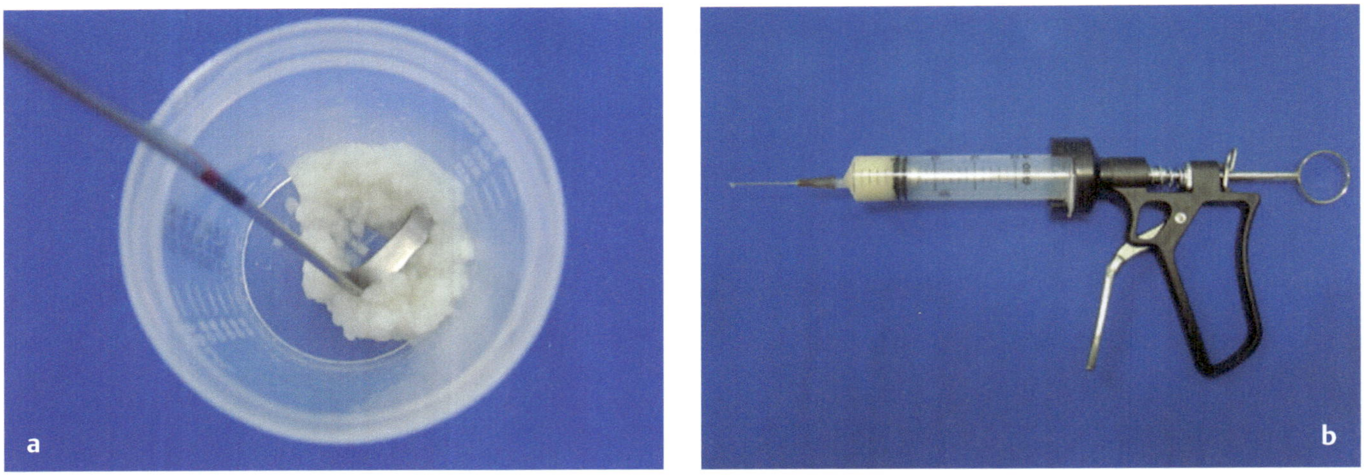

Fig. 49-4. (a) A esponja de gelfoam é cortada em fragmentos e macerada com soro fisiológico até formar uma pasta uniforme; (b) O material é colocado em seringa de pressão, por causa de sua alta viscosidade para posterior aplicação na prega vocal.

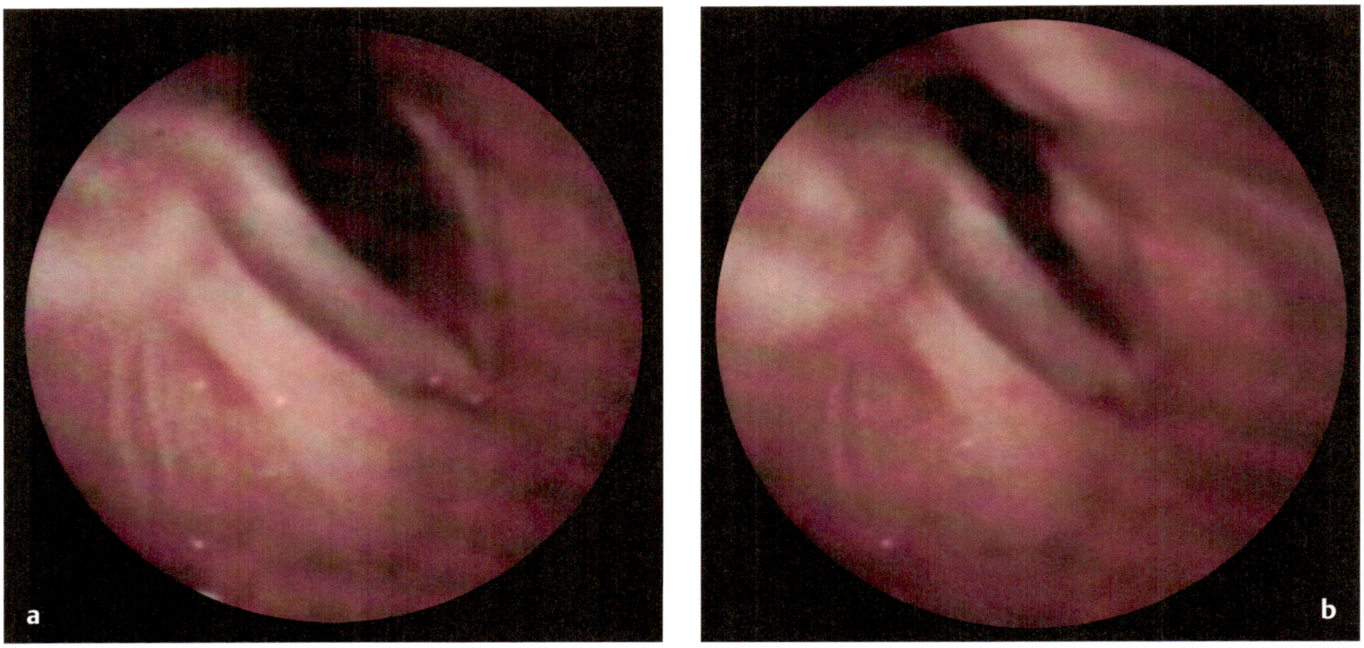

Fig. 49-5. Paciente submetida à injeção de esponja de gelfoam para tratamento temporário de paralisia de prega vocal esquerda. O material é injetado pela membrana cricotireóidea. Imagem da nasofibroscopia antes (a) e depois da injeção (b).

Ácido Hialurônico

Ácido hialurônico (Restylane®, Hyalaform®, Juvderme®) é uma substância de origem animal ou bacteriana, composta por uma matriz de glicosaminoglicana, presente em vários tecidos humanos, incluindo a lâmina própria da prega vocal. Vários estudos clínicos foram realizados e respaldam a segurança do material para preenchimento em prega vocal.[27,28] O local de injeção pode ser superficial, para restaurar a viscoelasticidade da lâmina própria em pacientes com fibrose cicatricial ou sulco vocal profundo (no interior do músculo tireoaritenóideo e espaço paraglótico) para medialização da prega nos casos de insuficiência glótica.

O ácido hialurônico é amplamente utilizado na prática clínica pela sua biossegurança, poucos efeitos colaterais e poucos relatos de complicações. Na nossa experiência e de alguns autores, os resultados clínicos são desanimadores pela curta duração (4-6 meses) e por piorar, em alguns casos, a vibração cordal, quando injetado superficialmente.[29-32] Em razão da biossegurança e baixa viscosidade do material, seu uso é comumente realizado em procedimentos ambulatoriais pelas vias de acesso perioral, transcutânea e transnasal (Fig. 49-6).

Outras substâncias temporárias foram descritas na literatura como o colágeno humano (Cymetra®), a carboximetilcelulose (Radiesse Voice Gel®) e o colágeno sintético (Cosmoplast®/Cosmoderme®). Entretanto, não estão disponíveis no nosso mercado.

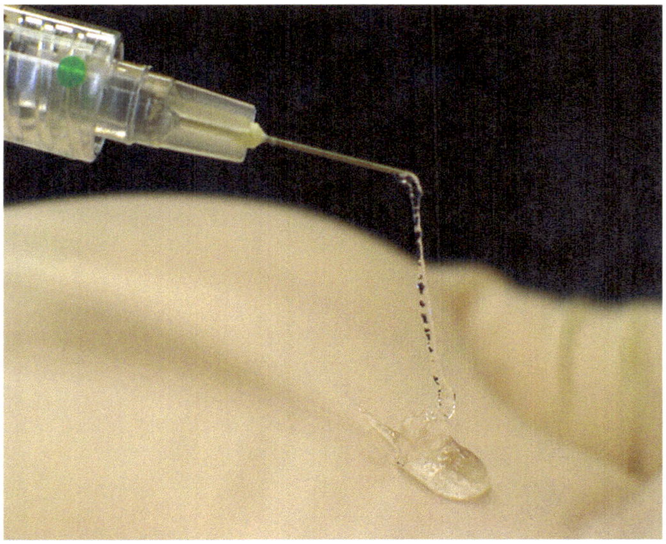

Fig. 49-6. Imagem do ácido hialurônico mostrando sua baixa viscosidade.

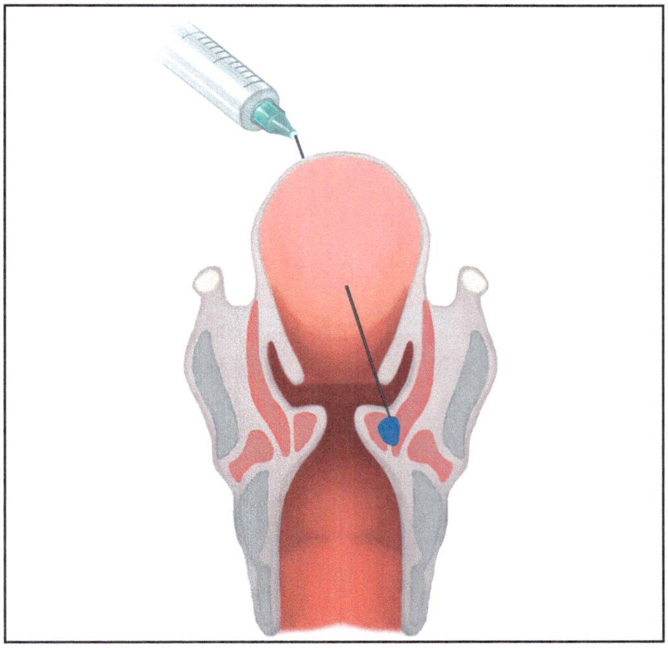

Fig. 49-7. Desenho mostrando a injeção de substância no espaço profundo (interior do músculo tireoaritenóideo) e espaço paraglótico para medialização da prega vocal. Acesso pela membrana tíreo-hióidea.

PROCEDIMENTO

Procedimento em Centro Cirúrgico com Anestesia Geral

A laringoscopia direta com o paciente sob anestesia geral (laringoscopia de suspensão) permite a visualização direta da laringe com auxílio de óptica rígida de 0, 30 ou 70 graus, de 30 cm ou sob microscopia. O paciente deve ser intubado com sonda fina (5,0 ou 5,5) ou por ventilação a jato.

A videolaringoestroboscopia pré-operatória deve ser analisada antes do procedimento para determinar o grau de incompetência glótica e inferir o volume a ser injetado.

As vantagens da técnica são: a visualização direta da laringe, injeção precisa do material no interior do músculo vocal ou no espaço paraglótico, maior controle para evitar mobilização da agulha e injeção superficial do material e não necessitar da colaboração do paciente.

Entre as desvantagens, citamos o maior custo, risco anestésico, o tempo maior de procedimento, dificuldades técnicas (p. ex., pacientes com exposição difícil), necessidade de internação hospitalar, recuperação anestésica e não possibilitar, em tempo real, o controle fino do volume a ser injetado por meio do fechamento glótico e da qualidade vocal durante o procedimento cirúrgico.

Uma vantagem não citada anteriormente é a possibilidade do uso de materiais autólogos, possível apenas sob anestesia geral. Tecidos autólogos, como gordura, fáscia e pré-fáscia, são retirados do paciente no intraoperatório e injetados ou implantados no paciente no mesmo ato cirúrgico.

Diferentemente da fáscia e da pré-fáscia que são implantadas em bloco, a gordura pode ser preparada e injetada na prega vocal, através de uma seringa de pressão.

Após estudo anatômico para avaliar configuração glótica com a injeção de gordura na prega vocal, acreditamos que uma adequada medialização da prega ocorre quando as injeções são feitas no seu terço médio e lateral ao processo vocal da aritenoide. Deve-se atentar para não realizar injeções muito profundas e laterais, pois a gordura pode extravasar o arcabouço laríngeo. Acreditamos que injeções realizadas 4 mm lateralmente à borda livre da prega vocal e com profundidade de cerca de 4 mm permitem atingir o centro do músculo TA (Fig. 49-7).[21] Outros autores recomendam a injeção na parte posterior da porção membranosa da prega vocal, lateral ao músculo TA e medial ao espaço paraglótico.[14] Assim como outros autores, recomendamos também a hipercorreção da fenda glótica com uma certa convexidade da borda livre da prega vocal, tendo em vista os graus variáveis de reabsorção.[12,21]

Procedimentos Ambulatoriais

A injeção ambulatorial tem como maiores vantagens o menor custo do procedimento, menor risco por não envolver anestesia geral e não necessidade de internação. Com o desenvolvimento da tecnologia, tanto o instrumental, quanto os materiais injetáveis evoluíram para benefício do médico e do paciente.

Para que o procedimento ocorra com tranquilidade e segurança, alguns detalhes são importantes. Todas as etapas devem ser previamente explicadas. A escolha do paciente é fundamental. Pacientes ansiosos e com reflexo nauseoso exacerbado não são candidatos à realização de procedimentos ambulatoriais.

O paciente é posicionado sentado com a cabeça levemente fletida e estendida (*sniffing position*). Os parâmetros anatômicos (incisura tireóidea, borda inferior da cartilagem tireóidea, cartilagem cricóidea, linha média) são palpados e marcados externamente. Antes do início da anestesia, deve-se checar se todo o equipamento necessário está disponível (nasofibroscópio, substância de injeção, anestésico, agulhas, aparelho de videodocumentação), para que o procedimento seja rápido e

Quadro 49-1. Pré-Requisitos do Paciente e Contraindicações para Realização do Procedimento Ambulatorial

Pré-requisitos do paciente para o procedimento ambulatorial	Contraindicações
▪ Acordado e com cognição normal ▪ Deve estar confortável ▪ Precisa tolerar endoscopia flexível ou rígida sem reflexo nauseoso exacerbado ▪ Capaz de permanecer sentado em posição de *sniffing* por 10-20 minutos	▪ Ansiedade, pouca atenção ▪ Anticoagulação plena ▪ Taquicardia ▪ Instabilidade hemodinâmica ▪ Anormalidades anatômicas (pós-radiação, trismo, fossas nasais estreitas) ▪ Inabilidade de ficar na *sniffing position*

efetivo, uma vez que uma boa anestesia irá durar em torno de 20-30 minutos.

O Quadro 49-1 lista os pré-requisitos do paciente e as contraindicações para a realização ambulatorial do procedimento.

Anestesia

A anestesia é ponto-chave para qualquer intervenção ambulatorial na laringe. Além da analgesia, minimiza o reflexo de tosse e náusea.[9] No nariz, a anestesia tópica pode ser feita com lidocaína 2% associada a oximetazolina, o que permite a passagem do nasofibroscópio pela cavidade nasal com mínimo desconforto.[33,34] Para o uso de telescópio rígido ou de instrumentos pela boca, anestesiamos a base da língua, o palato e a parede posterior da nasofaringe com *spray* de lidocaína 10%. Vale lembrar que a anestesia para procedimentos ambulatoriais raramente excede a dose máxima (3 a 5 mg/kg de lidocaína sem epinefrina); acima dessa dose, pode haver toxicidade sistêmica, com algum nível de acometimento de sistema nervoso central. A alergia à lidocaína é incomum.[33]

A anestesia tópica da faringe e laringe é obtida por meio do gotejamento de 2-4 mL de lidocaína 2% através do canal de biópsia do nasofibroscópio ou através da aplicação direta.[34] Para os procedimentos transcutâneos, a pele e subcutâneo são anestesiados, na linha média, na altura da membrana cricotireóidea, com aproximadamente 0,5 mL de lidocaína 2% sem vasoconstritor. Após anestesia da pele e subcutâneo, a agulha é introduzida profundamente pela membrana cricotireóidea. Para confirmação da localização da agulha, deve-se aspirar o ar da traqueia. Uma vez confirmado o local, injeta-se rapidamente de 2 a 4 mL da solução. É imprescindível neste momento que o paciente seja avisado do intenso reflexo de tosse. A tosse ajuda a espalhar o anestésico na mucosa laríngea.[10]

Raramente é necessário o bloqueio do nervo laríngeo superior. O marco convencional é onde o nervo laríngeo superior entra na membrana tíreo-hióidea: injeta-se cerca de 2 mL de anestésico sem vasoconstritor abaixo do corno maior do osso hioide, aproximadamente no terço posterior da membranatíreo-hióidea bilateralmente.[34,35]

Vias de Acesso

A injeção pode ser pelas vias perioral, transnasal ou trancutânea que estão resumidas no Quadro 49-2 e serão descritas a seguir.

Quadro 49-2. Comparação entre as Técnicas e Vias de Acesso para Injeção Intralaríngea para Medialização da Prega Vocal

	Via de acesso	Anestesia	Auxiliar	Vantagens	Desvantagens
Procedimento em centro cirúrgico	Laringoscopia direta com auxílio de laringoscópio de suspensão	Geral	SIM Auxiliar e/ou Instrumentadora cirúrgica	▪ Independe da colaboração do paciente ▪ O local de injeção é determinado com maior precisão com controle da profundidade e quantidade a ser injetada	▪ Maior custo ▪ Paciente precisa ser internado ▪ Necessidade de recuperação anestésica ▪ Não permite avaliar o fechamento glótico e a qualidade da voz durante o procedimento

(Continua)

Quadro 49-2. *(Cont.)* Comparação entre as Técnicas e Vias de Acesso para Injeção Intralaríngea para Medialização da Prega Vocal

	Via de acesso		Anestesia	Auxiliar	Vantagens	Desvantagens
Procedimento ambulatorial	Perioral ou transoral		Tópica e local	NÃO	▪ Não necessita de auxiliar ▪ Permite a visualização direta da laringe e da ponta da agulha fornecendo maior precisão ao local da injeção ▪ Permite avaliar o fechamento glótico e a qualidade vocal durante o procedimento	▪ Causa mais reflexo nauseoso principalmente em oro e hipofaringe
	Transcutânea	Transtireóidea	Tópica e local	SIM	▪ Técnica de fácil aprendizado ▪ Maior tolerabilidade do paciente ▪ Permite avaliar o fechamento glótico e a qualidade vocal durante o procedimento	▪ Agulha pode entupir por *debris* de cartilagem ▪ Perfuração inadvertida da luz
		Tíreo-hióidea	Tópica e local	SIM	▪ Boa tolerabilidade do paciente ▪ Permite a visualização direta da laringe e da ponta da agulha fornecendo maior precisão ao local da injeção ▪ Permite avaliar o fechamento glótico e a qualidade vocal durante o procedimento	▪ Dependendo da angulação da agulha e do tamanho da cartilagem tireoide, a ponta da agulha pode não alcançar o nível da prega vocal, impedindo esta via de acesso
		Cricotireóidea	Tópica e local	SIM	▪ Boa tolerabilidade ▪ Permite avaliar o fechamento glótico e a qualidade vocal durante o procedimento	▪ Como o trajeto da agulha é submucoso, o local da injeção não é preciso e podem ocorrer injeções superficiais
	Transnasal		Tópica nasal	NÃO	▪ Boa tolerabilidade do paciente ▪ Não depende de variações anatômicas do paciente ▪ O local da injeção é visualizado diretamente	▪ Necessário endoscópio com canal de biópsia e agulha flexível que passe pelo canal de trabalho ▪ Dependendo do calibre e do comprimento da agulha, há perda em menor ou maior grau do material no espaço morto ▪ Só é possível injeção de substâncias fluidas

Acesso Perioral

O acesso perioral oferece uma visualização excelente da laringe e do posicionamento da agulha. A anestesia da orofaringe, hipofaringe e laringe é essencial para o sucesso do procedimento e tolerabilidade do paciente.

Essa abordagem utiliza uma agulha curva, longa, descartável, de 24 ou 27 Gauge (em geral maleável, por exemplo, da marca Renú® ou Merz Aesthetics®) que, introduzida pela cavidade oral e da orofaringe, é direcionada até as pregas vocais (Fig. 49-8). O paciente permanece sentado, com flexão de tronco e leve extensão da cabeça, podendo ou não segurar a própria língua.[13] A visualização da progressão da agulha pode ser feita com telescópio rígido, dispensando um auxiliar ou pode ser feita pelo nasofibroscópio, posicionado pelo auxiliar. A técnica transoral possui a vantagem de facilitar a injeção em mais de um ponto da prega vocal, porém, requer muito

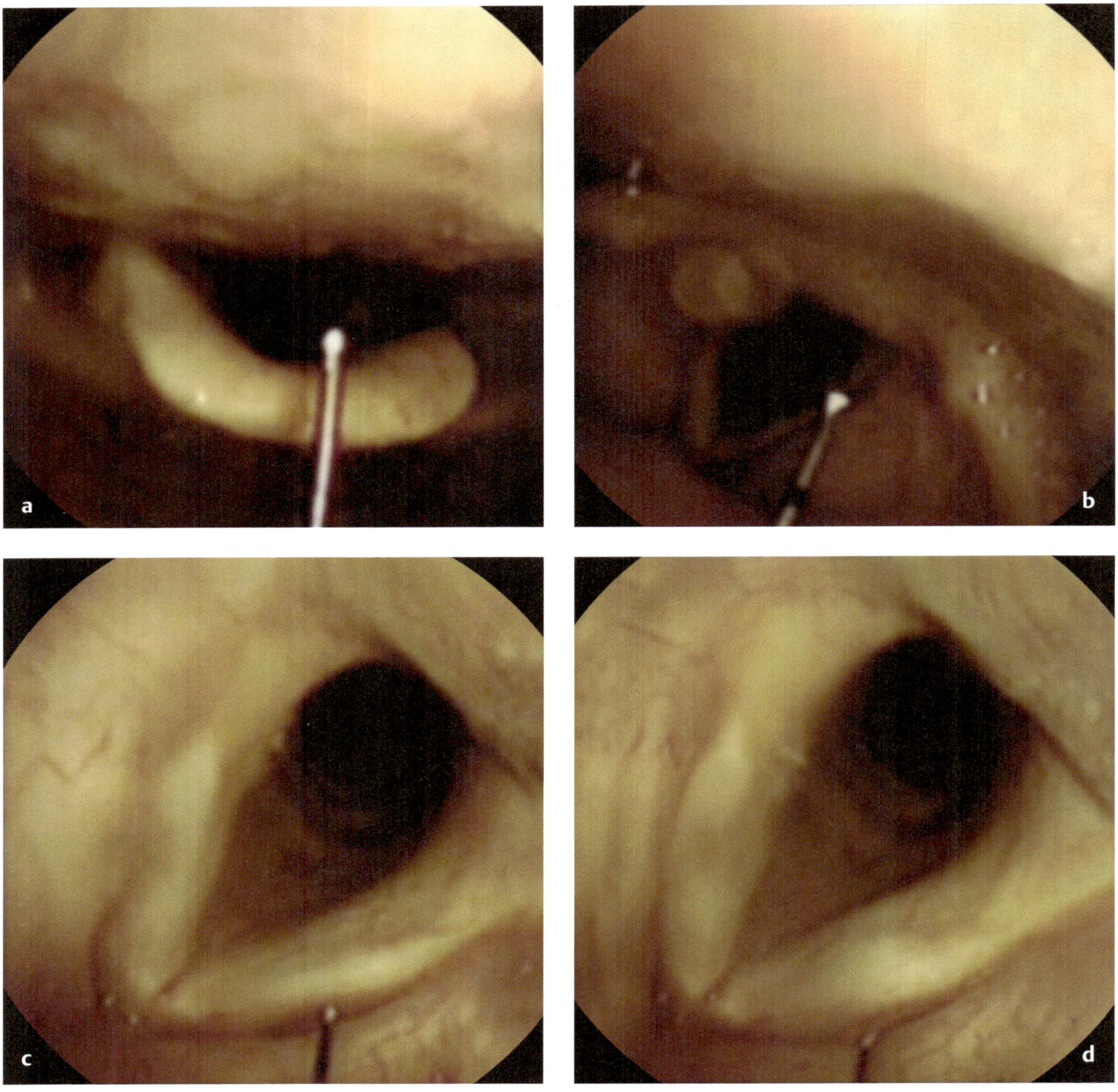

Fig. 49-8. Videonasofibrolaringoscopia mostrando as etapas da injeção pela via perioral de hidroxiapatita de cálcio. O paciente permanece em posição sentada com discreta flexão da cabeça e extensão cervical: (a) o auxiliar realiza a videonasofibrolaringoscopia para monitorar a entrada da agulha; (b) a agulha utilizada é maleável e apresenta uma marca na sua extremidade que corresponde à profundidade, em torno de 4 mm, que a ponta da agulha deve ser introduzida; (c) injeção do material no terço médio da prega vocal, lateralmente ao ligamento; e (d) aspecto imediato após a injeção.

material para preencher todo o comprimento da agulha. Em geral, a injeção de volume em torno de 0,5 mL já é suficiente para a correção da insuficiência glótica.[36,37] Entretanto, alguns autores acreditam que para alcançar a convexidade da borda livre da prega vocal pode ser necessário até 1,8 mL.[12] Dependendo da viscosidade do material a ser injetado, pode ser necessário o acoplamento de uma seringa de pressão.[12,13]

Acessos Transcutâneos

Via Membrana Cricotireóidea

O acesso pela membrana cricotireóidea é o mais realizado em nosso serviço. Com o paciente sentado na cadeira com pescoço em posição neutra e discreta extensão da cabeça,[13] faz-se a demarcação de reparos anatômicos laríngeos: incisura tireóidea, borda inferior da cartilagem tireóidea, limites da cartilagem cricóidea e nível da prega vocal. Anestesiamos a pele e subcutâneo sobre a região cricotireóidea, onde será introduzida a agulha e depois a luz da laringe infraglótica como descrito anteriormente. A presença da agulha na luz laríngea pode ser confirmada pela aspiração de ar na seringa ou por monitorização videoendoscópica. Lembre-se de que a inserção da agulha deve ser feita com a cabeça e o pescoço posicionados da mesma maneira que estavam do momento em que os reparos anatômicos foram demarcados.

A agulha pode ser gentilmente dobrada em 45° e inserida junto à margem inferior da cartilagem tireóidea deslocada aproximadamente 5 mm da linha média em direções lateral e cefálica (Fig. 49-9). Após atravessar a membrana cricotireóidea, a agulha deve ser inclinada cranialmente e progredida até atingir a parte membranosa da prega vocal, em trajeto submucoso e, de preferência, não tendo trajeto intraluminal (Fig. 49-10). O *feedback* táctil da passagem da agulha pela membrana tíreo-hióidea é extremamente importante para que o trajeto da agulha em direção ao espaço paraglótico esteja correto.

Sua presença correta pode ser confirmada, movendo-se delicadamente a agulha e detectando este movimento dentro da prega vocal por monitorização videonasofibroscópica. Deve-se tomar cuidado adicional caso agulha seja visualizada por transparência, havendo risco de perfuração da mucosa e de injeção superficial.[13] Após a confirmação do posicionamento, procede-se à injeção, observando a medialização da prega vocal através do monitor de vídeo.

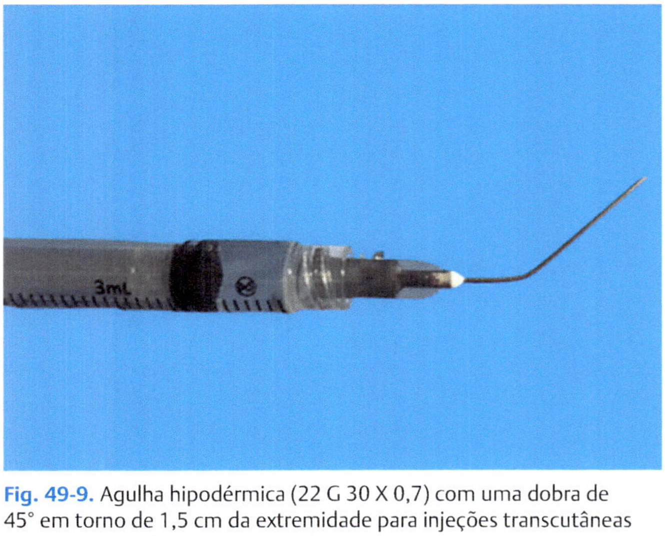

Fig. 49-9. Agulha hipodérmica (22 G 30 X 0,7) com uma dobra de 45° em torno de 1,5 cm da extremidade para injeções transcutâneas através da membrana cricotireóidea.

A vantagem desta técnica é sua fácil aprendizagem e tolerabilidade do paciente, uma vez que exclui a passagem na orofaringe. Estudos com tomografia computadorizada confirmam a localização correta da agulha quando angulada em 45 graus e lateralizada em 5-7 mm da linha média.[37]

A maior desvantagem do acesso é a imprecisão do local da injeção. Como o trajeto ideal é submucoso, é difícil inferir o correto posicionamento da ponta da agulha e, portanto, onde será injetado o material. Outra desvantagem é quando há perfuração inadvertida da mucosa, que pode formar um pertuito para o escape da substância injetada para a luz laríngea.

Via Membrana Tíreo-Hióidea

O acesso através da membrana tíreo-hióidea foi descrita inicialmente por Amin ***et al.***, em 2006.[38] O paciente permanece sentado na cadeira de exame. Fossas nasais e orofaringe são previamente anestesiadas conforme descrição anterior.

Após a identificação e demarcação da incisura tireóidea, a pele e o subcutâneo são anestesiados com lidocaína 2% e epinefrina (1:200.0000). A agulha é introduzida em direção à luz da laringe, e a seringa é preenchida por lidocaína a 2% sem vasoconstritor e injetado em torno de 2 a 4 mL na luz para anestesia da via aérea.

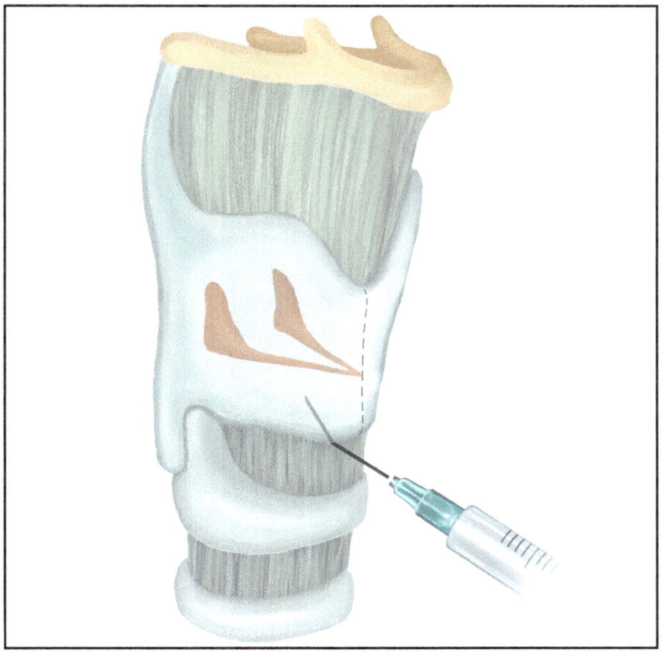

Fig. 49-10. Esquema da injeção pela membrana tíreo-hióidea. Nesta via de acesso, a agulha é inserida a 5 mm da linha média para o lado de escolha. A agulha é introduzida com a parte dobrada, perpendicular à pele. Após a passagem da ponta da agulha pela membrana tíreo-hióidea, a direção da agulha deve ser cranial e lateral para o correto posicionamento do bisel. Pequenos movimentos circulares da seringa confirmam o posicionamento submucoso da agulha. A injeção do material é realizada com monitorização videoendoscópica.

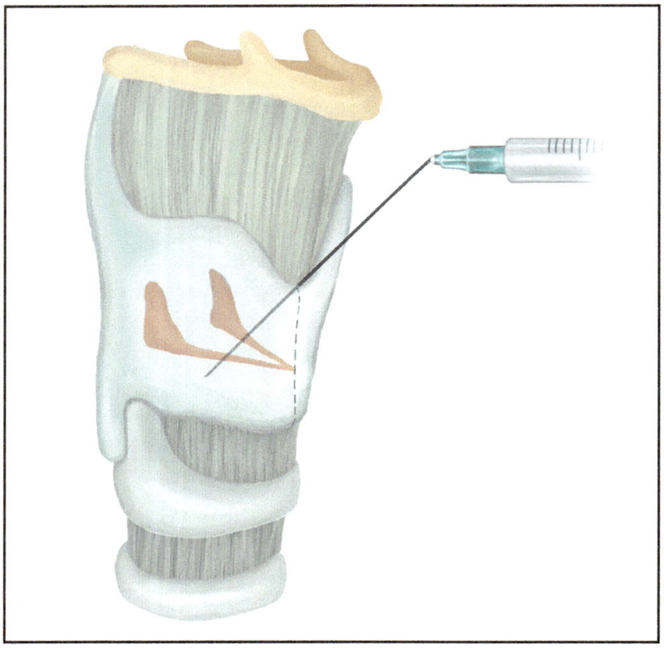

Fig. 49-11. Desenho ilustrando a injeção pela membrana tíreo-hióidea. A agulha angulada em 45° é introduzida pela membrana tíreo-hióidea, transfixa o espaço paraglótico e o pecíolo da epiglote e é visualizada na supraglote. Prossegue sua introdução lateralmente ao ligamento vocal, no interior do músculo tireoaritenóideo, no terço médio da prega vocal.

A agulha é introduzida pela pele na região da incisura tireóidea e progredida horizontal e depois caudalmente até perfurar a supraglote. Nesse percurso, ela transpassa a epiglote, sendo então direcionada para a prega vocal sob monitorização endoscópica, que é realizada por um médico auxiliar (Fig. 49-11). A angulação da agulha em aproximadamente 45 graus facilita essa progressão caudal e evita que o queixo do paciente impeça o movimento cranial da seringa.[39,40]

Segundo Amin, autor que descreveu a técnica, o procedimento apresenta boa tolerabilidade e fácil replicabilidade.[38] Os autores recomendam o uso de agulha de 23 ou 25 Gauge de 1-5 polegadas (aproximadamente 38,1 mm). Como não dispomos de agulhas desse calibre no tamanho sugerido, utilizamos agulhas mais longas, como agulha de raquianestesia ou gelco 18 ou 20 Gauge, em decorrência da maior distância entre a prega vocal e a pele que a via cricotireóidea (Fig. 49-12).

As vantagens desse acesso frente ao acesso perioral são: tolerabilidade e permite a fonação durante o procedimento.

Entre as outras técnicas percutâneas (transtireóidea e cricotireóidea), a maior vantagem da técnica é possibilitar a visualização direta da ponta da agulha, promovendo maior precisão do local da injeção.

Via Transtireóidea

Nesta via de acesso, a agulha transfixa a pele, subcutâneo, musculatura e cartilagem tireóidea para acessar o local de preenchimento (Fig. 49-13). A projeção do nível da prega vocal pode ser inferida por uma linha paralela à borda inferior e que passa pelo ponto médio entre a base da incisura da cartilagem tireóidea. Alguns autores sugerem que a agulha seja inserida de 3 a 5 mm acima do bordo inferior,[13] deslocada aproximadamente 5 mm da linha média.[39] O posicionamento correto da agulha é inferido quando o médico realiza uma discreta pressão ou faz pequenos movimentos circulares na ponta da agulha e observa a transmissão deste movimento no plano submucoso da prega vocal.

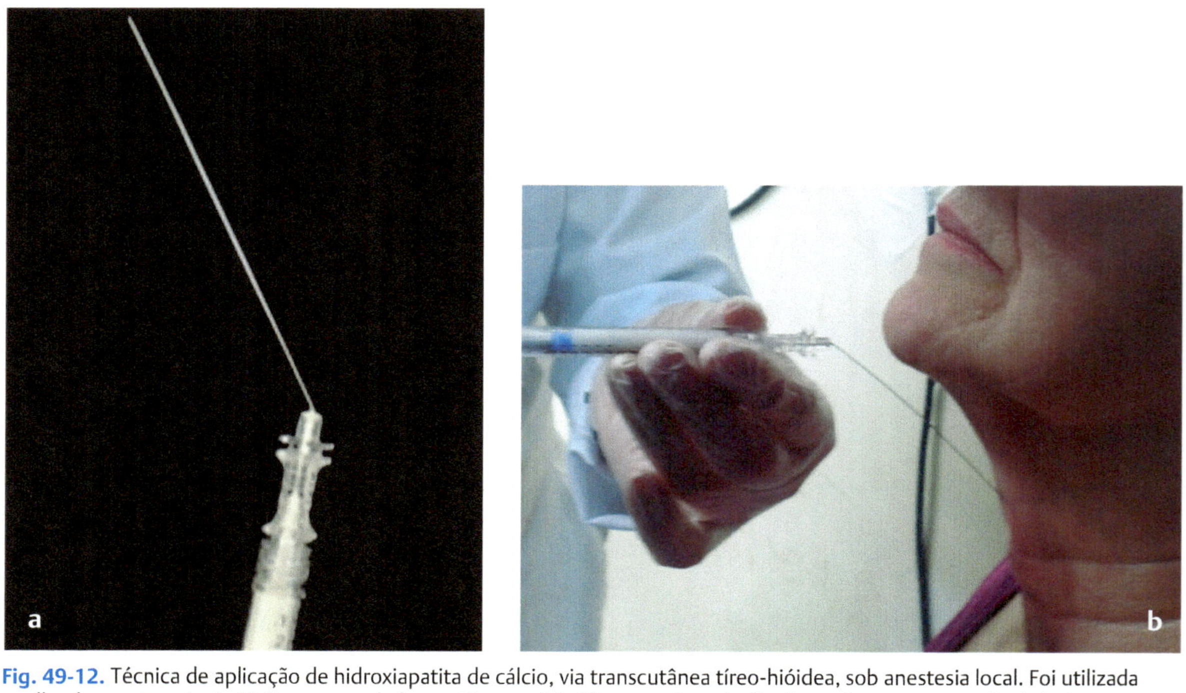

Fig. 49-12. Técnica de aplicação de hidroxiapatita de cálcio, via transcutânea tíreo-hióidea, sob anestesia local. Foi utilizada agulha de raquianestesia 18 Gauge angulada em 45 graus (a). Observe a introdução de agulha em topografia da incisura tireóidea (b).

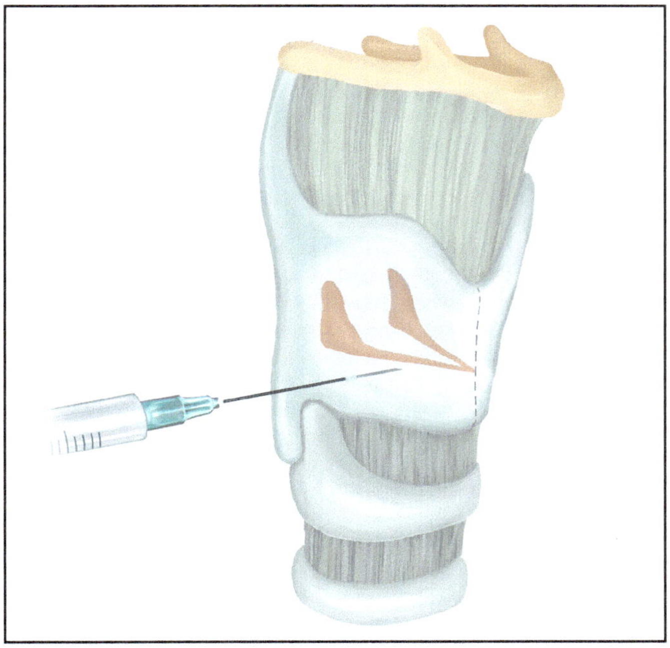

Fig. 49-13. Desenho ilustrando a injeção pelo acesso transtireóideo. A agulha é introduzida perpendicular à cartilagem tireóidea, 5 mm da linha média e 2-3 mm da borda inferior da cartilagem tireóidea. Uma pressão deve ser feita até que a agulha transpasse a cartilagem. Uma vez no interior da prega vocal, a agulha deve ser direcionada do centro para lateral e prosseguir com a injeção do material.

As principais desvantagens da técnica é a obstrução do lúmen da agulha por *debris* de cartilagem, a perfuração inadvertida da mucosa da prega vocal com sangramento e extravasamento do material injetado e dificuldade em transpassar o arcabouço em cartilagem calcificada. Deste modo, sugerimos limitar esta via de acesso a mulheres jovens por causa da menor espessura e menor calcificação da cartilagem.

Injeção pelo Canal de Trabalho do Videonasofibroscópio

Uma alternativa para injeção de substâncias na prega vocal é a utilização de agulha flexível de 23 ou 25 Gauge introduzida pelo canal de trabalho do nasofibroscópio (Fig. 49-14). A ponta da agulha pode ser diretamente visualizada na ponta do endoscópio. As vantagens da técnica são: tolerabilidade do paciente e ser uma técnica que independe de variações anatômicas. Entretanto, listamos entre as desvantagens: necessidade de um endoscópio com canal de trabalho, perda do material no espaço morto do endoscópio decorrente do maior comprimento da agulha e da limitação da escolha do material injetado, uma vez que apenas substâncias fluidas e pouco viscosas possam ser aplicadas por essa técnica.

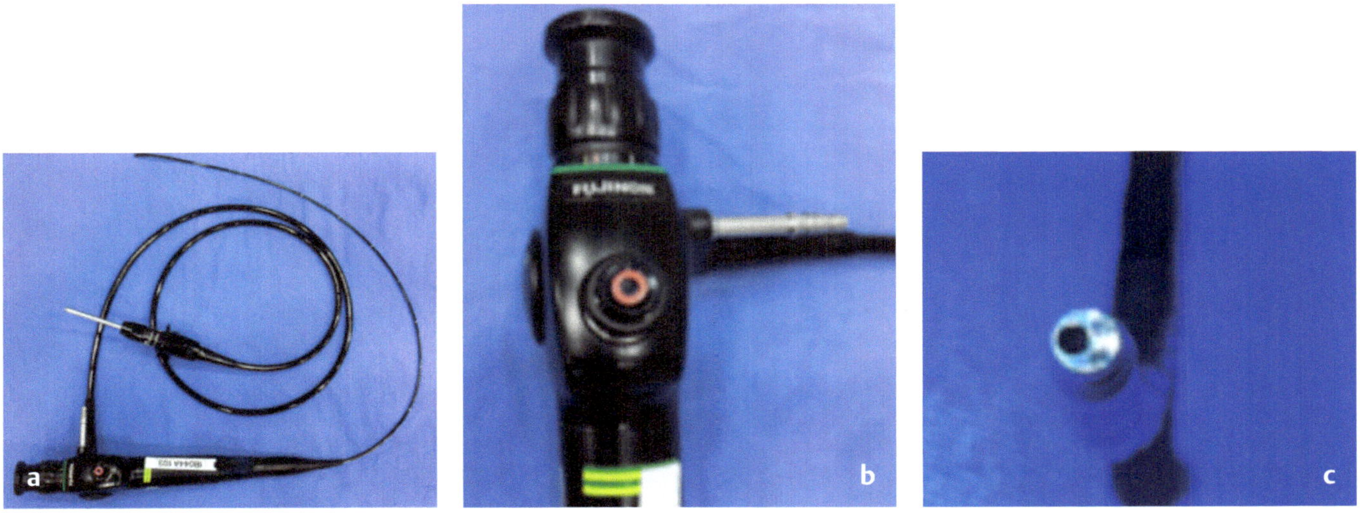

Fig. 49-14. Nasofibroscópio flexível de 4,8 mm (a) com canal de biópsia (Fujinon®). (b) Detalhe da cabeça do nasofibroscópio com canal de trabalho e conexão do aspirador para sucção de secreções; (c) detalhe da ponta do nasofibroscópio com o orifício de saída do canal de trabalho.

CONSIDERAÇÕES FINAIS

A injeção intralaríngea para medialização da prega vocal é um procedimento seguro, de fácil curva de aprendizado e que deve fazer parte do arsenal terapêutico proposto ao paciente, como tratamento temporário da incompetência glótica.

Nas injeções profundas, o volume a ser injetado é subjetivo. Preconiza-se supercorreção, ou seja, o contorno da prega vocal injetada deve estar ligeiramente convexo. A supercorreção é importante, pois uma parte do líquido injetado é reabsorvido nos primeiros dias depois do procedimento.

Nesse contexto, o paciente deve ser informado que a sua voz deve ficar ligeiramente tensa durante os primeiros dias, melhorando após 2-3 dias. O paciente é orientado a fazer repouso relativo da voz nesses primeiros dias.

A escolha do tipo de substância, local de injeção (se superficial ou profundo) e técnica devem ser personalizados para cada paciente. A experiência do cirurgião, seus conhecimentos em relação às complicações, resultados clínicos, absorção do material, as características individuais e expectativa do paciente devem ser levadas em consideração para essa decisão.

REFERÊNCIAS BIBLIOGRÁFICAS

1. Mallur PS, Rosen CA. Vocal fold injection: Review of indications, techniques, and materials for augmentation. Clin Exp Otorhinolaryngol. 2010;3:177-82.
2. Bruening W. Uber eine neue behandlungsmethode der rekurrenslahmung. Verh Dtsch Laryng. 1911;18:23.
3. Rosen CA, Statham MM. Vocal fold injection as a treatment for glottic insufficiency: pro. Arch Otolaryngol Head Neck Surg. 2010;136:825-7.
4. Yung KC, Likhterov I, Courey MS. Effect of temporary vocal fold injection medialization on the rate of permanent medialization laryngoplasty in unilateral vocal fold paralysis patients. Laryngoscope. 2011;121:2191-4.
5. Prendes BL, Yung KC, Likhterov I, Schneider SL, Al-Jurf SA, Courey MS. Long-term effects of injection laryngoplasty with a temporary agent on voice quality and vocal fold position. Laryngoscope 2012;122:2227-33.
6. Vila PM, Bhatt NK, Paniello RC. Early-injection laryngoplasty may lower risk of thyroplasty: A systematic review and meta-analysis. Laryngoscope. 2018;128:935-40.
7. Volk GF, Hagen R, Pototschnig C, Friedrich G, Nawka T, Arens C, et al. Laryngeal electromyography: a proposal for guidelines of the European Laryngological Society. Eur Arch Otorhinolaryngol. 2012;269:2227-45.
8. Siu J, Tam S, Fung K. A comparison of outcomes in interventions for unilateral vocal fold paralysis: A systematic review. Laryngoscope. 2016;126:1616-24.
9. Granato F, Martelli F, Comini LV, Luparello P, Coscarelli S, Le Seac O, et al. The surgical treatment of unilateral vocal cord paralysis (UVCP): Qualitative review analysis and meta-analysis study. Eur Arch Otorhinolaryngol. 2019;276:2649-59.
10. Imamura R, Enoki AM, Tsuji DH. Técnicas de injeção laríngea. In: Dedivitis RA, Tsuji DH. Manual prático de Laringologia. Rio de Janeiro: DiLivros. 2011. p. 201-25.
11. Hirano M, Sato K. Histological color atlas of the human larynx. San Diego: Singular; 1993.
12. Woo P. Office-based laryngeal procedures. Otolaryngol Clin North Am. 2006;39:111–33.
13. Mallur PS, Rosen CA. Office-based laryngeal injections. Otolaryngol Clin North Am. 2013;46:85-100.
14. Tsuji DH, Sakae FA, Imamura R, Ferraz LF, Sennes LU. Use of pyrolytic carbon coated beads (Durasphere) to treat glottic failure: An experimental study in dogs. Braz J Otorhinolaryngol. 2009;75:801-5.
15. Carneiro CG, Tsuji DH, Sennes LU, Ximenes Filho JA, Imamura R. Glottic insufficiency: the use of fat and fascia grafts. Braz J Otorhinolaryngol. 2006;72:140-4.
16. Carroll TL, Rosen CA. Trial vocal fold injection. J Voice. 2010;24:494-8.
17. Stein J, Eliachar I, Myles J, Munoz-Ramirez H, Strome M. Histopathologic study of alternative substances for vocal fold medialization. Ann Otol Rhinol Laryngol. 2000;109:221-6.
18. Shaw GY, Szewczyk MA, Searle J, Woodroof J. Autologous fat injection into the vocal folds: Technical considerations and long-term follow-up. Laryngoscope. 1997;107:177-86.
19. Brandenburg JH, Unger JM, Koschkee D. Vocal cord injection with autogenous fat: a long-term magnetic resonance imaging evaluation. Laryngoscope. 1996;106:174-80.
20. Robles R, Castro E, Manarte J, Pinto I, Almeida MG, Condé A. Intracordal autologous fat injection: Long-term results in mobility disorders. Acta Otorrinolaringol Gallega. 2017;10:157-64.
21. Imamura R, Sennes LU, Chung D, Bohadana S, Tsuji DH. Injeção de gordura na prega vocal: efeitos do local de injeção sobre a configuração glótica e a distribuição espacial da gordura injetada. Rev Bras Otorrinolaringol. 2003;69:445-50.
22. Chang HP, Chang SY. Autogenous fat intracordal injection as treatment for unilateral vocal palsy. Chung Hua I Hsueh Tsa Chih (Taipei). 1996;58:114-20.
23. Carroll TL, Rosen CA. Long-term results of calcium hydroxylapatite for vocal fold augmentation. Laryngoscope. 2011;121:313-9.
24. Zeleník K, Walderová R, Kučová H, Jančatová D, Komínek P. Comparison of long-term voice outcomes after vocal fold augmentation using autologous fat injection by direct microlaryngoscopy versus office-based calcium hydroxylapatite injection. Eur Arch Otorhinolaryngol. 2017;274:3147-51.
25. DeFatta RA, Chowdhury FR, Sataloff RT. Complications of injection laryngoplasty using calcium hydroxylapatite. J Voice. 2012;26:614-8.
26. Halum SL, Patel N, Smith TL, Jaradeh S, Toohill RJ, Merati AL. Laryngeal electromyography for adult unilateral vocal fold immobility: Survey of the American Broncho-Esophagological Association. Ann Otol Rhinol Laryngol. 2005;114:425-8.
27. Moonis G, Dyce O, Loevner LA, Mirza N. Magnetic resonance imaging of micronized dermal graft in the larynx. Ann Otol Rhinol Laryngol. 2005;114:593-8.
28. Hertegard S, Hallen L, Laurent C, Lindstrom E, Olofsson K, Testad P, et al. Cross-linked hyaluronan versus collagen for injection treatment of glottal insufficiency: 2-year follow-up. Acta Otolaryngol. 2004;124:1208-14.
29. Molteni G, Bergamini G, Ricci-Maccarini A, Marchese C, Ghidini A, Alicandri-Ciufelli M, et al. Auto-crosslinked hyaluronan gel injections in phonosurgery. Otolaryngol Head Neck Surg. 2010;142:547-53.
30. Caton T, Thibeault SL, Klemuk S, Smith ME. Viscoelasticity of hyaluronan and nonhyaluronan based vocal fold injectables: implications for mucosal versus muscle use. Laryngoscope. 2007;117:516-21.
31. Duflo S, Thibeault SL, Li W, Shu XZ, Prestwich GD. Vocal fold tissue repair in vivo using a synthetic extracellular matrix. Tissue Eng. 2006;12:2171-80.
32. Miaśkiewicz B, Panasiewicz A, Nikiel K, Włodarczyk E, Gos E, Szkiełkowska A. Comparison of 24-month voice outcomes after injection laryngoplasty with calcium hydroxylapatite or hyaluronic acid in patients with unilateral vocal fold paralysis. Am J Otolaryngol. 2022;43:103207.

33. Wang SX, Simpson CB. Anesthesia for Office Procedures. Otolaryngol Clin North Am. 2013;46:13-9.
34. Shah MD, Johns MM 3rd, Office-based procedures in laryngology. Bailey's Head and Neck Surgery. 5th ed. 2013 .v 1. p. 1078-90.
35. Canty DJ, Poon L. Superior laryngeal nerve block: an anatomical study comparing two techniques. J Clin Anesth. 2014;26:517-22.
36. Sulica L, Mor N. In-office laryngeal injection. Curr Otorhinolaryngol Rep. 2015;3:238-44.
37. Zeitlel DM, Amin MR. The thyrohyoid approach to in-office injection augmentation of the vocal fold. Curr Opin Otolaryngol Head Neck Surg. 2007;15:412-6.
38. Amin MR. Thyrohyoid approach for vocal fold augmentation. Ann Otol Rhinol Laryngol. 2006;115:699-702.
39. Pinna BR, De Biase NG. Paralisias laríngeas. In: Pignatari SSN, Anselmo-Lima WT (Orgs.). Tratado de Otorrinolaringologia. 3. ed. Rio de Janeiro: Elsevier. 2018. p. 113.
40. Maisel RH, Ogura J. Evaluation and treatment of vocal cord paralysis. Laryngoscope. 1974;84:302-16.

TIREOPLASTIAS: PRINCÍPIOS E TÉCNICAS

CAPÍTULO 50

Domingos Hiroshi Tsuji ▪ Rui Imamura ▪ Luiz Ubirajara Sennes

INTRODUÇÃO

Em 1974, Isshiki propôs quatro tipos de cirurgias funcionais com o objetivo básico de modificar a voz, sem que houvesse manipulação direta sobre as pregas vocais.[1]

Sob o ponto de vista funcional, as cirurgias propostas foram classificadas em 5 tipos:

- *Tireoplastia tipo I ou tireoplastia de medialização:* promove o deslocamento medial (medialização) da prega vocal e melhora o fechamento glótico;
- *Tireoplastia tipo II:* promove o deslocamento lateral (lateralização) das pregas vocais e reduz o grau de oclusão glótica;
- *Tireoplastia tipo III:* promove o encurtamento das pregas vocais por meio de seu relaxamento e reduz a frequência fundamental da voz;
- *Tireoplastia tipo IV ou aproximação cricotireóidea:* que promove o alongamento (estiramento) das pregas vocais e aumenta a frequência fundamental da voz; e
- *Rotação de aritenoide:* visa tracionar o processo muscular da aritenoide para medializar a prega vocal de forma mais efetiva na sua região posterior.[2]

Dentre esses tipos, os mais realizados são a tireoplastia tipo I e a rotação de aritenoide, que serão tratadas com mais profundidade neste capítulo.

TIREOPLASTIA TIPO I

Princípios e Indicações

A tireoplastia tipo I (TPI), que se destina à medialização das pregas vocais, é a cirurgia do arcabouço laríngeo mais frequentemente realizada. Em geral, é usada para corrigir insuficiência glótica de várias causas, sendo a mais comum a paralisia unilateral de prega vocal em posição paramediana. Outras indicações incluem insuficiências glóticas causadas por atrofia ou arqueamento da prega vocal, sulco vocal e retrações cicatriciais.

Diferentemente das técnicas de medialização por injeção de substância por via endoscópica ou transcutânea, na tireoplastia tipo I é implantado um material sintético no espaço paraglótico (Fig. 50-1), através de uma janela feita na lâmina da cartilagem tireóidea, via incisão cutânea. Estes materiais incluem Silastic® (silicone), politetrafluoretileno (Gore-Tex®) e titânio.[3-5]

Para a indicação adequada da técnica, é preciso, além de uma avaliação física geral, fazer a avaliação perceptiva da voz, seguida de exame laringoscópico, preferencialmente por meio de videolaringoestroboscopia. O teste manual e a tomografia

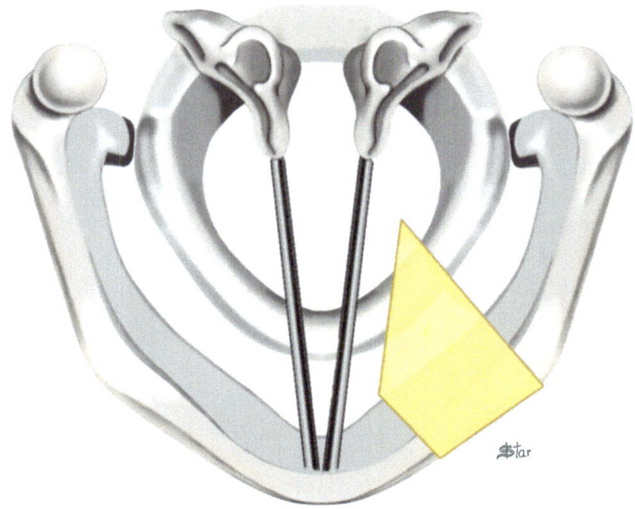

Fig. 50-1. Tireoplastia tipo I: uma janela na lâmina da cartilagem tireóidea, ao lado da prega paralisada, é confeccionada, e um bloco de silicone é inserido através dela para medializar a prega vocal.

computadorizada (TC) de laringe podem contribuir para uma melhor compreensão anatomofuncional da laringe e, até certo ponto, prever o prognóstico e a eficácia do procedimento.[6,7]

No teste manual, as lâminas tireóideas são comprimidas em direção medial, com os dedos polegar, indicador e médio, com forças variadas, em pontos diferentes do terço médio anterior da lâmina, no nível das pregas vocais. A melhora da voz durante este procedimento é indicativa de um bom prognóstico. Manobras realizadas de forma incorreta ou cartilagens muito enrijecidas, em virtude da calcificação, podem induzir a uma falta de mudança na voz durante o teste.[8]

Em algumas situações, a tireoplastia tipo I torna-se contraindicada. São elas: pacientes submetidos previamente à radioterapia em topografia de laringe (contraindicação relativa); presença de doença maligna que acometa região laringotraqueal; e quando há abdução reduzida da prega vocal contralateral que poderia aumentar risco de obstrução da via aérea no pós-operatório.

Técnica Cirúrgica

A cirurgia é feita sob anestesia local e sedação intravenosa controlada por um anestesiologista. No momento do ajuste vocal, o paciente deverá ser acordado e estar suficientemente consciente para poder executar as emissões vocais solicitadas pelo cirurgião. Este, com base na resposta vocal obtida, determinará a medialização necessária para a obtenção da melhor qualidade vocal possível. Normalmente, nessa técnica anestésica, emprega-se uma combinação de benzodiazepínicos, opioides e, ocasionalmente, uma dose subanestésica de agentes anestésicos, como o propofol ou óxido nitroso.[9,10] Como o paciente permanece inconsciente durante a maior parte da cirurgia, o anestesista deve ser informado alguns minutos antes do ajuste vocal, para que ele possa superficializar adequadamente a sedação.

Para reduzir o edema que pode acometer as pregas vocais durante e após o procedimento cirúrgico, também é administrada uma dose de corticosteroide.

Posicionamento cirúrgico e anestesia. O paciente deve ser posicionado em decúbito dorsal horizontal, com o pescoço estendido e, para isso, é colocado um coxim sob os ombros.

Inicialmente, os pontos de referência cirúrgica, como a cartilagem cricóidea e as incisuras superior e inferior da cartilagem tireóidea, são identificados mediante palpação e, então, demarcados sobre a pele. O ponto médio da linha média entre a margem inferior da cartilagem tireóidea e a sua incisura superior indicam o nível da incisão (Fig. 50-2).

A região cirúrgica é anestesiada, geralmente com 10 mL de uma solução de lidocaína a 2% com epinefrina em diluição de 1:100.000.

Incisão da pele e exposição da lâmina tireóidea. A linha de incisão é desenhada horizontalmente com 4 cm a 6 cm de comprimento, se possível, aproveitando-se o sulco da pele do pescoço, deslocada para o lado envolvido.

A pele é incisada juntamente com o músculo platisma e as bordas amplamente afastadas em direção superior e inferior no plano subplatismal.

A rafe mediana dos músculos extrínsecos é aberta, e estes são separados lateralmente para expor a cartilagem tireóidea. Quando necessário, os músculos extrínsecos do lado a ser operado são seccionados, parcial ou integralmente, para proporcionar um campo cirúrgico mais adequado.

A exposição da cartilagem laríngea, no nível da camada suprapericondral, deve estender-se da incisura tireóidea superior, descendo até a borda superior da cartilagem cricóidea e expor, lateralmente, dois terços ou três quartos da largura horizontal da lâmina. É importante que o tubérculo tireóideo inferior esteja bem exposto, pois é a referência anatômica considerada para desenhar a projeção do plano horizontal da prega vocal.

A laringe é deslocada com auxílio de um gancho simples em direção do lado oposto à paralisia, para expor toda a lâmina da cartilagem tireóidea a ser operada.

É preferível não descolar o pericôndrio externo, pois a presença do pericôndrio intacto confere maior resistência para suportar a sutura utilizada para fixar o bloco de silicone ao redor da janela.

Desenho da janela. O ponto médio entre a incisura superior da cartilagem tireóidea e a sua margem inferior é demarcado como projeção da localização da comissura anterior. Após a identificação do ponto médio, uma linha horizontal correspondente à projeção da superfície superior da prega vocal é tracejada na lâmina da cartilagem. Essa linha deve ser desenhada a partir do ponto de projeção da comissura anterior e paralelamente à linha de referência correspondente à margem inferior da lâmina da cartilagem tireóidea. Essa linha de referência da borda inferior, que cruza o tubérculo tireóideo inferior, deve tangenciar as concavidades da cartilagem localizadas nas posições anterior e posterior ao tubérculo (Fig. 50-3).

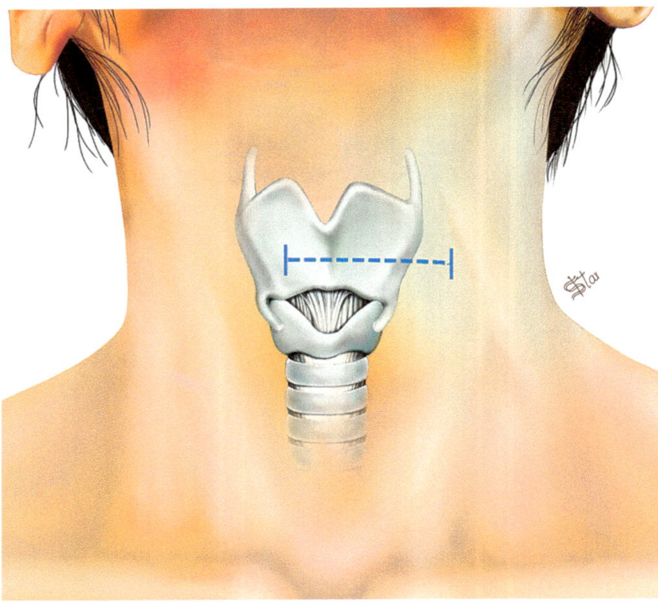

Fig. 50-2. A linha de incisão deve ter de 4 cm a 6 cm de comprimento, deslocada para o lado da paralisia e ser localizada no ponto médio da projeção das incisuras superior e inferior da cartilagem tireóidea.

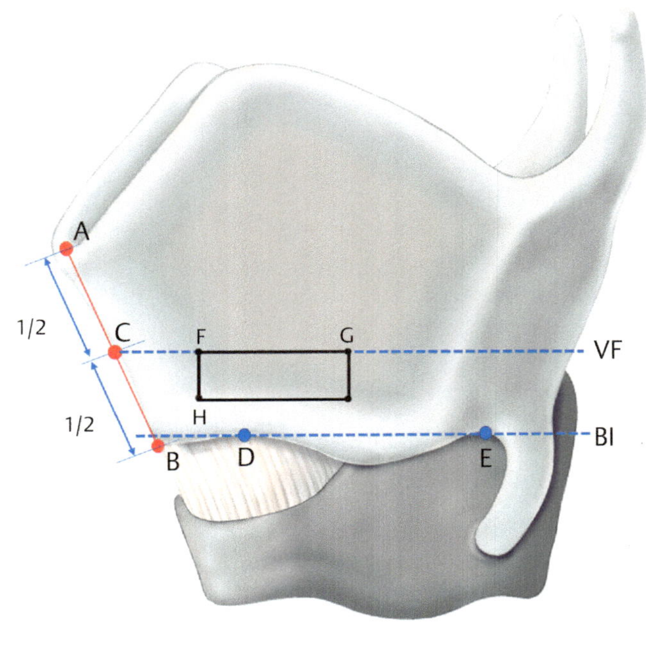

Fig. 50-3. O ponto C corresponde à projeção da comissura anterior e localiza-se no ponto médio da distância A-B. A projeção da borda da prega vocal corresponde à linha (VF) que é desenhada paralela à linha de referência da borda inferior (BI), que tangencia os pontos D e E e cruza o tubérculo da cartilagem tireóidea. A distância CF pode variar de 5 mm (mulheres) a 7 mm (homens). A medida FG mede, em geral, de 10 mm a 12 mm, e a medida FH entre 4 mm e 6 mm.

Em casos em que há mudança na anatomia da cartilagem por qualquer razão, como em pacientes submetidos previamente à cirurgia da laringe, como laringofissuras ou algum trauma com fratura de cartilagens, esses pontos anatômicos não são identificáveis de forma confiável. Nessas situações, uma agulha fina (25 mm × 0,7 mm) é introduzida pela cartilagem, no ponto onde a comissura anterior pode estar localizada e a sua posição confirmada pela nasofibroscopia.

Em razão das diferenças anatômicas entre os gêneros, a confecção da janela cartilaginosa em homens deve ser localizada mais posterior do que em mulheres. Geralmente, a borda anterior da janela é feita a 7 mm da linha média da cartilagem tireóidea em homens e a 5 mm em mulheres (Fig. 50-3).

Em média, as janelas são de 5-6 mm x 12 mm nos homens e 4 mm x 10 mm nas mulheres, mas podem ser ajustadas de acordo com a necessidade.

O limite inferior da janela não deverá ter uma distância menor que 3 mm do bordo inferior da cartilagem tireóidea, na tentativa de prevenir fraturas da lâmina que poderia desestabilizar a fixação do implante. Com relação ao limite superior, não se deve deslocá-lo superiormente à linha correspondente à projeção da prega vocal, para que não haja a medialização da prega vestibular no lugar da prega vocal verdadeira.

Confecção da janela de cartilagem. Em pacientes em que a cartilagem tireóidea está calcificada e rígida, como em homens ou idosos, o corte é feito com auxílio de uma broca fina com 1 mm de diâmetro usada em cirurgia de ouvido (Fig. 50-4). Já em pacientes jovens e mulheres com a cartilagem mais tenra, o corte pode ser feito com uma lâmina de bisturi número 11. Deve-se tomar cuidado para não aprofundar além do pericôndrio interno, para não danificar as fibras do músculo tireoaritenóideo.

Em caso de sangramento, coloca- se um pequeno algodão embebido em solução de adrenalina na concentração de 1:2.000 por um curto intervalo de tempo. Às vezes, é necessário cauterizar o sangramento, sobretudo na região posterior da janela. Para fazê-lo com precisão, sem danificar demasiadamente o tecido muscular, pode ser usada uma agulha de 25 mm x 0,7 mm acoplada a um aspirador para, ao mesmo tempo em que se aspira o sangue, transmitir a corrente elétrica de um bisturi elétrico ao ponto exato do sangramento (Fig. 50-5).

Após a remoção da cartilagem da janela, o pericôndrio interno deve ser descolado com cautela ao redor das bordas da janela em cerca de 2 mm a 3 mm de extensão. Esse descolamento pode ser feito com um descolador ou lâmina triangular, como os instrumentos de Rosen empregados em cirurgias otológicas (Fig. 50-6).

Segundo Isshiki,[8] o pericôndrio interno deve ser preservado intacto, para que o risco de extrusão do implante e o sangramento endolaríngeo sejam minimizados. Mas, na prática cirúrgica, o pericôndrio interno pode ser cortado, pelo menos em parte, para que o implante ganhe a mobilização necessária. É importante, no entanto, que ao cortá-lo, o cirurgião não invada além do pericôndrio interno para não danificar o músculo e causar sangramentos (Fig. 50-6c).

A incisão no pericôndrio interno pode ser realizada em qualquer direção, exceto a anterior, pois pode resultar em uma perfuração da via aérea através da mucosa mais delgada e intimamente aderida nessa região.

Ajuste do deslocamento medial da janela. Após o preparo completo da janela, o fibroscópio flexível é introduzido em uma das narinas, após anestesia tópica, para avaliação da presença de fenda glótica ou edema de prega vocal gerado pela manipulação prévia.

Com o fibroscópio devidamente posicionado, realizam-se pressões variadas e em pontos diferentes na janela, sempre deslocando o músculo tireoaritenóideo em direção medial, para observar o comportamento da prega vocal durante a fonação e buscar as condições necessárias para chegar ao melhor resultado vocal possível.

Durante o ajuste do implante, em geral, é necessário deslocar mais profundamente a região posterior da janela, porém, em alguns casos, será necessário um deslocamento mais profundo da parte anterior. Para que esse ajuste seja adequado, é levada em consideração a imagem vista durante a videonasofibroscopia e a qualidade da voz do paciente percebida durante as manobras.

Um parâmetro adequado para avaliação da voz é observar o tempo máximo de fonação.

Confecção e fixação do implante. De acordo com o teste vocal realizado e tendo em mente as medidas de deslocamento medial necessárias nas regiões anterior e posterior da janela, o implante é esculpido em bloco de silicone.

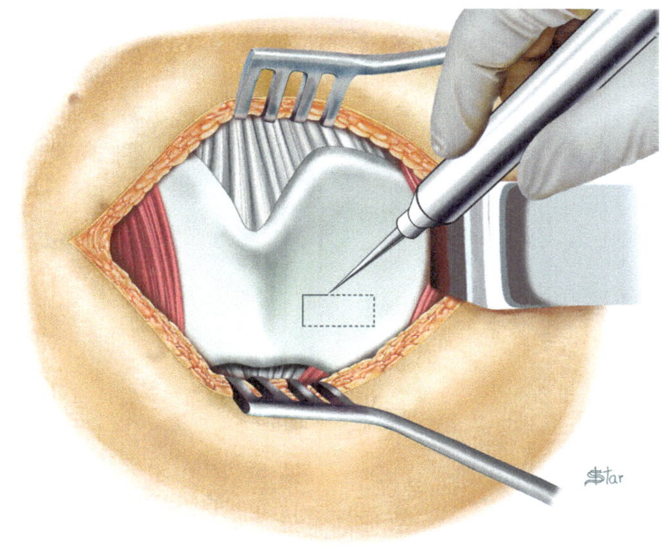

Fig. 50-4. A janela da cartilagem é cortada com broca (de 1 mm de diâmetro) usada em cirurgia de ouvido.

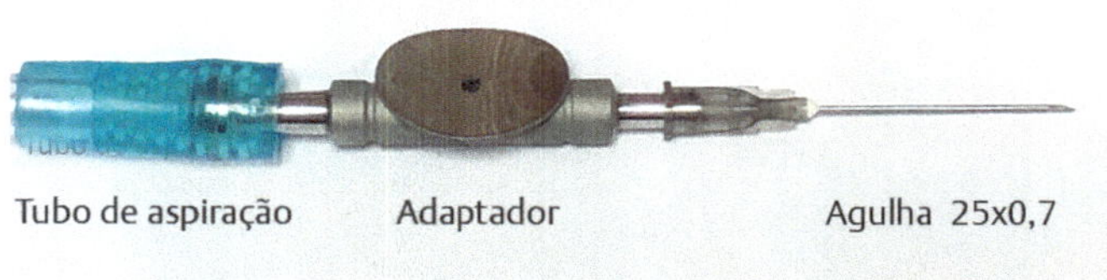

Fig. 50-5. Para a hemostasia ser precisa, uma agulha é acoplada a um aspirador e a mesma é utilizada como ponta aspirador-cauterizador.

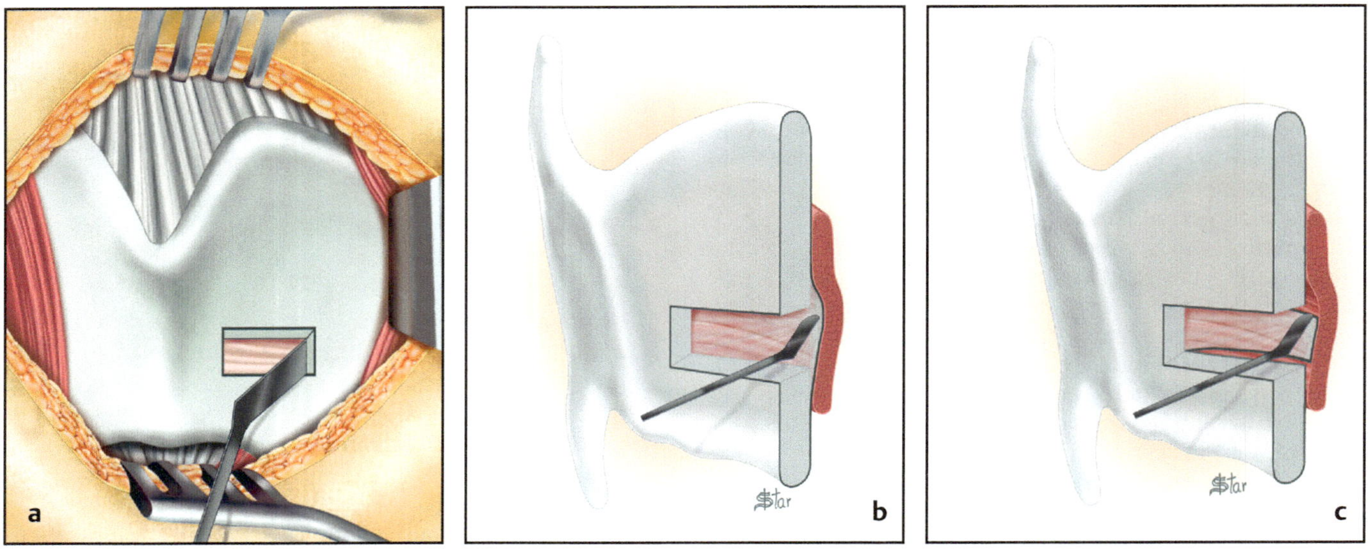

Fig. 50-6. (a, b) O pericôndrio interno ao redor da janela deve ser descolado em alguns milímetros com instrumental de cirurgia de ouvido; (c) ao incisar o pericôndrio ao redor da janela, sem lesionar as fibras musculares, podem-se facilitar a medialização das estruturas e o ajuste vocal.

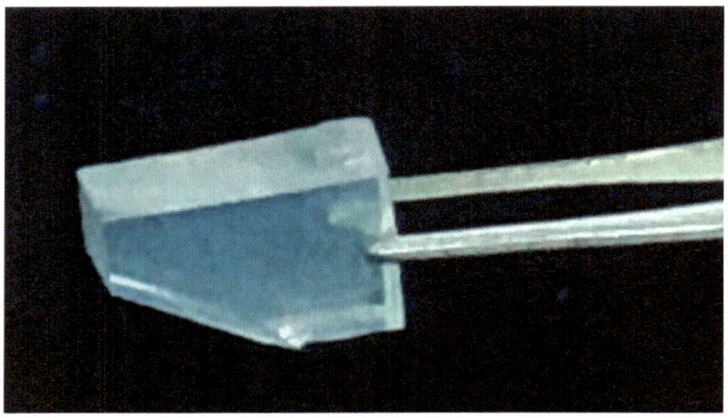

Fig. 50-7. Implante de silicone em forma de plugue simples, sem aba externa ou extensão posterior.

Existem várias maneiras de esculpir e fixar o implante na janela. Os autores preferem prepará-lo no formato de um plugue simples (Fig. 50-7).

O plugue é uma peça de silicone que se encaixa na janela e é fixada por quatro suturas ao seu redor.

A Figura 50-8 mostra os diferentes tipos de plugues e a sua forma de fixação.

Para a fixação definitiva do plugue por meio de suturas, quatro orifícios são feitos nas margens da janela com auxílio de uma broca fina, para a passagem dos fios que serão utilizados para a fixação do implante. Durante a perfuração da cartilagem, o pericôndrio interno deve ser protegido, colocando-se um descolador fino entre a cartilagem e o pericôndrio, para impedir a lesão inadvertida dos tecidos moles pela broca (Fig. 50-9).

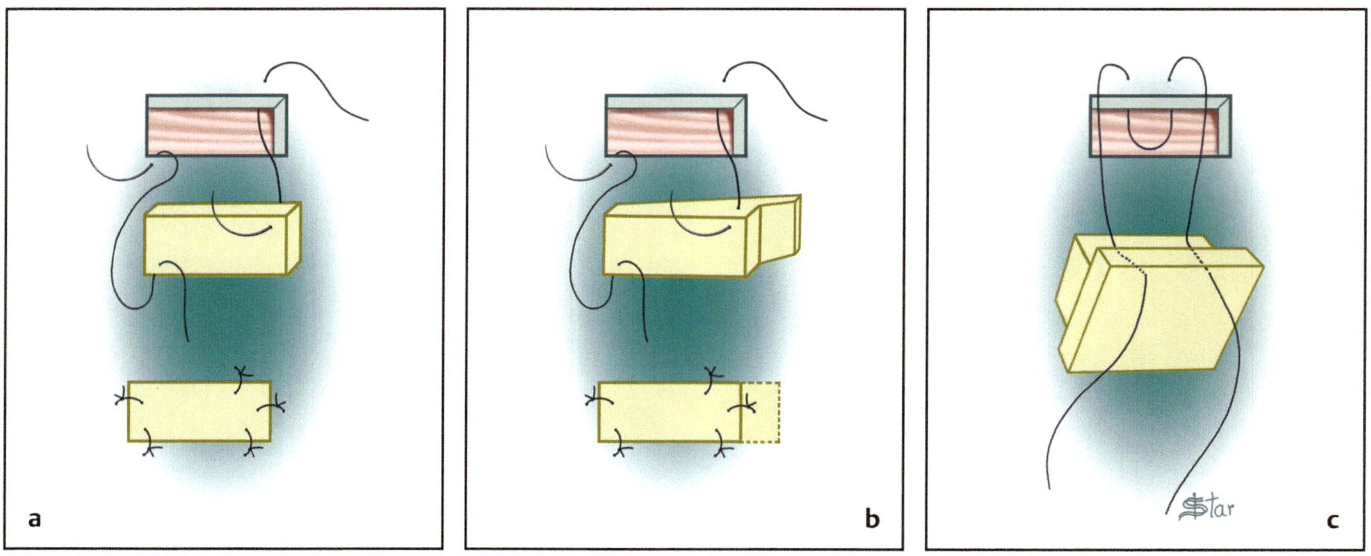

Fig. 50-8. Diferentes implantes em forma de plugues. (a) Plugue simples sem abas ou extensão posterior; (b) plugue com extensão posterior para obter maior medialização da região posterior da prega vocal; (c) plugue com abas externas para facilitar a fixação.

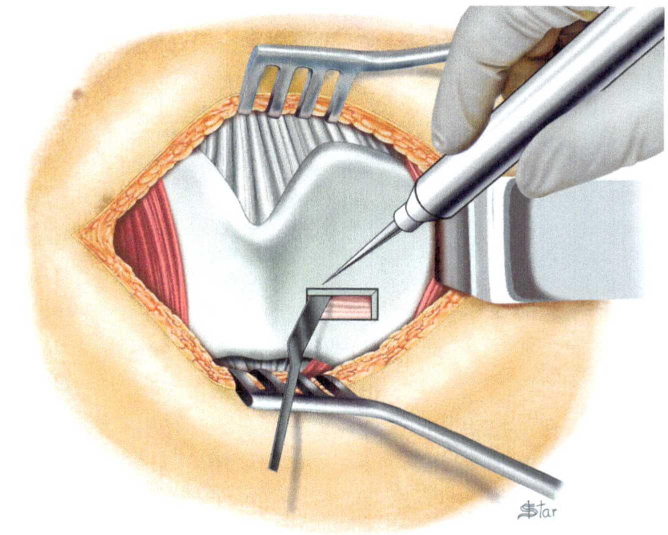

Fig. 50-9. Com uma broca fina, são feitos quatro orifícios em cada canto da borda da janela. Durante o procedimento, é importante proteger as fibras musculares com um descolador delicado.

Com auxílio de uma agulha hipodérmica de 25 mm × 0,7 mm encurvada na ponta, a extremidade não agulhada de um fio de *nylon* 4-0 é passada em cada um dos quatro orifícios no sentido de dentro para fora da janela (Fig. 50-10).

Em seguida, os fios de *nylon* são passados pelo bloco de silicone, utilizando-se a própria agulha que acompanha cada um dos fios (Fig. 50-8). Com a ajuda de uma pinça de Adison denteada, o implante é posicionado pela janela. Neste momento, a voz do paciente dever ser conferida novamente, e as suturas amarradas, fixando-se definitivamente o implante.

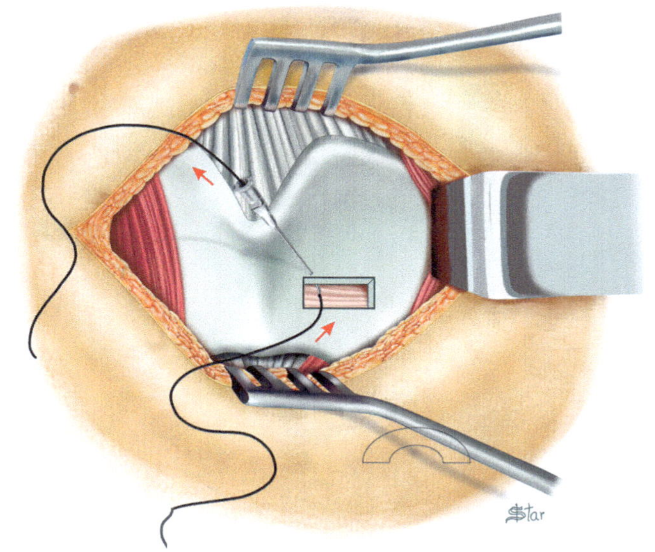

Fig. 50-10. A ponta não agulhada do fio de *nylon* 4-0 é passada pelo orifício preparado na cartilagem, de dentro para fora, com a ajuda de uma agulha hipodérmica de 25 x 0,7 mm, encurvada na ponta e introduzida pelos orifícios feitos previamente na cartilagem.

Fechamento da ferida. Uma vez realizada a fixação do implante, as extremidades dos músculos seccionados são suturadas, e o subcutâneo aproximado com fio absorvível (Vycril 4-0®). As bordas da pele incisadas são unidas com fio de *nylon* 4-0 em suturas sepultadas ou simples.

Recomenda-se deixar um dreno de Penrose fino na ferida cirúrgica por um único dia. Ao final, é feito um curativo compressivo para evitar a formação de hematoma ou seroma na região.

Cuidados e Evolução no Pós-Operatório

O paciente é mantido em repouso vocal e é prescrito antibiótico por 7 dias. O edema da prega vocal, gerado pela manipulação, normalmente dura de 2 a 3 semanas, período em que a qualidade da voz pode permanecer rouca.

Complicações

Em 1995, Cotter *et al.* classificaram as complicações pós-cirúrgicas da tireoplastia tipo I em complicações maiores e menores.[10] Consideraram como complicações maiores a hemorragia da ferida operatória, a obstrução da via aérea e a extrusão do implante. Definiram como complicações menores o hematoma de prega vocal, sem obstrução das vias aéreas e mobilização do implante.

Variações Técnicas da Tireoplastia Tipo I

Diversos autores introduziram modificações ao método original, propiciando o surgimento de variações na técnica descrita inicialmente.

A maioria das modificações está relacionada ao material utilizado para o implante e a forma de fixá-lo. Dentre essas, as variações mais conhecidas são os implantes de silicone pré-fabricados de Montgomery e o uso de Gore-Tex® em vez de silicone.[3,4] Cada qual apresenta suas vantagens e desvantagens, porém, cabe enfatizar que não obstante a técnica empregada, o mais importante para obter o melhor resultado funcional é realizar os passos cirúrgicos com apurado cuidado técnico, evitando manipular demasiadamente as estruturas paraglóticas e, sobretudo, ajustar meticulosamente a voz para alcançar a sua melhor qualidade possível.

ROTAÇÃO DE ARITENOIDE

Indicação

Diferentemente da tireoplastia tipo I, a rotação ou adução da aritenóide atua por meio de tração direta do processo muscular da cartilagem aritenóidea, mimetizando a ação adutora do músculo cricoaritenóideo lateral. Esta cirurgia está indicada na paralisia de prega vocal unilateral com voz muito soprosa, sobretudo quando a fenda glótica é ampla (Fig. 50-11).[11]

É comum que fendas glóticas amplas estejam também associadas a uma posição mais alta (cranial) da prega paralisada, por causa do movimento de rotação ao longo do eixo da articulação cilíndrica cricoaritenóidea. Ao mimetizar a ação do músculo cricoaritenóideo lateral, a tração exercida sobre a cartilagem aritenóidea não só permite uma adução mais eficiente da prega vocal paralisada do que a tireoplastia tipo I isolada, como também pode corrigir eventual diferença de nível que possa existir entre as duas pregas.

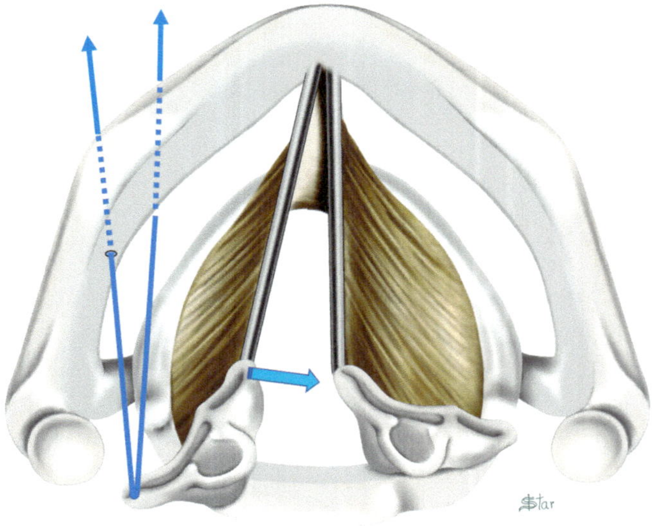

Fig. 50-11. Rotação de aritenoide – o processo muscular é tracionado no sentido anteroinferior e promove a medialização do processo vocal.

A adução por rotação da aritenóidea é ineficiente quando a prega vocal paralisada encontra-se arqueada e/ou completamente desprovida de tônus do músculo tireoaritenóideo. Nesses casos, é recomendada a combinação da rotação com a tireoplastia tipo I.

Técnica Cirúrgica

Exposição da lâmina tireóidea. Técnicas de sedação pré-operatória e anestesia local são similares às usadas na tireoplastia tipo I. Uma incisão na pele é feita horizontalmente no nível da prega vocal, que se estende lateralmente, 1 cm a 2 cm a mais do que na tireoplastia tipo I. Para a exposição da margem posterior da lâmina da cartilagem tireóidea, o músculo esterno-hióideo deve ser seccionado no nível da cartilagem tireóidea. O músculo tíreo-hióideo também deve ser seccionado junto à linha oblíqua da cartilagem tireóidea. Com um pequeno afastador em forma de gancho, a margem posterior da lâmina da cartilagem tireóidea é tracionada anteriormente, e a inserção do músculo tireofaríngeo, próximo à linha oblíqua, é incisada. A partir dessa linha de incisão, o músculo é elevado no plano subpericondral, permitindo a exposição da estrutura cartilaginosa da borda posterior da lâmina da cartilagem tireóidea (Fig. 50-12).

Acesso à articulação cricotireóidea. Após alcançar a margem posterior da cartilagem tireóidea, a cartilagem e o pericôndrio interno devem ser separados com cuidado e precisão. Esta separação prossegue sob o pericôndrio da face medial da lâmina de cartilagem por cerca de 1 cm, a partir de onde a dissecção avança em direção à lâmina da cricoide, para localizar e acessar a articulação cricoaritenóidea. Esta etapa é considerada um passo importante e essencial. Se a articulação estiver muito profunda e longe da borda posterior da cartilagem tireóidea, a ponto de não poder ser alcançada com facilidade, pode ser realizada a secção do corno inferior da cartilagem tireóidea, próximo à cartilagem cricóidea. Se necessário, o corno superior também pode ser cortado próximo de sua raiz (Fig. 50-13). Essas duas manobras permitem maior mobilidade à cartilagem tireóidea e facilitam a exposição da articulação cricoaritenóidea e o processo muscular.

No caso de uma lâmina tireóidea ampla no sentido transverso, como ocorre nos homens, pode ser feita uma incisão vertical na cartilagem ao longo de uma linha localizada cerca de 1 cm na região anterior à sua margem posterior e o frag-

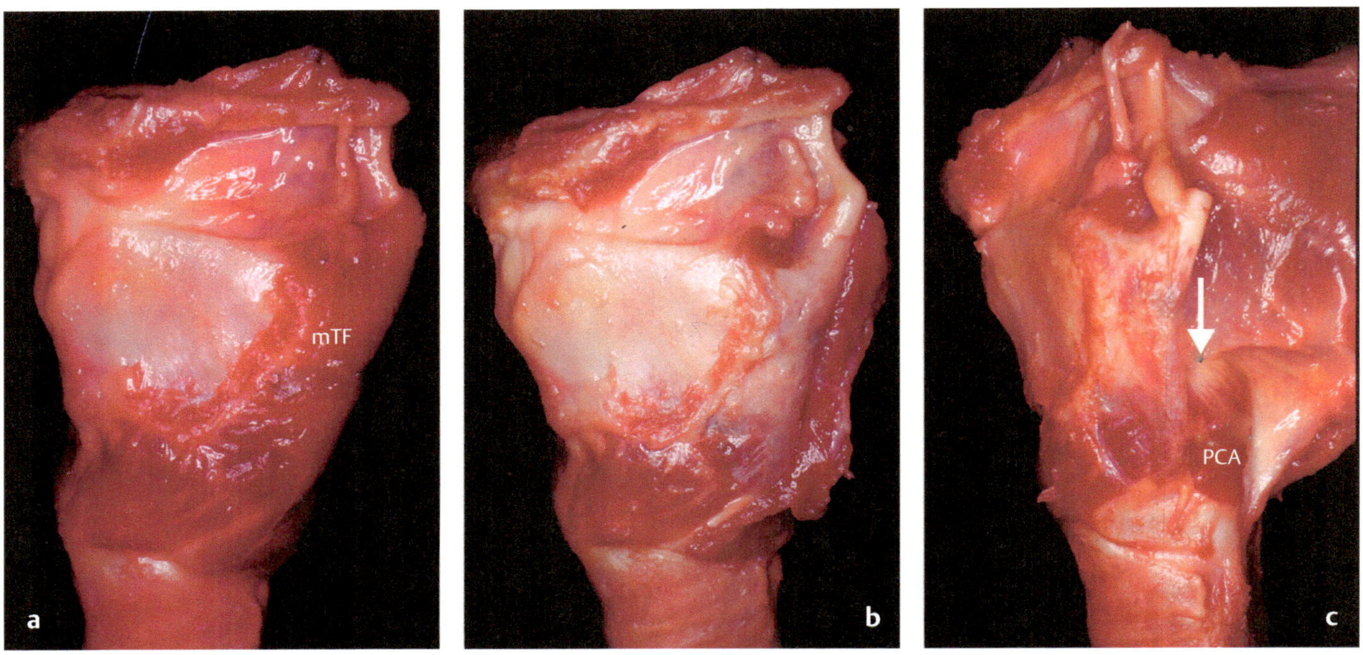

Fig. 50-12. (a) O músculo tireofaríngeo (mTF) é incisado na linha oblíqua da cartilagem tireóidea e levantado posteriormente para expor a borda posterior da lâmina (b); (c) a face posterior da lâmina da cricoide com o músculo cricoaritenóideo posterior (PCA) e o processo muscular (seta branca) são visualizados.

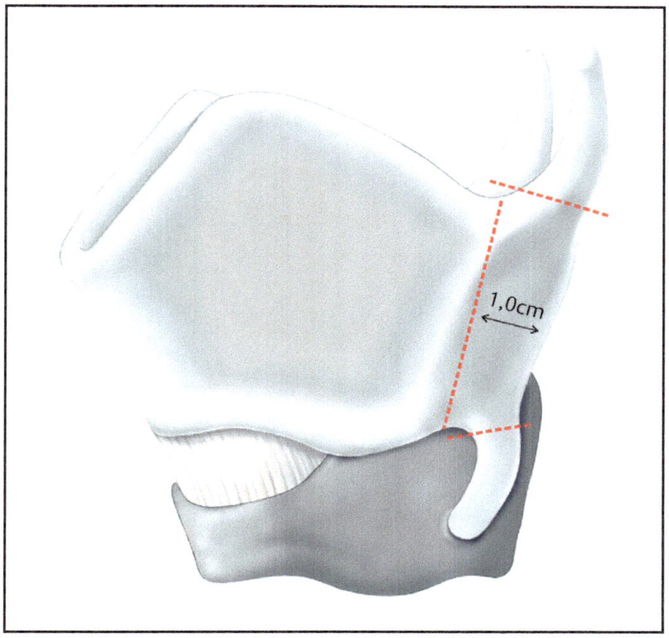

Fig. 50-13. Representação de incisões que podem ser feitas na estrutura da cartilagem tireóidea para facilitar o acesso ao processo muscular da aritenoide.

mento posterior da cartilagem ser removido para facilitar o acesso ao processo muscular (Fig. 50-13).

A exposição suficiente do campo cirúrgico para a localização do processo muscular é obtida por tracionamento da margem posterior da cartilagem tireóidea com um afastador pequeno em forma de gancho. O processo muscular, escondido sob uma camada muscular (músculo cricoaritenóideo posterior) aparentemente homogêneo, é difícil de ser identificado. Existem quatro referências anatômicas para sua localização:

1ª. Situa-se no nível da prega vocal, cuja projeção pode ser demarcada previamente na lâmina da cartilagem tireóidea, conforme descrito no procedimento da tireoplastia tipo I.
2ª. Está a menos de 1 cm da margem superior da articulação cricotireóidea.
3ª. Naturalmente se localiza na crista superior da cartilagem cricóidea. Antes de penetrar ou separar o plano muscular com as extremidades finas de uma tesoura de íris curva, é importante assegurar a presença da cartilagem (que corresponde à lâmina da cricoide) abaixo do músculo. Se o cirurgião cortar o tecido mole em que não há cartilagem subjacente, é possível que invada a via aerodisgestiva, o que poderia complicar a cirurgia por contaminação.
4ª. Se o cirurgião palpar cuidadosamente a região com o dedo indicador, sentirá uma pequena proeminência, com tamanho aproximado a um grão de feijão. É necessário ter uma estimativa clara de onde a proeminência está localizada, antes que o afastamento do tecido mole seja iniciado.

As fibras do músculo cricoaritenóideo posterior estarão posicionadas medialmente à lâmina tireóidea e justapostas à face posterior da lâmina da cartilagem cricóidea. Seguir cranialmente as fibras musculares convergentes pode ser muito útil para facilitar localização da apófise muscular (Fig. 50-12c).

A mucosa que reveste o seio piriforme estende-se até abaixo do nível da apófise muscular. Essa mucosa, separada do músculo cricoaritenóideo posterior, separa o campo cirúrgico da via digestiva. Por ser muito fina, em geral, apresenta movimento de expansão e retração, em sincronia com o fluxo de ar respiratório. A procura do processo muscular da aritenoide inicia-se de baixo, a partir da articulação cricotireóidea e não deve seguir acima da linha de projeção da prega vocal, onde o tecido faríngeo é fino e sem uma camada de sustentação mais resistente.

Abertura da articulação cricoaritenóidea. Uma vez localizada a articulação (Fig. 50-14a), a cápsula articular é aberta na sua parte anterolateral mediante uma incisão pequena de cerca de 3,0 mm, utilizando uma lâmina de bisturi 11 ou um descolador fino. A abertura excessiva da articulação pode desestabilizar e anteriorizar a cartilagem aritenóidea e resultar em encurtamento da prega vocal. Ao abrir a articulação, imediatamente se visualiza uma estrutura oval branca sobre a crista superior da cricoide, bastante refletiva, inclinada para baixo, que é inconfundivelmente a superfície inferior da articulação cricoaritenóidea (Fig. 50-14b). A abertura da articulação facilita a sutura através do processo muscular e assegura resultados estáveis por meio da anquilose. Um fio de sutura de *nylon* 4-0 ou 3-0 é introduzido pela superfície articular da aritenoide (Fig. 50-14c). Uma quantidade suficiente de músculo e cartilagem deve ser incluída no ponto, para que este fique bem firme para suportar a tensão em longo prazo. Em seguida, a sutura é amarrada.

Se houver sangramento mais profuso nas estruturas mediais à lâmina da cartilagem tireóidea durante o procedimento, em geral por causa de lesão inadvertida das fibras musculares, um tamponamento com gaze embebida em epinefrina é efetivo. Se persistir um sangramento discreto, pode ser utilizado um eletrocautério fino e em baixa potência.

Tração da sutura. A direção para a qual o processo muscular deve ser tracionado, para trazer a prega paralisada para a posição fonatória normal, é de suma importância.

Um dos orifícios deve ser feito na região anterior do terço médio, e o outro, mais ou menos, na metade da lâmina, 1 mm a 2 mm abaixo do nível da prega vocal (Fig. 50-15).[12] Em alguns casos, contudo, o posicionamento dos orifícios pode sofrer variações, de acordo com as necessidades percebidas durante o ajuste vocal. Quando a cartilagem tireóidea é pouco calcificada, a sutura passada pelo processo muscular pode ser atravessada pela lâmina tireóidea só com o uso de uma agulha com lúmen longa, com cerca de 4 cm a 5 cm de comprimento, afastando-se a lâmina tireóidea no sentido anteromedial com um afastador em forma de gancho. Em cartilagem muito dura e calcificada, uma broca com ponta fina dever ser usada para a confecção prévia dos orifícios para passar a agulha (Fig. 50-16).

Após a confecção dos orifícios, uma agulha longa, com cerca de 4 cm a 5 cm de comprimento, com lúmen e levemente encurvada é inserida no orifício de forma quase paralela ao plano interno da lâmina tireóidea, até que a extremidade apareça na margem posterior, ao lado do processo muscular. O fio de sutura de *nylon* 4-0, previamente fixado no processo muscular, é, então, passado pelo lúmen da agulha, que serve como guia para levar o fio no sentido anterior através da cartilagem tireóidea (Fig. 50-17).

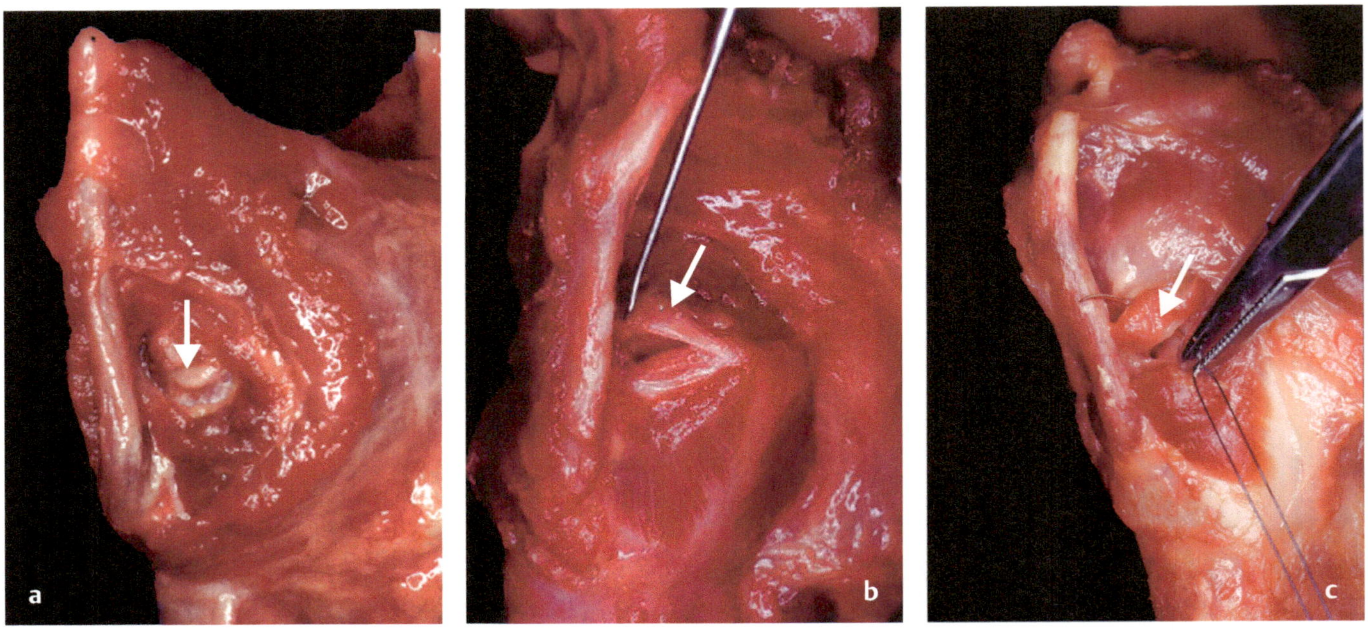

Fig. 50-14. (a) Articulação cricoaritenóidea com a cápsula articular intacta; (b) articulação cricoaritenóidea aberta que mostra as faces articulares; (c) fio de *nylon* 4.0 é passado pelo processo muscular da aritenoide; processo muscular da aritenoide (seta).

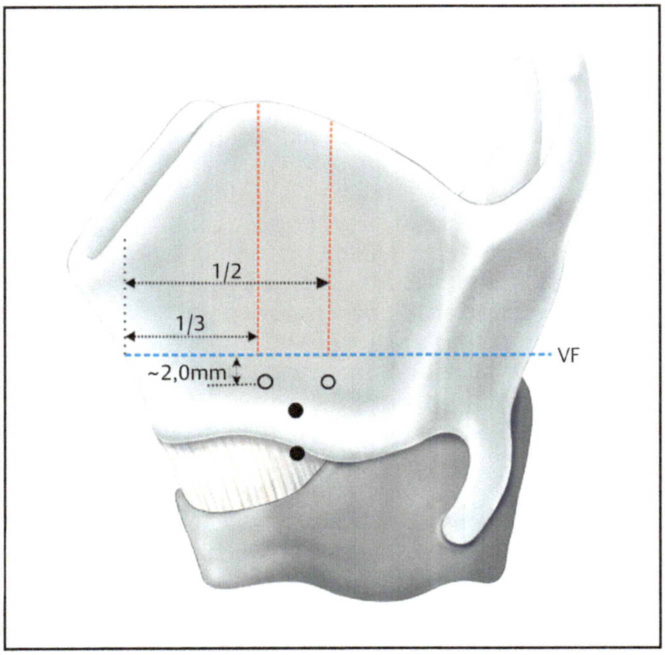

Fig. 50-15. O par de pontos sem preenchimento representa a localização dos orifícios através dos quais a sutura deve ser passada. O posicionamento desses pode sofrer variações de acordo com as necessidades percebidas durante o ajuste vocal (pontos preenchidos).

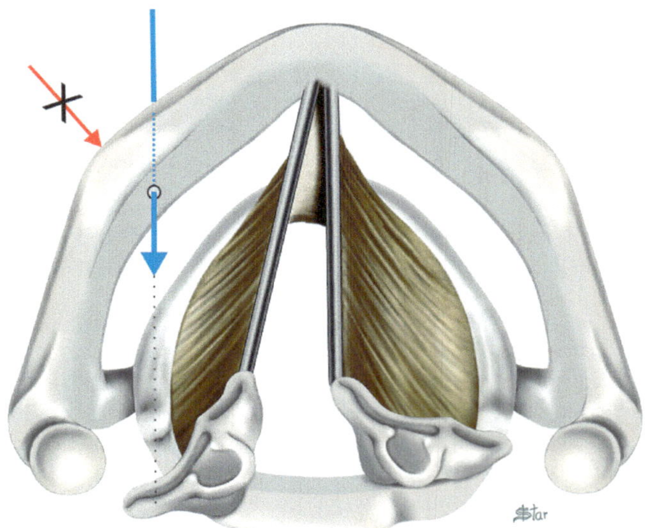

Fig. 50-16. A broca deve perfurar a cartilagem em direção oblíqua, no sentido do processo muscular (seta azul) para que o trajeto do orifício facilite a passagem da agulha hipodérmica utilizada como guia para passar o fio de tração.

Ajuste da adução da prega vocal. O ajuste intraoperatório da voz é realizado sob visualização com um nasofibroscópio e compreende os procedimentos seguintes: tração do processo muscular; reposicionamento manual da lâmina tireóidea em direção à linha média para mantê-la na sua posição anatômica normal; e, eventualmente, se necessário, manobras de aproximação cricotireóidea ou de relaxamento anteroposterior das pregas vocais por meio da pressão exercida sobre a linha mediana da cartilagem tireóidea. Durante esses procedimentos e para facilitar a fonação, é recomendável remover o coxim debaixo dos ombros do paciente, bem como, se necessário, aspirar saliva em excesso da região orofaríngea.

Durante as manobras, se a voz for satisfatória para o paciente, e nenhuma fenda glótica for observada por meio da nasofibroscopia, a cirurgia pode ser encerrada nesse ponto, e as suturas amarradas. Neste momento, deve-se ter muito cuidado para não apertar excessivamente o nó, pois poderá haver "hipermedialização" do processo vocal, prejudicando o resultado funcional.

Os possíveis fatores responsáveis por uma leve rouquidão remanescente ou resultado vocal insatisfatório incluem: a) fechamento glótico imperfeito por causa da adução insuficiente ou atrofia da prega vocal com arqueamento marginal; b) tensão inadequada da prega vocal que pode ser unilateral ou bilateral; c) edema da prega vocal, tanto preexistente quanto intraoperatório; d) fechamento muito intenso da glote em razão do excesso de adução da prega paralisada ou adução excessiva da prega intacta; e e) qualquer outra condição patológica, como cicatrizes, injeção prévia de substâncias, sulco vocal ou outras lesões.

Combinação com a tireoplastia tipo I. A tireoplastia tipo I, combinada com a rotação da aritenoide, é especialmente recomendada para paralisia de prega vocal com atrofia ou arqueamento de borda.

Fechamento da ferida. A ferida deve ser fechada de modo análogo ao da tireoplastia tipo I. A hemostasia é revisada, e um dreno é introduzido com uma das extremidades posicionada medialmente à lâmina da cartilagem tireóidea. O dreno é normalmente removido no 1° ou 2° dia do pós-operatório.

Cuidados Pós-Operatórios

Antibióticos são administrados por 7 dias no pós-operatório. Pode ser empregado corticosteroide intravenoso no dia da cirurgia e mantido via oral por 3 a 7 dias para minimizar o edema. O repouso vocal absoluto é recomendado por 1 semana.

Variações Técnicas da Rotação de Aritenoide

Alguns autores introduziram modificações ao método original, assim como ocorre com a tireoplastia tipo I. As modificações mais relevantes são: a) a não abertura da cápsula articulatória para passar o fio da sutura; e b) a confecção de uma "janela" posterior, em forma de semilua, na borda posterior da lâmina da cartilagem tireóidea, ao nível da prega vocal, para facilitar o acesso ao processo muscular (Fig. 50-18).[13]

TIREOPLASTIA TIPO II

A tireoplastia tipo II (TP II) ou laringoplastia de lateralização, também proposta por Isshiki, em 1989, é indicada como tratamento para a disfonia espasmódica de adução.[14] Tem como objetivo a lateralização das pregas vocais para aliviar o fechamento intenso da glote. Semelhante à tireoplastia tipo I, a cirurgia é realizada com o paciente sob anestesia local e sedação, e a parte anterior da cartilagem tireóidea é exposta, após a incisão transcutânea. A linha média da cartilagem é, então, incisada

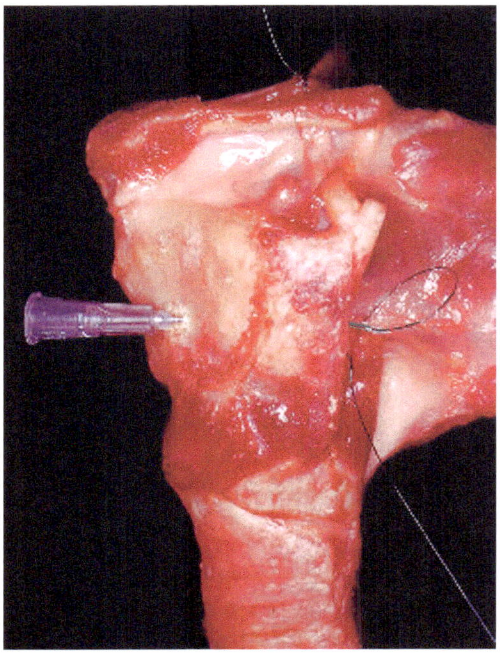

Fig. 50-17. O lúmen de uma agulha é utilizado como guia para passar o fio de tração através dos orifícios, feitos previamente com broca na cartilagem tireóidea.

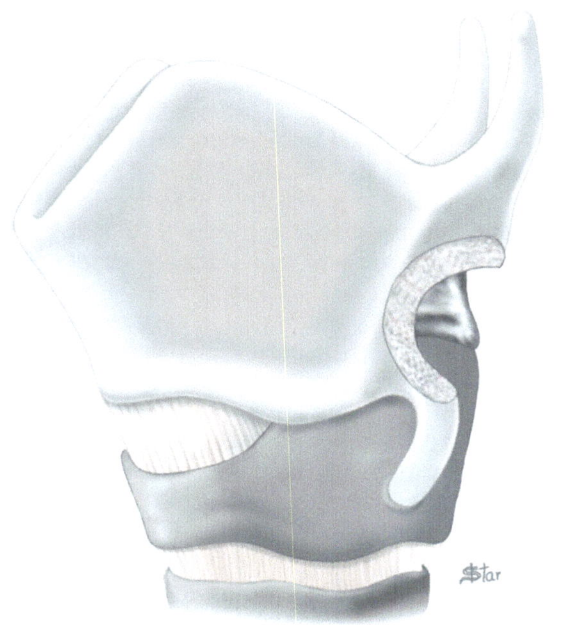

Fig. 50-18. Modificação de Maragos – uma janela posterior, em forma de semilua, feita na borda posterior da cartilagem tireóidea, no nível da linha de projeção da prega vocal, facilita a visualização e a manipulação cirúrgica do processo muscular da aritenoide.

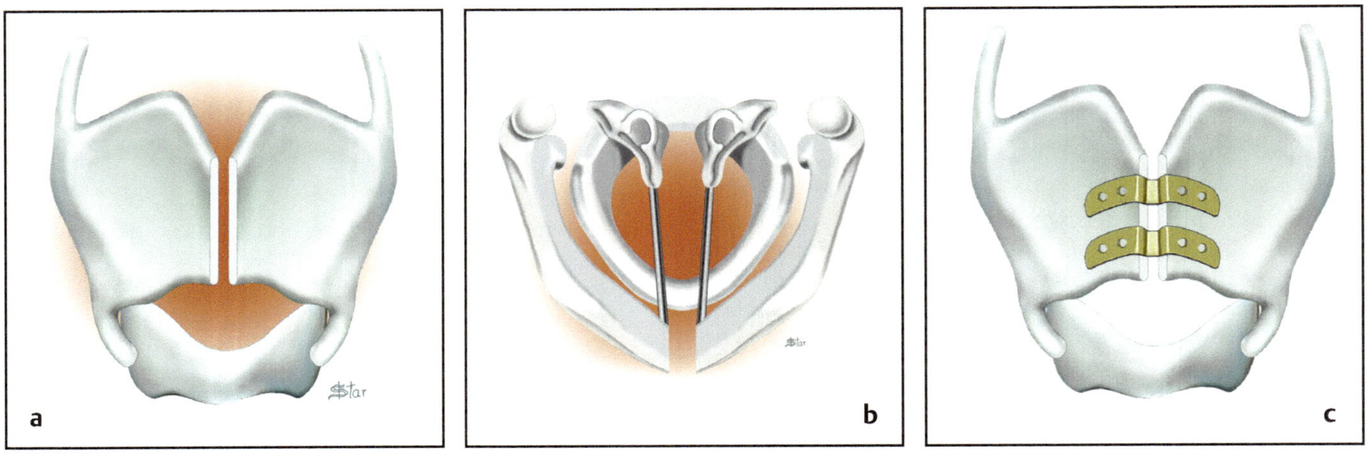

Fig. 50-19. (**a**, **b**) A linha média da cartilagem tireóidea é incisada totalmente, sem penetrar na luz laríngea; (**c**) uma microplaca de titânio em forma de ponte garante a manutenção do afastamento lateral das duas lâminas de cartilagem.

completamente na sua espessura, no sentido craniocaudal sem, no entanto, adentrar o interior da laringe. Para esta etapa do procedimento, utiliza-se uma serra elétrica pequena ou uma broca de 1 mm de diâmetro, como a utilizada na tireoplastia tipo I. Após a incisão, o pericôndrio interno de ambos os lados é cuidadosamente descolado em alguns milímetros, para evitar, a todo custo, perfurar o tecido mole e adentrar na luz laríngea.

O afastamento das margens das duas lâminas, na técnica inicialmente descrita, era mantido por duas cunhas de silicone entre as mesmas, próximo das bordas superior e inferior.[15-17] Entretanto, por causa da instabilidade do afastamento obtido com este tipo de material, Isshiki desenvolveu e propôs a utilização de uma nova estrutura de fixação, conhecida como "ponte de titânio" (Fig. 50-19).[18] Esta estrutura, encaixada corretamente entre as duas lâminas e fixada de modo apropriado, trouxe maior estabilidade ao afastamento almejado e mostrou ser mais eficaz para garantir o sucesso da cirurgia em longo prazo.[19] Durante o procedimento, o grau de afastamento ideal é definido pelo cirurgião que testa a voz do paciente enquanto afasta as duas lâminas da cartilagem com afastadores em forma de gancho. A largura do afastamento ideal é, então, mensurada e utilizada para escolher qual, entre as diversas medidas de ponte de titânio disponíveis, será utilizada. Após o posicionamento da ponte, a voz deve ser testada novamente para verificação da efetividade do afastamento obtido.

Do ponto de vista anatômico, as estruturas das pregas vocais permanecem unidas pela mucosa intacta da comissura anterior, e os músculos vocais, inseridos na cartilagem, persistem fixos na sua posição original. O afastamento permanente das duas lâminas, obtido com a fixação da ponte de titânio, porém, impõe uma tração lateral e permanente das pregas vocais e impede que as duas se toquem com força excessiva durante a fala, mesmo na vigência de fortes contrações dos músculos adutores durante os espasmos que caracterizam a disfonia espasmódica de adução.[19]

TIREOPLASTIA TIPO III

A tireoplastia tipo III (TP III) envolve a ressecção parcial da cartilagem tireóidea, com o objetivo de reduzir seu diâmetro anteroposterior e, assim, diminuir e relaxar a tensão das pregas vocais, o que resulta em uma frequência fundamental e *pitch* vocal mais baixos.[20-22]

A TP III é indicada para pacientes do gênero masculino com falsete mutacional, refratário ao tratamento fonoterápico por, no mínimo, 3 a 6 meses. Outra indicação é para pacientes transgêneros masculinos que não respondem à terapia hormonal, provavelmente em razão de uma resistência maior ao gene receptor de andrógeno, e mantêm, desta forma, uma voz com características femininas.[23] O procedimento pode também ser adequado para tratamento de disfonias caracterizadas por *pitch* alta com soprosidade, em que se encontram uma fenda glótica muito estreita e uma vibração de pequena amplitude em virtude de rigidez da prega vocal.[21]

O paciente é preparado da mesma forma que nas outras técnicas de tireoplastias. Após a exposição da lâmina tireóidea a ser abordada, as linhas verticais de incisão são desenhadas sobre a mesma, com um afastamento de aproximadamente 1/3 do comprimento anteroposterior da lâmina da cartilagem tireóidea, no nível da prega vocal, com relação à linha média e estendidas às bordas superior e inferior da cartilagem. Ao fazer efetivamente a incisão na cartilagem, deve-se manter íntegro o pericôndrio interno (Fig. 50-20).

Quanto mais larga a fita, maior será o grau de diminuição da *pitch* vocal. Geralmente se inicia com uma largura de 2 mm a 3 mm. Para uma remoção mais segura, porém, convém realizar o teste vocal tão logo seja feita a primeira incisão. Para isto, após realizar a primeira incisão na cartilagem, o pericôndrio interno do segmento posterior da cartilagem é cuidadosamente descolado em alguns milímetros e o segmento anterior, onde se insere o ligamento de Broyle, deslocado em sentido posterior para o interior da laringe, para que o segmento posterior se sobreponha. Neste momento, realiza-se o teste vocal com a colaboração do paciente. Esta manobra permite que o cirurgião tenha uma boa noção do tamanho da fita a ser retirada. Após a remoção da fita de um dos lados, se a voz não atingir o *pitch* desejado, a opção é remover uma fita um pouco menor ou de igual tamanho do outro lado. Se, mesmo assim, houver necessidade de baixar mais ainda o *pitch*, recomenda-se remover mais 1 mm ou 2 mm em um ou ambos os lados. Os segmentos das lâminas da cartilagem

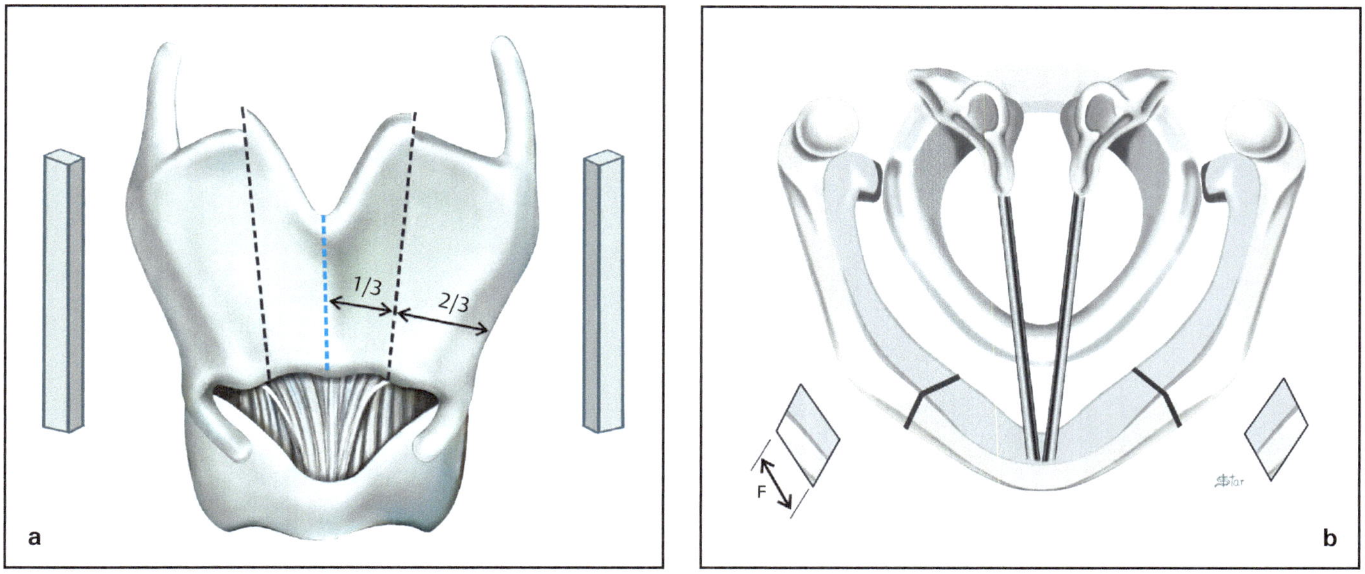

Fig. 50-20. Tireoplastia tipo III: a incisão é feita entre o terço anterior e os 2/3 posteriores da lâmina da cartilagem tireóidea (a). A largura da fita (F) costuma ser de 2 a 3 mm (b).

tireóidea são mantidos em contato borda a borda e fixados na posição com suturas de *nylon* 3-0 ou miniplacas.

Do ponto de vista técnico, essa cirurgia é considerada a mais simples entre as tireoplastias e, se realizada com cuidado, conforme a técnica preconizada por Isshiki,[6] nenhuma complicação grave deve ser esperada. A possibilidade de ajuste vocal durante o intraoperatório garante um resultado funcional excelente.

TIREOPLASTIA TIPO IV

Em 1983, Isshiki *et al.* propuseram o uso da aproximação cricotireóidea para elevar a frequência fundamental.[24] Ao suturar a lâmina da cartilagem tireóidea à cricoide, as pregas vocais são tracionadas como se imitassem a contração do músculo cricotireóideo e aumentam o *pitch* vocal.

A tireoplastia tipo IV (TP IV) tem como indicações principais pacientes transgêneros femininos e mulheres com voz androfônica que permanecem com o *pitch* vocal baixo, mesmo após tratamento fonoterápico.

A aproximação cricotireóidea é realizada sob anestesia geral e segue a técnica descrita por Isshiki, Taira e Tanabe.[24] Inicia-se por uma cervicotomia transversa na altura da margem inferior da cartilagem tireóidea. Em seguida, a musculatura pré-tireóidea é dissecada para expor desde a borda inferior da cartilagem cricóidea até a proeminência tireóidea.

O propósito da cirurgia é realizar duas suturas com fios inabsorvíveis (*nylon* 2-0 ou 3-0) em cada lado da cartilagem tireóidea, aproximando-a à cartilagem cricóidea. Para tanto, pode-se utilizar uma agulha para transfixar a cartilagem da lâmina da cartilagem tireóidea no nível da prega vocal e seguir no sentido inferior de maneira submucosa (sem adentrar a luz da laringe) e sair na borda inferior da cartilagem cricóidea. Em seguida, a agulha deve ser reinserida em sentido cranial, na margem superior do arco da cartilagem cricóidea e, mais uma vez de forma submucosa, sair na lâmina da cartilagem tireóidea, ao lado do primeiro orifício. Quando a cartilagem é muito rígida, é necessário usar broca fina, com no máximo 1mm de diâmetro, com motor para fazer os orifícios na cartilagem tireóidea.

Finalmente, os fios das suturas podem ser ancorados com um bloco de silicone na lâmina da cartilagem tireóidea a fim de evitar rompimento da cartilagem (Fig. 50-21). Durante o procedimento cirúrgico, as suturas realizadas com *nylon* 3-0, para aproximação das cartilagens, são apertadas com o máximo de tensão possível, pois sempre ocorrerá o relaxamento das mesmas no pós-operatório.

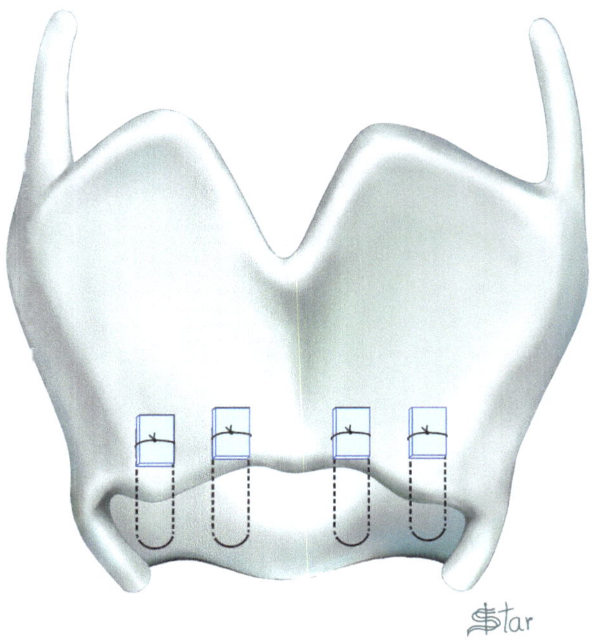

Fig. 50-21. Tireoplastia Tipo IV: duas suturas, com fios inabsorvíveis (*nylon* 2-0 ou 3-0), são passadas em cada lado da cartilagem tireóidea para realizar a aproximação cricotireóidea. Os fios podem ser ancorados com um bloco de silicone para não romper a cartilagem tireóidea.

A tireoplastia, ainda hoje, é uma das técnicas mais usadas para a feminização da voz. Resultados adequados em curto prazo são descritos com aumento variável de f_0 (16 Hz a 131 Hz) e com satisfação variável (55% a 79%), dependendo das séries de casos avaliadas.[25]

O benefício principal da tireoplastia é a preservação da integridade das pregas vocais, minimizando a disfonia pós-operatória.[22] As desvantagens mais evidentes são a presença de uma cicatriz em uma região visível (pescoço anterior) e resultados insatisfatórios em longo prazo, com descida progressiva do *pitch* vocal ao longo do tempo em razão do relaxamento da tensão da estrutura cordal. Esta ocorrência resulta em percepção de uma voz menos feminina e piora da satisfação do paciente. As complicações pós-operatórias não são comumente descritas na literatura.[25]

REFERÊNCIAS BIBLIOGRÁFICAS

1. Isshiki N, Morita H, Okamura H, Hiramoto M. Thyroplasty as a new phonosurgical technique. Acta Otolaryngol. (Stockh) 1974;78:451.
2. Isshiki N, Tanabe M, Sawada M. Arytenoid adduction for unilateral vocal cord paralysis. Arch Otolaryngol. 1978;104(10):555-8.
3. McCulloch TM, Hoffman HT. Medialization laryngoplasty with expanded polytetrafluoroethylene. Ann Otol Rhinol Laryngol. 1997;107:427-32.
4. Montgomery WW, Montgomery SK. Montgomery thyroplasty implant system. Ann Otol Rhinol Laryngol Suppl. 1997;170:1-16.
5. Friedrich G. Titanium vocal fold medializing implant: introducing a novel implant system for external vocal fold medialization. Ann Otol Rhinol Laryngol. 1999;108:79-86.
6. Isshiki N. Phonosurgery theory and practice. Tokyo: Springer-Verlag; 1989. p. 131-9.
7. Frizzarini R, Gebrim EM, Imamura R, Tsuji DH, Moyses RA, Sennes LU. Individually customized implants for laryngoplasty--are they possible? J Voice. 2012;26:619-22.
8. Isshiki N. Deslocamento medial da prega vocal. In: Isshiki N, Tsuji DH, Sennes LU. Tireoplastias. São Paulo: Fundação Otorrinolaringologia. 1999. p. 79-109.
9. Hamre MC, Ekbom DC, Handlogten KS, Weingarten TN, Seelhammer TG. Anesthetic management for medialization laryngoplasty performed under concurrent Dexmedetomidine, Remifentanil, and Propofol infusions. J Voice. 2020;34:134-9.
10. Cotter CS, Avidano MA, Crary MA, Cassisi NJ, Gorham MM. Laryngeal complications after type 1 thyroplasty. Otolaryngol Head Neck Surg. 1995;113:671-3.
11. Isshiki N, Tanabe M, Sawada M. Arytenoid adduction for unilateral vocal cord paralysis. Arch Otolaryngol. 1978;104:555-8.
12. Taira T. Experimental investigation on the arytenoid adduction operation. Pract Otolog (Kyoto). 1986;79:823-34.
13. Maragos NE. Type I thyroplasty: pitfalls of modifying the Isshiki approach. How I do it. J Voice. 1997;11:470-3.
14. Isshiki N. In: Isshiki N. Phonosurgery theory and practice. Tokyo: Springer-Verlag, 1989.
15. Isshiki N, Tsuji DH. Disfonia espasmódica. In: Isshiki N, Tsuji DH, Sennes LU. Tireoplastias. São Paulo: Fundação Otorrinolaringologia, 1999. 191 p.
16. Isshiki N, Tsuji DH, Yamamoto Y, Iizuka Y. Midline lateralization thyroplasty for adductor spasmodic dysphonia. Ann Otol Rhinol Laryngol. 2000;109:187-93.
17. Tsuji DH, Isshiki N, Sennes LU, Sperandio FA, Santos Jr RC, Pinho S. Disfonia espasmódica em adução: Proposta de um tratamento definitivo. Arq Fund Otorrinolaringol. 2000;4:24-7.
18. Isshiki N, Yamamoto I, Fukagai S. Type 2 thyroplasty for spasmodic dysphonia: fixation using a titanium bridge. Acta Otolaryngol. 2004;124:309-12.
19. Sanuki T, Yumoto E. Long-term evaluation of type 2 thyroplasty with titanium bridges for adductor spasmodic dysphonia. Otolaryngol Head Neck Surg. 2017;157:80-4.
20. Isshiki N. In: Isshiki N. Phonosurgery theory and practice. Tokyo: Springer, 1989. p. 131-9.
21. Isshiki N, Tsuji DH. Cirurgia para diminuir o pitch vocal: Relaxamento ântero-posterior. In: Isshiki N, Tsuji DH, Sennes LU. Tireoplastias. São Paulo: Fundação Otorrinolaringologia, 1999. p. 119-26.
22. Geneid A, Rihkanen H, Kinnari TJ. Long-term outcome of endoscopic shortening and stiffening of the vocal folds to raise the pitch. Eur Arch Otorhinolaryngol. 2015;272:3751-6.
23. Chipkin SR, Kim F. Ten Most Important Things to Know About Caring for Transgender Patients. Am J Med. 2017;130:1238-45.
24. Isshiki N, Taira T, Tanabe M. Surgical alteration of the vocal pitch. J Otolaryngol. 1983;12:335-40.
25. Mora E, Cobeta I, Becerra A, Lucio MJ. Comparison of cricothyroid approximation and glottoplasty for surgical voice feminization in male-to-female transsexuals. Laryngoscope. 2018;128:2101-9.

INTERVENÇÕES AMBULATORIAIS PARA LESÕES LARÍNGEAS E INJEÇÃO DE SUBSTÂNCIAS

CAPÍTULO 51

Rui Imamura ▪ André Alcantara Csordas ▪ Clayson Alan dos Santos

IMPORTÂNCIA DO PROCEDIMENTO

Desde o século XIX, os procedimentos laríngeos são realizados no consultório ou área ambulatorial sob anestesia local. Contudo, com o advento de técnicas de anestesia geral mais seguras, modernos sistemas de ventilação, o uso do microscópio e o desenvolvimento de técnicas fonomicrocirúrgicas, os cirurgiões mudaram a preferência para fazer esses procedimentos no centro cirúrgico.[1]

Dados apontam que os resultados da realização de procedimentos ambulatoriais já são comparáveis ao procedimento sob anestesia geral, e as vantagens são diversas. Os pacientes apresentam menos complicações relacionadas com a anestesia, capacidade de retornar ao trabalho quase imediatamente, bem como planejamento cirúrgico mais fácil, redução do tempo cirúrgico, capacidade de avaliar o resultado fonatório do paciente em tempo real e redução de custo operacional.[1]

A realização de procedimentos ambulatoriais pode reduzir o custo hospitalar em até 95% em comparação a procedimentos semelhantes realizados sob anestesia geral.[1] O índice de adesão dos pacientes a um segundo procedimento acordado pode chegar a 93%, demonstrando alta satisfação.[1] Alguns pacientes inaptos para procedimento com anestesia geral, devido a comorbidades, podem ser candidatos procedimentos sob anestesia local.[2]

Existem diversos ajustes a serem feitos para certificar-se da viabilidade de realizar o procedimento ambulatorialmente. Ainda não existe uma padronização nos sistemas de codificação e níveis de reembolso para quem faz atendimento por planos de saúde médicos, a disponibilidade de equipamentos e consumíveis ainda é limitada, questões de segurança e treinamento da equipe médica precisam ser constantemente aprimorados.[1]

CONSIDERAÇÕES SOBRE O PERFIL DE PACIENTES ATENDIDOS

A seleção de pacientes é um passo primordial para garantir um bom resultado com o tratamento. A tolerabilidade do paciente ao procedimento pode ser testada durante a execução dos exames diagnósticos, como a laringoestroboscopia rígida ou a nasofibrolaringoscopia. Traços de personalidade, falta de familiarização ou má experiência prévia com procedimentos sob anestesia local e baixa tolerância ao anestésico local são alguns dos fatores que podem inviabilizar a execução do procedimento.[2]

Além disso, o paciente deve ser muito bem orientado sobre todas as etapas do procedimento. O posicionamento mais usual para os procedimentos é com o paciente sentado, com tronco fletido, pescoço estendido, boca aberta com a língua protraída, sendo segurada pelo médico ou pelo próprio paciente. Pacientes com trismo importante, lesões graves na coluna ou com reflexo nauseoso exacerbado devem ser preteridos.[2]

Hipertensos graves ou mal controlados ou ainda pacientes com risco cardiovascular aumentado devem ser bem avaliados, pois o procedimento pode causar taquicardia em até 40% deles.[1] A monitorização, embora recomendada, raramente é realizada.[2] Anticoagulação ou terapia antiplaquetária parece não aumentar o risco de complicações em procedimentos laríngeos em consultório,[1] contudo, sempre que possível, é indicado suspender previamente essas medicações.

Os riscos de complicações em procedimentos ambulatoriais parecem aumentar com o avanço da idade.[1] Todos os efeitos fisiológicos do procedimento e seus potenciais riscos para complicações devem ser considerados antes de indicar os procedimentos em ambiente de consultório.[2]

INSTRUMENTAL

Equipamentos de Imagem

Para a realização e documentação do procedimento, fazem-se necessários uma câmera conectada a uma tela e um sistema de vídeo que permita a gravação. Pode ser utilizado um computador com placa de captura, sistema de gravação em DVD ou mídia removível como *pendrive* ou HD externo. Atualmente se tem tornado mais frequente o uso de câmeras USB, que se conectam diretamente aos computadores.

A laringe pode ser visualizada e acessada por endoscópio rígido de 70° ou flexível (Fig. 51-1). O rígido fornece uma imagem clara e ampliada quando comparada à maioria dos nasofibroscópios.[3] Estes são mais confortáveis para o paciente e dispensam a tração da língua. Existem nasofibroscópios de alta resolução com chip com câmera na ponta, que permitem a avaliação detalhada com qualidade comparável ao endoscópio rígido.[4] Os equipamentos de imagem precisam ser ligados a uma fonte de luz.

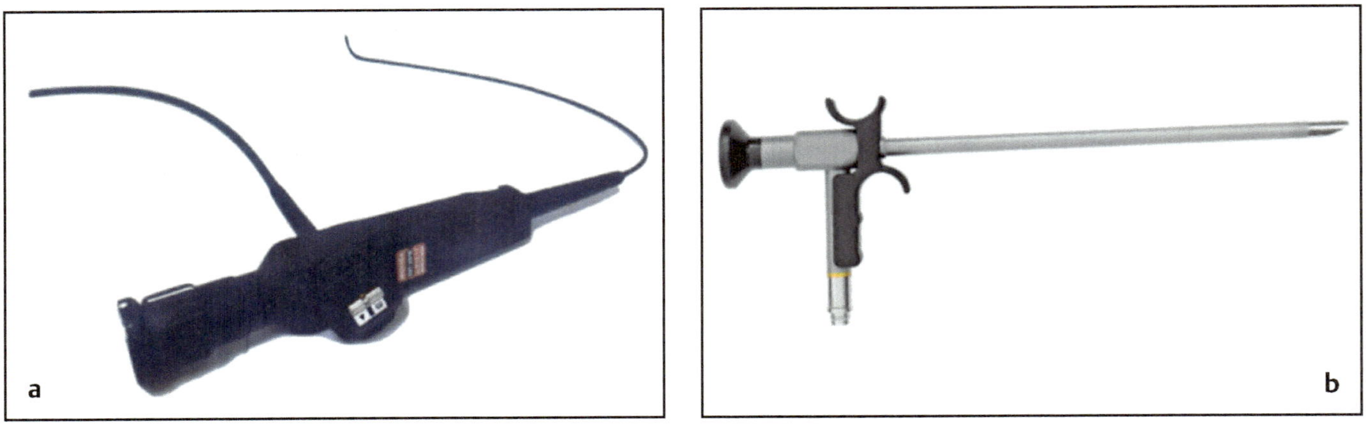

Fig. 51-1. (a) Nasofibrolaringoscópio flexível e (b) laringoscópio rígido de 70°.

Equipamentos para Biópsia

As pinças devem estar esterilizadas e preparadas para uso antes de começar o procedimento. Idealmente se devem ter pinças para laringe com diferentes amplitudes de angulação para permitir o melhor desempenho em diferentes regiões. A precisão do procedimento depende tanto da destreza do médico que o executa, quanto da capacidade de corte da pinça, por isso, pinças bem afiadas são parte importante do processo.

Equipamentos para Injeção

As medicações e materiais para injeção devem estar preparados e aspirados para diminuir o tempo de procedimento e desconforto do paciente. Para injeção na prega vocal, é comumente utilizada a agulha hipodérmica 25 × 0,7 mm (22G), que permite alcançar a laringe na grande maioria dos casos e é rígida o suficiente para que não entorte durante o procedimento. É recomendada a utilização de seringas com volume total pequeno para aumentar a precisão da injeção. A anestesia pode ser feita com seringas de 3 e 5 mL, e a injeção de toxina botulínica na prega vocal, por exemplo, vai requerer seringas de 0,5 ou 1 mL.

PREPARO

Antes do procedimento, deve ser obtido o termo de consentimento livre e esclarecido. O paciente precisa ser instruído previamente e durante a execução de cada etapa do procedimento. A necessidade de colaboração deve ser reiterada, uma vez que o procedimento seja feito com anestesia local e possa gerar alguns desconfortos.

A comunicação honesta com o paciente sobre as dificuldades que podem ocorrer ajuda a alinhar as expectativas e diminuir a ansiedade, sendo parte fundamental do sucesso do procedimento.[5] É importante que o paciente saiba que podem ser necessárias múltiplas tentativas em um mesmo procedimento e até múltiplos procedimentos para atingir o objetivo proposto.

Anestesia

Existem diversas técnicas de anestesia local que podem ser empregadas combinadas ou isoladamente para a realização do procedimento. A escolha dessas técnicas leva em consideração o paciente, o tipo de procedimento e a experiência do profissional que vai executá-lo, visando sempre ao conforto e à maior taxa de sucesso.

Inicialmente, deve ser feita a anestesia tópica nasal, caso seja usado o nasofibroscópio para visualização da laringe ou para realização do procedimento via canal de trabalho do aparelho. Esta anestesia pode ser realizada utilizando-se lidocaína em *spray* a 2% com pelo menos dois jatos em cada narina. O uso de vasoconstritor nasal retrai as estruturas e facilita a passagem do aparelho. É importante lembrar que a anestesia tópica nasal demora alguns minutos para atingir seu pico de efeito, devendo ser feita precocemente, enquanto se prepara o material. Existe, como alternativa ao *spray* nasal de lidocaína, a passagem de algodão embebido em solução de adrenalina e lidocaína nas fossas nasais, geralmente mais eficaz tanto para anestesia, como para vasoconstrição das conchas nasais.

A anestesia da laringe pode ser feita por meio de anestésicos tópicos ou injetáveis. Uma opção para anestesia tópica é a Lidocaína em *spray* a 10% (Fig. 51-2). É usada na parede posterior da orofaringe, palato e base de língua com o auxílio de abaixador de língua. Em geral, os frascos de lidocaína em *spray* são acompanhados de borrifador com haste longa que pode ser curvada em sua ponta para direcionar o jato para a laringe, enquanto é feita a visualização com o nasofibroscópio.

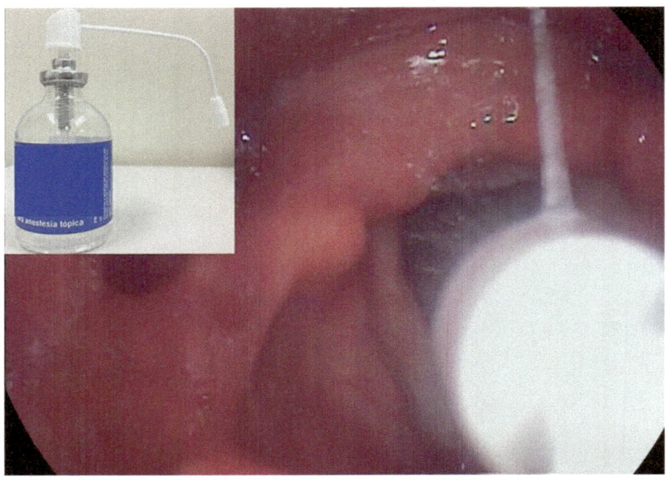

Fig. 51-2. Anestesia da laringe com lidocaína *spray* a 10%.

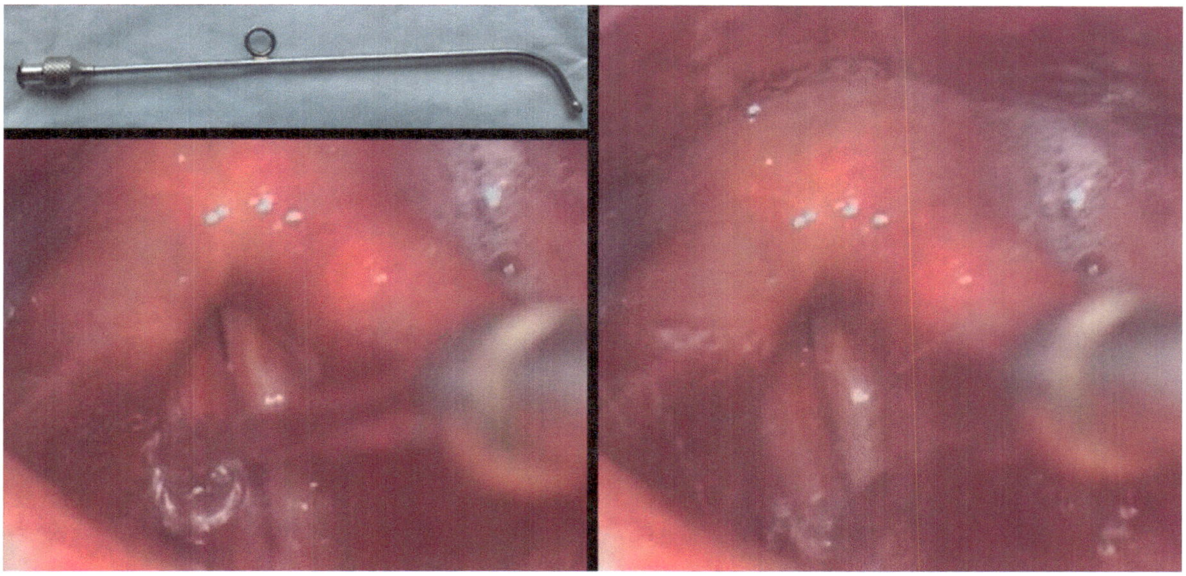

Fig. 51-3. Anestesia da laringe com sonda de Itard.

Outra forma de instilar lidocaína 2% na laringe é gotejá-la (1-2 mL) com uma sonda de Itard (Fig. 51-3) sob visualização com o nasofibroscópio, enquanto o paciente mantém fonação sustentada. Isso vai fazer com que a medicação fique no ádito laríngeo, fazendo o chamado "gargarejo laríngeo".[5,6]

Quando a abordagem for realizada com o nasofibroscópio com canal de trabalho, esta via pode ser utilizada também para a administração de cerca de 2 mL de lidocaína na laringe.

Outra opção é a nebulização com 2 mL de lidocaína a 4% conectado ao inalador de ar comprimido. Normalmente, o procedimento de inalação dura em torno de 5 minutos e promove anestesia adequada, inclusive para traqueoscopia.[5]

De forma um pouco mais invasiva, pode ser injetada Lidocaína 2% diretamente na via aérea via transcutânea pela membrana cricotireóidea ou pela membrana tíreo-hióidea (Fig. 51-4). No primeiro caso, após a identificação da membrana cricotireóidea, é realizada antissepsia local com álcool 70%, e feito um botão anestésico na pele. A agulha é introduzida perpendicularmente à pele, sempre aspirando até que venham bolhas de ar no seu interior, confirmando o posicionamento dentro da via aérea. O paciente é orientado que o procedimento vai provocar tosse, então, é injetado em torno de 2 mL de anestésico rapidamente na via aérea, e retira-se a agulha.[5] O reflexo de tosse irá espalhar a medicação na laringe e traqueia.[5]

Caso a via de anestesia escolhida seja através da membrana tíreo-hióidea, a agulha deve sair na via aérea próxima ao pecíolo da epiglote com o bisel voltado para baixo, permitindo gotejar anestésico com a glote fechada em fonação, provocando o "gargarejo laríngeo" citado anteriormente. Em alguns estudos, a anestesia translaríngea foi a que trouxe maior taxa de satisfação do paciente comparado à nebulização e gotejamento com cânula.[5]

A anestesia da laringe também pode ser locorregional, com infiltração de lidocaína para o bloqueio do nervo laríngeo superior. Este ramo do nervo vago é responsável pela sensibilidade da epiglote, aritenoides e pregas vocais, podendo ser anestesiado no ponto em que transfixa a membrana tireóidea para o interior da laringe.[7]

Para anestesiar o nervo laríngeo superior, devem ser identificados o osso hioide, a cartilagem tireóidea e a região da carótida, sendo realizada antissepsia da região com álcool a 70°.[8] O arcabouço laríngeo é rotacionado para o lado que se deseja anestesiar. A punção é dirigida à parte inferior do corno maior do osso hioide, superior à cartilagem tireóidea e anterior a seu corno superior. É importante manter sempre a aspiração. É possível sentir a resistência da membrana tireóidea ao se penetrar a agulha. Após passar pela membrana, a ponta da agulha estará na prega faringoepiglótica, que contém ramificações do nervo laríngeo superior (ramo interno) e artéria laríngea superior. Uma vez em posição, podem ser injetados 2 a 3 mL de lidocaína a 2%.[8] O bloqueio dura em torno de 20-30 minutos com lidocaína sem vasoconstritor.[8]

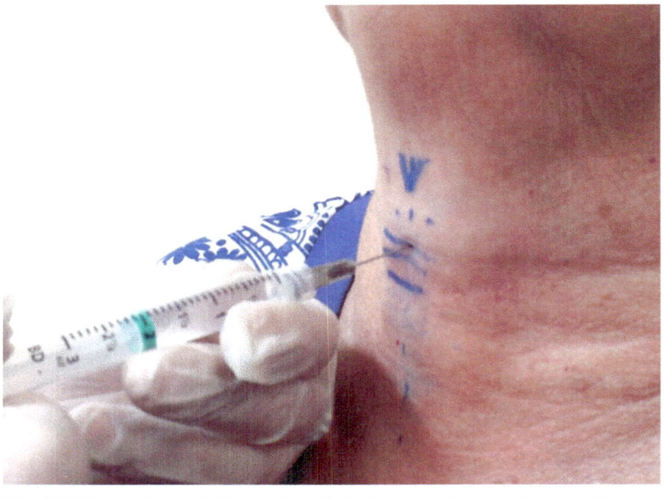

Fig. 51-4. Anestesia da traqueia e da laringe por injeção transcutânea, via cricotireóidea.

PROCEDIMENTOS

Injeções

Diversas doenças laríngeas podem beneficiar-se de aplicações de substâncias de forma tópica ou injetável. Como forma de aplicação tópica, é possível utilizar a via inalatória, instilar a medicação diretamente na laringe ou ainda aplicar substâncias em gel ou creme na laringe. Contudo, a maneira de manter a substância por mais tempo na laringe, e, assim, otimizar sua função, é injetando.

Uma das indicações mais estabelecidas de injeções laríngeas ambulatoriais é para tratamento de disfonia espasmódica com toxina botulínica. Em sua forma mais comum, a disfonia espasmódica em adução, a toxina pode ser injetada em uma ou em ambas as pregas vocais. A quantidade de toxina injetada é variável. Costumamos injetar 5UI de toxina onabotulínica A (Botox®) ou dose análoga de toxina abobotulínica A (Dysport®) em uma das pregas vocais (músculo tireoaritenóideo) e titulamos a dose conforme a evolução do paciente. Se o período de voz soprosa e aspiração for acentuado, diminuímos a dose na aplicação seguinte. Por outro lado, se o efeito for insuficiente e a aplicação correta, podemos aumentar a dose subsequente. Em alguns casos, a toxina pode ser injetada nas bandas vestibulares, quando a compressão supraglótica é evidente.

Pacientes com incompetência do fechamento glótico são candidatos a injeções laríngeas nas pregas vocais. Pacientes com atrofia de prega vocal ou até paralisia podem ser tratados com injeções periódicas de ácido hialurônico, hidroxiapatita de cálcio ou carboximetilcelulose. Idealmente, a substância injetada deve apresentar as seguintes características: boa histocompatibilidade, baixa taxa de rejeição, pouca reação tecidual e, assim, menor resposta inflamatória e alérgica; ser de fácil injeção e longa duração; e apresentar viscoelasticidade adequada para garantir adequada vibração cordal.[9] Durante a injeção, o laringologista deve cuidar para evitar aplicação superficial, no espaço de Reinke, o que pode levar a processo cicatricial com fibrose e comprometimento permanente da voz.

Corticosteroides injetáveis podem ser utilizados tanto para controlar processos inflamatórios, como para reduzir fibrose, para reverter processos cicatriciais exacerbados e para tratamento de granulomas.[10]

Estudos mostram que a injeção de cidofovir pode reduzir a recorrência de lesões papilomatosas na laringe.

Considerando as peculiaridades de cada paciente, pode ser indicada uma via diferente de acesso. As injeções de material em prega vocal podem ser pelas seguintes vias de acesso: transoral, transcutânea via cricotireóidea, transcutânea via tíreo-hióidea, transcutânea via transtireóidea e transnasal via canal de biópsia (Fig. 51-5). Em nosso serviço, utilizamos principalmente os acessos transcutâneos por via cricotireóidea ou tíreo-hióidea.

Transoral

A laringe pode ser acessada com o uso de uma agulha longa e curva introduzida pela cavidade oral. O médico pode usar um telescópio rígido para visualizar ou pode contar com um auxiliar apresentando as estruturas através de um nasofibroscópio flexível. Essa via de injeção apresenta como vantagem a possibilidade de injetar o material em mais de um local da prega vocal em uma única aplicação. Todavia, em geral, o paciente apresenta mais reflexo nauseoso, e a quantidade de material necessária para injeção é maior devido ao comprimento da agulha.

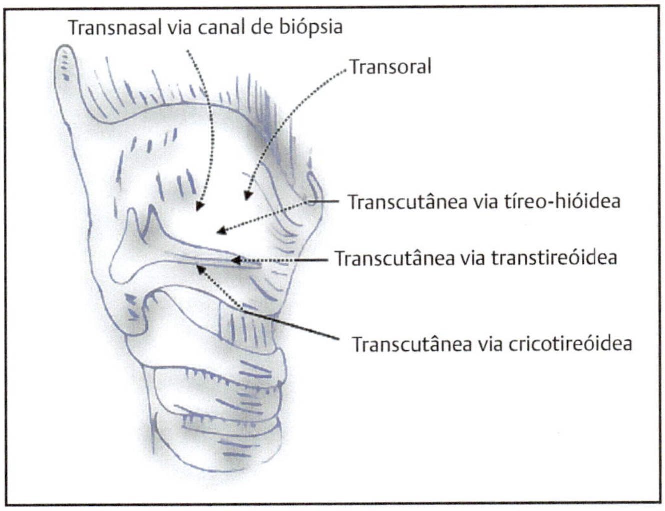

Fig. 51-5. Vias de acesso para injeções de substâncias na laringe.

Transcutânea Via Cricotireóidea

A visualização da glote é geralmente realizada por endoscópio flexível via transnasal. A agulha é inserida na borda inferior da cartilagem tireóidea em ponto paramediano. Após atravessar a membrana cricotireóidea, a agulha é direcionada para cima cerca de 45 a 70°, preferencialmente em posição submucosa. Caso a luz laríngea seja transfixada, a agulha pode ser reposicionada. Quando a agulha atingir a topografia da prega vocal, movimentos de medialização da ponta podem auxiliar na identificação do correto posicionamento (Fig. 51-6).[11]

Essa forma de aplicação permite que a substância seja injetada no espaço de Reinke, em topografia intramuscular ou ainda no espaço paraglótico, próximo à cartilagem tireóidea.[11]

Transcutânea Via Tíreo-Hióidea

A região supraglótica pode ser utilizada para injeção de materiais e medicações. A agulha deve ser inserida pela

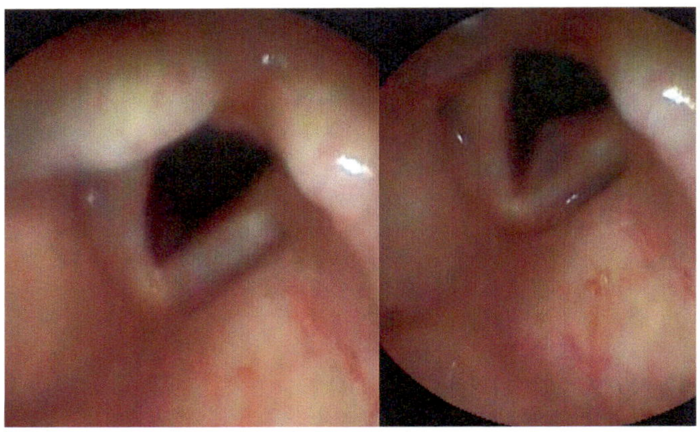

Fig. 51-6. Injeção em prega vocal esquerda transcutânea por via cricotireóidea.

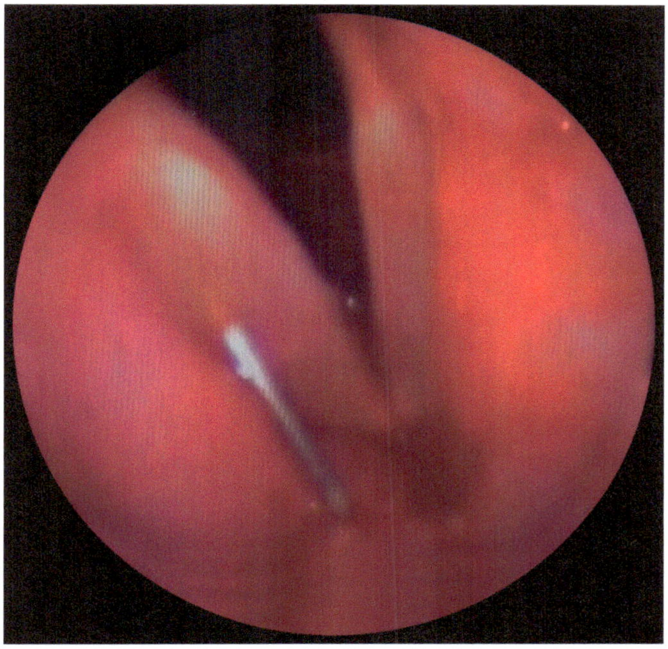

Fig. 51-7. Injeção em prega vocal direita por via tíreo-hióidea.

membrana tíreo-hióidea na linha média, logo acima da incisura da cartilagem tireóidea, penetrando na luz laríngea próxima ao pecíolo da epiglote, sendo então direcionada para baixo e lateralizada para a prega vocal que se deseja alcançar (Fig. 51-7).

Em pacientes com laringes de maior dimensão e/ou pescoços com maior quantidade de tecido adiposo pode-se exigir agulha mais longa para alcançar adequadamente as pregas vocais. Existe tendência de a agulha dirigir-se para a parte posterior da glote. Curvar a agulha em um ou dois pontos pode ser necessário para permitir atingir o terço médio da prega vocal.

Transcutânea Via Transtireóidea

Para injeção transcartilagem, primeiro é necessário estimar a localização da comissura anterior. Para tanto, utiliza-se a distância média entre a incisura e borda inferior da cartilagem tireóidea. A agulha deve ser posicionada 5 mm lateral à linha média e 5 mm abaixo da linha imaginária transversal que passa pela comissura anterior. O cirurgião pode perceber que ultrapassou a cartilagem tireóidea pela redução abrupta da resistência na agulha. A visão da luz laríngea pelo endoscópio transnasal possibilita que a agulha fique em posição submucosa. Esta técnica pode apresentar maior dificuldade em pacientes idosos, com maior grau de calcificação da cartilagem tireóidea, que dificulta sua transfixação e pode ocasionar uma obstrução na ponta da agulha, impedindo a injeção da substância.

Transnasal Via Canal de Biópsia

As injeções laríngeas também podem ser efetuadas por endoscópios flexíveis com canal de trabalho. Aparelhos com canais de até 2 mm de diâmetro permitem que sejam utilizados dispositivos com agulhas flexíveis na ponta para injetar substâncias na laringe.[12]

É possível visualizar o edema do músculo aplicado e o abaulamento da mucosa. É recomendado que a agulha permaneça no ponto de entrada por ao menos 15 segundos para evitar extravasamento do líquido.[12]

A injeção endoscópica permite a aplicação tanto em bandas ventriculares, pregas vocais e no músculo tireoaritenóideo ampliando os sítios de aplicação, em relação à aplicação guiada por eletromiografia, que não permite a monitorização de todas as estruturas da laringe.[12]

Além de maior facilidade no aprendizado, a técnica de aplicação endoscópica permite um maior controle sob o local de aplicação e o volume a ser aplicado em comparação à eletromiografia.[12] Mas exige material específico, muitas vezes indisponível.

Biópsia

O diagnóstico histológico das lesões laríngeas é de grande importância para a definição do tratamento. Atualmente, o padrão-ouro é através de laringoscopia direta com biópsia em centro cirúrgico, porém, esse procedimento necessita de anestesia geral, possui um custo mais elevado e ainda tem um tempo variável do momento da indicação até sua execução, que pode atrasar, por exemplo, um diagnóstico de malignidade.[13]

Nos últimos anos, os avanços de melhora da imagem dos exames endoscópicos laríngeos permitiram otimizar a definição da topografia das lesões, possibilitando também a obtenção ambulatorial de amostras para anatomia patológica de forma mais confiável, mitigando parte dos problemas citados anteriormente com as biópsias em centro cirúrgico.

As amostras obtidas são proporcionais ao tamanho da pinça utilizada. Se o material for retirado muito superficialmente ou em fragmento único, o risco de resultados falso-negativos é maior. Para garantir maior efetividade no diagnóstico, recomenda-se que se façam múltiplas biópsias.[14]

Devido ao bom valor preditivo positivo para malignidade das biópsias realizadas sob anestesia local, essa técnica permite diagnosticar mais cedo e com menos complicações esse tipo de lesão.[13] Contudo, é necessário estar atento que os resultados negativos das biópsias não excluem completamente a possibilidade de câncer, uma vez que a amostra possa não ter sido significativa da área da lesão, devendo os pacientes com resultado negativo ainda ser submetidos à laringoscopia direta com biópsia em centro cirúrgico.

Para biópsias laríngeas no consultório, podem ser utilizadas pinças anguladas do tipo saca-bocado para a obtenção de fragmentos (Fig. 51-8). Essas pinças são introduzidas por via oral após anestesia adequada, enquanto se mantém a visualização da laringe por nasofibrolaringoscopia ou com laringoscópio rígido por via oral.

O nasofibroscópio com canal de trabalho também pode ser utilizado com pinças de biópsia flexíveis específicas (Fig. 51-9).

A mesma técnica utilizada para biópsia de lesões sob anestesia local também pode ser direcionada para o tratamento de pacientes como papiloma laríngeo com lesões mais focais (Fig. 51-10), podendo diminuir a periodicidade necessária para intervenções sob anestesia geral. E ainda podem auxiliar nos cuidados pós-operatórios de alguns pacientes com a remoção de fibrina em comissura anterior (Fig. 51-11), reduzindo risco de estenose e melhorando a qualidade da cicatrização.

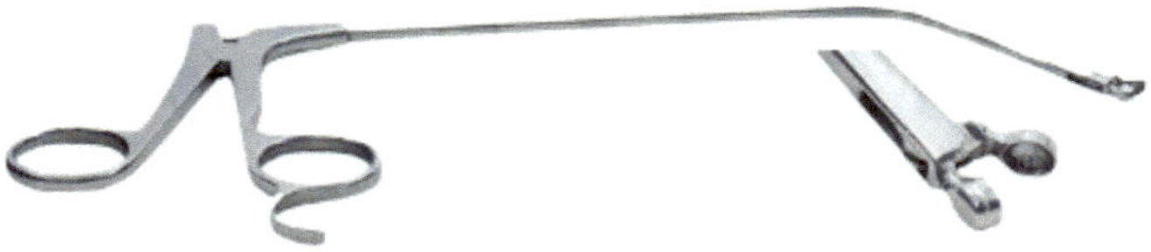

Fig. 51-8. Pinça saca-bocado para biópsia de hipofaringe.

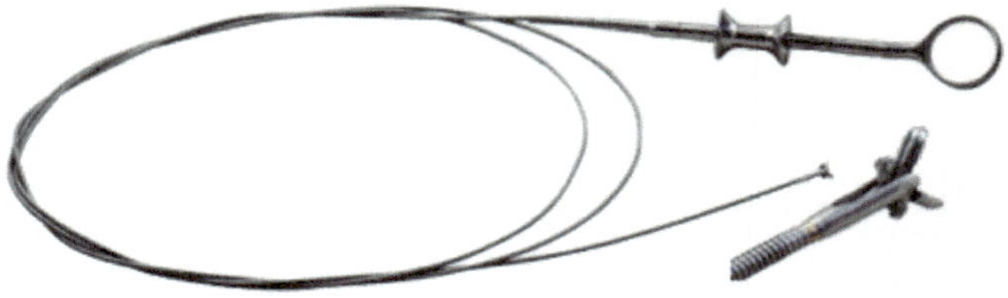

Fig. 51-9. Pinça para biópsia endoscópica.

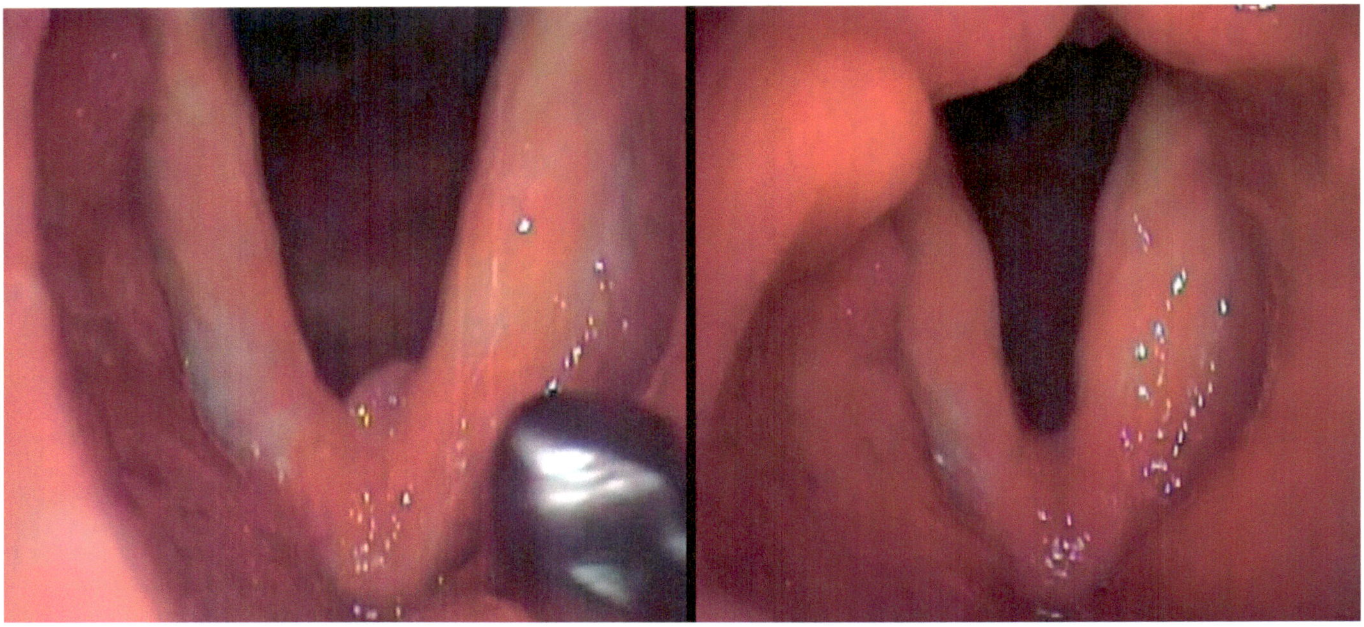

Fig. 51-10. Remoção de papiloma laríngeo.

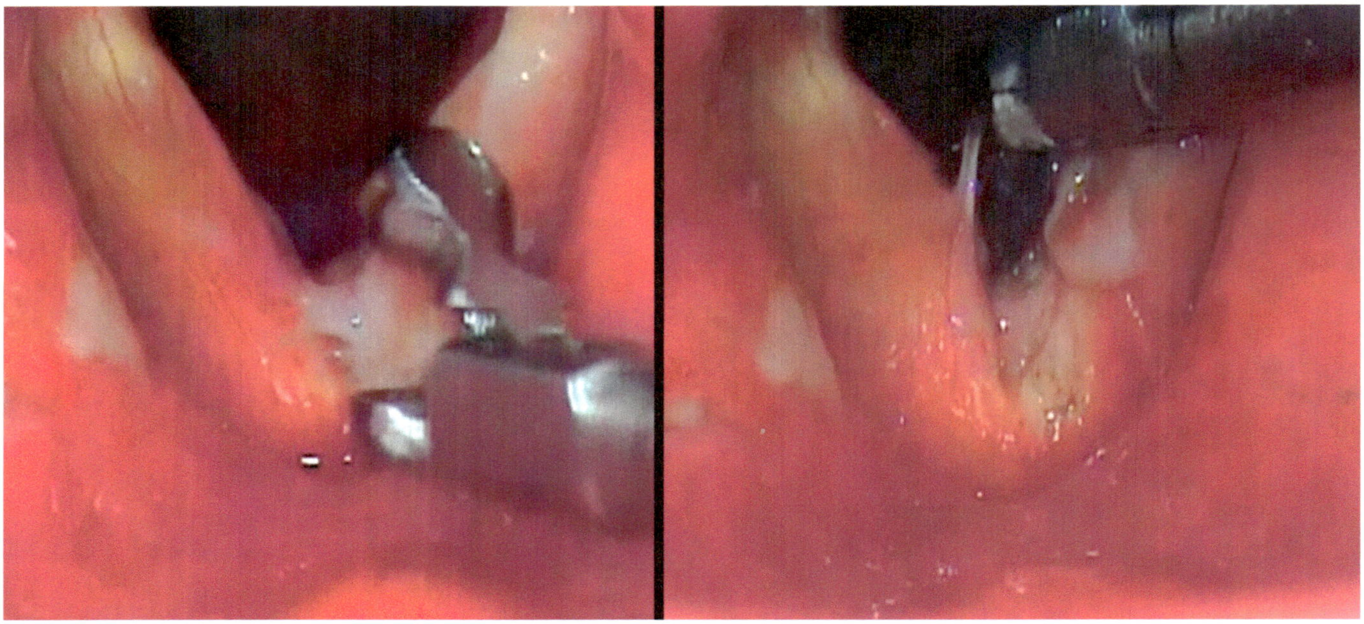

Fig. 51-11. Remoção de fibrina pós-operatória.

Laser

Apesar de ainda não utilizados em nosso meio, os sistemas de *laser* podem ser indicados para tratar doenças laríngeas ambulatorialmente. Devido às suas propriedades fotoangiolíticas, o *laser* possibilita o tratamento, inclusive de lesões de alta vascularização, como telangiectasia de prega vocal, papiloma laríngeo, edema de Reinke, pólipo hemorrágico e granuloma de contato. Doenças adicionais em que foi tentado tratamento com *laser* e foi obtido sucesso variável incluem: *microweb*, sulco vocal, laringite crônica, cisto laríngeo e lesões displásicas e carcinoma espinocelular glótico em estágio inicial.

A realização de procedimentos ambulatoriais com laser angiolítico ou termocoagulativo apresenta taxa de sucesso comparável aos procedimentos com anestesia geral. Entretanto, é importante salientar que o procedimento a *laser* resultará na destruição da lesão, impossibilitando a obtenção de espécime para análise anatomopatológica, se não for realizada uma biópsia antes – ressalva importante nas lesões suspeitas para malignidade.

As tecnologias compatíveis com os procedimentos ambulatoriais incluem sistemas de *laser* com base em fibra óptica, como *laser* de corante pulsado (PDL), *laser* de titanil fosfato de potássio (KTP) pulsado e *laser* TruBlue.[1] Cada *laser* possui um comprimento de onda exclusivo. A energia desses comprimentos de onda é absorvida seletivamente pela oxiemoglobina, permitindo que o *laser* cause preferencialmente a fotoangiólise dos vasos sanguíneos.[1] Atualmente, novos dispositivos de *laser* de CO_2 conduzidos por fibra óptica sugerem potencial uso ambulatorial no futuro. Com comprimento de onda de 10.600 nm, bastante distinto do *laser* fotoangiolítico, é preferencialmente absorvido pela água, permitindo corte à ablação preciso da prega vocal.

Em qualquer ambiente que o *laser* seja utilizado, são necessárias precauções para garantir a segurança do paciente e da equipe. A irradiação do *laser* pode provocar queimaduras de pele e mucosas e lesões oculares. Quando usados para tratar pacientes com papilomatose, recomenda-se que a equipe esteja paramentada com máscara N95 ou N99. O local deve apresentar unidades de sucção de parede central com filtros em linha para evacuar plumas de *laser* mínimas e um sistema de evacuação de fumaça mecânica com um filtro de alta eficiência (HEPA) para gerenciar a geração de grandes quantidades de pluma de *laser*, ao ablacionar tecido infectado com papilomavírus humano.[1]

O paciente e todo o pessoal presente devem usar óculos de proteção adequados. A sinalização a *laser* deve estar presente na porta para evitar a entrada indesejada na sala. Deve-se garantir ventilação adequada no ambiente do consultório ou da clínica.[1]

Para a aplicação com *laser*, utiliza-se um endoscópio flexível com canal de trabalho. A fibra do *laser* é introduzida pelo canal de trabalho e fica a 1 cm da ponta distal para evitar danos ao aparelho. O *laser* pode ser aplicado a distância ou em contato direto com a lesão.

A decisão de usar um *laser* em vez de outro varia de acordo com as características da lesão e o comprimento de onda ideal, bem como a disponibilidade; entretanto, para a maioria das clínicas, é impraticável comprar e manter vários tipos de *laser* para um volume relativamente pequeno de terapias em consultório.[1]

Como complicações dos tratamentos com *laser* angiolítico, temos hemorragia submucosa, atrofia das pregas vocais, cicatriz e hiperemia com edema da região.[1]

COMPLICAÇÕES

Os procedimentos ambulatoriais apresentam algumas desvantagens que devem ser levadas em consideração para indicar-se sua realização. A precisão cirúrgica é menor do que o procedimento realizado sob anestesia geral. Por isso, pacientes com lesões que necessitam de procedimento mais delicado ou ainda aqueles pacientes que são profissionais da voz ou apresentam uma demanda vocal alta devem ter o procedimento sob anestesia geral como primeira opção.[1]

O procedimento com anestesia local implica maior movimentação do paciente e/ou do operador e uma menor capacidade de lidar com as eventuais complicações intraoperatórias de forma adequada.[1] Além disso, podem ser necessários múltiplos procedimentos para atingir o objetivo desejado, resultando em aumento do custo inicial estimado; no entanto, permanece substancialmente inferior ao do mesmo procedimento sob anestesia geral na sala de cirurgia.[1] Pode haver dificuldade técnica para lesões desfavoráveis, que são aquelas abaixo do bordo livre da prega vocal, lesões difusas e lesões volumosas.[1]

CONCLUSÃO

A melhora de técnicas para anestesia local, bem como a introdução de aparatos tecnológicos, possibilitou a retomada de procedimentos ambulatoriais para biópsia e injeção de substâncias na laringe. Essa forma de abordagem apresenta diversos benefícios para o paciente, otimizando diagnóstico e tratamento. É de suma importância selecionar o paciente com perfil adequado para o procedimento e realizá-lo em ambiente seguro e com suporte para possíveis intercorrências.

REFERÊNCIAS BIBLIOGRÁFICAS

1. Hantzakos AG, Khan M. Office laser Laryngology: A paradigm shift. Ear Nose Throat J. 2021;100(1 suppl):59s-62s.
2. Marinone Lares SG, Allen JE. Safety of in-office laryngology procedures. Curr Opin Otolaryngol Head Neck Surg. 2019;27:433-8.
3. Andrea M, Dias O. Newer techniques of laryngeal assessment. In: Cummings' textbook of otolaryngology, Head and neck surgery. Boston: Mosby Year Book, 1998. p. 1967-78.
4. Sulica L. Laryngoscopy, stroboscopy and other tools for the evaluation of voice disorders. Otolaryngol Clin North Am. 2013;46:21-30.
5. Woo P. Office-based laryngeal procedures. Otolaryngol Clin North Am. 2006;39:111-33.
6. Sharma GK, Verma SP. Is nebulized lidocaine adequate topical anesthesia for diagnostic transnasal tracheoscopy? Ann Otol Rhinol Laryngol. 2015;124:545-9.
7. Sulica L, Hembree A, Blitzer A. Swallowing and sensation: Evaluation of deglutition in the anesthetized larynx. Ann Otol Rhinol Laryngol. 2002;111:291-4.
8. Fortis EAF, Manhaes WS. Superior laryngeal nerve block. Alternative technique for upper airway anesthesia. Rev Bras Anest. 1988;38:139-42.
9. Carroll TL, Rosen CA. Trial vocal fold injection. J Voice. 2010;24:494-8.

10. Mortensen M, Woo P. Office steroid injections of the larynx. Laryngoscope. 2006;116:1735-9.
11. Soriano RG, Pei YC, Fang TJ. In-office hyaluronate injection laryngoplasty as palliative treatment for unilateral vocal fold paralysis. ORL J Otorhinolaryngol Relat Spec. 2016;78:187-92.
12. Kaderbay A, Righini CA, Castellanos PF, Atallah I. Office-based endoscopic botulinum toxin injection in laryngeal movement disorders. Eur Ann Otorhinolaryngol Head Neck Dis. 2018;135:205-7.
13. Castillo Farías F, Cobeta I, Souviron R, Barberá R, Mora E, Benito A, et al. In-office cup biopsy and laryngeal cytology versus operating room biopsy for the diagnosis of pharyngolaryngeal tumors: efficacy and cost-effectiveness. Head Neck. 2015;37:1483-7.
14. Herrera J MJ, Urbano M H, Rahal EM. Utilidad de la videonasofibroscopía en el diagnóstico histológico del cáncer de laringe. Rev Otorrinolaringol Cir Cabeza Cuello. 2014;74:134-8.

CAPÍTULO 52

USO DE TOXINA BOTULÍNICA: EFEITOS, USO EM DISTONIAS, DISFAGIA E MIOCLONIAS

Geisa Rufino ■ Camillus Magalhães Carneiro dos Santos ■ Domingos Hiroshi Tsuji

INTRODUÇÃO

A toxina botulínica (TB) é produzida por bactéria anaeróbia, *Clostridium botulinum*, e há oito sorotipos diferentes de TB (A, B, C1, C2, D, E, F, G), dentre os quais apenas o tipo A (Botox® - Allergan, Inc., Irvine, CA) é utilizado em nosso meio. Após a aplicação intramuscular, a toxina promove paralisia flácida da musculatura por inibir liberação de acetilcolina na fenda sináptica.[1,2] Uma vez ligada ao receptor, é internalizada e posteriormente separada em cadeias pesada e leve. Estas se conectam a um grupo de proteínas, conhecidas como SNARE, que são responsáveis por facilitar a fusão e liberação de acetilcolina. Ao realizar esta ligação, a toxina impede a fusão das vesículas de acetilcolina ao axônio terminal e, portanto, tornam-se incapazes de liberar seu conteúdo.[1,3]

O efeito da TB é, sabidamente, temporário. A recuperação neuromuscular ocorre em duas fases distintas: inicialmente, terminais pré-sinápticos acessórios emergem do terminal danificado pela toxina, e, após cerca de 28 dias, o terminal principal inicia sua recuperação, provavelmente através da síntese de novas proteínas SNARE, enquanto os terminais acessórios regridem gradualmente. Após 90 dias, a função do terminal pré-sináptico inicialmente danificado está totalmente restaurada – período em que, clinicamente, se correlaciona com o efeito da toxina.[4]

USO DE TOXINA BOTULÍNICA EM DISTONIAS LARÍNGEAS

Disfonia Espasmódica de Adução (DEA)

Movimentos distônicos são ocasionados por alterações orgânicas em gânglios da base – de causa ainda desconhecida – que geram atividade muscular involuntária, induzidos durante uma ação.[5] A disfonia espasmódica (DE) é considerada uma distonia laríngea focal, que acomete principalmente pacientes de meia-idade, geralmente do sexo feminino, progride de forma gradual e persiste cronicamente.[2,6]

No caso de acometer a musculatura adutora, os sintomas decorrem de contração involuntária da musculatura laríngea durante a fonação e são tarefa-dependentes, ou seja, costumam manifestar-se durante a fala, com voz de características tensa e estrangulada, estando ausentes durante o riso ou emissão cantada. A qualidade vocal geralmente piora em situações de estresse e costuma melhorar um pouco com uso de sedativos, como álcool e benzodiazepínicos. Pode causar grande impacto negativo na qualidade de vida do paciente e levar ao isolamento social.[7]

Apesar de já existir tratamento cirúrgico seguro e efetivo,[8] o tratamento padrão-ouro consiste na aplicação de toxina botulínica no músculo acometido. Os pacientes experimentam uma voz subótima aguardando o efeito terapêutico completo que ocorre em, aproximadamente, 2 semanas - e uma diminuição gradual do efeito terapêutico após aproximadamente 5 a 8 semanas,[9] até seu completo desaparecimento em três a seis meses.[10] Como resultado, os pacientes com DEA requerem injeções repetidas de TB ao longo do tempo para manter a ação terapêutica.[11] Apesar de, temporariamente, provocar redução do tamanho das fibras musculares, injeções repetidas de TB não são capazes de provocar atrofia muscular irreversível.[12]

Durante o período de efeito terapêutico, pacientes apresentam melhora dos escores de qualidade de vida após a aplicação de TB, seja uni ou bilateral em musculatura tireoaritenóidea; no entanto, essas pontuações não atingem níveis normais da população em geral. As injeções de TB ajudam os pacientes a melhorar qualidade de voz e aspectos relacionados com sua vida diária, incluindo produtividade no trabalho, aliviando temporariamente os espasmos e, assim, permitindo uma fonação mais confortável. Entretanto, os pacientes nunca se sentem completamente satisfeitos com a qualidade de sua voz.[13]

Apesar de segura e eficaz, a toxina apresenta efeitos colaterais que são pouco descritos na literatura, como período de voz soprosa que o paciente enfrenta logo após a aplicação, disfagia para líquidos e, ocasionalmente, sintomas semelhantes a um resfriado – dado que a TB pode causar reação sistêmica.[14] A soprosidade vocal é consequência direta do enfraquecimento da musculatura tireoaritenóidea, sendo assim inevitável. Alguns autores não a consideram uma complicação do procedimento. Ainda, a fase de soprosidade vocal é dada como proporcional à fase de efeito terapêutico, ou seja, quanto mais longa a primeira, mais longa será a segunda.[2]

Na tentativa de minimizar tais efeitos, a aplicação de TB deve ser individualizada, quanto à dose, periodicidade e quando à lateralidade. Há portadores de DEA que podem beneficiar-se de aplicações unilaterais, com resultados satisfatórios quanto à qualidade vocal.[2,13] Visto que a disfunção motora em DEA é bilateral e simétrica, o efeito terapêutico atingido após aplicação unilateral de TB sugere que há efeito em sistemas aferentes. Há evidências de que a TB, reversivelmente, modifique a área de representação cortical da musculatura injetada, reorganizando circuitos excitatórios e inibitórios.[15,16]

Após aplicações sequenciais, a resistência adquirida à terapia com TB é um fenômeno conhecido, caracterizado pela falta de efeito benéfico e ausência de atrofia muscular. Presume-se que seja o resultado do desenvolvimento de anticorpos bloqueadores. Embora haja uma série de testes para anticorpos para TB, a presença de anticorpos não se correlaciona consistentemente com a ausência de efeito de TB ou ausência de efeito com a presença de anticorpos. Em muitos casos, os anticorpos podem ser contra proteínas clinicamente inativas associadas, em vez da própria BTX. O desenvolvimento de imunorresistência parece ocorrer com mais frequência em pacientes tratados com grandes doses e nos quais decorrem intervalos mais curtos entre as injeções.[2]

Técnica de Aplicação

A injeção pode ser realizada no próprio consultório, por meio das técnicas de punção percutânea e através da membrana cricotireóidea ou tíreo-hióidea, guiada por fibronasolaringoscopia. Os autores têm realizado preferencialmente a aplicação pela membrana cricotireóidea (Fig. 52-1). Nesta técnica, o paciente fica em posição sentada, e a injeção da toxina é feita sob controle visual endoscópico, que possibilita a visualização do posicionamento da agulha no interior da prega vocal. Inicialmente é realizada anestesia tópica das fossas nasais com solução de lidocaína com vasoconstritor para conferir maior conforto durante introdução do nasofibroscópio. A região orofaríngea é também anestesiada com *spray* de lidocaína a 10% para inibir o reflexo nauseoso durante o procedimento. Aplica-se também lidocaína a 2% na pele do pescoço da região imediatamente anterior à membrana cricotireóidea com agulha fina de insulina. Com uso de agulha hipodérmica, 0,7 × 30 mm, perfura-se a membrana cricotireóidea adentrando a luz da laringe em que 2 a 3 mL do mesmo anestésico são aplicados intraluminalmente para diminuir a possibilidade de tosse durante a aplicação da toxina.

A TB é diluída de tal forma que 0,1 mL da solução contenha 2,5 UI da toxina. Para isto, acrescentam-se 2,0 mL de soro fisiológico a 0,9% no frasco que contém 50 UI da toxina em forma liofilizada. A solução preparada é colocada em uma seringa de insulina acoplada a uma agulha hipodérmica de 0,7 × 30 mm.

Para a aplicação, o médico assistente introduz o endoscópio flexível por uma das fossas nasais até a região laríngea, e o médico responsável pela aplicação, geralmente sentado à frente do paciente, introduz a agulha através da pele e da membrana cricotireóidea em direção à prega vocal, guiado pela imagem no monitor. Desta forma, a posição da agulha no interior da prega vocal pode ser confirmada visualmente para subsequente injeção da toxina. A diluição da toxina com 2,0 mL de SF 0,9% (em vez de 1 mL) tem-se mostrado bastante conveniente pois, em uma aplicação de 5,0 UI da toxina, são necessários 0,2 mL da solução que são suficientes para promover abaulamento facilmente visualizável para confirmar o sucesso da injeção no interior da corda.

Os pacientes geralmente toleram muito bem o procedimento, que não demora mais do que 5 a 10 minutos, já incluindo a etapa da anestesia.

A dose inicial aplicada pode variar, dependendo do serviço que a realiza. Estes autores sugerem iniciar com uma dose relativamente baixa de 5 UI, em uma única prega vocal, ajustando individualmente a dose em aplicações subsequentes, conforme os resultados clínicos observados.

Disfonia Espasmódica de Abdução (DEAB)

Nesta distonia, a motricidade acometida é a abdutora da laringe sendo o músculo cricoaritenóideo posterior (CAP), o único envolvido nesta função. A DEAB é caracterizada por voz de qualidade soprosa por abertura glótica inadequada durante a fala.[17,18]

A aplicação de TB, apesar de padrão-ouro de tratamento, não é tão eficaz nestes casos como é em DEA. Tal condição atribui-se à maior dificuldade em localizar o CAP, bem como

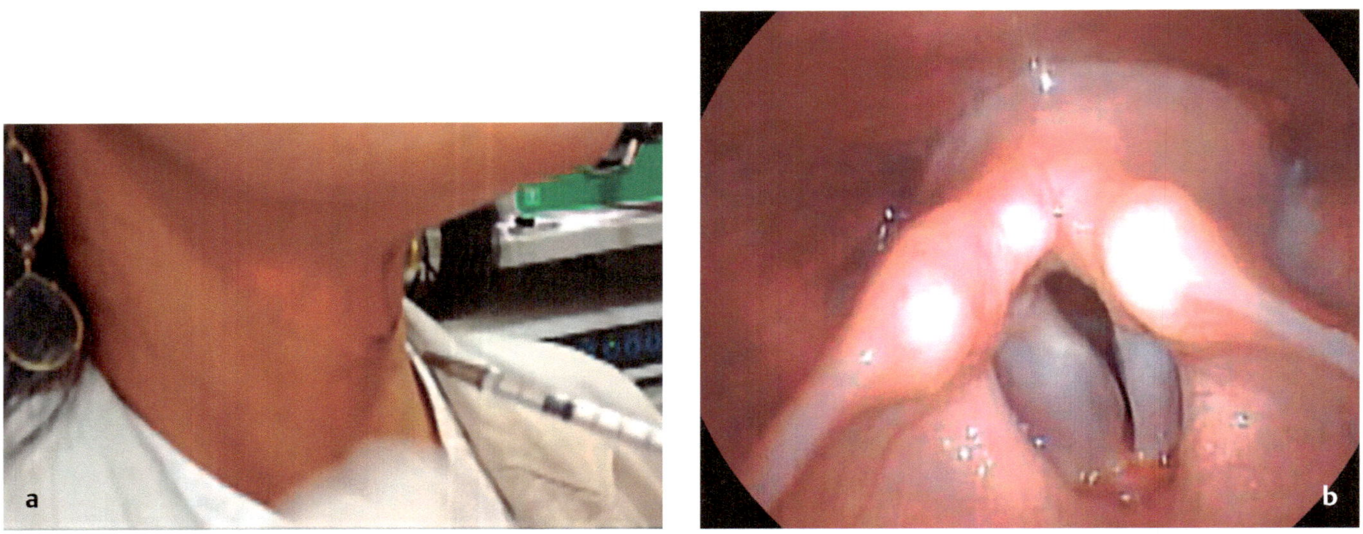

Fig. 52-1. Injeção percutânea de toxina botulínica na prega vocal direita, através da membrana cricotireóidea, monitorizada por videonasolaringoscopia.

à limitação de dose aplicada pelo risco de hipotonia exacerbada e obstrução respiratória.[19]

Há diferentes técnicas descritas para a aplicação de TB em CAP, sendo a via preferencial através da membrana cricotireóidea, em consultório, com o paciente sentado ou deitado. É utilizada eletroneuromiografia para guiar a aplicação, associada ou não à visualização endoscópica para confirmar a posição da agulha-eletrodo, que adentra a infraglote, sempre em direção horizontal, até perfurar a lâmina da cartilagem cricóidea de um dos lados e atingir o músculo CAP, que se encontra em sua superfície posterior (a uma profundidade de 2 a 3 cm). É solicitado ao paciente que realize uma inspiração profunda para ativar o músculo na eletroneuromiografia, e, então, realiza-se a injeção de TB.

Descrevem-se outras abordagens possíveis para a aplicação como retrolaríngea, em que, após deslocar posteriormente a artéria carótida, rotacionam-se a laringe e a traqueia para o lado oposto. A agulha-eletrodo é introduzida através da pele por trás do corno inferior da cartilagem tireóidea até atingir a cartilagem cricóidea. A posição do músculo é confirmada após solicitar uma inspiração ao paciente.[19] Outro método alternativo é a aplicação através da microlaringoscopia de suspensão com o paciente anestesiado e intubado.[18]

Quanto à TB, a literatura é controversa quanto à lateralidade e dosagem das aplicações. No serviço de Otorrinolaringologia HCFMUSP é utilizada a dose de 2,5 UI unilateralmente, porém, há registros na literatura quanto a aplicações em ambos os CAP com até 5 UI de TB por aplicação. A principal complicação do método é dispneia por impossibilidade de abdução das pregas vocais.[17,19]

Disfonia Espasmódica Mista (DEM)

Este é o subtipo mais raro em disfonia espasmódica e, neste caso, ambas as musculaturas, adutora e abdutora, sofrem espasmos. Alguns autores teorizam que todos os casos de disfonia espasmódica são mistos, embora com um tipo predominante, apoiados na observação de sete pacientes (dentre 1.400) que alternaram o padrão de DEA e DEAB ao longo do tempo.[20,21]

As aplicações de TB podem ser realizadas, de preferência unilateralmente, em ambas as musculaturas adutora e abdutora, conforme predominância de sintomas do paciente.

USO DE TOXINA BOTULÍNICA EM DISFAGIA

A disfagia orofaríngea pode ocorrer devido vários fatores, incluindo alterações na mastigação, na propulsão do bolo alimentar, no manejo da saliva, principalmente por sialorreia. A sialorreia é caracterizada pelo aumento do fluxo salivar que ultrapassa a margem da boca, de forma involuntária e passiva, devido a uma inabilidade de manuseio da secreção oral e está relacionada principalmente com transtornos neurológicos, como na esclerose lateral amiotrófica, na doença de Parkinson, na paralisia cerebral infantil.[22,23]

A disfagia é uma condição que afeta 16% a 22% da população em geral,[24] 1% da população infantil e em determinadas condições, como na paralisia cerebral infantil, a disfagia está presente em aproximadamente 85% desses indivíduos.[25,26]

Entre os tratamentos medicamentosos para sialorreia, a aplicação de TB é considerada o padrão-ouro, visto que sua eficácia e efeitos colaterais sejam bem tolerados. Ela atua bloqueando a conexão colinérgica neuroglandular, fazendo com que haja uma redução na secreção salivar.[27]

Geralmente é realizada a aplicação da TB nas glândulas submandibulares e nas parótidas. Em adultos, é administrado um total de 100 UI, sendo dividido em quatro partes iguais, ou seja, 25 UI em cada uma das glândulas. Já em crianças, a dose utilizada de medicação utilizada dependerá do peso do paciente. Crianças com o peso corporal menor de 25 kg, a dose utilizada será de 1 UI/kg de peso em cada uma das quatro glândulas. Já em crianças com o peso corporal maior que 25 kg, a dose será igual a de pacientes adultos, ou seja, um total de 100 UI de TB divididas entre as quatro glândulas salivares. O uso repetido de TB intraglandular pode reduzir o tamanho das glândulas salivares, mas não se sabe se por atrofia ou apoptose das glândulas.[28]

O procedimento de aplicação de TB nas glândulas salivares, quando realizado com auxílio de ultrassonografia, tem maior benefício, pois permite que o profissional executante tenha certeza que a medicação esteja sendo administrada no parênquima glandular,[29] evitando que músculos da mastigação sejam atingidos, o que pode levar a uma piora da disfagia.

Os efeitos secundários com uso da TB são transitórios e, geralmente, de intensidade leve à moderada. Mesmo reduzindo o volume de saliva no paciente submetido à aplicação de TB, a aspiração de saliva com aspirador pode ser de maior dificuldade devido modificação em sua viscosidade. Durante o procedimento, podem ocorrer pequeno sangramento local ou a formação de hematoma subcutâneo e discreto desconforto durante a aplicação de TB.

Pacientes com disfagia devido a distonias cervicais e orais e disfunção do músculo cricofaríngeo também têm benefícios com uso de TB.[30]

USO DE TOXINA BOTULÍNICA EM MIOCLONIAS

As mioclonias são movimentos involuntários caracterizados por abalos musculares rápidos e bruscos, como um choque.[31] Podem manifestar-se de inúmeras maneiras, como em episódios isolados ou repetitivos de variável amplitude e intensidade. Geralmente, são arrítmicas e imprevisíveis, com exceção da mioclonia palatal que pode se apresentar rítmica.[32]

A mioclonia palatal geralmente é atribuída a uma disfunção ou lesão no triângulo de Guillain-Mollaret, que leva à degeneração pseudo-hipertrófica secundária do núcleo olivar inferior, mas existem muitas outras causas, incluindo funcional (psicogênica).[33] Esse tipo de mioclonia ainda pode afetar concomitantemente outros músculos faciais, músculos faringolaríngeos ou a língua.

O tratamento das mioclonias inclui o uso de várias medicações, como o ácido valproico, o clonazepan e o piracetam em altas doses. Mas existem relatos que mostram o benefício do uso de TB no tratamento para mioclonia palatal.

Pacientes com mioclonia palatina essencial podem beneficiar-se com a aplicação de 2,5 ou 5 unidades de TB do tipo A em múltiplos pontos do palato mole, produzindo melhora dos sintomas em 85,7% dos casos.[34]

CONSIDERAÇÕES FINAIS

A utilização de TB em Otorrinolaringologia continua a crescer, visto que múltiplas pesquisas sejam constantemente publicadas nessa temática.

A TB é uma medicação segura e eficaz, porém, precisa ter suas indicações terapêuticas respeitadas. A aplicação feita por profissionais experientes e dentro das técnicas e dosagens seguras elimina riscos e promove melhor qualidade ao tratamento proposto.

REFERÊNCIAS BIBLIOGRÁFICAS

1. Kumar R, Dhaliwal HP, Kukreja RV, Singh BR. The botulinum toxin as a therapeutic agent: Molecular structure and mechanism of action in motor and sensory systems. Sem Neurol. 2016;36:10-9.
2. Blitzer A, Sulica L. Botulinum toxin: basic science and clinical uses in Otolaryngology. 2001;111:218-26.
3. Patil S, Willett O, Thompkins T, Hermann R, Ramanathan S, Cornett EM, et al. Botulinum toxin: pharmacology and therapeutic roles in pain states. Curr Pain Headache Rep. 2016;20:15.
4. de Paiva A, Meunier FA, Molgó J, Aoki KR, Dolly JO. Functional repair of motor endplates after botulinum neurotoxin type A poisoning: biphasic switch of synaptic activity between nerve sprouts and their parent terminals. Proc Natl Acad Sci USA. 1999;96:3200-5.
5. Enver N, Pitman MJ. What is new in laryngeal dystonia: Review of novel findings of pathophysiology and novel treatment options. Curr Otorhinolaryngol Rep. 2020;8:209-15.
6. Hintze JM, Ludlow CL, Bansberg SF, Adler CH, Lott DG. Spasmodic dysphonia: a review. Part 1: pathogenic factors. Otolaryngol Head Neck Surg. 2017;157:551-7.
7. Imamura R, Tsuji DH. Disfonia espasmódica de adução, tremor vocal e disfonia de tensão muscular: é possível fazer o diagnóstico diferencial? Rev Bras Otorrinolaringol. 2006;72:434-34.
8. Tsuji DH. Neurectomia do ramo tireoaritenóideo do nervo laríngeo inferior, via endoscópica, associada à miectomia parcial do músculo tireoaritenóideo com laser de CO_2: estudo experimental em laringes humanas excisadas [tese livre-docência]. São Paulo: Faculdade de Medicina, Universidade de São Paulo; 2002.
9. Mendelsohn AH, Berke GS. Surgery or botulinum toxin for adductor spasmodic dysphonia: a comparative study. Ann Otol Rhinol Laryngol. 2012;121:231-8.
10. Schuering JHC, Heijnen BJ, Sjögren E, Langeveld APM. Adductor spasmodic dysphonia: botulinum toxin a injections or laser thyroarytenoid myoneurectomy? A comparison from the patient perspective. Laryngoscope. 2020;130:741-6.
11. van Esch BF, Wegner I, Stegeman I, Grolman W. Effect of botulinum toxin and surgery among spasmodic dysphonia patients: a systematic review. Otolaryngol Head Neck Surg. 2017;156:238-54.
12. Borodic G, Ferrante R. Effects of repeated botulinum toxin injections on orbicularis oculi muscle. J Clin Neuroophthalmol. 1992;12:121-7.
13. Faham M, Ahmadi A, Silverman E, Harouni GG, Dabirmoghaddam P. Quality of life after botulinum toxin injection in patients with adductor spasmodic dysphonia; a systematic review and meta-analysis. J Voice. 2021;35:271-83.
14. Watts C, Nye C, Whurr R. Botulinum toxin for treating spasmodic dysphonia (laryngeal dystonia): a systematic Cochrane review. Clin Rehabil. 2006 Feb;20(2):112-22.
15. Hok P, Veverka T, Hluštík P, Nevrlý M, Kaňovský P. The central effects of botulinum toxin in dystonia and spasticity. Toxins. 2021;13:155.
16. Rahman E, Hitmi, Alhitmi K, Mosahebi A. Immunogenicity to botulinum toxin type A: a systematic review with meta-analysis across therapeutic indications. Aesthet Surg J. 2022;42:106-20.
17. Shoffel-Havakuk H, Rosow DE, Lava CX, Hapner ER, Johns MM. Common practices in botulinum toxin injection for spasmodic dysphonia treatment: a national survey. Laryngoscope. 2019;129:1650-6.
18. Sachdev A, Costello D, Madge S. Botulinum toxin-B injection into the lacrimal gland and posterior cricoarytenoid muscle for the treatment of epiphora and abductor spasmodic dysphonia secondary to Parkinson's disease. Orbit (London). 2019;38:248-51.
19. Woodson G, Hochstetler H, Murry T. Botulinum toxin therapy for abductor spasmodic dysphonia. J Voice. 2006;20:137-43.
20. Cannito MP, Johnson JP. Spastic dysphonia: a continuum disorder. J Commun Dis. 1981;14:215-33.
21. Mor N, Simonyan K, Blitzer A. Central voice production and pathophysiology of spasmodic dysphonia. Laryngoscope. 2018;128:177-83.
22. Meningaud JP, Pitak-Arnnop P, Chikhani L, Bertrand JC. Drooling of saliva: A review of the etiology and management options. Oral Surg Oral Med Oral Pathol Oral Radio Endod. 2006;101:48-57.
23. Dashtipour K, Bhidayasiri R, Chen JJ, Jabbari B, Lew M, Torres-Russotto D. Rimabotulinumtoxin B in sialorrhea: systematic review of clinical trials. J Clin Mov Disord. 2017;6:9.
24. Rofes L, Arreola V, Almirall J, Cabré M, Campins L, García-Peris P, et al. Diagnosis and management of oropharyngeal dysphagia and its nutritional and respiratory complications in the elderly. Gastroenterol Res Pract. 2011;2011:818979.
25. Bhattacharyya N. The prevalence of pediatric voice and swallowing problems in the United States. Laryngoscope. 2015;125:746-50.
26. Benfer KA, Weir KA, Bell KL, Ware RS, Davies PS, Boyd RN. Oropharyngeal dysphagia and gross motor skills in children with cerebral palsy. Pediatrics. 2013;131:1553-62.
27. Táboas-Pereira MA, Paredes-Mercado C, Alonso-Curcó X, Badosa-Pagès J, Muchart J, Póo P. Tratamiento de la sialorrea en niños con patología neurológica. Rev Neurol. 2015;61:66-70.
28. Cardona I, Saint-Martin C, Daniel SJ. Effect of recurrent onabotulinum toxin A injection into the salivary glands: An ultrasound measurement. Laryngoscope. 2015;125:E328-32.
29. So JI, Song DH, Park JH, Choi E, Yonn JY, Yoo Y, et al. Accuracy of ultrasound-guided and non-ultrasound-guided botulinum toxin injection into cadaver salivary glands. Ann Rehabil Med. 2017;41:51-7.
30. Yi Y, Kim K, Yi Y, Choi Y, Leigh J, Bang M. Botulinum toxin type A injection for cervical dystonia in adults with dyskinetic cerebral palsy. Toxins. 2018;10:203.
31. Espay AJ, Chen R. Myoclonus. Continuum (Minneap Minn). 2013;19:1264-86.
32. Fahn S, Bressman SB. Distonia. In: Rowland LP. Merrit - Tratado de Neurologia. Rio de Janeiro: Guanabara Koogan, 2002. p. 887.
33. Anandan C, Jankovic J. Botulinum toxin in movement disorders: an update. Toxins. 2021;13:42.
34. Sinclair CF, Gurey LE, Blitzer A. Palatal myoclonus: algorithm for management with botulinum toxin based on clinical disease characteristics. Laryngoscope. 2014;124:1164-9.

CAPÍTULO 53

TERAPIA MEDICAMENTOSA EM FARINGOLARINGOLOGIA

Natasha Andrade Braga ▪ Erica Campos

INTRODUÇÃO

Os efeitos dos medicamentos na qualidade vocal e na laringe vêm sendo estudados na literatura mundial há algumas décadas, contudo, poucos trabalhos com análise de parâmetros objetivos, como análise acústica, eletroglotografia, videoestroboscopia e videoquimografia, têm sido realizados neste âmbito. Os trabalhos científicos que abordam este tema caracterizam-se por sua simplicidade na investigação e análise dos resultados, tornando este assunto controvertido e desprovido de dados consistentes.

As manifestações laríngeas advindas do uso de algumas medicações são inicialmente muito discretas, sendo estas dificilmente identificadas como efeitos colaterais. A maioria dos pacientes apresenta-se clinicamente com um quadro de rouquidão. Por outro lado, quando se trata do profissional da voz, como cantores, locutores, radialistas, pequenas alterações vocais, como impossibilidade de atingir algumas notas mais agudas e quebras de passagem, são suficientes para a identificação precoce do problema. Esses pacientes possuem uma autopercepção mais acurada a pequenas variações vocais, facilitando a identificação e diagnóstico precoce das disfonias.

Neste capítulo, realizaremos extensa revisão de literatura confrontada com os conhecimentos anatômicos, fisiológicos, farmacológicos e histopatológicos a respeito deste tema, visando à identificação dos seus efeitos na qualidade vocal e na estrutura da laringe.

PRINCÍPIOS BÁSICOS

Os medicamentos atuam no organismo obedecendo a alguns princípios básicos:

- *Variação biológica:* caracterizada pela diferença genética entre cada indivíduo, presença de estresse, desnutrição, doenças, alterações metabólicas, determinando grande variabilidade na farmacologia das drogas.
- *Dose:* a resposta do medicamento geralmente é proporcional à dose administrada, porém, algumas vezes, pode ocorrer a idiossincrasia, em que pequenas doses geram efeitos colaterais intensos.
- *Efeitos adversos:* todo medicamento apresenta o efeito pelo qual é caracterizado, além dos outros efeitos denominados colaterais ou adversos, que são indesejáveis.
- *Tempo de exposição:* na maioria dos agentes farmacológicos, os efeitos adversos são diretamente proporcionais ao tempo de exposição à droga.

Com a finalidade de proporcionar o maior aproveitamento de um medicamento, deve-se conhecer minuciosamente sua farmacologia, visando identificar o surgimento do efeito colateral.

ESTRUTURAS ANATÔMICAS RELACIONADAS COM OS EFEITOS COLATERAIS

As células caliciformes, presentes em todo o trato respiratório, atuam produzindo o muco, rico em conteúdo polissacáride, e são controladas pelo sistema nervoso autônomo dividido em dois: sistema nervoso simpático, cuja estimulação resulta na liberação de noradrenalina determinando vasoconstrição e diminuição da secreção glandular, e pelo sistema nervoso parassimpático com o neurotransmissor, denominado acetilcolina, cuja liberação resulta em vasodilatação e aumento da secreção glandular.

O muco é a camada de proteção de toda mucosa do trato respiratório. Ele é composto por substâncias protetoras contra as infecções (IgA, lisozima) e conteúdo de matriz rico em polissacarídeos, que lubrificam e reduzem o trauma entre as pregas vocais. Por isso, esta camada diminui o esforço fonatório e reduz a incidência de lesões fonotraumáticas.[1] Diante da diminuição do muco ou o aumento da sua viscosidade, o limiar de pressão fonatória aumenta, assim como o esforço fonatório, resultando em fadiga vocal precoce. As pregas vocais também sofrem diretamente pelo aumento da fricção entre si, resultante do aumento do esforço fonatório, podendo ocasionar afecções orgânicas de longo prazo (pólipos, nódulos), principalmente em pacientes com intensa demanda vocal, como os profissionais de voz.

A contração do músculo vocal pode afetar acentuadamente as propriedades mecânicas das pregas vocais. A sua contração determina a diminuição da tensão. Isto é justificado pelo encurtamento das pregas vocais, resultando na diminuição da tensão da cobertura. Assim, o edema na camada superficial da lâmina própria provoca aumento da rigidez por aumentar a tensão da cobertura e redução da onda mucosa, produzindo maior gasto de energia pela fricção das superfícies de contato. Provavelmente, esta correlação justifica o motivo do aumento do limiar da pressão fonatória quando o muco se encontra espesso, pela maior contração muscular. O ressecamento do trato respiratório ocasiona o aumento da viscosidade do muco, enquanto a desidratação corporal, por atuar em todas as camadas das pregas, provavelmente diminui a propriedade de viscoelasticidade do tecido.[2]

O estado de hidratação é inversamente proporcional ao esforço fonatório, sendo que este último eleva-se de forma acentuada com o aumento do *pitch* (sensação subjetiva de frequência fundamental da voz), pelo fato de a prega vocal estar mais fina e mais rígida pelo seu alongamento.[3] A elasticidade ou amplitude vocal está relacionada com o estado de hidratação, estando diminuída na laringe desidratada. A desidratação aumenta a rigidez, diminui a viscoelasticidade do tecido, dificultando a vibração das pregas vocais, além de promover aumento do *pitch*.[4] Da mesma forma, requer maior força laríngea, maior adução, resultando em fadiga vocal e maior suscetibilidade ao trauma. A qualidade vocal resultante provavelmente será rouca, áspera, *pitch* elevado, parâmetros que poderão ser interpretados com a análise acústica. Os autores comprovaram neste estudo que a hidratação restaurou totalmente a qualidade vocal inicial, demostrando a importância e repercussão da qualidade do muco na qualidade vocal.[5]

FARMACOLOGIA E EFEITOS LARÍNGEOS

Anti-Histamínicos

Clássicos (P. Ex., Diclorfeniramina, Prometazina)

São muito utilizados em quadros alérgicos das vias aéreas. Atuam inibindo a histamina (substância cuja liberação provoca vasodilatação, aumento da permeabilidade vascular, aumento da secreção gástrica, broncoconstrição). Funcionam como anticolinérgicos, provocando a diminuição dos efeitos sialogogos das glândulas salivares e outras glândulas exócrinas, reduzindo o muco do trato respiratório e modificando sua viscosidade.[6] Associados aos simpaticomiméticos, aumentam o ressecamento da prega vocal, predispondo ao fonotrauma e fadiga precoce.

Em razão da penetração pela barreira hematoencefálica, causam sedação e diminuição da propriocepção, prejuízo da *performance* do profissional da voz.

Como já citamos, o ressecamento da prega vocal causa aumento do esforço fonatório. Desta forma, supomos que estes medicamentos causem disfonia pelo maior esforço fonatório, provavelmente, pelo impacto sobre o muco, resultando em maior adução glótica.

Não Clássicos (P. Ex., Terfenadina, Astemizol e Loratadina)

Os novos anti-histamínicos são seletivos para inibição apenas dos receptores H1 (cuja estimulação induz a liberação da histamina), não penetram no sistema nervoso central (SNC), não causando sedação, tendo discreto efeito sobre acetilcolina e, provavelmente, interferindo com menor impacto na voz, porém ainda assim apresentando efeitos significativos sob volume e qualidade do muco presente no trato respiratório.[7]

Simpaticomiméticos

Alfa-Adrenérgicos (P. Ex., Pseudoefedrina, Fenilpropanolamina, Fenilefrina, Nafazolina)

São utilizados em quadros de laringites e faringites por promoverem vasoconstrição, diminuição do fluxo sanguíneo glandular e diminuição da secreção mucosa. Apesar do seu efeito desejado como descongestionantes, podem causar desidratação da prega vocal. O componente aquoso reduz-se mais acentuadamente que o mucoso, levando a uma maior viscosidade do muco e diminuição do batimento ciliar.[8] Isto determina maior pressão e esforço fonatório, demarcando, provavelmente, elevação do *pitch* e de outros parâmetros de análise acústica da qualidade vocal. A amplitude de ação depende do tempo de utilização e fatores associados, como a presença de abuso vocal.

Beta-2-Adrenérgicos (P. Ex., Metaproterenol, Fenoterol, Salbutamol)

São utilizados em laringotraqueítes e bronquites, promovendo o relaxamento da musculatura lisa do trato respiratório com melhora da hiper-reatividade da via aérea, da tosse, além do aumento da capacidade pulmonar. O aumento do fluxo aéreo resulta em elevação da pressão infraglótica,[9] com melhora da eficiência glótica, quando utilizado em pacientes com hiper-reatividade brônquica. Como o uso de broncodilatadores inalatórios, podem causar irritação da mucosa laríngea, devendo ser utilizados com cautela diante do profissional da voz.[10]

Antitussígenos (P. Ex., Ação central: Codeína, Morfina; Ação Periférica: Dextrometorfano, Benzomanato, Dropropizina)

São largamente utilizados para o controle da tosse, todavia, alguns também atuam no SNC ou perifericamente nos receptores da mucosa brônquica. Os derivados da codeína (ação central) apresentam efeito diurético. Geralmente são combinados a um veículo alcóolico que determina vasodilatação com edema e hiperemia das pregas vocais,[11] provavelmente resultando em qualidade vocal rouca e discretamente áspera. Estão também associados à secura das pregas vocais.[12]

Betabloqueadores (P. Ex., Propranolol, Pindolol, Atenolol, Timolol)

Inibem os receptores beta-adrenérgicos, sendo antagonistas da adrenalina. Atuam promovendo diminuição da frequência cardíaca, tensão arterial e da excitabilidade da membrana celular. Em pequenas doses, podem auxiliar nas *performances*, combatendo o nervosismo.[13]

Estudo realizado em pacientes com tremor vocal essencial demonstrou que alguns pacientes apresentam melhora significativa da doença sem efeitos colaterais importantes com uso do propranolol.[14]

O efeito benéfico na qualidade vocal deve estar relacionado com maior estabilidade e harmonia durante a fonação, com redução do tremor e instabilidade vocal, proporcionando maior precisão na oratória e melhor *performance* no canto.

Anti-Inflamatórios Não Esteroides (AINEs) (P. Ex., Ibuprofeno, Diclofenaco, Naproxeno)

Os AINEs são eficazes no tratamento da dor associada à inflamação e à lesão tecidual. São utilizados no alívio da dor nas infecções faringolaríngeas. Entretanto, o uso prolongado ou em doses altas pode predispor a sangramentos.

Corticosteroides (P. Ex., Prednisona, Prednisolona, Hidrocortisona)

Os corticosteroides representam uma classe medicamentosa com grande capacidade de imunomodulação e atuam em três fases da injúria aguda: inflamação, proliferação e maturação. Sob a óptica da Laringologia, sua atuação em três fases é extremamente benéfica.

Sua potente ação anti-inflamatória tem papel relevante nas afecções secundárias ao fonotrauma, assim como nas laringites, podendo ser utilizado por via sistêmica, inalatória ou intralesional.[15] Promove redução do edema, além de evitar a formação de tecido cicatricial indesejado (fibrose), evitando o comprometimento das propriedades reológicas e viscoelásticas das pregas vocais resultantes dessas afecções. A cicatriz na prega vocal pode determinar a diminuição da amplitude de vibração e da onda mucosa, resultando em voz rouca, áspera, rugosa, instável e com pouca potência.[16] A aplicação intralesional é muito utilizada na fonocirurgia, assim como no tratamento coadjuvante da estose subglótica.[17] O corticoide inalatório também é largamente utilizado em Laringologia,[18] todavia, o uso de doses altas e por períodos prolongados podem causar rouquidão, fadiga vocal, candidíase faringolaríngea (Fig. 53-1).[19-24]

São descritos como efeitos adversos de curto prazo: hipertensão arterial, hiperglicemia e mudanças comportamentais que podem aparecer após dias de uso e, em geral, costumam ser dose-dependentes. Efeitos adversos de maior gravidade, como imunossupressão, osteoporose, necrose avascular, são descritos após uso prolongado.

IBPs (Inibidores de Bomba de Prótons)

O refluxo laringofaríngeo ou laringite por refluxo representa uma das mais frequentes manifestações extraesofágicas da doença do refluxo gastroesofágico (DRGE). Seus sintomas mais comuns são: disfonia, pigarro, *globus* faríngeo e tosse crônica.[25]

Seu manejo clínico depende de mudanças comportamentais, de hábitos de vida e dietéticos associados ou não ao uso de inibidor de bomba de prótons (IBP). Esse medicamento pode ser utilizado em adultos e crianças e atua inibindo a bomba de prótons da mucosa gástrica com o objetivo de alcalinizar o seu conteúdo. Em laringologia, habitualmente utilizam-se os IBPs em duas tomadas diárias, melhorando a cobertura do refluxo noturno, associado ou não a drogas pró-cinéticas.[26] A dose e tempo de utilização são com base em sintomas e sinais laríngeos após avaliação complementar utilizando a laringoscopia direta ou a nasofibroscopia, exame bastante utilizado para essa finalidade em crianças.[27]

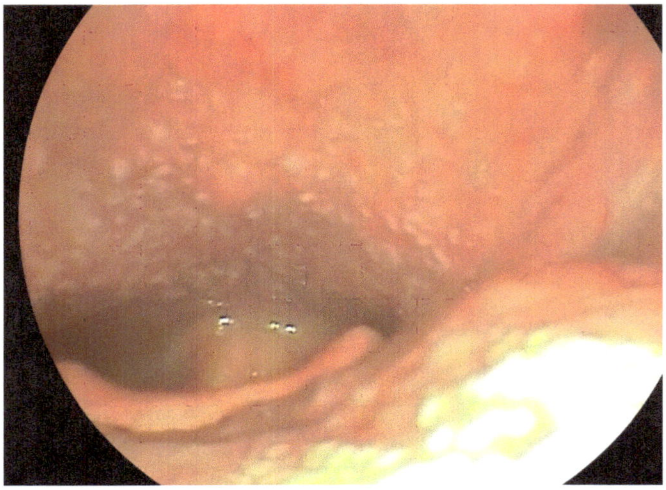

Fig. 53-1. Candidíase laríngea após uso de dose elevada de corticoide inalatório.

Uso de Antivirais e Imunobiológicos em Laringologia

O tratamento da papilomatose laríngea é essencialmente cirúrgico, promovendo resseção das lesões utilizando várias técnicas, como intrumentos a frio, *laser*, microdebridador entre outras, todavia a abordagem da papilomatose respiratória recorrente (PRR), pela sua característica reicidivante, pode requerer tratamentos coadjuvantes, como o Cidofovir e Bevacizumabe, que são alguns dos mais utilizados em Laringologia.

Cidofovir

O Cidofovir (S)-1-(3-Hydroxy-2-Phosphonyimethoxypropyl) Citosina, HPMPC, é um antiviral que tem mostrado ser potente na inibição da replicação de vírus como: herpes-vírus, adenovírus, citomegalovírus e papiloma vírus 14-16. Esta droga foi aprovada pela Food and Drug Adminstration (FDA) para uso na retinite por citomegalovírus em pacientes com síndrome da imunodeficiência adquirida.[28] Em 1995, surgiram os primeiros estudos utilizando o cidofovir em humanos em lesões por HPV na região anal, e seus resultados foram muito positivos. Em 1998, o uso em papilomatose laríngea foi relatado pela primeira vez.[29] Desde então, vários autores têm demonstrado bons resultados com uso desta medicação no tratamento dessa afecção, no entanto, os critérios de inclusão, dose e intervalo entre as aplicações variam de acordo com os protocolos dos serviços que a utilizam como tratamento coadjuvante do tratamento cirúrgico.

Imunomoduladores (Bevacizumabe)

O Bevacizumabe atua por meio do mecanismo de inibição da neoangiogênese, etapa significativa na patogênese da PRR. Seu uso intralesional é demostrado na literatura para lesões supraglóticas e glóticas, porém, a PRR de árvore traqueobrônquica ainda se apresenta como desafio para o uso intralesional da medicação, uma vez que sua reaplicação seja necessária, e os protocolos de dose, intervalo e números de aplicações variam a depender de cada serviço.[30] Estudos já demonstram efetividade e segurança no uso sistêmico do Bevacizumabe, com controle locorregional da doença satisfatório e baixa ocorrência de reações adversas.[31]

REFERÊNCIAS BIBLIOGRÁFICAS

1. Martin FG. Drugs and vocal function. J Voice. 1988;2:338-44.
2. Haji T, Mori K, Omori K, Isshiki N. Experimental studies on the viscoelasticity of the vocal fold. Acta Otolaryngol. 1992;112:151-9.
3. Nasri S, Namazie A, Kreiman J, Sercarz JA, Gerratt BR, Berke GS. A pressure-regulated model of normal and pathologic phonation. Otolaryngol Head Neck Surg. 1994;111:807-15.
4. Verdolini K, Titze I, Fennell A. Dependence of phonatory effort on hydration level. J Speech Hear Res. 1994;37:1001-7.

5. Perlman AL, Titze IR, Cooper DS. Elasticity of canine vocal fold tissue. J Speech Hear Res. 1984;27:212-9.
6. Haft S, Farquhar D, Carey R, Mirza N. Anticholinergic Use Is a Major Risk Factor for Dysphonia. Ann Otol Rhinol Laryngol. 2015;124:797-802.
7. Silva P. Farmacologia. 8. ed. Rio de Janeiro: Guanabara Koogan. 2010.
8. Deitmer T, Scheffler R. The effect of different preparations of nasal decongestants on ciliary beat frequency in vitro. Rhinology. 1993;31:151-3.
9. Hsiao TY, Solomon NP, Luschei ES, Titze IR, Liu K, Fu TC, et al. Effect of subglottic pressure on fundamental frequency of the canine larynx with active muscle tensions. Ann Otol Rhinol Laryngol. 1994;103:817-21.
10. Spiegel JR, Hawkshaw M, Sataloff RT. Dysphonia related to medical therapy. Otolaryngol Clin North Am. 2000;33:771-84.
11. Thompson AR. Pharmacological agents with effects on voice. J Otolaryngol. 1995;16:12-8.
12. Nemr K, Di Carlos Silva A, Rodrigues DA, Zenari MS. Medications and adverse voice effects. J Voice. 2018;32:515. e29-515.e39.
13. Gates GA, Saegert J, Wilson N, Johnson L, Shepherd A, Hearne E. Effect of beta blockade on singing performance. Ann Otol Rhinol Laryngol. 1985;94:570-4.
14. Justicz N, Hapner ER, Josephs JS, Boone BC, Jinnah HA, Johns MM. Comparative effectiveness of propranolol and botulinum for the treatment of essential voice tremor. Laryngoscope. 2016;126:113-7.
15. Ingle JW, Helou LB, Li NY, Hebda PA, Rosen CA, Abbott KV. Role of steroids in acute phonotrauma: A basic science investigation. Laryngoscope. 2014;124:921-7.
16. Rafii B, Sridharan S, Taliercio S, Govil N, Paul B, Garabedian MJ, et al. Glucocorticoids in Laryngology: A review. Laryngoscope. 2014;124:1668-73.
17. Song SA, Franco RA Jr. Serial intralesional steroid injection for subglottic stenosis. Laryngoscope. 2020;130:698-701.
18. Souza AMV, Duprat AC, Costa RC, Pimenta JO, Andrade FFS, Silva FF. Use of inhaled versus oral steroids for acute dysphonia. Braz J Otorhinolaryngol. 2013;79:196-202.
19. Barnes PJ, Pedersen S, Busse WW. Efficacy and safety of inhaled corticosteroids: New developments. Am J Respir Crit Care Med. 1998;157(3 Pt 2):S1-53.
20. Chmielewska M, Akst LM. Dysphonia associated with the use of inhaled corticosteroids. Curr Opin Otolaryngol Head Neck Surg. 2015;23:255-9.
21. Rachelefsky GS, Liao Y, Faruqi R. Impact of inhaled corticosteroid-induced oropharyngeal adverse events: Results from a meta-analysis. Ann Allergy Asthma Immunol. 2007;98:225-38.
22. Rohatagi S, Appajosyula S, Derendorf H, Szefler S, Nave R, Zech K, et al. Risk-benefit value of inhaled glucocorticoids: A Pharmacokinetic/Pharmacodynamic perspective. J Clin Pharmacol. 2004;44:37-47.
23. Williamson IJ, Matusiewicz SP, Brown PH, Greening AP, Crompton GK. Frequency of voice problems and cough in patients using pressurized aerosol inhaled steroid preparations. Eur Respir J. 1995;8:590-2.
24. Campbell IA. Dysphonia caused by inhaled steroids: recognition of a characteristic laryngeal abnormality. Thorax. 1984;39:686.
25. Barrett CM, Patel D, Vaezi MF. Laryngopharyngeal reflux and atypical gastroesophageal reflux disease. Gastrointest Endosc Clin N Am. 2020;30:361-76.
26. Pokharel A, Mayya JP, Upadhyay HP. Comparison of proton pump inhibitor and triple therapy regimen for laryngospharyngeal reflux disease. J Nepal Health Res Counc. 2020;18:513-9.
27. Tsuji DH, Braga NA, Sennes LU, Bohadana SC, Chung S. Comportamento da criança durante videonasofaringolaringoscopia: análise de 105 pacientes. Rev Bras Otorrinolaringol. 2002;68:175-9.
28. Avelino M, Gutzman R, Fujita RR, Pignatari S, Weckx LLM. Estudo do efeito do Cidofovir na papilomatose laríngea recorrente em crianças: relato preliminar. Rev Bras Otorrinolaringol. 2004;70:734-8.
29. Snoeck R, Wellens W, Desloovere C. Treatment of severe laryngeal papillomatosis with intralesional injections of Cidofovir. J Med Virol. 1998;54:219-25.
30. Best SR, Friedman AD, Landau-Zemer T, Barbu AM, Burns JA, Freeman MW, et al. Safety and dosing of bevacizumab (avastin) for the treatment of recurrent respiratory papillomatosis. Ann Otol Rhinol Laryngol. 2012;121:587-93.
31. Best SR, Mohr M, Zur KB. Systemic bevacizumab for recurrent respiratory papillomatosis: A national survey. Laryngoscope. 2017;127:2225-9.

CAPÍTULO 54

ABORDAGEM FONOAUDIOLÓGICA DO PACIENTE DISFÔNICO

Marina Padovani ▪ Débora dos Santos Queija ▪ Lica Arakawa-Sugueno

Um distúrbio vocal é assim caracterizado quando as demandas vocais requeridas pelo falante não são atendidas, seja na comunicação diária, na expressão das emoções seja no uso profissional da voz. A diversidade dos quadros vocais exige do clínico reflexão quanto à melhor opção para a abordagem fonoaudiológica, que pode incluir, de forma combinada, orientação de saúde vocal, reabilitação propriamente dita, com seleção de sequências, técnicas e métodos e psicodinâmica vocal.[1]

A ciência vocal produzida nas últimas décadas aponta para a efetividade do tratamento vocal em situações de abusos vocais, desajustes hipo ou hiperfuncionais musculares, possibilidade de adequada emissão em transtornos psicogênicos, nas compensações ou adequações de alterações físicas da laringe ou decorrentes de tratamentos médicos.[2]

Técnicas vocais e seus efeitos são descritos, desde a década de 1940, como o método mastigatório, de Froeschels. As técnicas utilizadas nas artes e no canto também influenciaram fortemente a seleção de estratégias na reabilitação vocal em seus primórdios, mas observa-se avanço gradativo da experimentação científica de novas estratégias, com melhor nível de evidência científica a partir dos estudos do Método Lee Silverman, em meados da década de 1990.[1]

Pelas diferentes possibilidades etiológicas, os objetivos da fonoterapia vocal podem variar entre melhor produção vocal, ajuste laríngeo mais equilibrado e eficiente, redução ou eliminação de lesões laríngeas, atender demanda específica para uso profissional ou desenvolver uma produção alternativa, após câncer de laringe ou em quadros neurológicos.

As abordagens para a reabilitação vocal foram classificadas, de acordo com orientações filosóficas (higiênica, sintomática, psicogênica, fisiológica e eclética),[3] por apresentarem algum nível de evidência (terapia de voz ressonante, exercícios de função vocal, terapia de voz confidencial, método de acentuação, método Lee Silverman de tratamento vocal, massagem laríngea, técnicas facilitadoras, terapia cognitivo-comportamental, treinamento de movimento e consciência corporal, técnica respiratória de relaxamento do trato vocal) e por similaridades nos objetivos e revisão dos verbetes, métodos, sequências, técnicas e exercício.[4,5] Tais abordagens são agrupadas como métodos corporal dos órgãos fonoarticulatórios; auditivo; de fala; de sons facilitadores; de competência glótica e de ativação vocal. A divisão geral de cada uma das classificações encontra-se no Quadro 54-1.

Dentre as opções filosóficas, a abordagem higiênica inclui a identificação e redução de hábitos nocivos à voz (tabagismo, etilismo etc.), além da incorporação de outros saudáveis (hidratação). Apesar de essenciais na abordagem das disfonias comportamentais, há poucas evidências para uso desta de modo isolado.[6]

A abordagem sintomática modifica diretamente as características vocais desviadas, como, por exemplo, o treino da voz com redução de intensidade ou frequência,[7] com muitas técnicas originadas nas artes vocais ou em funções vegetativas modificadas. Embora o emprego de técnicas específicas não tenha evidências fortes, a utilização de protocolos sintomáticos parece ter potencial benéfico, pois representa a maior parte de uma sessão de terapia vocal.[6]

Quadro 54-1. Classificações das Abordagens do Treinamento Vocal

Abordagens do treinamento vocal		
Filosófica[3]	**Programas coesos e com algum grau de evidência[4]**	**Abordagens do treinamento vocal[5]**
▪ Higiênica ▪ Sintomática ▪ Psicogênica ▪ Fisiológica ▪ Eclética	▪ Terapia de voz ressonante ▪ Exercícios de função vocal ▪ Terapia de voz confidencial ▪ Método de acentuação ▪ Método Lee Silverman de tratamento vocal ▪ Massagem laríngea ▪ Técnicas facilitadoras ▪ Terapia cognitivo-comportamental ▪ Treinamento de movimento e consciência corporal ▪ Técnica respiratória de relaxamento do trato vocal	▪ Método corporal ▪ Método de órgãos fonoarticulatórios ▪ Método auditivo ▪ Método de fala ▪ Método de sons facilitadores ▪ Método de competência glótica ▪ Método de ativação vocal

Dentre inúmeras abordagens sintomáticas, ajustes posturais, técnicas de relaxamento cervicofacial e o uso de recursos de mascaramento auditivo durante treino de fala e *biofeedback* aumentam a percepção e autocontrole fonatório, e reduzem a tensão e a coordenação entre respiração e fonação.[8] Exercícios de trato vocal semiocluído (TVSO) têm impacto no equilíbrio da ressonância vocal. Tubos rígidos e flexíveis, como Lax Vox,[9,10] vêm sendo utilizados para essa finalidade. A semioclusão dos lábios também pode ser utilizada para essa finalidade durante o sopro com som.

O treino de fala cantada reduz a fadiga e aumenta a coordenação e capacidade fonatórias.[11] A terapia de voz confidencial aumenta o fluxo de ar e reduz a tensão e a hiperfunção laríngea.[12] Outra proposta para a redução de tensão é a técnica do bocejo-suspiro, que visa abaixar a laringe que está elevada por tensão.

A terapia vocal fisiológica representa um treinamento para obter-se o reequilíbrio dos subsistemas da respiração, fonação e ressonância, como proposta para vozes hiper ou hipofuncionais. Fazem parte desse tipo de proposta: Método de acentuação;[13] Terapia de treinamento de conversação;[14] Treinamento de Força Muscular Expiratória – EMST;[15] Tratamento de voz Lee Silverman – LSVT;[16] Técnicas de manipulação laríngea;[17] Exercício de treinamento de resistência de fonatória - PhoRTE;[18] Terapia de voz ressonante;[4] Fonação Fluida;[19] Exercícios de função vocal.[20] Os quatro com melhor nível de evidência são: exercícios de função vocal, terapia de ressonância, método de acentuação e massagem laríngea.[1]

As terapias diretas, com técnicas para mudanças vocais para uma produção mais adequada e eficiente, parecem ser mais efetivas e com maior impacto na qualidade de vida que as terapias indiretas.[19]

A abordagem holística caracteriza a tradição terapêutica brasileira na reabilitação vocal, com o uso de abordagens múltiplas de modos organizado e racional. O Programa Integral de Reabilitação Vocal (PIRV) representa uma consolidação da experiência de mais de 20 anos e baseia-se em três pilares:[21] orientação, psicodinâmica e treinamento vocal. A proposta inclui seis sessões iniciais, de dificuldade crescente. A aplicação do PIRV prevê a compreensão da alteração comportamental vocal de forma ampla, com uma proposta segmentada que envolve identificação, conscientização e modificação de hábitos vocais negativos, proposição de técnicas de associação corpo-voz, ajuste glótico e equilíbrio ressonantal. Ainda se inclui a precisão articulatória, com impacto na coordenação pneumofonoarticulatória e na projeção vocal. É uma abordagem holística que entende o distúrbio vocal como multifatorial.

O Centro Nacional para voz e fala americano, em seu guia para Vocologia, apresenta programas coesos, com algum nível de evidência, que brevemente descreveremos a seguir.[22]

A terapia de voz confidencial propõe quatro semanas de redução consciente e constante da intensidade e esforço vocais, com orientação de higiene vocal e destina-se às disfonias com lesão de massa.

Os exercícios de função vocal compõem-se de quatro exercícios com foco de ressonância anterior e baixa intensidade, durante oito semanas. Tem sua aplicação direcionada ao condicionamento vocal, lesões de massa, paralisias e presbifonia.

A terapia de voz ressonante é estruturada com exercícios sequenciais, de sons nasais a frases, com o apoio de pistas táteis e auditivas para direcionar a ressonância à região média da face, por oito semanas. Sua aplicação é direcionada aos casos de lesões de massa e disfonias funcionais.

O método de acentuação, com aplicação para as disfonias em geral, inclui treinamento de respiração diafragmática-abdominal, com vocalizações acentuadas e ritmadas, com adequada coaptação glótica.

O método Lee Silverman de tratamento vocal – LSVT® elege o foco fonatório para a melhora do controle da fonte glótica, favorecendo o aumento do tempo máximo de fonação, a estabilidade na emissão e a expansão da extensão vocal, de forma intensiva, em 16 sessões em 1 mês, requerendo certificação para a aplicação. A consistência na busca por seus resultados culminou em evidências de classe I em sua aplicação na doença de Parkinson, com resultados mantidos por até dois anos.

A massagem laríngea compreende a manipulação laríngea sequencial, associada a vocalizações de vogais e sons nasais associadas, com aplicação para os casos de afonia funcional e disfonia por tensão muscular.

Finalmente, a classificação brasileira, proposta por Behlau, agrupou por princípios comuns e adequou, por meio de revisão conceitual, os verbetes: métodos, sequências, técnicas e exercícios, apresentando sete categorias para a reabilitação vocal, descritas a seguir.[5]

O método corporal inclui oito técnicas que envolvem movimentos corporais, globais ou específicos do próprio aparelho fonador, associados à mudança de postura, que, por ação indireta ou direta sobre o aparelho fonador, buscam a harmonia entre a voz e o corpo.

O método dos órgãos fonoarticulatórios (OFAs) engloba sete técnicas de manipulação destas estruturas, de forma a estimular a associação de movimentos ou funções dos órgãos fonoarticulatórios à produção da voz, com o encadeamento de duas ou mais dinâmicas (fonatória, articulatória e/ou reflexo-vegetativa), associados a emissões de diversos sons facilitadores, reduzindo, assim, tensões específicas do trato vocal e contribuindo com a ressonância oral para maior projeção vocal e clareza articulatória.

O método auditivo oferece suporte para o *feedback* de percepção e modificação da escuta da própria voz e seu consequente monitoramento, por meio de seis técnicas que otimizam o *feedback* acústico articulatório ou que se apresentam como desafio para melhoria de determinadas competências auditivas.

O método de fala baseia-se na modificação da produção da fala, com 8 técnicas distintas, de modo a promover uma melhora global na emissão sem a manipulação de certos parâmetros.

No método de sons facilitadores, deseja-se que uma ou mais das seis técnicas com sons selecionados propiciem uma produção vocal mais equilibrada.

Para o método de competência glótica, o tratamento vocal baseia-se em diversos ajustes musculares laríngeos para favorecer uma coaptação glótica adequada e suficiente. Este método é o que apresenta o maior número de técnicas (16), além de duas sequências.

Por fim, o método de ativação vocal reúne técnicas variadas para disparar a sonorização necessária para uma produção vocal glótica ou compensatória.

Compreende-se que o planejamento terapêutico deve ser pautado na análise da avaliação clínica fonoaudiológica, com a seleção de técnicas/sequências/métodos que atendam aos objetivos da intervenção, uma vez que a mesma técnica pode atender diferentes objetivos.

As abordagens com melhor nível de evidência foram estruturadas em programas fechados para controle de vieses. Observam-se, em geral, programas de 8 a 12/15 sessões a depender da proposta, da alteração e do paciente em questão. Para determinar seus efeitos, é necessário fazer o registro da avaliação multidimensional da voz pré e pós-tratamento, considerando as variáveis associadas à disfonia.[23,24]

Um programa definido aumenta as chances do vínculo terapêutico e da adesão do paciente, por conhecer antecipadamente as etapas do trabalho e os objetivos a serem alcançados.

Esta premissa também norteou a proposta da Terapia Breve Intensiva (TBI), ou *boot camp* em voz.[25] Tal prática consiste em um tratamento de curto prazo, com sessões com abordagens terapêuticas simultâneas, prática rigorosa, sobrecarga, aprendizado de novos comportamentos vocais e maior transferência das habilidades aprendidas. É possível ter sessões diárias de TBI totalizando de três a sete horas por dia, com técnicas vocais e terapeutas variados, com frequência de uma a quatro vezes por semana, podendo durar de três a quatro semanas o tempo total de tratamento.

A intervenção fonoaudiológica nas disfonias também pode ser orientada pela classificação etiológica, diferenciando transtornos com e sem participação do comportamento vocal para direcionamento específico na seleção de estratégias e prognóstico.

Diante disso, nas disfonias comportamentais sem lesão, seja pelo uso incorreto da voz, inadaptações vocais (anatômicas ou funcionais) ou alterações psicogênicas, sugere-se a seleção de técnicas que favoreçam uma emissão equilibrada (técnicas do método corporal e de sons facilitadores) para as condições primárias e de técnicas mais específicas nas disfonias secundárias por inadaptações vocais, geralmente as do método de competência glótica. Já as alterações psicogênicas podem requerer os procedimentos do método de ativação vocal para garantir o retorno da emissão habitual ou ainda algumas estratégias do método auditivo, como a técnica de mascaramento ou de monitoramento auditivo retardado. O prognóstico nessa categoria de disfonias é bom, embora alguns indivíduos sempre permaneçam com leves desvios vocais, como em alguns quadros de alterações estruturais mínimas.

As disfonias comportamentais com lesão são representadas por lesões de laringe, em que o comportamento vocal tem maior ou menor envolvimento na gênese da alteração, incluindo nódulos vocais, pólipos, edema de Reinke, úlcera de contato, granulomas e leucoplasias, apresentadas em ordem decrescente de importância da participação do comportamento vocal. Tal categoria exige sintonia com o médico otorrinolaringologista e pode requerer intervenção fonoaudiológica exclusiva (podendo-se até eliminar a necessidade de cirurgia) ou intervenção no pré e pós-operatório.

Algumas dessas lesões apresentadas, como os nódulos e o edema de Reinke, geralmente apresentam comprometimento da musculatura do aparelho fonador e da cintura escapular, com tensão à fonação. Isso exige a utilização de técnicas, como as do método corporal ou dos órgãos fonoarticulatórios, associadas a outras específicas para ação laríngea propriamente dita. Outras lesões, como o granuloma, podem ter a indicação de técnicas específicas, como a sequência de arrancamento do método de competência glótica.

São consideradas disfonias orgânicas os transtornos vocais fisiológicos que resultam em modificações nos mecanismos respiratórios, laríngeos ou do trato vocal, como papiloma, atrofia muscular por sarcopenia, inflamação da laringe devido artrite do cricoaritenóideo ou cricotireóideo, refluxo faringolaríngeo, trauma interno (p. ex., intubação, cirurgia de ressecção) ou externo (p. ex., automobilístico, feridas por arma branca ou de fogo, cirurgia de acesso cervical) e exposição química (p. ex., ingestão de soda cáustica).

Incluem-se também os transtornos vocais de etiologia neurogênica por dano à inervação laríngea (sistema nervoso central ou periférico) que afetam a dinâmica do mecanismo vocal como as paresias/paralisias de prega vocal. As condições que causam esse tipo de disfonia são de diagnóstico médico, mas o comportamento e qualidade vocal fazem parte da *expertise* fonoaudiológica.[26]

A intervenção pode ocorrer na fase aguda de manifestação dos sintomas ou ainda no período tardio, associados às alterações fonatórias aos sistemas respiratório e deglutitório. A identificação da etiologia e dos mecanismos causais e compensatórios associados ao quadro vocal auxilia o planejamento do tratamento.

A terapia vocal pode ser a primeira opção de escolha de tratamento em muitos casos, seja como prova terapêutica seja para orientação e pré-habilitação no pré-cirúrgico e/ou pré-intervenção médica, ainda a partir do pós-cirúrgico imediato ao tardio. Algumas evidências apontam para melhores resultados no pós-cirúrgico de lesões benignas de laringe nos pacientes submetidos à intervenção pré-cirúrgica.[27]

A abordagem fonoaudiológica no portador de disfonia orgânica deve ser pautada não só na classificação do tipo de disfonia, mas também no perfil do paciente e nos mecanismos fisiopatológicos que levaram à alteração orgânica, nos achados laringológicos, no impacto na produção vocal e nos aspectos relacionados com a qualidade de vida dos pontos de vista ocupacional, físico e emocional. A compreensão deste cenário auxilia o profissional a dimensionar os limites de sua atuação em quadros complexos e elencar os parâmetros mais importantes a serem trabalhados na sua terapia. A análise e discussão interdisciplinar promovem melhor investigação, esclarecimento, diagnóstico, conduta e escolha do programa mais adequado para o indivíduo, quando possível.

O Clinical Practice Guideline: Hoarseness recomenda o exame laringológico antes do início da terapia vocal. Além de fornecer a avaliação visual e funcional da laringe, a avaliação evita o atraso no diagnóstico de lesões não tratáveis por meio da terapia vocal. Por outro lado, também possibilita otimizar a fonoterapia de forma mais focada e objetiva.[26]

A abordagem na disfonia orgânica envolve ações chamadas de *indiretas* ou *diretas*. A educação do paciente é uma abordagem indireta extremamente importante.[28] As primeiras orientações devem fornecer informações básicas da fisiologia da fonação, isso melhora a autoconsciência e auxilia na compreensão das ações de compensações inadequadas e o estabelecimento de práticas de higiene vocal, com mudanças comportamentais de proteção, para não piorar a condição atual e promover uma recuperação mais rápida possível. Os ajustes serão realizados de acordo com idade e demanda vocal para atividades de vida diária, social e profissional.

Na abordagem direta, o plano terapêutico envolverá o equilíbrio dos subsistemas de respiração, fonte vocal e trato vocal (terapia vocal fisiológica) ou pode ter como foco principal os sintomas vocais (terapia vocal sintomática). A doença orgânica de base dependerá de uma ação multidisciplinar, em alguns casos com seguimento frequente de exames laringológicos ou uso de medicamentos associados.[3,29]

A necessidade de agregar recursos trouxe alguns dispositivos usados na fisioterapia para a terapia vocal tradicional, como eletroestimulação. A neuroestimulação elétrica transcutânea (TENS) pode oferecer melhora na qualidade vocal e sintomas laríngeos de acordo com o protocolo aplicado. Dentre os resultados indicados estão a redução da intensidade da dor, o conforto durante a fonação e melhor fechamento glótico. Os resultados são positivos associados ou não ao exercício vocal.[30,31]

Em alguns casos, o dano estrutural é irreversível, e há retirada parcial das estruturas envolvidas na fonte sonora. A aquisição de novas habilidades e estratégias de comunicação é necessária, e podem ser utilizados recursos (dispositivos) para viabilizar essa possibilidade. O treinamento de força muscular inspiratória e expiratória associado ao exercício vocal também pode oferecer melhores resultados, seja com recrutamento de estruturas supraglóticas seja remanescentes.[32]

Entretanto, na vigência de persistência de limitação vocal, a discussão com a equipe merece atenção para que a intervenção médica e/ou cirúrgica possa ser considerada com o objetivo de proporcionar melhores possibilidades vocais e mais consistentes para alcançar uma comunicação oral mais eficiente e sem esforço.

Além de considerar os aspectos comportamentais e orgânicos relacionados com a abordagem fonoaudiológica nas disfonias, é importante ampliar a análise com foco na demanda do paciente em relação ao processo terapêutico e à adesão à terapia. Esse aspecto é multifatorial e pode sinalizar o quanto o sujeito está envolvido e engajado. Identificar essa condição pode favorecer a tomada de decisão, a conduta e o planejamento da terapia.

REFERÊNCIAS BIBLIOGRÁFICAS

1. Behlau M, Gama ACC, Cielo C. Técnicas vocais. In: Marchesan IQ, Justino H, Tomé MC. Tratado de especialidades em fonoaudiologia/organização. São Paulo: Guanabara Koogan. 2014. p. 127-52.
2. Ramig L, Verdolini K. Treatment efficacy: Voice disorders. J Speech Lang Hear Res. 1998;41:S101-S16.
3. Stemple JC. Holistic voice therapies. *In:* Voice therapy: Clinical studies. 2nd ed. San Diego: Singular. 2000.
4. Verdolini K. Resonant voice therapy. The National Center for Voice and Speech. 1998.
5. Behlau M. Proposta de classificação das abordagens de terapia de voz: métodos, sequências, técnicas e exercícios. Fono Atual. 2002;5:8-11.
6. Gartner-Schmidt J, Roth DF, Zullo TG, Rosen CA. Quantifying component parts of indirect and direct voice therapy related to different voice disorders. J Voice. 2007;27:210-16.
7. Boone DR, McFarlane SC, Von Berg SL, Zraick RI. The voice and voice therapy. Allyn & Bacon. 2010.
8. Brumm H, Zollinger SA. The evolution of the Lombard effect: 100 years of psychoacoustic. Res Behav. 2011;148:1173-98.
9. Titze IR. Voice training and therapy with a semi-occluded vocal tract: rationale and scientific underpinnings. J Speech Lang Hear Res. 2006;49:448-59.
10. Denizoglu I, Sihvo M. Lax Vox voice therapy technique. Curr Practice Otorhinolaryngol. 2010;6:285-95.
11. McCabe DJ, Titze IR. Chant therapy for treating vocal fatigue among public school teachers: a preliminary study. American J Speech Lange Pathol. 2002;11:356-69.
12. Casper J. Confidential voice. In: Stemple JC (Ed.). Voice therapy: Clinical studies. San Diego: singular, 2000. p.128-39.
13. Kotby MN, Shiromoto O, Hirano M. The accent method of voice therapy: effect of accentuations on FO, SPL, and airflow. J Voice. 1993;7:319-25.
14. Gartner-Schmidt J, Gherson S, Hapner ER, Muckala J, Roth D, Schneider S, et al. The development of conversation training therapy: A concept paper. J Voice. 2016;30:563-73.
15. Pitts T, Bolser D, Rosenbek J, Troche M, Okun MS, Sapienza C. Impact of expiratory muscle strength training on voluntary cough and swallow function in Parkinson disease. Chest. 2009;135:1301-8.
16. Ramig LO, Bonitati C, Lemke J, Horii Y. Voice treatment for patients with Parkinson disease: Development of an approach and preliminary efficacy data. J Med Speech-Lang Pathol. 1994;2:191-209.
17. Roy N, Bless DM, Heisey D, Ford CN. Manual circumlaryngeal therapy for functional dysphonia: An evaluation of short- and long-term treatment outcomes. J Voice; 1997;11:321-31.
18. Ziegler A, Hapner ER. Phonation Resistance Training Exercise (PhoRTE) therapy. In: Behrman A, Haskell J, editors. Exercises for voice therapy. v. 2, Plural; 2013.
19. Gartner-Schmidt, J. Flow phonation. In: Stemple J, Fry LT (Eds.). Voice therapy: Clinical case studies. 3rd ed. Plural. 2010.
20. Stemple JC. Clinical voice pathology: Theory and management. Merrill CE. 1984.
21. Behlau M, Pontes P, Vieira VP, Yamasaki R, Madazio G. CoDAS. 2013;25:492-6.
22. Verdolini-Abbott, K. Guide to Vocology. National Center for Voice and Speech. 1998. p. 27-55.
23. Speyer R. Effects of voice therapy: A systematic review. J Voice. 2008;22:565-80.
24. Guzman M, Bertucci T, Pacheco C, Leiva F, Quintana F, Ansaldi R, et al. Effectiveness of a physiologic voice therapy program based on different semi occluded vocal tract exercises in subjects with behavioral dysphonia: a randomized controlled trial. J Commun Disord. 2020;87:106023.
25. Patel RR, Awan SN, Barkmeier-Kraemer J, Courey M, Deliyski D, Eadie T, et al. Recommended protocols for instrumental assessment of voice: American Speech-Language-Hearing Association Expert Panel to Develop a Protocol for Instrumental Assessment of Vocal Function. Am J Speech-Language Pathol. 2018;27:887-905.
26. Stachler RJ, Francis DO, Schwartz SR, Damask CC, Digoy GP, Krouse HJ, et al. Clinical Practice Guideline: Hoarseness (Dysphonia) (Update). Otolaryngol Head Neck Surg. 2018;158(1_suppl):S1-S42.
27. White AC, Awad R, Carding P. Pre and post-operative voice therapy intervention for benign vocal fold lesions: A systematic review. J Voice. 2021;S0892-1997(21)00191-0.

28. Van Stan JH, Roy N, Awan S, Stemple J, Hillman RE. A taxonomy of voice therapy. Am J Speech Lang Pathol. 2015;24:101-25.
29. Colton, RH, Casper J K, Leonard R. Understanding voice problems: a physiological perspective for diagnosis and treatment. 4th ed. Lippincott Williams & Wilkins. 2011.
30. Almeida ANS, Cunha DAD, Ferreira SLS, Guimarães BTL, Balata PMM, Silva HJD. Effect of Electrical stimulation on the treatment of dysphonia: A systematic review. J Voice. 2020;S0892-1997(20)30289-7.
31. Stangherlin DA, Lemos IO, Bello JZ, Casol M. Transcutaneous Electrical Stimulation in Dysphonic Patients: A Systemtic Review. J Voice. 2021;35:876-85.
32. Desjardins M, Bonilha HS. The impact of respiratory exercises on voice outcomes: A systematic review of the literature. J Voice. 2020;34:648.e1-648.e39.

BIBLIOGRAFIA

https://www.asha.org/practice-portal/clinical-topics/voice-disorders/#collapse_6 . Visitado em 13/05/2022.

TRATAMENTO CLÍNICO DO PACIENTE DISFÁGICO

CAPÍTULO 55

Patrícia Paula Santoro ▪ Luciana Fernandes Costa ▪ Rui Imamura

INTRODUÇÃO

Disfagia orofaríngea é a alteração do transporte do bolo alimentar da boca ao esôfago. A disfagia provoca o desequilíbrio da deglutição, podendo levar a desnutrição, desidratação e complicações pulmonares, como a pneumonia aspirativa.[1]

Os distúrbios da deglutição (disfagia) foram reconhecidos pela OMS como uma deficiência associada a aumento da morbidade, mortalidade e custos de atendimento. Nas últimas duas décadas, o estudo da disfagia orofaríngea tem sido abordado por diversas disciplinas, com considerável progresso no entendimento de sua fisiopatologia.[2]

O paciente disfágico pode apresentar as seguintes alterações fisiopatológicas, isoladas ou conjuntamente: 1. incapacidade de progressão do bolo/saliva (obstrução mecânica ou alterações neurofisiológicas); 2. percurso anômalo do bolo para a nasofaringe (incompetência/insuficiência velofaríngea); 3. aspiração (alterações laríngea, neurofisiológicas ou respiratórias).[3]

Embora a disfagia orofaríngea possa causar graves complicações, muitas vezes não é detectada, explorada e tratada adequadamente. Sobretudo em idosos, não é incomum que suas consequências, ou seja, aspiração, desidratação e desnutrição não sejam regularmente atribuídas à disfagia.[1]

A identificação precoce e o manejo da disfagia orofaríngea devem considerar fatores como: risco de pneumonia, desnutrição e mortalidade. O gerenciamento abrangente do paciente disfágico por abordagem multidisciplinar, evolvendo otorrinolaringologistas, fonoaudiólogos, nutricionistas, fisiatras, radiologistas, terapeutas ocupacionais, enfermeiros, entre outros, pode levar a melhores resultados de saúde.[4]

Infelizmente, a evidência de eficácia de diversos tratamentos para disfagia orofaríngea ainda é fraca. Uma revisão sistemática atual sobre a eficácia de tratamento intraoral (exercícios motores e estimulação sensorial) não conseguiu demonstrar a eficácia destes tratamentos em pacientes com disfagia neurogênica. As terapêuticas testadas incluíram exercícios de resistência labial facilitados por dispositivo e exercícios de língua e a estimulação sensorial (estimulação térmica-tátil, termoquímica e elétrica). A revisão incluiu apenas 285 pacientes de 8 ensaios clínicos, não observando benefício destas terapias, e concluiu que são necessários ensaios clínicos multicêntricos de maior escala para definir o real papel de diversas terapêuticas atualmente empregadas para o tratamento da disfagia.[5]

CONDUTAS GERAIS

A maioria dos pacientes disfágicos beneficia-se de condutas conservadoras, como: modificação dietética, técnicas compensatórias de reabilitação e vias alternativas de alimentação (sonda nasoenteral, gastrostomia, jejunostomia). O objetivo é garantir boa condição nutricional e de hidratação e evitar pneumonias aspirativas. Preconiza-se uma abordagem criteriosa, multidisciplinar e escalonada, sendo que o procedimento cirúrgico (discutido em outro capítulo) deve ser considerado somente após falha das opções anteriores. A doença de base e afecções associadas devem ser controladas sempre que possível, buscando manter o melhor estado clínico e cognitivo do paciente. Além de equipe multidisciplinar especializada, a participação dos cuidadores e familiares é fundamental no tratamento e acompanhamento dos pacientes.[1]

Tratamento Clínico

As medidas clínicas para o tratamento do paciente disfágico geralmente incluem medidas compensatórias de alimentação (modificações dietéticas, manobras compensatórias e posturais). Apesar de buscarem melhorar a eficiência e segurança da deglutição, tais medidas não alteram ou melhoram de forma permanente a função fisiológica da deglutição. A reabilitação da deglutição (que inclui exercícios e manobras de deglutição), por outro lado, foca na melhora da fisiologia da deglutição de forma permanente. A associação das medidas compensatórias e dos exercícios de reabilitação pode ser usada no tratamento dos pacientes disfágicos. O processo de adaptação destas medidas é feito pelo auxílio de um fonoaudiólogo especializado em disfunções da deglutição.[6]

Citamos a seguir algumas condutas mais utilizadas na prática clínica:

1. Modificações dietéticas:
   A modificação da textura e do volume é uma das medidas compensatórias mais utilizadas na prática clínica. O objetivo das modificações dietéticas é facilitar a ingestão dos alimentos e melhorar a segurança, prevenindo aspiração. O uso de alimentos com textura modificada e líquidos engrossados utilizando espessante tem sido utilizado para reduzir as chances de penetração e aspiração em alguns pacientes com disfagia orofaríngea. Acredita-se que, no caso dos líquidos finos (como a água), a velocidade do fluxo na faringe é extremamente rápida e alguns pacientes disfágicos podem não conseguir fechar a laringe em tempo hábil para impedir a penetração e a aspiração.[7]

Por outro lado, os alimentos sólidos exigem mastigação eficiente e maior força propulsora da língua para conduzir o alimento através da orofaringe. A alteração na consistência dos alimentos sólidos (cortando, triturando e transformando em consistências como pudim ou purê) pode facilitar a fase oral e a propulsão do alimento para faringe, diminuindo os riscos de resíduos na valécula e seios piriformes após a deglutição (Quadro 55-1).[7,8]

2. Manobras compensatórias:
   Essas manobras são intervenções compensatórias de efeito imediato e temporário. Têm o objetivo de prevenir penetrações e aspirações durante a deglutição (Quadro 55-2).
3. Manobras posturais:
   São manobras utilizadas rotineiramente nos pacientes disfágicos, pois são facilmente aplicadas, não exigindo esforços e treinamentos. Mudanças na postura podem alterar a velocidade e a direção do fluxo de um bolo alimentar ou líquido. Também são métodos compensatórios e temporários (Quadro 55-3).[9]
4. Exercícios de reabilitação
   Diferente das manobras compensatórias, os exercícios de reabilitação têm como objetivo principal a melhora de fisiologia da deglutição de forma permanente. Os princípios da reabilitação têm como fundamentos a

Quadro 55-1. Modificações Dietéticas[8]

Técnica	Execução (racional)	Indicação
Líquidos engrossados	Redução na tendência ao alimento cair pelos bordos da língua e favorecer penetração e aspiração	Dificuldades na função da língua Diminuição na sensibilidade e no fechamento laríngeo
Líquidos	Menor resistência ao fluxo alimentar	Contração faríngea fraca Diminuição na abertura cricofaríngea
Consistência de pudim ou purê	Facilitar preparo oral e propulsão para faringe	Comprometimento da força e da coordenação da língua e da mastigação

Quadro 55-2. Manobras Compensatórias

Técnica	Execução (racional)	Indicação
Deglutição supraglótica	Segurar respiração, deglutir, tossir suavemente (manter as pregas vocais fechadas antes e durante a deglutição)	Aspiração: fechamento glótico reduzido/tardio
Deglutição supersupraglótica	Trancar respiração com Valsalva associada (força do fechamento laríngeo). Aumento do deslocamento anterior das aritenoides	Aspiração: fechamento laríngeo ruim
Deglutição forçada	Força de ação da língua aumentando seu deslocamento posterior	Pobre movimentação posterior da língua
Manobra de Mendelsohn	Manter a laringe na posição mais anterossuperior por 2 segundos durante a deglutição	Pobre esvaziamento faríngeo e movimentação laríngea

Quadro 55-3. Manobras Posturais

Técnica	Execução (racional)	Indicação
Deslocamento posterior da cabeça	Deslocar a cabeça posteriormente no início da deglutição (melhora do esvaziamento oral pela gravidade)	Pobre controle da língua
Deslocamento lateral da cabeça	Deslocar lateralmente a cabeça para o lado não afetado	Fraqueza faríngea unilateral
Abaixamento do queixo	Queixo para baixo (alarga valécula, desloca língua e epiglote posteriormente)	Aspiração, demora na resposta faríngea, redução da mobilidade posterior da língua
Rotação da cabeça	Rotação da cabeça para o lado afetado (isola o lado afetado do caminho do alimento), com ou sem pressão sobre cartilagem tireóidea (aumenta adução)	Redução da força faríngea e/ou laríngea, unilateral
Decúbito lateral	Desloca alimento do vestíbulo da laringe	Aspiração, diminuição bilateral da função faríngea ou diminuição da elevação laríngea

Quadro 55-4. Exercícios de Reabilitação[6,10]

Técnica	Execução (racional)	Indicação
Resistência de língua	Treinamento para aumentar a força da língua (IOPI)	Diminuição da força da língua
Manobra de Shaker	Paciente deitado, sem travesseiro, eleva a cabeça e olha para os próprios pés Objetivo: fortalecer a musculatura supra-hióidea	Disfunção do esfíncter superior
Treinamento de força muscular expiratória	Soprar no dispositivo respiratório a uma pressão de limiar de medida	Comprometimento da musculatura respiratória
Manobra de Masako	Projetar a língua entre os dentes da frente, mantendo-a no lugar mordendo suavemente a porção anterior da língua e mantendo essa postura enquanto engole saliva	Fraqueza faríngea – incompleto contato da base da língua com a parede posterior da faringe

neuroplasticidade. Existe uma variedade de exercícios, desde diretos a indiretos, isolados a combinados e associados ou não à deglutição (Quadro 55-4).[6,10]

Algumas manobras compensatórias podem ser usadas como manobra de reabilitação, por exemplo, a manobra de deglutição supraglótica, que pode aumentar a força de adução das pregas vocais quando repetida rotineiramente.

Em pacientes que não conseguem manusear os alimentos adequadamente durante a deglutição, apesar destas condutas ou naqueles em que o risco de aspiração é evidente, pode ser necessário indicar uma via alternativa de alimentação. Insistir em manter alimentação via oral exclusiva pode comprometer o estado nutricional e de hidratação do paciente e expô-lo a um risco aumentado de aspirações e, consequentemente, de complicações pulmonares. Esta via alternativa pode ser uma sonda nasogástrica/nasoenteral, gastrostomia ou jejunostomia. Geralmente, quando o quadro de disfagia e da doença de base do paciente sugerem que o suporte nutricional por via alternativa deve ser mantido por 1 mês ou menos, indica-se a passagem de sondas nasais. Uma revisão sistemática com metanálise recente incluindo 11 ensaios clínicos e 762 pacientes disfágicos pós-AVC mostrou que a alimentação por sonda, além de garantir suporte nutricional, favorece a recuperação da função de deglutição e reduz o risco de aspiração e pneumonia aspirativa.[11] Deve-se lembrar que a passagem de sondas nasogástricas ou nasoenterais, apesar de corriqueira na prática diária, não é isenta de riscos. Podem causar lesão nasal, laríngea, sinusite, perfuração pulmonar, refluxo e aspiração. A passagem inadvertida da sonda enteral para a via área pode não causar reflexos protetivos em pacientes disfágicos e deve ser sempre afastada antes da oferta alimentar (Fig. 55-1). Nos casos em que o prognóstico de recuperação funcional da deglutição é mais tardio ou quando o paciente já está utilizando a alimentação por sonda por mais de 1 mês, indica-se a gastrostomia ou jejunostomia.[1]

No paciente que, apesar da via alternativa, continua com aspiração, geralmente salivar, outras medidas devem ser tomadas. Inicialmente se deve atentar para cuidados com a higiene bucal, uma vez que aspirados salivares com menor conteúdo microbiano representam menor risco de infecção pulmonar.

Em relação às condutas clínica conservadoras, no que diz respeito à prescrição médica, podem ser utilizados alguns medicamentos.[12]

- Medicações xerostômicas (seu uso crônico é limitado pelos efeitos colaterais inerentes e desenvolvimento de tolerância):
  - Amitriptilina 25-50 mg/noite.
  - Brometo de propantelina 5-15 mg de 8/8 h (formular suspensão).
- Saliva artificial (para casos de disfagia associada à xerostomia):
  - Salivan®.

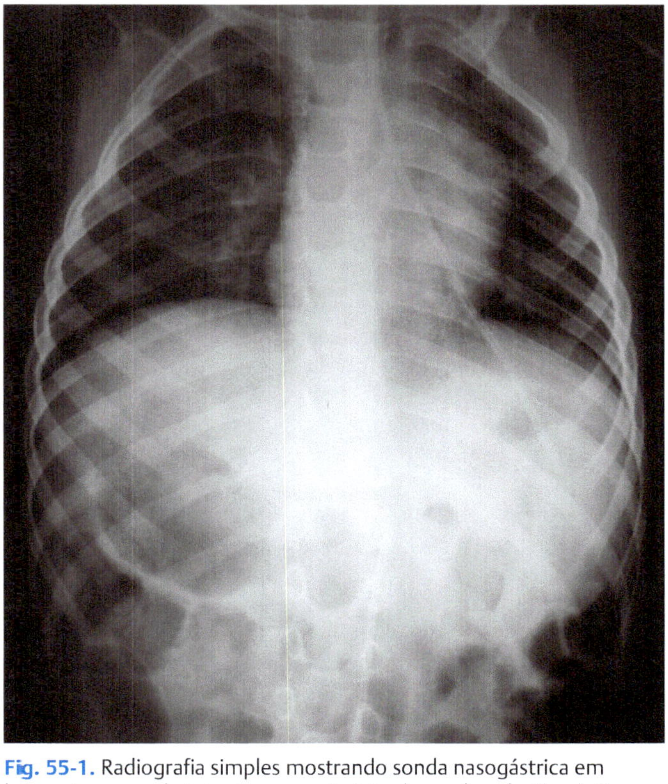

Fig. 55-1. Radiografia simples mostrando sonda nasogástrica em brônquio esquerdo (atentar para o trajeto da sonda pelo tórax). O paciente, disfágico, não apresentou reflexo protetivo de tosse. Caso esta condição não seja reconhecida, a oferta alimentar pode causar pneumonia maciça.

Finalmente, naqueles casos em que todas estas medidas falham em garantir eficácia e segurança da deglutição, pode ser necessário considerar opções cirúrgicas para o tratamento da disfagia. Estas opções serão discutidas em outro capítulo desta obra.

TERAPIAS ACESSÓRIAS E PERSPECTIVAS FUTURAS

Visando auxiliar a reabilitação de pacientes com disfagia orofaríngea, foram desenvolvidas técnicas de estimulação da musculatura, técnicas de ativação das vias corticobulbares, entre outras.

A estimulação elétrica faríngea (EEF – PES) foi desenvolvida em 1998 como um dispositivo de neuromodulação para melhorar a reorganização cortical e restaurar a função de deglutição após lesão cerebral (disfagia neurogênica). Demonstrou-se que, após o estímulo elétrico da base da língua e da parede posterior da faringe, conduzido através de um par de eletrodos endoluminais houve aumento da excitabilidade corticobulbar induzindo a reorganização do córtex motor na área de representação da deglutição.[13] Provavelmente o efeito da estimulação faríngea deve-se aos aferentes sensoriais na mucosa naso e orofaríngea. A estimulação dessas fibras, que representam os aferentes sensoriais do nervo glossofaríngeo (IX par craniano) e do nervo vago (X par craniano) estão diretamente ligados ao núcleo do trato solitário, a outras zonas do tronco cerebral superior, bem como áreas subcorticais e corticais.[14]

A tecnologia demonstrou ser uma promessa nos casos de disfagia pós-acidente vascular encefálico. Diversos estudos demostram seu benefício em relação à melhora do padrão de proteção da via aérea, redução da aspiração, melhora do *status* de alimentação e redução do tempo de internação.[15] Os efeitos do tratamento foram mais intensos em pacientes com acidente vascular encefálico agudo e nos primeiros 2 meses após a aplicação. A evidência de efeito em longo prazo não foi suficiente para tirar conclusões definitivas e significativas.

Atualmente, existe um dispositivo portátil comercialmente disponível, chamado *Phagenyx* (Phagenesis Ltd, Mancherter, UK), composto por uma base e o cateter de estímulo introduzido via nasal. Na superfície externa do cateter existem dois eletrodos através dos quais a estimulação é fornecida.[14]

A estimulação faríngea mostra-se segura e potencialmente efetiva como ferramenta de reabilitação sem efeitos adversos reportados. De forma geral, as aplicações clínicas estão sendo estudadas para disfagias neurológicas, incluindo acidente vascular encefálico, esclerose múltipla e doença de Parkinson.

A estimulação elétrica neuromuscular (EENM - NMES) envolve o estímulo muscular através de corrente pulsada, induzindo a contração dos músculos relacionados com a deglutição, associado a dois efeitos esperados, fortalecimento muscular e ativação dos aferentes sensoriais. O fortalecimento muscular acontece por meio de dois possíveis mecanismos. O primeiro propõe que o aumento da força muscular ocorre de maneira semelhante à obtido por meio dos exercícios voluntários. Esse mecanismo exige protocolos de fortalecimento com poucas repetições, altas cargas externas e, portanto, alta intensidade de contração muscular. O segundo mecanismo propõe que o fortalecimento muscular resulta de uma reversão da ordem de recrutamento voluntário, com aumento seletivo das fibras musculares do tipo II, sendo essas mais específicas para força do que as fibras do tipo I. Esse aumento seletivo proporciona o aumento da força muscular geral.[16]

Embora o efeito de fortalecimento muscular por NMES em indivíduos saudáveis ainda seja incerto, evidências consideráveis apoiam sua eficácia quando aplicada sobre a musculatura enfraquecida, especialmente quando associada à atividade voluntária. Ainda assim, uma vantagem do método consiste em permitir a aplicação em pacientes que têm dificuldade em realizar exercícios voluntários. Normalmente os eletrodos são aplicados sobre os músculos supra-hióideos e/ou infra-hióideos. A NMES para os músculos supra-hióideos mostrou efeitos positivos no tratamento de acidente vascular cerebral e doença de Parkinson e a eficácia da técnica em pacientes disfágicos tem sido demonstrada por meio de diversas metanálises.[17]

Ainda assim, os efeitos terapêuticos da NMES apresentam resultados conflitantes, provavelmente devido aos vários eletrodos utilizados, locais diferentes de aplicação dos eletrodos, protocolos de estimulação variados, objetivos diferentes, protocolos de estudo variados e as várias condições patológicas subjacentes. O VitalStim® *Plus* (Chattanooga, Dallas, TX, EUA) e o protocolo de deglutição eficaz Ampcare aprovado pela FDA (ESP™)(Ampcare, LLC, Fort Worth, TX, EUA) são produtos NMES comercialmente disponíveis para pacientes com disfagia.

As técnicas cerebrais não invasivas têm sido aplicadas de forma terapêutica e complementar em alterações motoras, cognitivas e psiquiátricas. A ideia de que o cérebro é uma entidade dinâmica capaz de adaptar-se às mudanças homeostáticas internas e externas, é a base da neurorreabilitação. Esta capacidade de adaptação, chamada de neuroplasticidade, também está presente em pacientes com lesões cerebrais adquiridas.[18]

As técnicas de estimulação cerebral não invasiva para reabilitação dos pacientes com disfagia incluem a estimulação magnética transcraniana (EMT - TMS) e a estimulação transcraniana por corrente contínua (ETCC - DCS).

A estimulação magnética transcraniana (EMT – TMS) é baseada no princípio de que um campo magnético forte pode excitar elementos neuronais através do couro cabeludo. A interação entre EMT e os neurônios pode produzir ampla gama de alterações, incluindo eletrofisiológicas (potenciais de membrana), bioquímica-molecular (sinalização, neurotransmissores e genes) e mudanças celulares (crescimento e diferenciação).[18]

A técnica apresenta diferentes protocolos de estimulação. O número de pulsos e a forma como são gerados dão nome aos subtipos da técnica: EMT de pulso simples (EMTp), EMT de pulso pareado (EMTpp) e EMT repetitiva (EMTr), a mais utilizada para fins terapêuticos. Para sua aplicação, utiliza-se um gerador de pulso que libera uma corrente milhares de amperes maior que a corrente que flui através da bobina, resultando em pulsos de campo magnético que levam a aumento sustentado ou à diminuição na excitabilidade cortical.[19]

Diversas metanálises sugerem o efeito positivo da EMTr na reabilitação da função de deglutição e tratamento da disfagia nos pacientes após acidente vascular encefálico. Foi demonstrado, ainda, que o efeito terapêutico da EMTr é sustentado, durando pelo menos 4 semanas após a última sessão de tratamento.[20]

A estimulação transcraniana por corrente contínua (ETCC - DCS) envolve pequena corrente elétrica (geralmente abaixo de 2 mA) produzida por um gerador de corrente sobre o couro cabeludo. A corrente é entregue por meio de dois eletrodos de borracha condutiva. Esses eletrodos têm uma grande área de superfície (cerca de 20-35 cm^2), o que torna difícil focar a estimulação. Essa grande área de superfície é necessária para manter a densidade da corrente baixa, assim o paciente perceberá apenas uma sensação de formigamento sob os eletrodos. Essa corrente contínua constante e de baixa intensidade tem o potencial de regular a atividade dos neurônios no córtex cerebral, por meio da polarização do tecido e a direção do fluxo da corrente pode ser anódica ou catódica. Dessa forma, o estímulo pode apresentar-se de três maneiras: estimulação anódica, estimulação catódica e estimulação bipolar. O ânodo aumenta a excitabilidade dos neurônios corticais alterando a polaridade do potencial de membrana em repouso, aumentando, assim, a chance de despolarização. A estimulação catódica tende a reduzir a excitabilidade dos neurônios no local da estimulação. A estimulação bipolar pode atingir o objetivo de equilibrar a excitabilidade dos hemisférios esquerdo e direito. Ao contrário da EMTr, a ETCC afeta apenas neurônios que já estão ativos e não causa disparos em neurônios que estejam inativos.[19]

A ETCC pode melhorar o fluxo sanguíneo cerebral e o metabolismo cortical local e pode contribuir para a reorganização e otimização da rede funcional cerebral a longo prazo.

Com relação à segurança, tanto a ETCC quanto a EMT são contraindicadas para uso em pacientes que possuam marca-passo ou implantes eletrônicos, componentes metálicos cranianos ou lesões cutâneas no couro cabeludo. Ainda, é contraindicada em gestantes e pacientes que apresentem alterações trombóticas ou embólicas dos vasos sanguíneos e em pacientes com epilepsia ou em condições que aumentem o risco de induzir crises epilépticas pelo padrão de estimulação.

Os efeitos adversos no tratamento de ETCC costumam ser bem tolerados e pouco intensos, sendo mais comumente encontrados sensações táteis nos locais dos eletrodos, ardor, prurido, eritema, formigamento ou até mesmo dor local. No caso da EMT, os principais efeitos adversos são cefaleia transitória, dor cervical e dor local. A indução de convulsão é um efeito adverso grave que pode ocorrer nas duas técnicas, por isso a importância do cuidado na seleção do paciente, mas ocorrem em menos de 0,1%.[21]

Uma metanálise recente demonstrou que as terapias de neuroestimulação podem promover, efetivamente, a recuperação da função de deglutição em pacientes com disfagia pós-acidente vascular encefálico. De acordo com a análise de subgrupo baseada no tipo de estímulo, EMTr ETCC e NMES foram todos eficazes e a estimulação por TMS pareceu ser mais eficaz do que os outros métodos.[19]

Ainda existem muitas perguntas sem respostas em relação aos mecanismos fisiológicos da estimulação cerebral não invasiva e da natureza da estimulação excitatória e inibitória. São necessárias pesquisas mais extensas neste campo de tratamento.

REFERÊNCIAS BIBLIOGRÁFICAS

1. Santoro PP, Imamura R. Disfagia: Diagnóstico e tratamentos. In: Costa SS, Tsuji DH, Lessa MM, Cruz OLM (Eds.). PRO-ORL Programa de atualização em otorrinolaringologia. Porto Alegre: Artmed/Panamericana, 2006. p. 147-89.
2. Rommel N, Hamdy S. Oropharyngeal dysphagia: manifestations and diagnosis. Nat Rev Gastroenterol Hepatol. 2016;13:49-59.
3. Santoro PP, Bohadana SC, Tsuji DH. Fisiologia da deglutição. In: ABORL-CCF - Associação Brasileira de Otorrinolaringologia e Cirurgia Cérvico-Facial. Tratado de otorrinolaringologia. São Paulo: Editora Roca, 2003. p. 768-82.
4. Gallegos C, Brito-de la Fuente E, Clavé P, Costa A, Assegehegn G. Nutritional Aspects of Dysphagia Management. Adv Food Nutr Res. 2017;81:271-318.
5. Cheng I, Sasegbon A, Hamdy S. A systematic review and meta-analysis of the effects of intraoral treatments for neurogenic oropharyngeal dysphagia. J Oral Rehabil. 2022;49:92-102.
6. Easterling C. 25 years of dysphagia rehabilitation: what have we done, what are we doing, and where are we going? Dysphagia. 2017;32:50-4.
7. Steele CM, Alsanei WA, Ayanikalath S, Barbon CE, Chen J, Cichero JA, et al. The influence of food texture and liquid consistency modification on swallowing physiology and function: a systematic review. Dysphagia. 2015;30:2-26.
8. Umemoto G, Furuya H. Management of dysphagia in patients with Parkinson's disease and related disorders. Intern Med. 2020;59:7-14.
9. Sura L, Madhavan A, Carnaby G, Crary MA. Dysphagia in the elderly: management and nutritional considerations. Clin Interv Aging. 2012;7:287-98.
10. Langmore SE, Pisegna JM. Efficacy of exercises to rehabilitate dysphagia: a critique of the literature. Int J Speech Lang Pathol. 2015;17:222-9.
11. Wu C, Zhu X, Zhou X, Li C, Zhang Y, Zhang H, et al. Intermittent tube feeding for stroke patients with dysphagia: a meta-analysis and systematic review. Ann Palliat Med. 2021;10:7406-15.
12. Santoro PP, Lemos EM, Garcia RID. Tratamento medicamentoso. In: Dedivitis RA (Ed.). Manual prático de disfagia: diagnóstico e tratamento. Rio de Janeiro: Revinter, 2017. p. 209-319.
13. Fraser C, Power M, Hamdy S, Rothwell J, Hobday D, Hollander I, et al. Driving plasticity in human adult motor cortex is associated with improved motor function after brain injury. Neuron. 2002;34:831-40.
14. Restivo DA, Hamdy S. Pharyngeal electrical stimulation device for the treatment of neurogenic dysphagia: technology update. Med Devices (Auckl). 2018;11:21-6.
15. Scutt P, Lee HS, Hamdy S, Bath PM. Pharyngeal electrical stimulation for treatment of poststroke dysphagia: individual patient data meta-analysis of randomised controlled trials. Stroke Res Treat. 2015;2015:429053.
16. Lake DA. Neuromuscular electrical stimulation. An overview and its application in the treatment of sports injuries. Sports Med. 1992;13:320-36.
17. Chen YW, Chang KH, Chen HC, Liang WM, Wang YH, Lin YN. The effects of surface neuromuscular electrical stimulation on post-stroke dysphagia: a systemic review and meta-analysis. Clin Rehabil. 2016;30:24-35.
18. León Ruiz M, Rodríguez Sarasa ML, Sanjuán Rodríguez L, Benito-León J, García-Albea Ristol E, Arce Arce S. Current evidence on transcranial magnetic stimulation and its potential usefulness in post-stroke neurorehabilitation: Opening new doors to the treatment of cerebrovascular disease. Neurologia (Engl Ed). 2018;33:459-72.
19. Wang T, Dong L, Cong X, Luo H, Li W, Meng P, et al. Comparative efficacy of non-invasive neurostimulation therapies for poststroke dysphagia: A systematic review and meta-analysis. Neurophysiol Clin. 2021;51:493-506.
20. Liao X, Xing G, Guo Z, Jin Y, Tang Q, He B, et al. Repetitive transcranial magnetic stimulation as an alternative therapy for dysphagia after stroke: a systematic review and meta-analysis. Clin Rehabil. 2017;31:289-98.
21. Dobek CE, Blumberger DM, Downar J, Daskalakis ZJ, Vila-Rodriguez F. Risk of seizures in transcranial magnetic stimulation: a clinical review to inform consent process focused on bupropion. Neuropsychiatr Dis Treat. 2015;11:2975-87.

CAPÍTULO 56

TRATAMENTO FONOAUDIOLÓGICO DO PACIENTE DISFÁGICO ADULTO

Lica Arakawa-Sugueno ▪ Débora dos Santos Queija

INTRODUÇÃO

O diagnóstico e o tratamento da disfagia são de responsabilidade multidisciplinar. Após levantamento da história do paciente, avaliação clínica e instrumental (sempre que possível), as opções de tratamento devem ser elencadas individualmente, levando em consideração a doença de base, idade, estado clínico e cenário de assistência.

A equipe de profissionais envolvida deverá planejar conjuntamente a segurança e eficiência da deglutição, garantindo nutrição, hidratação, saúde pulmonar e qualidade de vida relacionadas com a função de deglutição. Discussões sobre a necessidade de via alternativa de alimentação,[1] manejo farmacológico no controle de dor, produção salivar, manejo do refluxo gastroesofágico,[2] opções cirúrgicas ou de introdução de biomateriais, dilatação esofágica para estenose, indicação de próteses orais entre outras condutas fazem parte das ações do grupo envolvido no tratamento da disfagia.

Recomenda-se a prática com base em evidência (PBE), que considera os três pilares: a literatura analisada criticamente em seus diferentes níveis de evidência e recomendação; a *expertise* clínica e, igualmente importante, os valores e preferências do paciente.[3] O raciocínio clínico deverá estar pautado no conhecimento da fisiologia e fisiopatologia da deglutição.

O fonoaudiólogo é responsável pela avaliação clínica da biomecânica da deglutição e, no processo de reabilitação da disfagia orofaríngea, orienta e seleciona estratégias para melhorar a eficiência e segurança da deglutição. A intervenção fonoaudiológica reduz tempo de internação, uso de medicamentos para tratamento de pneumonia aspirativa, uso de dieta enteral e parenteral, e cerca de 60% dos adultos disfágicos dependentes de via alternativa que realizam fonoterapia evoluem para dieta oral segura.[4]

Esse capítulo tem o objetivo de apresentar um panorama do tratamento fonoaudiológico do paciente disfágico adulto, levando em consideração as propostas de intervenção emergenciais de adaptação e compensação e o processo de reabilitação com objetivo de mudanças funcionais permanentes em longo prazo.

PRINCÍPIOS DE REABILITAÇÃO DA DISFAGIA

O conhecimento da fisiologia e fisiopatologia da doença de base da disfagia e a definição de critérios de intervenção nas fases aguda e crônica foram comentados no processo de avaliação (vide Capítulo 7) e mantêm-se como parte dos princípios de reabilitação.

O nível de assistência varia de acordo com o ambiente de atendimento, estado clínico e cenário de recursos físicos e humanos. Quanto mais crítica a condição do paciente, mais equipamentos de monitorização de sinais vitais e maior a frequência necessária da presença do especialista. No ano de 2020, foi autorizada, no Brasil, a telefonoaudiologia (Conselho Federal de Fonoaudiologia, Resolução 580/2020), mas para a reabilitação da disfagia, em muitos casos, é inviável um seguimento exclusivo por teleatendimento.[5]

Como foi dito, recomenda-se a PBE na intervenção clínica. As revisões sistemáticas são a ponta da pirâmide dos níveis de evidência, seguidos dos estudos clínicos randomizados, estudos observacionais de coorte, casos-controle e série de casos. Sabe-se que muitas perguntas presentes na intervenção não apresentam respostas com alto nível de evidência. Nem sempre alta qualidade de evidência está associada à forte recomendação para clínica. O GRADE – Grades of recommendations assessment development and evaluation é um sistema de graduação da qualidade da evidência e força de recomendação para tomada de decisão.[6]

A terapia neuromuscular na disfagia segue os princípios de aprendizagem motora, neuroplasticidade e treinamento de força e habilidades.[7] O seguimento terapêutico deve considerar os componentes de dose terapêutica: Frequência (diária e semanal), intensidade, tempo (duração por sessão e tempo total), tipo de exercício, número de repetições e séries, padrão incluindo intervalos de descanso e progressão.[8]

A abordagem inicial deve considerar a possibilidade de retomar a função da deglutição o quanto antes, dentro de uma condição de segurança e análise do quadro clínico do paciente. Como abordagem imediata, serão testadas técnicas para compensar déficits e aumentar a segurança e eficiência durante seu uso, enquanto a reabilitação ainda não ocorreu. Dessa forma, em muitos casos, é possível promover a deglutição adaptada de saliva e consistências seguras mantendo (ainda que muitas vezes com frequência mínima) a função.

Ao mesmo tempo em que são utilizadas **técnicas compensatórias**, também são iniciadas **técnicas de reabilitação**, que têm o objetivo de criar mudanças duradouras, melhorar e, se possível, restaurar a função normal da deglutição. Algumas técnicas compensatórias também são utilizadas como reabilitadoras.

É essencial que a assistência seja customizada de acordo com o estado clínico do paciente, valores e preferências dele, experiência clínica do fonoaudiólogo, evolução de cada resultado, cenário de intervenção e a equipe com a qual poderá dividir a responsabilidade do cuidado do disfágico.

Em doenças neurológicas progressivas avançadas ou pacientes sob cuidado paliativo, a perda irreversível da função envolverá a atuação com o propósito de maximizar a função presente e tomadas de conduta com reavaliações mais frequentes com a equipe multidisciplinar, equilibrando os objetivos de segurança, hidratação e nutrição reduzindo ao máximo o fardo do paciente e familiares. A educação é contínua à família e cuidadores. Lembre-se de que nem sempre a escolha da dieta chamada de "conforto" é verdadeiramente prazerosa ao paciente e, sempre que houver possibilidade de autonomia, é a opinião do indivíduo em sofrimento a mais valiosa.

TÉCNICAS COMPENSATÓRIAS

São consideradas técnicas compensatórias: manobras posturais e de proteção de via áerea inferior, modificações de dieta e uso de próteses orais restauradoras ou rebaixadoras de palato.

Manobras são indicadas para mudar o tempo ou força durante a deglutição. Algumas exigem uma capacidade cognitiva preservada para comando de instruções sequenciais (p. ex., manobra supraglótica), enquanto outras podem ser conduzidas pelo próprio fonoaudiólogo ou cuidador (p. ex.: queixo no peito).

Manobras Posturais

Elas são usadas para modificar a condução do bolo alimentar: queixo para baixo, queixo para cima, cabeça virada para o lado da disfunção e cabeça inclinada para o lado oposto à disfunção.

A postura de **queixo para baixo**, também chamada de queixo no peito, cabeça tombada para frente ou *chin tuck*, tem o objetivo de aproximar a base da língua da parede posterior da faringe, aumentando o espaço da valécula e reduzindo a passagem para o vestíbulo laríngeo. O uso do queixo para baixo durante a deglutição de saliva ou alimentos reduz a penetração e aspiração em pacientes que têm maior comprometimento de fase faríngea.[9]

O uso da postura de **queixo para cima** (ou cabeça para trás ou *chin-up*) facilita o transporte do alimento da cavidade oral para faringe, com impacto compensatório.[10]

A **cabeça virada para o lado de maior disfunção** (fraqueza, cirurgia, paralisia etc.) ou **inclinada para o lado oposto** é indicada para favorecer o direcionamento do bolo para o mais preservado, e há aumento de pressão faríngea durante a passagem do bolo observada por estudo de manometria de alta resolução.[11,12]

Manobras de Proteção de Via Aérea

A **deglutição com esforço** vem sendo orientada de diferentes formas e apoio de força em regiões variadas do corpo, porém, originalmente a proposta descrita é o uso da força de língua no palato.[13] Há aumento de pressão da língua oral e da faringe e da retração da base da língua; da duração do fechamento do vestíbulo laríngeo, da excursão anterior máxima do osso hioide e da abertura da transição faringoesofágica.[13,14]

A **manobra de Mendelsohn** é um uma estratégia voluntária de prolongamento da elevação hiolaríngea no pico da deglutição.[15] Jeri Logemann (1998) sugere ao paciente "fingir que está segurando uma bala com o máximo de contato no céu da boca, segurar um tempo e engolir sem tirar a pressão.[16] Essa manobra aumenta a elevação laríngea e o deslocamento superior do osso hioide e prolonga o tempo de abertura da transição faringoesofágica, melhorando a passagem do bolo alimentar.[17]

Na **manobra de deglutição supraglótica**, a orientação é: "Prenda a respiração, engula sem soltar o ar, tussa após engolir e engula novamente".[18] O objetivo é induzir voluntariamente o fechamento do vestíbulo laríngeo antes e durante a deglutição e limpar possível resíduo de penetração laríngea. No caso da super-supraglótica, associa-se a um esforço maior para aumentar a ação das aritenoides no fechamento do vestíbulo. A orientação dada é: "Prenda a respiração com força na parte inferior da barriga, engula sem soltar o ar mantendo a força, tussa após engolir e engula novamente".[19]

Modificações de Dieta

A seleção do volume, utensílio, local de oferta (região anterior ou posterior da cavidade oral) e modificação de sabor, temperatura e consistência estão dentro dessas técnicas.

Tais ajustes realizados pelo fonoaudiólogo visam à eficiência e segurança da deglutição, mas não garantem os aspectos nutricionais que devem ser avaliados e conduzidos pelo nutricionista.

A padronização de viscosidade internacional IDDSI - International Dysphagia Diet Standardization Initiative tem como proposta confirmar o fluxo e as características de textura dos alimentos. A estrutura IDDSI é classificada em 8 níveis num *continuum*, no qual as bebidas enquadram-se entre 0 e 4, e os alimentos, de 3 a 7, fornecendo uma terminologia comum que facilita as recomendações e comunicação entre paciente e profissionais envolvidos.[20] Vale ressaltar que se trata de um método para padronizar a viscosidade e não uma prescrição de dieta.

O ritmo de oferta também deve ser definido, considerando as necessidades individuais de aspectos cognitivos e de fadiga.

Próteses Orais Restauradoras ou Rebaixadoras de Palato

O uso de próteses intraorais tem sido indicado especialmente em pacientes com câncer de boca e orofaringe como compensação da estrutura ressecada. Em pacientes com cirurgia de palato duro ou mole, a equipe de Odontologia realiza a confecção de prótese restauradora, incluindo o bulbo faríngeo, quando necessário. Já a prótese rebaixadora de palato é indicada para quem realizou a cirurgia parcial ou total da língua, para redução do espaço intraoral e aumento da pressão durante a deglutição (além dos benefícios na articulação da fala).[21]

TÉCNICAS DE REABILITAÇÃO

As técnicas que promovem mudanças duradouras na função de deglutição são chamadas aqui de reabilitadoras. Os alvos terapêuticos precisam ser definidos para a seleção das estratégias: sensibilidade, amplitude de movimento, força, resistência da força e habilidade. Idosos presbifágicos ou pacientes com câncer de cabeça e pescoço antes ou durante radioterapia podem receber um atendimento com alvo profilático. Serão comentadas a seguir algumas técnicas de reabilitação utilizadas com mais frequência e seu objetivo terapêutico.

O exercício **Shaker** é um dos métodos mais conhecidos pelo seu objetivo bem definido e adequado detalhamento na dose terapêutica.[22] O propósito é fortalecer a musculatura supra-hióidea e facilitar a abertura da transição faringoesofágica. O paciente é orientado a ficar em posição de decúbito dorsal em superfícies plana e rígida, levantar a cabeça mantendo os ombros na superfície, olhar os dedos dos pés e permanecer nessa posição por um minuto. Depois desse minuto de isometria, segue-se um minuto de repouso, e a repetição do movimento ocorre mais duas vezes, intercalados por repouso. Portanto, são três repetições de um minuto, com repousos intercalados na mesma duração de tempo. Após essa sequência, são solicitadas 30 repetições isotônicas do mesmo movimento. Essa série completa de exercícios isométrico e isotônico é repetida três vezes ao dia, diariamente, durante um período de 6 a 8 semanas.

A manobra de **Mendelsohn** descrita anteriormente é bastante indicada como exercício reabilitador, com o objetivo de aumentar de amplitude e tempo de excursão e anteriorização hiolaríngea, com ganho de força da musculatura supra-hióidea. O tempo de manutenção da elevação laríngea solicitado tem sido entre 3 e 5 segundos, e o treino é realizado com saliva, estímulo gustativo (colher molhada com sabor) ou volumes controlados de alimentos.[23]

O exercício de deglutição sem alimento com a língua entre os dentes é conhecido como **Masako** ou ***tongue-holding***.[24] Seu objetivo é aumentar a força da parede posterior durante a deglutição.[25]

Exercícios de motricidade orofacial de aumento de sensibilidade, mobilidade e força de língua, lábios, bochecha, véu palatino, faringe, mandíbula e musculatura supra-hióidea são utilizados sem associação da função da deglutição, indicados para as deficiências observadas na avaliação clínica. Alguns **recursos** vêm sendo utilizados para essa finalidade.

O IOPI® (Iowa oral performance instrument) e PLL (pressão de lábio e língua, Pró-Fono®), por exemplo, são dispositivos para ganho de força de língua por meio de exercícios de pressão de língua no céu da boca.[26]

O EMST® (Expiratory muscle strenght training) é um dispositivo para treinamento de força muscular expiratória utilizado na reabilitação da disfagia pelo benefício na ativação da musculatura supra-hióidea e na força de tosse.[27] Não há, porém, evidências claras sobre os efeitos da EMST nas medidas analisadas por videofluoroscopia da deglutição demonstradas na revisão sistemática de Mancopes *et al.*[28] Outros dispositivos respiratórios são utilizados no Brasil, mas as evidências na função da deglutição ainda vêm sendo estudadas.

A eletroestimulação neuromuscular transcutânea é um recurso que vem sendo utilizado para a reabilitação da disfagia, e sua efetividade é demonstrada quando associada a exercícios de fortalecimento ou durante o treino da deglutição de saliva ou alimentos. Há uma variedade citada na literatura relacionada com a dose terapêutica: parâmetros dos equipamentos, tempo de cada sessão e frequência semanal.[29]

A estimulação cerebral (neuromodulação) por métodos não invasivos vem sendo utilizada para reabilitação da disfagia, com estimulação transcraniana magnética ou elétrica. A Sociedade Brasileira de Fonoaudiologia apresentou parecer técnico sobre seu uso, em agosto de 2020, para o campo de atuação da Fonoaudiologia, mencionando estudos em pacientes com doença de base neurológica para disfagia.[30] Apesar do uso recente para essa finalidade específica na função de deglutição, os resultados têm indicado ser um recurso promissor.[31]

A fotobiomodulação é uma abordagem terapêutica que emprega luz para modular a atividade biológica. O uso da luz vermelha e infravermelha tem sido indicado para a regeneração tecidual, redução de processos inflamatórios, dor, prevenção da fibrose e melhora da cicatrização. Há falta de evidências sobre parâmetros específicos e protocolos de tratamento para análise de eficácia da fotobiomodulação em pacientes disfágicos, contudo, as observações clínicas do benefício em desempenho muscular, odinofagia, xerostomia e alterações de paladar e olfato estão sendo identificadas em séries de casos na literatura mais recente.[32]

O uso do estímulo tátil-térmico em região intraoral (estímulo frio úmido em região de orofaringe) associado ou não a estímulo gustativo de sabor ácido é sugerido, desde a década de 1980. Nas últimas décadas, estudos de exames de imagem de ressonância magnética funcional apontaram benefício dessa estratégia apenas em doses aumentadas de repetição associadas à função da deglutição.[33]

A bandagem elástica como um recurso terapêutico em paciente disfágico é amplamente utilizada no Brasil. Profissionais experientes relatam observar benefício clínico e pacientes percebem o mesmo. É um recurso de baixo custo e risco (poucos relatos de desconforto ou complicações dermatológicas). No entanto, as evidências científicas para disfagia são baixas e restritas ao controle da sialorreia.[34]

O uso do ***biofeedback*** auxilia no processo de reabilitação da disfagia, utilizando habilidade cognitiva para interpretar informações (especialmente visuais) por meio de alguns recursos, como o IOPI, PLL, eletromiografia de superfície, ultrassom ou durante exames de nasofibroscopia ou videofluoroscopia da deglutição e manometria de alta resolução.

Há **programas terapêuticos** que mesclam técnicas com doses definidas. O McNeill Dysphagia Therapy Program – MDTP é um exemplo de programa que exige treinamento e certificação específica.[35] Faz uso de eletroestimulação transcutânea durante treino de deglutição com evolução de consistências. Foi testado em diferentes doenças de base, mas tem validação específica para pacientes que tiveram acidente vascular encefálico.[36] Há evidência de melhora na excursão hiolaríngea, fortalecimento progressivo da musculatura supra-hióidea e melhora da coordenação da deglutição observada em exames funcionais. Outros programas têm como principal foco o aumento de intensidade na execução de terapia e na frequência da presença do profissional, mesmo em condições clínicas estáveis. Um exemplo é a proposta de terapia intensiva de reabilitação de disfagia de Malandraki *et al.* para pacientes com doença de etiologia neurológica, em que se propõem estratégias de treino da deglutição e também de força específica, não funcionais, por 45 minutos ao dia, num período de 1 mês, com acompanhamento de até três vezes por semana com fonoaudiólogo.[37]

CONSIDERAÇÕES FINAIS

O tratamento da disfagia é multidisciplinar. Logo após o diagnóstico, as medidas emergenciais devem ser discutidas em equipe para oferecer o máximo de segurança pulmonar, de nutrição e hidratação. No longo prazo, mudanças duradouras são planejadas, sempre que possível, de acordo com a doença de base, por meio de estratégias que viabilizam a recuperação funcional. Nos casos em que a doença tem a característica de uma progressão degenerativa, as medidas em curto prazo envolvem processos frequentes de revisão de toda equipe para tomada de decisão a ser discutida com paciente e familiares.

REFERÊNCIAS BIBLIOGRÁFICAS

1. Ayman AR, Khoury TC, Cohen J, Chen S, Yaari S, Daher S, et al. PEG insertion in patients with dementia does not improve nutritional status and has worse outcomes as compared with PEG insertion for other indications. J Clin Gastroenterol. 2016;51:417-20.
2. Groher ME, Crary MA. Dysphagia: Clinical management in adults and children. Maryland Heights: Mosby Elsevier. 2010.
3. American Speech-Language-Hearing Association – ASHA. Adult Dysphagia [Internet]. [citado 20 maio 2022]. Disponível em: https://www.asha.org/practice-portal/clinical-topics/adult-dysphagia/
4. Waters TM, Logemann JA, Pauloski BR, Rademaker AW, Lazarus CL, Newman LA, et al. Beyond efficacy and effectiveness: conducting economic analyses during clinical trials. Dysphagia. 2004;19:109-19.
5. Conselho Federal de Fonoaudiologia – Resolução 580/2020 https://www.in.gov.br/en/web/dou/-/resolucao-cffa-n-580-de-20-de-agosto-de-2020-273916256
6. Murad MH, Asi N, Alsawas M, Alahdab F. New evidence pyramid. Evid Based Med. 2016;21:125-7.
7. Zimmerman E, Carnaby G, Lazarus CL, Malandraki GA. Motor Learning, Neuroplasticity, and Strength and Skill Training: Moving from compensation to retraining in behavioral management of dysphagia. Am J Speech Lang Pathol. 2020;29(2S):1065-77.
8. Krekeler BN, Rowe LM, Connor NP. Dose in Exercise-Based Dysphagia Therapies: A Scoping Review. Dysphagia. 2021;36:1-32.
9. Saconato M, Chiari BM, Lederman HM, Gonçalves MI. Effectiveness of chin-tuck maneuver to facilitate swallowing in neurologic dysphagia. Int Arch Otorhinolaryngol. 2016;20:13-7.
10. Calvo I, Sunday KL, Macrae P, Humbert IA. Effects of chin-up posture on the sequence of swallowing events. Head Neck. 2017;39:947-59.
11. Logemann JA, Kahrilas PJ, Kobara M, Vakil NB. The benefit of head rotation on pharyngoesophageal dysphagia. Arch Phys Med Rehabilit. 1989;70:767-71.
12. Leigh JH, Oh BM, Seo HG, Lee GJ, Min Y, Kim K, et al. Influence of the chin-down and chin-tuck maneuver on the swallowing kinematics of healthy adults. Dysphagia. 2015;30:89-98.
13. Huckabee ML, Steele CM. An analysis of lingual contribution to submental surface electromyographic measures and pharyngeal pressure during effortful swallow. Arch Phys Med Rehabilit. 2016;87:1067-72.
14. Fukuoka T, Ono T, Hori K, Tamine K, Nozaki S, Shimada K, et al. Effect of the effortful swallow and the Mendelsohn maneuver on tongue pressure production against the hard palate. Dysphagia. 2013;28:539-47.
15. Mendelsohn MS, McConnel FM. Function in the pharyngoesophageal segment. Laryngoscope. 1987;97:483-9.
16. Logemann JA. The Evaluation and Treatment of Swallowing Disorders. 2nd ed. Austin: Pro-Ed, 1998.
17. McCullough GH, Kim Y. Effects of the Mendelsohn maneuver on extent of hyoid movement and UES opening post-stroke. Dysphagia. 2013;28:511-9.
18. Logemann JA, Pauloski BR, Rademaker AW, Colangelo LA. Super-supraglottic swallow in irradiated head and neck cancer patients. Head Neck. 1997;19:535-40.
19. Vose A, Nonnenmacher J, Singer M, González-Fernández M. Dysphagia management in acute and sub-acute stroke. Curr Phys Med Rehabilit Rep. 2014;2:197-206.
20. Cichero JA, Lam P, Steele CM, Hanson B, Chen J, Dantas RO, et al. Development of international terminology and definitions for texture-modified foods and thickened fluids used in dysphagia management: The IDDSI framework. Dysphagia. 2017;32:293-314.
21. Carvalho-Teles Vde, Pegoraro-Krook MI, Lauris JR. Speech evaluation with and without palatal obturator in patients submitted to maxillectomy. J Appl Oral Sci. 2006;14:421-6.
22. Shaker R, Kern M, Bardan E, Taylor A, Stewart ET, Hoffmann RG, et al. Augmentation of deglutitive upper esophageal sphincter opening in the elderly by exercise. Am J Physiol. 1997;272(6 Pt 1):G1518-22.
23. Kim JH, Kim YA, Lee HJ, Kim KS, Kim ST, Kim TS, et al. Effect of the combination of Mendelsohn maneuver and effortful swallowing on aspiration in patients with dysphagia after stroke. J Phys Ther Sci. 2017;29:1967-9.
24. Fujiu-Kurachi M. Developing the tongue holding maneuver. Perspectives on swallowing and swallowing disorders. Dysphagia. 2022;11:9-11.
25. Fujiu-Kurachi M, Fujiwara S, Tamine K, Kondo J, Minagi Y, Maeda Y, et al. Tongue pressure generation during tongue-hold swallows in young healthy adults measured with different tongue positions. Dysphagia. 2014;29:17-24.
26. Adams V, Mathisen B, Baines S, Lazarus C, Callister R. A systematic review and meta-analysis of measurements of tongue and hand strength and endurance using the Iowa Oral Performance Instrument (IOPI). Dysphagia. 2013;28:350-69.
27. Troche MS, Rosenbek JC, Okun MS, Sapienza CM. Detraining outcomes with expiratory muscle strength training in Parkinson disease. J Rehabil Res Dev. 2014;51:305-10.
28. Mancopes R, Smaoui S, Steele CM. Effects of expiratory muscle strength training on videofluoroscopic measures of swallowing: A systematic review. Am J Speech Lang Pathol. 2020;29:335-56.
29. Diéguez-Pérez I, Leirós-Rodríguez R. Effectiveness of Different Application Parameters of Neuromuscular Electrical Stimulation for the Treatment of Dysphagia after a Stroke: A Systematic Review. J Clin Med. 2020;9:2618.
30. Sociedade Brasileira de Fonoaudiologia - https://www.sbfa.org.br/portal2017/pdf/parecer-tecnico-sobre-o-uso-da-neuromodulacao-8.pdf
31. Cabib C, Nascimento W, Rofes L, Arreola V, Tomsen N, Mundet L, et al. Short-term neurophysiological effects of sensory pathway neurorehabilitation strategies on chronic poststroke oropharyngeal dysphagia. Neurogastroenterol Motil. 2020;32:e13887.
32. El Mobadder M, Farhat F, El Mobadder W, Nammour S. Photobiomodulation Therapy in the Treatment of Oral Mucositis, Dysphagia, Oral Dryness, Taste Alteration, and Burning Mouth Sensation Due to Cancer Therapy: A Case Series. Int J Environ Res Public Health. 2019;16:4505.
33. Teismann IK, Steinsträter O, Warnecke T, Suntrup S, Ringelstein EB, Pantev C, et al. Tactile thermal oral stimulation increases

the cortical representation of swallowing. BMC Neurosci. 2009;10:71.

34. Sordi C, Araújo BL, Cardoso LV, Correia LAV, Oliveira GM, Silva SSS, et al. A bandagem elástica como recurso terapêutico para o controle da sialorreia: análise de sua eficácia. Dist Commun. 2017;29:663-72.
35. Carnaby-Mann GD, Crary MA. McNeill dysphagia therapy program: A case-control study. Arch Phys Med Rehabil. 2010;91:743-9.
36. Carnaby GD, LaGorio L, Silliman S, Crary M. Exercise-based swallowing intervention (McNeill Dysphagia Therapy) with adjunctive NMES to treat dysphagia post-stroke: A double-blind placebo-controlled trial. J Oral Rehabil. 2020;47:501-10.
37. Malandraki GA, Rajappa A, Kantarcigil C, Wagner E, Ivey C, Youse K. The intensive dysphagia rehabilitation approach applied to patients with neurogenic dysphagia: A case series design study. Arch Phys Med Rehabil. 2016;97:567-74.

CAPÍTULO 57

TRATAMENTO CIRÚRGICO DO PACIENTE DISFÁGICO

Rui Imamura ■ Patrícia Paula Santoro

INTRODUÇÃO

Pacientes com disfagia orofaríngea podem evoluir com desnutrição e desidratação, além de apresentar risco aumentado de aspiração e suas complicações, principalmente, pneumonias aspirativas. Repetidos episódios de aspiração podem levar a problemas pulmonares graves, eventualmente com desfecho fatal.[1]

A maioria dos pacientes disfágicos beneficia-se de condutas conservadoras, como a modificação dietética, as técnicas compensatórias de reabilitação e a via alternativa de alimentação (sonda nasoenteral, gastrostomia, jejunostomia).[1,2] Contudo, alguns pacientes com aspiração crônica, associada a complicações pulmonares, não respondem às medidas clínicas, necessitando de intervenções cirúrgicas.[2,3]

Para a seleção do paciente candidato ao tratamento cirúrgico, é necessária uma avaliação sistemática da história clínica, sintomas, estado de saúde geral, atentando para alterações do estado nutricional e de hidratação e história de complicações pulmonares, sobretudo, pneumonias aspirativas. O exame físico deve avaliar estruturas da cavidade oral, faringe, laringe e pescoço, com ênfase para órgãos fonoarticulatórios e exame dos pares cranianos envolvidos com a deglutição.[1]

Quando se considera uma intervenção cirúrgica nesses pacientes, devem-se ponderar:[4]

- Condição neurológica e prognóstico de recuperação funcional da doença de base.
- Tempo de instalação da disfagia e padrão evolutivo (estável, flutuante, piora ou melhora progressiva).
- Grau de gravidade da disfagia e seu impacto sobre a condição clínica geral do paciente, em especial:
  - Estado nutricional.
  - Hidratação.
  - Complicações pulmonares:
    - Pneumonias aspirativas.
    - Bronquiectasia.
    - Fibrose pulmonar.
    - Outros.
- Tratamentos prévios realizados e sua eficácia ou limitações.
- Complexidade do procedimento e morbidade associada.
- Preservação ou não da voz.
- Eficácia e limitações do procedimento.
- Reversibilidade do procedimento.
- Desejo do paciente e familiares.

TRATAMENTO CIRÚRGICO

A abordagem cirúrgica do paciente disfágico com aspiração crônica tem por objetivos: 1. controlar a aspiração; 2. permitir a deglutição; 3. permitir a fonação; 4. ser minimamente invasiva e, se possível, 5. ser reversível.[5] Entretanto, nem sempre todos esses objetivos podem ser contemplados.

Diversos procedimentos cirúrgicos têm sido propostos para compensar os déficits funcionais da deglutição. São categorizados como conservadores, quando preservam ambas as funções de fonação e deglutição, ou radicais, quando separam de maneira permanente a via digestiva da via respiratória.[2]

Descreveremos, a seguir, alguns dos procedimentos mais utilizados na prática clínica.

Cirurgias para Diminuição da Secreção Salivar

A produção diária de saliva no adulto está em torno de 1,5-2,0 L. As glândulas submandibulares e parótidas contribuem para cerca de 90% desse volume. A produção basal de saliva é feita principalmente pela glândula submandibular, enquanto a produção estimulada, pela glândula parótida.[6,7]

Sialorreia é a eliminação excessiva de saliva pela cavidade oral. Geralmente se trata de um aumento relativo da salivação, determinado por falhas no mecanismo de deglutição e não uma sialorreia absoluta, por aumento de produção. Muitos pacientes apresentam, além da sialorreia, estase salivar de maior ou menor grau em região faringolaríngea, estando sujeitos a apresentar aspiração da saliva (sialorreia posterior).[8] As opções terapêuticas, nesses casos, envolvem desde atuações conservadoras (modificações posturais, *biofeedback*, treino sensório-motor), passando por medicações com efeito anticolinérgico, até intervenções cirúrgicas. As cirurgias são indicadas frente à falha ou impossibilidade de manutenção das medidas conservadoras.[1]

A intervenção cirúrgica para controle da sialorreia inclui exérese glandular (submandibulectomia bilateral), ligadura dos ductos salivares e/ou reposicionamento ductal. Quando o paciente apresenta sialorreia anterior isolada (sem aspiração de saliva), a cirurgia conceitualmente mais fisiológica é o reposicionamento ductal. Com esse tipo de procedimento, o volume de saliva não é alterado. Apenas se desvia o fluxo salivar para regiões mais posteriores da cavidade oral. É preconizado o reposicionamento dos ductos parotídeos e submandibulares para que seus locais de drenagem situem-se na região da fossa tonsilar ou no pilar amigdaliano posterior. A presença de saliva na base da língua pode já deflaglar o reflexo de deglutição.[9]

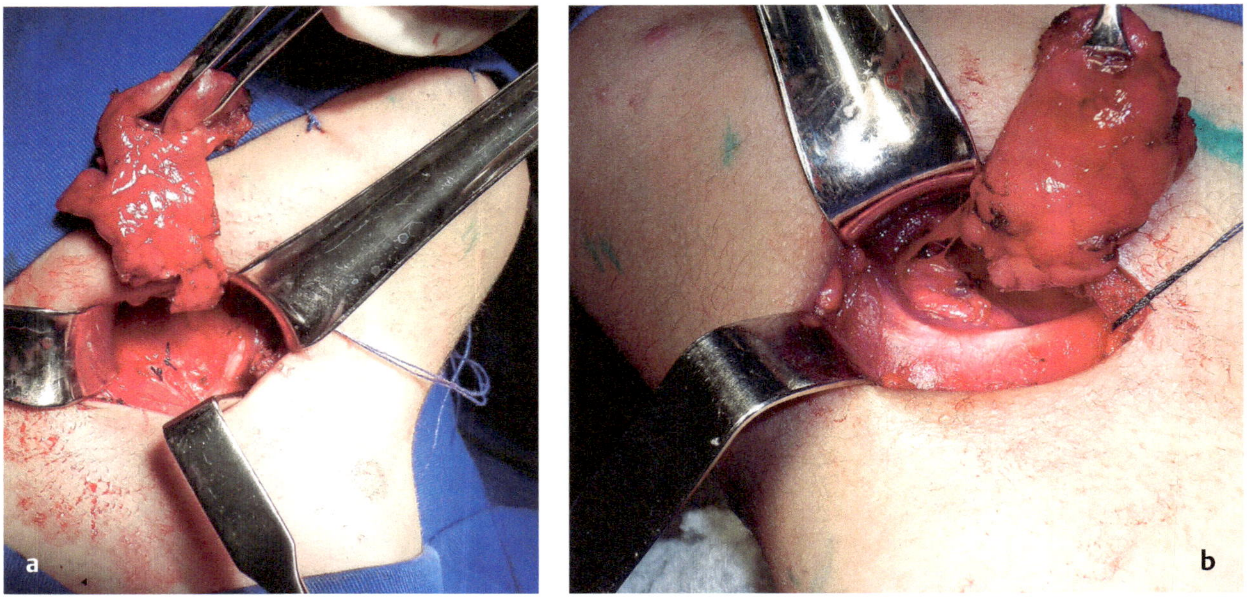

Fig. 57-1. Submandibulectomia direita (a) e esquerda (b) em paciente com disfagia e sialorreia.

Se a queixa do paciente incluir aspiração salivar, é necessário diminuir o volume total de saliva e, nesses casos, a submandibulectomia bilateral e as ligaduras ductais são mais eficazes (Fig. 57-1). Proporcionam, em casos selecionados, resultados efetivos e permanentes, com evidente impacto na qualidade de vida dos pacientes, familiares e cuidadores.[10]

São descritas inúmeras variações técnicas, além das possibilidades de associações de procedimentos. A ligadura bilateral dos ductos das glândulas parótidas e submandibulares ou ligadura dos 4 ductos (Figs. 57-2 e 57-3) é uma técnica simples e rápida para controle da sialorreia. Após a cirurgia, o paciente pode evoluir com edema da região das glândulas e, eventualmente, sialoadenite, devendo receber antibioticoterapia no pós-operatório. Evidências radiológicas e histológicas mostram que a ligadura ductal promove atrofia funcional da glândula.[11]

Estudos retrospectivos evidenciam taxa de sucesso cirúrgico em cerca de ¾ dos casos, com diminuição do número de pneumonias e de internações. Contudo, toda ligadura ductal representa um risco de fistulização, com escoamento de saliva para a cavidade bucal e consequente perda de eficácia, o que pode exigir nova cirurgia. Apesar de alguns pacientes queixarem-se de saliva mais espessa após a cirurgia, xerostomia não é uma ocorrência comum.[12]

Toxina Botulínica nas Glândulas Salivares

A aplicação de toxina botulínica nas glândulas salivares constitui "uso não indicado em bula" (*off-label*), mas tem sido empregada em diversos serviços, com segurança e eficácia demonstradas em ensaios clínicos randomizados para sialorreia anterior. Constitui alternativa à intervenção cirúrgica sobre as glândulas salivares. A toxina botulínica bloqueia as fibras colinérgicas autonômicas, incluindo as principais fibras secretomotoras parassimpáticas para as glândulas salivares, impedindo a liberação de acetilcolina nas terminações nervosas motoras e autonômicas.[13]

Para a sialorreia posterior, com aspiração de saliva, é um procedimento com eficácia variável. Em alguns casos, a melhora é evidente, podendo reduzir as internações hospitalares em crianças com sialorreia e doença respiratória avançada.[14] Contudo, se o comprometimento neurológico da deglutição for muito acentuado, a saliva residual, produzida pelas glândulas salivares remanescentes, pode acumular na hipofaringe e continuar sendo aspirada.

As glândulas parótidas e submandibulares são as maiores glândulas salivares existentes, e sua quimiodenervação seletiva é capaz de reduzir substancialmente a produção salivar, auxiliando o controle da sialorreia crônica, de forma tecnicamente simples, minimamente invasiva, efetiva e segura, principalmente se realizada, guiada por ultrassonografia (USG) (Fig. 57-4).

As doses de toxina botulínica do tipo A (Botox®) variam entre 10-30 unidades nas glândulas submandibulares e 20-40 unidades nas glândulas parótidas. Seguindo a técnica correta, as aplicações geralmente não cursam com efeitos colaterais graves ou comprometimento da deglutição. O principal cuidado técnico que deve ser tomado é evitar a injeção do medicamento fora da glândula, o que pode afetar a musculatura relacionada com a mastigação e deglutição, piorando a disfagia. As injeções são frequentemente bem toleradas, sem a necessidade de anestesia local.

Ocorre melhora dos sintomas já na primeira semana após a aplicação, com pico de redução após duas semanas. Não foram observadas alterações do parênquima glandular ou outros efeitos colaterais indesejáveis. O tempo de duração do efeito da toxina é amplamente variável, entre 2-7 meses, com uma média de duração de três meses.[15]

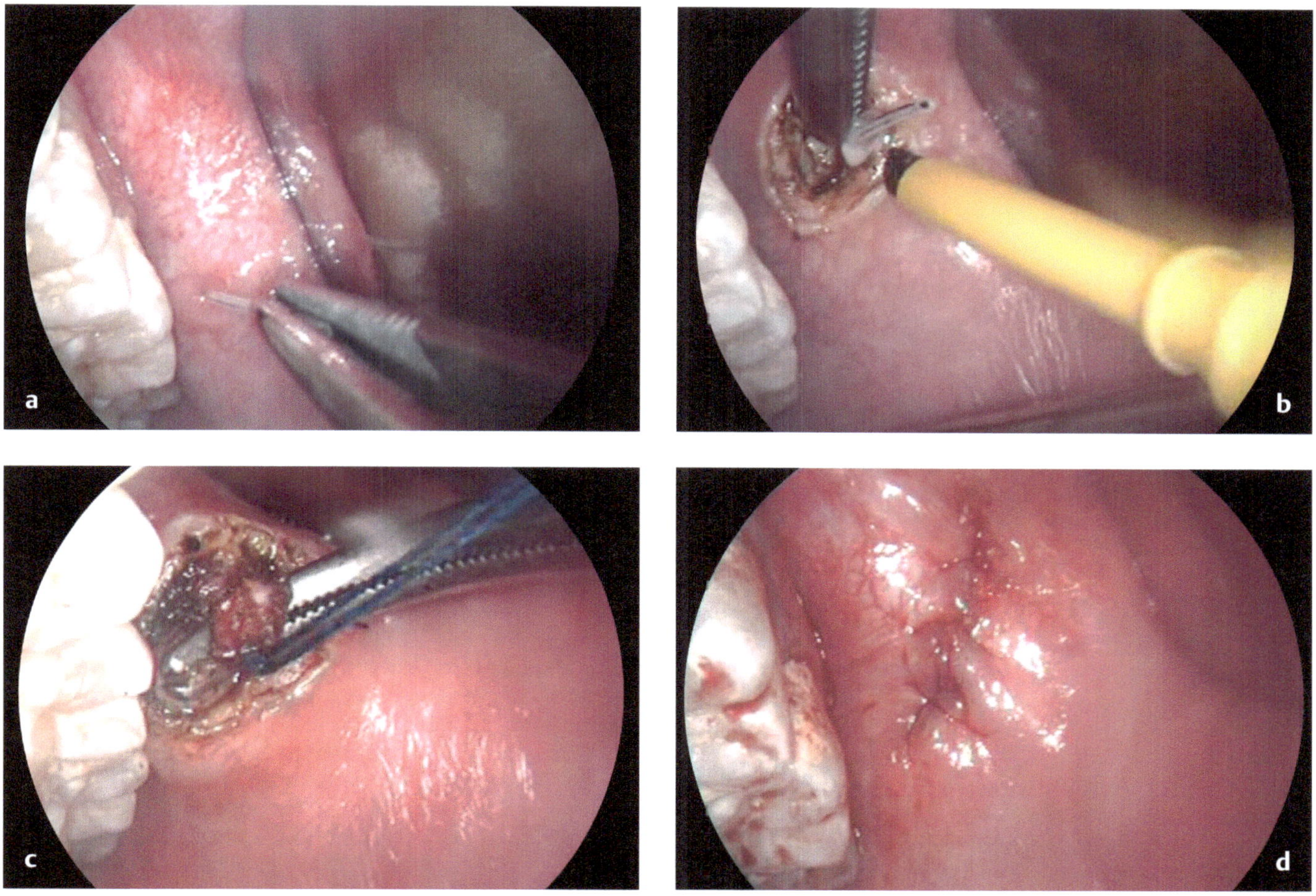

Fig. 57-2. Ligadura do ducto parotídeo (Stensen) à esquerda. (a) Cateterização do ducto para garantir sua preservação durante a cirurgia; (b) dissecção e isolamento do ducto; (c) ponto transfixante pelo ducto parotídeo (*) com fio inabsorvível; e (d) aspecto final após sutura da mucosa.

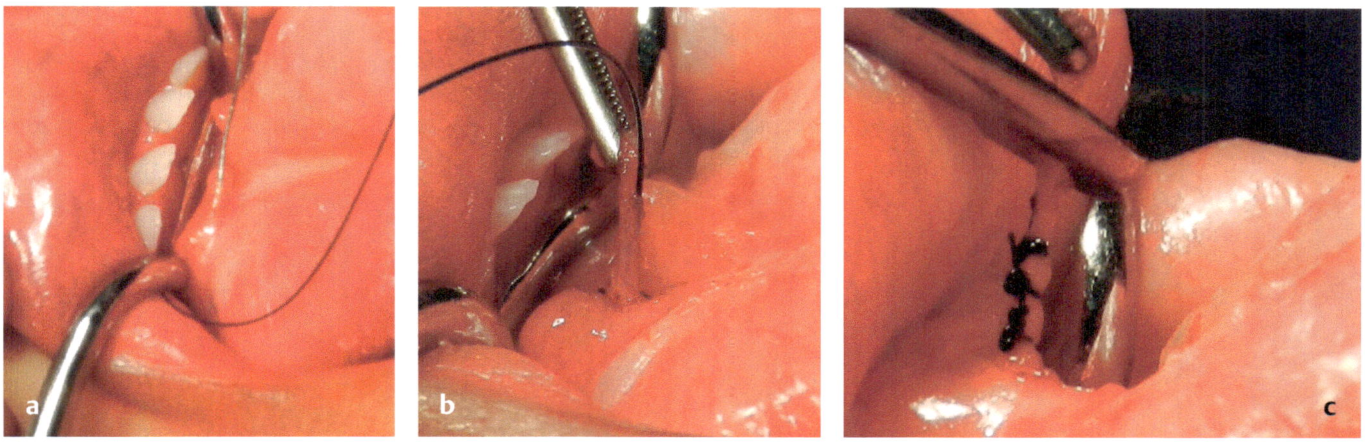

Fig. 57-3. Ligadura do ducto submandibular (de Wharton) à esquerda: (a) cateterização seguida da introdução de fio de *nylon* 0 no ducto submandibular à esquerda, para sua identificação durante o procedimento; (b) isolamento do ducto; (c) sutura em dois pontos, sendo o proximal, transfixante.

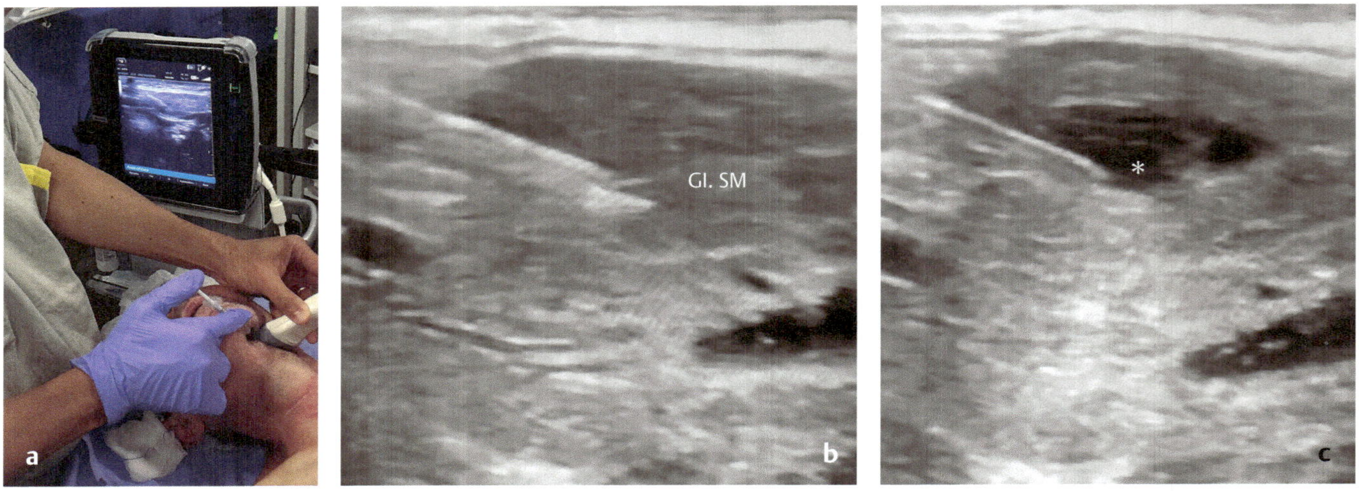

Fig. 57-4. Injeção de toxina botulínica em glândula submandibular esquerda sob monitorização por ultrassonografia. (a) A agulha é introduzida paralelamente ao maior eixo de transdutor. A abordagem anterior à glândula minimiza o risco de lesão dos vasos faciais; (b) imagem ultrassonográfica mostrando a agulha dentro da glândula submandibular (Gl. SM), (c) toxina botulínica (*) sendo injetada dentro da glândula submandibular. A monitorização ultrassonográfica minimiza o risco de injeção inadvertida na musculatura elevadora da laringe.

Traqueostomia

A traqueostomia pode ser utilizada para facilitar a higiene traqueobrônquica e promover, pela insuflação do balonete, uma barreira mecânica à entrada de secreções e alimentos na traqueia.[4]

Entretanto, a indicação da traqueostomia como modalidade de tratamento cirúrgico para o controle da disfagia é conceitualmente incorreta, uma vez que a traqueostomia favoreça a aspiração por diversos mecanismos: fixação mecânica do complexo laringotraqueal à região cervical, compressão esofágica pelo balonete, desvio do fluxo aéreo da laringe com alteração de sensibilidade, perda do reflexo de fechamento glótico, além de redução da habilidade de produzir pressão infraglótica para uma tosse eficaz. Muitos pacientes disfágicos melhoram com a simples decanulação, quando possível.[1]

Em pacientes que aspiram cronicamente, é utilizado o balonete de insuflação que previne parcialmente que o material aspirado progrida na via aérea inferior. Contudo, é uma alternativa temporária, utilizada enquanto se espera a melhora da disfagia ou discutem-se com o paciente outras opções terapêuticas. O uso prolongado do balonete insuflado, no entanto, pode provocar traqueomalácia (Fig. 57-5), estenose infraglótica, fístula traqueoesofágica e compressão esofágica, dificultando a progressão do bolo alimentar. Além disso, mesmo os modernos modelos de tubos de traqueostomia com balonete não previnem adequadamente a aspiração por longos períodos, que se relaciona com a movimentação cervical contra o balonete. Em alguns casos, está indicada a aspiração suprabalonete, que pode diminuir a aspiração de saliva nestes pacientes.[2]

Correção de Insuficiência Glótica

A paralisa unilateral de prega vocal em abdução impede o fechamento glótico completo durante a fonação e a deglutição. Colabora para o aparecimento da disfagia, uma vez que o fechamento glótico seja um importante mecanismo de proteção das vias aéreas durante a deglutição. A incompetência glótica

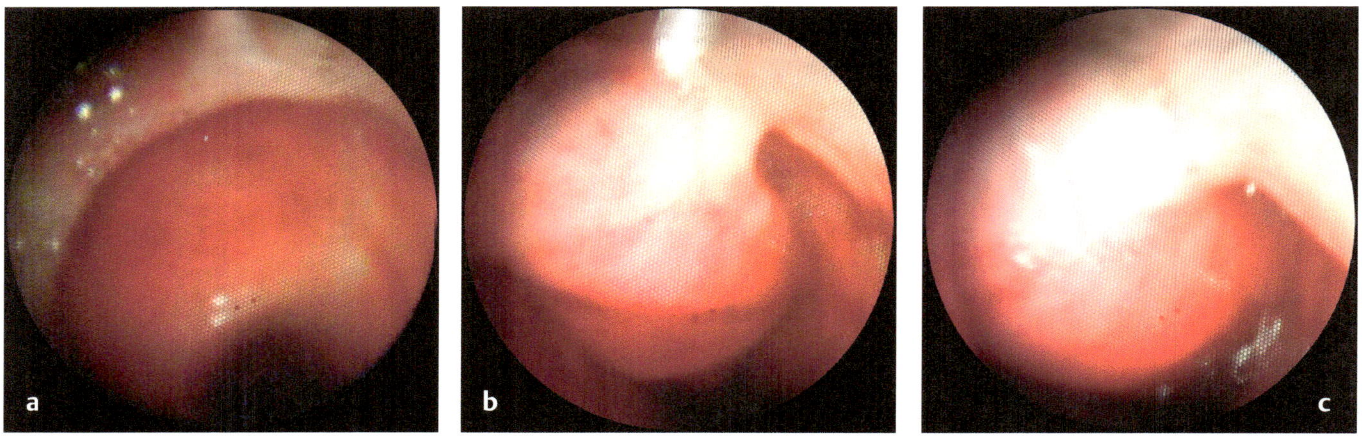

Fig. 57-5. (a) Aspecto de traqueomalácia na região do balão de traqueostomia em paciente com aspiração crônica de saliva. Este paciente precisava de volumes cada vez maiores no balonete e, mesmo assim, não conseguia vedação adequada da via aérea, com aspiração salivar apesar do balonente insuflado; (b, c) vê-se a herniação da parede posterior da traqueia por ocasião de reflexo de tosse.

também compromete a geração da pressão infraglótica e, consequentemente, o mecanismo de tosse/pigarro para clareamento de qualquer conteúdo alimentar penetrado ou aspirado.

Comprometimento isolado de nervo laríngeo recorrente manifesta-se principalmente por disfonia, sendo que os engasgos são mais frequentes com líquidos, logo após a instalação da paralisia, evoluindo com melhora espontânea na maioria dos casos. Por outro lado, casos de paralisias mais complexas, faringolaríngeas, associadas a outros déficits de pares cranianos (IX, XI e XII), manifestam-se com quadros de disfonia e disfagia mais acentuados, com aspiração e tosse ineficaz, muitas vezes associados à diminuição da sensibilidade faringolaríngea, necessitando de abordagens mais agressivas.[4]

Medialização de Prega Vocal/Fonocirurgia Laringoplástica

Em geral, não se realiza o procedimento cirúrgico antes de pelo menos 6-12 meses da ocorrência da paralisia laríngea, a menos que seja certa a lesão do nervo laríngeo recorrente ou do nervo vago, como em casos de lesões cirúrgicas iatrogênicas. É imprescindível a realização de uma investigação etiológica da paralisia.[4]

Técnicas cirúrgicas para restaurar o fechamento glótico são denominadas fonocirurgias laringoplásticas. As principais técnicas são:

- Injeção de material no espaço paraglótico da prega vocal (p. ex., gordura, teflon). Materiais absorvíveis, como o gelfoam, podem ser utilizados em casos em que se espera uma recuperação funcional em curto ou médio prazo, sendo um procedimento rápido, eficaz e pode ser realizado ambulatorialmente, à beira do leito ou em centro cirúrgico (Fig. 57-6).
- Tireoplastia Tipo I de Isshiki: cirurgia sobre o arcabouço laríngeo, realizada por cervicotomia e introdução de molde de silicone na cartilagem tireóidea para medializar a prega vocal, sendo considerado um procedimento reversível. É realizado sob anestesia local e sedação para testagem da voz no intraoperatório (Fig. 57-7).

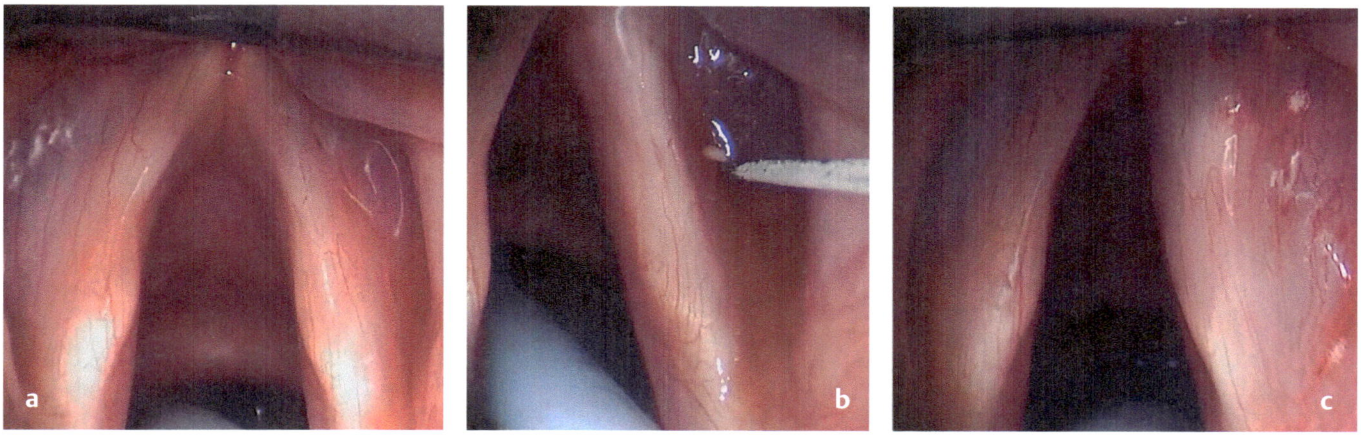

Fig. 57-6. Injeção de hidroxiapatita na prega vocal direita, paralisada em posição intermediária, em paciente com aspiração de saliva. (a) Aspecto inicial com arqueamento bilateral (presbifonia) e atrofia da prega vocal direita; (b) injeção no terço médio da porção membranosa, dentro do músculo vocal direito. Cuidado deve ser tomado para evitar injeção superficial; (c) aspecto imediato após a injeção. Certa hipercorreção é necessária para compensar uma precoce reabsorção do material injetado.

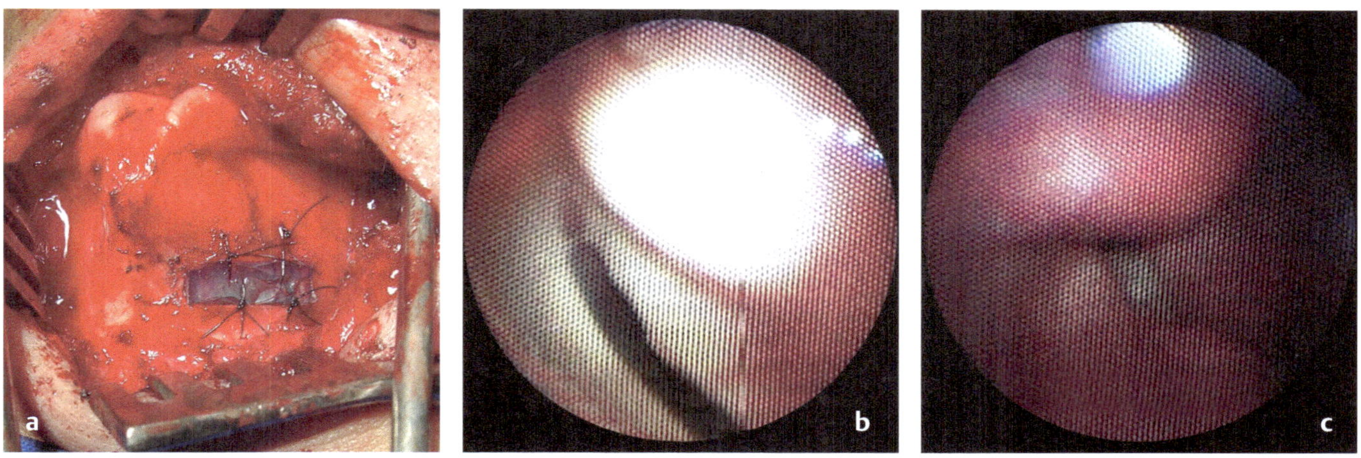

Fig. 57-7. Tireoplastia tipo I à esquerda. (a) Molde de silicone posicionado na lâmina da cartilagem tireóidea na altura da prega vocal; (b) Laringoscopia intra-operatória durante a fonação antes da tireoplastia mostra arqueamento da prega vocal esquerda; (c) fechamento glótico completo após a tireoplastia.

- Rotação da aritenoide: utiliza sutura no processo muscular da aritenoide, que é tracionado anteriormente, simulando a ação exercida pelo músculo cricoaritenóideo lateral, que fecha a glote pela rotação do processo vocal medialmente (Fig. 57-8). O procedimento auxilia no fechamento da porção posterior e corrige desnivelamentos entre as pregas. Também realizado sob anestesia local, é indicado em casos de ampla fenda glótica e supradesnivelamento da prega vocal paralisada (Fig. 57-9).[4]

Fechamento Laríngeo

O fechamento da laringe é indicado com o intuito de separar as vias aérea e digestiva e evitar as lesões causadas pela aspiração crônica e pelo uso contínuo de balonetes insuflados

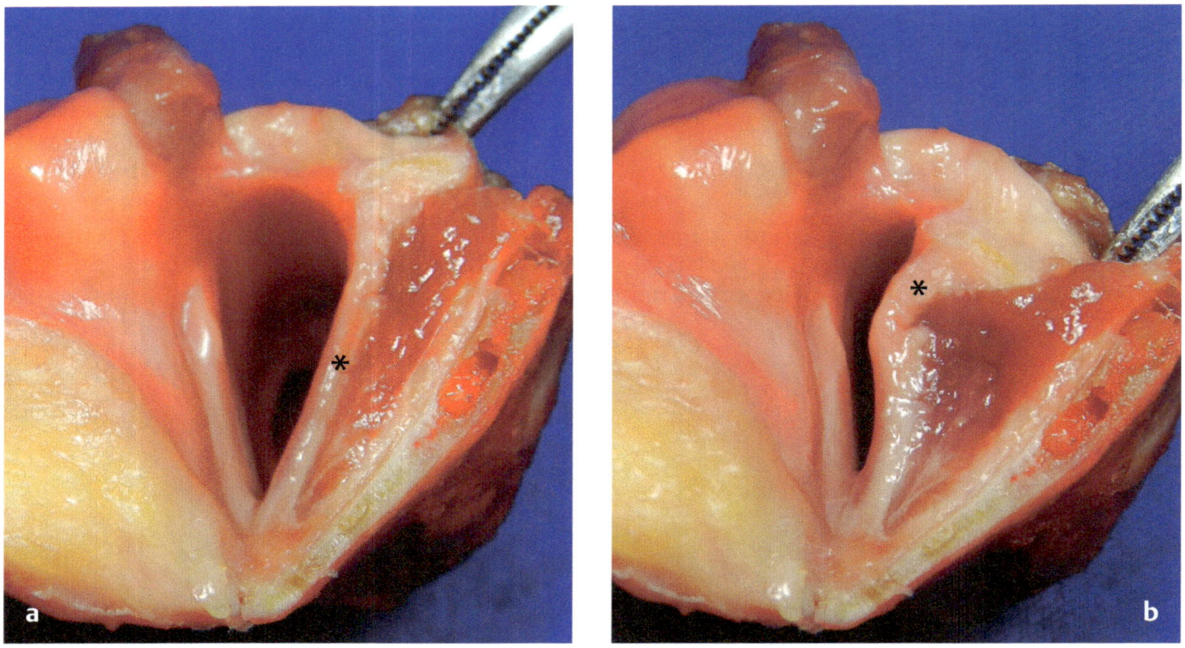

Fig. 57-8. Efeito da rotação de aritenoide em laringe excisada. (a) Espécime anatômico em que a hemilaringe esquerda foi removida até o nível da glote, mostrando os processos muscular e vocal (*) da cartilagem aritenóidea; (b) quando o processo muscular da aritenoide for tracionado anteriormente, simulando a contração do músculo cricoaritenóideo lateral, o processo vocal é medializado e caudalizado. Note que mesmo com a rotação da aritenoide a porção membranosa da prega vocal continua arqueada. Para um fechamento glótico adequado, muitas vezes é necessário associar tireoplastia tipo I à rotação de aritenoide.

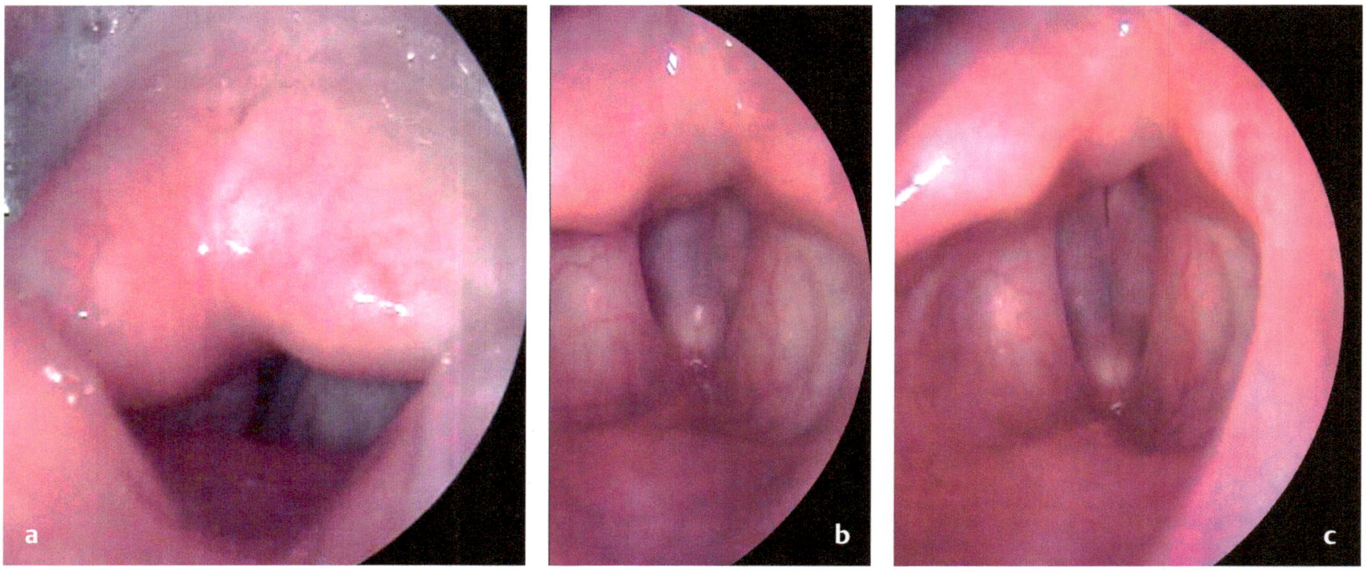

Fig. 57-9. Laringoscopias de paciente com paralisia de prega vocal esquerda em posição intermediária. Laringoscopia antes (a) e após rotação de aritenoide associada à tireoplastia tipo I à esquerda (b, c); após a cirurgia ocorre evidente melhora do fechamento glótico tanto na emissão de graves (b) quanto de agudos (c).

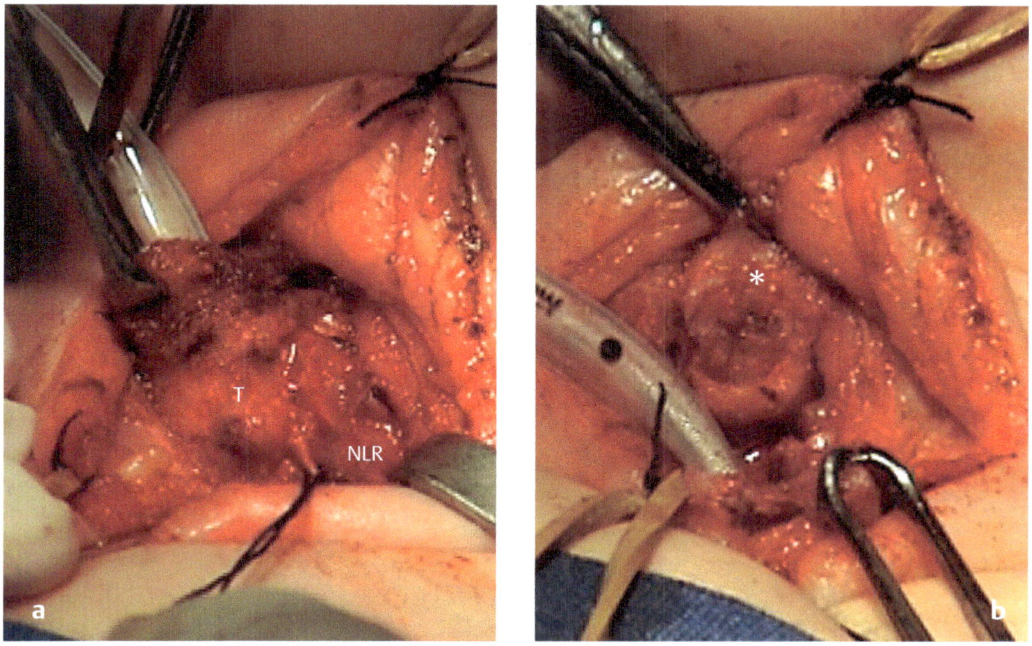

Fig. 57-10. Separação laringotraqueal em criança de 10 meses de idade com traqueostomia prévia. (**a**) Dissecção do coto distal da traqueia (T), com identificação do nervo laríngeo recorrente (NLR); (**b**) anastomose da mucosa do coto proximal, em fundo cego. Neste caso, a traqueostomia prévia havia sido feita em nível muito alto, exigindo que a sutura da mucosa no coto proximal fosse feita no nível da cartilagem cricoide (*).

dos tubos de traqueostomia. Apesar de poder ser realizado em diferentes níveis, com suturas envolvendo a supraglote, glote ou infraglote, o fechamento infraglótico é o mais utilizado. O inconveniente é a desfuncionalização da laringe, principalmente em relação à fonação. Todavia, muitos pacientes acabam apresentando déficits em relação à fala, muitas vezes impossibilitados desta função pela própria afecção de base. Algumas dessas técnicas são reversíveis, o que as tornam interessantes em casos com expectativa de recuperação funcional.

O fechamento laríngeo infraglótico é desenhado para separar a via aérea da via digestiva, sem afetar supraglote ou glote. A separação laringotraqueal (SLT) tem-se tornado o procedimento de escolha para o controle da aspiração crônica em muitos serviços, principalmente por ser tecnicamente simples, passível de ser realizada em pacientes traqueostomizados e potencialmente reversível, uma vez que preserva tanto a integridade estrutural quanto a inervação motora e sensitiva da laringe.

Contudo, sua grande desvantagem é o desfuncionamento total da laringe, o que elimina a capacidade de fala do paciente. Confecciona-se um traqueostoma "definitivo" com o coto distal da traqueia, isolando a via aérea da digestiva. O coto proximal da traqueia é suturado em fundo cego (Fig. 57-10).

Laringectomia

A ressecção completa da laringe é uma forma eficiente, radical e definitiva para separar a via digestiva da via respiratória, que elimina a possibilidade de reversibilidade, uma vez que extirpa o órgão. Apenas é considerada após a falha de todos as outras opções terapêuticas (fonoterapia, medidas clínicas e cirúrgicas), em pacientes com graves repercussões clínicas das aspirações. Até o início da década de 1970, era a principal alternativa de tratamento cirúrgico para pacientes com aspiração crônica (Fig. 57-11).[4]

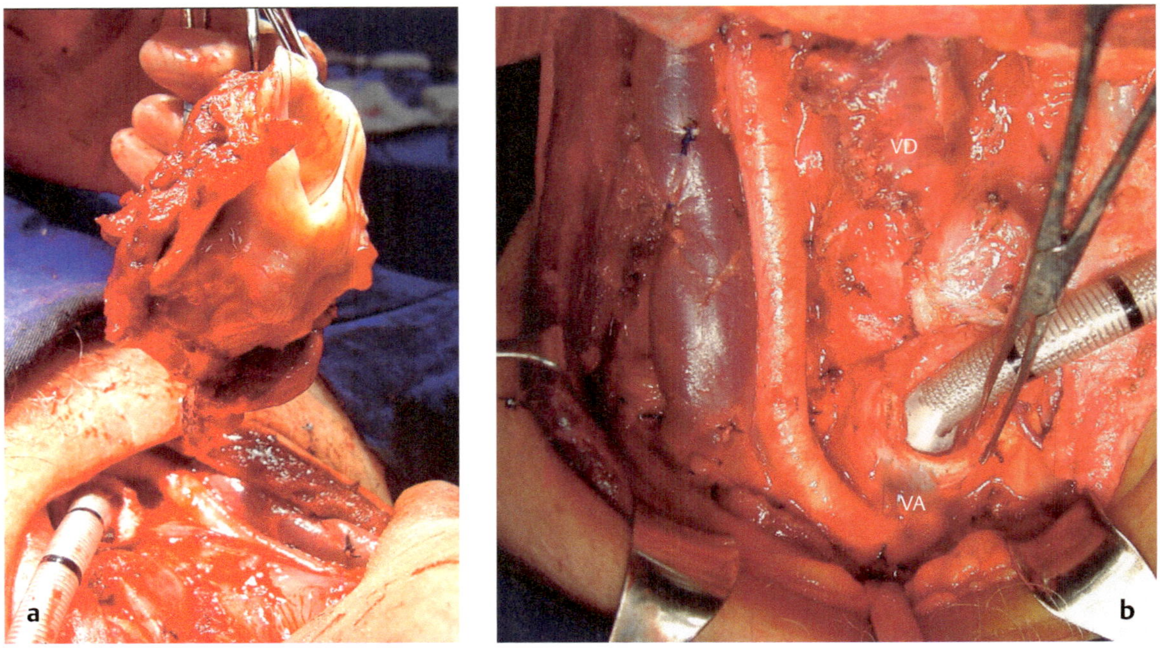

Fig. 57-11. Laringectomia total em paciente com câncer avançado de laringe. (**a**) Laringe sendo removida; (**b**) após o fechamento da faringe, refaz-se a via digestiva (VD), isolada da via aérea (VA), impedindo futura aspiração.

REFERÊNCIAS BIBLIOGRÁFICAS

1. Santoro PP, Imamura R. Disfagia: Diagnóstico e tratamentos. In: Costa SS, Tsuji DH, Lessa MM, Cruz OLM (Eds.). PRO-ORL Programa de atualização em Otorrinolaringologia. Porto Alegre: Artmed/Panamericana; 2006:147-89.
2. Ergun GA, Kahrilas PJ. Medical and surgical treatment interventions in deglutitive dysfunction. In: Perlman AL, Schulze-Delrieu K (Eds). Deglutition and its disorders – Anatomy, Physiology, clinical diagnosis, and management. San Diego: Singular Publishing. 1997. p. 463-90.
3. Steffen N, Martha VF. Tratamento cirúrgico da disfagia. In: Jacobi JS, Levy DS, Silva LMC (Eds.). Disfagia - Avaliação e tratamento. Rio de Janeiro: Revinter. 2003. p. 277-88.
4. Imamura R, Zambrana ES, Santoro PP, Sennes LU. Manual prático de disfagia. In: Dedivitis RA, Santoro PP, Arakawa-Sugueno L (Eds.). São Paulo: Thieme-Revinter. 2017.
5. Blitzer A, Krespi YP, Oppenheimer RW, Levine TM. Surgical management of aspiration. Otolaryngol Clin North Am 1988;21:743-50.
6. Batsakis JG. Physiology of salivary glands. In: Cummings CW, Fredrickson JM, Harker LA, Krause CJ, Richardson MA, Schuller DE (Eds.). Otolaryngology: Head and Neck Surgery. 2nd ed. USA: Mosby Year Book. 1993. p. 986-96.
7. Sanches D, Sondermann A, Brandão LG. Sialoadenites em crianças. In: Campos CAH, Costa HO (Eds.). Tratado de Otorrinolaringologia. São Paulo: Roca. 2002. p. 491-6.
8. Lal D, Hotaling AJ. Drooling. Curr Opin Otolaryngol Head Neck Surg. 2006;14:381-6.
9. Meningaud JP, Pitak-Arnnop P, Chikhani L, Bertrand JC. Drooling of saliva: a review of the etiology and management options. Oral Surg Oral Med Oral Pathol Oral Radiol Endod. 2006;101:48-57.
10. Hockstein NG, Samadi DS, Gendron K, Handler SD. Sialorrhea: A management challenge. Am Fam Phys. 2004;69:2628-34.
11. Klem C, Mair EA. Four-duct ligation: A simple and effective treatment for chronic aspiration from sialorrhea. Arch Otolaryngol Head Neck Surg. 1999;125:796-800.
12. Shirley WP, Hill JS, Woolley AL, Wiatrak BJ. Success and complications of four-duct ligation for sialorrhea. Int J Pediatr Otorhinolaryngol. 2003;67:1-6.
13. Carod Artal FJ. Treatment of sialorrhoea in neurological diseases with trans-dermic injections of botulinum toxin type A in the parotid glands. Neurologia. 2003;18:280-4.
14. Gubbay A, Marie Blackmore A. Effects of salivary gland botulinum Toxin-A on drooling and respiratory morbidity in children with neurological dysfunction. Int J Pediatr Otorhinolaryngol. 2019;124:124-8.
15. Ellies M, Gottstein U, Rohrbach-Volland S, Arglebe C, Laskawi R. Reduction of salivary flow with botulinum toxin: Extended report on 33 patients with drooling, salivary fistulas, and sialadenitis. Laryngoscope. 2004;114:1856-60.

TRATAMENTO CIRÚRGICO DA LARINGECTOMIA FRONTOLATERAL

CAPÍTULO 58

Rogério A. Dedivitis ▪ Mário Augusto Ferrari de Castro

INTRODUÇÃO

Enquanto o Capítulo 34 discute indicações das laringectomias verticais, este capítulo apresenta os aspectos técnicos da laringectomia frontolateral. São apresentados os seguintes passos: abertura e acesso à cartilagem tireóidea (Figs. 58-1 a 58-6); acesso à endolaringe e ressecção do tumor com margens oncológicas adequadas (Figs. 58-7 a 58-15); fixação das estruturas remanescentes (Figs. 58-16 e 58-17); reconstrução, no caso utilizando o retalho bipediculado do músculo esterno-hióideo (Fig. 58-18); fechamento por planos (Figs. 58-19 a 58-22).

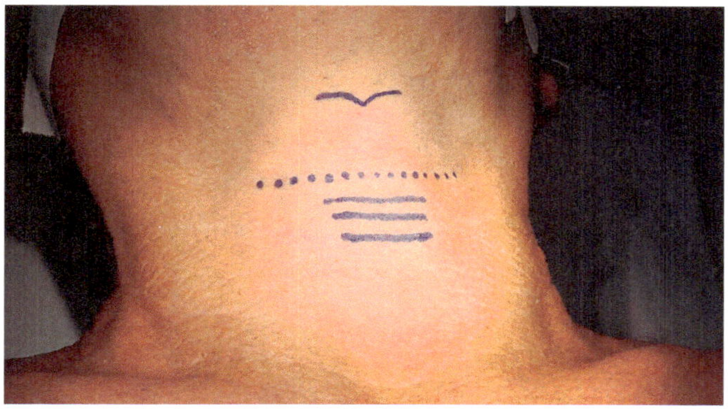

Fig. 58-1. Marcações: incisura laríngea, linha de incisão ao nível da cartilagem tireóidea e cartilagem cricóidea.

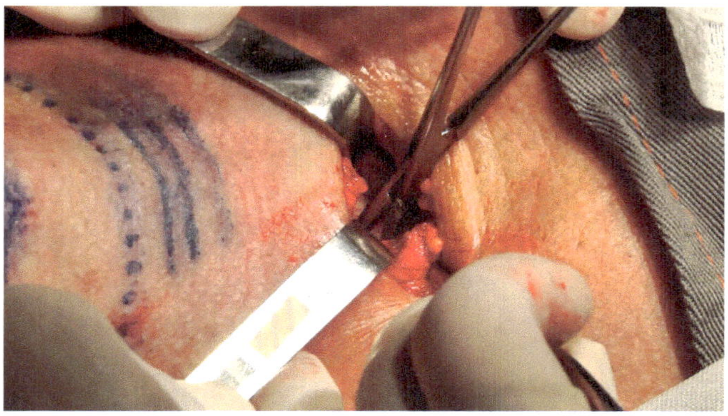

Fig. 58-2. Traqueostomia de proteção no 4º anel traqueal.

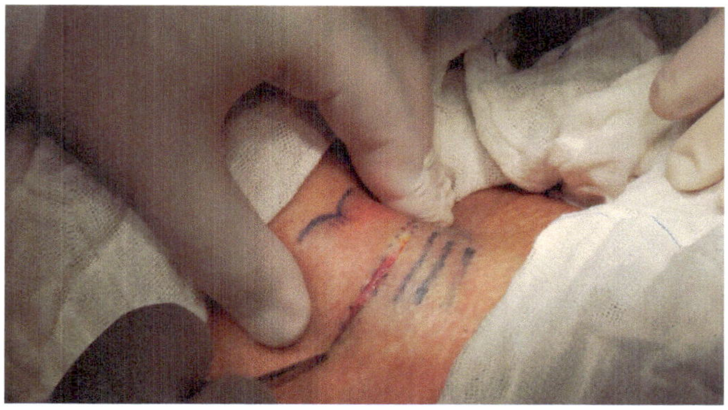

Fig. 58-3. Incisão cervical transversal ao nível da cartilagem tireóidea.

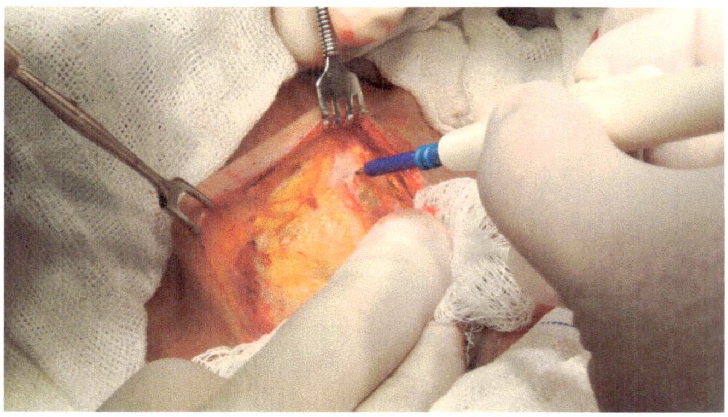

Fig. 58-4. Elevação dos retalhos no plano subplatismal com o uso de ganchos.

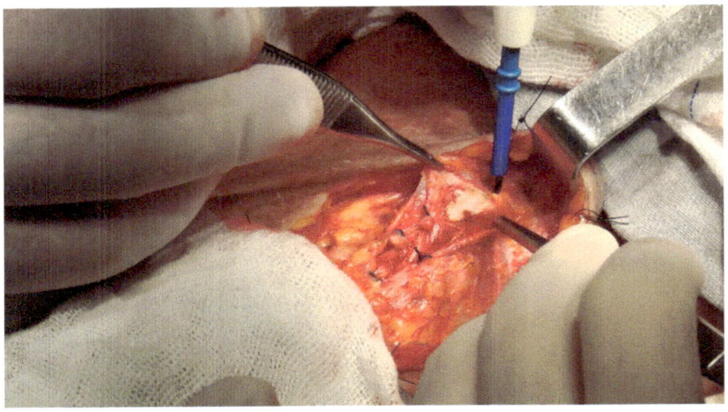

Fig. 58-5. Abertura da rafe mediana por meio de incisão vertical na linha mediana.

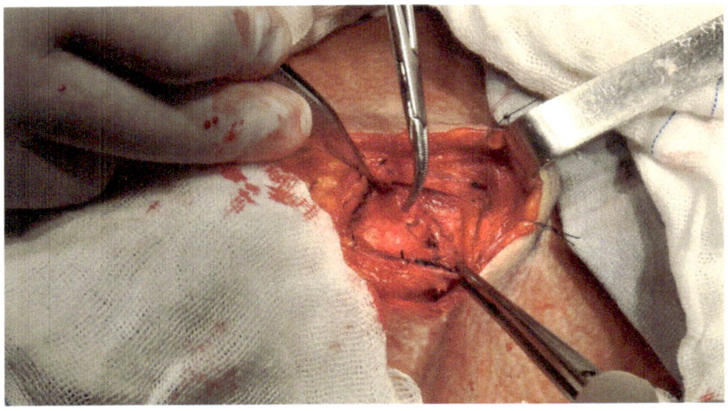

Fig. 58-6. Afastamento da musculatura pré-tireóidea lateralmente.

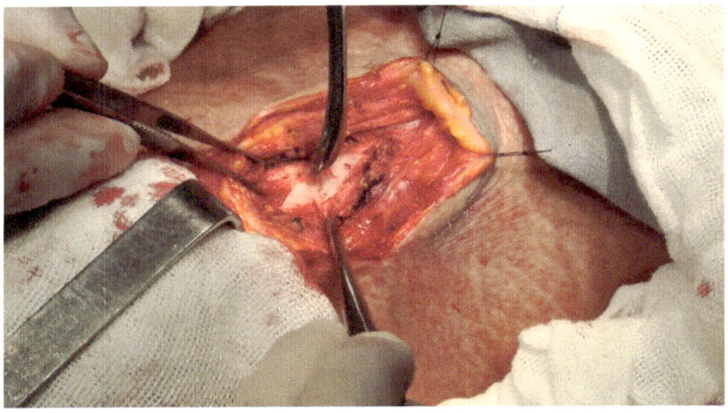

Fig. 58-7. Dissecção do pericôndrio externo juntamente com a musculatura.

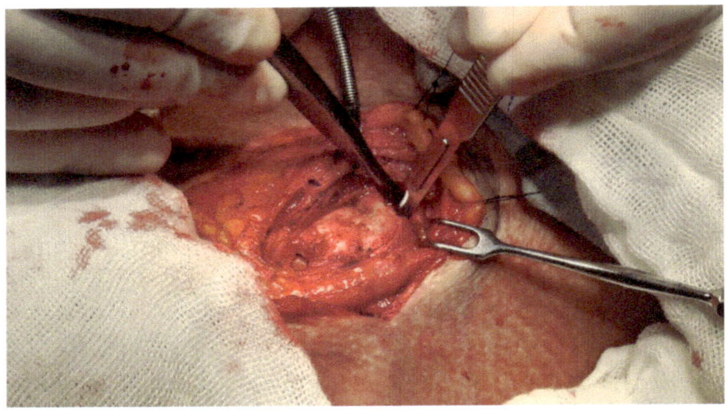

Fig. 58-8. Incisão da membrana cricotireóidea transversalmente.

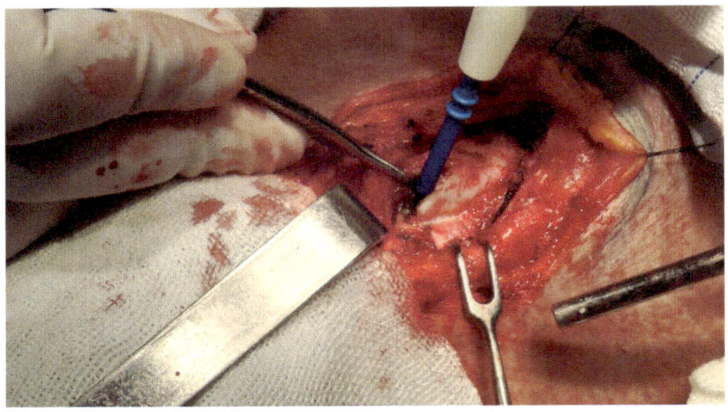

Fig. 58-9. Incisão entre a incisura laríngea da cartilagem tireóidea e o osso hioide.

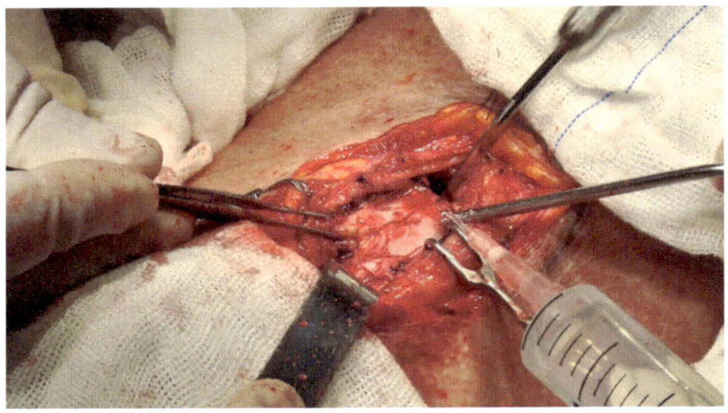

Fig. 58-10. Incisão bilateral na cartilagem tireóidea com o uso de serra delicada sob irrigação com soro fisiológico.

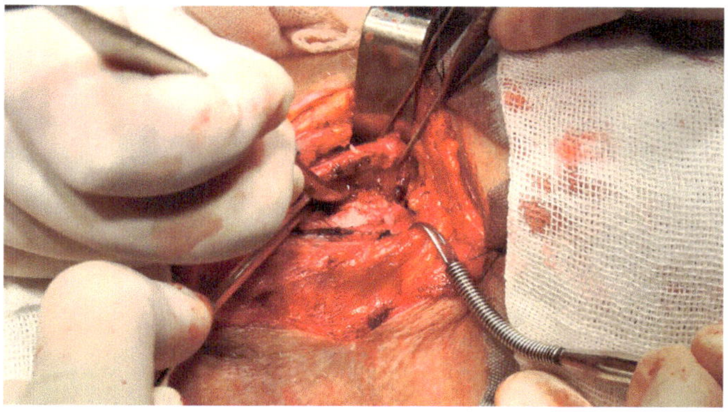

Fig. 58-11. Dissecção subpericondral do pericôndrio interno do lado não afetado pelo tumor.

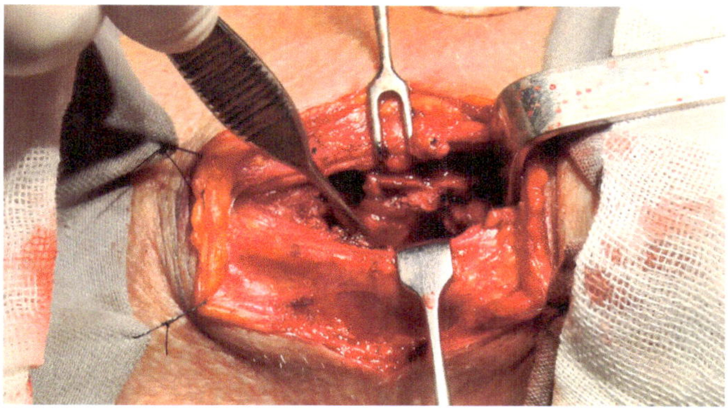

Fig. 58-12. Acesso à laringe (tumor sendo demonstrado na ponta da pinça) e afastamento lateral.

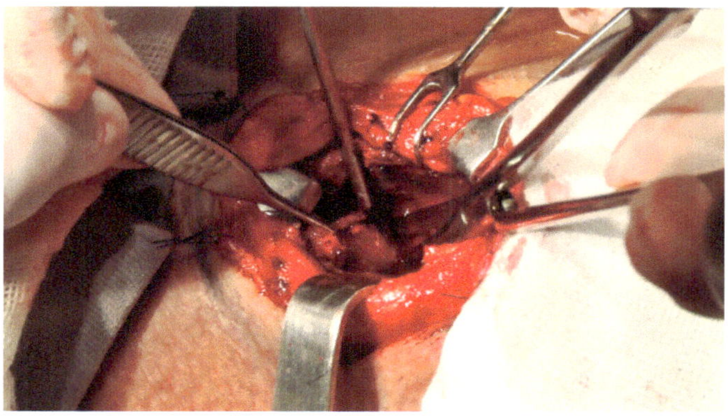

Fig. 58-13. Incisão na prega vocal acometida, ventrículo e prega vestibular com ressecção do tumor com margens oncológicas em torno de 2 mm.

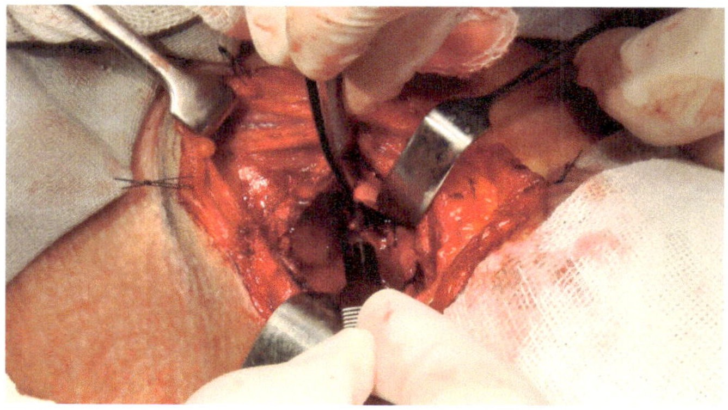

Fig. 58-14. Após a ressecção do tumor, faz-se a ressecção de margens do leito operatório para exame histopatológico intraoperatório de congelação, visando assegurar margens livres. Alternativamente podem-se examinar as margens da peça operatória, com identificação de seus limites anterior, posterior, superior e inferior.

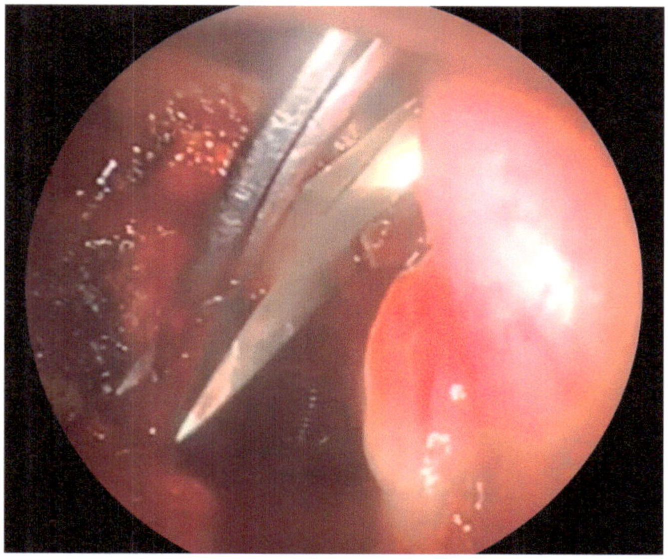

Fig. 58-15. Opção de acesso combinado para ressecção do tumor e das margens para congelação, por meio de laringoscopia de suspensão com uso de ópticas.

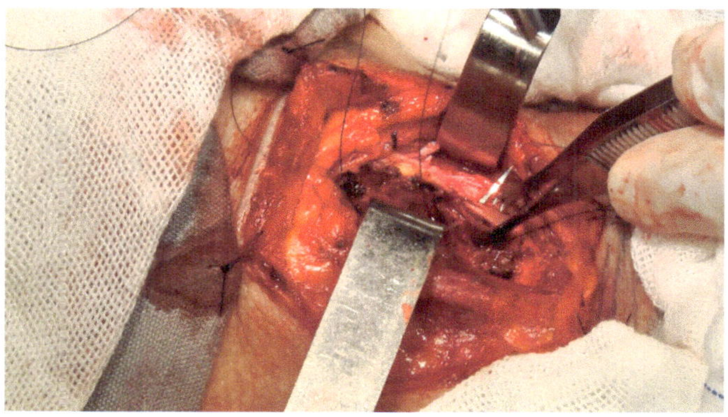

Fig. 58-16. Fixação da prega vocal contralateral com ponto transfixante na mesma e na cartilagem tireóidea.

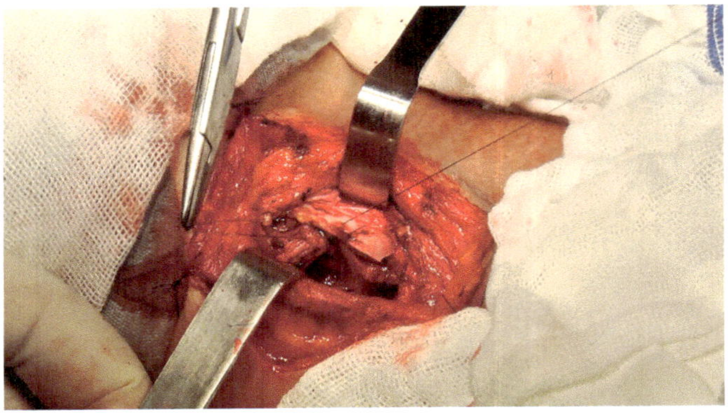

Fig. 58-17. Fixação do pecíolo da epiglote com ponto transfixante na mesma e na cartilagem tireóidea.

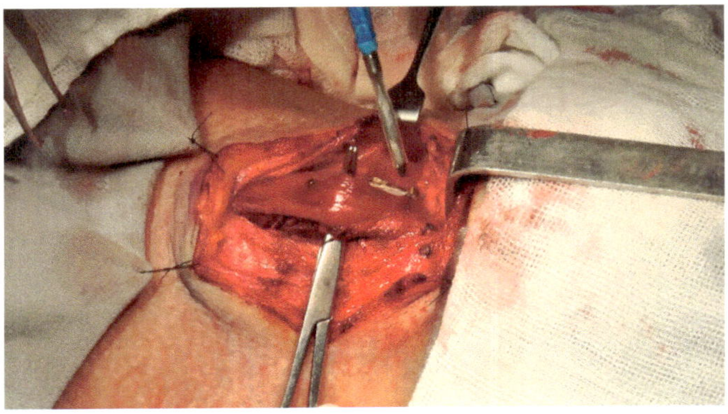

Fig. 58-18. Realização do retalho bipediculado do músculo esterno-hióideo (Bailey) para a reconstrução da prega vocal ressecada.

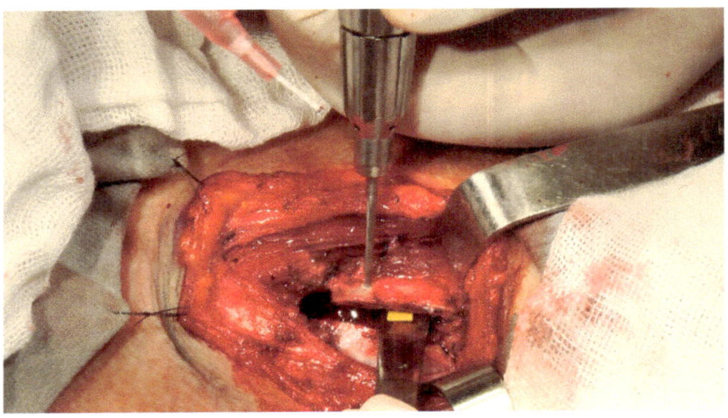

Fig. 58-19. Perfurações na cartilagem tireóidea com o uso de broca delicada para a passagem dos fios para seu fechamento.

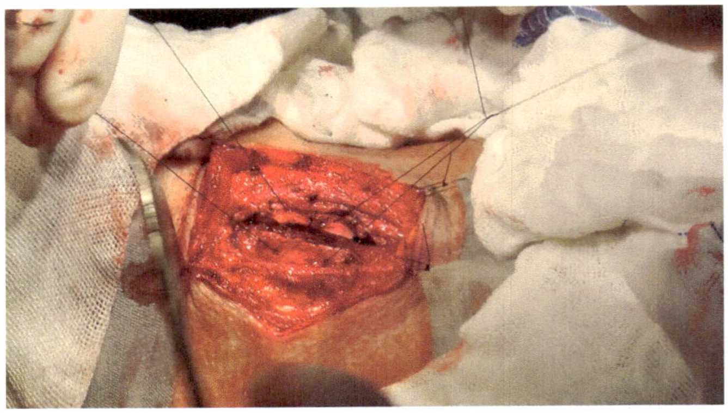

Fig. 58-20. Aproximação das margens da cartilagem tireóidea para fechamento, com o uso de fio de *mononylon* 0.

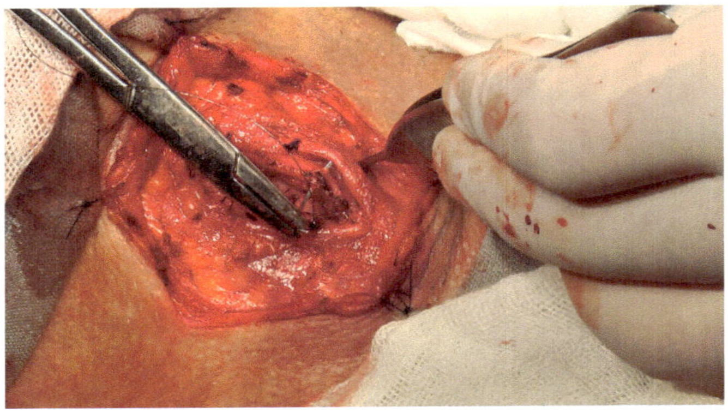

Fig. 58-21. Fechamento da rafe mediana com pontos invertidos, aproximando a musculatura pré-tireóidea.

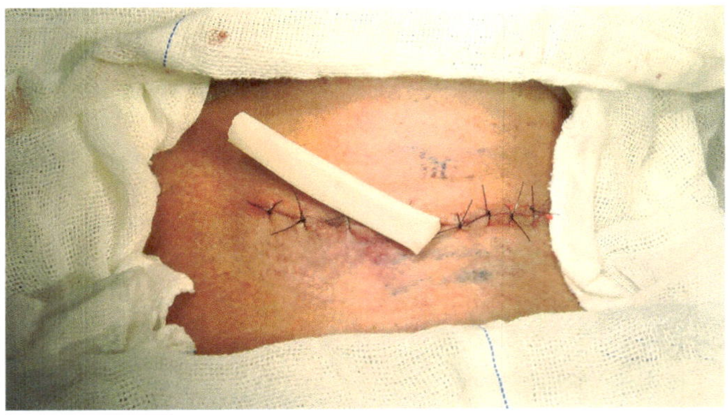

Fig. 58-22. Fechamento da pele com pontos simples e colocação de dreno de penrose.

BIBLIOGRAFIA

Cabrera Trigo JS. Frontolateral reconstructive laryngectomy. Personal technique. An Otorrinolaringol Ibero Am. 1981;8:257-60.

Leroux-Robert J. Partial laryngectomy for cancer of the larynx; indications, technics, results. Ann Otolaryngol. 1950;67:5-15.

Mohr RM, Quenelle DJ, Shumrick DA. Vertico-frontolateral laryngectomy (hemilaryngectomy). Indications, technique, and results. Arch Otolaryngol. 1983;109:384-95.

Norris CM. Technique of extended fronto-lateral partial laryngectomy. Laryngoscope. 1958;68:1240-50.

Som ML. Hemilaryngectomy – a modified technique for cordal carcinoma with extension posteriorly. AMA Arch Otolaryngol. 1951;54:524-33.

CAPÍTULO 59

TÉCNICA CIRÚRGICA DA LARINGECTOMIA SUPRACRICÓIDEA

Daniel Marin Ramos ■ Ricardo Penón Gonçalves

INTRODUÇÃO

As laringectomias parciais têm objetivo de preservar a função laríngea (fonação, deglutição e proteção das vias aéreas) e promover tratamento oncológico adequado para pacientes elegíveis. As laringectomias supracricóideas descritas por Majer e Rieder em 1959[1], são uma opção em casos de tumores endolaríngeos e têm como premissa a preservação de, pelo menos, uma unidade cricoaritenóidea (unidade funcional da laringe), que é constituída pela cartilagem aritenóidea, articulação cricoaritenóidea, cartilagem cricóidea, nervo laríngeo superior (ramo interno) ipsilateral e nervo laríngeo inferior ipsilateral.

A reconstrução é realizada por meio da pexia da cricoide e osso hioide e pode ser feita com a preservação da epiglote (cricoioidoepiglotopexia ou CHEP – tipo IIa pela classificação das laringectomias horizontais da European Laryngological Society – ELS) ou sem preservação da epiglote (cricoioidopexia ou CHP – tipo IIb pela classificação da ELS).[2]

Este capítulo apresenta a técnica da laringectomia supracricóidea por meio de um caso com preservação das duas unidades funcionais da laringe com reconstrução com cricoioidoepiglotopexia. Antes da incisão cutânea, é recomendada a realização de laringoscopia de suspensão para confirmação da extensão da lesão e possibilidade de preservação de uma unidade cricoaritenóidea.

São apresentados os seguintes passos: abertura, descolamento de retalhos e "esqueletização" da cartilagem tireóidea (Figs. 59-1 a 59-7); acesso à endolaringe e ressecção do tumor com margens oncológicas adequadas (Figs. 59-8 a 59-16); reconstrução com reposicionamento dos processos vocais e pexia da laringe (Figs. 59-17 a 59-21) e fechamento (Fig. 59-22).[3-6]

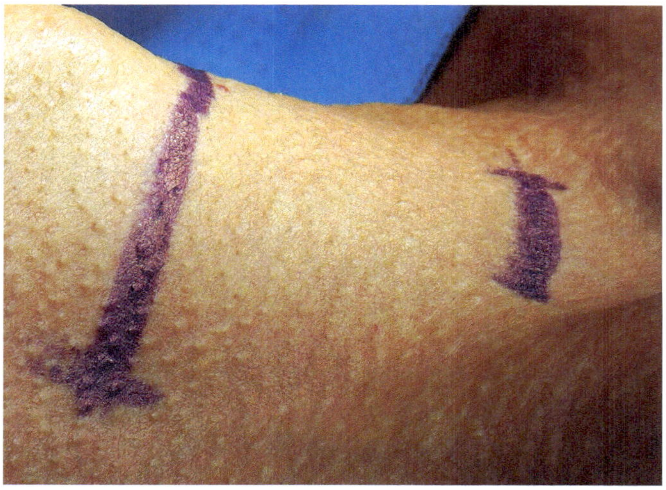

Fig. 59-1. Marcações: linha de incisão ao nível da cartilagem tireóidea e local para realização da traqueostomia (contra-abertura).

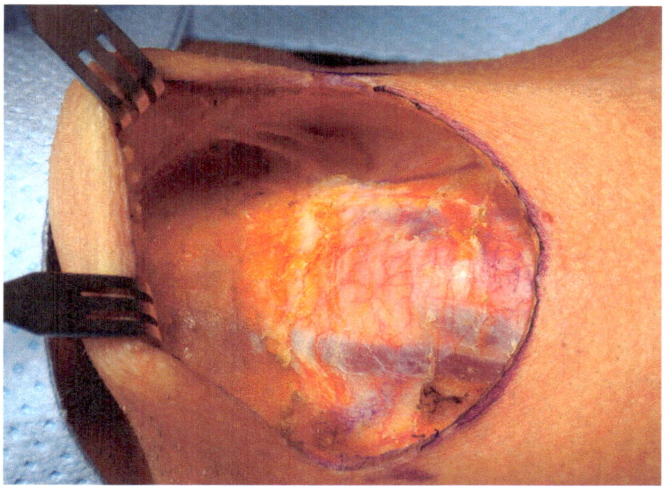

Fig. 59-2. Descolamento de retalho musculocutâneo subplatismal superior e inferior.

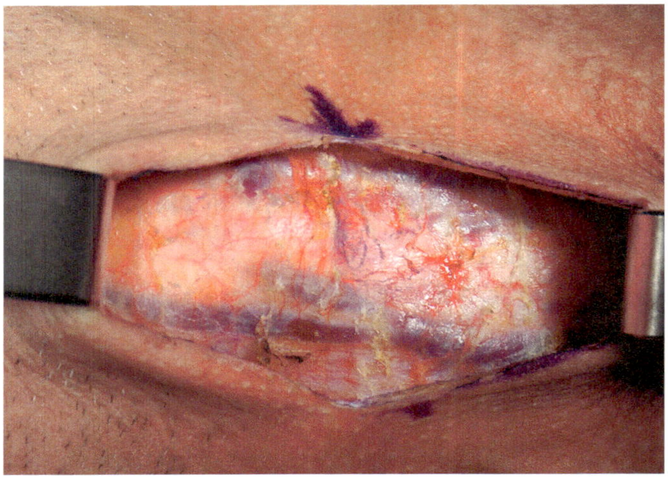

Fig. 59-3. Abertura na linha média e separação da musculatura pré-tireóidea na rafe mediana.

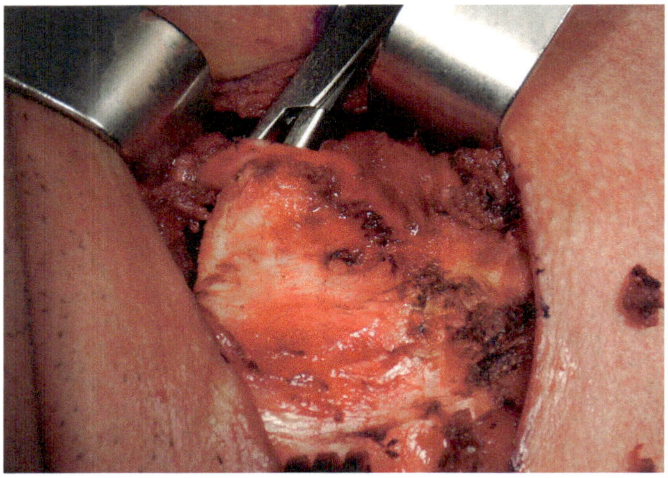

Fig. 59-4. Esqueletização da cartilagem tireóidea com desinserção dos músculos tíreo-hióideo e esternotireóideo bilateralmente e deslocamento do músculo esterno-hióideo lateralmente.

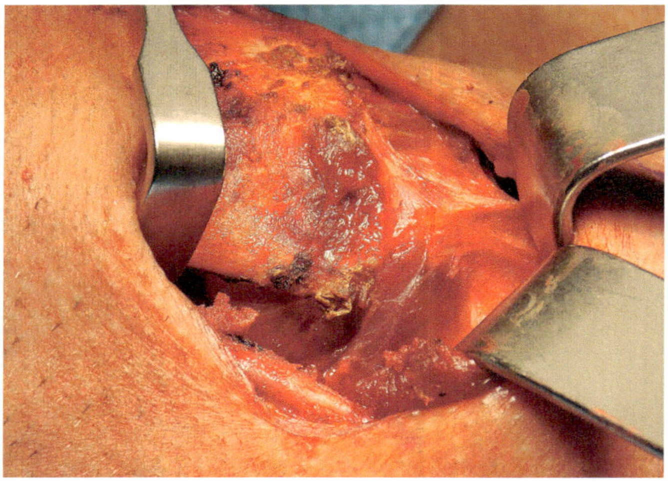

Fig. 59-5. Secção do músculo constritor da faringe na borda posterior da cartilagem tireóidea e descolamento rombo cuidadoso da face interna da cartilagem tireóidea para liberação do recesso piriforme.

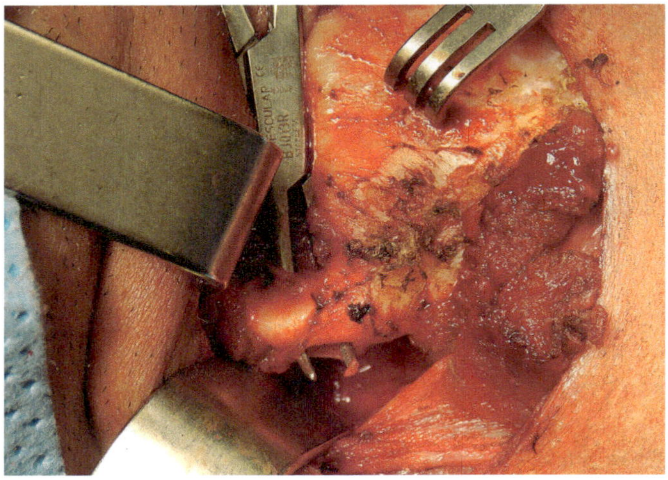

Fig. 59-6. Secção do corno superior da cartilagem tireóidea (cuidado para não lesionar o feixe vasculonervoso).

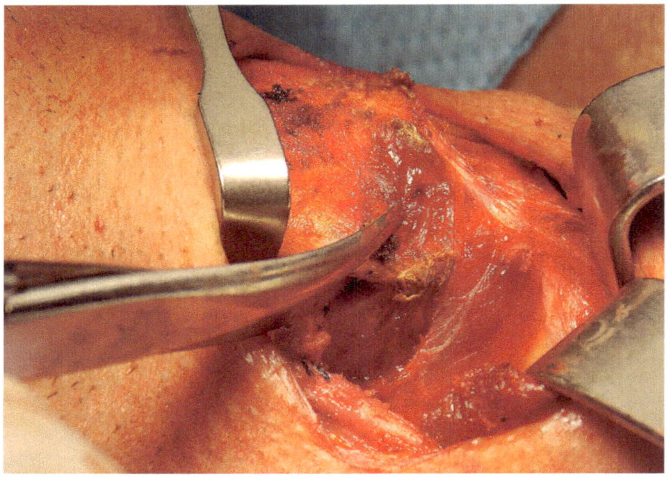

Fig. 59-7. Secção do corno inferior da cartilagem tireóidea (cuidado para não traumatizar o nervo laríngeo inferior em sua entrada na laringe).

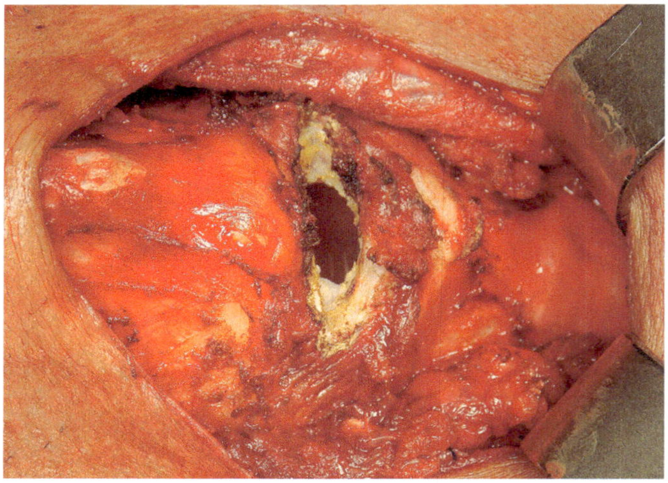

Fig. 59-8. Abertura da membrana cricotireóidea e passagem do tubo endotraqueal pelo orifício.

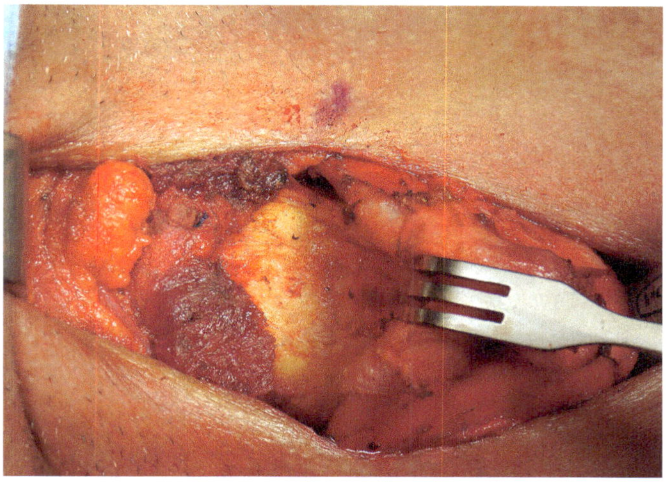

Fig. 59-9. Abertura transversa junto à borda superior da cartilagem tireoide. Importante abrir a membrana tíreo-hióidea rente à cartilagem tireóidea para não lesionar o ramo interno do nervo laríngeo superior.

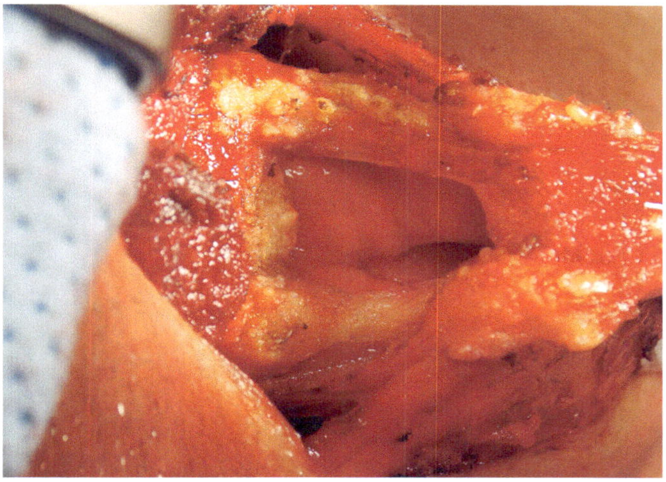

Fig. 59-10. Abertura transversa por meio do espaço pré-epiglótico e do pecíolo da epiglote até a luz laríngea da supraglote.

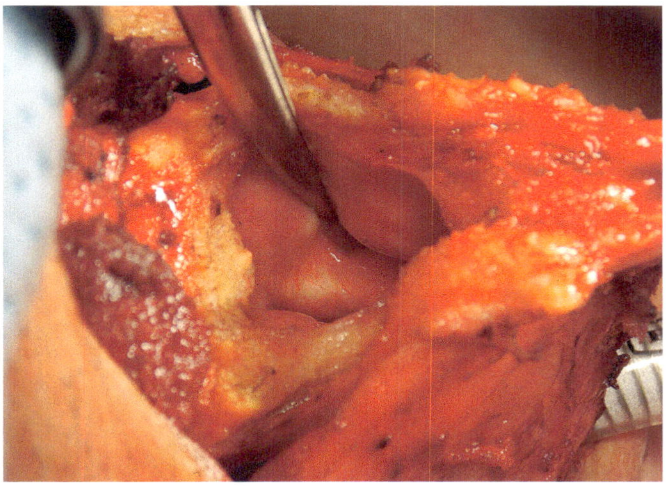

Fig. 59-11. Inspeção com identificação das aritenoides e do andar glótico.

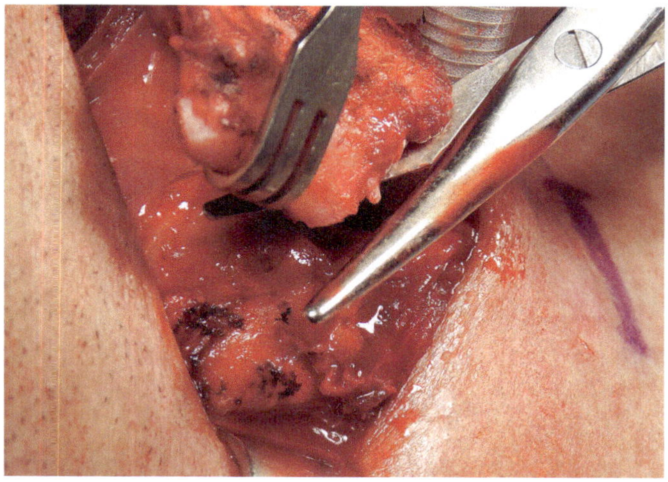

Fig. 59-12. Secção da prega vocal do lado com menor acometimento com iberação da unidade cricoaritenóidea.

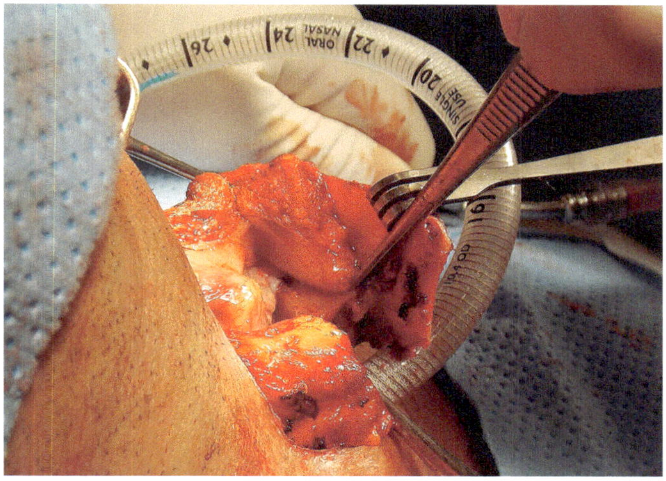

Fig. 59-13. Rotação da cartilagem tireóidea com exposição do tumor.

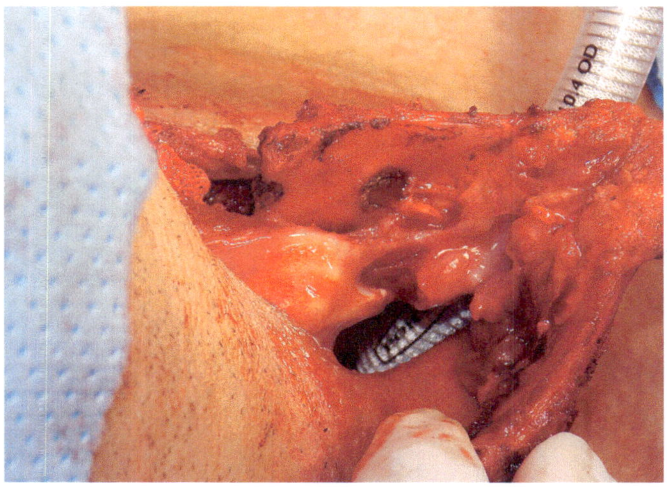

Fig. 59-14. Delimitação de margens cirúrgicas de, no mínimo, 2 mm e ressecção do espécime cirúrgico.

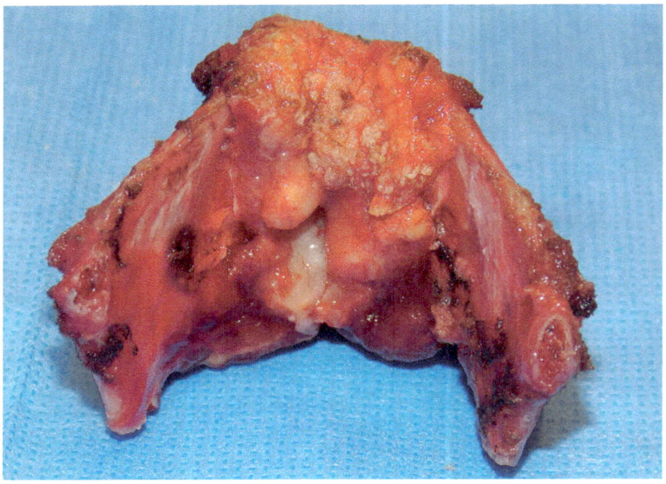

Fig. 59-15. Produto de resseção contendo cartilagem tireóidea, pregas vocais, pregas vestibulares e espaço paraglótico.

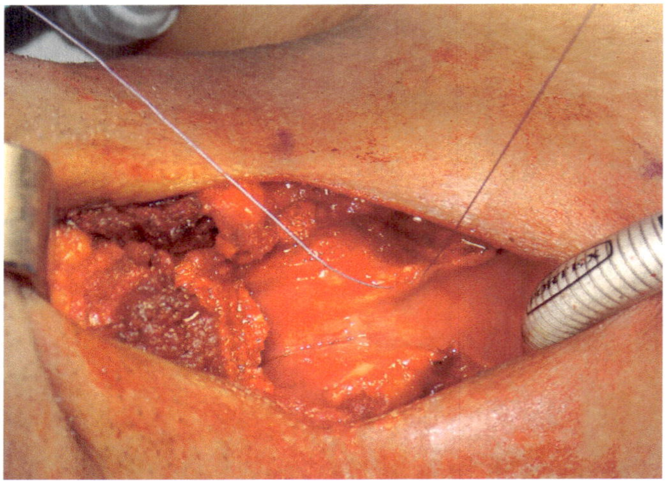

Fig. 59-17. Reposicionamento anterior da cartilagem aritenóidea esquerda com ponto de vicryl 4.0 entre o processo vocal e a cartilagem cricóidea.

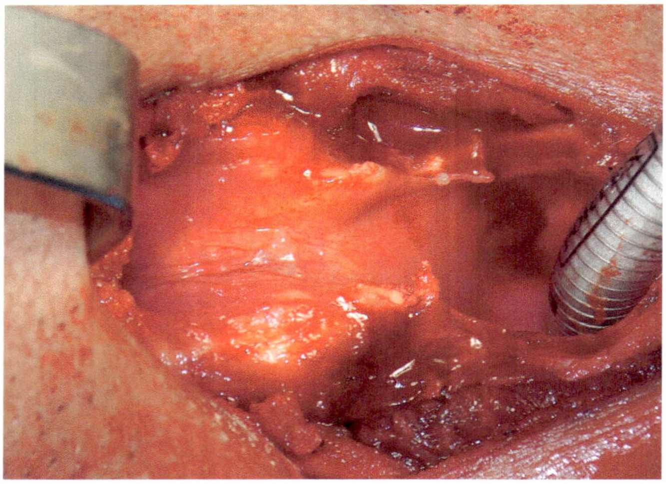

Fig. 59-16. Resultado final após ressecção da lesão, com preservação das duas unidades cricoaritenóideas.

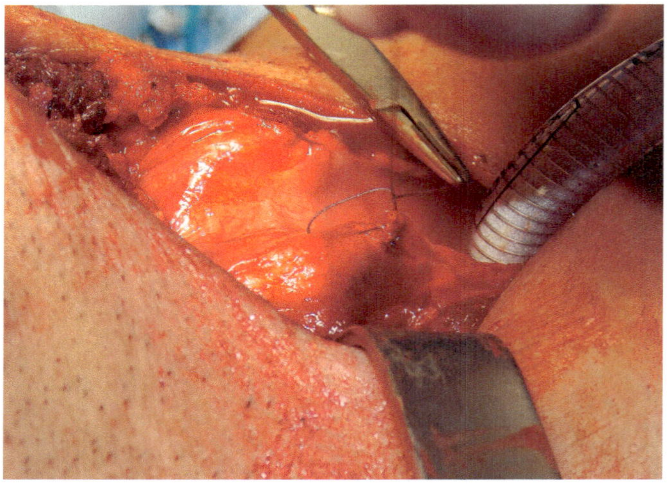

Fig. 59-18. Aspecto após anteriorização de ambas as aritenoides.

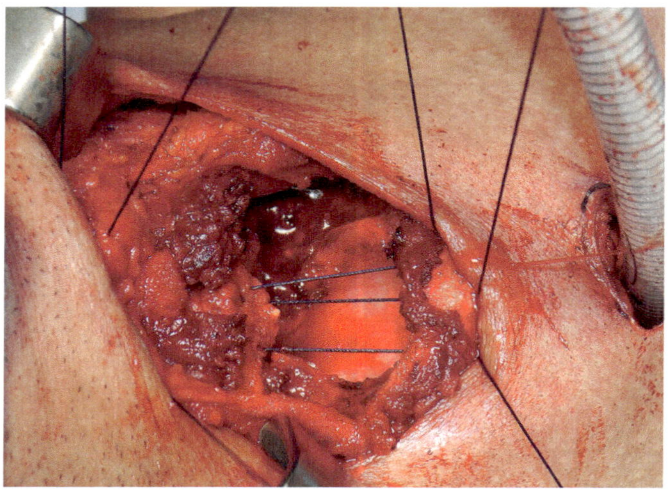

Fig. 59-19. Após a realização de traqueostomia por contra-abertura entre o terceiro e quarto anéis traqueais. Passagem de 3 pontos de vicryl 0 para pexia entre a cartilagem cricóidea, osso hioide e cartilagem epiglote (CHEP), sendo o primeiro ponto central e os outros dois posicionados cerca de 1 cm lateralmente.

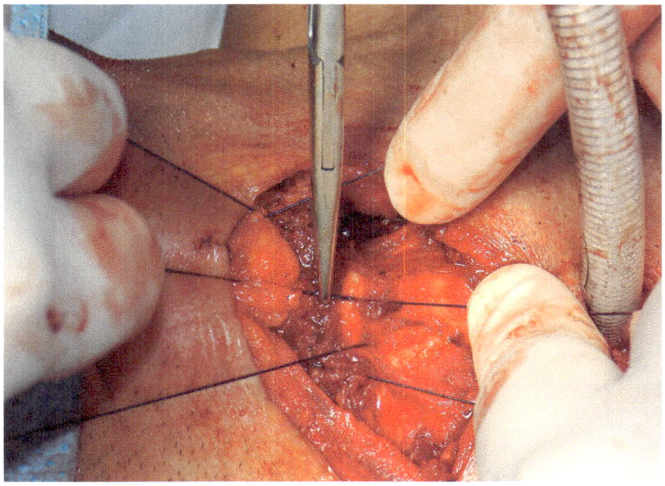

Fig. 59-20. Suspensão da laringe e pexia. Leve flexão cervical pode auxiliar, evitando tensão excessiva na sutura.

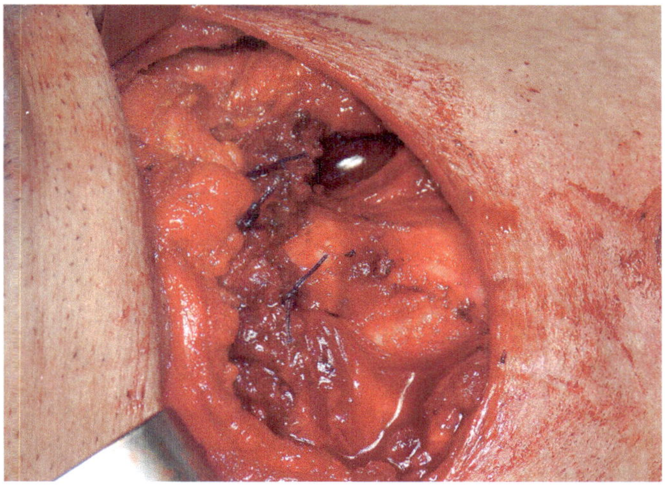

Fig. 59-21. Aspecto final após fechamento da laringe.

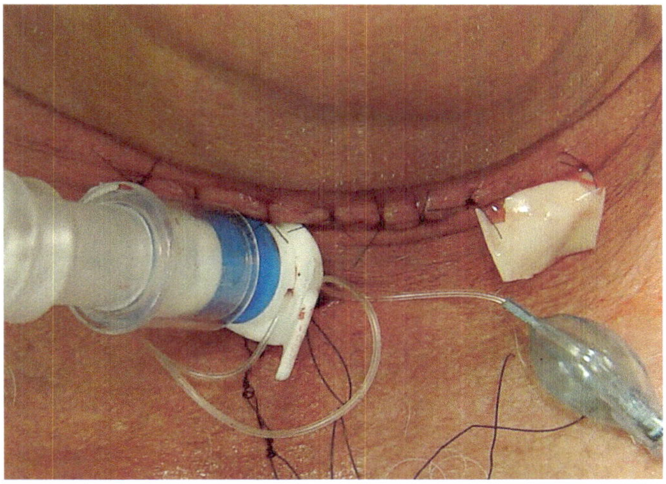

Fig. 59-22. Resultado final após fechamento da pele por planos e drenagem da loja cirúrgica com dreno tubulolaminar.

REFERÊNCIAS BIBLIOGRÁFICAS

1. Majer EH, Rieder W. [Technic of laryngectomy permitting the conservation of respiratory permeability (cricohyoidopexy)]. Ann Otolaryngol. 1959;76:677-81.
2. Succo G, Peretti G, Piazza C, Remacle M, Eckel HE, Chevalier D, et al. Open partial horizontal laryngectomies: a proposal for classification by the working committee on nomenclature of the European Laryngological Society. Eur Arch Otorhinolaryngol. 2014;271:2489-96.
3. Laccourreye H, Laccourreye O, Weinstein G, Menard M, Brasnu D. Supracricoid laryngectomy with cricohyoidopexy: a partial laryngeal procedure for selected supraglottic and transglottic carcinomas. Laryngoscope. 1990;100:735-41.
4. Holsinger FC, Tomeh C, Moore MW, Yan W, Chen C, Laccourreye O. Supracricoid partial laryngectomy with cricohyoidoepiglottopexy: surgical technique illustrated in the anatomy laboratory. Head Neck. 2015;37:906-8.
5. Holsinger FC, Weinstein GS, Laccourreye O. Supracricoid partial laryngectomy: an organ-preservation surgery for laryngeal malignancy. Curr Probl Cancer. 2005;29:190-200.
6. Holsinger FC, Laccourreye O, Weinstein GS, Diaz EM Jr, McWhorter AJ. Technical refinements in the supracricoid partial laryngectomy to optimize functional outcomes. J Am Coll Surg. 2005;201:809-20.

CAPÍTULO 60

LARINGECTOMIA SUPRATRAQUEAL

Giovanni Succo ▪ Erika Crosetti

INTRODUÇÃO

O câncer de laringe está entre os tumores mais comuns da cabeça e pescoço, com cerca de 110.000 a 130.000 novos casos diagnosticados anualmente no mundo, representando 2% das neoplasias malignas e 60% dos tumores do trato aerodigestivo alto.[1]

Os índices de sobrevida dos pacientes com câncer de laringe variam de 73% a 92% para doença em estádios precoces (I-II) e de 50% a 64% para estádios avançados (III-IV).[2] Doença avançada está associada a altos índices de recorrência locorregional e óbito relacionado com o câncer. A sobrevida global em casos de tumor avançado é negativamente afetada pelos estádios T e N, que têm sido reconhecidos como fatores prognósticos independentes.[3]

As abordagens terapêuticas desenvolvidas no século 20 aumentaram significativamente a sobrevida global, porém, o prognóstico reservado e perda da funcionalidade da laringe ainda caracterizam a doença em estádios avançados.[4-6] A atual tendência para a abordagem do câncer de laringe indica que opções terapêuticas que possibilitam a preservação da funcionalidade laríngea proporcionam melhor qualidade de vida para os pacientes.[4,7-9] Para atingir este objetivo, diferentes opções têm sido buscadas, em termos de quimioterapia ou tratamento cirúrgico.[5,7,10,11] O primeiro tem a possibilidade de preservar a função laríngea, e a evolução dos pacientes parece satisfatória, no entanto, o controle locorregional está comprometido durante o seguimento no longo prazo.[7,12] Por outro lado, cirurgias mutilantes proporcionam melhor controle da doença, apesar de levar a porcentagens mais altas de prejuízo à função laríngea e sequelas tardias que pioram a qualidade de vida dos pacientes.[13]

Crescentes esforços visando à preservação da laringe e de suas funções e a evolução na linha de trabalho diagnóstica e da técnica cirúrgica tem feito com que muitos mais pacientes acometidos pelo câncer de laringe sejam elegíveis para laringectomias parciais horizontais abertas (open partial horizontal laryngectomy – OPHL). O principal objetivo da OPHL é atingir o controle locorregional da doença por meio de monoterapia e também preservar as funções laríngeas e a manutenção da fonação, respiração e deglutição pelas vias naturais, evitando a necessidade de traqueostomia, gastrostomia e prótese fonatória.

Considerando as laringectomias supracricóideas a solução mais bem estabelecida para o tratamento de tumores de laringe, acometendo o andar glótico em estádio intermediário-avançado,[10,14,15] um significativo número de tumores glóticos/transglóticos não são elegíveis para serem tratados com segurança por esta técnica operatória (p. ex., tumores com extensão infraglótica e acometimento da cricoide ou aqueles classificados, como T4a, devido à extensão extralaríngea através da cartilagem tireóidea e/ou da membrana cricotireóidea). Para alguns desses tumores laríngeos intermediários a avançados com extensão infraglótica, a laringectomia supratraqueal representa a opção cirúrgica de melhor preservação funcional.

Recentemente, a European Laryngological Society propôs uma classificação dos procedimentos mais comumente adotados, conforme a extensão de ressecção,[7] incluindo três tipos de OPHL: tipo I (até então definida como laringectomia horizontal supraglótica), tipo II (previamente denominada laringectomia supracricóidea) e tipo III (também chamada de laringectomia supratraqueal). O uso dos sufixos "a" e "b" na OPHL tipos II e III reflete a preservação ou não da epiglote supra-hióidea. Extensão para uma aritenoide, base da língua, recesso piriforme e unidade cricoaritenóidea são indicadas pelas abreviaturas ARY, BOT, PIR e CAU, respectivamente.[16]

HISTÓRIA

Em 1972, Italo Serafini relatou um novo tipo de laringectomia parcial aberta, chamada traqueoioidoepiglotopexia, objetivando a abordagem do câncer laríngeo com extensão infraglótica: este procedimento possibilitava a preservação da epiglote supra-hióidea, bem como a pexia do osso hioide e da epiglote residual ao primeiro anel traqueal.[17] Devido à ressecção de ambas as aritenoides, os resultados funcionais foram pobres, e Serafini abandonou sua técnica no início dos anos 1980.

Nos anos 1990, Laccourreye *et al.* aplicaram uma modificação na laringectomia parcial supracricóidea convencional, removendo o anel cricóideo em caso de tumores glóticos com extensão infraglótica anterior:[5] isso abriu caminho para as laringectomias parciais supratraqueais "funcionais", cuja versão atual foi descrita, em 2006, por Rizzotto *et al.*[18]

Atualmente, a laringectomia parcial supratraqueal baseia-se na ressecção da totalidade dos sítios glótico e infraglótico e da cartilagem tireóidea, preservando ambas ou, pelo menos, uma unidade cricoaritenóidea funcionante. Inferiormente, o limite de ressecção abrange o anel cricóideo, preservando o primeiro anel traqueal. Os vários tipos de laringectomias parciais supratraqueais, também identificados pelo tipo de reconstrução laríngea, como laringectomia parcial supratraqueal/traqueoiodoepiglotopexia ou laringectomia parcial supratraqueal/traqueoiodopexia, diferem na porção de supraglote ressecada e na extensão lateral, se houver, para incluir uma unidade cricoaritenóidea. Estendendo o limite inferior de ressecção para incluir uma ampla parte da cartilagem cricóidea, as laringectomias parciais supratraqueais expandiram as indicações em relação às laringectomias parciais supracricóideas abertas.

SEQUÊNCIA DIAGNÓSTICA

A seleção do tumor ainda passível da realização de OPHL requer um estudo endoscópico e imagenológico muito preciso e uma avaliação acurada dos parâmetros relacionados com o paciente.

A avaliação endoscópica para o diagnóstico e o estadiamento de neoplasias laríngeas malignas enriqueceu-se nos últimos anos com novos armamentários, de modo a permitir planejar uma opção terapêutica individualizada, objetivando salvaguardar o órgão e as funções.

Por causa do grande número de aparelhos disponíveis atualmente, indubitavelmente é difícil identificar o exame padrão-ouro para o estadiamento endoscópico de tumores laríngeos. Cada exame traz um contingente de informações, sendo cada um útil para reduzir os índices de super e subestadiamento de pacientes na fase prévia ao tratamento.

Videolaringoscopia indireta com telescópios rígidos (ângulos de 70°e 90°) ou instrumentos flexíveis e fonte de luz branca ou de luz estroboscópica são o procedimento padrão de diagnóstico para tumores laríngeos.

A qualidade da imagem tem melhorado progressivamente com a introdução de câmeras de alta definição (HDTV) e de videoendoscópios flexíveis com *microchips* distais de alta qualidade.

O avanço em termos de informação adicional que pode ser obtida à laringoscopia indireta foi possível graças ao desenvolvimento de aparelhos endoscópicos adicionais, como autofluorescência,[19] Narrow Band Imaging (NBI) e tomografia óptica coerente.[20]

Recentemente, novos métodos endoscópicos disponíveis no Mercado foram a Enhanced Contact Endoscopy (ECE) e a tecnologia de HD SPIES (Storz Professional Image Enhancement System) (KARLSTORZ GmbH & Co., Tuttlingen, Alemanha).[21]

Essas novas ferramentas endoscópicas fornecem informações biológicas importantes, úteis para melhorar a avaliação pré e intraoperatória da extensão superficial da lesão e identificar novas áreas de transformação maligna, distintas da lesão primária.

Essa nova interpretação da endoscopia, ou seja, associar a avaliação bidimensional e macroscópica de uma lesão a um estudo que visa compreender sua biologia e assumir sua histologia é definida como "endoscopia biológica".

Com base em informações preliminares endoscópicas, o cirurgião de cabeça e pescoço pode consultar o radiologista com perguntas específicas sobre a extensão do envolvimento neoplásico na submucosa. Nesse contexto, a introdução na prática clínica de uma lista de checagem estruturada que inclua todas as principais estruturas anatômicas a serem avaliadas pelo radiologista permite uma avaliação por imagem mais meticulosa e sistemática. Além disso, facilita uma atitude cooperativa entre o radiologista e o cirurgião, principalmente nos casos de achados radiológicos ambíguos, permitindo o melhor planejamento cirúrgico possível.

No estadiamento do câncer de laringe, a "imagem de precisão" traduz-se na avaliação precisa de subsítios anatômicos críticos muito pequenos e na caracterização adequada dos tecidos, com foco na distinção entre alterações tumorais e inflamatórias peritumorais. O objetivo geral da imagem é, portanto, reduzir o risco de superestadiamento da doença e, consequentemente, de sobretratamento.

A tomografia computadorizada *multislice* com contraste é a técnica de imagem de primeira escolha para a avaliação do câncer de laringe.[22] O curto tempo de aquisição necessário para cobrir um grande volume corporal reduz os artefatos de movimento. Além disso, as reconstruções multiplanares permitem a avaliação da disseminação do tumor em outros planos (ou seja, coronal ou sagital). Finalmente, reconstruções em um plano axial paralelo à glote devem ser obtidas para evitar interpretações errôneas.[23]

A principal limitação da TC no estadiamento do câncer de laringe é a baixa sensibilidade. Em particular, é bem conhecida a imprecisão da tomografia computadorizada na avaliação da invasão neoplásica das cartilagens e da disseminação extralaríngea.[24,25] A má representação do tecido adiposo no espaço paraglótico dificulta a avaliação da disseminação tumoral, principalmente no compartimento posterior.[25]

Ressonância nuclear magnética RNM) é uma técnica de segunda linha na avaliação do câncer laríngeo. Caracteriza-se por um alto contraste de resolução tecidual intrínseca, aprimorada pela abordagem multiparamétrica que combina informações de diferentes sequências (ponderação morfológica em T1 e T2, imagem ponderada em difusão-DWI- e aquisição pós-administração de gadolínio). Consequentemente, tem um potencial maior do que a TC para caracterizar diferentes tecidos. No entanto, longos tempos de aquisição e artefatos de movimento ainda representam dois aspectos técnicos desafiadores da RM de laringe. A acurácia diagnóstica da RM e sua potencial vantagem sobre a TC no estadiamento local do câncer de laringe são estritamente dependentes da qualidade das imagens. Exames de alta qualidade podem ser obtidos adotando-se técnicas de RM de última geração, conforme relatado em diretrizes.[22,23,25]

A avaliação precisa da disseminação tumoral submucosa e o relato preciso de áreas críticas são questões-chave para o planejamento cirúrgico parcial ideal. O pequeno tamanho dos subsítios laríngeos requer alta resolução espacial. Além disso, a espessura do corte não deve exceder 3 mm para evitar artefatos de "efeito de volume parcial". A utilização de bobinas de superfície, isoladas ou combinadas com bobinas de cabeça, é fortemente preconizada. As bobinas de superfície têm um campo de visão pequeno, mas suficiente para cobrir a laringe e a hipofaringe e fornecer uma relação sinal-ruído aumentada.[22,23,25]

Garantir a cooperação adequada do paciente é um desafio durante a varredura de RM. Artefatos de movimento, principalmente relacionados com a deglutição frequente em casos de tumor laríngeo volumoso em indivíduos não colaboradores, podem reduzir drasticamente a qualidade da imagem. O correto posicionamento da bobina por um técnico treinado e instruções adequadas ao paciente sobre respiração e deglutição durante a aquisição das imagens contribuem para a qualidade do exame. Além disso, os avanços tecnológicos da RM permitiram reduzir o tempo de aquisição, minimizando os efeitos dos movimentos voluntários e fisiológicos do paciente, sem aumentar o tempo de varredura.

INDICAÇÕES

As indicações adotadas para a laringectomia parcial supratraqueal foram as seguintes: 1. tumores glóticos T2 com extensão infraglótica anterior, estendendo-se caudalmente acima do cone elástico e atingindo o anel cricóideo; 2. tumores T3 glótico-infraglóticos que acometem o espaço paraglótico e são limitados pelo cone elástico medialmente e pelo pericôndrio da cartilagem tireóidea lateralmente (o crescimento do tumor é direcionado para baixo e lateralmente, às vezes infiltrando a borda inferior da cartilagem tireóidea ou extravasando a laringe entre as cartilagens tireóidea e cricóidea através da membrana cricoaritenóidea: chamado pT4a glótico precoce); características clínicas típicas são prega vocal fixa, aritenoide fixa e edema infraglótico; 3. tumores T3 transglóticos que se espalham superiormente no tecido profundo da prega vestibular sob a membrana quadrangular e progridem para a área infraglótica, onde invadem a lâmina interna ou a borda inferior da cartilagem tireóidea ou a borda superior da cricoide; 4. tumores glóticos T3 com invasão do espaço paraglótico e extensão da superfície em direção à comissura posterior (uma característica radiológica típica é a esclerose inicial da hemiplaca da cricoide); 5. T3 supraglótico da epiglote infra-hióidea espalhando-se lateralmente ao pecíolo e no espaço pré-epiglótico, englobando a comissura anterior em direção ao anel da cricoide (muitas vezes escapando da laringe através da cartilagem tireóidea ou membrana cricoaritenóidea com fixação ou mobilidade prejudicada das pregas vocais anteriormente, mas sem afetar a mobilidade das aritenoides: pT4a supraglótico precoce).[26]

Um auxílio para a correta seleção dos pacientes elegíveis para este tipo de cirurgia dá-se pela compartimentalização anterior e posterior da laringe, considerando a transgressão ou não de um "plano mágico" ideal passando antes do processo vocal da aritenoide e perpendicular à cartilagem tireóidea, juntamente com a extensão subglótica < ou > a 15 mm e presença/ausência dos dados funcionais representados pela mobilidade das aritenoides.[27]

Esquematicamente, pode-se afirmar que:

- Todo tumor sem transgressão do "plano mágico" e sem comprometimento da mobilidade da aritenoide, mesmo apresentando extensão infraglótica em direção ao anel da cricoide ou extensão extralaríngea anterior limitada, pode ser tratado com sucesso com OPHL tipo III, conforme demonstrado pela aplicação de Laccourreye à chamada cricotraqueoioidoepiglotopexia.
- Em caso de tumor glótico com transgressão do "plano mágico", mesmo com evolução transglótica e aritenoide fixa, mas com extensão infraglótica ≤ 10 mm na borda livre da linha média da prega vocal, o risco de envolvimento de um ou mais elementos anatômicos do CAU é baixo e, no máximo, focal em correspondência com o próprio tumor. A OPHL tipo II + ARY, muitas vezes, atinge o objetivo de ressecção radical, mas o tipo III + CAU, estendendo-se para baixo a ressecção mais de 1 cm, permite ao cirurgião modular a ressecção com base na extensão real do tumor com margens mais seguras. Isso indica que a ressecção é sempre preparada no modo padrão, e a laringe é aberta do lado menos afetado pela doença. Os subsítios envolvidos são removidos, e a ressecção pode ser facilmente ampliada da seguinte forma: OPHL Tipo II +ARY → OPHL Tipo III +CAU, OPHL Tipo IIIa/b → OPHL Tipo IIIa/b +CAU, OPHL Tipo III/a → OPHL Tipo III/b. As margens de ressecção devem ser examinadas com cortes de congelação: se positivo, a ressecção pode ser expandida até que as margens livres sejam alcançadas.
- Na subcategoria de tumores caracterizados por extensão infraglótica > 10 mm na borda livre da linha média da prega vocal, a fixação aritenóidea está ligada não apenas à evolução neoplásica para os espaços tireoaritenóideo e cricoaritenóideo, com tendência de invasão da articulação cricoaritenóidea e do músculo cricoaritenóideo lateral, mas também a invasão infraglótica evidente, com a possibilidade de o tumor envolver a articulação cricoaritenóidea e a cricoide de medial para lateral, perfurando o cone elástico. Nesse padrão, a potencialidade evolutiva extralaríngea, lateralmente pelo espaço cricotireóideo e, posteriormente, pela cricoide, tende a somar-se. Conforme demonstrado por Brasnu e Hirano, o envolvimento de um ou mais elementos anatômicos do CAU é muito alto, determinando a equiparação deste padrão a um T4a.[28,29] Neste caso, o único tratamento "racional" é representado pela laringectomia total, que produz a remoção completa e "em bloco" de toda a musculatura laríngea, intrínseca e extrínseca. Em caso de recusa categórica do paciente à laringectomia total, pode-se aplicar um tratamento conservador por meio de quimiorradioterapia ou laringectomia parcial. A única laringectomia parcial proposta é a OPHL tipo IIIa + CAU, cujos limites de ressecção inferoposterior são o primeiro anel traqueal e a mucosa retrocricóidea. Também neste caso, a possibilidade de dispor de uma ferramenta de corte muito precisa, como o *laser* de CO_2, utilizado à mão livre em cirurgia aberta, permite compreender todas as estruturas anatômicas que compõem o CAU, mas, em particular, permite uma enorme precisão na dissecção e separação de camadas anatômicas muito estreitas a fim de verificar, no intraoperatório, eventuais extensões extralaríngeas, determinando a necessidade de converter a operação parcial em total.

Nos casos indicados para OPHL tipo III mais extremo, podem surgir considerações éticas. De fato, esses casos são considerados propensos à laringectomia total e, portanto, direcionados antecipadamente ao tratamento não cirúrgico para poupar a laringe.

O paciente deve ser claramente informado de que, se as margens de ressecção forem positivas nos cortes de congelação, a intervenção será convertida em laringectomia total, "saltando" a opção de quimiorradioterapia concomitante (grau de recomendação IA nas diretrizes atuais). Por essas razões, tanto a gravidade da intervenção quanto a necessidade de radioterapia adjuvante exigem extrema cautela ao considerar as indicações.

CONTRAINDICAÇÕES

As contraindicações para as intervenções de laringectomia parcial supratraqueal relacionadas om a extensão locorregional são: 1. lesões originadas da epilaringe (zona de junção entre a laringe supraglótica e as demais regiões); 2. lesões com grande invasão do espaço pré-epiglótico envolvendo o osso hioide, o espaço interaritenóideo, a comissura posterior e ambas as cartilagens aritenóideas; 3. T4a glótico-infraglótico grosseiro com invasão maciça da cricoide ou atingindo o primeiro anel traqueal; 4. lesões atingindo o primeiro anel traqueal; 5. linfonodos com estadiamento N3.

As contraindicações gerais são: diabetes melito grave, doença broncopulmonar obstrutiva crônica grave e doença cardíaca grave.

A idade avançada, importante ponto de corte para indicação cirúrgica relativa, não tem sido considerada, por si só, como critério de exclusão, devido à crescente divergência entre idades biológica e cronológica. O corte atual está mudando para 70 anos, com foco principal na idade biológica. De fato, usando um modelo de predição, o aumento da idade (>70 anos) juntamente com o alargamento da intervenção e ressecção de uma unidade cricoaritenóidea correlacionam-se com maior probabilidade de comprometimento grave da função de deglutição, causando aspiração grave.[30] Gallo *et al.* recentemente relataram resultados semelhantes ao aplicar um nomograma de predição para disfagia a 535 pacientes.[31]

PLANEJAMENTO PRÉ-OPERATÓRIO

Uma avaliação de equipe multidisciplinar, em um centro altamente experiente, bem como um diagnóstico preciso resultante de uma estreita colaboração com radiologistas dedicados são a chave para alcançar bons resultados funcionais e minimizar o risco de recorrência e a consequente necessidade de laringectomia de resgate, embora em uma proporção limitada de tumores no estádio T4a. Parâmetros clínicos simples, aliados ao grau intermediário de estresse hemodinâmico associado à OPHL tipo III, permitem identificar os melhores candidatos para este procedimento: capacidade de subir dois lances de escada (= 4 METs) e índice de Karnofsky > 80, este último correspondendo à atividade normal com esforço.[32,33]

SELEÇÃO DE PACIENTES

Os fatores que devem ser levados em consideração antes de oferecer a opção de realizar a OPHL tipo III a um paciente portador de câncer de laringe localmente avançado com extensão tumoral favorável são sua *performance* e condição funcional, presença de comorbidades, conformidade em aderir a um protocolo de reabilitação, por vezes bastante demandante, e não necessidade de radioterapia adjuvante plausível.

Algumas associações significativas entre variáveis pré-operatórias e resultados de recuperação clínica e funcional foram identificadas. Em particular, a classificação cT, índice de massa corpórea, idade e hábitos de tabagismo emergem como fatores prognósticos significativos para uma recuperação funcional e clínica após as OPHLs e devem ser levadas em consideração pelos clínicos na abordagem pré-operatória. A identificação dos fatores prognósticos mais relevantes associados a piores resultados de reabilitação funcional e clínica podem auxiliar na definição cirúrgica para cada paciente, não somente sob a perspectiva oncológica, mas também considerando a morbidade pós-operatória e a qualidade de vida.[34]

Um aspecto que deve ser considerado é que osteófitos da coluna cervical podem representar um fator de risco para sequelas e necessidade para colocação de PEG. É bem estabelecido que osteofitose de coluna cervical pode levar a distúrbios de deglutição devido à compressão extrínseca de faringe e esôfago, distúrbios da mobilidade epiglótica e espasmo cricofaríngeo.[35] Tais condições podem determinar severa disfagia após OPHL, requerendo gastrostomia e reabilitação prolongada. Em pacientes que se submetem à cirurgia laríngea parcial aberta, é, portanto, mandatório investigar a presença de tais condições e considerar uma osteofitectomia cirúrgica antes de proceder com a referida laringectomia.

TÉCNICA CIRÚRGICA

O paciente é colocado em posição supina na mesa cirúrgica, que é posicionada a 180° do aparelho de anestesia. Intubação orotraqueal é realizada, e uma sonda nasogástrica é colocada. O pescoço do paciente é colocado em discreta extensão com auxílio de um coxim atrás dos ombros e um suporte para a cabeça. Cervicotomia bilateral de Roux–Berger é feita no sentido de obter um retalho em forma de "U" em avental (Fig. 60-1).

O retalho em avental é dissecado e elevado ao longo do plano subplatismal a 2 cm acima da fúrcula esternal até as mastoides (Fig. 60-2); essa incisão permite um adequado esvaziamento cervical concomitantemente, bem como uma boa exposição da área supra-hióidea, pelo menos, 2 a 3 cm acima do osso hioide. A traqueostomia será incluída na porção central da incisão em momento posterior do procedimento.

Devido ao procedimento ser indicado para tumores localmente avançados, a remoção dos músculos pré-tireoidianos é preferível para remover eventual doença microscópica. O sacrifício destas estruturas não afeta adversamente a recuperação funcional em termos de deglutição (Fig. 60-3).

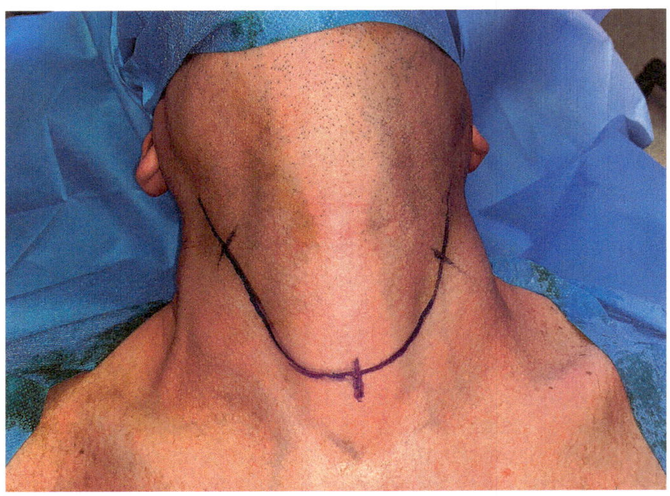

Fig. 60-1. Incisão cutânea bilateral de Roux-Berger.

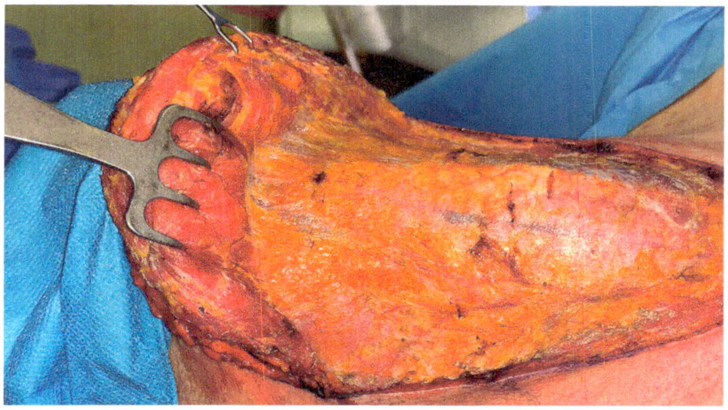

Fig. 60-2. Elevação do retalho em avental.

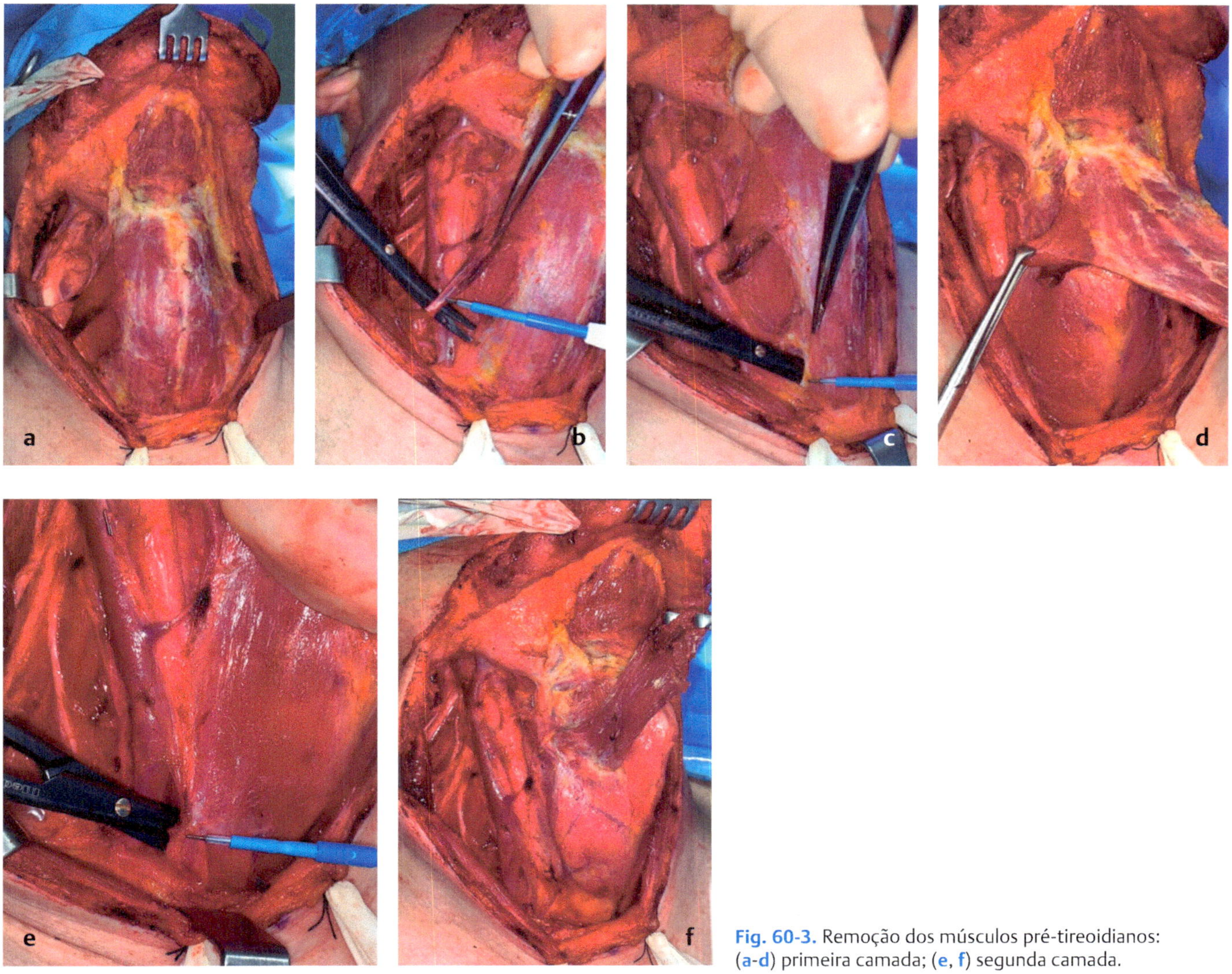

Fig. 60-3. Remoção dos músculos pré-tireoidianos: (a-d) primeira camada; (e, f) segunda camada.

Linfáticos do compartimento central desde o osso hioide até o istmo da tireoide, incluindo os linfonodos délficos, são removidos e enviados para imediata análise histopatológica por meio de biópsia intraoperatória de congelação (Fig. 60-4).

Para pacientes com invasão do espaço paraglótico com extensão infraglótica (fixação de aritenoide), a dissecção ipsilateral do sulco traqueoesofágico deve ser realizada, devido aos altos índices de metástases ocultas no nível VI (Fig. 60-5).

Após a elevação superior, anterior e lateral da glândula tireóidea, a parede anterior da traqueia é dissecada delicadamente por dissecção romba e liberada até o nível da carina, de maneira a facilitar a traqueo-ioidopexia subsequente (Fig. 60-6).

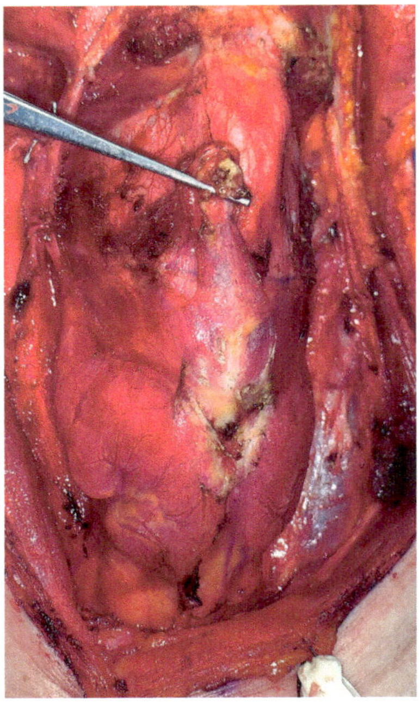

Fig. 60-4. Remoção do tecido pré-laríngeo.

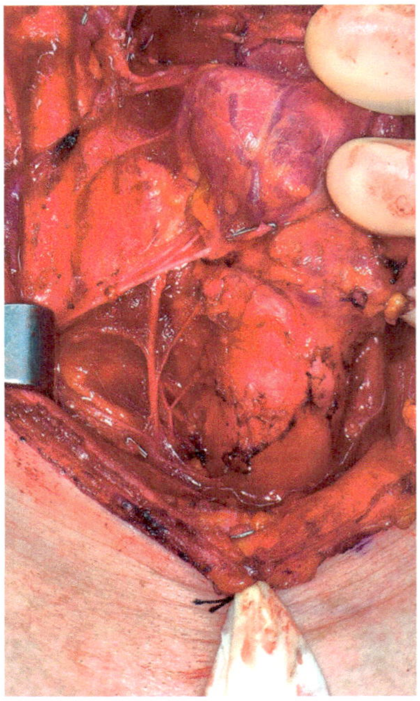

Fig. 60-5. Dissecção do sulco traqueoesofágico.

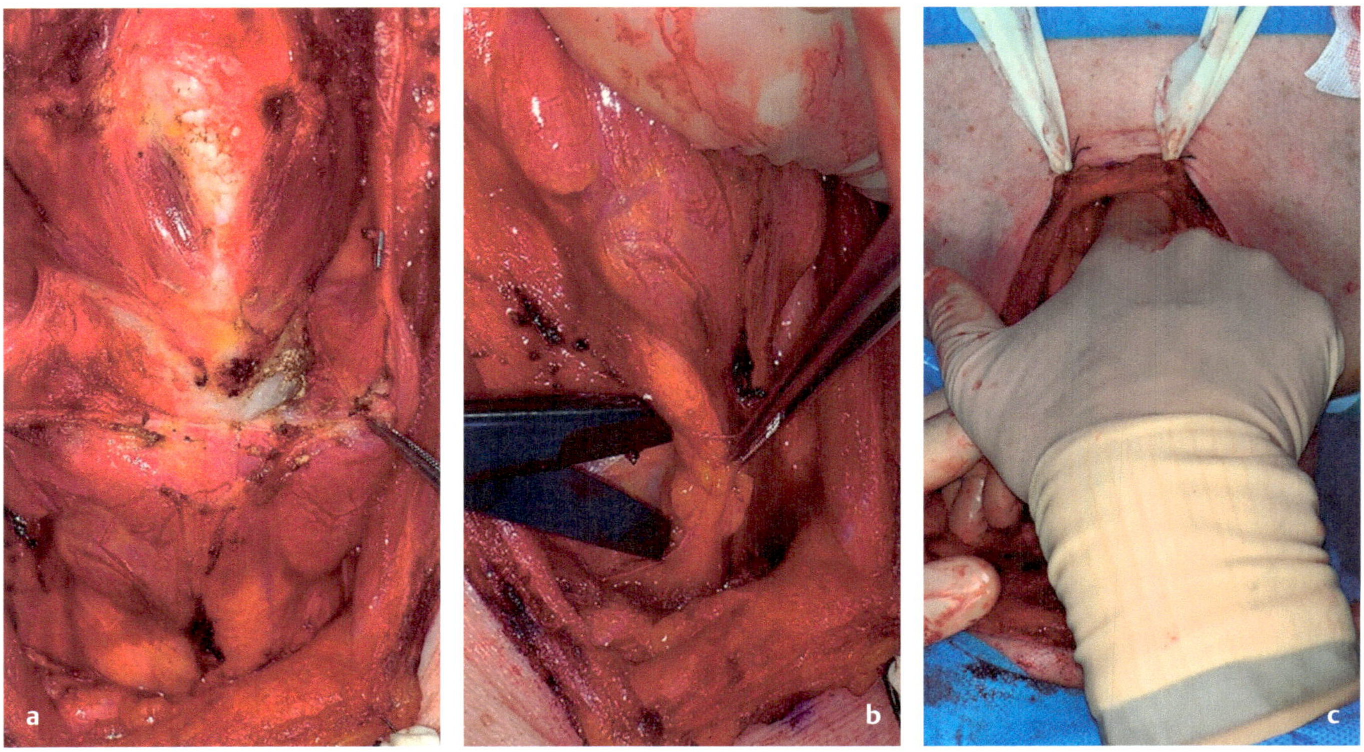

Fig. 60-6. Liberação traqueal.

Neste ponto, a laringe deve ser esqueletizada antes de proceder com sua ressecção. A laringe é inicialmente rodada e retraída inferiormente, expondo os músculos constritores, e facilitando a identificação do pedículo laríngeo superior acima do corno superior da cartilagem tireóidea (Fig. 60-7).

Os músculos constritores da faringe são, então, incisados ao longo da lateral da lâmina da cartilagem tireóidea, desde o corno superior até o corno inferior (Fig. 60-8).

Em seguida, no lado em que a unidade cricoaritenóidea será preservada, o corno inferior é seccionado em uma profundidade tal que não lesione o nervo laríngeo recorrente ipsilateral (Fig. 60-9).

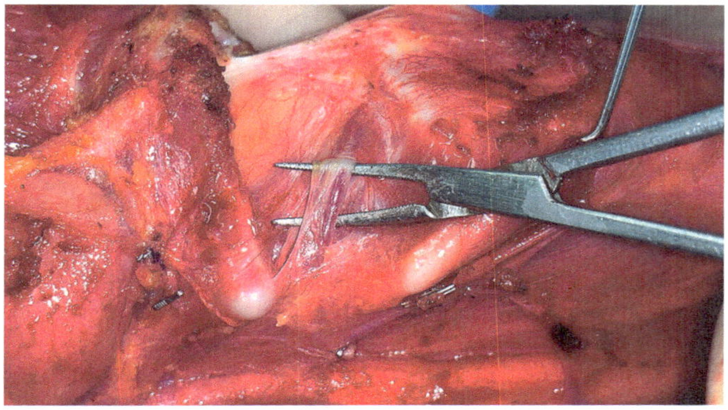

Fig. 60-7. Identificação do pedículo laríngeo superior.

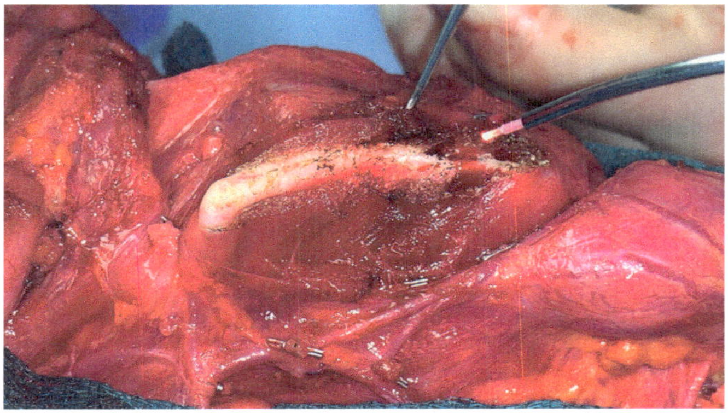

Fig. 60-8. Secção do músculo constritor inferior.

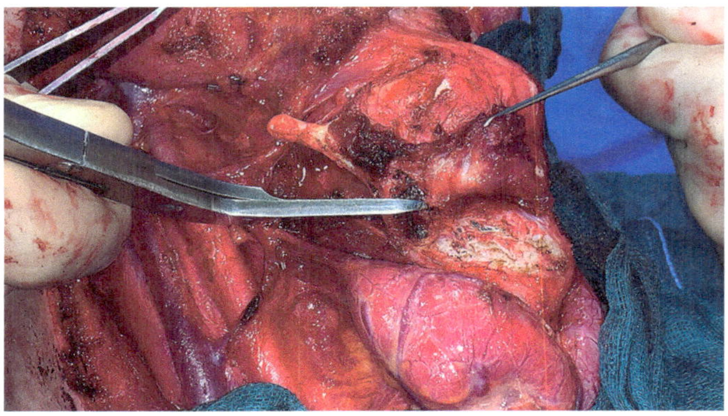

Fig. 60-9. Secção do corno inferior da cartilagem tireóidea.

No lado da laringe em que a unidade cricoaritenóidea deva ser sacrificada (isto é, em que há suspeita de acometimento tumoral do espaço cricotireóideo), a desarticulação da articulação cricotireóidea não deve ser realizada. Ao contrário, visando estabelecer margens oncológicas, a ressecção deve incluir a remoção em bloco de todo o músculo cricotireóideo, anel da cricoide, metade da placa cricóidea e inserção do músculo cricofaríngeo. A ressecção, então, prossegue com uma meticulosa e delicada liberação bilateral dos recessos piriformes e espaços paraglóticos da cartilagem tireóidea (Fig. 60-10).

O acesso inferior para a ressecção é feito entre a cricoide e o primeiro anel traqueal, permitindo ao cirurgião uma visualização inferior completa para verificar as margens tumorais (Fig. 60-11).

O limite superior da ressecção é representado por uma laringotomia transepiglótica, perpendicular à borda superior da cartilagem tireóidea e estendendo-se através do espaço pré-epiglótico (Fig. 60-12).

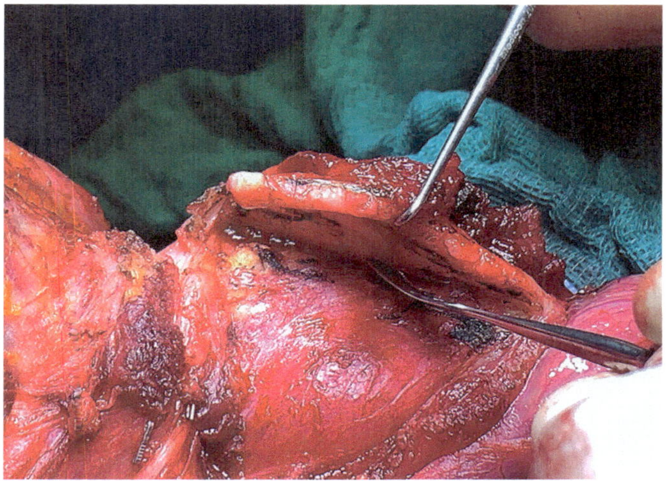

Fig. 60-10. Dissecção do recesso piriforme e espaços paraglóticos.

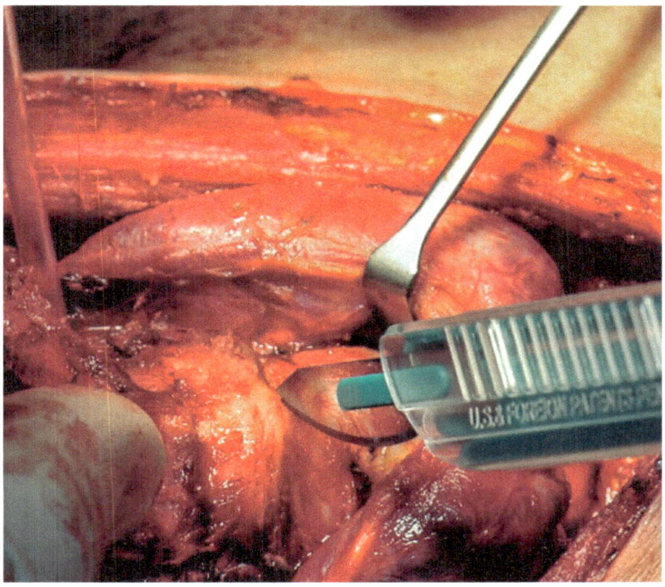

Fig. 60-11. Acesso inferior abaixo do anel cricóideo.

O cirurgião, então, move-se para a cabeceira da cama, e a incisão é estendida inferiormente pela parte superior das pregas ariepiglótica e vestibular imediatamente anterior ao corpo da cartilagem aritenóidea, músculo tireoaritenóideo anterior para o processo vocal da aritenoide, cone elástico e incluindo o músculo cricoaritenóideo lateral.

A incisão é feita inicialmente pelo lado não acometido (ou menos acometido) pelo tumor, onde a unidade cricoaritenóidea é preservada, tomando-se cuidado para assegurar a preservação dos nervos laríngeos superiores ao seguir-se pelos limites laterais da epiglote. Em seguida, a incisão vertical é conectada à cricotraqueotomia horizontal, incluindo toda a mucosa infraglótica, cortando-se a cricoide com uma tesoura imediatamente à frente da junção entre o anel e a placa (Fig. 60-13); estes pontos de referência permitem que o nervo laríngeo recorrente, que segue seu trajeto e entra mais posteriormente, seja preservado. A mesma sequência cirúrgica pode também ser conduzida de baixo para cima.

É somente neste ponto que o cirurgião pode assegurar a possibilidade de finalizar a laringectomia parcial, verificando a extensão do tumor; para otimizar a visualização da laringe, a cartilagem tireóidea pode ser fraturada ao longo da linha média com a abertura da laringe e visualização direta da extensão tumoral.

Nesse momento, o tubo orotraqueal pode ser removido e substituído por um tubo endotraqueal inserido pela cricotraqueostomia. Não é aconselhável fazer a traqueostomia antes de estar seguro dos verdadeiros limites macroscópicos do tumor; um tumor estendendo-se além da cricoide requereria uma laringectomia total alargada para os anéis traqueais.

A ressecção é completada desde a endolaringe por: 1. juntar as linhas de incisão ao longo da mucosa; 2. seccionar a placa da cricoide na linha média; e 3. dissecção cuidadosa e meticulosa do recesso piriforme e da mucosa retrocricóidea. A ressecção é finalizada pela junção das linhas de incisão ao longo da mucosa e secção da placa da cricoide na linha média.

Para evitar lesão da mucosa, é útil relaxar digitalmente o recesso piriforme ipsilateral, permitindo uma dissecção segura ao longo da submucosa.

Após a hemostasia, as margens de ressecção são sempre verificadas por biópsia de congelação (Fig. 60-14).

Uma traqueostomia baixa é agora feita incisando-se entre o quinto e sexto anéis, e o tubo endotraqueal pode, então, ser trocado pela cânula de traqueostomia (Fig. 60-15).

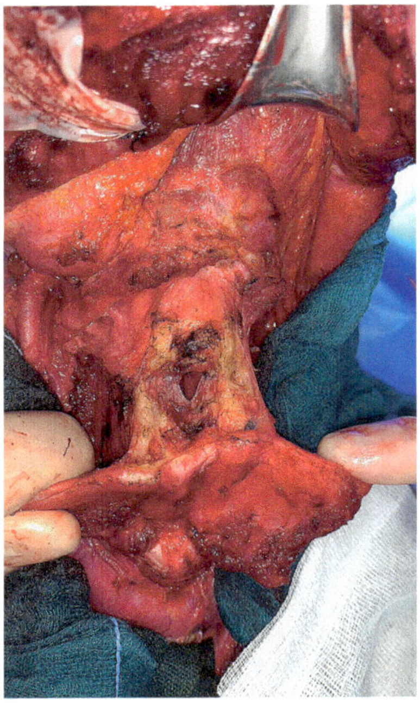

Fig. 60-12. Acesso superior.

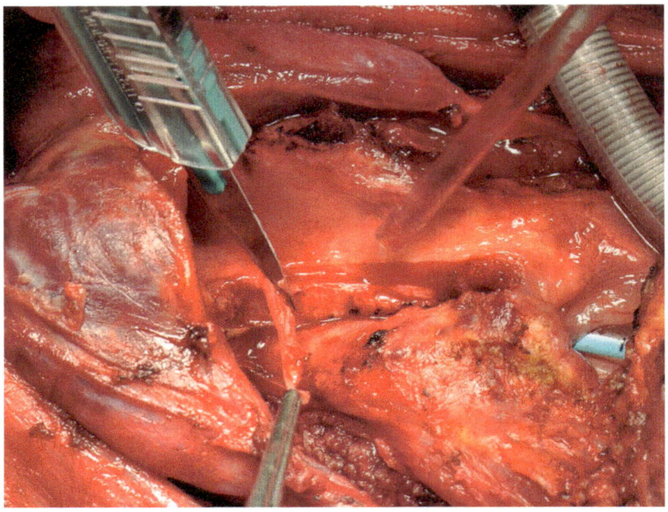

Fig. 60-14. Estudo das margens de ressecção por biópsia de congelação.

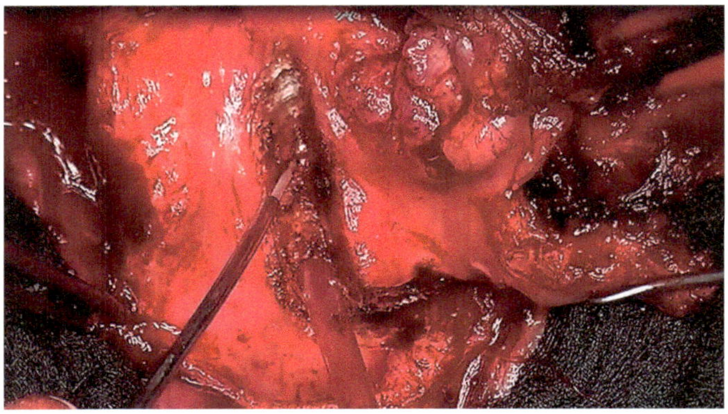

Fig. 60-13. Ressecção da unidade cricoaritenóidea esquerda.

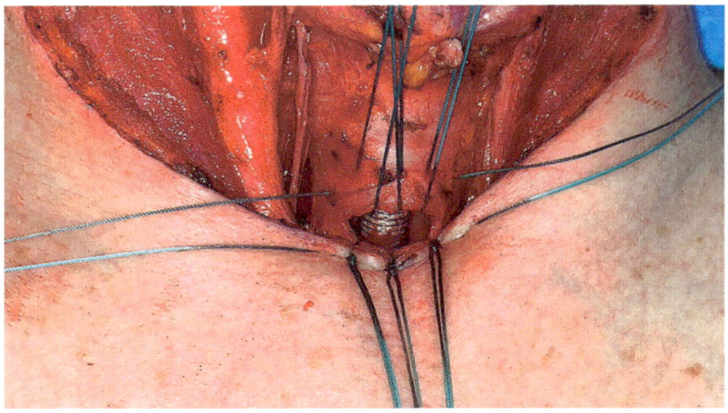

Fig. 60-15. Traqueostomia.

Antes de seguir para a pexia, o recesso piriforme do lado da unidade cricoaritenóidea ressecada deve ser remodelado, suturando-se a mucosa da hipofaringe à mucosa traqueal com fio de Vicryl 3/0 ou 4/0 (Fig. 60-16).

A sutura começa a partir do topo, onde a mucosa faríngea é primeiramente suturada à mucosa da metade remanescente da placa cricóidea e, então, à mucosa traqueal aproximadamente no nível da articulação contralateral entre o anel e a placa, de modo a ampliar o recesso piriforme tanto quanto possível. Do lado da unidade cricoaritenóidea preservada, esta manobra não é necessária, visto que a mucosa do recesso piriforme ainda está aderida à metade remanescente da placa da cricoide e à aritenoide.

No lado da unidade cricoaritenóidea preservada, o processo vocal não é ressuspendido anteriormente com uma sutura, visando evitar uma das maiores questões funcionais desta intervenção, representada por uma estenose de tecidos moles da neoglote (que ocorre em cerca de 20% a 30% dos casos e pode somente ser resolvida por repetidas intervenções com *laser* de CO_2 ou pela manutenção da traqueostomia).

Pela mesma razão, os recessos piriformes não são ressuspendidos anteriormente para evitar que contribua para o colapso interno da mucosa hipofaríngea do lado em que a barreira exercida pela placa cricóidea ficou ausente.

Para a OPHL tipo IIIa com uma unidade cricoaritenóidea, a porção remanescente da epiglote e o osso hioide são ambos fixados à traqueia. Com sutura com fio de Vicryl II com agulha curva de 65 mm, cinco pontos são colocados: na linha média, bem como a 10 mm da linha média, em cada lado; no lado da unidade cricoaritenóidea sacrificada, o ponto mais lateral sela a reconstrução ancorando a mucosa hipofaríngea. Os pontos são passados de inferior para superior, submucosos, ao redor do segundo anel traqueal e, então, para a epiglote e o hioide (Fig. 60-17). Para realizar a traqueoioidoepiglotopexia, as duas suturas paramedianas são aplicadas simetricamente para evitar uma tração excessiva no coto traqueal. Na fixação, após retirar o coxim interescapular e fletir a cabeça, o tubo orotraqueal é reposicionado, o que é útil para assegurar um alinhamento traqueo-hióideo apropriado.

A traqueoioidoepiglotopexia é adicionalmente estabilizada pela suspensão da glândula tireóidea junto aos músculos supra-hióideos usando pontos com fio de Vicryl 0 (Fig. 60-18).

Dois ou três drenos de sucção são inseridos para manter pressão negativa. Finalmente, o aspecto superior da traqueostomia é suturado, e a incisão é fechada por planos.

A OPHL tipo IIIa com ressecção de uma unidade cricoaritenóidea pode evitar, em pacientes selecionados com carcinoma epidermoide localmente avançado, a laringectomia

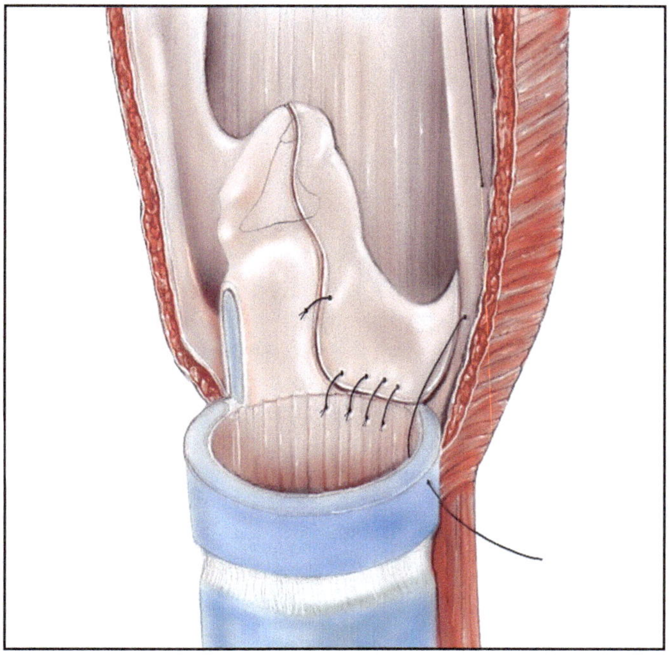

Fig. 60-16. Reconstrução do recesso piriforme após a ressecção da unidade cricoaritenóidea.

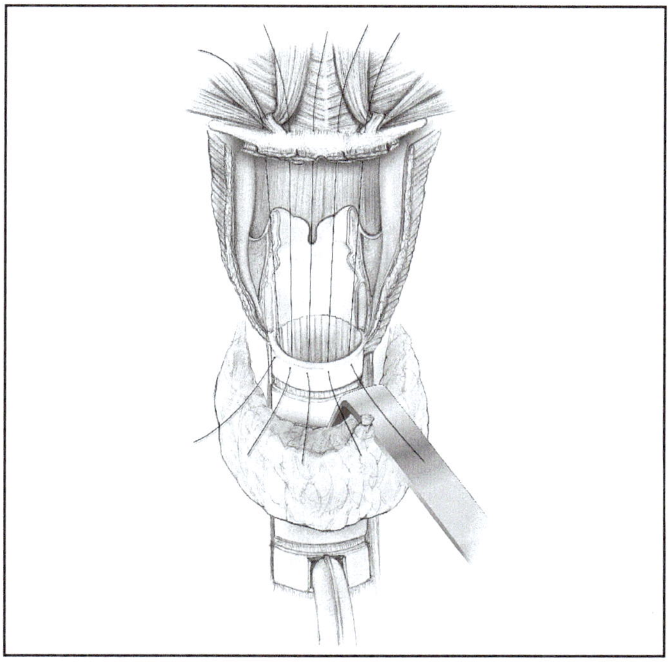

Fig. 60-17. Reconstrução da via aérea quando ambas as unidades cricoaritenóideas são preservadas.

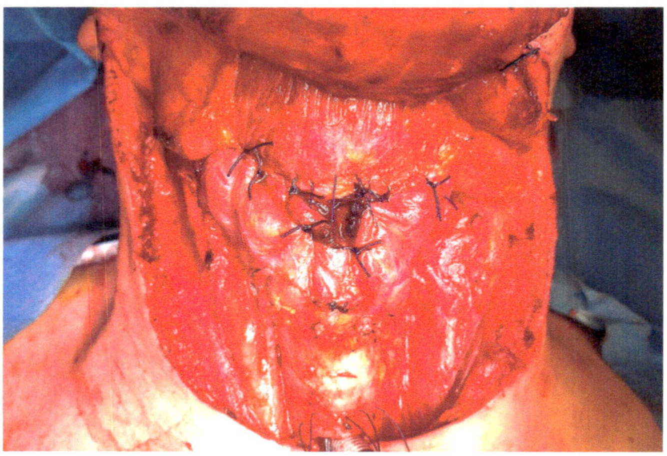

Fig. 60-18. Suspensão da glândula tireóidea.

total. Esta técnica cirúrgica pode ser idealmente adequada para aqueles pacientes com câncer de laringe com extensão infraglótica – uma conhecida contraindicação para laringectomia parcial supracricoide. Apesar de, na laringectomia parcial supracricóidea, a ressecção passar no nível da articulação cricoaritenóidea, esta nova técnica pode reduzir o risco de margens oncológicas positivas ao possibilitar uma mais generosa ressecção da cartilagem cricóidea e tecidos moles adjacentes. Entretanto, se uma OPHL tipo IIIa com uma unidade cricoaritenóidea for uma técnica reprodutível, seu papel no arsenal da cirurgia conservadora da laringe dependerá da confirmação multicêntrica dos resultados oncológicos e funcionais.

ABORDAGEM PÓS-OPERATÓRIA

O protocolo pós-operatório consiste em: 1. dias 1 a 4: inserção de cânula traqueal sem balão e início da fonação; 2. dias 4 a 6: durante o dia, oclusão intermitente da traqueostomia com gaze embebida em soro fisiológico e início da alimentação sem a cânula traqueal em posição; 3. dia 6 em diante: a sonda nasogástrica é removida tão logo um bom nível de deglutição tanto de sólidos, como de líquidos, seja atingido.

RESULTADOS ONCOLÓGICOS

Os resultados oncológicos da OPHL tipo III foram recentemente descritos.[36-38] Em um estudo multicêntrico, Succo reportou sobrevida global (OS) em cinco anos de 78,7%, sobrevida específica para a doença (DSS) de 90,4%, sobrevida livre de doença (DFS) de 69,1%, controle locorregional (LRC) de 73,8% e controle local de 80,6% em uma coorte de 148 pacientes submetidos à OPHL tipo III.[37] Adicionalmente, o estudo demonstrou que, enquanto pT, idade e tratamento prévios não afetaram a DSS em cinco anos, tanto a DFS e o LRC foram profundamente influenciados somente pelo estadiamento local.

A categoria pT3 glótico/transglótico com extensão infraglótica representa o verdadeiro grupo principal da OPHL tipo III, mostrando uma OS a 5 anos e DSS de 85,3% e 91,1%, respectivamente. Em casos pT4a selecionados, a OPHL tipo III mostra OS de 73,2% e DSS de 88,1% em 5 anos, que são resultados comparáveis àqueles obtidos com laringectomia total. A DFS do câncer pT4a (52,7%) foi verificada como significativamente menor que aqueles para casos pT3 (86,4%). Tal resultado foi nitidamente melhor em comparação àqueles obtidos com radioterapia e/ou quimiorradioterapia (28%-38%).[39,40]

RESULTADOS FUNCIONAIS

Os resultados funcionais preliminares em longo prazo após a OPHL tipo III mostram que, embora a deglutição tenha sido suficientemente restaurada, a qualidade de voz relacionada resultou em piora significativa.[41,42] Apesar disso, a comunicação oral não foi significativamente limitada, assim como a qualidade de vida, que se mostrou geralmente satisfatória. Esses resultados funcionais em longo prazo foram comparáveis em pacientes submetidos à OPHL tipo IIa ou tipo IIIa, sugerindo a última como uma alternativa cirúrgica válida à primeira.[43]

No entanto, disfagia leve persistente e pneumonia aspirativa ainda representam as complicações mais comuns após as OPHL. Estes fenômenos são, contudo, pouco frequentes, tendendo a ser facilmente controlados e, sobretudo, bem tolerados pelos pacientes.[44-47] Disfagia leve pode ser tratada de forma eficaz com procedimentos de laringoplastia por injeção, visando melhorar a ação esfincteriana da laringe.[47] Pneumonia aspirativa foi observada como complicação aguda (3,5%) e sequela tardia (8,5%) após OPHL tipo III.[37]

A estenose de partes moles da laringe é a sequela tardia mais comum (18%) que ocorre após a OPHL tipo III. Na maioria dos casos, a obstrução laríngea pós-operatória pode ser tratada com segurança, usando-se uma ressecção de remodelação com *laser* de CO_2.[47] O tratamento com *laser* após a OPHL pode ser desafiador: não é facilmente padronizado, pois deve ser adaptado a cada paciente e, geralmente, requer vários procedimentos. Além disso, em pacientes com estenose laríngea de início tardio ou em casos com estenoses precoces frequentes após tratamento assistido por *laser* de CO_2, a presença de malignidade recorrente deve ser descartada.[48]

CONCLUSÕES

A laringectomia supratraqueal ou laringectomia horizontal parcial aberta tipo III (OPHL) seguindo a classificação atual da European Laryngological Society (ELS) é uma OPHL destinada a ressecar alguns dos cânceres glóticos intermediários a avançados com extensão infraglótica; a OPHL tipo III representa, além disso, a opção cirúrgica de preservação de função mais estendida atualmente disponível no arsenal cirúrgico.

Em pacientes selecionados, as laringectomias parciais supratraqueais apresentam resultados oncológicos e funcionais promissores em longo prazo, semelhantes aos das laringectomias parciais supracricóideas.

Tumores glóticos/transglóticos com estadiamento pT3 com extensão infraglótica representam o grupo central real para OPHL tipo III. A característica clínica que mais frequentemente caracteriza tais tumores é a fixação das pregas vocais e aritenoides com envolvimento da articulação cricoaritenóidea e do espaço cricotireóideo, combinado com esclerose aritenóidea e/ou cricóidea.

A indicação central da laringectomia parcial supratraqueal é representada por tumores glóticos/tranglóticos T3 com extensão subglótica =/> 15 mm da borda livre da prega vocal, calculado na linha média. Outras indicações locais são representadas por tumores glóticos T2 com extensão infraglótica e alguns T4a selecionados com extensão extralaríngea anterior ou lateral limitada.

A introdução da OPHL tipo III abriu novas perspectivas na abordagem cirúrgica preservadora de função para tratamento do câncer de laringe. Como as ampliações para cima e para baixo são possíveis na tentativa de poupar a função laríngea, a OPHL pode ser realizada seguindo os princípios de uma abordagem modular. A ressecção é preparada em modo padrão, que corresponde a uma OPHL tipo II. Assim, é adaptado à real extensão do tumor, verificando as margens profundas e superficiais por meio de biópsia intraoperatória de congelação. A ressecção pode ser expandida até que as margens livres sejam alcançadas, como segue:

- OPHL tipo II +ARY → OPHL tipo III + CAU.
- OPHL tipo IIIa/b → OPHL tipo IIIa/b +CAU.
- OPHL tipo IIIa → OPHL tipo IIIb.

A aplicação da laringectomia supratraqueal no contexto de uma abordagem cirúrgica modular da laringe acometida por câncer intermediário/avançado pode ser considerada uma escolha terapêutica válida e eficaz, não apenas em termos de resultados oncológicos, mas também funcionais.

As principais críticas à laringectomia parcial supratraqueal são representadas por resultados de qualidade vocal ruim, disfagia leve com pneumonia aspirativa e estenose laríngea de partes moles, ocorrendo em geral em cerca de 20% dos casos.

REFERÊNCIAS BIBLIOGRÁFICAS

1. Fu X, Zhou Q, Zhang X. Efficacy comparison between total laryngectomy and nonsurgical organ-preservation modalities in treatment of advanced stage laryngeal cancer: a meta-analysis. Medicine (Baltimore). 2016;95:e3142.
2. Tomeh C, Holsinger FC. Laryngeal cancer. A concise review about the panorama of laryngeal cancer. Curr Opin Otolaryngol Head Neck Surg. 2014;22:147-53.
3. Stankovic M, Milisavljevic D, Stojanov D, Zivic M, Zivaljevic S, Stankovic I, et al. Influential factors, complications and survival rate of primary and salvage total laryngectomy for advanced laryngeal cancer. Coll Antropol. 2012;36(Suppl 2):7-12.
4. Chen AY, Schrag N, Hao Y, Flanders WD, Kepner J, Stewart A, et al. Changes in treatment of advanced laryngeal cancer 1985–2001. Otolaryngol Head Neck Surg. 2006;135:831-7.
5. Laccourreye O, Brasnu D, Biacabe B, Hans S, Seckin S, Weinstein G. Neo-adjuvant chemotherapy and supracricoid partial laryngectomy with cricohyoidopexy for advanced endolaryngeal carcinoma classified as T3–T4: 5-year oncologic results. Head Neck. 1998;20:595-9.
6. Pearson BW. Subtotal laryngectomy. Laryngoscope. 1981;91:1904-12.
7. Forastiere AA, Goepfert H, Maor M, Pajak TF, Weber R, Morrison W, et al. Concurrent chemotherapy and radiotherapy for organ preservation in advanced laryngeal cancer. N Engl J Med. 2003;349:2091-8.
8. Laudadio P, Presutti L, Dall'olio D, Cunsolo E, Consalici R, Amorosa L, et al. Supracricoid laryngectomies: long-term oncological and functional results. Acta Otolaryngol. 2006;126:640-9.
9. Denaro N, Russi EG, Lefebvre JL, Merlano MC. A systematic review of current and emerging approaches in the field of larynx preservation. Radiother Oncol. 2014;110:16-24.
10. de Vincentiis M, Minni A, Gallo A, Di Nardo A. Supracricoid partial laryngectomies: oncologic and functional results. Head Neck. 1998;20:504-9.
11. Laudadio P, Presutti L, Dall'olio D, Cunsolo E, Consalici R, Amorosa L, et al. Supracricoid laryngectomies: long-term oncological and functional results. Acta Otolaryngol. 2006;126:640-9.
12. Forastiere AA, Zhang Q, Weber RS, Maor MH, Goepfert H, Pajak TF, et al. Long-term results of RTOG 91-11: A comparison of three nonsurgical treatment strategies to preserve the larynx in patients with locally advanced larynx cancer. J Clin Oncol. 2013;31:845-52.
13. The Department of Veterans Affairs Laryngeal Cancer Study Group. Induction chemotherapy plus radiation compared with surgery plus radiation in patients with advanced laryngeal cancer. N Engl J Med. 1991;324:1685-90.
14. Mercante G, Grammatica A, Battaglia P, Cristalli G, Pellini R, Spriano G. Supracricoid partial laryngectomy in the management of T3 laryngeal cancer. Otolaryngol Head Neck Surg. 2013;149:714-20.
15. Crosetti E, Garofalo P, Bosio C, Consolino P, Petrelli A, Rizzotto G, et al. How the operated larynx ages. Acta Otorhinolaryngol Ital. 2014;34:19-28.
16. Succo G, Peretti G, Piazza C, Remacle M, Eckel HE, Chevalier D, et al. Open partial horizontal laryngectomies: a proposal for classification by the working commitee on nomenclature of the European Laryngological Society. Eur Arch Otorhinolaryngol. 2014;271:2489-96.
17. Serafini I. Reconstructive laryngectomy. Rev Laryngol Otol Rhinol. 1972;93:23-38.
18. Rizzotto G, Succo G, Lucioni M, Pazzaia T. Subtotal laryngectomy with tracheohyoidopexy: a possible alternative to total laryngectomy. Laryngoscope. 2006;116:1907-17.
19. Crosetti E, Pilolli F, Succo G. A new strategy for endoscopic staging of laryngeal carcinoma: Multistep endoscopy. Acta Otorhinolaryngol Ital. 2012;32:175-81.
20. Piazza C, Cocco D, De Benedetto L, Del Bon F, Nicolai P, Peretti G. Narrow band imaging and high definition television in the assessment of laryngeal cancer: A prospective study on 279 patients. Eur Arch Otorhinolaryngol. 2010;267:409-14.
21. Puxeddu R, Sionis S, Gerosa C, Carta F. Enhanced contact endoscopy for the detection of neoangiogenesis in tumors of larynx and hypopharynx. Laryngoscope. 2015;125:1600-6.
22. Maroldi R, Ravanelli M, Farina D. Magnetic resonance for laryngeal cancer. Curr Opin Otolaryngol Head Neck Surg. 2014;22:131-9.
23. Chiesa-Estomba CM, Ravanelli M, Farina D. Imaging checklist for preoperative evaluation of laryngeal tumors to be treated by transoral microsurgery: Guidelines from the European Laryngological Society. Eur Arch Otorhinolaryngol. 2020;277:1707-14.
24. Becker M, Monnier Y, de Vito C. MR Imaging of Laryngeal and Hypopharyngeal Cancer. Magn Reson Imaging Clin N Am. 2022;30:53-72.
25. Ravanelli M, Paderno A, Del Bon F, Montalto N, Pessina C, Battocchio S, et al. Prediction of posterior paraglottic space and cricoarytenoid unit involvement in endoscopically T3 glottic cancer with arytenoid fixation by magnetic resonance with surface coils. Cancers (Basel). 2019;11:67.
26. Succo G, Bussi M, Presutti L, Cirillo S, Crosetti E, Bertolin A, et al. Supratracheal laryngectomy: current indications and contraindications. Acta Otorhinolaryngol Ital. 2015;35:146-56.
27. Succo G, Crosetti E, Bertolin A, Piazza C, Molteni G, Cirillo S, et al. Treatment for T3 to T4a laryngeal cancer by open partial horizontal laryngectomies: Prognostic impact of different pathologic tumor subcategories. Head Neck. 2018;40:1897-908.
28. Brasnu D, Laccourreye H, Dulmet E, Jaubert F. Mobility of the vocal cord and arytenoid in squamous cell carcinoma of the larynx and hypopharynx: An anatomical and clinical comparative study. Ear Nose Throat J. 1990;69:324-30.
29. Hirano M, Kurita S, Matsuoka H, Tateishi M. Vocal fold fixation in laryngeal carcinomas. Acta Otolaryngol. 1991;111:449-54.
30. Benito J, Holsinger FC, Perez-Martin A, Garcia D, Weinstein GS, Laccourreye O. Aspiration after supracricoid partial laryngectomy: incidence, risk factors, management, and outcomes. Head Neck. 2011;33:679-85.
31. Gallo O, Locatello LG, Larotonda G, Napoleone V, Cannavicci A. Nomograms for 374 prediction of postoperative complications in open partial laryngeal surgery. J Surg Oncol. 2018;118:1050-7.
32. Eagle KA, Berger PB, Calkins H, Chaitman BR, Ewy GA, Fleischmann KE, et al. 377 CC/AHA Guideline Update for Perioperative Cardiovascular Evaluation for Noncardiac 378 Surgery – Executive Summary. A report of the American College of 379 Cardiology/American Heart Association Task Force on Practice Guidelines (Committee 380 to Update the

1996 Guidelines on Perioperative Cardiovascular Evaluation for 381 Noncardiac Surgery). Anesth Analg. 2002;94:1052-64.
33. List MA, Ritter-Sterr C, Lansky SB. A performance status scale for head and neck 383 cancer patients. Cancer. 1990;66:564-9.
34. Fantini M, Crosetti E, Affaniti R, Sprio AE, Bertotto I, Succo G. Preoperative prognostic factors for functional and clinical outcomes after open partial horizontal laryngectomies. Head Neck. 2021;43:3459-67.
35. Abdel-Aziz M, Azab N, El-Badrawy A. Cervical osteophytosis and spine posture: contribution to swallow disorders and symptoms. Curr Opin Otolaryngol Head Neck Surg. 2018;26:375-81.
36. Succo G, Crosetti E, Bertolin A, Lucioni M, Rizzotto G. Supratracheal partial laryngectomy with tracheohyoidoepiglottopexy (open partial horizontal laryngectomy type IIIa + cricoarytenoid unit): Surgical technique illustrated in the anatomy laboratory. Head Neck. 2017;39:392-8.
37. Succo G, Bussi M, Presutti L, Cirillo S, Crosetti E, Bertolin A, et al. Supratracheal laryngectomy: Current indications and contraindications. Acta Otorhinolaryngol Ital. 2015;35:146-56. O apêndice deste artigo contém um "Type III OHPL Handbook" em que as atuais indicações locais e contraindicações são apresentadas esquematicamente.
38. Rizzotto G, Crosetti E, Lucioni M, Bertolin A, Monticone V, Sprio AE, et al. Oncologic outcomes of supratracheal laryngectomy: Critical analysis. Head Neck. 2015;37:1417-24.
39. Succo G, Crosetti E, Bertolin A, Lucioni M, Arrigoni G, Panetta V, et al. Benefits and drawbacks of open partial horizontal laryngectomies, Part B: Intermediate and selected advanced stage laryngeal carcinoma. Head Neck. 2016;38 Suppl 1:E649-57.
40. Forastiere AA, Zhang Q, Weber RS, Maor MH, Goepfert H, Pajak TF, et al. Long-term results of RTOG 91-11: A comparison of three nonsurgical treatment strategies to preserve the larynx in patients with locally advanced larynx cancer. J Clin Oncol. 2013;31:845-52.
41. Schindler A, Fantini M, Pizzorni N, Crosetti E, Mozzanica F, Bertolin A, et al. Swallowing, voice, and quality of life after supratracheal laryngectomy: preliminary long-term results. Head Neck. 2015;37:557-66.
42. Crosetti E, Fantini M, Arrigoni G, Salonia L, Lombardo A, Atzori A, et al. Telephonic voice intelligibility after laryngeal cancer treatment: is therapeutic approach significant? Eur Arch Otorhinolaryngol. 2017;274:337-46.
43. Schindler A, Pizzorni N, Fantini M, Crosetti E, Bertolin A, Rizzotto G, et al. Long-term functional results after open partial horizontal laryngectomy type IIa and type IIIa: A comparison study. Head Neck. 2016;38 Suppl 1:E1427-35.
44. Crosetti E, Garofalo P, Bosio C, Consolino P, Petrelli A, Rizzotto G, et al. How the operated larynx ages. Acta Otorhinolaryngol Ital. 2014;34:19-28.
45. de Virgilio A, Greco A, de Vincentiis M. The role of cricohyoidoepiglottopexy in the era of transoral laser surgery and radio/chemotherapy. Acta Otorhinolaryngol Ital. 2014;34:209.
46. Ricci Maccarini A, Stacchini M, Salsi D, Padovani D, Pieri F, et al. Surgical rehabilitation of dysphagia after partial laryngectomy. Acta Otorhinolaryngol Ital. 2007;27:294-8.
47. Lucioni M, Bertolin A, Lionello M, Giacomelli L, Ghirardo G, Rizzotto G, et al. Transoral laser microsurgery for managing laryngeal stenosis after reconstructive partial laryngectomies. Laryngoscope. 2016 Jun 3.
48. Lucioni M, Marioni G, Mangialaio M, Rizzotto G. CO_2 laser treatment of laryngeal stenoses after reconstructive laryngectomies with cricohyoidopexy, cricohyoidoepiglottopexy or tracheohyoidoepiglottopexy. Eur Arch Otorhinolaryngol. 2007;264:175-80.

CAPÍTULO 61

LARINGECTOMIA TOTAL

André Vicente Guimarães ■ Daniel Marin Ramos

INTRODUÇÃO

A laringectomia total (LT) consiste na remoção de todas as estruturas da laringe desde osso hioide, até a cartilagem cricóidea. Habitualmente, os primeiros anéis da traqueia são inclusos devido à traqueostomia prévia. Está indicada em casos selecionados de câncer de laringe, condronecrose e trauma severo.[1]

Trata-se de uma operação realizada de forma primária ou de resgate após persistência ou recidiva de laringectomia parcial aberta ou endoscópica.[2] Todavia, atualmente, a situação mais prevalente é de pacientes que foram submetidos de forma primária ao tratamento por radioterapia ou radioquimioterapia. Na LT de resgate os tempos cirúrgicos são os mesmos da LT primária.

De forma geral a dissecção mais trabalhosa se dá nos esvaziamentos cervical e do nível VI e ao redor da traqueostomia prévia.

A margem cirúrgica é uma variável, dependente do cirurgião, que indica a qualidade da operação bem como o prognóstico oncológico. A confirmação diagnóstica por biópsia e estadiamento do tumor é fundamental para o planejamento cirúrgico, incluindo a proposta de reconstrução. Uma primorosa técnica operatória é também mandatória.

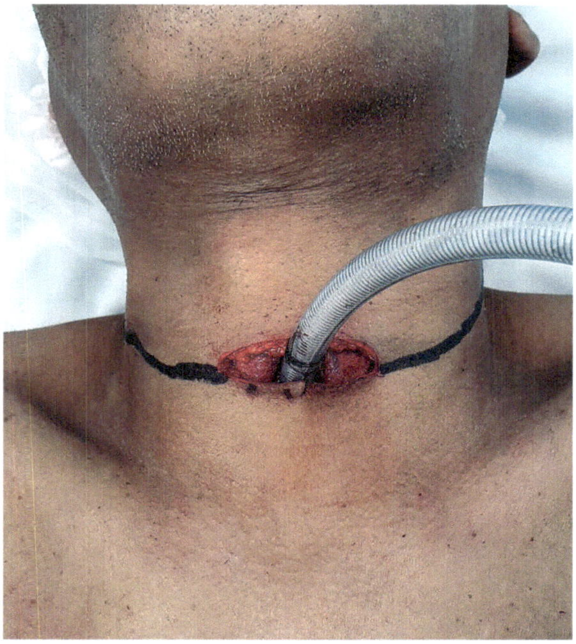

Fig. 61-1. Posicionamento do paciente e demarcação da incisão recortando o tecido peritraqueostoma.

POSICIONAMENTO

O paciente deve estar em posição supina com pescoço em extensão pelo uso de coxim subescapular e braços ao longo do corpo. Os eletrodos de monitorização devem estar no dorso. A área de preparo para antissepsia deve sempre ser estendida ao tórax caso necessária abordagem para confecção de retalho ou acesso torácico decorrente de sangramento (Fig. 61-1).[1]

INCISÃO

A incisão utilizada é em forma da letra "U" de Gluck-Soreson, que compreende a ponta de cada mastoide ou dos ângulos da mandíbula, estendendo-se 1 cm lateral ao longo da borda anterior do músculo esternoclidomastóideo. O limite inferior dessa incisão dista 2 a 3 cm do cranial ao manúbrio do esterno.[2]

O músculo platisma é mantido no retalho, e a dissecção deve ser cuidadosa pelo risco de necrose parcial, principalmente da porção mais caudal do retalho. Utiliza-se preferencialmente a lâmina fria ou eletrocautério com ponta fina dissectora e com mínimo possível de potência. Os limites do descolamento do retalho devem proporcionar uma visão completa da laringe desde 3 cm acima do osso hioide, bem como até a fúrcula esternal (Fig. 61-2).[3]

Na presença de traqueostomia prévia à operação, a incisão deve incluir, de forma circular, todo o trajeto do traqueostoma no espécime operatório, além da dissecção de linfonodos dos níveis VI e, eventualmente, VII.

Caso não haja traqueostomia, a preferência é realizá-la logo após o levantamento dos retalhos. Utiliza-se incisão horizontal para abertura da traqueia, habitualmente entre o 2° e 3° anéis. No caso de acometimento da infraglote, a inclusão de mais anéis pode ser necessária a fim de manter margem oncológica adequada.[4]

LARINGECTOMIA TOTAL: PREPARO

A ligadura das veias jugulares anteriores acima do osso hioide e junto à fúrcula do osso esterno é recomendável, bem como as jugulares externas nos seus extremos. Esses vasos serão removidos junto com a laringe.

A próxima etapa, quando necessário, é o esvaziamento cervical,[5] abordado em outro capítulo. Neste tempo cirúrgico, a desvascularização da laringe pode ser praticada (Fig. 61-3).

A secção cranial da laringe inicia-se pela secção com eletrocautério de todos os músculos supra-hióideos junto ao periósteo do corpo do osso de forma a expor os cornos menores. Sob visão direta, traciona-se com gancho anteriormente cada corno maior do osso hioide para afastá-lo do nervo hipoglosso e da artéria lingual e finalizar sua exposição completa, sempre mantendo o plano da dissecção junto ao periósteo (Fig. 61-4).[6] O músculo omo-hióideo é seccionado em seu ventre inferior nesse tempo.

A secção caudal dos músculos esteno-hióideo e esternotireóideo, próximo à fúrcula, proporciona uma mobilização parcial da laringe. Não costumamos deixar esses músculos como plano de reforço da sutura da neofaringe (Fig. 61-5).

Procede-se à ligadura da artéria e veia tireoidiana superior junto ao corno superior da cartilagem tireóidea de cada lado.

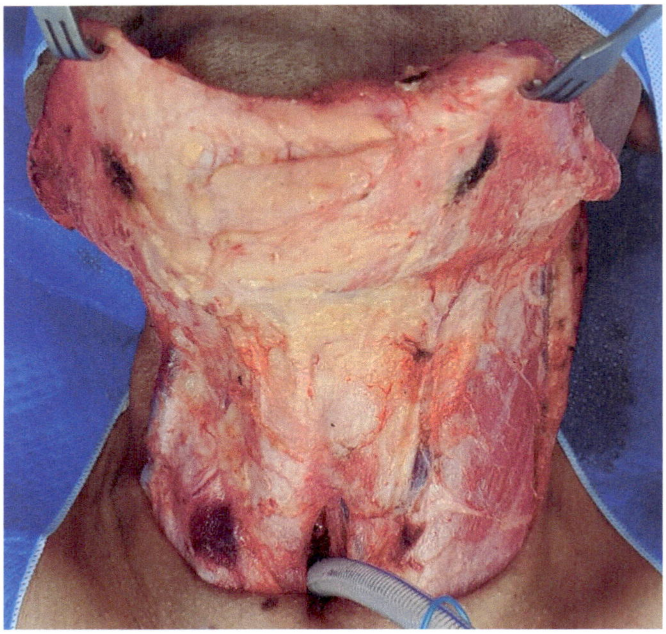

Fig. 61-2. Descolamento dos retalhos.

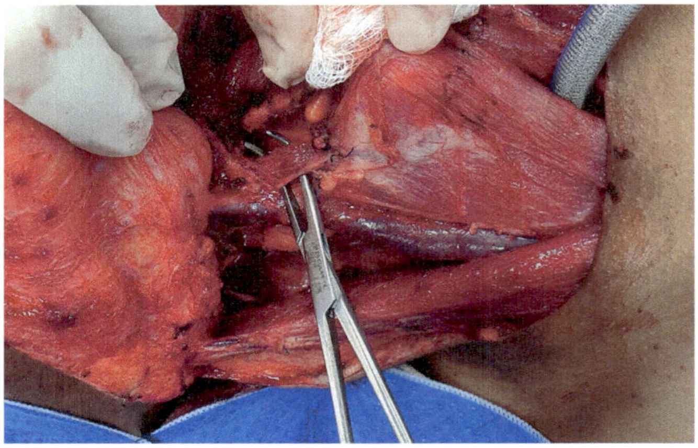

Fig. 61-3. Ligadura do pedículo laríngeo superior.

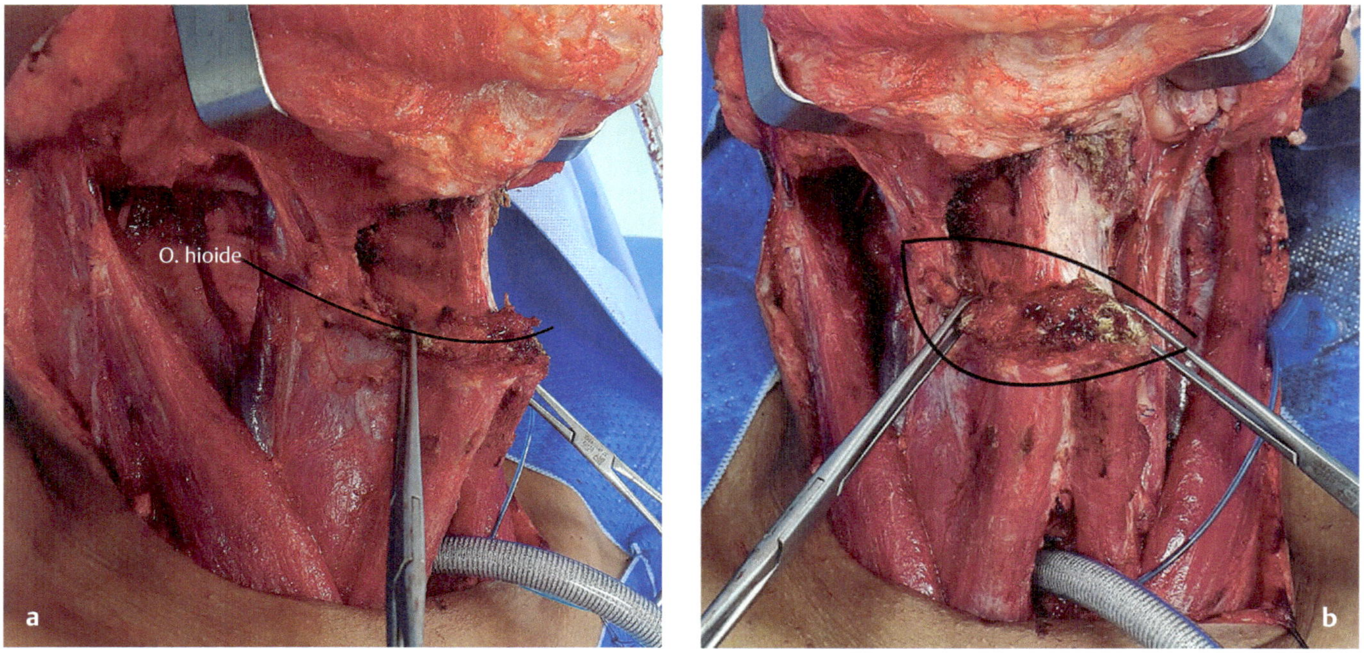

Fig. 61-4. (a) Esqueletização do osso hioide; (b) tração dos cornos maiores do osso hioide.

O músculo estilofaríngeo e os constritores médio e inferior da faringe são seccionados com eletrocautério ao longo da borda da cartilagem tireóidea, desde o corno superior ao inferior, sendo aconselhável o uso de um par de ganchos para realizar a rotação medial da laringe (Figs. 61-6 e 61-7).[7]

A artéria laríngea inferior é identificada e ligada junto à cartilagem cricóidea.

A manobra de Garcia Tapia consiste no descolamento rombo da mucosa do recesso piriforme (atualmente denominada faringolaringe) junto ao pericôndrio interno da cartilagem tireóidea, preferencialmente com descolador do tipo Freer, muito utilizado em septoplastias.[2] Essa manobra permite preservar mais mucosa para fechamento primário da faringe e não deve ser realizada, se houver invasão da faringolaringe deste lado (Fig. 61-8).

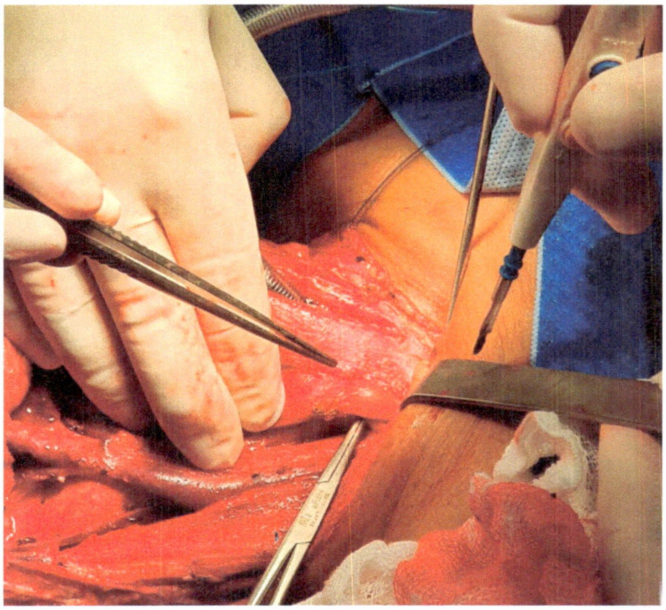

Fig. 61-5. Secção do ventre inferior do músculo omo-hióideo e dos músculos esterno-hióideo e esternotireóideo.

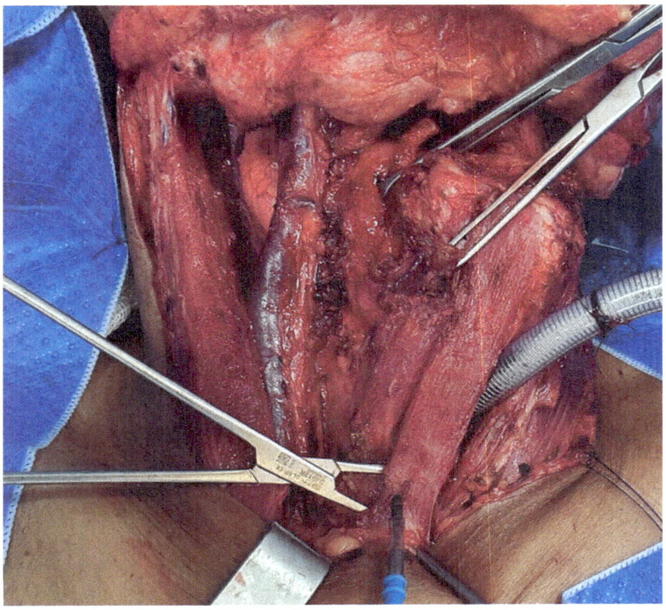

Fig. 61-6. Secção da cabeça manubrial do músculo esternocleidomastóideo.

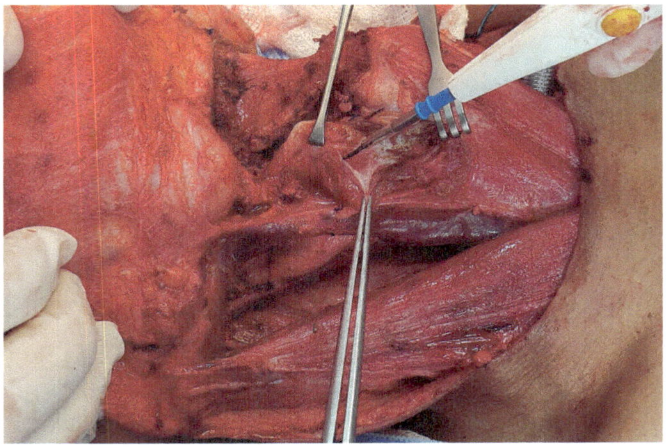

Fig. 61-7. Secção do músculo constritor médio da faringe.

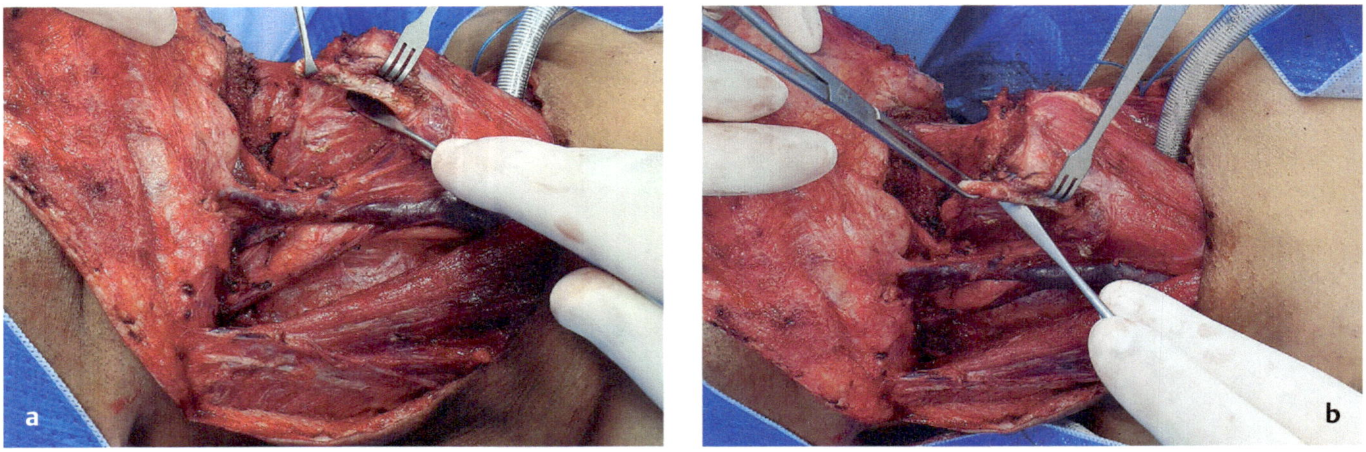

Fig. 61-8. (a) Início da manobra de Tapia; (b) final da manobra.

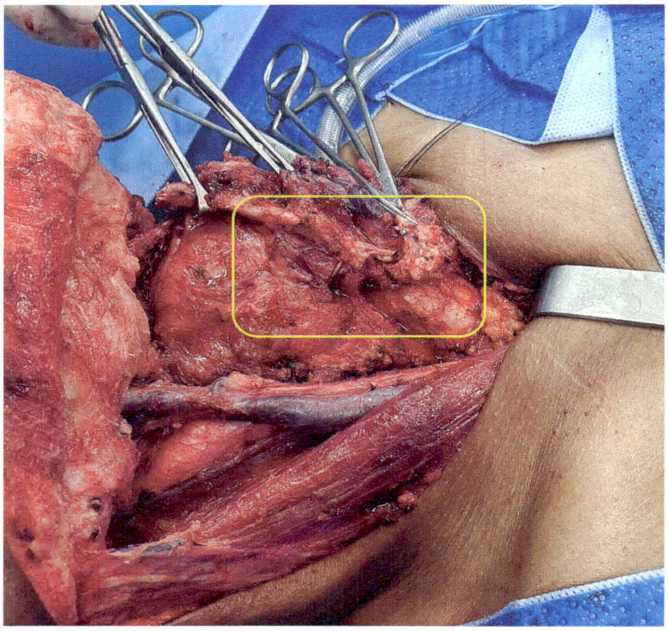

Fig. 61-9. Remoção do lobo da glândula tireóidea juntamente com a laringe.

TIREOIDE

Quando houver acometimento das cartilagens tireóidea, cricóidea, membrana cricotireóidea, faringolaringe ou da infraglote, parte ou toda a glândula tireóidea deve ser removida.[5,6] Isso pode ser feito mantendo-se a glândula em um único bloco em conjunto com a laringe. Além disso, facilita a identificação de metástase em linfonodos do nível VI (Fig. 61-9).

Na ausência de traqueostomia prévia, a secção do istmo da glândula tireoide e seu descolamento lateral em direção à goteira traqueoesofágica podem ser realizados de forma rápida com pinça bipolar, pois há inúmeros vasos de pequeno calibre. Dessa forma, preserva-se a vascularização das glândulas paratireóideas. A ligadura da artéria laríngea superior, ramo da artéria tireoidiana superior em direção à laringe, pode ser realizada nesse momento (Fig. 61-10).

LINFONODOS PARATRAQUEAIS

Na detecção de invasão das cartilagens da laringe (cartilagem tireóidea e cricóidea) mais caudal ou acometimento da infraglote e da faringolaringe, o esvaziamento do nível VI ipsilateral ou bilateral deve ser realizado.[8]

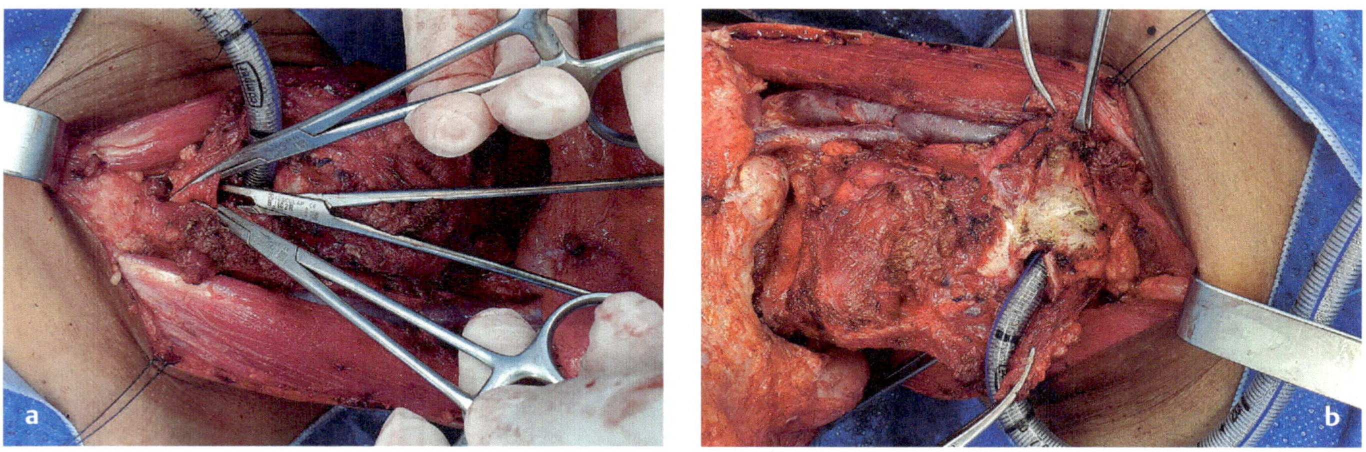

Fig. 61-10. (a) Secção do istmo da glândula tireóidea; (b) descolamento do lobo da glândula tireóidea em relação à traqueia.

LARINGECTOMIA TOTAL: RESSECÇÃO

A remoção da laringe pode ser realizada no sentido craniocaudal ou caudocranial.

Laringectomia Craniocaudal (Técnica de Gluck-Soeresen)[9]

É indicada quando há acometimento da mucosa extralaríngea, pois o tumor necessita de inspeção direta para o recorte de margem na faringe. Recomendamos o uso de instrumental frio para o corte da mucosa da faringe.

A entrada na laringe pode ser por meio de três pontos distintos: acima do osso hioide (valécula glossoepiglótica), faringolaringe e área retrocricóidea. A entrada na laringe deve ser realizada em ponto oposto ao tumor, evitando o comprometimento de margem cirúrgica oncológica. A margem deve ser, pelo menos, de 5 mm.

Na abertura da mucosa da faringe, devemos aspirar o conteúdo para melhor observar os limites do tumor de forma a manter margem de segurança.

Na entrada através da mucosa da valécula, o cirurgião pode posicionar-se na cabeceira. A dissecção inicia-se na borda superior do osso hioide através do espaço pré-epiglótico (Fig. 61-11). Seguimos com a secção do ligamento hioepiglótico mediano, entrando na valécula. Ao identificar a borda livre da epiglote, a mesma deve ser tracionada anteriormente com pinça de Allis, permitindo a secção com tesoura dos ligamentos ariepiglóticos e o contorno posterior pela área retrocricóidea (Fig. 61-12). Segue-se com a secção transversa da membrana da traqueia com lâmina fria e dos anéis traqueais com tesoura em forma de bico de flauta (sendo a parte cartilaginosa menor) (Figs. 61-13 a 61-15).[10] A parte posterior da traqueia é seccionada de forma transversal atravessando o músculo de Reissensen até o plano do esôfago. Esse plano é de fácil identificação, e a tração anterior do segmento de traqueia presa à laringe facilita a identificação (Fig. 61-16). A união desse plano com a área retrocricóidea necessitará de hemostasia decorrente de vasos nutridores, principalmente da tireoide (caso não tenha sido lateralizada) (Fig. 61-17). A laringe é inteira removida (Fig. 61-18). É importante passar a sonda nasoenteral para alimentação antes do fechamento da faringe e fixá-la preferencialmente com ponto na transição da pele com mucosa do assoalho nasal. Deve-se evitar a fixação na columela.

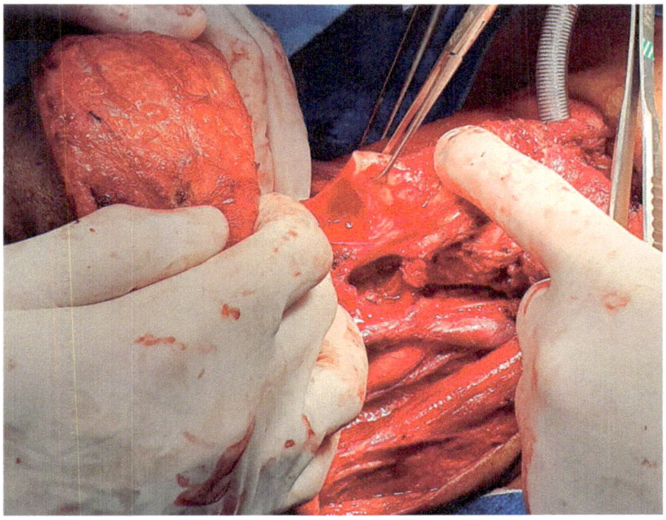

Fig. 61-12. Tração da epiglote através da mucosa.

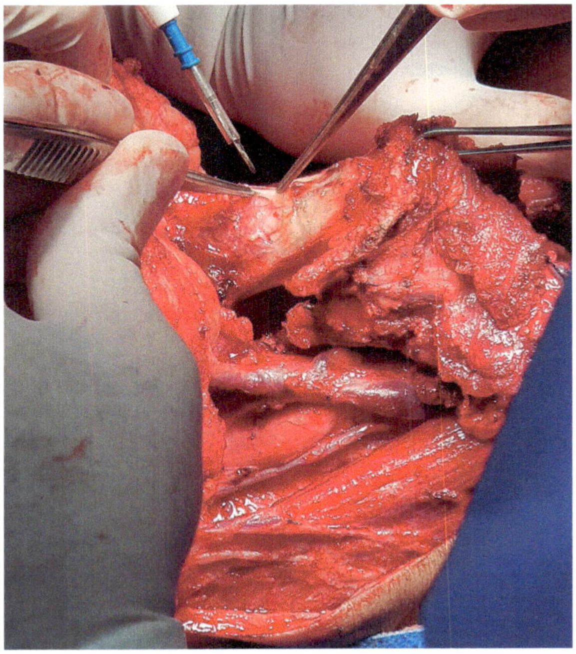

Fig. 61-11. Dissecção do plano supra-hióideo.

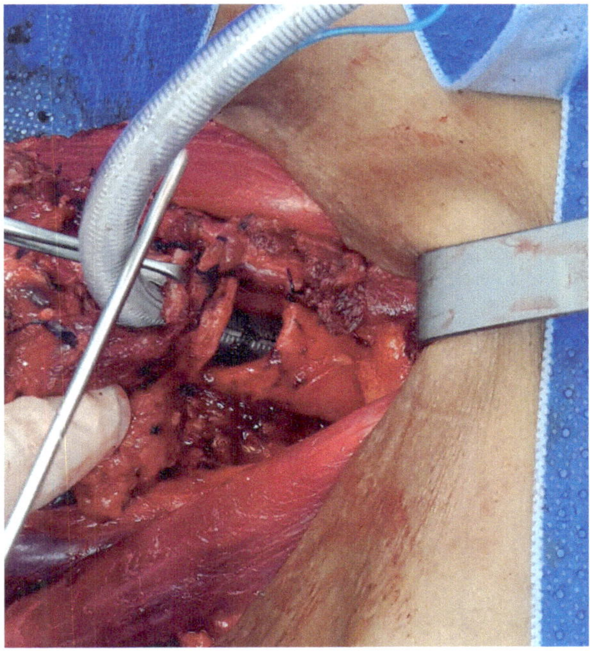

Fig. 61-13. Anéis da traqueia seccionados.

Quando o tumor acomete a valécula e base de língua, a melhor opção de entrada é pela faringolaringe do lado mais distante do tumor, já preparada pela manobra de Garcia Tapia. Nesse ponto, a mucosa é muito fina e quase transparente. Atente-se para que a incisão seja o mais próximo da cartilagem tireóidea e de forma longitudinal e que sempre siga a abertura junto à laringe e contornando a área retrocricóidea sob visão direta dos músculos cricoaritenóideos posteriores (CAP).

Por fim, quando o acesso for direto pela subsítio da hipofaringe, área retrocricóidea, situação mais habitual quando se utiliza a técnica caudocranial de laringectomia, a abertura deve ser na linha média logo após identificar os CAP bilaterais.

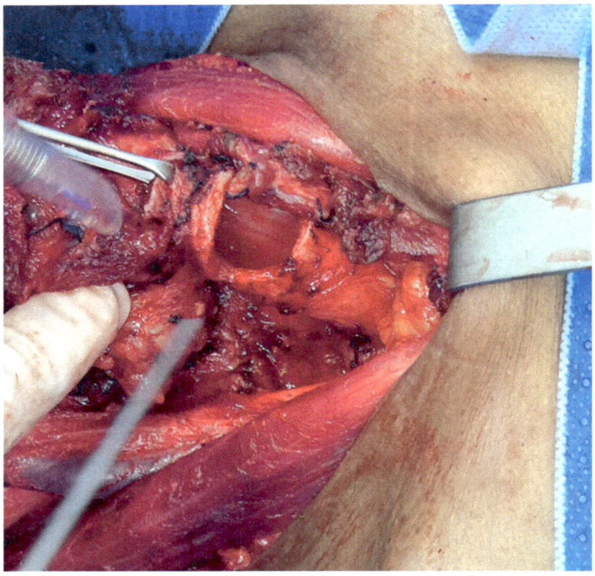

Fig. 61-14. Apresentação dos anéis traqueais seccionados.

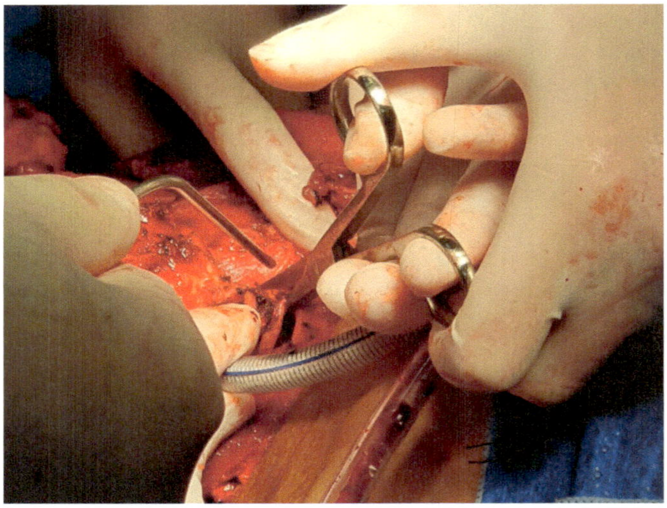

Fig. 61-15. Secção transversal (em "bico de flauta") dos anéis traqueais.

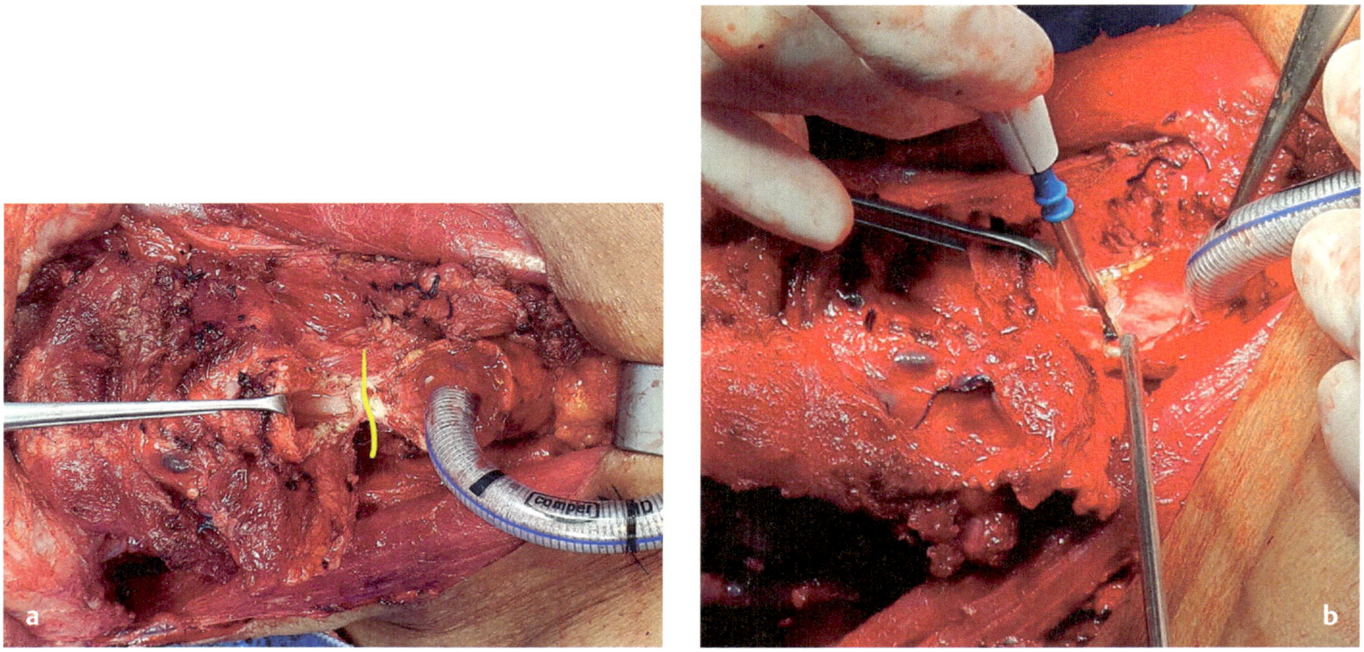

Fig. 61-16. (**a**) Secção do plano entre traqueia e esôfago; (**b**) descolamento da parede anterior do esôfago.

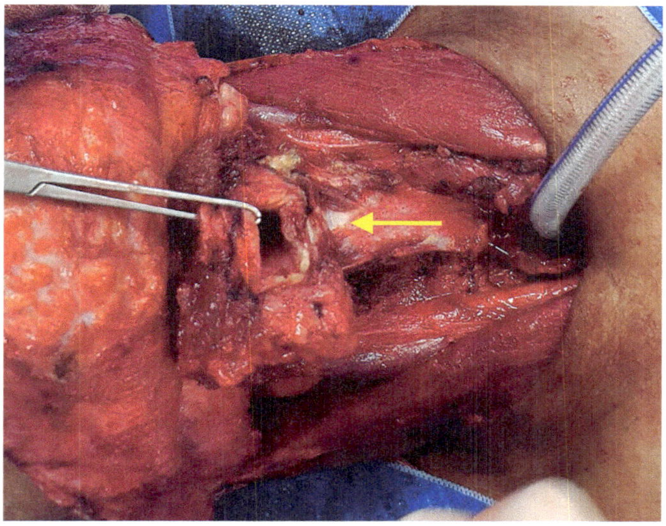

Fig. 61-17. Descolamento até a região retrocricóidea.

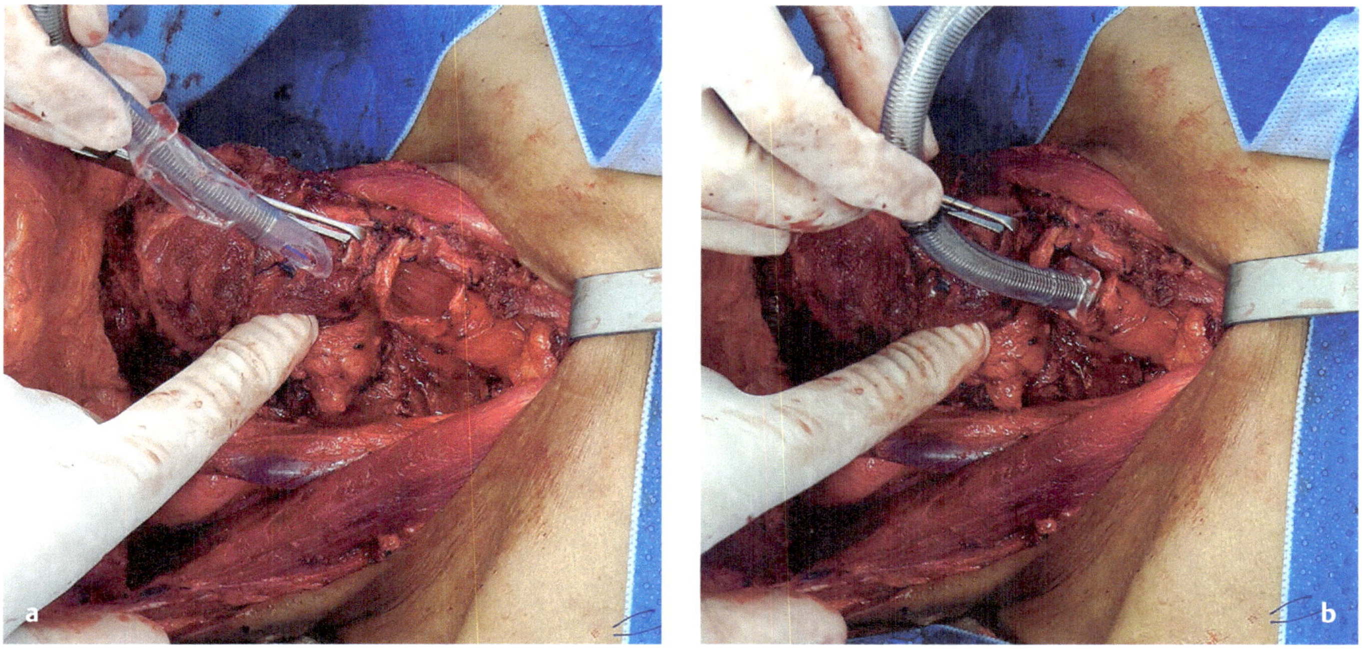

Fig. 61-18. (a) Reposicionamento do tubo de ventilação; (b) reposicionamento final.

Laringectomia no Sentido Caudocranial (Técnica de Pèrier)[9]

Essa técnica pode ser utilizada somente quando o tumor está intralaríngeo e que não acometa porção supra-hióidea da epiglote, valécula glossoepiglótica e hipofaringe. Esse caso também é passível da utilização de sutura mecânica linear sem abertura da faringe, pois a faringe é seccionada às cegas. Essa sutura mecânica pode ser realizada também em cirurgia de resgate.[11] O detalhe técnico primordial para a aplicação do grampeador é deixar somente a mucosa e submucosa expostas, removendo ligamentos e aparas osteocartilaginosas. A elevação da laringe é realizada no sentido caudocranial, seccionando a traqueia como já descrito anteriormente e mantendo o arco de rotação da laringe suspenso somente pela mucosa da hipofaringe. A secção e remoção dos cornos maiores do osso hioide e dos cornos superiores da cartilagem tireóidea mantendo a laringe tracionada anterocranial facilitam o posicionamento e apreensão do grampeador, poupando mucosa da hipofaringe. Deve-se ter cuidado para não incluir a epiglote na linha de sutura do grampeador (evento com incidência elevada de fístula) e para tanto a tração caudal da epiglote para o interior da laringe, por meio de apreensão com pinça inserida pela abertura na traqueia, é a tática recomendada.

Recomendamos passar a sonda nasoenteral antes de posicionar o grampeador e, após locar o mesmo, palpar a sonda no interior da faringe abaixo do grampeador. Essa manobra garante que o tubo faríngeo esteja pérvio, evitando risco de sutura em fundo cego da faringe.

FECHAMENTO

O fechamento primário da faringe é possível havendo pelo menos extensão de 25 mm de mucosa laterolateral sem tração.[12,13] Existem diversas técnicas de fechamento, desde sutura contínua ou com pontos separados, e plano único ou múltiplos planos de sutura.

Quando possível nossa preferência é pelo uso de grampeador (costumamos utilizar o linear de 75 mm).[11] Uma carga é suficiente (Figs. 61-19 a 61-22). Na impossibilidade deste, utilizamos sutura com fio de poligalactina (Ethicon®) 3-0 ou 4-0, pontos separados, deixando o nó para interior da faringe. Iniciamos pela faringe junto ao esôfago e distando 3 cm da base da língua, aplicamos os mesmos pontos nos ângulos laterais, formando um "T". Os pontos devem distar entre 3 a 4 mm entre si, já com a mucosa estirada e não devem estar muito apertados, evitando isquemia e deiscência, mas também não frouxos a ponto de permitir vazamento de líquidos (Figs. 61-23 a 61-25).

Pode ser realizado segundo plano, invaginando a primeira linha de sutura.

Deve-se tomar cuidado ao aproximar os músculos constritores pelo risco de disfagia.[14]

Fazemos a secção completa bilateral da inserção esternal do músculo esternocleidomastóideo para confeccionar uma traqueostomia mais plana e facilitar o uso de válvula fonatória e outros dispositivos como filtros e adesivos.

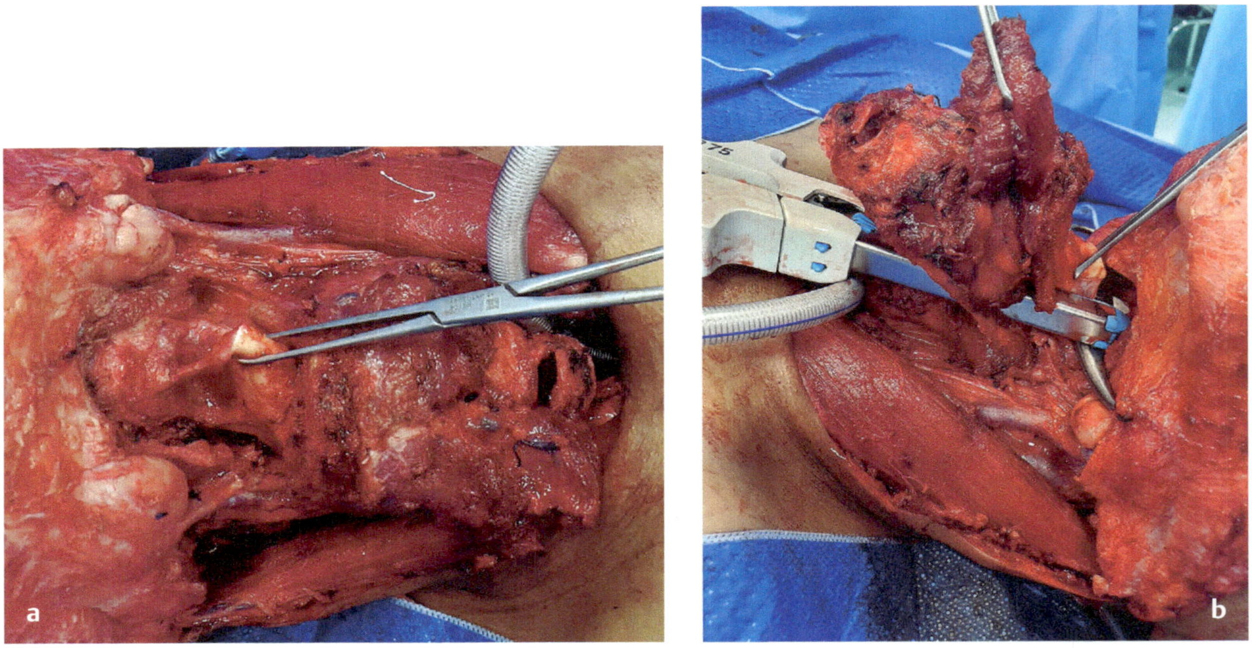

Fig. 61-19. (a) Tração da epiglote através da mucosa; (b) grampeador aplicado na faringe, observando-se a máxima preservação de mucosa.

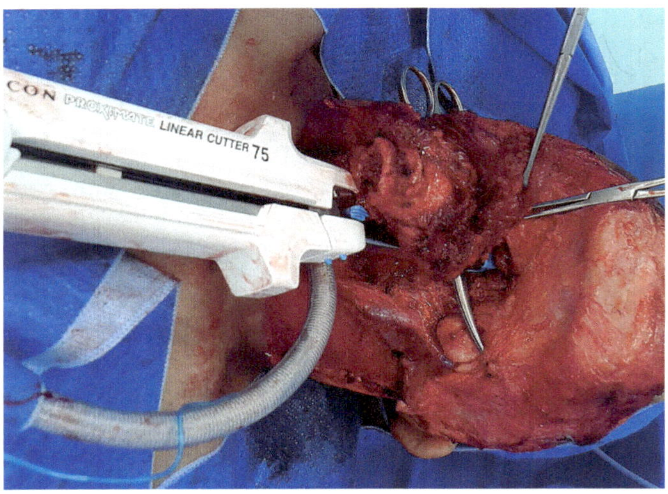

Fig. 61-20. Posicionamento do grampeador linear.

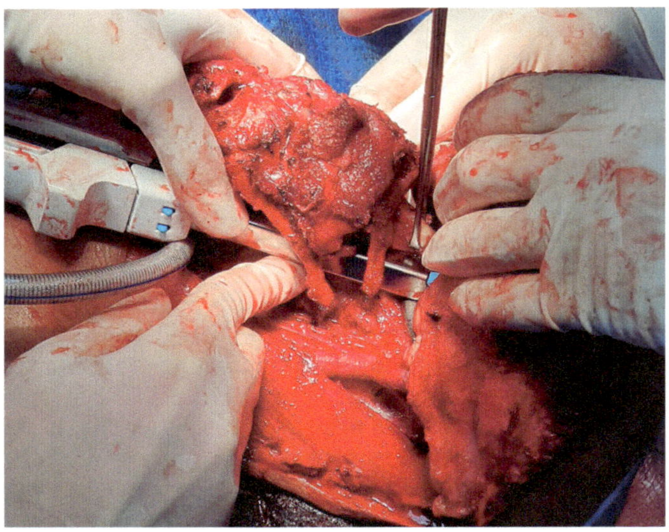

Fig. 61-21. Fechamento do grampeador linear na laringe.

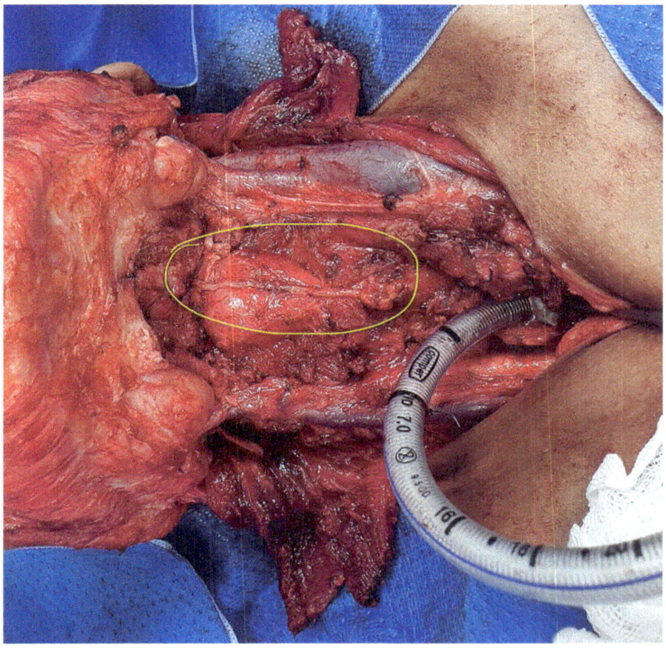

Fig. 61-22. Linha de sutura mecânica na faringe.

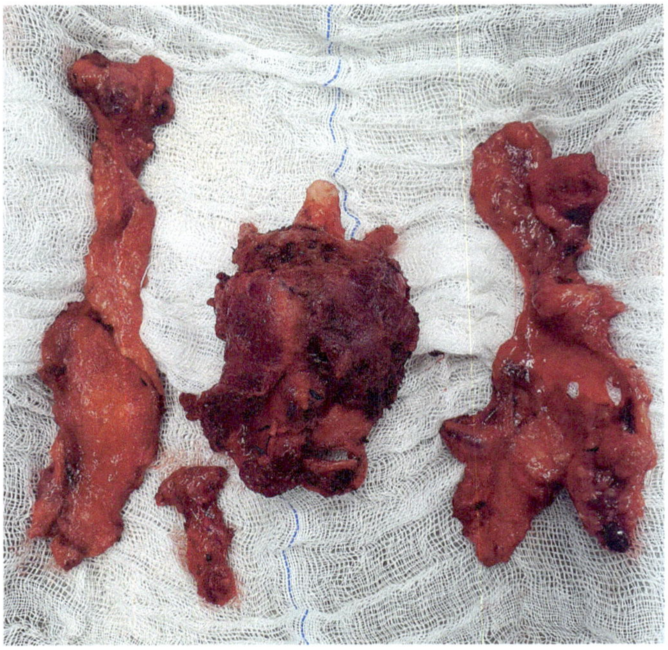

Fig. 61-23. Produto de laringectomia total, tireoidectomia parcial e esvaziamento cervical radical bilateral, incluindo nível VI.

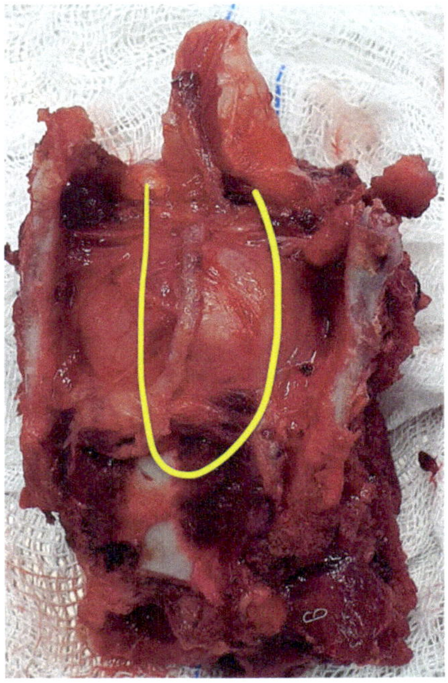

Fig. 61-24. Vista posterior da laringe ressecada, com a linha da sutura mecânica

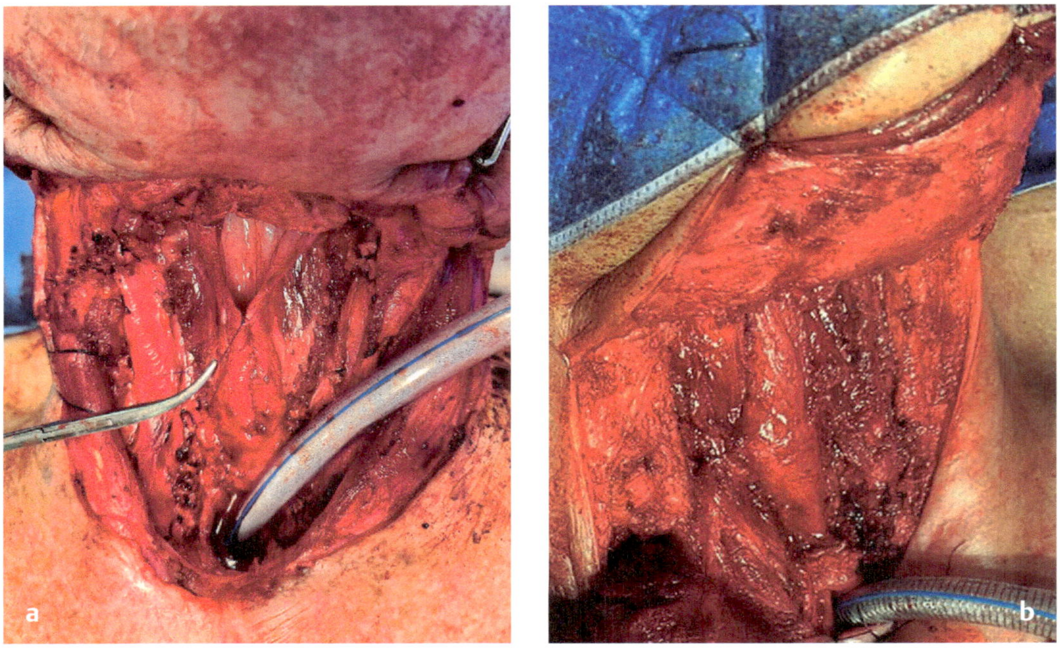

Fig. 61-25. (a) Sutura manual da faringe; (b) término do fechamento.

RETALHO

Nos casos de laringectomia total de resgate com fechamento primário da mucosa da faringe realizamos a cobertura de toda linha de sutura com retalho do músculo peitoral maior sem pele (Fig. 61-26). Esse retalho fica depositado diretamente sobre a sutura (Fig. 61-27). Realizamos alguns pontos entre o retalho do musculo peitoral maior e músculos próximos para mantê-lo em posição.[15]

Em casos em que o remanescente mucoso faríngeo não é satisfatório para o fechamento primário, deve-se utilizar retalho com ilha de pele interpondo a falha.

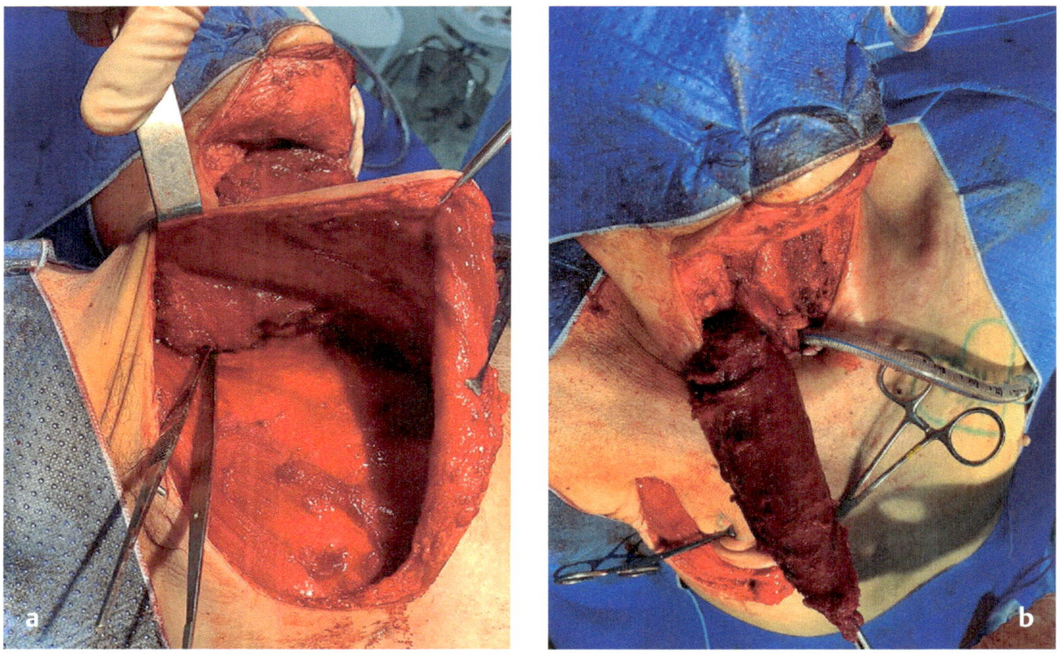

Fig. 61-26. (a) Elevação do retalho muscular do peitoral maior visto através do túnel de passagem; (b) transposição do retalho para o pescoço.

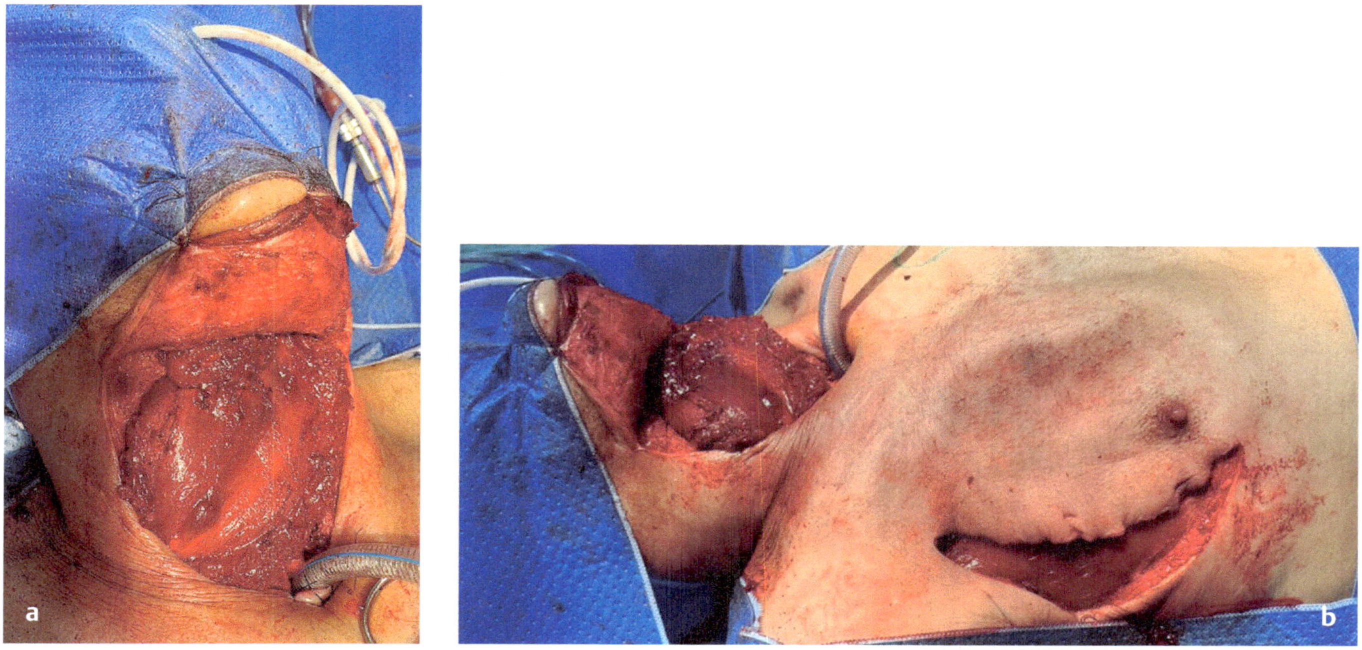

Fig. 61-27. (a) Retalho muscular posicionado sobre a linha de sutura da faringe. (b) Retalho posicionado, outro ângulo de visão e área doadora do retalho muscular.

TRAQUEOSTOMA

Conforme a marcação da incisão distando 2 a 3 cm do manúbrio, o traqueostoma não ficará em contado direto com osso esterno. A metade posterior da traqueia é suturada no retalho de pele superior com fio de poligalactina 3-0 (Ethicon®) em sutura contínua de forma que a mucosa fique no mesmo plano da epiderme (Fig. 61-28). Na face anterior, contendo os anéis cartilaginosos, é realizada sutura com *nylon* 3.0 (Ethicon®), em pontos separados entre a cartilagem e a pele de forma que a pele cubra toda a cartilagem (Fig. 61-29). Pode-se utilizar sutura tipo colchão. O diâmetro do traqueostoma deve ficar entre 15 a 20 mm de forma que permita a oclusão unidigital completa para futura instalação de prótese fonatória (Fig. 61-30).[7]

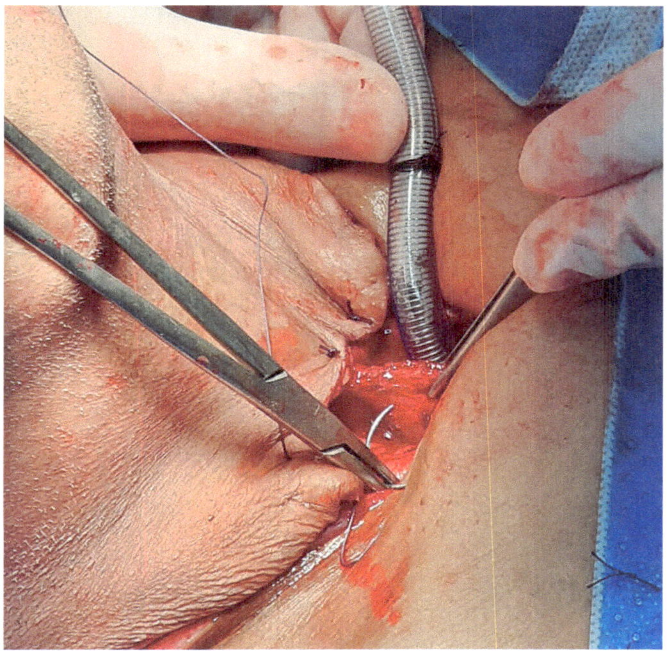

Fig. 61-28. Sutura do retalho superior na traqueia.

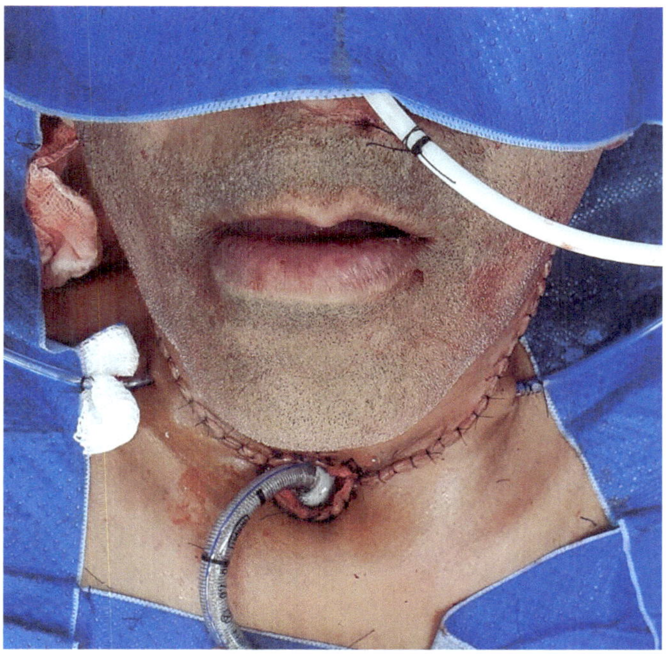

Fig. 61-29. Sutura completa da traqueia e fixação da sonda nasogástrica e dos drenos.

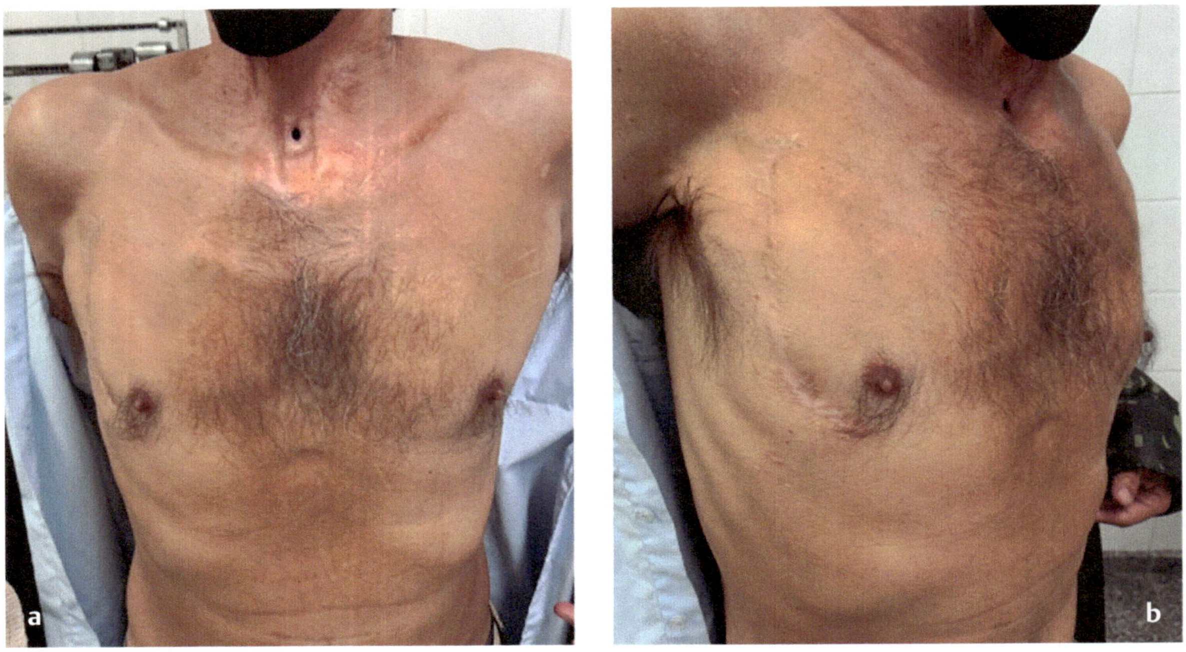

Fig. 61-30. (a)Pós-operatório 6 meses demonstrando atrofia do músculo peitoral maior sobre a neofaringe, traqueostoma maturado. (b) Área doadora do retalho peitoral maior.

PRÓTESE FONATÓRIA

Pode ser instalada antes do fechamento da faringe, porém, com o traqueostoma fixado para que os planos descolados entre a parede posterior da traqueia e anterior da faringe não saiam de justaposição. Evitamos colocar a prótese fonatória de forma primária nos casos de laringectomia de resgate, pois devido ao edema e maior risco de fístula faringocutânea. Nesses casos existe também o risco de que a prótese seja estruída.

DRENO

Os drenos de sucção 4,8 *Fr* ou 5,4 *Fr* em sistema fechado são necessários e não devem cruzar a linha de sutura da faringe. Logo, serão colocados bilateralmente e posicionados. Alguns casos necessitarão da confecção de uma sutura sem transfixação do dreno, somente para não permitir que se movimentem cruzando a linha de sutura da faringe.

AGRADECIMENTOS

À Dra. Mariana Gonçalves Rodrigues - residente do Serviço de Cirurgia de Cabeça e Pescoço do Hospital das Clínicas da Faculdade de Medicina da Universidade de São Paulo pelas fotografias e filmagens.

REFERÊNCIAS BIBLIOGRÁFICAS

1. Ceachir O, Hainarosie R, Zainea V. Total laryngectomy - past, present, future. Maedica (Bucur). 2014;9:210-6.
2. Agrawal N, Goldenberg D. Primary and salvage total laryngectomy. Otolaryngol Clin N Am. 2008;41:771-80.
3. Nijkamp J, Jaafar RBJ, Postma L, Snoeijs M, Qiu Shao SS, Tan B. Aberrant innominate artery: A possible hazard during total laryngectomy. Laryngoscope Investig Otolaryngol. 2019;4:307-9.
4. Gluck T. Sorensen J. Die Resektion und Extirpation des Larynx, Pharynx und Ösophagus. Verlag Curt Kabitzsch, Würzburg. 1922. p. 1–70.
5. Hilly O, Stern S, Horowitz E, Leshno M, Feinmesser R. Is there a role for elective neck dissection with salvage laryngectomy? A decision-analysis model. Laryngoscope. 2013;123:2706-11.
6. Tucker HM. Total laryngectomy: Technique. Op Techn OtolaryngolHead Neck Surg. 1990;1:42-4.
7. Chotipanich A. Total Laryngectomy: A Review of Surgical Techniques. Cureus. 2021;13:e18181.
8. Stell PM. Total laryngectomy. Clin Otolaryngol All Sci. 1981;6:351-60.
9. Antoli-Candela F. Consideraciones sobre la laringectomla total. Revista Clinica Española. 1943;8(6):437.
10. Yoshimoto S. Total laryngectomy. Otolaryngol Head Neck Surg. 2020;92:1100-4.
11. Aires FT, Dedivitis RA, Castro MAF, Bernardo WM, Cernea CR, Brandão LG. Efficacy of stapler pharyngeal closure after total laryngectomy: A systematic review. Head and Neck. 2014;36:739-42.
12. Hui Y, Wei WI, Yuen PW, Lam LK, Ho WK. Primary closure of pharyngeal remnant after total laryngectomy and partial pharyngectomy: how much residual mucosa is sufficient? Laryngoscope. 1996;106:490-4.
13. Li SX, Polacco MA, Gosselin BJ, Harrington LX, Titus AJ, Paydarfar JA. Management of the thyroid gland during laryngectomy. J Laryngol Otol. 2017;131:740-4.
14. Thrasyvoulou G, Vlastarakos P, Thrasyvoulou M, Sismanis A. Horizontal (vs. vertical) closure of the neo-pharynx is associated with superior postoperative swallowing after total laryngectomy. Ear Nose Throat J. 2018;97(4-5):E31.
15. Guimarães AV, Aires FT, Dedivitis RA, Kulcsar MAV, Ramos DM, Cernea CR, et al. Efficacy of pectoralis major muscle flap for pharyngocutaneous fistula prevention in salvage total laryngectomy: A systematic review. Head and Neck. 2016;38:E2317-21.

ÍNDICE REMISSIVO

Entradas acompanhadas por um *f* em itálico ou um **q** em negrito indicam figuras e quadros, respectivamente

W